Handbuch der Neurologie.

Übersicht über den Inhalt der noch erscheinenden Bände.

A. Allgemeine Neurologie.

Bd. II. Experimentelle Physiologie.

Allgemeine Muskelphysiologie (K. WACHHOLDER-Rostock). — Allgemeine Muskelmechanik (R. MAIR-Berlin). — Grundbegriffe der allgemeinen Nervenphysiologie (H. WINTERSTEIN-Istanbul). — Leistungen des normalen Rückenmarks (E. TH. v. BRÜCKE-Innsbruck).— Physiologie des Hirnstammes (G. RADEMAKER-Leiden). — Physiologie der Kleinhirn- und Großhirnrinde (J. G. DUSSER DE BARENNE-New Haven, USA.). — *Physiologie des vegetativen Nervensystems:* Physiologie der peripheren Apparate (periphere Nerven und Wurzeln) (E. SCHILF-Berlin). — Physiologie der vegetativen Zentren (J. P. KARPLUS †-Wien). – Physiologische Begleiterscheinungen psychischer Vorgänge (H. BERGER-Jena).

Bd. III. Allgemeine Symptomatologie I.

Spezielle Physiologie und spezielle funktionelle Pathologie der quergestreiften Muskeln bei den Erkrankungen des Nervensystems (O. FOERSTER-Breslau). — Allgemeine Symptomatologie der Rückenmarksnerven und des Plexus (F. KRAMER-Berlin). — Untersuchung der Sensibilität (V. v. WEIZSÄCKER-Heidelberg). — Elektrodiagnostik einschließlich Aktionsströme und Chronaxie (H. ALTENBURGER-Breslau).

Bd. VI. Allgemeine Symptomatologie IV. Großhirn. Vegetatives Nervensystem. Körperbau und Konstitution.

Symptomatologie der Erkrankungen des Großhirns: Motorische Felder und Bahnen; Sensible Felder und Bahnen (O. FOERSTER-Breslau). Chiasma, Tractus opticus, Sehstrahlung und Sehrinde (B. BROUWER-Amsterdam). — Hörstrahlung und Hörrinde (R. A. PFEIFER-Leipzig). — Aphasie (M. ISSERLIN-München). — Apraxien und Agnosien (J. LANGE-Breslau). — Allgemeine und psychische Symptome der Erkrankungen des Großhirns (A. BOSTROEM-Königsberg i. Pr.).

Pathologie des vegetativen Nervensystems (E. FRANK-Istanbul). — Körperbau und Konstitution (E. KRETSCHMER-Marburg a. L.).

Bd. VII/2. Allgemeine Symptomatologie V/2.

Physiologie und Pathologie der Liquormechanik (L. GUTTMANN-Breslau). — Hirnpunktion (E. NEISSER-Berlin und E. FORSTER †-Greifswald). — Röntgendiagnostik (W. STENVERS-Utrecht). — Röntgendiagnostik des Gehirns und Rückenmarks (Encephalographie, Myelographie, Arteriographie, Pneumocephalie) (L. GUTTMANN-Breslau).

Bd. XV. Erkrankungen des Rückenmarks und Gehirns V. Endokrine Störungen.

Erkrankungen durch Dysfunktion der endokrinen Drüsen: Allgemeine Einleitung. (A. JORES-Hamburg). — Thyreogene Erkrankungen. Parathyreogene Erkrankungen, Paget (M. NOTHMANN-Leipzig). — Hypophysiogene Erkrankungen, Ovariogene u. testogene nervöse Störungen, Dercum. Epiphyseogene Erkrankungen, Adrenogene Erkrankungen, Thymus, Lipodystrophie (A. JORES-Hamburg).

(Fortsetzung S. III.)

Verlag von Julius Springer · Berlin W 9

HANDBUCH DER NEUROLOGIE

HERAUSGEGEBEN

VON

O. BUMKE UND **O. FOERSTER**

MÜNCHEN BRESLAU

ELFTER BAND

SPEZIELLE NEUROLOGIE III

ERKRANKUNGEN DES RÜCKENMARKS
UND GEHIRNS I

TRAUMATISCHE
PRÄSENILE UND SENILE ERKRANKUNGEN
ZIRKULATIONSSTÖRUNGEN

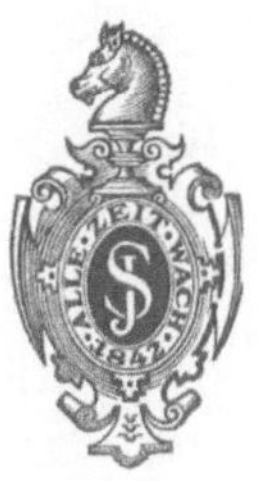

Springer-Verlag Berlin Heidelberg GmbH 1936

TRAUMATISCHE PRÄSENILE UND SENILE ERKRANKUNGEN ZIRKULATIONSSTÖRUNGEN

BEARBEITET VON

E. GRÜNTHAL · FR. HILLER · O. MARBURG

MIT 148 ABBILDUNGEN

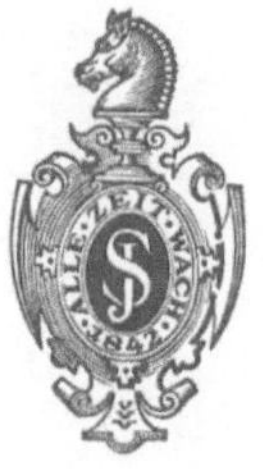

Springer-Verlag Berlin Heidelberg GmbH 1936

ISBN 978-3-642-98617-8 ISBN 978-3-642-99432-6 (eBook)
DOI 10.1007/978-3-642-99432-6

Ursprünglich erschienen bei Julius Springer in Berlin 1936

Inhaltsverzeichnis.

Die traumatischen Erkrankungen des Gehirns und Rückenmarks.

Von **Otto Marburg**-Wien.

Mit 20 Abbildungen.

A. Die traumatischen Erkrankungen des Gehirns.

Vorkommen und Ursache. Es unterliegt keinem Zweifel, daß die Zahl der Unfälle im Ansteigen begriffen ist. Aber nicht nur diese Tatsache steht sicher, sondern es scheint, daß auch die Unfälle, die den Kopf betreffen, zugenommen haben.

Schück berechnet die Zahl der Kopfverletzungen aus dem Jahre 1910, bezogen auf die Gesamtzahl der Unfälle, auf 8%, im Jahre 1927 findet er 12,6%. Das gilt natürlich auch, wenn man die absolute Zunahme der Unfälle überhaupt berechnet.

Wenn ich auch keine Vergleichsziffern anführen kann, so habe auch ich versucht, zu absoluten Zahlen der Unfälle des Zentralnervensystems zu kommen. In den Jahren 1930 und 1931 waren an die Unfallstationen der chirurgischen Kliniken in Wien ungefähr 50000 Unfälle gekommen. Davon betrafen 1000 das Zentralnervensystem, so daß also in meinem Material nur mit 2% Schädigungen des Zentralnervensystems bei Unfällen zu rechnen wäre, was aber mit den Tatsachen im Widerspruch steht, da nur ein relativ kleiner Teil dieser Fälle an die Kliniken kommt. Ich habe von diesem Material 446 Fälle aus 2 Jahren enger erfaßt. Von diesen 446 Fällen werden 204 mit der Diagnose Commotio geführt. Vergleicht man damit die Zahlen von Schück, so hat er bei 272 Fällen 152, also 51,9% der Fälle reine Kommotionen, während in meinem Material die reine Commotio eigentlich nur 45,7% der Fälle betrifft. Die Fälle, die ich als Contusio bezeichne, bei denen zumeist auch ein Schädelbruch vorhanden war, sind mit jenen von Schück nicht zu vergleichen, da er diese Fälle unterteilt. Kontusionen aber fanden sich in meinem Material in 42,3% (189 Fälle), während 11,8% Wirbelsäulenverletzungen darboten. Es erscheint mir, daß die Zahl der Kommotionen im allgemeinen viel zu hoch gegriffen ist, denn andere Autoren berichten über weitaus geringere Zahlen. Voss-Meyer fanden unter 108 Fällen nur 18mal eine reine Commotio ohne jede wie immer geartete Veränderung des Zentralnervensystems. Ranzi und Huber haben unter 502 gedeckten Verletzungen 482 Commotio- bzw. Contusiofälle. Vance hat in einem allerdings älteren Material unter 507 Obduktionen nur 139mal den Tod durch Commotio bedingt gefunden, das sind 27,4%. Auch das scheint mir eine sehr hohe Zahl, da ja die Mehrzahl der Kommotionen nicht letal enden.

Das Verhältnis des männlichen zum weiblichen Geschlecht beträgt in meinem Material etwa 318 : 128, das sind fast 3 : 1. Noch diskrepanter sind die Zahlen von Schück, bei dem 220 Männer auf 52 Frauen fielen, wobei allerdings hier die Betriebsunfälle eine größere Rolle zu spielen scheinen.

Was nun die *Ursachen* für die Traumen anlangt, so haben sich auch hier die Begriffe verschoben. Nur eines scheint sicher, daß trotz der Zunahme elektrischer Traumen, besonders in kulturell weniger hochstehenden Gebieten das mechanische Trauma überwiegt. Hierher möchte ich auch das Geburtstrauma rechnen. Wenn man den Ausführungen von Ochsner folgt, so haben im Jahre 1905 Crandon und Wilson unter 530 Schädelverletzungen 80% durch Sturz bedingt gefunden. Im Jahre 1928 haben McClure und Crawford nur mehr 20% solcher Traumen angeführt. Es scheint, daß derzeit die Hauptmasse der Unfälle durch den Verkehr bedingt sind, oder, wie Schück sich ausdrückt, die Hauptmasse wird durch Straßenunfälle bedingt. Die eben genannten Autoren McClure und Crawford haben solche in 54,2% der Fälle gefunden, davon allein auf Auto und Motorrad 46,56% der Fälle. Pocci gibt 50% Verkehrsunfälle an, Schück 44$^1/_2$% in einem sehr gesiebten Material, Pignatti in einem kleineren Material (92 Fälle) $^1/_3$ durch Auto und Motorrad bedingt. Beckmann hat bei 331 Kindern unter 13 Jahren bei 123 das Auto als Ursache des Unfalles erweisen können, Morrison und Roskin in fast 24 von 57 Fällen, Ireland in 25% (80 Fälle). Auch Demmer hat in seinem Material schon 1921 betont, daß bei den Verletzungen durch stumpfe Gewalt Sturz und Autounfälle die Hauptmasse ($^4/_5$) ausmachen; Hiltje gibt 40,4% der Fälle an, die durch Kraftfahrzeuge veranlaßt wurden; Russel schuldigt das Motorrad als häufigste Ursache an. Ich selbst habe in meinen 446 Fällen 57,6% Verkehrsunfälle. Es verteilen sich dabei diese 259 Fälle folgendermaßen:

Autounfälle 26,7%, Motorradunfälle 11%, Straßenbahnunfälle 9% und Radfahrunfälle 2%.

Was weiter aber bei diesen Unfällen von Bedeutung erscheint, ist der Umstand, daß 67,1% sich auf die Gruppe der Kommotionen beziehen, während 23,3% der Fälle mit Schädelfrakturen einhergehen. Interessanterweise zeigt sich, daß in meinem Material 91 Sturzverletzungen vorkamen, also 20,6%, ganz im Sinne der Statistik von McClure und Crawford. Schußverletzungen waren 33. Ich führe sie an, trotzdem auch bei mir genau so wie bei Schück, der 21 solcher erwähnte, das Suicid die Hauptrolle spielt. Nur ein Fall wurde durch Unvorsichtigkeit verletzt. Es sind also 7,3% der Verletzungen Schußverletzungen, wodurch die Häufigkeit der Selbstmorde in den letzten Jahren äußerst charakteristisch hervortritt. Hiebverletzungen waren 24, Verletzungen unbekannter Art 11 (Ranzi-Huber 502 gedeckte, 92 offene Verletzungen).

Eine besondere Beachtung verdienen die in letzter Zeit sich häufenden Sportverletzungen. Man wird sie in der Großstadt allerdings weit seltener finden wie in den Sportplätzen. Dagegen kommt gerade in der Großstadt die Ungeübtheit der Sportler hinzu, wodurch das Gefahrenmoment gesteigert wird. Nur so kann es sich erklären, daß ich in meinen Fällen 29 Sportverletzungen, das sind immerhin 6$^1/_2$%, beobachten konnte. Dem Sport kann man das Spiel anreihen, von dem ich allerdings kaum einen Fall sah, da diese Fälle meist in den Kinderspitälern untergebracht werden. Man sieht aber gerade hier oft sehr schwere Verletzungen durch sog. Luftpistolen, durch Pfeile, die durch das Auge ins Gehirn dringen, durch Sturz mit dem Roller und ähnliches.

Strauss hat sich neuerdings mit den Strangulationsfolgen befaßt und gezeigt, daß besonders Erscheinungen seitens des Hirnstammes auftreten können, aber auch solche der anderen Teile des Gehirns.

Bezüglich des Alters der Unfälle sind natürlich jene am meisten bedroht, die werktätig sind und zum Teil sich viel auf der Straße, zum Teil im Berufe den Gefahren aussetzen. Das geht aus allen Statistiken hervor, so daß das 20.—40. Lebensjahr als das am meisten gefährdete angesehen werden muß (z. B. W. R. Russel). Der Umstand der besseren Beaufsichtigung der Kinder und der größeren Vorsicht der Älteren bringt es mit sich, daß Kinderunfälle und solche von Greisen gegenüber den anderen zurückstehen. Als das am meisten gefährdete Alter bei Kindern sieht Jay Ireland das 3.—4. Lebensjahr an, die Zeit des schwankenden unsicheren Ganges.

Einteilung der Unfälle. Es scheint, daß das Einteilungsprinzip der Unfälle auf J. L. Petit zurückgeht, der eine Commotio, eine Contusio und eine Compressio cerebri unterscheidet, und zwar schon gegen Ende des 18. Jahrhunderts (1773 bzw. 1790). Es wäre gegen diese Einteilung auch nichts einzuwenden, wenn man mit den einzelnen Begriffen auch ganz bestimmte Symptomenkomplexe verbinden könnte. Aber es unterliegt keinem Zweifel, daß viele Autoren heute Dinge als Commotio ansprechen, die der Contusio angehören, und ebensowenig wird man zweifeln, daß die Contusio oft von einer Commotio begleitet ist. Es ringt sich deshalb immer mehr und mehr der Gedanke durch, den auch ich seit Jahren vertrete, daß man unter Commotio nur einen klinischen Begriff zu verstehen hat, und daß alles das, was irgendeine gröbere anatomische Veränderung aufweist, sei es nun daß man sie klinisch an Ausfallserscheinungen erkennt oder anatomisch an greifbaren Läsionen, nicht in das Gebiet der Commotio gehört (u. a. Bergmann-Küttner, Ranzi, Ritter, Reichardt, Boström). Allerdings dürfte es schwer sein, für alle Fälle, die man klinisch der Commotio zurechnen kann, auch den Beweis der absoluten Intaktheit des Gehirns zu erbringen. Aber Übergänge gibt es überall. Und so mag es begreiflich erscheinen, daß es Fälle von Commotio gibt, bei denen die Laesio cerebri oder medullae spinalis erst im nachhinein zum Ausdruck kommt, worauf Schönbauer und Brunner besonders hinweisen, indem sie die Untersuchungen Hauptmanns und Jakobs heranziehen. Wer aber die besondere Empfindlichkeit des nervösen Parenchyms kennt, wer weiß, daß z. B. bei Abklemmung der Bauchaorta schon nach einer Stunde schwerste Veränderungen am Rückenmark nachweisbar sind, kann solche Argumentationen nicht gelten lassen. Findet sich also eine greifbare anatomische Veränderung, besonders im Sinne einer Blutung oder Erweichung, dann wird man eben die anfängliche Diagnose korrigieren müssen. *Wir werden demnach den Begriff der Commotio rein klinisch fassen und darunter nur jene Affektionen verstehen, die bestimmte charakteristische Erscheinungen bieten, welche meist in kurzer Zeit verschwinden und meist auch keine Folgeerscheinungen zeitigen.* Damit wird der Begriff allerdings ungemein eingeengt. Aber man hat die Möglichkeit, mit ihm zu operieren. Die neueren Darstellungen auf diesem Gebiete, von denen später genauer die Rede sein wird, lassen diesen Standpunkt auch mehr oder minder bereits erkennen. Auch verschlägt es nichts, wenn man dabei feinere anatomische Veränderungen findet, sofern sich dieselben nur initial nicht zum Ausdruck bringen, wohingegen sie in der Folge besonders bei stärkerer Ausprägung auch klinisch hervortreten können; damit aber fällt der Fall aus dem Gebiet der reinen Commotio.

Neben der Commotio möchte ich als zweites *die traumatische Hämorrhagie* hinstellen. Das Gehirn, das eine Commotio erleidet, wird ebenso kontundiert wie das, das eine einfache Contusio erleidet. Infolgedessen ist es besser, den Effekt dieser Läsion zum Ausgangspunkt der Betrachtung zu nehmen, da er es ist, der sowohl das klinische Bild als das therapeutische Handeln bestimmt. Die traumatische Hämorrhagie kann nun sein eine miliare oder eine ausgedehnte. Sie kann die Meningen betreffen oder die Rinde oder das Mark. Sie kann akut eintreten oder sich allmählich entwickeln, oder sie kann erst eine Zeit nach dem Trauma als Spätapoplexie in Erscheinung treten. In diese Gruppe gehören auch die Geburtstraumen. Wie man sieht, werden hier Fälle subsumiert, die sowohl der Contusio als der Compressio angehören.

Als drittes käme die *traumatische Malacie* in Betracht. Sie betrifft nur das Organ selbst, nicht dessen Hüllen. Und weiter kommt als viertes *das traumatische Ödem* hinzu, das wiederum sowohl die Meningen als auch die Zentralorgane treffen kann, wobei es in ersteren zu Verklebungen und schweren sekundären Veränderungen kommen kann. Als letztes seien die *direkten Verletzungen der nervösen Substanz* erwähnt, die oft sehr schwer sein können. Anschließend an diese primären Schädigungen gibt es eine Reihe sekundärer, teilweise bedingt durch die Narbenbildung und durch Verwachsungen (wie die traumatische Epilepsie), teilweise durch Infektionen, welche Entzündungen und Abscesse provozieren können, als deren Folge wieder der Prolaps anzusehen ist.

Sehr interessant ist es auch, daß bei Frakturen des Schädels offene Kommunikationen lufthaltiger Räume mit den Ventrikeln auftreten können (Pneumocephalie), oder daß es zum Ausfluß von Liquor kommt, was gelegentlich sekundär zu eitriger Meningitis Veranlassung gibt. Wie man sieht, sind die Folgen der Unfälle unendlich mannigfaltig und in den drei anfangs erwähnten Begriffen keinesfalls zu erschöpfen.

Dabei muß noch betont werden, daß hier nur von mechanischen Unfällen die Rede ist, und daß man in neuerer Zeit besonders den elektrischen Unfällen eine große Bedeutung beimessen muß, die ganz andersartige Erscheinungen hervorrufen als die mechanischen Unfälle. Es ist bei dieser Auffassung, wenn wir von den reinen Hirnverletzungen absehen, nahezu gleichgültig, ob wir es mit gedeckten oder ungedeckten Verletzungen zu tun haben. Auch die ersteren können von Frakturen begleitet sein, die, wenn sie nicht ausgedehnt sind oder weitgehende Zertrümmerungen aufweisen, die Hirnveränderungen wenig komplizieren. Es kann unter Umständen eine gedeckte Verletzung ungünstiger sein als eine gleichartige ungedeckte. Doch gilt das für gewöhnlich nicht.

Anfälligkeit. Es muß eigentlich wundernehmen, daß bei so exzessiv exogenen Erkrankungen, wie die Traumen überhaupt, von Disposition gesprochen werden darf. In der Tat haben erst die Untersuchungen von MARBE die Aufmerksamkeit auf diesen Punkt gelenkt, der 3000 Fälle untersuchte und feststellte, daß, „wer eben immer wieder Unfall erlitt, besitzt eine zum Erleiden von Unfällen disponierte Persönlichkeit, die auch in Zukunft zur Entstehung neuer Unfälle beitragen wird".

GERVAIS hat gleichfalls um diese Zeit auf ein Moment hingewiesen, daß die Anfälligkeit für Unfälle erklären könnte; nämlich den vorbestandenen Zustand, worunter er eigentlich versteht, daß eine gewisse Unfallsneigung vorhanden ist, welche die Folgen des Unfalles schwerer gestalten, als sie ohne diese Neigung gewesen wären. HILDEBRAND bestätigt die Untersuchungen MARBES in bezug auf die individuelle Disposition. Er meint, daß die Unfäller eine ungünstige Affektivität besitzen. Diese Unfalldisposition führe die Gefahrensituationen herbei. — KLUGE hat sogar für das Kriegsmaterial zeigen wollen, daß die psychische Gesamtpersönlichkeit wesentlich sei für die Unfallsneigung, wobei es scheint, daß die Offiziere leichter dazu geneigt sind als die Mannschaftspersonen. TRAMER bringt Beispiele für die psychogene Unfallskonstellation und GRÜB beschäftigt sich mit der Psychologie der Eisenbahnunfälle, wobei er meint, daß Mangel der Aufmerksamkeit, der Umsicht, der Einstellung auf die Dienstpflicht in 50% der Fälle bei denen, die den Unfall veranlassen oder erleiden, dispositionell hervortreten.

Auch LISCHE gibt eine Statistik dieser Art und meint, daß er in 66% der mehrere hundert untersuchten Fälle psychopathisch-neuropathische Stigmen gefunden hat, was wohl auch aus den Darlegungen von VOSS und MEYER hervorgeht und den vegetativen Stigmen entsprechen könnte, die MINKOWSKI in den Vordergrund stellt. Ähnliches meinen wohl auch GEMELLI und PONZO. Unabhängig von Unfällen gibt sich die nervöse Veranlagung immer zu erkennen, so daß man fast von einer konstitutionellen Bedingtheit sprechen könnte. Selbstverständlich muß man bei serienweise auftretenden Unfällen nie außer acht lassen, daß dieselben auch ein oder das andere Mal fingiert sein könnten, wie das HIRSCH und LEPPMANN betonen.

Es scheint mir, daß eigentlich ALEXANDRA ADLER die erste war, die diese Anfälligkeit psychologisch zu erfassen suchte, und die ihre Gedanken mit BRZEZINA und WASTEL auch auf die gewerblichen Unfälle ausdehnte. Sie meint, daß die psychologischen Momente, welche die früheren Autoren angeführt haben, nur situationsbedingte Folgen einer übergeordneten Gesamteinstellung seien. Sie kann eine ganze Reihe bestimmter psychologischer Typen aufstellen, die eine besondere Anfälligkeit für Unfälle besitzen. Die erste Gruppe sind eigentlich paranoid eingestellte Persönlichkeiten, die besonders die Familie für ihre vermeintliche verfehlte Existenz verantwortlich machen, und die sie als schuldig für ihr Unglück hinstellen. Sie hätten einfach den Beruf nicht ergreifen sollen. Wie man schon aus dieser Darlegung ersieht, gelten die angeführten psychologischen Konstellationen eigentlich nur für den Arbeitsunfall, während die Unfälle anderer Art wohl mehr im HILDEBRANDschen Sinn der gesteigerten Affektivität oder in dem der anderen Autoren, der psychasthenischen Gesamtpersönlichkeit, aufzufassen wären.

Ich will nicht eingehen auf das, was ADLER bezüglich der Organminderwertigkeit hier anfügt, wobei sie zeigen will, daß die Anfälligkeit nicht nur bestimmte Persönlichkeiten, sondern auch bestimmte Organe betrifft. Dazu erscheint mir das Material zu gering. Immerhin hat mehr als die Hälfte der Fälle diese scheinbar paranoide Einstellung. Es kann diese Einstellung lange Zeit latent bleiben und erst in späteren Jahren manifest werden.

Die zweite Gruppe, die ADLER aufstellt, und die etwa 10% der Fälle umfaßt, bezeichnet sie als Pechvögel. Ihre Resignation im Kampfe gegen die Schwierigkeiten im Leben bringen es mit sich, daß sie den Unfällen nicht aus dem Wege gehen.

Sind diese Pechvögel passiv am Unfall interessiert, so gibt es eine dritte Gruppe mit aktiver Unfallsbereitschaft. Das sind jene Schwächlinge, die in ihrer Jugend zu sehr behütet, schließlich als große Kinder durch das Leben gehen.

Daran schließt sich als vierte Gruppe die der Überängstlichen und als fünfte jene, die wir als Streber bezeichnen könnten, und die durch ihr Sichvordrängen auf den ersten Platz oft einen Unfall herbeiführen. Das dürfte wohl auch für Sportunfälle Geltung haben, obwohl JOKEL von einer Sportkrankheit berichtet, die der Bergkrankheit nahesteht, die also eigentlich schon ein Hinübergleiten aus psychologischen zu körperlichen Ursachen aufzeigt. Auch ADLER führt als eine der Anfälligkeitsursachen Alkoholismus an, mehr als 10%, eine Tatsache, auf die VOIONMAA ebenso wie v. EISELSBERG neuerdings besonders hingewiesen haben, und die wohl außer jedem Zweifel steht. Wenn nun ADLER als letzte Gruppe gewisse Imbecille erwähnt, so zeigt sie damit, daß auch beim Arbeitsunfall jene Umstände eine Rolle spielen, die bei den nicht arbeitsbedingten Unfällen häufiger zu sein scheinen (Affektlabilität, Psychasthenie, Alkoholismus, Schwachsinn).

Man braucht bloß die Angaben von LISCHE anzuführen, der zeigen konnte, daß unter 626 Fällen 315, also 50% an komplizierenden Krankheiten litten, die nichts mit dem Unfall zu tun haben. Hier kommen allgemeine körperliche Störungen, abgesehen von der Neurasthenie, ebenso in Betracht wie organische Nervenkrankheiten der verschiedensten Art, welche den Unfäller hindern, im gegebenen Moment den Unfall zu verhüten. Organdefekte, wie schlechtes Sehen oder Hören in unserer motorisierten Zeit, sind gleichfalls häufig zu finden. Auch Kindheit und Alter erscheinen trotz widersprechender Angaben in erhöhtem Maße bedroht. Es ist unmöglich, alle Momente hier zusammenzustellen, welche die Anfälligkeit für Unfälle steigern. Aber die wenigen Angaben genügen, um die Aufmerksamkeit auf diese Momente zu richten und besonders mit Rücksicht auf die Arbeitsunfälle bei der Berufsberatung auf diese Momente mehr als bisher zu achten.

Steigerung der Unfallsanfälligkeit durch exogene Momente ist wohl schwer zu erweisen. Luftdruckschwankungen, besonders föhniges Wetter, werden Disponierte, die dabei migränoide Kopfschmerzen oder auch Abgeschlagenheit, Müdigkeit, Mangel an Konzentration zeigen, natürlich auch unfallsgeneigter machen. Das ist schließlich verständlich. M. Faure meint, daß auch das Auftreten von Sonnenflecken eine Häufung von Unfällen zur Folge habe. Verhüten könnte man Unfälle, wie Gemelli und Ponzo meinen, indem man den Straßenverkehr nach den Gesetzen der geringsten Anstrengung regelt.

Commotio cerebri (Hirnerschütterung, akute Hirnpressung). *Unter Commotio cerebri versteht man funktionelle Störungen des Gehirns bzw. verschiedener Teile desselben, die durch eine stumpfe, meist breit mit einer bestimmten Geschwindigkeit und Intensität wirkende Gewalt hervorgebracht werden, akut einsetzen und nach kurzem Bestehen meist restlos verschwinden.*

Damit ist von vornherein das Klinische des Gesamtbildes zum Ausdruck gebracht, ohne daß das, was über Folgezustände sowie pathologische Grundlagen der Commotio geschrieben wird, ausgeschaltet erscheint.

Man darf nicht vergessen, daß wir ja heute noch nicht in der Lage sind, feinste Veränderungen im Nervensystem zu erfassen, besonders dann nicht, wenn diese vorübergehend sind und eine völlige Restitution ermöglichen. Man sollte, wie Boström meint, deshalb Untersuchungen nicht aus dem Wege gehen, die eventuell imstande sind, anatomische Veränderungen aufzuzeigen.

Das klinische Bild der *Commotio* ist so häufig beschrieben worden, daß man darüber nicht viel Worte zu machen braucht. Man unterscheidet vielfach leichtere und schwerere Fälle, wie z. B. Krehl, der wohl als einer der ersten darauf hingewiesen hat, daß bei den leichteren die Bewußtlosigkeit im Vordergrunde steht, die Erscheinungen der Medulla oblongata aber zumeist fehlen, während sie den schwereren zukommen. Damit hat Krehl eigentlich die spätere Einteilung von Ritter vorweggenommen, der von einer Commotio medullae oblongatae und einer Commotio cerebri sensu strictiori spricht. Daß diese letztere Einteilung nicht mit jener von Krehl übereinstimmt, beweist schon der Umstand, daß Ritter bei der ersten Form, die also der schwereren von Krehl entspricht, die Bewußtseinsstörung in den Vordergrund stellt, während bei der zweiten Form, bei der Krehl die Bewußtseinsstörung als charakteristisch hinstellt, bei Ritter diese zum Teil fehlen kann oder mäßig zum Ausdruck kommt.

Ich möchte deshalb vorschlagen, daß man leicht und schwer mit der Intensität der Erscheinungen oder besser mit der Länge der Dauer derselben in Übereinstimmung bringt, wie dies z. B. McClure und Crawford getan haben, die die Intensität einer Commotio nach dem Grade und der Schwere der primären Bewußtlosigkeit beurteilen, obwohl sie zugestehen müssen, daß es auch hiervon Ausnahmen gibt. Das geht wohl auch aus den Beobachtungen von Symonds hervor, der gleichfalls die Dauer der Bewußtlosigkeit für die Schwere der Form der Commotio als charakteristisch annimmt. Dasselbe haben Schönbauer und Brunner getan, die gleichfalls den Grad der Bewußtlosigkeit und insbesondere die Dauer derselben als charakteristisch für die Schwere der Hirnerschütterung ansehen. Das scheint mir im großen und ganzen richtig, obwohl auch hier wie erwähnt Ausnahmsfälle vorliegen. Höltje nimmt in seinem Material 55,1% als leicht, 26,2% als mittelschwer, 18,7% als schwer an, Ranzi-Huber 194:184:104.

Wie man aus diesen wenigen Ausführungen ersieht, steht *der Bewußtseinsverlust* im Mittelpunkt der Betrachtungen über die Hirnerschütterung. Das geht aus sämtlichen zusammenfassenden Darstellungen (KOCHER, HAUPTMANN, DEGE, SCHÖNBAUER-BRUNNER, RANZI, RITTER, REICHARDT, BOSTRÖM) hervor.

Die Bewußtlosigkeit tritt im Momente des Traumas ein. Sie ist meist eine absolute. Doch gibt es auch Fälle, bei denen man sich später überzeugen kann, daß die Bewußtlosigkeit nicht vollständig vorhanden war. Interessant ist, daß BURTON meint, daß bei Fliegerunfällen oft nur leichte Gedächtnislücken auftreten, und daß diese geringfügigen Erscheinungen oft über die Schwere des Unfalls hinwegtäuschen.

Ist schon die Intensität verschieden, so muß man bezüglich der Dauer die größten Differenzen betonen. Man kann tatsächlich sagen, daß von wenigen Sekunden, über Stunden, in allerseltensten Fällen auch 1—2 Tage Bewußtlosigkeit gefunden wird. Die letzteren Fälle erscheinen mir jedoch keineswegs mehr in die Gruppe der echten Commotio zu gehören. Man darf dabei nie vergessen, daß wir auch bei der Bewußtlosigkeit mit Individualreaktionen rechnen müssen, d. h. also, daß der gleiche Unfall unter gleichen Umständen je nach der Individualität ganz verschiedene Folgen haben kann. Man teilt die Schwere des Unfalles nach dem Grad bzw. der Dauer der Bewußtlosigkeit ein, was wohl in der Mehrzahl der Fälle zutrifft.

Eine der wichtigsten Begleiterscheinungen der Bewußtlosigkeit ist die *Amnesie*, die wir als retrograde und anterograde bezeichnen können. R. R. RUSSEL findet in 69 von 96 Fällen nur eine sekundenlange, bei 24 Fällen eine minutenlange, in 3 Fällen eine halbstündige Dauer. Es scheint mir, daß die Amnesie in einem gewissen Abhängigkeitsverhältnis zur Bewußtlosigkeit steht. Sie ist meist gar nicht so beträchtlich, als es auf den ersten Blick den Anschein hat. Denn gerade die Angaben über die amnestischen Lücken sind überaus unverläßlich. Wenn man z. B. bei Autounfällen genau examiniert, natürlich zu einer Zeit, wo der Kranke noch nicht von anderer Seite über seinen Unfall informiert war, dann ist man oft überrascht zu hören, daß der Kranke sich erinnert, ein Auto sei auf ihn zugekommen, er also bis knapp vor dem Unfall keine Erinnerungslücke hat. Ebenso kann man in einer ganzen Reihe von Fällen erkennen, daß der Kranke sich auch an alle jene Umstände erinnert, die gleich nach dem Wiedererwachen ihm begegnet sind. Noch mehr als beim Bewußtsein spielt hier die Individualreaktion eine Rolle. So konnte KLOTZ in einer Selbstbeobachtung nach dem Unfall scheinbar geordnet handeln und hatte nach 11stündigem Schlaf dann eine amnestische Lücke für diese Vorgänge. Es ist einwandfrei erwiesen, daß bei zunehmender Aufhellung des Bewußtseins die amnestischen Lücken kleiner werden können (BONHÖFFER), daß überhaupt amnestische Lücken auch fehlen können.

Es erscheint mir sehr wichtig, darauf hinzuweisen, daß es Fälle gibt, bei denen die Bewußtlosigkeit nicht gleich in einen normalen Zustand des Bewußtseins übergeht, sondern daß eine meist leichte Somnolenz sich an die Bewußtlosigkeit anschließt. Von größter Bedeutung erscheint nach dieser Richtung hin die Beobachtung von ALFRED FUCHS, der von einem sekundären postkommotionellen Schlaf spricht. Es ist das ein Schlafzustand, der entweder an eine kurze Phase vollständig normaler Bewußtseinstätigkeit sich anschließt oder aber einen halbbewußten Dämmer- oder Traumzustand beendet (wie im Falle KLOTZ). Dieser Zustand wird von ihm als echter Schlaf bezeichnet und dauert eine oder mehrere Stunden. Daß es sich um einen echten Schlaf handelt, beweist die Erweckbarkeit. Ohne vorläufig noch auf die Theorien dieser Störungen einzugehen, möchte ich betonen, daß tatsächlich solche Schlafzustände vorkommen. Ob sie aber, wie FUCHS meint, kommotionell bedingt sind oder aber, wie mir scheint, in einer Anzahl von Fällen als reaktive Ermüdung nach heftigen Erregungen einsetzen, ist natürlich nicht leicht zu entscheiden. Was aber diesen

Zuständen eine besondere Bedeutung gibt, ist die Tatsache, daß sie imstande sind, die amnestischen Lücken zu vertiefen oder zu verbreitern. Der Kranke vermengt dann vielfach tatsächliches mit Traumerlebnissen, so daß es schwer fällt, die amnestischen Lücken scharf zu umgrenzen.

Als ein weiteres Zeichen der Kommotion hört man fast in allen Fällen Klagen über *Kopfschmerzen* und *Schwindel.* Bei den Klagen über Kopfschmerzen ist in allererster Reihe zu berücksichtigen, ob es sich um einen lokalen Schmerz handelt, bedingt durch die lokale Verletzung, oder ob ein mehr diffuser Schmerz besteht, wie wir ihn beim Hirndruck z. B. zu sehen gewohnt sind. Ferner muß man berücksichtigen, ob der Kopfschmerz ein initialer, d. h. gleich nach dem Erwachen einsetzender ist, oder ob er sich erst nach Tagen oder Wochen entwickelt. Auch hier spielt der individuelle Faktor eine große Rolle. Dem lokalisierten Kopfschmerz wird man weniger Bedeutung beimessen, weil er zumeist lokal bedingt ist (bei gedeckten Verletzungen, durch kleine Hämatome unter der Haut oder Fissuren des Schädels bedingt).

Der diffuse Kopfschmerz wird meist als ein „Brummen" des Schädels bezeichnet. Aus diesem Wort allein vermag man zu entnehmen, daß es sich meist nicht um echten Kopfschmerz handelt. Aber auch solcher kommt, wie ich mich überzeugt habe, vor und wird als dumpfer Druck empfunden. Seine Intensität ist gewöhnlich keine besonders große. Auch klingt er bei absoluter Ruhe, besonders wenn für ausgiebigen Schlaf gesorgt wird, meist nach wenigen Tagen ab und verschwindet restlos. Wie gesagt darf man natürlich Personen mit Kopfschmerzneigung oder mit Migräne nicht hier einbeziehen, da es sich um Individualreaktionen handelt. POMMÉ und LIÉGOIS betonen, daß der Kopfschmerz keineswegs an der Läsionsstelle am stärksten sein müsse, sondern daß er frontal oder occipital sitzen könne, und dauernd oder anfallsweise auftrete. Nur in seltenen Fällen ist der initiale Kopfschmerz von besonderer Intensität. DEPSAL meint, der Kopfschmerz entstehe durch Reizung der sensiblen Nervenendigungen in den Meningen infolge Steigerung des Hirndruckes. Doch zeigt meines Erachtens der Schmerz fast selten einen dementsprechenden Charakter.

Ein weiteres Symptom ist der *Schwindel.* Ihm begegnet man häufiger, als man annimmt, besonders in den ersten Stunden nach Unfällen. Die Kranken haben diesen Schwindel meist in jeder Lage, oder aber er tritt nur bei bestimmten Lagen auf. SCHÖNBAUER und BRUNNER haben sich mit den Ohrsymptomen bei Commotio besonders beschäftigt, und BRUNNER hat in 60 Fällen von Commotio 26mal, das sind in etwa 43% der Fälle, das Gebiet des Nervus octavus affiziert gefunden. Man darf allerdings nicht vergessen, daß wirklich frisch untersuchte Fälle bei ihm sehr selten sind.

Was nun das Labyrinth anlangt, so liegen außer von BRUNNER u. a. die Beobachtungen von RHESE und BARANY vor. Ersterer fand bei den frisch untersuchten Fällen nur mit einer Ausnahme Nystagmus, während BRUNNER von den 60 Fällen 52mal Nystagmus fand. BRUNNER meint, daß labyrinthärer Schwindel mit Ausnahme von Kindern und jugendlichen Individuen, bei denen der Schwindel überhaupt verhältnismäßig selten ist, fast immer vorkommt.

Es ist andererseits möglich, daß die Schwindelerscheinungen, wie aus den Untersuchungen von MANN hervorgeht, vielleicht bedingt sind durch eine Erschwerung der Blickbewegung nach einer Seite, wobei allerdings nicht sicherzustellen ist, ob nicht auch diese Erscheinungen vestibulär bzw. bulbär durch den DEITERSchen Kern oder aber labyrinthär verursacht sind. Handelt es sich doch meist um Einstellungsschwierigkeiten durch fehlerhafte Impulse und nystagmische Zuckungen sowie kompensatorisches Schwanken des Körpers beim Blick nach der Seite. Auch ein Abweichen des Armes nach der Seite der Blickparese findet sich. Da in diesen Fällen auch mitunter eine Hörstörung vorliegt, so liegt der Gedanke, diese Erscheinungen gleichfalls auf das Labyrinth zu beziehen, nahe. Es sollen dabei auch Corneal- und Nasenkitzelreflex herabgesetzt sein. Jedenfalls kann man diese Störungen mit als Ursache für die unangenehmen Sensationen ansehen, die von den Patienten als Schwindel bezeichnet werden. Nach POMMÉ und LIÉGOIS werden auch Blendungsgefühle als Schwindel gedeutet. Das Wesentlichste ist, daß diese Erscheinungen kurzdauernde sind, zum Unterschiede von den Dauersymptomen nach Kontusionen.

Viel bedeutungsvoller erscheinen mir jene Erscheinungen, die gleichfalls eine mehr lokalisierte Störung in der Medulla oblongata anzeigen, Störungen, die das vegetative Nervensystem, sowohl das sympathische als auch das parasympathische betreffen.

Es ist ganz entschieden das Verdienst von GOLDSTEIN, dieses Moment zuerst objektiv erfaßt zu haben, und in einer jüngsten Arbeit hat KAT diese objektiv kontrollierbaren Erscheinungen der Commotio cerebri einer eingehenden Kritik unterworfen und durch eigene Beiträge vermehrt. Allerdings beziehen sich diese objektiven Veränderungen meist nicht auf Commotio selbst, sondern auf postkommotionelle Zustände, auf Kontusionen des Gehirns, d. h. also greifbare Veränderungen. Man wird demnach in der Verwertung dieser Befunde eine gewisse Vorsicht walten lassen müssen, andererseits aber in jedem Fall einer Commotio dem vegetativen Nervensystem eine besondere Beachtung schenken müssen (MINKOWSKI).

Ich möchte mit dem *Verhalten der Vasomotoren* beginnen, die ich in meiner bereits im Kriege erschienenen Bearbeitung dieser Frage deshalb offenbar vernachlässigt habe, weil damals entweder die Verletzung als solche eine so schwere war, daß man den geringeren Erscheinungen keine Aufmerksamkeit schenkte, oder weil die Erscheinungen, zum Teile wenigstens, abgeklungen waren. Jetzt jedenfalls werden sie viel bemerkt (BAUMM, EISENHARDT, MINKOWSKI, JOHN).

Initial ist der Kranke mit Hirnerschütterung meist blaß. Die schönste derartige Beobachtung rührt von GUSSENBAUER, der bei einem auf einer Gebirgstour abgestürtzten Freund neben absoluter Bewußtlosigkeit eine so hochgradige Blässe und Blutleere der Körperoberfläche feststellen konnte, daß nicht einmal die Hautwunden bluteten. Wenn hie und da das Gegenteil, d. h. Kongestivzustände erwähnt werden (MANN), so scheint mir das nicht initial, sondern bereits nach dem Nachlassen der Blässe entstanden. Es ist nun die Frage, ob diese Blässe, wie offenbar im Falle von GUSSENBAUER, durch einen Gefäßkrampf bedingt ist oder aber, ob es sich hier um einen der Shockwirkung analogen Vorgang handelt, der in einer Entblutung in die Abdominalgefäße seine Basis hat. Nach meiner Ansicht kommt beides vor. Differentialdiagnostisch ist das allerdings schwer zu erheben und kann sehr leicht zur Verwechslung von Commotio und Shock führen (SZEKELY). Schreckreaktionen sind eben auch der Commotio eigen. Vielleicht gelingt es hier eine Klärung herbeizuführen, wenn man den *Verhältnissen des Pulses* nachgeht. Es handelt sich hier immer um initiale Fälle, nicht etwa um postkommotionelle Störungen. In der Mehrzahl der Fälle besteht eine Pulsverlangsamung mit etwas gesteigertem Druck. Die Durchschnittszahl des Pulses beträgt etwa 50 Schläge in der Minute. In einer geringeren Anzahl von Fällen wird der Puls beschleunigt sein (MANN), kaum fühlbar. Mitunter hat man auch Pulslosigkeit beobachtet. Dabei läßt sich initial schon eine gewisse Irregularität im Pulse nachweisen. Diese Verlangsamung des Pulses kann auch, ohne daß Hirndruckerscheinungen bestehen, sich über lange Zeit hin erstrecken, wie GOLDSTEIN meint, Monate, sogar bis zu einem Jahr. Ich selbst habe solche Fälle gesehen, die viele Monate einen verlangsamten Puls aufwiesen, ohne die geringsten Zeichen einer sonstigen Hirnschädigung zu zeigen. GOLDSTEIN macht aufmerksam, daß der Puls beim Liegen und beim Sich aufrichten aus der horizontalen Lage häufig einen Wechsel der Zahl zeigt. Man kann das sofort sehen, wenn man den Patienten sich einfach bücken und wieder aufrichten läßt oder wenn man mit ASCHNER einen Druck auf den Bulbus oculi ausübt. Diese Pulslabilität ist ein fast immer vorhandenes Zeichen bei der Commotio, und 20 und mehr Schläge auf und ab sind keine Besonderheit. Ich stimme GOLDSTEIN bei, wenn er eine *besondere* Pulslabilität als ein Zeichen ansieht, daß der Prozeß die Tendenz zur Verschlechterung zeigt. Ich habe ja seinerzeit für die Tumoren der hinteren Schädelgrube diese Pulslabilität geradezu als Signum mali ominis für den operativen Eingriff hingestellt. Interessant ist, daß KAT eine solche Labilität des Pulses für den Tag- und Nachtpuls feststellen konnte, wobei solche Labilitäten nach dem Trauma mehr und mehr abklingen. Nach ZWAARDEMAKER — ich folge den Ausführungen KATS — beträgt die Frequenzverschiedenheit zwischen Tag- und Nachtpuls $^1/_7$ der mittleren Pulsfrequenz. KAT verzeichnet Tag- und Nachtkurven des Pulses und fand eine stündliche Labilität sowie eine Labilität von Tag und Nacht, die mitunter bis zu 30—40 Schlägen wechselt. Von Stunde zu Stunde zeigten von 32 Fällen 25 Differenzen, die bis 28 Schläge betragen. Wie man sieht, ist die Pulslabilität von allergrößter Bedeutung für den objektiven Nachweis einer Commotio.

Was nun den *Blutdruck* anlangt, so findet er sich häufig erniedrigt. Nur in wenigen Fällen ist er erhöht (KNUD WINKLER). CRIESHEIM bezieht sogar dauernde Blutdruckerhöhung auf das Trauma. Auch diese Blutdruckerniedrigung spricht dafür, daß die Shockwirkung initial eine Rolle spielt. Wenn ich wiederum GOLDSTEINS Befunde hier heranziehe, so bewegt sich der Blutdruck um 95—119, was ich bestätigen möchte. Doch finden sich auch, besonders bei jüngeren Leuten, Erhöhungen auf 140—150 RR. Dabei erscheint von großer Wichtigkeit, daß trotz der Erniedrigung des Blutdruckes die Pulsfrequenz nicht in die Höhe geht und wir eigentlich eine Diskrepanz zwischen Blutdruck und Pulsfrequenz als wichtiges Zeichen einer überstandenen Commotio ansehen können. Ich kann die Zahlen von GOLDSTEIN, der bei einem Druck von 105 70 Pulse, bei einem Druck von 95 sogar nur 68 Pulse fand, bestätigen. Diese auf den Vagus bezogenen Veränderungen, also parasympathisch bedingten Störungen sollen sich hauptsächlich dann finden, wenn der Prozeß in erster Linie die Gegend der hinteren Schädelgrube getroffen hat. Das kann ich nun nicht bestätigen. Man sieht bei den verschiedensten Verletzungen des Zentralnervensystems ein gleiches, mag die Noxe frontal, temporal oder occipital angegriffen haben. Vielleicht ist dies daraus zu erklären, daß die Fälle, die GOLDSTEIN verwertet, die Commotio eigentlich nur symptomatisch zeigen, da es sich hier vielfach um Schußverletzungen handelt. Auch scheint es mir wichtig, hier Rücksicht zu nehmen auf die Tatsache, daß das Pulsbild und der Blutdruck individuell so verschieden sind, daß man eine bestimmte Regel nicht wird aufstellen können. Ich konnte derartiges in Fällen sehen, die ich durch längere Zeit vor ihrer Commotio in Beobachtung hatte. Es zeigt sich dann gewöhnlich, daß durch die Commotio nur eine Vertiefung des vorbestandenen Zustandes (Hochdruck bzw. Unterdruck) zu konstatieren war.

Hier muß man vielleicht die neueren Beobachtungen anfügen, die eine Hypertension der Retinalarterien (SERRA) feststellen, allerdings meist erst im Spätstadium (55%). Auch TIRELLI findet den diastolischen Netzhautdruck in einem hohen Prozentsatz gesteigert, daneben peripapilläre Netzhautstreifen bzw. peripapilläres Ödem.

Hierher gehören auch die *Störungen in der Wärmeregulation.* Wiederum muß man auf die Arbeit von GOLDSTEIN verweisen, der gezeigt hat, daß bei Hirnerschütterung bzw. traumatischen Erkrankungen des Schädels Temperaturerniedrigungen vorzukommen pflegen, und daß manche Temperaturen sich oft nur wenig über 35° bewegen. Auch die Tagesschwankungen der Temperaturen sind von Belang. Diese niederen Temperaturen sind um so auffälliger, als man weiß, daß bei operativen Eingriffen im Gehirn bei Läsionen in der Nähe der Ventrikel Temperatursteigerungen vielfach vorkommen, ohne daß sie wesentlich von Belang wären. Es wird deshalb die Temperaturerniedrigung auffallen müssen. Auch die Schwankungen der Temperatur bei Erregungen sind in solchen Fällen bemerkenswert. Es scheint mir, daß hier die Ventrikelnähe der Läsionen für den Anstieg bzw. den Abfall der Temperatur von Belang ist, besonders das Gebiet über dem 3. Ventrikel. Ob der Fall von O. E. BLOCH hierher gehört (Basisbruch) ist fraglich.

Gleichfalls als Störung des Sympathicus und Parasympathicus muß man die Veränderungen ansehen, welche die *Pupillen* betreffen, Veränderungen, die deshalb von großer Bedeutung sind, weil sie objektiv leicht kontrollierbar erscheinen. Allerdings darf man nicht vergessen, daß auch heute noch Fälle von Pupillenstörungen nach Trauma bekanntgeworden sind, die kontrovers erscheinen. Eines aber kann als sicher gelten, worauf schon KOCHER und auch v. BERGMANN hingewiesen haben, daß eigentlich die Pupillen sich bei den verschiedenen Fällen nicht ganz gleichmäßig verhalten, daß sie aber, wenn man den Hirndruck als Ursache der Hirnerschütterung ansieht, initial gewöhnlich verengert, auf dem Höhepunkt des Drucks aber erweitert erscheinen. Das wird wohl auch von den meisten angenommen, und die Beobachtungen von UHTHOFF, BUMKE und die neueren von WILBRAND-SÄNGER bestätigen eigentlich diese Angaben. Es wird uns darum nicht wundernehmen, wenn z. B. DONALD ARMOUR die Pupillen als weit und fast reaktionslos beschreibt, während MCCLURE und CRAWFORD, die offenbar den initialen Befund gleichfalls erheben konnten, sie im Anfang sehr eng und dann weiter fanden. WEIL und NORDMANN meinen, daß die Mydriasis und Reflexstörungen okulomotorisch, die Miosis (forme fruste des HORNERschen Syndroms) aber sympathisch bedingt sei. Gewöhnlich hängt die Weite der Pupillen und ihre absolute Reaktionslosigkeit ab von der Schwere der Bewußtseinsstörung. Wenn wir also einen Fall mit schwerer Bewußtlosigkeit untersuchen, dann finden wir gewöhnlich weite, nahezu reaktionslose Pupillen. Daß aber auch im Zustande völliger Bewußtlosigkeit noch ein leichter Reflex möglich ist, geht aus den Darlegungen von WILBRAND-SÄNGER hervor. Der Fall, um den es sich hier handelt, ist allerdings keine Commotio, sondern eine Verletzung des Gehirns. Sehr interessant ist, daß die genannten Autoren auch 25 Beobachtungen anführen können, wo nach Trauma in 8 Fällen doppelseitige, in 16 Fällen einseitige und einem SCHLESINGERschen Falle eine anfängliche doppelseitige, später einseitige reflektorische Pupillenstarre vorhanden war. Sieht man aber die Fälle genauer durch, so ergibt sich, daß die Mehrzahl einer strengen Kritik nicht Stand hält. Es hat sich in diesen Fällen zumeist um Störungen im Gebiete des Opticus, aber auch des Oculomotorius gehandelt, die zurückgingen, wonach die isolierte Pupillenstarre resultierte. Ein einziger Fall, bei welchem die reflektorische Pupillenstarre mit Miosis nur auf der Seite der Verletzung aufgetreten war, stammt von AXENFELD. Aber diese Lichtstarre der Pupille verliert als Zeichen einer eventuellen organischen Störung ihre Bedeutung, wenn man bedenkt, daß auch postkommotionelle Neurosen analoge Veränderungen aufweisen. Es genügt, auf den von BUMKE zitierten Fall von OPPENHEIM hinzuweisen, bei dem nach einem Sturz auf den Hinterkopf doppelseitige Lichtstarre bei träger Konvergenzreaktion und Pupillendifferenz aufgetreten war, wobei allerdings OPPENHEIM und ähnlich in einem Fall auch UHTHOFF organische Läsionen annehmen. Selbstverständlich muß vorausgesetzt werden, daß bei solchen Fällen alle jene Krankheiten ausgeschlossen werden, die an sich Pupillenstörungen zeigen können. Es kann jedenfalls nach BUMKE an dem Bestehen einer echten Lichtstarre der Pupillen nach Trauma nicht gezweifelt werden; doch muß man für diese Fälle mehr als eine einfache Commotio annehmen. Pilcz hat z. B. in seinem Material von über 800 nachuntersuchten Fällen 4mal Pupillenstarre gefunden.

Neuerdings macht Katzenstein auf Veränderungen der Pupillenform bei Commotio und Contusio cerebri aufmerksam. Ihm ist in allererster Linie darum zu tun, von den schweren Fällen der Anisokorie (de Meo) oder andersartigen Pupillenstörungen, wie sie dem Hirndruck (Hössly) eigen sind, abzusehen. Er beschäftigt sich vor allem mit der Pupillenentrundung auf dem einen oder an beiden Augen, einfachen Verziehungen der einen oder der anderen Pupille (längsoval, queroval oder Birnform), Abschrägung und Bildung von Ecken und Winkeln. Das Wesentlichste und, was auch dem Charakter der Commotio am ehesten zu entsprechen scheint, ist aber die Rückbildungsfähigkeit dieser Formveränderungen und Schwankungen innerhalb weniger Tage. Ich will hier nicht auf die Erklärungsversuche von Katzenstein eingehen und nur anführen, daß er nicht nur gleich Pilcz eine Kombination von Reizung und Lähmung im Gebiete einzelner Partien der Ciliarnerven annimmt, sondern auch Tonusstörungen geltend macht.

Als Lokalisation dieser Störung ist neben dem Stirnhirn und der hypothalamischen Region wohl auch das Mittelhirn, die Medulla oblongata und das obere Halsmark anzusehen. Wie gesagt, sind diese Veränderungen unendlich leicht erkennbar und infolgedessen, da sie oft über Wochen, ja Monate bis zu einem halben Jahr bestehen können, für die Diagnose einer stattgehabten Commotio bzw. Contusio von größter Bedeutung. Vielleicht ist eine Beobachtung von Sedan hier anzufügen, der eine nur beim Lesen auftretende Divergenz nach Kommotion bei einem Boxer beschreibt, die auf eine analoge Lokalisation hinweist.

Mit am interessantesten auf dem Gebiete der objektiven Befunde sind die Untersuchungsergebnisse der Körperflüssigkeiten: *Liquor, Blut und Harn.*

Mit Rücksicht auf die geltenden Theorien interessiert bei den *Liquoruntersuchungen* zunächst das Verhalten des Druckes (Claude, Lamache, Dubar u. v. a.). Schon von den älteren Autoren (u. a. Tilmann) wird darauf hingewiesen, daß der Druck gesteigert ist. Wenn wir mit Gerhartz annehmen, daß der normale Druck bei 170 liegt, so findet z. B. Donald Armour, daß erst bei 200—250 Manometerdruck ein gewisser Verdacht auf Drucksteigerung aufkommen darf. Erst was von 250—300 liegt, gilt als abnorm, und über 300 sei sicher pathologisch. Auch andere Autoren, z. B. Mann, besonders aber Foerster und seine Schüler Schwab und Bielschowsky konnten Druckerhöhungen feststellen, wobei aber aufmerksam gemacht sei, daß bei der Mehrzahl der Autoren nicht ganz sicher steht, ob auch im Beginne der Commotio der Druck erhöht sei, oder ob wie bei den letztgenannten Autoren der Druck sich erst später steigert. So meint Arnaud, daß im Moment des Traumas der Liquor einen Druck auf die Medulla oblongata ausübe, ganz im Sinne der älteren Theorien. Aber der Druck sinke sofort und wird normal. Elg-Olofson hat den Liquor allerdings erst 2 Monate bis 3 Jahre nach der Commotio untersucht und konnte unter 27 Fällen 5mal Druckerhöhung und 3mal Verminderung finden. Claude, Lamache und Dubar haben in ihren 22 Fällen Manometerdrucke von 250—500 mm gefunden. Auch Barré, Bujadona fanden Druckerhöhung, R. Bing in 14 von 39 Fällen. Anderseits kann statt einer Druckerhöhung eine Druckherabsetzung vorkommen, wie dies z. B. Leriche in seinen Fällen fand ebenso wie die oben genannten Autoren, und auch Minkowski. Winther findet die Druckerhöhung parallel jener des Blutdruckes in etwa 70% der Fälle, wobei der Druck bis auf 100 herunterging, auch Temple Fay, Provera, Claude, Lamache und Dubar, Bing.

Was nun den Eiweißgehalt des Liquor anlangt, so hat Demme bei einer ganzen Reihe von Schädeltraumatikern den Liquor daraufhin untersucht, und zwar nach der Kafka-Samsonschen Methode, wobei die Erhöhung bis auf 2,3 der Gesamteiweißmenge stieg (normal 0,8—1,3). Was das wichtigste ist, war, daß auch bei Fällen ohne Fraktur und ohne neurologische Symptome derartiges nachzuweisen war, ganz analog wie bei GERHARTZ, CLAUDE, LAMACHE und DUBAR. R. BING findet in seinen 29 Fällen 14mal Vermehrung des Albumins, 10mal des Globulins, niemals positive WASSERMANN-Reaktion. BOROWIECKI bemerkt, daß auch in Fällen, die als Neurose angesehen wurden, Eiweißvermehrung und Lymphocytose zu finden waren, und zwar um so ausgesprochener, je näher die Punktion am Trauma lag. Der positive Liquorbefund ist oft das einzige positive Kommotionssymptom. Daß auch andere Veränderungen im Liquor sich finden, beweist ELG-OLOFSON, der 7mal Pandy und Nonne-Apelt positiv fand, und zwar ohne Zellvermehrung. Das haben ja auch DEMME und GERHARTZ zeigen können. Ersterer sieht sich infolge dieser Tatsache genötigt, bei den Traumatikern eine meningeale Schädigung anzunehmen. Das ist wohl kaum notwendig, wenn wir eine erhöhte Durchlässigkeit der Gefäßwände für Flüssigkeiten zugestehen. Selbstverständlich darf der eiweißhaltige Liquor nie Blut enthalten. Ob dabei auch eine Schädigung der hämatocephalen Barrière zustande kommt, wie das MINKOWSKI meint, ist möglich, aber sicherlich nicht für alle Fälle von Gültigkeit.

Ein zweiter sehr häufiger Befund ist eine vorübergehende *Zuckervermehrung*. Diese Zuckervermehrung findet sich sowohl im Harn als auch im Blut, im ersteren allerdings meist nur als eine ganz kurzdauernde Glykosurie. GOLDSTEIN und sein Schüler KREKEL konnten zeigen, daß eine vorübergehende spontane Glykosurie bei Hirnverletzten wohl außer Zweifel steht (auch KONJETNY und WEILAND), daß aber ein echter Diabetes traumatisch nicht aufzutreten pflegt. BSTEH und DRIAK haben an dem gleichen Material wie ich gearbeitet und konnten gleich nach dem Unfall mit der Mikroschnellbestimmungsmethode nach KAUFMANN mit dem Hellige-Doppelkeilkalorimeter eine Erhöhung der Blutzuckerwerte finden. Sie fanden in wiederholten Bestimmungen diese Erhöhung, allerdings vorwiegend in jenen Fällen, bei welchen das Bewußtsein vollständig erloschen war. Es bestand Hyperglykämie ohne Glykosurie. In den Fällen mit geringer Bewußtseinstrübung fand sich keine Erhöhung des Blutzuckerspiegels, so daß man also für die echte Commotio die Hyperglykämie als ein ganz besonders charakteristisches Zeichen ansehen darf. CLAUDE, LAMACHE und DUBAR finden gleichfalls den Zuckergehalt meist erhöht. BERBERICH fand bei 33 Kommotionen 17mal den Blutzucker bis 236$^0/_{00}$ erhöht, bei 12 Frakturen nur 1mal auf 134$^0/_{00}$. Der Urin war frei. Spätestens nach 26 Tagen kehrt der Zuckerspiegel zur Norm zurück. Auch MOCK und DE TAKATS haben sich mit dieser Frage in positivem Sinne beschäftigt. ARNAUD erwähnt gleichfalls Glykosurie wie die Mehrzahl der neueren Autoren.

Auch das *morphologische Blutbild* scheint bei traumatischen Affektionen eine Änderung zu erfahren. Während GOLDSTEIN hohe Lymphocytenwerte und eine besondere Vermehrung der eosinophilen Zellen auf 12—15% neben fehlender Eosinophilie hervorhebt, macht KLIENEBERGER darauf aufmerksam, daß solche Lymphocytenumstellungen auch dem normalen Blutbild eigen sind. Es scheint aber doch, daß bei der Commotio Veränderungen des Blutbildes vorkommen, wenn wir die Befunde von VAN VALKENBURG und KAT berücksichtigen. Ersterer hat in unkomplizierten Fällen von Commotio eine sowohl relative als absolute Lymphopenie gefunden, die zumeist mit einer Leukocytose verbunden war, ein Zustand, der sich nach einer gewissen Zeit wieder verlor. KAT, der diese Untersuchungen nachprüfte, hat 34 Patienten in der gleichen Weise wie VAN VALKENBURG untersucht. Er nimmt als Lymphopenie 1500 Lymphocyten per Kubikmillimeter, das sind 15%, als Lymphocytose 2500, das sind 35%, an, bemerkt aber, daß natürlich auch das normale Blutbild gelegentlich solche

Zahlen aufweisen kann. Sehen wir seine Resultate von den 34 Patienten an, bei denen er wiederholt Zählungen vorgenommen hat, so fand er 26mal Leukocytose, 7mal relative und 8mal absolute Lymphopenie. Davon waren 6 Fälle der letzteren Art mit Leukocytose verbunden. Relative Lymphocytose bestand 4mal, absolute 12mal. 7mal war das Blutbild normal. Das ist immerhin ein so ungleichmäßiger Befund, daß man damit eigentlich sehr wenig anfangen kann, und daß nur Untersuchungen eines verhältnismäßig sehr großen Materials imstande sind, hier klärend zu wirken.

Bezüglich der Eosinophilen hat er in 144 Zählungen 47mal eine Verminderung der Eosinophilen, darunter 13mal Aneosinophilie gefunden. 20mal waren die Eosinophilen auf 5—$12^1/_2$% gestiegen, also immerhin noch Zahlen, die unter jenen von Goldstein liegen. In einer weiteren Reihe von 17 Fällen, die allerdings Commotio und Contusio cerebri umfassen, hat er die Fälle 10—63 Tage bearbeitet. Er fand in diesen 17 Fällen nur 4mal die Angaben von van Valkenburg bestätigt (Leukocytose und Lymphopenie). In 9 Fällen fanden sich hohe Lymphocytenwerte bei niederen neutrophilen Werten, also eine sog. lymphocytäre Umstellung des Blutes. Neuerdings hat van Valkenburg wiederum darauf hingeweisen, daß die Lymphopenie ein sicheres Zeichen dafür sei, Commotio von Contusio zu trennen, und führt sie auf Tubererschütterung zurück. Trotzdem muß man annehmen, daß die Befunde noch viel zu geringfügig sind, um sie allgemein zu verwerten, wenn auch nicht geleugnet werden darf, daß, da sie sich über eine längere Dauer verfolgen lassen, man vielleicht hier ein weiteres Mittel in der Hand hat, die echte Commotio von der traumatischen Neurose zu unterscheiden.

Es soll hier nicht auf die Theorien eingegangen werden, welche die Umstellung des Blutbildes erklären könnten. Kat zitiert die Hoffschen Befunde über das sympathicotone und vagotone Blutbild. Es ist aber nach dem Gesagten sicher, daß die Commotio, wie dies ja auch aus den bisherigen Ausführungen hervorgeht und Minkowski besonders betont, beträchtliche Störungen im vegetativen Nervensystem hervorruft, die sich sowohl im sympathischen als auch im parasympathischen Gebiet auswirken, und die für die Beurteilung eines Falles von größter Bedeutung zu sein scheinen.

Dem primären Stadium der Commotio kann ein sekundäres folgen, das sich entweder in direktem Anschluß entwickelt oder nach einem kurzen oder längeren Intervall auftritt.

Es erscheint eigentlich nicht richtig, daß man überhaupt von Nachkrankheiten nach Commotio cerebri spricht, da es sich nach der Definition in diesen Fällen meist um restlose Heilungen handeln soll. Es unterliegt aber gar keinem Zweifel, daß postkommotionell schwere nervöse Störungen vorkommen, obwohl diese, wie Knauer meint, äußerst selten sind und vorwiegend nur bei Rentenempfängern zu finden sind. Es genügt, auf die erste diesbezügliche Darstellung von M. Friedmann hinzuweisen, ferner auf die ausgedehnten Arbeiten, die während des Krieges erschienen sind, und die in der deutschen Literatur beim Münchener Kongreß im Jahre 1916 durch Oppenheim, Nonne, Gaupp in vorbildlicher Weise zur Sprache kamen. Ein gleiches gilt für die Ausführungen von Vogt. Auch die im Kongreß in Kassel im Jahre 1926 von Redlich und Bumke erstatteten Referate erbrachten vieles hierher Bezügliche. Und wenn man noch dazunimmt, daß auch im Internationalen Neurologenkongreß in Bern im Jahre 1931 die Rolle des Traumas für die Entstehung nervöser Symptome besonders behandelt wurde und Rossi, Symonds, Veraguth, Naville, Lhermitte, v. Sarbó vortreffliche Referate nach dieser Richtung hin erstatteten, so wird man es begreiflich finden, daß die Erfahrungen über diese Krankheitsgruppe, der man vielfach nach OPPENHEIM den Namen der traumatischen Neurose beilegte, wesentlich geklärt sind. Und doch muß man auch heute noch trotz aller darauf gerichteten Bemühungen bemerken, daß vieles in dieser Frage kontrovers ist. HORN hat schon im Jahre 1913 eine Kommotionsneurose von den anderen nach Traumen auftretenden Erkrankungen abscheiden wollen. Ich bin im Jahre 1916 seinem Beispiel gefolgt. Aber auch dieser Begriff hat sich genau so wie jener der traumatischen Neurose deshalb keine allgemeine Anerkennung zu verschaffen gewußt, weil die gleichen Erscheinungen wie nach Kommotion auch ohne dieselbe auftreten können. Dieser Umstand war Ursache, daß die einen der Autoren eine psychogene (ideogene, sensugene, BONHÖFFER, HARTMANN, HAUPTMANN, WILSON, besonders auch STRÜMPELL u. v. a.) Entstehung dieser Erscheinungen wahrscheinlich machten, was zu dem Begriff der Schreckneurose, der Rentenneurose führte, während andere, die mehr den vasomotorischen Charakter der Erscheinungen ins Auge faßten, wie ROSSI, von traumatischem Shock sprachen. Daß, wie KEHRER meint, das Bild der traumatischen Neurasthenie und der psychischen Störungen im Gefolge des Traumas noch nicht so gesichert sei, um als feststehend zu gelten, kann ich nicht anerkennen.

Eine zweite Gruppe der Autoren aber hat sich mehr dahin entschieden, daß bei den in Rede stehenden scheinbaren Neurosen organische Veränderungen eine Rolle spielen. Das ist vor allem v. SARBÓ, der mikrostrukturelle Veränderungen annimmt und als Beweis für seine Behauptungen eine Reihe von Autoren anführt. MINKOWSKI spricht von einer Lockerung der Beziehungen der das Zentralnervensystem zusammensetzenden Elemente, besonders an den hämoencephalen bzw. mesoektodermalen Barrièren. Und schließlich stellt besonders die Schule um FÖRSTER die Liquorräume und Veränderungen in denselben in den Mittelpunkt des Ganzen.

Aus dem vasomotorischen Syndrom von FRIEDMANN, der traumatischen Encephalopathie von SCHWAB, der Encephalose von NAEGELI, der Meningopathia vasogenica posttraumatica MINKOWSKIs, die wohl auch mit dem übereinstimmt, was FLECK beschreibt, wurde das traumatische cerebrale Allgemeinsyndrom von FÖRSTER, ein Begriff, der darum vorteilhafter erscheint, weil wie in der Kommotionsneurose das Wort Neurose nicht mehr vorkommt, das angesichts der jetzt bekannten Tatsachen als zu präjudizierlich gilt. Es ist nun die Frage, ob die Kommotion einen bestimmten Charakter haben muß, um diese Allgemeinerscheinungen zu zeitigen, oder ob dies nicht der Fall ist. Ich muß gestehen, daß sowohl die leichte als die schwere Kommotion von nervösen Erscheinungen gefolgt sein kann, und wenn man auch dem prämorbiden Zustand immer Rechnung tragen muß, aber auch die Konstitution, wie neben BONHÖFFER auch BUMKE besonders ausführt, und die Individualreaktion von ganz besonderem Belang für das Auftreten und die Färbung der nervösen Erscheinungen ist, so müssen wir uns doch trotz mancher Feststellungen (z. B. REDLICH und KARPLUS, von 16 Fällen 12 belastet im Gegensatz zu E. MEYER und F. REICHMANN, die eine solche Belastung leugnen) eingestehen, daß in einer großen Anzahl solcher Fälle diesem Faktor keine Bedeutung beizumessen ist. Vielleicht — und darin sind sich wohl alle Autoren einig — ist das psychische Moment hauptsächlich für die Fixation des Prozesses von Belang. Also ätiologisch kann ich eine Unterteilung, wie sie SYMONDS z. B. in leichte und schwere Formen durchführt und v. SARBÓ geneigt ist anzunehmen, nicht anerkennen. Auch die Dauer der Bewußtlosigkeit spielt meines Erachtens keine Rolle. Eher noch das konstitutionelle Moment, obwohl auch dieses keine absolute Vorbedingung für das Zustandekommen der postkommotionellen nervösen Störungen ist.

Wir dürfen bei dieser Frage nicht vergessen, daß wir auch im normalen Leben Momente haben, welche das Zustandekommen gewisser Reaktionen beschleunigen, wenn ich so sagen darf, physiologische Momente. Eines derselben wurde schon im Jahre 1902 von GOLDSCHEIDER besonders hervorgehoben, und zwar als Störung im Schwellenwerte. Ich habe diese Störung, die sich bei den Neurosen sehr häufig findet, als Unterschwelligkeit bezeichnet. Die zweite Erscheinung, wenn wir den psychischen Faktor hervorheben wollen, ist der bedingte Reflex. Ihm mißt neben anderen Faktoren MINKOWSKI gleichfalls eine gewisse Bedeutung bei. Das kann man besonders bei den Verkehrsunfällen sehen, wo die nervösen Erscheinungen dann besonders hervortreten, wenn ein gleiches Fahrzeug benützt wird und irgendeine ganz belanglose Störung der Fahrt auftritt.

Und das dritte Moment, dem viel zu wenig Beachtung geschenkt wird, ist die Bahnung, die durch das wiederholte Auftreten der Erscheinungen diese nicht nur fixiert, ihren Ablauf erleichtert, sondern auch die Kontinuität derselben bedingt.

Wir werden demnach bei postkommotionellen nervösen Zuständen immer diese drei Faktoren besonders beachten müssen, bevor wir darangehen, somatische Veränderungen zu suchen, die eventuell den nervösen Komplex erklären können. Daß aber auch geringfügige somatische Störungen die nervösen Erscheinungen steigern können, ist eine altbekannte Tatsache (Fieber, gastrointestinale Störungen).

Klinisch treten diese nervösen Erscheinungen, wenn wir historisch vorgehen, nach FRIEDMANN als vasomotorischer Symptomenkomplex in Erscheinung: Kopfschmerz, Schwindel, Intoleranzerscheinungen, Schwächung der Widerstandskraft gegen körperliche Anstrengung, noch mehr gegen Alkoholika, psychische Erregungen, starke Hitze. Dieser vasomotorische Komplex kann natürlich ergänzt werden durch hysteriforme und andersartige neurasthenische Erscheinungen. Aber wir sehen aus der FRIEDMANNschen Darstellung bereits, daß es sich vorwiegend um eine vasomotorische Neurasthenie handelt. HORN hat dann gemeint, es handle sich bei all diesen Fällen um einen cerebralen Symptomenkomplex. Ich führe auch hier wörtlich an: „Kopfschmerz, Kopfdruck, diffuser oder partieller Druck oder Klopfempfindlichkeit des Schädels, zuweilen Stechen, Hämmern, Reißen oder sonstige abnormale Sensationen im Kopf, Schwindelgefühl, besonders beim Bücken, sowie beim Drehen um die eigene Achse, Abnahme des Gedächtnisses und der Merkfähigkeit, zuweilen auch in der Auffassung und Konzentrationsfähigkeit sowie Urteilskraft. Dazu kommt sehr häufig noch eine Überreiztheit der höheren Sinnesorgane, speziell des Seh- und Hörvermögens.“ HORN gibt zu, daß allerdings nur bei dem kleineren Teil der Fälle spezifisch neurasthenische Erscheinungen auftreten. Er negiert das Auftreten vasomotorischer Komplexe, wie sie den Schreckneurosen eigen sind. FÖRSTER hat ganz Analoges als posttraumatisch cerebrales Allgemeinsyndrom beschrieben: Kopfschmerz, Schwindel, Brechneigung, Ohrensausen, Augenflimmern, starke Labilität des Zirkulationssystems, starker Blutandrang zum Kopfe, allgemeine körperliche Leistungsuntüchtigkeit, auf psychischem Gebiet eine mehr oder weniger emotive Labilität und Neigung zu Depression, Reizbarkeit, Abschwächung der geistigen Leitsungsfähigkeit, Herabsetzung der Merkfähigkeit, mangelnde Konzentrationsfähigkeit und starke Ermüdbarkeit. Das sehen wir wohl auch bei der Neurasthenie, besonders wenn dieselbe etwas stärker betont ist.

Ich habe deshalb schon im Jahre 1916 die cerebrale Kommotionsneurose, wie ich sie nannte, als neurasthenischen Symptomenkomplex aufgefaßt mit leicht hypochondrischen Zügen, depressiver Verstimmung, Neigung zum Weinen, dann vasomotorischen Erscheinungen, eingenommenem Kopf und habe damals bereits auf ein eigenartiges Verhalten des Pulses hingewiesen. Ich habe nach anfänglicher Pulsverlangsamung eine auffallende Labilität desselben verfolgt, habe aber damals schon hervorgehoben, daß dieser Komplex, der ja eigentlich von allen Autoren in der gleichen Weise geschildert wird, durch hysteriforme, hypochondrische und andersartige neurasthenische Syndrome kompliziert werden kann.

Auch die neueren Autoren, wie z. B. Dragotti, Ritter und Strebel, Meyer, Bělohradsky, Bechterew und Schumkow, Castagna, Benon, Rippenbach, Helsmoortel jr., Bouwens und Bogaert heben ein Gleiches hervor. Dragotti und Neustadt betonen besonders die Verlangsamung des psychischen Tempos. Fribourg-Blane und E. A. P. Masquin teilen die Symptome in drei Gruppen. Bei den ersten handelt es sich um die subjektiven Symptome der Kopfverletzten, die nach Pierre Marie ungefähr den Bildern entsprechen, die ich eben geschildert habe, während der zweite und dritte Grad der Veränderungen eigentlich schon in das Gebiet der Psychosen gehört. Auch Pignède und Abély unterscheiden drei Formen, wenn man so sagen darf, eine intellektuelle, neurasthenische, eine Affektlabilität von oft cyclothymem Charakter und schließlich ein vollständiges Versagen der Willenskraft, eine Abulie mit dauernden oder intermittierenden Kopfschmerzen. Von einem besonderen postkommotionellen Syndrom spricht Laurnagaray, wobei er auch neben den erwähnten Erscheinungen auf Charakterveränderungen aufmerksam macht. Benon schiebt die Asthenie, Castagna die Cephalalgie in den Vordergrund. Minkowski findet neurovegetative Störungen (Vasolabilität, Dermographismus, vorübergehende Temperatursteigerungen, vorübergehende Inkontinenz, Störungen der Libido und Potenz) und bezieht sich auf den Duretschen Choc céphalorachidien, der sich in der Ventrikelnähe und damit im Bereich der vegetativen Zentren auswirkt.

Diese wenigen Beispiele mögen genügen, um das Wesentlichste der klinischen Erscheinungen hervorzuheben. Man könnte vielleicht mit Minkowski das Hauptgewicht auf das vegetative System legen, dessen Übererregbarkeit imstande ist, eigentlich alles zu erklären. Selbstverständlich müßte man hier rein funktionelle Störungen annehmen, die evtl. psychisch überlagert werden. Wir hätten also demzufolge gar nicht nötig, bei diesen Fällen, die man auch heute noch vielfach als traumatische nervöse anspricht, nach Ätiologien zu forschen.

Die Untersuchungen des Liquorsystems haben aber mancherlei aufgedeckt, was diese Erscheinungen erklären könnte. Leriche hat bekanntlich in einer Reihe von traumatischen Fällen einen länger dauernden abnorm niederen Liquordruck gefunden, bis etwa 100 mm. Er bringt das mit angiospastischen Zuständen im Plexussystem in Beziehung. Doch scheinen mir diese Fälle zu selten, um sie als Ursache für die häufigen nervösen Folgeerscheinungen geltend zu machen. Ebensowenig möchte ist hier die mikrostrukturellen Veränderungen von Sarbó anerkennen. Nicht daß ich sie leugne, aber wir müssen uns doch zunächst fragen, was man darunter zu verstehen hat. Sarbó selbst negiert, daß man sie mit den früher erwähnten molekularen Veränderungen zusammenwirft. Hier kämen höchstens Veränderungen in Frage, die von Marinesco in dem physikochemischen Verhalten der Zelle gefunden wurden. Denn das, was Sven Ingvar experimentell beim Zentrifugierungsversuch gefunden hat, besonders die Verlagerung des Kerns, kommt meines Erachtens für die Erschütterung nicht in Frage, da man selbst bei schweren Kontusionen derartiges nicht findet. Dagegen sind die von Förster und Schwab und besonders von Bielschowski betonten Erscheinungen im Liquorsystem von größter Bedeutung.

In 106 Fällen von Kopftraumen verschiedenster Art und Schwere mit und ohne cerebrale Herderscheinungen fand letzterer fast in allen Fällen Veränderungen des Liquorsystems, und zwar erhöhten Liquordruck, dann eine Verzögerung der Liquorresorption. Diese wurde dadurch nachgewiesen, daß man 2 ccm einer 10%igen Jodnatriumlösung durch Spinalpunktion in den Lumbalsack brachte und dann das Jod im Urin nachwies. Es zeigte sich, daß dies entweder gar nicht möglich war oder wesentlich später als normal (normal 1—$1^1/_2$ Stunde). Knauer kann allerdings in 792 Fällen nur in weniger als 1% in späteren Stadien Hirndrucksymptome finden, während Laurnagaray auf Försters Standpunkt steht.

Sehr interessant sind die von Förster, Schwab und Bielschowski mitgeteilten Veränderungen nach Lufteinblasung durch den Spinalkanal. Entweder gelangte die Luft nicht in die Ventrikel, was allerdings nach meinen Erfahrungen keineswegs immer als pathologisch aufzufassen ist oder es zeigte sich eine Erweiterung der Ventrikel, wobei gewöhnlich der der Seite des Herdes entsprechende weiter war als der der Gegenseite. Und schließlich fand sich ein umschriebener Hydrocephalus externus. Nach Schwab haben Förster und Wartenberg besonders auf die Ventrikeldifferenz und den Hydrocephalus hingewiesen, und Förster hat gemeint, es handle sich um eine Ventrikelwanderung nach der Läsionsstelle. Auch der Liquordruck ist mitunter erhöht, worauf ja bereits Tilmann hingewiesen hat (s. S. 12). In der Diskussion über die Schwabschen Demonstrationen habe ich bemerkt, daß keinesfalls immer die Liquorräume oder die Liquorpassage irgendwie gestört sein müssen, um eine hydrocephale Erweiterung zu erklären, da nach den Untersuchungen von d'Abundo eine verhältnismäßig kleine Hirnnarbe genügt, um einen Hydrocephalus mit einer stärkeren Ausprägung der gleichen Seite zu bedingen. Alle diese Ausführungen beziehen sich aber meines Erachtens, trotzdem Schwab bemerkt, daß sie ebenso bei leichten wie bei schweren Veränderungen vorkommen können, doch nicht so sehr auf reine Kommotionen als auf, wenn auch geringfügige, Hirnläsionen. Es ist aber die Frage, ob auch ohne jede Hirnläsion oder Läsion der Meningen Störungen in der Liquorzirkulation möglich sind oder nicht. Ich glaube, man muß diese Frage bejahen, und zwar deshalb, weil man in einer Reihe von Fällen, wo sicherlich kein Beweis für eine Hirnschädigung vorliegt, Eiweiß im Liquor gefunden hat, ohne daß der Zellgehalt dem Eiweißgehalt entsprechen würde. Man muß also eine erhöhte Durchlässigkeit der Gefäße für Serum evtl. nach Trauma annehmen, und es wäre nicht unmöglich, daß dieser gesteigerte Eiweißgehalt im Liquor später zu Verklebungen führt, die dann die Försterschen Veränderungen erklären könnten.

Noch eine Frage ist zu entscheiden. Das ist die Zeit des Auftretens der nervösen Erscheinungen und ihres Ablaufes. Meist finden sie sich unmittelbar danach, mitunter aber können sie erst viel später auftreten. Schöne Beispiele hierfür erbringen Rotter und auch Drenkhahn. Letzterer berichtet über eine Selbstbeobachtung. Er fiel aus dem Auto mit dem Hinterkopf durch die vordere Glasscheibe, wobei er einen heftigen Schmerz im Kopf spürte. Es ging noch $1^1/_2$ km weit in seine Wohnung und fühlte am nächsten Tag Mattigkeit, Paraphasie, die allmählich zurückging und nach 44 Stunden war er gesund. Hier nimmt Drenkhahn eine vasomotorische Schädigung an.

Diese Erscheinungen verklingen zwar meist in wenigen Wochen, zeigen aber die Tendenz zu rezidivieren. Wenn wir annehmen, daß sich Verklebungen und Verwachsungen in den Liquorräumen erst längere Zeit nach dem Trauma ausbilden, so darf es uns nicht wundernehmen, auch ein oder das andere Mal zu hören, daß auch nach längeren Intervallen Druckstörungen oder die erwähnten Erscheinungen der cerebralen Allgemeinsyndrome auftreten (Barré und Metzger).

Hier wird man allerdings mit der Prognose vorsichtig sein müssen. Besonders aber wird man sich angesichts der Tatsachen vor Augen halten müssen, daß man in bezug auf den Begriff der Begehrungs- oder Rentenneurose oder der Neurose überhaupt große Vorsicht walten lassen muß.

Verlauf, Dauer, Prognose, Diagnose, Differentialdiagnose. Man hat sich bemüht, Gradstufen der Commotio aufzustellen, und zwar leichte Fälle, mittelschwere Fälle und schwere Fälle. Dabei ist die Intensität des Traumas scheinbar belanglos und nur der Grad der Bewußtseinsstörung scheint von Bedeutung (Höltje 55,1% leicht, 26,2% mittelschwere und 18,7% schwere Fälle s. S. 6).

Die leichtesten Fälle lassen nur eine kurzdauernde Bewußtseinsstörung erkennen, die oft nur wenige Minuten dauert, dann nach einer leichten Desorientierung in eine volle Klärung des Bewußtseins übergeht. In solchen Fällen kann man auch die amnestische Lücke kaum nachweisen und das sind jene Fälle, bei denen, wenn eine Lücke vorhanden war, sie sich entweder mehr und mehr einengt oder überhaupt schwindet. Man kann nicht genug vorsichtig sein bei der Rekonstruktion solcher amnestischer Lücken, da die Kranken oft von ihrer Umgebung informiert wurden und dann natürlich Angaben machen, die sie als eigene ansehen. Ich möchte aber schon hier aufmerksam machen, daß ich mit McClure und Crawford übereinstimme, daß nicht *immer* der Grad des Bewußtseinsverlustes die Benignität einer Commotio charakterisiert. Die in der Symptomatologie angegebenen Begleiterscheinungen können gelegentlich auch bei den leichten Fällen deutlich ausgeprägt sein, wenn auch nur für kurze Zeit. Anders bei den schwereren Fällen. Hier dauert der Bewußtseinsverlust über Stunden, ja selbst Tage. Hier sind die Begleiterscheinungen, sowohl cerebrale als vegetative, äußerst ausgesprochen. Auch schließt sich dieser Bewußtseinsstörung meist ein Stadium eines eigenartigen Delirs an oder einer gesteigerten Erregbarkeit, so daß es mitunter schwer fällt, den Patienten in Ruhe zu halten.

In den mittelschweren Fällen kann ebenso wie in den leichten Fällen sich an diese erste Phase eine zweite anschließen, die mit einem tiefen Schlaf einhergeht. Fuchs, der diese zuerst beschrieb, hat richtig erkannt, daß diese zweite Phase für eine rasche Heilung von größter Bedeutung ist.

Es ist nicht ohne Interesse, daß das Erbrechen nicht immer initial auftritt, sondern in vielen Fällen erst nach dem Schlaf, und daß sich die Kopfschmerzen und der Schwindel oft viele Tage in ungeminderter Heftigkeit erhalten können.

Was nun den Verlauf solcher Fälle anlangt, so hat Hamm eine schöne Selbstbeobachtung veröffentlicht. Er stürzte 15 m tief ab, war 10 Minuten bewußtlos, setzte dann ungefähr 5 Stunden lang seine Hochtour fort, wonach ihm erst die Schwere seines Zustandes bewußt wurde. Am 12. Tag nach dem Unfall machte er eine längere Autotour und am 18. Tag nach dem Unfall war er voll berufsfähig.

Eine ähnliche Selbstbeobachtung stammt von Durand Wever. Hier dauerte die Bewußtlosigkeit drei Stunden. Dann traten Kopfschmerzen und Erbrechen auf. Der Kopfschmerz dauerte tagelang. Dann 6 Wochen Ruhe, wonach keinerlei Folgen der Commotio bemerkbar waren. Es scheint, wie diese Fälle beweisen, daß dem psychischen Faktor für die Fixation der Erscheinungen eine größere Bedeutung zukommt als man bisher glaubte.

Voss und Meyer haben bei 23 Fällen von Gehirnerschütterung in 65% psychogene Momente nachweisen können. Das erscheint von großer Wichtigkeit für den Fall der Begutachtung einer Hirnerschütterung.

Die Frage, ob es eine letale Gehirnerschütterung gibt, ist nicht leicht zu beurteilen. Stellt man sich auf den Standpunkt, den ja Hauptmann und wohl auch Sarbo einnehmen, daß man auch Fälle mit anatomischen Läsionen dahin rechnet, dann wird man natürlich Todesfälle finden können.

Alle Fälle, die ich selbst als kommotionelle Todesfälle untersucht habe, erwiesen sich als Kontusionen. Dabei ist absolut nicht zu leugnen, daß man ebenso, wie man einen Tod durch Shock anerkennen muß, man auch einen Tod nach Commotio wird anerkennen müssen. Nur habe ich in meinem Material von reinen Kommotionen nicht einen Todesfall gesehen.

Schönbauer und Brunner dagegen haben allerdings unter mehr als 500 Fällen von Commotio in etwa 1% der Fälle einen letalen Ausgang beschreiben können. Deswegen möchte ich den Zahlen von Vance, der bei Commotio 27,4% Todesfälle anführt, ebensowenig Bedeutung beimessen als jenen von McClure und Crawford, die nur 14,7% Todesfälle errechnen. Aber da die Mehrzahl der Fälle — ich verweise nur auf Dege — den kommotionellen Tod als sicherstehend annehmen, so dürfte an dessen Vorhandensein nicht gezweifelt werden. Die Zahlen von Wortis und Foster Kennedy, die bei akuten Unfällen 37,8% Todesfälle errechnen, sind hier unverwertbar, da hier alle Formen des Unfalls gemeinsam betrachtet werden. Sehr wichtig sind die Angaben Brouwers bezüglich der Unfälle im Kindesalter. Er bemerkt, daß Kinder dieselben viel leichter überstehen und auch bezüglich der Folgen weniger zu leiden haben, was ich bestätigen möchte.

Das Auftreten der Folgeerscheinungen, des sog. cerebralen Allgemeinsyndroms, ist sehr verschieden. In einer Reihe von Fällen sieht man, wie sich aus dem akuten Zustand der chronische allmählich entwickelt. In vielen Fällen (ich verweise nur auf die Beispiele der Förster-Schule oder auf eine schöne Beobachtung von Barré und Metzger) treten diese Erscheinungen aber erst Wochen, ja Monate nach dem Unfall hervor und können dann ziemlich hohe Grade erreichen.

Ich möchte in diesem Zusammenhang nur auf die traumatische Meningitis serosa circumscripta hinweisen, die ja auch oft erst viele Monate nach dem Unfall auftritt.

Was nun die Prognose der Fälle besonders in bezug auf die Arbeitsfähigkeit anlangt, so haben sich besonders neuere Autoren wiederholt darüber geäußert. Ich kann mich jedoch mit Dragotti nicht einverstanden erklären, wenn er meint, daß eine völlige Wiederherstellung selten sei und daß es sich meist um eine Einbuße der Arbeitsfähigkeit um 20—30% handle. Da braucht man nur die Angaben von Doolin gegenüberzustellen, der in 40% volle Arbeitsfähigkeit und in 40% eine Arbeitseinbuße angibt, während 20% arbeitsunfähig blieben. Swift nimmt an, daß ein Drittel der Fälle die Arbeit rasch aufnahmen, ein Drittel sich schwer in die Arbeit hineinfanden und ein Drittel arbeitsunfähig blieben, Ranzi-Huber fanden diesbezüglich 57,9%:36,7%:5,4%.

Knauer, der 797 Fälle untersucht hat, konnte nur in weniger als 1% Hirndrucksymptome auch noch in späterer Zeit nachweisen. Stern, der eine besonders große Erfahrung in der Gutachtertätigkeit hat, hat in 39 Fällen leichter Commotio bei 34 keine Folgeerscheinungen gefunden. In mittelschweren Fällen findet er 50% beschwerdefrei. In den schwersten Fällen hat er allerdings keine beschwerdefreien gefunden. Meist hatten sie die Zeichen des cerebralen Allgemeinsyndroms, einzelne allerdings auch Erscheinungen, wie wir sie bei den kontusionellen Syndromen zu sehen gewohnt sind. Russel fand von 200 Fällen nach 6 Monaten noch 86 nicht beschwerdefrei.

Wenn man an die Beurteilung einer Commotio und deren Folgen herantritt, muß man in allererster Linie der prämorbiden Persönlichkeit Rechnung tragen, was besonders aus den Darlegungen von Voss und Meyer hervorgeht. Man darf auch nie vergessen, daß man hier unterscheiden muß zwischen Fällen, die keinen Anspruch auf eine Rente haben und solchen, bei denen dies der Fall ist. Ich habe selbst gesehen, daß Fälle ersterer Art restlos heilten und bei Fällen der zweiten Art sich neurotische Symptome fixierten. Eine ziemlich beträchtliche Schuld an diesen Zuständen hat die Art des Versicherungswesens. Man kann nicht genug dafür eintreten, daß in zweifelhaften Fällen ein paritätisches Schiedsgericht, bestehend aus Ärzten mit einem unparteiischen Arzt als Vorsitzenden den Fall zu begutachten hat und einen entsprechenden Vorschlag zur einmaligen Kapitalabfindung erstattet. Man muß zugeben, daß hie und da ein Unrecht geschehen wird. Aber das steht in keinem Verhältnis zu der Fülle von Neurotikern, die durch die jetzt geltenden Bestimmungen geschaffen werden. Ich selbst habe in einer ganzen Reihe von Fällen diesen Vorgang bereits durchgesetzt und mich durch jahrelange Beobachtung überzeugt, daß auf diese Weise den Unfällern besser gedient ist als durch eine Rente und dauernde Beobachtung, ob die Einbuße noch statthat oder nicht.

Die Diagnose der Hirnerschütterung ist nach dem Gesagten ziemlich einfach. Und doch haben sich in neuerer Zeit Stimmen erhoben, die sich dagegen aussprachen, daß die Kardinalsymptome der Hirnerschütterung unter allen Umständen vorhanden sein müssen. Während die amnestische Lücke (besonders Gross) meines Erachtens auch ein oder das andere Mal fehlen kann, aber doch zum Bilde der Commotio gehört, bin ich der Meinung, daß die Bewußtlosigkeit eine Conditio sine qua non sei. Aber auch das wird von einer ganzen Reihe moderner Autoren negiert. Ich erwähne nur Ritter, der von einer Commotio cerebri im engeren Sinne spricht und dabei eine Schädigung des Großhirns meint, die bald mit, bald ohne Bewußtlosigkeit einhergeht. Auch Placzek will den Begriff der Commotio auch auf Fälle anwenden, bei denen sowohl Amnesie als Bewußtlosigkeit fehlen. Das geht meines Erachtens zu weit. Man kann ja eine traumatische Schädigung gelten lassen, aber man darf sie nicht als Commotio bezeichnen, wenn ihr die klassischen Erscheinungen fehlen. Denn wir arbeiten hier immer noch mit konventionellen Begriffen und man sollte deshalb die Diagnose Commotio nur stellen, wenn neben den geschilderten Symptomen des Hirndrucks auch die Bewußtlosigkeit vorhanden ist. Freilich sind wir heute, Dank der objektiven oben angeführten Erscheinungen (Blut, Liquor, Glykosurie, sympathisches und parasympathisches System) auch in der Lage, Veränderungen festzustellen, wenn die Bewußtlosigkeit nicht vorhanden ist. Aber ich sah keinen Fall solcher Störungen ohne Bewußtlosigkeit.

Die Differentialdiagnose der Commotio erscheint nicht leicht, besonders darum nicht, weil wir häufig den initialen Shock berücksichtigen müssen. Reichardt hat sich sehr bemüht, in die Frage des Shocks Ordnung zu bringen. Mir erscheint — ohne auf die Theorien des Shocks einzugehen — für den Shock zweierlei charakteristisch. Das erste ist, daß der traumatische Shock, wie Reichardt bemerkt, immer Bewußtsein voraussetzt, was für die Commotio nicht gilt. Und das zweite ist, daß beim Shock die vasomotorischen Erscheinungen im Vordergrund stehen. Daß, wie Szekely ganz richtig bemerkt, auch beim Shock Erbrechen vorkommen kann, ist selbstverständlich. Weiter ist für den Shock charakteristisch, daß eine vorübergehende Glykosurie besteht, dann aber nach dem Abklingen des Shocks die eigentlich vollständige Restitutio, die bei der Commotio sich doch immer über längere Zeit erstreckt, eintritt. Selbstverständlich wird es oft schwer sein, eine traumatische Hysterie oder Neurasthenie von der Commotio zu trennen, besonders von deren Folgeerscheinungen. Aber auch hier wird die Untersuchung des Liquorsystems, eine Röntgenuntersuchung unter Umständen Aufklärung bringen. Daß auch Alkoholismus, apoplektische Insulte mit Commotio verwechselt wurden, ist bekannt. Doch läßt sich in diesen Fällen gewöhnlich in kurzer Zeit Aufklärung erzielen. Daß es Krankheitsgruppen gibt, die ähnliche Symptome wie die Commotio hervorrufen können, ist gewiß (Polycythämie, Ohrensausen, Schwindel, Kopfschmerz).

Diese Erscheinungen können durch das Trauma gesteigert werden (Hecht und Weil).

Pathologische Anatomie. Nach meiner Auffassung sollte es keine pathologische Anatomie der Commotio geben. Das bezieht sich allerdings im wesentlichen auf frische Fälle. Man kann sich aber wohl vorstellen, daß selbst ein akuter Hirndruck, eine momentane Anämie so labile Gebilde, wie die Ganglienzellen, schädigen können. Es war mir, wenigstens in den Fällen von sog. letaler Hirnerschütterung, die ich knapp nach dem Tode, der wenige Stunden nach der Verletzung aufgetreten war, nicht möglich, die Hirnerschütterung von der Kontusion zu trennen. Ich stehe also vollständig auf dem Standpunkt von v. Bergmann und Küttner, die Fälle, bei welchen wohl eine Hirnerschütterung vorlag, aber sich mikroskopisch Blutaustritte fanden, zur Kontusion gehörig zu betrachten, und muß den Standpunkt von Hauptmann u. v. a. ablehnen, der zwischen Hirnerschütterung und Kontusion fließende Übergänge findet und kleinste Malacien oder Blutungen auch für die Hirnerschütterung gelten lassen. Ich weiß auch nicht, ob es sich bei der Commotio um physikalisch-chemische Störungen kolloidaler Suspensionen handelt, wie dies Marinesco meint. Auch können die Zentrifugierungsversuche von Sven Ingvar keineswegs herangezogen werden, um anatomische Veränderungen bei der Commotio zu erklären. Wir kennen heute sehr genau die durch Hirndruck hervorgerufenen Veränderungen in den Ganglienzellen und wissen, daß diese ganz andere sind als die von Sven Ingvar beschriebenen. Wir dürfen bei den traumatischen Veränderungen nie vergessen, daß es sich hier meist um sehr komplexe Vorgänge handelt, die zum Teil mit der Blutversorgung, zum Teil mit der Liquorzirkulation, zum Teil mit der direkten Schädigung des Gehirns etwas zu tun haben. Während ich also bei akuten Traumatikern, die kurz nach dem Trauma starben, immer Kontusionserscheinungen gefunden habe, kann man experimentell hie und da Fälle sehen, bei denen durch Verhämmerung keinerlei Blutungen zu finden sind. Solche Versuche sind in großer Anzahl gemacht worden, von denen die von Jakob wohl die bedeutungsvollsten sind. Um mich aber selbst von diesen Veränderungen zu überzeugen, habe ich mit Hashiguchi im Jahre 1927 Verhämmerungen vorgenommen, die sich allerdings auf die Frage bezogen, ob man einen traumatischen Hydrocephalus erzeugen könnte. Die Veränderungen des Parenchyms sind sowohl gegenüber jenen von Jakob als jenen von Brunner wesentlich geringer. Es ist merkwürdig, daß bei der Mehrzahl der Tiere ein Ödem vorhanden war, ein Umstand, auf den ich schon gelegentlich der Entstehung der postkommotionellen Erscheinungen hingewiesen habe, wobei ich eine gewisse Durchlässigkeit der Gefäße annahm. Gleichzeitig trat auch eine Schwellung der einzelnen Gewebsbestandteile auf, besonders in den Ganglienzellen, so daß man also auch in den Ganglienzellen eine Störung des Wasserbindungsvermögens wird annehmen müssen. Diese Schwellung betrifft den Zellkörper und die Dendriten, wobei aber die Tigroide vollständig intakt bleiben können und nur die ungefärbten Bahnen hervortreten. In einzelnen Fällen ging diese Schwellung mit einer schweren Schädigung des Tigroids einher, wobei das eine Mal Bilder resultierten, die am meisten mit der axonalen Degeneration übereinstimmten, das andere Mal aber der Prozeß von der Peripherie ausging und ein Ring dunkel gefärbter Tigroide um den zentral gelegenen Kern nachzuweisen war. Auch Netze bilden sich in den Zellen auch vorwiegend in der Peripherie. Da unsere Tiere wenige Stunden nach der Verhämmerung getötet wurden, waren Artefakte auszuschließen. Gelegentlich konnte man sehen, daß die Zellen kaum ein Tigroid erkennen lassen, sondern diffus dunkel gefärbt erscheinen, also pyknotische Zellen, die allerdings auch etwas gebläht waren. Überlebten Tiere mehrere Wochen, so konnte man gelegentlich unter der verhämmerten Stelle typisch atrophische Zellen mit Schlängelung der Dendriten und Dunkelfärbung des Plasmas wahrnehmen. Man sieht also ganz verschiedene Veränderungen der Zellen, etwas, was ja auch aus den Versuchen von JAKOB und später von BRUNNER hervorgeht (Zusammenstellung bei HAUPTMANN). Das Wesentlichste bei all dem ist aber, daß der Großteil dieser Zellveränderungen reversibel ist und daß sie vielleicht nicht einmal sehr wesentlichen Anlaß zu einer Funktionsstörung zu geben brauchen. Vielleicht haben wir in diesen Veränderungen jenes Moment vor uns, das von v. SARBÓ als mikrostrukturelle Veränderung beschrieben wurde, wobei mir allerdings scheint, daß er die von JAKOB gefundenen Degenerationen und kleinen Nekroseherde wohl als solche mikrostrukturelle Veränderungen ansieht.

Eine andere Frage aber ist es, ob es möglich erscheint, diese experimentell gewonnenen Veränderungen auf die Kommotion des Menschen zu übertragen. Denn wenn man bedenkt, daß die Ganglienzellveränderungen, wie alle Autoren berichten, keine einheitlichen sind, und daß besonders der pyknotische Zustand heute kaum als krankhaft anzusehen ist, so wird man höchstens jenen Veränderungen ein besonderes Augenmerk schenken, die sich noch nach Wochen nachweisen ließen. Vielleicht sind diese bedeutungsvoll für den postkommotionellen Zustand. Hier wird man eher daran denken müssen, daß doch eine Schädigung dauernder Art vorhanden ist, sei es eine in den Meningen oder den Ventrikeln im FÖRSTERschen Sinne, sei es eine im Parenchym selbst.

Auffällig dabei erscheint mir nur, daß eigentlich die Fibrillen wenig gelitten haben und daß sekundäre Degenerationen kaum je beschrieben werden — immer vorausgesetzt — eine absolut reine Kommotion ohne Blutungen und Nekrose. Die Meningen sind eigentlich meist nur an der Stelle des Traumas entweder etwas ödematös oder zeigen eine leichte Reizung. Ich glaube also, daß die Frage der pathologischen Anatomie der Kommotion eine noch ungelöste ist und daß möglicherweise Störungen in der Wasserbindung vielleicht Quellung und Entquellung als Grundlage in Frage kommen (s. auch HENSCHEN). In dieser Beziehung erscheinen mir die Versuche SCHÖNBAUERs von einer gewissen aufklärenden Bedeutung. Er hat bei Hunden Luftfüllung der Ventrikel vorgenommen, eine Röntgenaufnahme der Ventrikel gemacht, dann die Hunde verhämmert, gleich nach der Verhämmerung neuerdings röntgenisiert und dabei eine Zunahme des Hirnvolumens gemessen an der Abnahme des Ventrikellumens gefunden und feststellen können, daß nach 15 Minuten 12 mm, nach 25 Minuten 15 mm Zunahme des Volumens auftrat. Diese Volumenzunahme ging bereits nach einer Stunde wieder zurück. Wenn auch dadurch nicht festgestellt wurde, was im Momente der Kommotion geschieht, so ist doch dadurch der Beweis erbracht, daß sich die kommotionelle Schädigung im Gehirn durch eine Volumenzunahme, die sich wohl nur durch eine Flüssigkeitsbewegung erklären läßt, zum Ausdruck bringt. Ich glaube, daß die Forschungen bezüglich der Pathologie der Kommotion sich nach dieser Richtung hin werden bewegen müssen.

Den größten Raum in der Frage der Kommotion nehmen die *pathogenetischen Forschungen* ein.

Es ist meines Erachtens eine auch heute noch ungelöste Frage, in welcher Weise die Hirnerschütterung zustande kommt. Denn alle diesbezüglich aufgestellten Theorien befriedigen in keiner Weise, so daß es fast erscheint, als ob wir in der Hirnerschütterung einen komplexen Vorgang vor uns hätten, der nicht aus einer Ursache zu erklären ist und dessen Variabilität dem Einfluß verschiedener Faktoren zuzuschreiben ist.

Ich kann im folgenden natürlich nur summarisch über die Theorien der Hirnerschütterung berichten, wobei ich nochmals auf die zusammenfassenden

Werke von Kocher, Sauerbruch, Hauptmann, Knauer-Enderlen, Breslauer-Schück, Dege, Schönbauer-Brunner und Reichardt verweise.

Man geht am besten von der Erschütterungstheorie der älteren Autoren aus, die durch die Verhämmerungsversuche von Koch und Filehne eine Stütze erfahren haben. Wenn auch sicherlich nicht alles, was die genannten Autoren zum Ausgangspunkt ihrer Theorie nahmen, zu Recht besteht, so ist nicht zu leugnen, wie ich aus eigenem weiß, daß durch Verhämmerung auch ohne Intervention der Zirkulation der Hirnerschütterung analoge Bilder zustande kommen können. Auch die neueren Autoren nehmen gelegentlich bezug auf diese ersten Grundversuche, wobei ich nur Rahm erwähne, der die Differenz der Schwingungsfähigkeit des Knochens und des trägeren Gehirns besonders hervorhebt. Ich glaube, daß hierher auch die von Tilmann betonte Verschiedenheit des spezifischen Gewichtes der grauen und weißen Substanz gehört (übrigens auch von Rahm benutzt), wodurch es bei Erschütterung zu Zerreißungen an der Grenze zwischen grauer und weißer Substanz kommen könnte, wie dies Jakob in der Tat gefunden hat.

Ebenso möchte ich hierher rechnen die von Krehl betonte Läsion des Synapsis, das was Henschen in neuerer Zeit traumatische Asynapsie nennt. Man sieht also, daß man, wenn man den Dingen objektiv gegenübertritt, die ursprüngliche Auffassung der Erschütterung nicht einfach ablehnen darf, sondern daß — wenn man sie modernen Begriffen unterlegt — immerhin die Möglichkeit einer solchen nicht von der Hand zu weisen ist.

Die zweite Gruppe der Theorien sind die um den Liquor. Als Vater derselben ist wohl Duret zu nennen. Diese Theorie geht von dem Gedanken aus, daß der Schädel an der Stelle des Traumas eingebuchtet und kontralateral ausgebuchtet wird und daß in diese Ausbuchtung — da durch dieselbe eine Druckerniedrigung erzeugt wird — Blut, vor allen Dingen aber Liquor brüsk einströmt. Noch interessanter ist diese Liquorverschiebung bei Verletzungen, die die Stirne betreffen. Da nämlich an der Basis bzw. dem Hinterhauptloch eine solche Ausbuchtung nicht statthat und daher der Liquor aus den Seitenventrikeln ausgepreßt, durch den Aquädukt in den IV. Ventrikel gedrückt wird und hier — Choc céphalorachidien — seine Hauptwirkung geltend macht, so wird die Ventrikeloberfläche gequetscht, dieser gedehnt, und dadurch käme es periventrikulär zu Hämorrhagien und Nekrosen.

Auch in neuerer Zeit hat man den Liquor zum Ausgangspunkt verschiedener Annahmen gemacht. Donald Armour hat auch bei geringen Traumen im ersten Moment einen Anstieg des Drucks gefunden, worauf ein reaktives Ödem und Hämorrhagien auftraten. Später käme es durch gestörte Liquorresorption, Hirnschwellung, durch Blockade subarachnoidealer Räume, Ansammlung des Liquors in den Zysternen und Ventrikeln zu mehr allgemeinen Störungen. Es macht den Eindruck, als ob diese Überlegungen unter dem Einfluß der von der Försterschen Schule ausgegangenen Anschauungen über das postkommotionelle Syndrom ihren Ausgang nehmen. Er findet überhaupt unmittelbar nach dem Trauma den Liquordruck erhöht, wobei ich nur auf die Beobachtungen von Leriche verweisen möchte, der eine Erniedrigung des Liquordruckes aufzeigen konnte, im Gegensatz allerdings zu älteren Autoren, wie z. B. Tilmann. Demzufolge sind auch die Untersuchungen von Hoff nicht wesentlich aufklärend. Er ließ ein Gewicht von 1 kg aus $^3/_4$ m Höhe auf den Schädel eines Versuchstieres fallen und beobachtete dabei eine Steigerung des Liquordruckes, herbeigeführt durch paralytische Erweiterung der Hirn- und Plexusgefäße. Diese Steigerung führte er aber auf eine Vermehrung der Liquorproduktion zurück, die zu einer Erweiterung der Ventrikel und einem Undichtwerden der Ependymauskleidung dieser führt. Er stellt sich vor, daß auf diese Weise Liquor in das

Gehirn dringt, wodurch es zu Hirnödem und zur Schwellung von Zellen käme. Diese Annahme läßt sich allein durch den Umstand widerlegen, daß eben in einer ganzen Reihe von Fällen der Liquordruck nicht gesteigert ist, daß, wie besonders die Untersuchungen von SCHÖNBAUER gezeigt haben, eine Erweiterung der Ventrikel nicht stattfindet, im Gegenteil, eine Volumsvermehrung des Gehirns und eine Verengerung der Ventrikel. Weiter müßten wir ja bei jedem Hydrocephalus ein Hirnödem finden, was absolut nicht der Fall ist, so daß also die HOFFschen Voraussetzungen für das Zustandekommen einer ödematösen Durchtränkung des Gehirns hinfällig wären. Außerdem hat KOCHER ja gezeigt, daß der Liquor hier nicht in dem Sinne DURETs wirksam ist, sondern daß er nur den Stoß aufnimmt und weiterleitet.

Wir werden später noch sehen, daß die Lokalisation, die DURET für die Hauptschädigung supponiert, auch bei den modernen Theorien wiederkehrt.

Die dritte Gruppe der Theorien gruppiert sich um die Gefäße. Hier haben KNAUER und ENDERLEN eigentlich die beste Aufklärung gebracht. Ich übergehe die alten Anschauungen von v. BERGMANN und GUSSENBAUER und möchte nur an die klassischen Versuche von CUSHING erinnern, der bei jeder Art von Trauma, die eine Drucksteigerung im Schädelinnern hervorruft, zunächst eine Kompression der Sinus fand, wodurch es selbstverständlich zu einer venösen und capillären Stauung kommen mußte. Steigt der Liquordruck über den Blutdruck, dann kommt es nach CUSHING zur Auspressung des gesamten Blutes aus dem Gehirn, also zu einer absoluten Anämie. Diese führt aber zu einer Reizung des Vasomotorenzentrums, wodurch der Blutdruck wiederum ansteigt und sich über den Liquordruck erhebt und so den Tod verhindert. SYMONDS nähert sich den Anschauungen CUSHINGs und spricht von Anoxämie, die durch die zirkulatorischen Störungen (Hirndruck höher als Blutdruck) bedingt sind.

Viel viel später haben dann KNAUER und ENDERLEN auf exakteste Weise zeigen können, daß durch Kopftraumen sowohl eine Zunahme als auch eine Abnahme der cerebralen Blutmenge erzeugt werden kann, wobei als Ursache „sowohl Einwirkung auf die medullären Herz- und Gefäßzentren als auch solche auf den vasomotorischen Eigenapparat des Gehirns sein könne.“ Nachher folgt dann eine Phase mehr oder weniger ausgeprägter Volumsabnahme und Blutleere des Zentralorgans. Als Folge traumatischer Einwirkung ist weiters eine länger dauernde Abnahme des Vasomotorentonus sichergestellt. Ursache der Commotio aber kann weder die Auspressung noch eine vasomotorisch bedingte Gefäßnervenschädigung sein. Sie lehnen also, wie übrigens die Mehrzahl der Autoren, die Gefäßtheorien eigentlich ab und halten sie nur für unterstützende Faktoren beim Zustandekommen der Commotio, wobei noch zu bemerken ist, daß sie sowohl dem mechanischen Moment Rechnung tragen im Sinne CUSHINGs als auch den Vasomotorentheorien, wie sie besonders durch RICKER bekanntgeworden sind und mehr und mehr Beachtung finden. Kurz zusammengefaßt meinte RICKER, daß es zunächst zu einer Vasodilatation käme durch Reizung der Dilatatoren bedingt, der aber sofort eine Konstriktion folge, gleichfalls durch Reizung der Constrictoren hervorgerufen. Dann erst käme es zu einer durch Lähmung der Constrictoren bedingten Erweiterung der Gefäße, wodurch gleichzeitig eine Strömungsverlangsamung einsetzt — Prästase —, die in eine Stase übergehen kann. Sehr wichtig ist es zu wissen, daß in diesen letzten Stadien die Möglichkeit besteht, daß flüssige oder corpusculäre Elemente durch die erweiterten Stomata das Gefäßinnere verlassen und so Anlaß für Ödeme oder Hämorrhagien sein können. Es erscheint mir unzweifelhaft, daß dem Verhalten der Gefäße beim Trauma eine wenn auch nicht determinierende so doch sehr wesentlich unterstützende Rolle zukommt, was übrigens wohl von der Mehrzahl der Autoren anerkannt wird (z. B. HEISE, der gleichzeitig eine Kompression annimmt).

Die vierte Gruppe der Autoren nimmt die Gehirnsubstanz selbst zum Ausgangspunkt ihrer Betrachtungen über das Wesen der Hirnerschütterung. Hier ist zuerst die KOCHERsche Lehre anzuführen, der die Commotio als akuten Hirndruck (Hirnpressung) auffaßt. Er stützt sich dabei auf Versuche mit seinen Schülern, besonders FERRARIS, wonach bei einem Schädeltrauma sich im Innern des Schädels ein Druck entwickelt, der hydrodynamisch von innen nach jeder Richtung hin wirkt, am stärksten aber in der Richtung des Traumas. KOCHER hat dann durch seine Schüler MASZLAND und SALTIKOW zeigen können, daß eine mechanische Durareizung, wenn sie nur plötzlich und für einen Augenblick wirkt, Atmung, Puls und Blutdruck in gleicher Weise beeinflußt, wie man das bei der Commotio zu sehen pflegt, wobei graduell Atmungsstillstand, Pulsverlangsamung, Sinken mit nachfolgender Steigerung des Blutdruckes eintreten kann, oder aber neben dem Atmungsstillstand Herzstillstand, der durch die Steigerung des Blutdruckes und das Auftreten der Atmung wieder behoben wird. Wenn aber der Blutdruck dauernd sinkt, so ist das ein Signum mali ominis.

Die Theorien der nächsten Jahre bewegen sich alle um die Untersuchungen von KOCHER und seine Schüler FERRARIS, CUSHING, MASZSAND und SALTIKOW, haben sie zusammengefaßt und ergänzt (HAUPTMANN, BRESLAUER-SCHÜCK, DEGE, SCHÖNBAUER-BRUNNER u. v. a.) und stellen sich gleichfalls auf den Standpunkt, daß die Commotio cerebri gleichbedeutend sei mit einem akuten Hirndruck. Entgegen der Auffassung der KOCHER-Schule hat SAUERBRUCH eine andere Drucktheorie entwickelt, die eigentlich auf der von DURET bereits ermittelten Tatsache der Eindellung bzw. Ausbuchtung des Gehirns beruht, und die SAUERBRUCH durch seine Versuche in der Überdruckkammer in eine ganz andere Richtung lenkt. Er zeigt, daß es beim Trauma an der Stelle des Traumas zu einer Eindellung käme, und spricht von Substanzkompression des Gehirns, die bei intakter Dura durch weit geringeren Druck zu erzielen ist als bei geöffneter Dura, wobei gleichzeitig im ersteren Fall eine umschriebene, in letzterem Fall eine mehr diffuse Volumenabnahme des Organs zu konstatieren ist. SAUERBRUCH verwendet den Ausdruck BERGMANNs, daß das Gehirn wie ein Schwamm ausgedrückt wird. Erst dann, wenn eine Volumenveränderung des Gehirns auftritt, treten Hirndrucksymptome auf, die unabhängig vom Blutdruck sind.

Ich zitiere wörtlich: „In dem Augenblick, wo das Gehirn nicht mehr ausweichen kann, muß eine Kompression seiner Substanz unbedingt eintreten, und zwar ähnlich wie an dem Ort der Druckeinwirkung auch an der Stelle, wo diesem Druck durch entsprechenden Gegendruck das Gleichgewicht gehalten wird, d. h. in der Umgebung des Foramen magnum." Wenn es sich wirklich um eine Kompression der Gehirnsubstanz handeln sollte, so widersprechen dem die Untersuchungen von GENNEWEIN, der gezeigt hat, daß die Substanz des Gehirns an sich nicht kompressibel ist, sondern sich etwa wie feuchter Lehm verhält. Aber SAUERBRUCH führt den Vergleich des Schwammes an, woraus hervorzugehen scheint, daß es sich hier doch in erster Linie um Auspressung von Flüssigkeit handeln müsse, nicht nur jener in geschlossenen Räumen, sondern auch jener im Gewebe. RAHM meint wohl ähnliches, wenn er annimmt, daß beim Trauma ein Schwerefeld induziert würde, das eine Verlagerung des Zellinhaltes bedinge, gleichzeitig aber eine lokale Hirnanämie hervorrufe.

Schon gelegentlich der Besprechung der pathologisch-anatomischen Veränderungen wurde auf die Versuche von MARINESCO hingewiesen, der bei Erschütterungen Änderungen im physiko-chemischen Verhalten der Kolloide, in unserem Falle also der Zellkolloide angenommen hat. Nun haben KNAUER und

ENDERLEN zeigen können, daß die Hirnrinde bei traumatischer Commotio sauer reagiert und wir wissen, daß diese Azidose erfahrungsgemäß mit Veränderungen im Wasserbindungsvermögen der Zelle einhergeht. Man muß also bei der Commotio auch diesem Faktor Rechnung tragen, um so mehr als wir wissen, daß auch bei anderen mit Bewußtseinsverlust einhergehenden Zuständen, die plötzlich auftreten, wie z. B. bei der Epilepsie, Analoges vorkommt. Hier kann man tatsächlich eine akute Hirnschwellung bioptisch nachweisen. HENSCHEN hat der Volumszu- und -abnahme des Gehirnvolumens besondere Bedeutung beigemessen und erstere mit Hirnschwellung (Säurequellung) in Verbindung gebracht, letztere durch eine äußere direkte oder innere subcutane Liquorfistel oder durch Versagen der Liquorproduktion infolge Plexusstarre zu erklären versucht. Diese Ausführungen zeigen nur, wie vielfach die Veränderungen sind, die im Anschluß an ein stumpfes Schädeltrauma, das nur mit einer gewissen Intensität und Akuität wirkt, sein können und daß sicherlich nicht einfacher Druck für das Zustandekommen der kommotionellen Erscheinung Geltung hat, sondern daß offenbar konstellativ bedingt, bald der eine, bald der andere Faktor mehr in den Vordergrund tritt und daß je nach dem Zusammenwirken der einzelnen Faktoren das Bild der Hirnerschütterung ein verschiedenes sein kann.

Eine weitere Gruppe von Autoren befaßt sich weniger mit dem Mechanismus des Zustandekommens der Commotio als mit der Lokalisation der Schädigung, durch die die Erscheinungen bedingt werden. Auch hier gehen die Mehrzahl der Autoren auf DURET zurück. Zuerst hat schon SAUERBRUCH darauf aufmerksam gemacht, wie das ja auch aus den Ausführungen DURETS hervorgeht, daß die Medulla oblongata schwer geschädigt wird. Aber erst die Versuche von BRESLAUER-SCHÜCK haben ziemlich einwandfrei gezeigt, daß bei einer Kompression der Stirnlappen die schwerste Schädigung in der Medulla oblongata erfolgt und daß diese Schädigung allein genüge, um all das hervorzubringen, was bei der Hirnerschütterung gefunden wird. Eine Nachprüfung der BRESLAUERschen Versuche durch KNAUER-ENDERLEN ergab jedoch, daß das nicht ganz zu Recht besteht, wobei sie sich sichtlich auf die Versuche von TILANUS stützen, da beim Kaninchen die direkte Kompression der Medulla oblongata und der Brücke, selbstverständlich bei Erhaltenbleiben der Atmung, nicht nur nicht lähmend, sondern im Gegenteil erregend auf die psychomotorischen Lebensäußerungen wirkt. Untersuchungen, die die Autoren am Mittelhirn vornahmen, ergaben auch, daß die plötzlich eintretende Bewußtlosigkeit auch kein ausschließliches Herdsymptom dieser Gegend ist. Sie kommen trotzdem zum Schluß, daß das kommotionelle Koma auf Materialschädigung der Hirnrinde und des Mittelhirns beruhen müsse, wobei wohl unter Mittelhirn auch der angrenzende Thalamus zu verstehen sein dürfte. HENSCHEN, der sichtlich unter dem Einfluß der Studien über die Encephalitis steht, meint, es käme als Ursache für das kommotionelle Koma eine Störung der subcorticalen vegetativen elementaren Wachseinszentren im Mittelhirn in Frage, es leidet der fein abgestimmte Apparat der Synaps. Es kommt zur Wegschaltung der Aktivierungstriebe (REICHARDT). FUCHS hat ja durch die Aufzeigung des postkommotionellen Schlafes bereits auf die Wirkung des Thalamus und der Schlafzentren überhaupt bei der Kommotion hingewiesen. Und wenn man hier wiederum das Beispiel der Epilepsie heranzieht, so läßt sich ja auch hier durch den Verfolg der Krämpfe erweisen, daß der Prozeß vom Subcortex ausgeht, daß also auch eine plötzliche Hemmung mit nachfolgender Enthemmung des Cortex durch subcorticale Mechanismen möglich sein kann. Es wäre allerdings auch hier möglich, daß das eine Mal mehr der medulläre, das andere Mal mehr der mesencephalthalamische Apparat oder der corticale leidet, was nach den Ausführungen von Ritter bzw. Ritter und Strebel möglich ist. Denn die genannten haben, wie erwähnt, eine bulbäre Form der Commotio als Commotio medullae oblongatae unterschieden von einer mehr die Rinde treffenden Commotio cerebri (s. S. 6). Ich glaube kaum, daß man so weit gehen kann, denn die Autoren geben selbst zu, daß reine Formen dieser Art sich nicht gerade häufig finden und Mischformen öfters vorkommen.

Wenn ich meinen eigenen Standpunkt noch mehr präzisiere, so bin ich nicht der Meinung, daß der Commotio ein einheitliches Geschehen zugrunde liegt. Hier treten mehrere Faktoren zu einer Gesamtwirkung zusammen, wobei jeweils dem konstellativen Faktor eine besondere Rolle zukommt. Ich bin der Meinung, daß wir einen Fortschritt nur erreichen können, wenn wir den feineren physiko-chemischen Veränderungen bei Gewalteinwirkung mehr Rechnung tragen als bisher.

Therapie. Es ist schwer, von einer prophylaktischen Therapie der Commotio zu sprechen. Und doch ließen sich viele Unfälle verhüten, wenn man Rücksicht auf die Anfälligkeit nehmen würde, wenn man den Alkoholismus verhüten könnte und wenn — da die Hauptmasse der Unfälle Verkehrsunfälle sind — man nicht nur eine entsprechende Regulierung des Verkehrs durchsetzen würde, sondern auch eine Aufklärung allgemeiner Art, die schon in den Schulen einzusetzen hätte, das Volk durchdringen würde.

Auch eine ätiologische Therapie ist schwer durchzuführen, da wir ja nicht mit Sicherheit wissen, welcher Art die Ursache der Erscheinungen der Hirnerschütterung ist. Deshalb wird man sich begnügen müssen

1. die Erscheinungen des gesteigerten Hirndruckes zu bekämpfen und
2. die Regulierung der Zirkulation und der Atmung durchzuführen.

Man wird initial in leichten und schweren Fällen vollständig gleichartig vorgehen. Der Kranke wird zu Bett gebracht. Man muß absolute Ruhestellung veranlassen und darf nicht vergessen, auf Darm und Blase zu sehen. Sind Puls und Atmung halbwegs so, daß eine besondere Besorgnis nicht vorliegt, so sollte man keinen wie immer gearteten Eingriff vornehmen. Der primäre traumatische Shock ist, wie Temple-Fay gleichfalls vermerkt, nicht der Zeitpunkt, um irgendeinen Eingriff vorzunehmen. Bei stark gesunkenem Blutdruck empfehlen Swift und Flotow sowie T. Fay, besonders auch Ochsner halbstündig wiederholte Injektionen von 0,3 mg Atropin. Letztere wenden auch Pituitrin, Strychnin, Ergotin, Ephedrin an. Auch Coffein wird empfohlen.

Ist starker Hirndruck vorhanden, so wird nach den gewohnten Methoden behandelt (Osmoninjektionen 40—50 ccm einer 50%igen Glucoselösung intravenös, hypertonische Kochsalzlösung (Ujeda und Nagai, Symonds, Vich, Wortis und Foster-Kennedy, Horrax, Foster jr. und Prey und die bereits Genannten). Jackson, Kutsunai, Leader sprechen sich nicht sehr günstig über die Osmonwirkung aus, da in der Hälfte der Fälle Druckvermehrung in der anderen Hälfte nur eine ganz vorübergehende Druckverminderung auftrete. Dies kann ich keinesfalls bestätigen. Auch Magnesiumsulfat wurde verwendet (rectal und oral). Selbstverständlich hat man auch durch die Spinalpunktion den Druck herabzusetzen versucht. Doch hat sich, wie ich glaube mit Recht, Fuchs dagegen ausgesprochen, um den Liquor-Cerebralkomplex nicht zu stören (auch Quensel). Ganz ablehnen möchte ich sie aber nicht, da sie gelegentlich über einen kritischen Punkt hinweghelfen könnte (Ranzi). Jedenfalls stimmen alle Autoren darin überein, nicht sofort zu punktieren, sondern erst nach Abklingen des Shocks oder nach 1—2 Tagen bei frischen Fällen (Gradjan, Ostrowski, Karitzky, Berens, Jefferson u. a.), daß ein wiederholtes Punktieren, wie Quensel meint, eine Liquorneurose hervorrufen könnte, habe ich nie gesehen. Auvray behält sie den leichten Fällen vor, während in schweren die Trepanation in Frage kommt. Auch die Trockendiät wurde von TEMPLE-FAY in solchen Fällen empfohlen. Umgekehrt wird man bei Senkung des Liquordruckes hypotonische Lösungen injizieren (HENSCHEN). Es scheint mir geboten, daß man sowohl in leichten als auch in schweren Fällen den Patienten längere Zeit im Bette hält (HORRAX), was im ersteren Fall oft schwer möglich ist, besonders wenn sich der Kranke wohl fühlt. Ich stimme in diesem Falle MCCLURE und CRAWFORD bei, wenn sie ein bis vier Wochen Bettruhe und danach 1—2 Monate Schonung fordern, um Folgeerscheinungen zu verhüten. Es ist sicherlich richtig, wenn MINKOWSKI daneben gegen den Kopfschmerz auch Ablenkung empfiehlt. Aber im großen und ganzen bin ich der Meinung, daß die Ruhe der Ablenkung vorzuziehen sei. Ein schönes Beispiel, daß dieser Vorgang der entsprechende ist, erbringt MAYER. Hier hatte ein Arzt nach einem Trauma anfangs keinerlei cerebrale Erscheinungen, verließ deshalb 10 Tage nach dem Unfall das Bett, bekam sofort Schwindel, und als er am 12. Tag die Praxis aufnahm, traten Allgemeinerscheinungen hervor, die sich erst besserten, als der Kranke mehrwöchige Ruhe hielt. Ich glaube, daß diese Ruhe überhaupt auch imstande ist, die Folgeerscheinungen der Commotio zu verhüten.

Die Behandlung des cerebralen Allgemeinsyndroms besonders der Kopfschmerzen wurde von PENFIELD, dem sich BOYD anschloß, durch lumbale Lufteinblasung vorgenommen. Die Genannten geben eine Morphiuminjektion. Dann wird spinal punktiert. Ist der Kopfschmerz rechtsseitig, dann muß der Patient links liegen und umgekehrt. Es wird abwechselnd 5 ccm Liquor abgelassen und durch die gleiche Menge Luft ersetzt, wobei nur soviel Luft eingeblasen wird, bis der Liquordruck normal ist. Bestehen Stirnkopfschmerzen, so wird der Kopf nach vorne geneigt. Sonst im allgemeinen soll dieser 30—40 cm über dem Fußende gehalten werden. Zunächst muß nach dieser Insuflation der Patient 2—8 Tage ruhig liegen bleiben, bis der durch dieselbe hervorgerufene Kopfschmerz verschwunden ist. Der traumatische Kopfschmerz schwindet dann gewöhnlich nach 12 Tagen, nachdem 50—100 ccm Liquor abgelassen wurden. Selbstverständlich darf man diese Luftfüllung erst nach Erschöpfung der konservativen Maßnahmen anwenden. Gelegentliche Fehlschläge führt BOYD auf Komplikationen durch Kontusionen zurück. Auch REICHERT-SEET, PATERSON, VINCENT, SCHIFF, PUECH und DAVID berichten über gute Erfolge mit der Pneumocephalie; JESSEN besserte Kopfschmerzen in 4 von 10 Fällen. Ich selbst habe postkommotionelle Störungen meist durch Röntgenbestrahlungen des Schädels günstig beeinflußt und kann sagen, daß dies für mich die Methode der Wahl ist (180 kV 30 cm FHD. durch 0,5 mm Zn. plus 1 mm Al. 20—30% der HED. pro Feld. 6—8 Felder zumeist in aufeinanderfolgenden Tagen). Ob bei den kommotionellen Beschwerden das Cibalgin, wie MEIER meint, ein Specificum sei (2—4 Tabletten oder 1—2 Injektionen von 2 ccm intramuskulär), ist fraglich. Gewöhnlich weichen die Schmerzen irgendeinem Mischpulver, dem man etwas Brom oder Luminal zusetzen kann. Morphin ist jedenfalls zu meiden, dagegen bringt Bellergal (SANDOZ) oft Erfolg.

Gegen die neurotische Komponente wird man mit suggestiven Maßnahmen mehr Erfolg haben, als wenn man medikamentöse oder physikalische Prozeduren vornimmt. Man kann dabei die gesteigerte Reizbarkeit durch kalmierende Medikamente beeinflussen.

Organische Verletzungen des Gehirns.

Wie schon einleitend bemerkt, ist der Begriff Kontusion für die organische Verletzung des Gehirns nicht ohne weiteres anzuwenden. Abgesehen davon, daß wir in ihm Ursache und Folge des Traumas sehen können, sind wir über den Mechanismus der traumatischen Schädigungen, der sicherlich ein vielfacher ist, noch nicht genügend informiert, um ätiologisch die Veränderungen zu erfassen. *Man müßte eben als Kontusion alle jene Schädigungen des Gehirns durch Trauma zusammenfassen, welche im unmittelbaren Zusammenhang mit demselben stehen und eine organische Schädigung des Gehirns und seiner Häute bedingen.* Es erscheint mir aber vorteilhafter, zumal in der Mehrzahl der Fälle die Möglichkeit einer klinischen Erfassung dieser Störungen besteht, wie bereits erwähnt, von traumatischen Hämorrhagien, Malacien und Ödemen zu sprechen. Auch der Begriff Quetschung oder Quetschherde sollte eliminiert werden, da es sich bei diesen Fällen nicht immer um eine wirkliche Substanzzertrümmerung handelt, sondern häufig um hämorrhagische Erweichungen, Nekrosen, Berstungen des Gehirns, die man ganz gut unter den eben genannten pathologischen Erscheinungen unterbringen kann.

Wir werden demnach das, was in der Literatur als Kontusion im Sinne der pathologischen Veränderung aufzufassen und zunächst über die traumatischen Hämorrhagien das Nötige zusammenzufassen. Voranschicken möchte ich alles, was über die traumatischen Geburtsschäden bekannt ist, ohne in diesem Falle auf eine Einteilung besonderes Gewicht zu legen, da hier meist nicht eine einzige pathologische Veränderung anzutreffen ist, sondern gewöhnlich eine Vielheit.

Traumatische Gehirnblutung.

Gehirnblutung nach Geburtstraumen (Geburtsschädigungen im weiteren Sinn). Trotz der großen Anzahl der das Geburtstrauma betreffenden Arbeiten ist es schwer, sich ein zuverlässiges Bild von dem Einfluß des Geburtstraumas auf das Gehirn zu machen. Denn alles ist noch kontrovers und für jede Behauptung läßt sich ein Beweis erbringen. Das gilt bereits für die Häufigkeit geburtstraumatischer Schädigungen, die hier in einem besprochen werden sollen, da die Mehrzahl der Fälle mit Blutungen einhergehen.

Nimmt man an, daß, wie Seitz und Rössle anführen, 3—4% der Kinder tot zur Welt kommen und 3% gleich nach der Geburt sterben, so ergibt sich immerhin eine ziemlich beträchtliche Menge von geburtsbedingten Todesfällen. Diese teilen sich nun auf in traumatisch veranlaßte Todesfälle und solche, die toxisch-infektiös bedingt sind, die Voron und Pigeaud besonders hervorheben möchten, wobei natürlich die Heredo-Lues eine große Rolle spielt (s. Dege S. 39).

Es ist ein anderes, ob diese Zahlen vom pathologischen Anatomen erfaßt werden oder ob der Geburtshelfer eine Statistik erbringt. Der pathologische Anatom — ich nenne nur Sänger, Ylppö, Schwartz (Literatur bei Dollinger) an erster Stelle — findet in 75 bzw. 65% der Fälle das Trauma als Todesursache. Das gilt nicht nur für die Verhältnisse in Deutschland, sondern scheint auch für Japan (Yagi) Geltung zu haben. Auch Ehrenfest kommt zu so hohen Zahlen. Deluca hat unter 770 Totgeburten 474mal Blutungen gefunden. Eine größere Anzahl von Fällen erbringt Monroe, Flemming und Morton, Askeusskina und Konstantinow, ohne daß man jedoch hier die Zahlen statistisch erfassen könnte. Auffallend sind die Angaben von Riesenfeld, dessen Zahlen zwischen 10 und 60% schwanken. Stern hat in Rußland 2682 Obduktionen im Laufe von 16 Jahren zusammengefaßt. Darunter fanden sich eigentlich nur 453, das ist 16,890% intrakranielle Blutungen, also eine Zahl, die weitaus hinter jener steht, welche die deutschen Autoren angeben, aber auch hinter jener, die meinen Erfahrungen entspricht, die sich jener von Schwartz am meisten nähert. Noch geringer sind die Zahlen von Catel. Nur 6,6% aller während und nach der Geburt erfolgten Todesfälle sind traumatisch bedingt.

Geht man nun von der Zahl der Geburten aus, wie dies von gynäkologischer Seite erfolgt, so haben Hottinger und Jaschke eigentlich der geburtstraumatischen Blutung eine zu geringe Rolle zugesprochen. Wenn letzterer meint, daß nur bei 1% der Kinder das Schädeltrauma Ursache des Todes oder einer Schädigung während der Geburt sei, so ist diese Zahl entschieden eine zu geringe. SILVERBERG hat bei 5—15% Neugeborener intrakranielle Blutungen nachweisen können und TYSON und CRAWFORD haben unter 2256 Geburten in 19% Gehirnblutungen gefunden, bei den Totgeburten 32,1%. Auch HEIDLER hat weitaus größere Zahlen für den Einfluß des Traumas gefunden.

Aus all dem geht jedenfalls hervor, daß das Geburtstrauma eine wesentliche Schädigung des Gehirns zu setzen imstande ist, und zwar in einer Häufigkeit, die wenn nicht mehr, so doch zumindest gleich ist den anderen Schädigungen, die, zu Totgeburten oder zum Tod in den ersten Lebenstagen führen (s. auch die Ausführungen von MELCHIOR, DOLLINGER, SCHWARTZ u. v. a.).

Aber es wäre verfehlt zu glauben, daß die Totgeburten oder der Tod in den ersten Lebenstagen der alleinige Ausdruck der traumatischen Geburtsschädigung ist. Wenn wir eine Krüppelstatistik, z. B. jene von LANGE ins Auge fassen, die die Jahre 1921—1928 umfaßt, so konnte er unter 5537 Aufnahmen 107 Fälle, das ist 2% finden, bei denen ein Geburtstrauma Ursache der Erkrankung gewesen ist. Seine Bemerkung, daß 10% aller Neugeborener blutigen Liquor aufweisen, demzufolge also eine Blutung stattgefunden haben mußte, spricht ganz im Sinne der Ausführungen von SCWARTZ. Die Zahl der jugendlichen Krüppel in Deutschland, die durch ein Geburtstrauma zu solchen geworden sind, beträgt nicht weniger als 3300.

Ein Gleiches gilt für eine andere Form der Erkrankung, die vielfach geburtstraumatisch bedingt ist. Ich meine die Idiotie. MELZER hat unter 1000 Fällen von kindlicher Idiotie 208 Fälle gefunden, bei denen die Idiotie Folge des Geburtstraumas ist. JENSEN hat in 152 Fällen LITTLEscher Erkrankung mehr als die Hälfte auf pathologische Geburt beziehen können. Geringer sind die Zahlen, die H. ECKHARDT erbringt; doch spricht auch er sich dahin aus, daß die pathologische Geburt mehr bei LITTLEscher Krankheit ursächlich in Frage kommt, Infektionen mehr bei Hemiplegien.

Es wird demnach gar keinem Zweifel begegnen, daß dem Geburtstrauma für das Zustandekommen von Schädigungen des Gehirns, die zum Tode führen, und solchen, die eine bleibende Invalidität bringen, eine große Rolle zukommt.

Die *Ursachen* dieser geburtstraumatischen Blutungen werden von den verschiedenen Autoren verschieden angegeben.

Ich gehe von den Beobachtungen von SÄNGER aus: Er meint, daß hier eine Kombination von Kreislaufstörung und Gewalteinwirkung auf den zusammendrückbaren kindlichen Gehirnschädel die Hauptursache sei. Er konnte zeigen, daß in allererster Linie der Sinus rectus mit seinen Ästen betroffen wird, der eine enge Stelle im Kreislauf darstellt, die eine Überbelastung nicht verträgt. Gerade diese Überlastung, die Stauung besonders im Gebiete der Vena magna Galeni und im Sinus rectus führe auch zu aktiver zirkulatorisch bedingter Anspannung der Duraduplikaturen, namentlich des oberen und unteren vom großen Sinus begrenzten Tentorium cerebelli. Er führt des weiteren an: „Enges Becken, heftige Wehen, rigide Weichteile, dünne Schädelknochen (Frühgeburt), große Kinder, können zu große Gewalteinwirkung auf den Schädelinhalt des Kindes hervorrufen, ebenso wie jede schwierige geburtshilfliche Operation, namentlich die manuelle Extraktion des nachfolgenden Kopfes und schwierige Zangen am nichtrotierten Schädel. Dabei kommt es zu brüsken Verschiebungen der platten Schädelknochen und zu passiver Dehnung der Duraduplikaturen, die bei gleichzeitig bestehender zirkulatorisch bedingter aktiver Anspannung um so leichter zum Einriß kommen.“ Er kommt zu ähnlichen Schlüssen wie SEITZ.

P. H. SCHWARTZ sucht die Hauptursache in der sog. Minderdruckwirkung. Man weiß, daß der intrauterine Druck 250 und mehr Hg-Millimeter beträgt. Wenn nun die Blase springt und der Kopf in den Geburtskanal eintritt, so steht natürlich der äußere Teil unter einem wesentlich geringeren Druck und dieser Minderdruck ist, wie SCHWARTZ sehr einleuchtend gezeigt hat, die wichtigste Ursache für die geburtstraumatischen Blutungen. Dabei kann jede beliebige Stelle des Kopfes diesem Unterdruck ausgesetzt sein, wonach derselbe eine entsprechende Formveränderung zeigt (Konfiguration). REUSS meint allerdings, daß nicht in allen Fällen solche Minderdruckwirkungen nachweisbar waren, aber ich glaube, daß sie wohl hauptsächlichst in Frage kommen. SCHWARTZ lehnt sich nun bei seiner Auffassung von der Minderdruckwirkung an die Befunde von SÄNGER über den venösen Kreislauf im Gehirn der Neugeborenen an und zeigt, daß diese Minderdruckwirkung vorwiegend das System der Vena magna Galeni ergreift. Da nun diese Minderdruckwirkung jedem normalen Geburtsvorgang zukommt, so ist es wohl selbstverständlich, daß auch die normale Geburt bei entsprechender Disposition zu traumatischer Gehirnblutung führen kann. RYDBERG macht den geänderten Hirndruck sowie die zirkulatorischen Störungen der Geburt für das Auftreten geburtstraumatischer Schädigungen verantwortlich.

Es ist nicht ohne Interesse zu sehen, daß es eine *Disposition für das Auftreten von Hirnblutungen* bei der Geburt zu geben scheint. Allen voran steht die Unreife des Kindes. Ich gebe auch hier nur ein paar Zahlen. YLPPÖ findet, daß bei einem Gewicht des Fetus von 1000—1500 g schon bei dem normalen Druck von 250 mm Hg bei einem Gewicht der Frucht von über 3000 g aber erst bei einem Druck von 450 mm Hg Blutungen auftreten. Das begegnet sich wohl auch mit der Statistik von COUVELAIRE, der gefunden hat, daß bei Kindern, die weniger als 2500 g gewogen haben, von 100 Fällen 64mal, bei Kindern zwischen 2500 und 3000 g 24mal, bei Kindern, die schwerer als 3 kg waren, nur 12mal Hirnblutungen aufgetreten sind. Dabei darf man daran erinnern, daß eigentlich zu leichte als zu schwere Kinder gleich bedroht erscheinen. Auch SUNDE (200 Fälle 61% Frühgeborener mit Geburtsgewicht unter 2500 g), KING und LÖBER schuldigen, wie nahezu alle Autoren, in allererster Linie die Frühgeburten für das Zustandekommen der Blutungen an. CAPPER teilt die Fälle in immature (weniger als 2500 g) und pränature solche, die vor dem 270. Schwangerschaftstage geboren wurden; von 450 immaturen waren $^3/_4$ pränatur; da nun beide Arten vasolabil sind, erklärt sich die gefäßschädigende Wirkung des Traumas.

Andere Momente, die von verschiedenen Autoren als konstitutionelle bzw. einer unreifen Entwicklung zugehörig angesehen werden, sind Armut der Gefäße an Elastica (SIMONINI ADELCHI auch ASKUSKIN und KONSTANTINOV), allgemeine minderwertige Konstitution (MELLER), Ossifikationsdefekte (REICHEL). Die weiteren Momente betreffen Störungen im Bau der Geburtswege oder im Ablauf der Geburt. Hier sei nur ein wesentliches Moment herausgegriffen, dem vielfach von den Autoren noch eine große Bedeutung beigelegt wird. Ich meine die Asphyxie. Sie kann verschiedentlich bedingt sein (YAGI-JASO, FRIST, SIMONINI ADELCHI, MÖNCKEBERG). Wie die zwei letztgenannten Autoren anführen, kann diese Asphyxie durch Abklemmung der Nabelschnur hervorgerufen werden, aber auch durch Placentalösung- oder Kompression dieser. Die Mehrzahl der anderen Autoren stehen jedoch auf dem Standpunkt, den SCHWARTZ bereits präzisiert hat und HEIDLER besonderen Ausdruck verlieh, daß die Asphyxie oder Lebensschwäche gegenüber dem Trauma vollständig zurücktritt und daß sie höchstens als sekundäres Moment in Frage kommt, d. h. sie kann prädisponierend wirken (ASKUSKIN und KONSTANTINOV) oder aber ist Folge einer eventuellen medullaren Schädigung (s. a. DOLLINGER). Wesentlicher scheint mir schon die Bedeutung einer zu lange dauernden zweiten Wehenperiode (TYSON). Wir müssen etwas Derartiges gelten lassen, denn sonst könnte man sich kaum erklären, daß auch bei durch Kaiserschnitt entbundenen Kindern Hirnblutungen beobachtet werden, obwohl MELLER meint, daß hoher Wehendruck nur bei minderwertiger Konstitution in Frage käme (z. B. CAPPER, IRVING, LEVINSON und SAPHIR).

Vielleicht läßt sich bei diesen maternal bedingten Schädigungen auf die Tatsache anführen, daß die Kinder Erstgebärender mehr bedroht sind (z. B. JENSEN).

Selbstverständlich kann eine Schädigung der Frucht auch dadurch zustande kommen, daß die gravide Mutter ein schweres Trauma erlitten hat (Literatur: DEGE S. 37). Auch Mißhandlungen der Mutter können eine Schädigung der Frucht bedingen, wofür ACKERMANN ein gutes Beispiel bringt.

Das Verhältnis der normalen zu den künstlichen Geburten bespricht LANTUÉJOUL. Er findet in 174 Fällen meningealer Hämorrhagien unter 45 Spontangeburten 26% der Fälle, unter 72 Zangengeburten 40% der Fälle, unter 57 Geburten mit Extraktion des nachfolgenden Kopfes 33% der Fälle. Das geht wohl mit den Angaben der anderen Autoren (NAUJOCKS z. B., ECKHARDT, ASTRINSKY und KESTNER, IRVING u. v. a.) zusammen. Andererseits aber darf man nicht vergessen, daß Wendungen und Zangengeburten sowie Extraktion mit nachfolgendem Kopf nicht ganz gleich gewertet werden dürfen. WETTERDAL hat 2000 Zangengeburten mit 2000 normalen Geburten verglichen und zeigen können, daß im wesentlichen der Zeitpunkt, in welchem die Zange bei der Geburt verwendet wird, maßgebend für die mehr oder minder schwere Schädigung sei. Bei richtiger Indikationsstellung für die Zange (Vermeiden hoher Zange) seien die Todesfälle nur um 1% höher als bei Normalen. Für die Steißextraktion hat GREENE etwa Ähnliches erbracht. Er konnte nämlich zeigen, daß von 280 Fällen nur 6mal Blutungen aufgetreten waren; auch Sturzgeburten, also auffallend leichte Geburten, können zu traumatischen Schädigungen des Gehirns führen, wie denn überhaupt Schädelverletzungen nicht gerade selten zu sein scheinen (PADDOCK 43,1%, LARENNO).

Man wird also allen diesen Momenten Rechnung tragen müssen, um sicher zu sein, daß tatsächlich ein Geburtstrauma vorliegt. Ich sehe dabei vollständig ab von den wohl von der Mehrzahl der Gynäkologen aufgegebenen SCHULTZEschen Schwingungen (KERMAUNER), die selbstverständlich Ursache schwerster Schädigungen sein können, und die man darum vollständig verlassen hat.

Die klinischen Erscheinungen des Geburtstraumas werden von der Mehrzahl der Autoren in gleicher Weise dargestellt (MELCHIOR, SEITZ, DOLLINGER, MÖNCKEBERG, RYDBERG, SILVERBERG, YAGI, REUSS, EHRLICH, IRVING, MUNROE, GRULEE, RIESENFELD, SIMONOVICI, KAUN, CATEL, NAUJOKS, um nur einige aus den letzten Jahren zu nennen, die sich im allgemeinen über diese Fragen geäußert haben. Dazu kommen noch die beiden Monographien von WAITZ und von RYDBERG).

Es erscheint schwer, eine Einteilung der cerebralen traumatischen Schädigungen nach bestimmten Prinzipien zu geben. Es wäre aber vorteilhaft, wie aus den Angaben von SMITH, WAITZ, RYDBERG hervorzugehen scheint, sog. Frühfälle von Spätfällen zu trennen, wobei man unter Frühfällen solche versteht, die gleich bei der Geburt Erscheinungen zeigen, während Spätfälle solche sind, bei denen diese Erscheinungen erst nach Stunden bzw. Tagen aufzutreten pflegen, ein Umstand der gerade die kindlichen traumatischen Hämorrhagien auszuzeichnen pflegt (DOLLINGER).

Ob man mit RYDBERG von major cerebral symptoms sprechen soll, ist deshalb fraglich, weil hier keine prinzipiellen Differenzen vorliegen, sondern nur quantitative Unterschiede bestimmend sind, wobei nicht einmal das letztere absolute Geltung hat, da, wie besonders aus den Ausführungen von REUSS hervorgeht, anfänglich sehr schwere Erscheinungen in kurzer Zeit vollständig schwinden können. Also die Schwere der Erscheinungen muß an sich nicht Beweis für die

Schwere oder die Ausdehnung der Blutung sein, so daß man sie als Einteilungsgrund nicht gut heranziehen kann. Demzufolge wird man auch nicht von multi- und monosymptomatischen Fällen sprechen (Waitz), zumal oft große Schädigungen ganz geringfügige Symptome hervorrufen können (Hamburger, Dollinger). Schon aus diesem Grund sollte man auch die von Dollinger vorgeschlagene Einteilung in 2 Zustandsbilder — großes und kleines Bild — ablehnen, da für sie das eben Gesagte gilt, wenn auch nicht zu zweifeln ist, daß die Fälle mit foudroyanten und vielfältigen Erscheinungen im allgemeinen die schwereren sind.

Ein Ähnliches gilt für die Lokalisation. Seitz hat versucht, infra- und supratentorielle Störungen voneinander zu trennen, was auch Rydberg in Anlehnung an die Genannten versucht; ferner Ventrikelblutungen und Mischformen. Im großen und ganzen aber stehen die Autoren einer solchen Einteilung mit Recht entgegen, da auch hier so scharfe Gegensätze nie vorliegen und die Prädominanz eines oder des anderen Symptoms noch nicht berechtigt, die Annahme einer bestimmten Lokalisation zu machen. Das gilt auch für die extra- und intraduralen Blutungen, die allein schon darum schwer zu trennen sind, da zumeist an ganz entlegenen Stellen auch intracerebrale Blutungen gleichzeitig mit den erstgenannten auftreten.

Es erscheint mir gerade bezüglich der Lokalisation die Tatsache von Belang, die Stern und Schwartz hervorheben. Sie machen nämlich aufmerksam, daß für jede Geburtslage typische Veränderungen der Kopfform, die sie als Konfiguration des kindlichen Schädels bezeichnen, sich finden. Diese Konfiguration weist auf die Stelle hin, wo sich die Minderdruckwirkung im wesentlichen zum Ausdruck gebracht hat, so daß es möglich ist, einen Schluß auf die entsprechende Lokalisation zu ziehen. Man müßte demnach eine Einteilung nach den Konfigurationen des Schädels vornehmen, was bisher meines Wissens noch nicht geschehen ist.

Aus all dem geht hervor, daß man sich wird begnügen müssen, überhaupt sicherzustellen, daß eine Blutung oder traumatische Schädigung des Gehirns stattgefunden hat, welche Intensität diese Blutung eventuell besitzt, und erst letzten Endes, wo sich dieselbe lokalisiert.

Es ist interessant, daß schon der äußere Aspekt des Kindes mit Blutung ganz verschieden sein kann. Es wird ebenso von Blässe als auch von Cyanose berichtet. Dabei erscheint von größter Bedeutung, daß Reuss auf eine cyanotische Verfärbung des Gesichtes und Halses aufmerksam gemacht hat, die man bei ganz normalem Geburtsverlauf gelegentlich bei Neugeborenen treffen kann. Er faßt das als vasoparetische Cyanose der Neugeborenen auf, die durch heftiges Frottieren des Gesichtes mitunter zum Schwinden gebracht wird, mitunter aber bald wiederkehrt, jedenfalls nichts bedeutet, was für eine Hirnblutung in Frage kommt. Es scheint mir auch, daß weniger das Vorhandensein von Verfärbungen als die Veränderung dieser von Belang ist. Schwinden die Veränderungen bald, so hat es offenbar wenig Bedeutung, umgekehrt aber werden sie, wenn sie sich vertiefen, zu einem Signum mali ominis.

In dieses Gebiet gehören wohl auch die gelegentlich auftretenden Ekchymosen und Netzhautblutungen, obwohl Fleming und Morton besonders hervorheben, daß die letzteren keineswegs ein Zeichen intracerebraler Hämorrhagien sein müssen, was selbstverständlich ist, wenn man das Auftreten derartiger Blutungen bei Erstickung heranzieht. Auch die Gelbfärbung der Haut des Ikterus neonatorum hat wie bekannt die verschiedensten Ursachen, kann aber gelegentlich auch traumatisch bedingt sein (Deluca 116 von 474 Fällen, Dollinger).

Gleichfalls äußerlich sichtbar ist das Verhalten der Fontanellen, besonders der vorderen. Hier gilt gewöhnlich, daß dieselbe vorgetrieben ist. Es ist wichtig, daß, wie MARTE ERLICH betont, das Verhalten der Fontanellen nicht nur von Druckverhältnissen abhängig ist, sondern auch vom allgemeinen Zustand. So kann eine nicht eingezogene Fontanelle eines unterernährten Kindes Ausdruck einer Drucksteigerung sein.

Der Umstand, daß auch die hämorrhagische Diathese mit Haut- und Schleimhautblutungen einhergeht, macht die Beurteilung dieser Veränderungen besonders schwierig. Allerdings steht man dieser Diathese als selbständiger Affektion skeptisch gegenüber (DOLLINGER). Zu diesen Veränderungen im Aussehen tritt noch ein eigentümlicher Gesichtsausdruck, der von einer Reihe von Autoren hervorgehoben wurde (zuletzt ERLICH). Es kommt das auch vielfach dadurch zustande, daß die Augen aufgerissen, die Pupillen weit und lichtstarr sind, ein Verhalten, das jedoch keinesfalls allgemein vorkommt. Denn meist sind die Kinder somnolent, die Augen sind geschlossen, und diese Somnolenz führt zu einer Reihe von Erscheinungen, die allgemein als charakteristisch angesehen, meines Erachtens aber von verhältnismäßig geringer Bedeutung für die Symptomatologie sind. Da ist zunächst die Ernährungsverweigerung, das mangelhafte oder fehlende Saugen, das ist — und da muß man REUSS beipflichten — fast immer durch den Bewußtseinszustand bedingt. Auffallend ist, daß in solchen Fällen Puls und Atmung mitunter keine Änderung zeigen. Dort aber, wo die Erscheinungen mit einer schweren Cyanose oder Blässe einhergehen, zeigt sich wohl auch der Puls klein, die Atmung stertorös, röchelnd, und es kommt in schweren Fällen sehr rasch zum Atemstillstand. Auffallend wenig wird von Vaguspulsen berichtet, trotzdem die subtentoriellen Affektionen den Vagus lädieren können.

Eine Änderung tritt auch im Schreien der Kinder auf. Entweder bleibt es ganz aus, oder es erfolgt übermäßig, oder sein Charakter verändert sich, wie RIESENFELD meint, indem es in auffallend hohen Tönen erfolgt. Auch REUSS macht aufmerksam, daß das Schreien eher einem Krähen gleicht. Alle diese Erscheinungen aber sind absolut nicht beweisend für eine vorhandene Hirnblutung, mehr schon das Auftreten von *Reizerscheinungen* im Gebiete der Extremitäten. Von all den genannten Autoren werden Konvulsionen berichtet, die teils generell teils halbseitig aufzutreten pflegen. Sie können tonisch und klonisch oder gemischt sein. Besonders hervorzuheben ist eine gewisse Starre, ein Rigor der Extremitäten, vielfach als Hypertonie bezeichnet, wobei gelegentlich angenommen wird, daß diese Starre der Enthirnungsstarre gleichzusetzen sei (BYERS Parkinsonähnliche Zustände).

Es ist selbstverständlich, daß die gleichen Erscheinungen von Krämpfen, wie wir sie in der Extremitätenmuskulatur finden, auch der Gesichtsmuskulatur zukommen, und daß besonders häufig auf Krämpfe im Facialisgebiet und solchen im Trigeminus hingewiesen wird. Der Trismus soll nach ABELS charakteristisch sein für die Ventrikelblutung. Es ist begreiflich, daß, wenn eine solche allgemeine Starre mit dem Trismus einhergeht, Verwechslungen mit dem Tetanus leicht sind. Vergessen darf man auch nicht die bekannte Krampfneigung der Kinder.

Neben den Reizerscheinungen spielen die Lähmungserscheinungen eine geringere Rolle, besonders in den Frühfällen, wohingegen in Spätfällen häufiger über Hemiplegien, Paraplegien berichtet wird (ENNEPER), wobei dann selbstverständlich Reflexstörungen eine Rolle spielen. Ich selbst habe mich mit den Reflexen der neugeborenen Kinder eingehend beschäftigt und kann nur bestätigen, daß den sog. Pyramidenzeichen (besonders BABINSKIscher Großzehenreflex) sowie den Verkürzerphänomenen und analogem keine diagnostische Bedeutung zukommt. Ob das Hampelmannphänomen und der MOROsche Umklammerungsreflex Hirnschädigungen anzeigen, ist ebenfalls fraglich. Demnach stimme ich mit MÜLLER überein, daß Reflexprüfungen bei Neugeborenen nie die Entscheidung bringen können.

Sehr wesentlich erscheint ein Symptom, das allerdings leider auch nicht absolut charakteristisch für das Geburtstrauma ist, ein Symptom, das durch die Forschungen der Ohrenärzte, besonders Voss, Berberich-Wieher, Alexander, Magnus und de Kleyn und schließlich durch Fröding, Stern und Schwartz eine richtige Würdigung erfahren hat. Es handelt sich nämlich um das Auftreten von Vestibularerscheinungen bei Neugeborenen. Gerade die Arbeit der letzteren zeigt, daß schon ganz geringe Störungen der Geburt Spontannystagmus hervorzurufen pflegen. Man könnte vielleicht aus den vorliegenden Untersuchungsergebnissen folgern, daß das Fehlen von Nystagmus höchstwahrscheinlich eine Blutung ausschließt.

Calorische Unerregbarkeit, ebenso Untererregbarkeit des Vestibularapparates auf rotatorischen Einfluß sind bekannt geworden (Voss). Die Leichtigkeit der Prüfung des calorischen Nystagmus gibt diesem Symptom eine ganz besondere Bedeutung, zumal sich gezeigt hat, daß, wie Voss, Berberich, Wiechers erweisen konnten, diesem anatomische Veränderungen im Vestibularapparat entsprachen (besonders im peripheren scheinbar weniger im zentralen).

Vasomotorische Störungen, Störungen in den Temperaturen (Amitrano, Ehrlich, Waitz u. v. a.) werden häufig erwähnt. Die ersteren habe ich bereits angeführt und wiederholt aufmerksam gemacht, daß die Vasolabilität eine große Rolle, besonders bei den Frühgeburten, zu spielen scheint.

Was die Temperaturen anlangt, so ist es begreiflich, daß besonders bei asphyktischen Kindern Untertemperaturen gefunden werden, daß es aber auch zu Temperatursteigerungen kommen kann. Auch hier kann es sich um Inanitionsfieber handeln (Smith).

Waitz hat diesen Tatsachen neuerdings besondere Aufmerksamkeit geschenkt und auch auf die bekannten Schwankungen in den Temperaturen aufmerksam gemacht (s. a. Dollinger). Es ist auch vielfach der Fall, daß solche Temperatursteigerungen sich erst eine Zeit nach der Geburt entwickeln und dann durch längere Zeit, oft zwei und mehr Wochen, anhalten. Trotzdem die Mehrzahl der Autoren diese Temperatursteigerungen auf Blutungen bezieht, kann man sich des Gedankens nicht erwehren, daß hier vielfach auch andere Faktoren in Frage kommen. Möglicherweise ist ein oder das andere Mal auch die Lokalisation der Blutung Schuld an der Temperatursteigerung.

Eine besondere Seltenheit dürfte wohl das Auftreten des Hornerschen Syndroms darstellen, das Yanes auf eine komplizierende Hämatomyelie bezieht.

Weit wesentlicher als die eben genannten Störungen sind die *Veränderungen im Liquor cerebrospinalis bzw. auch im Blut.* Um die Frage des letzteren vorweg zu nehmen, sei auf die Untersuchungen von Preisecker verwiesen. Das Blutserum kann nämlich stark gelbbraun gefärbt sein. Das spricht nur dann für eine Blutung im Schädelinnern, wenn jede andere Blutung im Körper ausgeschlossen ist. Es ist interessant, daß das Auftreten von Hämoglobinderivaten am deutlichsten nur in den ersten Tagen nachzuweisen ist, und daß diese zwischen dem 8. und 10. Tag gewöhnlich schwinden. Preisecker konnte in 20 von 80 Serumuntersuchungen ein positives Resultat erzielen. Catel hat das Vorkommen des Bilirubin im Serum und Liquor quantitativ geprüft und aus dem quantitativen Verhältnis auf die stattgehabte Hämorrhagie geschlossen. Hier scheint schon ein sicherer Weg vorzuliegen, um die geburtstraumatische Blutung zu erweisen.

Blutiger Liquor wird von der Mehrzahl der Autoren erwähnt, z. B. Dollinger, Ackermann, Amitrano, Mönckeberg, Smith, Yagi, Rydberg, Reed, der sich auf Sharpe stützt, Flemming und Morton, Munroe, Grullee, vor allem aber Waitz, um nur die neueren zu nennen. Doch meint Catel, daß der Liquor auch bei normalen Kindern blutig sein könne.

Es erscheint nicht immer leicht, den Liquor zu erhalten. Seine Menge ist oft sehr gering, der Druck gewöhnlich eher herabgesetzt als gesteigert. Das Wesentlichste ist die Färbung des Liquors. Es wird von der Mehrzahl der Autoren angegeben, daß der Liquor im Falle einer Hämorrhagie blutig war. Diese Blutbeimengungen sind aber absolut kein sicheres Zeichen stattgehabter Blutungen, da hie und da Venen oder ein Sinus angestochen werden und die Blutbeimengung bedingen. Aber selbst für den Fall, daß diese Zufälligkeiten nicht vorhanden sind, ist der blutige Liquor nicht immer beweisend, besonders jener nicht, der nur leicht rosa gefärbt ist oder xanthochrom erscheint. Ich habe schon auf den Icterus neonatorum verwiesen, der zu Irreführungen Veranlassung geben kann. Ich glaube auch nicht, daß das Zentrifugieren des Liquors hier wesentlich zur Klärung beitragen dürfte, sondern ich bin der Meinung, daß als wesentlich nur zu betrachten ist, daß die Verfärbung des Liquors in irgendeine Parallele zu bringen ist mit dem Eiweißgehalt und dem Zellgehalt. Das geht wohl auch aus den Ausführungen von WAITZ hervor, und auch MÖNCKEBERG scheint dieser Meinung zu sein.

Was nun den Zellgehalt anlangt, so wird selbstverständlich bei einer reinen Blutbeimischung das Verhältnis der roten zu den weißen Blutkörperchen entsprechend jener des Blutes sein müssen. Jede Dysproportion in dieser Beziehung muß besonders beachtet werden. Fehlen aber die roten Blutkörperchen, oder sind sie nur in geringer Menge vorhanden, so kann die Tatsache der stärkeren Eiweißanreicherung und die Zahl der Leukocyten für die Diagnose maßgebend sein. Finden sich, worauf WAITZ aufmerksam macht, Reticuloendothelien, so hat man nach ihm das Recht, eine meningeale Affektion (Ödem oder Blutung) anzunehmen. Auch die Veränderung der roten Blutkörperchen ist bei der Beurteilung, ob artefizielle oder traumatische Blutung, von Belang.

Jedenfalls muß man auch bei der Verwertung der Liquorbefunde die größte Vorsicht obwalten lassen, wenn ich auch glaube, daß wir in diesem Befunde diagnostisch oft die ausschlaggebende Entscheidung finden dürften.

Ein paar Worte seien noch über das supra- und infratentorielle Hämatom angeführt, das nach verschiedenen Autoren (zuletzt SANTAMARINA) leicht zu diagnostizieren sei. Ersteres trete erst nach 24 Stunden in Erscheinung; es zeige sich Erregtheit, tonisch-klonische Krämpfe, die Fontanelle sei vorgewölbt. Bei infratentorieller Hämorrhagie tritt sofort nach der Geburt Somnolenz auf bis zum Sopor, Cyanose, Bradykardie und eingesunkene Fontanelle, die aber auch normal sein kann.

Wenn auch das im vorangegangenen Angeführte sich in allererster Linie auf die geburtstraumatischen Blutungen bezieht, so kann man nicht leugnen, daß neben diesen gleichzeitig auch Erweichungen vorkommen (SCHWARTZ u. a.), die hie und da aber auch einmal ohne Blutungen bestehen können. In diesem letzteren Falle wird die Diagnose wohl nur aus dem Liquorbefund zu stellen sein. Wenn also die typischen Erscheinungen wie bei Blutungen auftreten, und der Liquor sich als vollständig normal erweist, dann kann man am ehesten an eine Erweichung denken, vorausgesetzt, daß man die entzündlichen Prozesse ausschalten kann. Ähnliches gilt für das traumatische Ödem, das vorwiegend, wie besonders WAITZ erwähnt, die Meningen betrifft und auch hier fast nie ohne Blutung einhergeht. In diesen Fällen findet man dann im Liquor die charakteristischen Veränderungen meningealer Affektion, besonders die von WAITZ beschriebenen endothelialen Zellen. Klinisch werden auch diese Fälle schwer zu differenzieren sein, da auch hier die Asphyxie, die Cyanose und die Krämpfe das Bild beherrschen. Allerdings widersprechen die Untersuchungen von LEVINSON und SAPHIR einer stärkeren Beteiligung der Meningen.

Verlauf, Dauer, Prognose. Die Mehrzahl der Autoren unterscheidet mit Recht verschiedene Verlaufsformen, die vielleicht am besten durch REUSS zum Ausdruck gebracht werden.

Die erste Form ist charakterisiert durch das Auftreten so schwerer Erscheinungen, daß der Tod unmittelbar nach der Geburt eintritt, oder daß das Kind bereits tot zur Welt kommt.

Die zweite Form charakterisiert sich dadurch, daß ein Stadium der Latenz zwischen Geburt und Auftreten der ersten Erscheinungen eingeschoben wird, ein Stadium, das gewöhnlich nicht länger wie 1—2 Tage dauert, aber unter Umständen auch einmal eine auffallend lange Dauer aufweisen kann (siehe DOLLINGER). Wie lange solche Intervalle dauern können, geht aus einem Fall von GLASER hervor, bei dem eine Cyanose, die anfänglich bestand, rasch geschwunden ist, nach 1 Monat wieder auftrat, dann gesellte sich Fieber und Pneumonie dazu. Am 34. Tage starb das Kind, und es fand sich eine ausgedehnte Blutung vom Chiasma bis zur Medulla oblongata.

Es gibt ferner Formen, bei denen der gesamte Komplex der Symptome sich in kurzer Zeit entwickelt, Fälle, die RYDBERG als solche mit major cerebral symptoms bezeichnet, also voll entwickelte Formen. WAITZ nannte diese Fälle multisymptomatische und findet unter 61 Fällen 41 derartige, während 20 zu den forme fruste gehören, die meist ein einziges Symptom aufweisen. Es sind das die Fälle mit dem großen Bild DOLLINGERS bzw. mit dessen kleinem Bild. Auch REUSS macht aufmerksam, daß die Symptome mitunter kaum angedeutet sein können: Vorübergehende Krämpfe, mangelhafte Trinklust des Kindes, Schläfrigkeit, wobei er sehr wesentlich zwischen ausgetragenen und unausgetragenen Kindern unterscheidet, welch letztere infolge dieses Umstandes Symptome zeigen können, die einer cerebralen Blutung gleichkommen.

Während nun die ersteren, die multisymptomatischen, entweder sofort als solche auftreten oder sich rasch entwickeln, sind die monosymptomatischen oder besser oligosymptomatischen vielfach längere Zeit stationär, ohne Progression oder Schwankungen zu zeigen.

Unendlich schwierig ist *die Prognose.* Die Mehrzahl der Autoren spricht sich für größte Vorsicht aus. Wenn auch bei den schweren Fällen gewöhnlich die Prognose eine ungünstige sein wird, so ist das aber keinesfalls immer sicher, und man kann erleben, daß ein Fall mit schwerster Asphyxie, Cyanose, Krämpfen sich vollständig erholt und ohne Erscheinungen bleibt. FRIEDMANN, HEIDLER, besonders auch REUSS, STERN, RYDBERG, WAITZ sprechen sich für besondere Vorsicht aus. Man muß aber CAPPER beistimmen, wenn er meint, daß bei kleinen Blutungen die Prognose wesentlich günstiger ist als bei großen, sofern es gelingt, diese zu differenzieren. FLEMMING und MORTON bemerken, daß auch die schweren Fälle sich später vollständig erholen können, und sie konnten unter 33 solcher Kinder, die ein Jahr überlebten, in nur 5 eine geistige oder körperliche Schwäche nachweisen. Ganz anders MÖNCKEBERG. Er meint, die meisten Kinder sterben nach der Geburt, die überlebenden bekommen schwere Nachkrankheiten. Interessant ist, daß auch MUNROE in 39 von 48 Fällen Heilung gefunden hat, während SMITH, der Früh- und Spätfälle unterscheidet, 31% Mortalität erwähnt. ULLRICH sah 20 seiner Fälle in den ersten 3 Monaten, 8 nach 1—2 Jahren sterben, 6 blieben beschwerdefrei. Auch er erwähnt gleich MÖNCKEBERG die Häufigkeit des letalen Ausganges, der 10mal häufiger sei als die Dauerschäden. Besonders wichtig ist seine Feststellung, daß $^2/_3$ der Kinder mit blutigem Liquor gut gedeihen. RYDBERG nimmt an, daß von den schweren Fällen $^1/_3$ sterben, $^1/_3$ sich erholen. Von $^1/_3$ kann man die Prognose nicht recht sicher stellen. Immerhin meint er, daß bei Fällen, wo während weniger Tage unmittelbar nach der Geburt schwere cerebrale Symptome auftreten, welche das akute Stadium überleben, die Prognose sehr vorsichtig, aber nicht hoffnungslos gestellt werden müsse.

WAITZ findet unter 44 Fällen 38 Todesfälle, das sind 86% gegenüber einer allgemeinen Mortalität von 2,99%. Jedenfalls läßt sich eines mit Sicherheit sagen, daß alle Kinder mit schweren traumatischen Hirnblutungen wenn auch nicht lebensbedroht sind, so doch einer ziemlich unsicheren und schweren Zukunft entgegensehen. Es scheint mir, daß höchstens ein oder der andere Fall von schweren Erscheinungen auch nach längerer Beobachtung als geheilt zu betrachten ist.

Die Prognose der leichteren Fälle ist meines Erachtens eine günstigere. Trotzdem möchte ich mit Rücksicht auf die im folgenden kurz zu erwähnenden Nachkrankheiten auch hier die Prognose sehr vorsichtig stellen, ohne leugnen zu wollen, daß absolute Heilungen vorkommen. Ein Unterschied zwischen den Fällen, die unmittelbar nach der Geburt oder nach einer gewissen Latenz eintreten, scheint nicht zu bestehen.

Die Gefahr der Kinder, die ein schweres Geburtstrauma überstanden haben, liegt vorwiegend in dem Auftreten von schweren *Nachkrankheiten*. Man kann diese Nachkrankheiten, die von allen Autoren erwähnt werden, wiederum einteilen in solche, die unmittelbar im Anschluß an die akuten Erscheinungen sich entwickeln, und solche, bei denen eine gewisse Latenz unverkennbar ist. Das spricht schon gegen die Annahme von PATTEN und ALBERS, daß die durch die Traumen gestörte Myelinisation Ursache der Folgeerscheinungen sei. In die erste Gruppe gehören die Störungen, die sich hauptsächlich im Bewegungsapparat zum Ausdruck bringen, und die man unter dem Namen der LITTLEschen Krankheit zusammengefaßt hat. Es handelt sich hier um spastische Diplegie, die entweder alle Extremitäten oder nur die obere oder untere betrifft, die mit Dystonien und Hyperkinesen einherzugehen pflegt. Wie gesagt haben alle bisher genannten Autoren diese Nachkrankheiten erwähnt. Ich füge noch hinzu: ECKHARD, HIGIER, HENSEN, LANDÉ, MUNROE, POLLARÉS, YAGI, CATEL.

Daß sekundär zu diesen Erkrankungen noch Kontrakturen treten können, ist verständlich. Die Ursachen dieser Veränderungen sind gewöhnlich Porencephalie, Mikrogyrie oder auch narbige Veränderungen, die symmetrisch in der Hirnrinde sich entwickeln.

Die zweite Gruppe der Erkrankungen sind vielleicht bedingt durch den *Hydrocephalus*, der, wie man weiß, besonders bei Neugeborenen im Anschluß an eine leichte Gehirnschädigung sich zu entwickeln pflegt und dabei eine ziemliche Intensität erreichen kann. Die Erscheinungen, die dabei auftreten, entsprechen den bekannten des Hydrocephalus. Häufig ist hier eine erschwerte geistige Entwicklung solcher Kinder, die mitunter zur Idiotie führen kann. Ich habe eingangs bereits eine Reihe solcher Beobachtungen erwähnt (S. 31). Und schließlich wird als wesentlichste Folge die *Epilepsie* bezeichnet. Ich muß gestehen, daß meine diesbezüglichen Untersuchungen gerade in diesem Punkte gezeigt haben, daß die Epilepsie nach Geburtstrauma häufiger zu sein scheint, als wir bisher annahmen. Es lassen sich in solchen Fällen auch meist jene von den verschiedenen Autoren beschriebenen leichten Halbseitenerscheinungen, Reflexstörungen, Linkshändigkeit nachweisen, die eine cerebrale Schädigung anzeigen. Es ist mir auch gelungen, in einer Reihe von Fällen schwere Verkalkungen nachzuweisen, die sich, da die Anfälle bereits in frühester Kindheit vorhanden waren und andere Ursachen nicht in Frage kommen, offenbar auch als durch ein Geburtstrauma ausgelöst erklären lassen. Nach LAPPERT kommt sowohl genuine wie residuäre Epilepsie vor, doch könne man nicht entscheiden, welches Trauma diese bedinge. Auffälligerweise ist die Taubheit in diesen Fällen sehr selten, ebenso die Amaurose, wohingegen der Strabismus (MÖNCKEBERG) gelegentlich auf eine Geburtsschädigung bezogen werden kann.

Diagnose — Differentialdiagnose. Da wie erwähnt keines der angeführten Symptome als charakteristisch für die geburtstraumatischen Gehirnschädigungen gelten kann und auch die Zusammenordnung der Symptome kaum eine sichere Entscheidung zuläßt, so wird es immer schwer sein, aus dem augenblicklichen Zustand die Diagnose des Geburtstraumas zu stellen. Cyanose, Konvulsionen, Temperatursteigerungen, das Verhalten der Fontanelle, besonders aber der Liquorbefund können richtunggebend sein.

Es wird leichter sein, die Diagnose bei Frühgeburten zu stellen als bei Normalgeburten, ebenso leichter bei künstlicher als bei normaler Geburt. Auch die Lokalisation der Erscheinungen wird man kaum differentiell verwerten können. Denn trotzdem SEITZ von supra- und infra-tentoriellen Blutungen und solchen in die Ventrikel bzw. Mischformen gesprochen hat, lassen sich diese verschiedenen Formen kaum differenzieren und treten äußerst selten rein hervor. Immerhin kann das Auftreten corticaler Reiz- bzw. Lähmungserscheinungen bzw. auffallend früher bulbärer Symptome ein oder das andere Mal die Diagnose sichern. Das läßt sich aus allen Darstellungen dieser Verhältnisse ableiten. Ja, man ist nicht einmal imstande zu sagen, ob der Prozeß durch eine große oder durch eine kleine Blutung herbeigeführt ist, wenn auch bei letzteren die Erscheinungen gewöhnlich keinen besonderen Umfang annehmen dürften.

Die Schwierigkeit der Diagnosenstellung wird in allererster Linie dadurch herbeigeführt, daß eine ganze Reihe krankhafter Prozesse, besonders solche die Geburt begleitenden vorübergehender Natur, ähnliche Erscheinungen hervorrufen können wie die traumatischen Erkrankungen des Gehirns. Der Geburtshock allein kann (MUNROE) zu einer Asphyxie (Asphyxia pallida) führen. Allerdings besteht dann gewöhnlich eine Schlaffheit der Glieder, niederer Lumbaldruck.

Weiter kommt das sog. Inanitionsfieber in Frage (SMITH, WAITZ u. v. a.), dessen Natur wohl noch fraglich ist, das aber gleichfalls mit Erscheinungen einhergeht, die für das Trauma charakteristisch sind. Weiter kommt die hämorrhagische Diathese in Betracht, die von vielen Autoren (z. B. GRULLEE, KING-LÖBER, RYDBERG u. v. a.) erwähnt wird. An ihrem Vorkommen kann nicht gezweifelt werden, und es ist deshalb von Belang, weil sie, wie bereits erwähnt, Anlaß geben kann, daß der Liquor blutig ist. Auch der Icterus neonatarum gehört in diese Gruppe. Schließlich darf man nicht vergessen, worauf VORRON und PIGEAUD besonders aufmerksam gemacht haben, daß Infektionskrankheiten sich auch noch nach der Geburt bemerkbar machen können. Das gilt besonders für die Heredosyphilis, für die die letztgenannten Autoren den Spirochätennachweis, den Nachweis von Infiltraten der Haut und Blutungen in den inneren Organen fordern; aber auch Encephalitiden können sich, wie ARMITRANO z. B. ausführt, gleich nach der Geburt zeigen. Das länger dauernde Fieber, ein charakteristischer Blutbefund dürften hier entscheiden. Vielleicht kann man auch ein von ECKHARDT angegebenes Moment anführen, der behauptet, daß Hemiplegien nach Encephalitiden, Paraplegien nach Trauma häufiger sind.

Es sei nur noch erwähnt, daß auch körperliche Erkrankungen des Kindes, besonders angeborene Herzfehler (MARTE ERLICH) zu Verwechslungen Veranlassung geben können, da auch bei diesen Cyanose und Respirationsstörungen vorhanden sind. Ebenso sind Tetanie, Eklampsie, auch Tetanus neonatorum Quellen der Verwechslung.

Diese wenigen Angaben, die man noch sehr wesentlich vermehren könnte, mögen zeigen, wie schwer es oft ist, zur Diagnose einer traumatischen Schädigung des Neugeborenen zu kommen, wobei ich aufmerksam machen möchte, daß nur die Berücksichtigung aller Umstände gleichzeitig die Diagnose sichern kann.

Pathologie und Pathogenese. Die zusammenfassende Darstellung von PH. SCHWARTZ, die erst kürzlich erschienenen wohl weniger ausführlichen, aber immerhin bemerkenswerten Ausführungen von WAITZ und RYDBERG lassen die Frage nach den pathologischen Veränderungen bei den traumatischen Hirnschädigungen der Neugeborenen fast gelöst erscheinen. Das gilt insbesondere für die Lokalisation der Erscheinungen. HOLLAND war wohl der erste, der aufmerksam machte, daß sich der Prozeß vielfach in dem Wurzelgebiet der Vena magna Galeni abspielt. SÄNGER hat dies genauer zu erweisen versucht und SCHWARTZ ist diesen beiden gefolgt und hat gezeigt, daß es besonders das Wurzelgebiet der Vena magna Galeni, und zwar die Vena terminalis ist, in deren Gebiet Blutungen und Erweichungen sich finden. Die Tatsache, daß das Gebiet der Vena magna Galeni Hauptsitz der Affektion ist, ist nicht abzustreiten. Die Enge des Gefäßes, die Erschwerung des Abflusses und, wie MÜLLER meint, die Knickung durch das eingelagerte Splenium und die besonders leicht zustande kommende Stase machen das begreiflich. Es wird sich also gewöhnlich um Prozesse handeln, die bei Vena terminalis-Blutungen subependymär im Gebiete der Stammganglien sich finden, und es ist interessant, daß SCHWARTZ zeigen konnte, daß bei all diesen Blutungen eigentlich das Gebiet des Globus pallidus verschont blieb, während der Nucleus caudatus und Putamen affiziert waren. Das geht wohl auch aus den Darstellungen der anderen Autoren hervor. Eine weitere Lokalisation ist das Großhirnmark. Es ist nicht ohne Interesse, daß dabei die Rinde und das der Rinde anliegende Markgebiet verschont bleibt, und daß darum manche Autoren den meines Erachtens vorschnellen Schluß gezogen haben, daß die verschiedenen Sklerosen, die man frühinfantil findet, besonders die diffuse periaxiale Sklerose, geburtstraumatisch bedingt sind. Das geht meines Erachtens zu weit. Auch hier ist offenbar genau wie bei den Prozessen in den Stammganglien das Irrigationsgebiet Schuld an der Ausbreitung des Prozesses. Es wäre aber verfehlt zu glauben, daß nicht auch Rindenaffektionen selbst vorkommen, allerdings meist kleine Hämorrhagien und meist verbunden mit Affektionen in den Meningen, auf die besonders WAITZ die Aufmerksamkeit hinlenkte. MÖNCKEBERG meint, daß das Trauma nicht selten die Basis betrifft, und daß deshalb Blutungen nahe der Basis häufig zu finden seien. Das gilt meist nur für die intermeningealen Hämorrhagien, die relativ häufig angetroffen werden. CHASE lenkt die Aufmerksamkeit auf die Venen des Tentoriums, die häufig Anlaß zu Blutungen geben, unabhängig von den Tentoriumeinrissen. Auch ENNEPER hält viele der Blutungen für venöse. Sie seien oft konstitutionell (Kopfform) bedingt. Ist die Blutung oder die Stauung eine sehr intensive, so wird man selbstverständlich auch Durchbrüche von Blutungen in die Ventrikel wahrnehmen können, wobei zu betonen ist, daß Ependym und Subependym aber meist sehr resistent sind und den in ihrer Nähe befindlichen Blutungen den Durchbruch in die Ventrikel erschweren. Was die Blutungen in die Meningen anlangt, so ist deren Sitz nicht, wie man allgemein betont, subarachnoideal, sondern interarachnoideal, wie ich gegenüber WAITZ und CAPPER hervorheben möchte. Allerdings muß man zugeben, daß die Blutungen oft längs des Sinus sagittalis und im Kleinhirn sich finden, und daß gewöhnlich diese Blutungen mehr flächenhaft, während die Blutungen in die corticale Substanz meist kleine sind. DELUCCA verweist darauf, daß die intermeningealen Blutungen mehr bei Herzfehlern, die subarachnoidealen bei Hydrocephalus auftreten. Ich wiederhole, daß der Begriff subarachnoideal in der Mehrzahl interarachnoideal bedeutet, und daß reine subdurale oder durale Blutungen, wie ja auch CAPPER betont, zur Seltenheit gehören. Am häufigsten sind, wie MUNROE, WAITZ u. v. a. behaupten, die Blutung in den Meningen und die kleinen Blutungen in der Rinde, was wohl in einem gewissen Gegensatz zu PH. SCHWARTZ, EHRENFEST, WALT u. v. a.

steht; daß neben den seltenen subduralen Blutungen (SEITZ, MELCHIOR) auch epidurale vorkommen, ist einleuchtend. ENNEPER meint allerdings, daß die epiduralen Blutungen seltener seien als die subduralen, und daß die subarachnoidealen bei Frühgeburten aufzutreten pflegen.

Makroskopisch wird man bei den traumatischen Schädigungen des Gehirns zumindest zwei Formen unterscheiden. Die eine Form ist charakterisiert durch die blutige Erweichung, die zweite Form durch die weiße Erweichung, wobei allerdings in der Umgebung oder sonst im Innern der Erweichung kleine Blutherde angetroffen werden. Bei kleinen Blutungen, besonders in der Rinde, kann man auch Bilder sehen, wie sie bei den Blutungen und Erweichungen der Erwachsenen vorzukommen pflegen, nämlich die Anhäufung des Blutes perivaskulär, also Einscheidung des Gefäßes durch Blut. Während man gewöhnlich für die ersteren

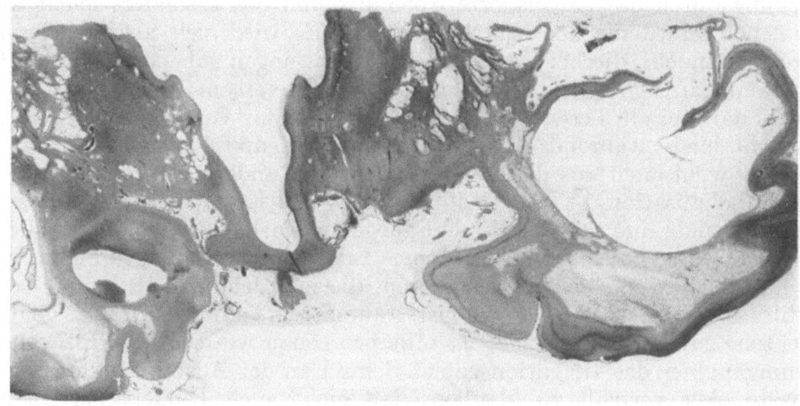

Abb. 1. Geburtstrauma. Malacien und Cysten im Streifenhügelgebiet.

Formen der Blutung und Erweichung die Stauung und endliche Zerreißung des Gefäßes verantwortlich macht, wird man für die letzteren Formen nicht umhin können, auch die RICKERschen Lehren heranzuziehen und vasomotorische Einflüsse geltend machen. Der Prozeß der Malacie unterscheidet sich sehr wenig von jenem der Erwachsenen, vielleicht mit einer Ausnahme, daß besonders bei den Föten die Verflüssigung des zugrunde gehenden Materials rascher und restloser erfolgt, und daß die Resistenz der Glia und wohl auch des Mesoderms eine wesentlich geringere ist. Sonst sieht man auch hier im Anfang Quellungserscheinungen, Zerfallserscheinungen. In diesem Stadium der Nekrose, das SCHWARTZ besonders eingehend beschreibt, folgt nach dem genannten Autor schon am 5. Tage eine Anfüllung des zugrunde gegangenen Gewebes mit gequollenen Gewebstrümmern. Er nennt dieses Stadium das Konglomeratstadium. Es folgt dann das Auftreten von Abräumzellen und die Organisation. Diese weiße Erweichung ist eigentlich identisch mit der roten Erweichung, nur daß in diesem Falle die Gewebszertrümmerung von der Größe der Blutung abhängt und die Organisation selbstverständlich nur nach Maßgabe des noch funktionierenden Gewebes erfolgen kann. Ist der Herd verhältnismäßig klein, so resultiert eine mehr oder minder dichte gliöse Narbe. Ist der Herd aber verhältnismäßig groß, so wird ein Status cribratus oder gar eine Cyste die Folge sein (Abb. 1). Man wird begreiflich finden, daß je nach dem Charakter des Prozesses, je nach dem Stadium der Gehirnentwicklung, in welchem der Prozeß eingesetzt hat, Differenzen möglich sein werden, Differenzen, die meines Erachtens für jeden Fall isoliert hervorgehoben werden müssen.

Ein paar Worte seien noch über die sog. VIRCHOWsche Encephalitis angefügt, d. h. das Vorkommen von Fettkörnchenzellen im Gehirn der Neugeborenen. Wenn man den Ausführungen von SCHWARTZ folgt, so ist das Auftreten von Fettkörnchenzellen im Gehirn der Neugeborenen immer pathologisch. Er stellt sich damit im bewußten Gegensatz zu WOHLWILL, der auch in normalen Gehirnen Körnchenzellen findet. Allerdings ist deren Anordnung und Aussehen etwas differierend gegenüber den pathologischen Körnchenzellen. Da SCHWARTZ äußerst exakte eigene Untersuchungen erbringt, dürfte es schwer sein, ihm zu widersprechen. Und doch hat RYDBERG allerdings an einem wesentlich geringeren Material, Fett wohl nicht in, aber an Gliazellen gefunden und behauptet, daß im Zentralnervensystem des Neugeborenen Fett in verschiedenen Mengen nachgewiesen werden kann. Er hat sich hauptsächlich mit der Morphologie der embryonalen Glia beschäftigt und gezeigt, daß, wenn man elektive Gliafärbemethoden verwendet und diese mit Fettfärbungen verbindet, man nachweisen kann, daß die fettigen Substanzen außerhalb der Zelle gelegen sind und sich um die Zellen bzw. deren Ausläufer anordnen. Dabei bleibt die Gliazelle selbst ohne jede Schädigung. Er meint deshalb, daß es Zellen mit angelagerten Fettsubstanzen gebe, die physiologischerweise im Nervensystem vorkommen und vielleicht der Myelinisation dienen. Allerdings findet auch er typische Fettkörnchenzellen von pathologischem Charakter. Wie man sieht, ist es also sehr schwer, hier eine Entscheidung zu treffen, da beide Untersucher, SCHWARTZ und RYDBERG, mit exaktesten Methoden gearbeitet haben. Es scheint aber zweifelhaft, ob die Imprägnationsmethoden mit Fettfärbungen kombiniert ein wahres Bild von den Verhältnissen bringen, und ob nicht doch das, was bei diesen Methoden außerhalb der Zellen gelegen ist, eigentlich intracellulär liegt, wodurch die Befunde von WOHLWILL eine Bestätigung erfahren würden. Wie man sieht, ist diese Frage noch keineswegs gelöst, und man wird bei einem Auftauchen von Fettkörnchenzellen immer auch das umgebende Gewebe sehr genau kontrollieren müssen, ob dessen Schädigung die Menge der vorhandenen Fettkörnchenzellen auch wirklich erklärt.

Neben diesen diffusen oder sagen wir tiefgreifenderen Veränderungen des Zentralnervensystems gibt es auch, wie SCHWARTZ ausführt, einfache Auflockerungsprozesse, die selbstverständlich ebenfalls Fettkörnchenzellen aufweisen können. Und schließlich gibt es auch noch Verödungsprozesse, bei denen eigentlich die Gesamtform des Gewebes intakt bleibt und offenbar durch einen sehr langsam sich abspielenden Prozeß ein Zugrundegehen des funktionierenden Materials zustande kommt.

Ein Wort noch über die bei den Geburtstraumen so häufigen Tentoriumsrisse, die bekanntlich von einer Reihe von Autoren überhaupt als Ursache der Blutung hingestellt werden, von anderen aber als Folge der Blutung aufgefaßt werden. Ich habe schon die Anschauung von SÄNGER und CHASE erwähnt (S. 31 u. 41). ASTRINSKIY, KESTNER und MELENOWSKAJA haben bei 455 Neugeborenen 80mal Tentoriumrisse gefunden. Davon war Riß oder Abriß mit Blutung in den subduralen Raum 68mal, mit solchen nur ins Kleinhirn 3mal und ohne jede Blutung 12mal. Auch sie konstatieren, daß frühgeborene, aber lebensfähige Kinder am meisten zu diesen Tentoriumrissen neigen und daß die Asphyxie ein zweites prädisponierendes Moment dafür ist, wobei sie allerdings betonen, daß die Asphyxie nicht immer die Ursache, sondern auch die Folge einer Blutung in der Gegend der Medulla oblongata sei. OEKROES meint allerdings, daß nicht nur das Trauma, sondern auch die Schwäche der Anlage und die Spannungsverhältnisse für die Einrisse von Bedeutung seien. Interessant ist, daß diese Tentoriumschädigung bei Steißgeburten 25mal häufiger, bei Zange oder Wendung 19mal häufiger ist als bei normalen Geburten. Andere Autoren wieder sprechen von der Seltenheit der Tentoriumrisse, z. B. CAPPER, während sie HEIDLER besonders betont und MÜLLER sie mit den Affektionen im Gebiete der Vena magna Galeni in Zusammenhang bringt. Auch PIGEAUD erwähnt die Tentoriumrisse besonders. CHASE meint, daß sie meist links im Dreieck zwischen Sinus rectus und vorderem und seitlichem Rand zu finden sind.

Sind also die duralen Blutungen eine Seltenheit, so habe ich schon erwähnt, daß die sub- bzw. arachnoidealen seltener, die pialen Blutungen sehr häufig sind. Sie gehen gewöhnlich einher mit Veränderungen der Meningen, die man am besten als meningeales Ödem oder als Meningitis serosa bezeichnen könnte. WAITZ hat gerade auf diese ödematösen Veränderungen besonders hingewiesen, welche mitunter ziemlich weitgehend sind, wobei der Liquor sehr eiweißreich sein kann. Das hängt wohl meist von dem Grad der Stauung ab. Auch die Ausdehnung dieser Blutungen oft über das ganze Gehirn ist bemerkenswert. Auffallend selten sind Hämatomyelien erwähnt (YANES, BELLOCQ nach Zangenextraktion).

Anläßlich einer Studie über das Kleinhirn beim angeborenen Hydrocephalus habe ich mich mit Entschiedenheit dagegen gewendet, daß die angeborenen Mißbildungen Folge von Keimschädigungen sind, wie das von vielen Autoren angenommen wird. Es erfüllt mich mit besonderer Befriedigung, daß die Mehrzahl der Autoren, die sich mit den geburtstraumatischen Schädigungen befaßt haben, zu dem Schluß kommen, daß vieles, was man bisher als endogen bezeichnet hat, exogen bedingt ist. Es ist hier nicht der Ort, die einzelnen Veränderungen zu analysieren, aber man kann wohl sagen, daß ein Großteil der Mikrogyrie, der Porencephalie, des Hydrocephalus congenitus, der Hemiatrophie, vor allem aber auch zentraler Höhlenbildung verschiedenster Art, Cysten, die sich erst später äußern, Folgen von Geburtstraumen sind. Man muß natürlich nach Fällen suchen, bei denen der Zusammenhang ein sicherer ist. Wenn ein so erfahrener Pathologe wie KARL STERNBERG multiple Höhlenbildung im Großhirn, die er zentrale Porencephalie nennt, als Folgen eines Geburtstraumas bezeichnet, so wird man an diesem Faktum um so weniger zweifeln, als sich der Prozeß hier in dem gleichen Gebiete, das bei der Geburt am meisten geschädigt ist, nämlich dem Gebiete der Vena magna Galeni abspielt.

Über die Pathogenese habe ich mich bereits eingangs geäußert. Ich möchte hier noch hinzufügen, daß von einer Reihe von Autoren der Hirndruck als solcher für das Zustandekommen der Erscheinungen verantwortlich gemacht wird (RYDBERG, MÖNCKEBERG). Es sind also eine ganze Reihe von Momenten; die Asphyxie, der Hirndruck, die Minderdruckwirkung von SCHWARTZ wirksam, die sich zum Teil kumulieren, zum Teil ergänzen, um die mehr oder minder schweren Erscheinungen des Geburtstraums zu bedingen.

Therapie. Es scheint, daß man jetzt mehr und mehr zur Ansicht kommt, daß die prophylaktischen Maßnahmen eigentlich die größte Bedeutung beanspruchen. Dahin gehört in allererster Linie die Besserung der Lebensbedingungen der Schwangeren (ASKUSKIN und KONSTANTINOW). Es ist selbstverständlich, daß dies von gynäkologischer Seite besonders betont wird (JASCHKE, HEIDLER). EHRENFEST meint, daß die Episiotomie der Zange vorzuziehen sei. Bei beginnender Asphyxie sei die Narkose angezeigt, um den Wehendruck herabzusetzen. Das geht wohl auch aus den Ausführungen von JASCHKE hervor, der jede aktive Geburtsleitung ablehnt, das Leben der Mutter immer höher stellt als jenes des Kindes und bei komplizierten Geburten zur Operation rät. Auch PADDOCK und PÖK sind dieser Meinung. Vor allem scheint es, daß man jede Mühe aufwenden muß, um Frühgeburten zu verhindern, da diese ja erfahrungsgemäß am meisten bedroht sind. Auch WAITZ führt alle diese Momente für die Prophylaxe an. Sind aber geburtstraumatische Schädigungen bereits eingetreten, dann ist die am meisten verwendete Methode sie zu bekämpfen die Spinalpunktion. Die Meinungen darüber sind aber ebenfalls sehr verschieden. Wenn AMITRANO meint, daß man durch die Spinalpunktion Lähmungen verhindern könne, so geht er von der falschen Voraussetzung aus, daß die Lähmungen einfach durch Druck und nicht durch Substanzschädigung des Gehirns bedingt sind. Im Gegensatz dazu warnt FRIEDMANN vor Spinalpunktionen und MARTE ERLICH hat wohl den momentanen Zustand durch die Punktion bessern können, aber nicht verhütet, daß doch LITTLEsche Krankheit oder Idiotie aufgetreten sind.

HEIDLER hat an seinem Wiener Material gefunden, daß die Spinalpunktionen keineswegs vielversprechend sind, während LANTUÉJOUL sie empfiehlt und sogar Punktionen der Fontanelle anrät, wenn der Druck besonders hoch ist. Ganz analog geht MÖNCKEBERG vor. MUNROE hat Ventrikelpunktion vorgenommen, während RIESENFELD und SMITH die einfache Punktion empfehlen. KING und LÖBEL empfehlen auch Zysternenpunktion. TYSEN und CRAWFORD schlagen Drainage der Spinalflüssigkeit vor. Man kann weder durch Spinalpunktion noch durch die Punktion der Fontanelle, ja selbst nicht durch ein Debridement viel erreichen. Das einzige ist vielleicht die Herabsetzung des anfänglich hohen Druckes infolge des Ödems oder der großen Blutung. Aber die Folgen derselben wird man kaum abwenden können. So hält ENNEPER die Spinalpunktation für ziemlich belanglos im Gegensatz zu MARTI, der die Liquorentnahme als gutes therapeutisches Mittel empfiehlt, und SANTAMARINA, der sie bei Tentoriumblutungen empfiehlt. Man wird sich also zur Spinalpunktion so stellen müssen, daß man sie im wesentlichen als diagnostisches Hilfsmittel heranzieht und wenn man sieht, daß dadurch eine Linderung der Erscheinungen auftritt, dann wird man einer Wiederholung zustimmen können.

Ein zweites Mittel, das vielfach angewendet wird, ist die Bluttransfusion. Sie wird zum Teil verwendet, um eine Gerinnung herbeizuführen. Das haben FRIEDMANN und MUNROE versucht. RIESENFELD hat auch Serum benützt. SILVERBERG hat 20—30 ccm Blut eines gesunden Menschen intramuskulär injiziert. SMITH empfiehlt sowohl Bluttransfusion als auch intramuskuläre Blutinjektionen. SIMONINI verwendet Pferdeserum, um eine Gerinnung herbeizuführen. SMITH sucht den Blutverlust durch Kochsalzinfusion zu decken. Es scheint aber, daß diese Methoden keine sonderlichen Erfolge hatten. Im allgemeinen wird Ruhe empfohlen, bei imprimierten Knochen Debridement, vorsichtige Ernährung, evtl. Sauerstoff (KING und LÖBER), Eisblasen, hohe Lagerung, bei Krämpfen Magnesiumsulfat, Brom und Chloral. Auch künstliche Atmung ist empfohlen worden. Doch möchte ich die Methode von IRVING von Mund zu Mund ablehnen, wohingegen die Lufteinblasung (KERMAUNER) empfohlen werden kann. Ob eine intrakardiale Adrenalininjektion, wie WAITZ meint, Vorteil bringt, ist fraglich, da ich das Empfinden habe, daß alle eingreifenden Methoden bei den ungemein debilen Kindern, besonders in schweren Fällen, vermieden werden sollen und man sich lediglich auf jene Methoden beschränken soll, die der Augenblick gebietet und die nicht zu eingreifend sind. Trotzdem hat CUSHING den operativen Eingriff empfohlen und tatsächlich ebenso wie später SEITZ und HENSCHEN Erfolge erzielt.

Traumatische Hämorrhagien des reifen Gehirns.

Man pflegt die Blutungen, die durch Unfälle zustande gekommen sind, zunächst in offene und gedeckte einzuteilen. Von diesen sollen nur die gedeckten hier zur Sprache kommen, wobei jedoch zu bemerken ist, daß die Symptomatologie in der Mehrzahl der Fälle sich eigentlich, wenn man von dem Bluterguß nach außen absieht, ebenso von der häufigeren Zertrümmerung des

Knochens, die röntgenologisch fast immer zu erweisen ist, nicht wesentlich von den offenen Verletzungen unterscheiden wird. Es gilt auch hier die Einteilung von epiduraler und subduraler Blutung und Blutungen, in die Hirnsubstanz selbst, wobei bezüglich der letzteren noch ein Unterschied gemacht werden kann zwischen den sog. kleinen, multiplen Blutungen, die meist oberflächlich sitzen und oft initial kaum Erscheinungen zeitigen und den tiefen, größeren Blutungen mit schweren Ausfallserscheinungen.

Epidurale Blutungen. In der Auffassung über die Blutungen außerhalb der Dura mater dürften heute weniger Widersprüche bestehen als seinerzeit. Als Gefäße, die hier in Betracht kommen, seien die A. meningeae genannt, die A. men. anterior aus der A. ethmoidalis, die A. men. media aus der A. maxillaris und die A. men. posterior aus der A. vertebralis. Praktisch kommt eigentlich nur die A. men. media in Betracht.

Es ist ein großes Verdienst der verschiedenen Autoren, besonders JONES, gezeigt zu haben, daß nicht immer die A. men. media allein die Ursache oder wenigstens nicht die alleinige Ursache der Blutung ist, sondern daß vielfach die Venenwände einreißen, besonders der in enger Beziehung zur A. men. media stehende Sinus sphenoparietalis. Darum spricht MELCHIOR auch immer nur von Blutungen aus den Vasa meningea, sicherlich mit sehr viel Recht, da tatsächlich die Venenwände bei einem Trauma, besonders bei einem gedeckten, viel leichter einreißen werden als die Wände einer Arterie. Dazu kommt noch der Umstand, daß die Dura mater im Gebiete der epiduralen Gefäße nicht fest am Knochen haftet, also durch das Trauma leicht eine Lösung erfahren kann, wie das die älteren Autoren schon erwiesen haben, Momente also, die imstande sind, die Blutung in diesem Gebiete auch bei einem verhältnismäßig geringen Trauma zu erklären. RANZI hält an der Überzahl der Meningenverletzungen fest.

Wenn ich mein Material daraufhin durchsehe und nur das durch Obduktion und Bioskopie sichergestellte heranziehe, so muß ich allerdings gestehen, daß in der überwiegenden Mehrzahl der Fälle die A. men. media verletzt war, was sich ja leicht aus dem Spritzen des Gefäßes bei der Operation und durch Untersuchung bei der Obduktion erweisen läßt. Eine Disposition zu diesen Blutungen besteht in Fällen, bei denen, wie bei der Arteriosklerose oder der Lues, der Widerstand der Gefäße gelitten hat (SCATAMACCHIA). Umgekehrt hat FENWICK BECKMANN gezeigt, daß trotzdem von 331 Kindern unter 13 Jahren mit Schädeltrauma 117 intrakranielle Läsionen ohne Frakturen hatten, kein Fall einer meningealen Blutung vorhanden war, da, wie der Autor meint, bei Kindern die Dura mater noch keine so innige Beziehung zum Schädel hat wie bei Erwachsenen. Das geht wohl auch aus den Angaben von SCATAMACCHIA hervor, der gleichfalls betont, daß bei Kindern Basisblutungen häufiger seien. Trotzdem kommen auch bei Kindern Blutungen der Meningea media vor, wie ein von KLIENEBERGER mitgeteilter Fall BOITS erweist, wo ein 12jähriger Knabe mit einem gleichaltrigen mit dem Kopf zusammenstieß und dann das typische Bild der progredienten Kompression bot. Die Operation erbrachte Heilung. Während man früher glaubte, daß die Blutungen der A. men. media verhältnismäßig ein häufiges Vorkommnis darstellen, tritt jetzt scheinbar die Seltenheit dieser Blutungen gegenüber den subduralen ganz bedeutend hervor. Wenn ich mein Material, das ich bei der Commotio verwendete, daraufhin durchsehe, und nur die absolut sichergestellten Fälle von epi- und subduralen Blutungen herausziehe, so fanden sich erstere in 7, letztere in 25 Fällen. MORTLAND, HARRISON und BELING, die 309 Fälle zusammenstellten, haben in 25 extradurale Blutungen gefunden, die aber immer mit einer Fraktur des Schädels einhergingen, was natürlich keineswegs als Regel gilt. Ebensowenig ist auch die von mir konstatierte Tatsache, daß die Blutungen fast nie ohne gleichzeitige Blutung in das Gehirn sich finden, keineswegs konstant. Das geht so ziemlich aus allen Angaben hervor (z. B. STRASSMANN). Und ebenso wichtig erscheint es, daß man nie vergißt, daß solche Verletzungen nicht nur auf der Seite des Traumas, sondern auch auf der Gegenseite zu finden sind (PROKOP, KÖNIG). Allerdings sind auch hier meist Schädelbrüche vorhanden. PROKOP betont, daß diese Blutungen wohl in der Mehrzahl durch die Fraktur erklärt werden, daß aber auch Verschiebungen und Abreißen der Dura die Ursache sein können. Während wohl in der Mehrzahl der Fälle der hintere Ast der A. men. media getroffen ist, muß man PROKOP beistimmen, daß oft auch multiple Einrisse an den verschiedenen Ästen zu beobachten sind und, wie ich selbst sah, auch der vordere Ast isoliert einreißen kann.

Es ist ein Verdienst KRÖNLEINS und seiner Schule, die Lokalisation der bei Meningeablutung entstandenen Hämatome genauer erfaßt zu haben. Er unterscheidet ein Hämatoma anterius, medium und posterius. Das erste frontotemporal, das zweite temporo-parietal und das dritte parieto-occipital.

Für die Klinik am wesentlichsten ist das mittlere, das sich über der motorisch-sensiblen Region ausbreitet.

PATEL hat neuerdings die Angaben KRÖNLEINS bestätigt und gezeigt, daß die vordere Meningealarterie vorwiegend Hämatome über dem vorderen Stirnhirn bewirkt, die hintere solche in der Fossa cerebelli unter dem Sinus transversus, letztere sehr selten. Ihr Ursprung ist auch oft schwer erkennbar, da sie mitunter diffus die Hirnbasis erfüllen und auch in den IV. Ventrikel vordringen können.

Die *Symptomatologie* der extraduralen Hämatome ist verhältnismäßig einfach. Gewöhnlich findet sich anfänglich eine Commotio cerebri mit den charakteristischen Erscheinungen derselben. Ist diese in verhältnismäßig kurzer Zeit abgeklungen, dann bietet der Patient fast keine Erscheinungen, wenn man von dem gewöhnlich vorhandenen Kopfschmerz absieht. Dieses freie Intervall kann sich über Stunden, aber auch Tage (z. B. HAMMES 3 Tage 8 Stunden) erstrecken und ist eines der wesentlichsten Differenzmomente gegenüber den anderen Erscheinungen traumatischer Natur. Ob man den Fall von W. MAGNUS hier einbeziehen kann, ist schwer zu erweisen. Das Intervall betrug 11 Wochen, und es wäre nicht ausgeschlossen, daß es sich hier um eine Spätapoplexie gehandelt hat, die allerdings den Meningen kaum zukommt. Der Verlauf des Falles ist jedenfalls nicht charakteristisch.

Wenn man die Untersuchungen von WIESMANN, CUSTODIS, MELCHIOR, DEGE und von den neueren Autoren besonders PATEL, aber auch BORGHINI, MORTLAND, HARRISON und BELING, HAMMES, BAGLEY, RANZI ins Auge faßt, wird man überall dieses Symptom als eines der wesentlichsten hingestellt finden. Man muß sich nämlich vor Augen halten, daß die Blutung aus der Meningea media sich erst ganz allmählich entwickelt, d. h. daß das Hämatom allmählich größer und größer wird, bis es jene Größe erreicht hat, die Symptome hervorruft. Wir wissen durch die Studien von v. BERGMANN, daß der Inhalt des Schädels um etwa 5,3% erhöht werden kann, ohne daß Druckerscheinungen auftreten. Das entspricht immerhin einer Menge von 75 g. Und wenn wir das individuelle Moment mit veranschlagen, so kann es auch gelegentlich einmal über diese Zahl hinausgehen. Es wird sich demgemäß das freie Intervall verschieden gestalten. Nun kann man, wie die Zusammenstellung von MELCHIOR aus den Fällen, die CUSTODIS anführt, erweist, damit rechnen, daß in 57% der Fälle das Intervall 24 Stunden nicht überschreitet, in 7% aber dies der Fall ist, während in 36% von einem freien Intervall überhaupt nicht die Rede ist. Diese Angaben kann man voll und ganz vertreten. Nur möchte ich bezüglich der Fälle, bei denen ein freies Intervall überhaupt fehlt, hervorheben, daß man aus der Vertiefung der Erscheinungen, wie z. B. Wiesmann dies schon betont, mitunter auf eine Meningeablutung schließen kann.

Interessant ist die Angabe von Lecomte und Apfelbach, die bei 564 Autopsien in 39,4%, also in einer ganz besonders großen Zahl, extradurale Blutungen gefunden haben und zeigten, daß nur in 52,2% dieser Fälle, also etwas mehr als die Hälfte, das Hämatom so groß war, daß es Erscheinungen hervorrief. Bemerkenswert erscheint mir auch ein Fall von Chatton. Hier hatte ein Patient am 16. 4. nach Trauma ein Hämatom oberhalb des rechten Ohres gezeigt, und die Punktion ergab Blut im Liquor. Der Zustand besserte sich, und erst am 29. 4. trat plötzlich Koma auf, Zeichen von einer Hirnkompression, und die Operation ergab ein extradurales Hämatom. Vielleicht spielt in diesem Falle der Zustand der Gefäße eine Rolle, da es sich um einen 56jährigen Patienten handelte und man allgemein annimmt, daß bei älteren Patienten die Schärfe und Deutlichkeit des Intervalls besonders hervortritt.

Ich stimme Melchior bei, wenn er meint, daß die Begrenzung des freien Intervalls nur so zu treffen sei, daß das erste Auftreten vom Symptomen bereits das Ende des Intervalls bedeutet. Die Erscheinungen, die sich nach dem freien Intervall entwickeln, stimmen zum großen Teile zunächst überein mit den Erscheinungen des Hirndrucks. Auffallend ist, daß der Kopfschmerz verhältnismäßig keine besondere Intensität erreicht, aber zumeist vorhanden ist. Er ist auch vielfach lokalisiert. Man darf nur nie vergessen, daß mitunter ein Hämatom bilateral sein kann und daß auch ohne Hämatom durch ein Contre-coup Erscheinungen beiderseits hervorgebracht werden können. Der Kranke wird dann ruhig, schlafsüchtig, somnolent. Die Bewußtseinsstörung kann eine ungemein tiefe sein.

Von den anderen Drucksymptomen sind nur wenige sehr ausgesprochen. Das gilt vor allem für die Stauungspapille, die wohl, wie die genannten Autoren ausführen, vorkommt, aber nur in einer Minderzahl der Fälle, was begreiflich ist, wenn man bedenkt, daß auch bei den Tumoren im Gebiete der Hirnrinde die Stauungspapille fehlen kann. Doch habe ich auch in meinen wenigen Fällen einmal die Stauungspapille vermerkt. Es ist fraglich, ob man die Störung der Pupille, die in neuerer Zeit wiederum eine besondere Beachtung erfahren hat, auch in die Gruppe der Allgemeinsymptome einbeziehen darf. Man muß vor allem feststellen, daß bei derartigen Kranken das Auge selbst durch den Unfall intakt geblieben ist. Denn ich sah einige Male Blutungen im Auge oder am Auge und dadurch bedingte Sehstörungen, woraus sich selbstverständlich ein differentes Verhalten der Pupille erklären kann. Auch darf man nicht vergessen, daß das Verhalten der Pupille zu verschiedenen Zeiten verschieden ist. Rand und Katzenstein haben neuerdings die Verhältnisse der Pupille genauer studiert und sind eigentlich zu ganz ähnlichen Resultaten gekommen wie Custodis, der gezeigt hat, daß in ungefähr 50% der Fälle die weitere Pupille, die auch starr sein kann, der Seite des Hämatoms entspricht. Wie wertvoll dieses Symptom sein kann, beweist ein von Rand zitierter Fall, bei dem rechts Hemiparese, rechts Erweiterung der Pupille bestand. Es wurde links trepaniert und die Obduktion zeigte die Blutung rechts. Daraus und aus anderem folgert Rand, daß die erweiterte reaktionslose Pupille von höherer lokalisatorischer Bedeutung sei als die Blutung aus dem Ohr oder die Hemiparese. Es scheint, daß tatsächlich die Sache so abläuft, daß zuerst eine Verengung, dann eine Erweiterung der Pupille erfolgt, die schließlich reaktionslos wird, wobei die Pupille der kranken Seite jener der gesunden Seite vorangeht. In meinen 7 Fällen war die weitere Pupille immer auf der Seite des Hämatoms. In einem Fall war der Ablauf der Pupillenstörung sehr gut zu verfolgen. Erst war der Pupillenreflex vorhanden, dann nach einer halben Stunde erlosch er, nach einer weiteren halben Stunde war die linke Pupille weiter als die rechte. Die Blutung saß links. Es gibt aber auch Fälle, bei welchen trotz einer Meningealblutung die Pupillen beiderseits gleich und absolut normal reagierend sind. Das sah ich in einem Falle, der durch eine Meningitis kompliziert war. Andererseits kann man in Fällen schwerster Bewußtlosigkeit selbstverständlich nur beide Pupillen weit und lichtstarr finden. Es hängt also scheinbar die Veränderung der Pupille von einer Reihe von Umständen ab, nicht zuletzt von dem Zustand des Bewußtseins. Über den Mechanismus dieser Störung hat sich KATZENSTEIN geäußert. Er ist jedenfalls komplizierter als es einer einfachen Reizung eines corticalen Zentrums entspricht.

Von den anderen Hirndrucksymptomen wird hauptsächlich noch auf Puls und Atmung Gewicht gelegt, wobei ich betonen möchte, daß ein besonderer Hirndruckpuls nicht gerade hervortreten muß und daß die Atmung gleichfalls vielfach von dem Bewußtseinszustand beeinflußt zu werden scheint. Hervorgehoben muß noch werden, daß man nicht selten eine Temperatursteigerung findet, die sich bereits am Anfang fühlbar macht und die differentialdiagnostisch nicht ohne Bedeutung ist.

Die Lokalsymptome, welche von den Hämatomen außerhalb der Dura hervorgebracht werden, entsprechen vollständig deren Lage. So hat GURDJAN in 3 Fällen das WEBERsche Syndrom gefunden, das nach Entfernung des Hämatoms schwand. SCHRANZ fand bei einem einjährigen Kind die Blutung über dem Parietallappen. DELMAS-MARSALET beschreibt bei Blutungen über dem Stirnhirn ein signe de l'inégale déviation provoqué de la marche (rechts Stirnhirnhämatom — Drehung nach rechts, Neigung des Körpers nach rechts — Drehen nach links geringere Neigung des Körpers nach links, aber stärkere Deviation nach rechts). Ich habe schon erwähnt, daß in einer ganzen Reihe von Fällen Lokalsymptome überhaupt nicht zu finden sind, wohingegen mehr diffuse meningeale Störungen auftreten (WILLMOTH). In anderen wieder kommt es zu Reizerscheinungen im Gebiete der Motilität oder zu Ausfallserscheinungen motorisch-sensibler Natur, wie sie hier nicht weiter ausgeführt werden sollen, da ihnen kaum eine Besonderheit entspricht.

Nur auf ein Moment muß aufmerksam gemacht werden. Das ist die von einer ganzen Reihe von Autoren betonte Möglichkeit des Auftretens homolateraler Lähmungen (KÖNIG). Diese sind meines Erachtens fast immer bedingt durch Contre-coup oder durch ein Hämatom der Gegenseite.

Es nimmt mich auch nicht Wunder, daß von vielen Autoren betont wird, daß die untere Extremität häufiger frei gefunden wird, oder daß isolierte Lähmungen der unteren Extremität überhaupt nicht vorkommen, da wir ja wissen, daß für diese nur die obersten Abschnitte der vorderen Zentralwindung und der Lobulus paracentralis in Frage kommen, die bereits außerhalb oder nahezu außerhalb des Bereiches der Meningeablutung gelegen sind.

Ein wichtiges Symptom für die Diagnose ist die Spinalpunktion geworden. Man müßte eigentlich erwarten, daß der Liquor nicht blutig ist. Er ist aber in den meisten Fällen blutig und demzufolge kaum für eine sichere Diagnose zu verwerten. Die Hirnpunktion kann wohl unter Umständen Blut ergeben. Aber es ist gerade in diesem Falle sehr schwierig zu sagen, ob dieses Blut aus extraduralen oder intraduralen Räumen stammt, oder ob nicht eine Erweichung des Gehirns mit Blutungen schuld ist an dem positiven Ergebnis. Dagegen hat man in neuerer Zeit die Encephalographie bzw. Ventrikulographie verwendet, um Hämatome sicherzustellen, was, wie bei den subduralen Hämatomen ausgeführt werden soll, überraschend gelungen ist.

Der Verlauf dieser extraduralen Hämatome ist ein ungemein einfacher. In den klassischen Fällen wird nach anfänglicher Commotio das freie Intervall auftreten, worauf sich dann die Erscheinungen des Hirndrucks, evtl. auch Lokalsymptome entwickeln. Wenn einmal der Hirndruck aufgetreten ist, dann geht der Prozeß, wofür mein eigenes Material spricht, ungemein rasch vorwärts, und wenn man nicht in wenigen Stunden eingreift, so tritt gewöhnlich der Exitus letalis ein (Borghini). Ein einziger Fall von mir hat ohne Eingriff eine Woche überlebt, die anderen starben innerhalb 24 Stunden.

Im großen und ganzen ist die Prognose eines extraduralen Hämatoms ohne operativen Eingriff eine sehr schlechte. Die Mehrzahl der Fälle geht zugrunde. Nach der Operation sind die Resultate weit wesentlich bessere, und es scheint mir, daß meinen Erfahrungen entsprechend die unkomplizierten Fälle, d. h. jene, bei denen das Gehirn nicht gelitten hat und der Eingriff rechtzeitig erfolgt ist, ausgezeichnete Chancen für die Heilung besitzen (s. a. Ranzi-Huber).

Die Diagnose eines extraduralen Hämatoms ist nach dem Gesagten meist leicht. Man kann sie mit Spätapoplexien verwechseln. Gelegentlich wird man auch einen meningealen Prozeß vermuten, was aber immer durch eine Spinalpunktion geklärt werden kann. Andererseits aber darf man nicht vergessen, daß, wie ich bereits erwähnt habe, Lecomte und Apfelbach zeigen konnten, daß etwa 50% der Hämatome symptomenlos bleiben können. In diesen Fällen wird uns, wenn auch nur der leiseste Verdacht eines solchen besteht, die Ventrikulographie evtl. vor Irrtümern bewahren können.

Die Therapie ist die Trepanation und Unterbindung der Arterie, wobei immer das Stammgefäß unterbunden werden muß, da man nie weiß, ob nicht aus einem oder dem anderen kleinen Ästchen eine Blutung erfolgen kann. Soweit ich die Resultate der Operation überblicken kann, sind sie äußerst günstig, und wenn keine besonderen Komplikationen vorliegen, kann man in der großen Mehrzahl der Fälle auf Heilung rechnen. Vorbedingung ist, daß der Eingriff nicht zu spät erfolgt, denn je schwerer der Bewußtseinsverlust ist, je länger der Hirndruck dauert, je größer die Komplikationen sind (Knochenfraktur, Hirnschädigung), desto geringer ist die Aussicht, auch durch die Operation noch ein Resultat zu erzielen. Immerhin kann man aus den Statistiken ersehen, daß ungefähr $^2/_3$ der operierten Fälle mit dem Leben davonkommen. Doch hat Patel von 17 Fällen 12 verloren, meist 10 Stunden nach dem Eingriff. Kleine Hämatome sind konservativ zu behandeln.

Subdurale Hämorrhagien. Man faßt alle Blutungen in die Pia, Arachnoidea und zwischen dieser und der Dura als subdurale Hämorrhagien zusammen, da man meist nicht imstande ist, dieselben voneinander zu differenzieren.

Wie schon bei der extraduralen Hämorrhagie erwähnt, ist die Häufigkeit der subduralen nach meinem Material entschieden größer als die der epiduralen. Das geht auch zum Teil wenigstens aus den Darstellungen der neueren Autoren hervor. Mortland, Harrison und Beling finden in ihren 309 Fällen in 82% Zerreißungen von Gefäßen der Pia, Arachnoidea oder des Cortex, so daß sie mit Recht in diesen Blutungen die häufigste Schädigung nach Trauma sehen. Coleman hat allerdings in 173 Fällen nur 13mal subdurale Blutungen gefunden, während Jelsma in 88% der Fälle subduraler Hämatome das Trauma ätiologisch findet, ähnlich Grant. Dabei kann der Prozeß einseitig oder doppelseitig sein und — wie auch eine Reihe anderer Autoren bemerken — findet sich häufiger hier als beim extraduralen Hämatom die Läsion des Contre-coup entweder gleichsinnig oder in Form der Hirnquetschung. Das Trauma, das derartige Blutungen hervorruft, kann dabei ein unglaublich geringes sein (Benessy, Biemond, Brodie, McConnel, Martin, van Gehuchten und Martin, Putnam und Cushing); und zwar ist es meist Sturz oder Stoß, die Veranlassung zum Trauma sind. Das geht wohl auch aus den Darstellungen der älteren Autoren hervor, die Melchior zusammenfaßt. Die Gefäße, aus welchen die Blutungen erfolgen, sind in allererster Linie, wenn man die Häufigkeit ins Auge faßt, die pia-arachnoidealen, und zwar nicht nur Arterien, sondern auch Venen (HAMMER), und daraus geht schon hervor, daß vielfach die Blutung nicht so lokalisiert sein wird als beim extraduralen Hämatom. DISSEN findet, daß auch A. meningea media-Blutungen mit subduralen Hämatomen einhergehen. Ich sah kürzlich ein derartiges, bei dem die Meningeablutung keine Erscheinungen gemacht hatte und nur die offenbar venöse subarachnoideale Blutung solche hervorrief. Es können aber auch große Sinus verletzt werden, z. B. der Sinus longitudinalis (FORNI) oder transversus (FEY lateralis), wofür ich eine eigene Beobachtung habe, oder die Arterien der Hirnoberfläche, wie die A. vertebralis (WOLF), die aber gegenüber den Verletzungen der A. fossae Sylvii jedenfalls kaum in Frage kommt. Freilich wird man bei offenen Verletzungen häufiger Verletzungen der Sinus und größeren Gefäße finden als bei gedeckten. Auch aus kleinen Venen kann es zu Blutungen kommen.

Von einem gewissen Interesse sind auch die kleinen Blutungen zwischen der Dura und Arachnoidea, weil sie zur Bildung jener Veränderungen Veranlassung geben können, die man fälschlich Pachymeningitis haemorrhagica interna genannt hat. Denn Gerinnselbildung in diesem Gebiet (SALINGER) hat nichts mit Pachymeningitis zu tun.

Wir werden also vielleicht die Blutungen unterhalb der Dura einteilen in mehr diffuse, bei welchen nahezu die ganze Pia-Arachnoidea blutig suffundiert ist; ferner in die *sogenannte* Pachymeningitis haemorrhagica (s. später die pathologische Anatomie) interna und schließlich in die mehr lokalisierten umschriebenen Formen, wie sie schon HENSCHEN besonders hervorgehoben hat. Dabei gibt es noch Differenzen in bezug auf das zeitliche Moment — akute und chronische Fälle (PUTNAM-CUSHING, VAN GEHUCHTEN-MARTIN). Über solche ganz diffuse Blutungen der Pia-Arachnoidea berichten PATEL und DESVILLE, wobei sie bemerken, daß an der Gegenseite nicht selten durch den Contre-coup ein epidurales Hämatom entstehen kann (ähnlich HAMMES). Auch MORTLAND, HARRISON und BELING bezeichnen die pia-arachnoidealen Blutungen als die häufigsten.

Wenn man die HENSCHENsche Einteilung der Blutungen gelten läßt, so findet er erstens peribulbäre Hämorrhagien durch Verletzung der Vena magna Galeni, jugularis, des Sinus transversus und, wie ich hinzufügen möchte, auch der A. vertebralis. Zweitens kann man gelegentlich sehr selten eine Blutung zwischen den Hemisphären finden, wenn nach Zerreißung des Längsblutleiters sich das Blut zwischen die Hemisphären gegen den Balken hin senkt, und als drittes sind die Konvexitätsblutungen, und zwar frontale, parietale und temporooccipitale zu erwähnen, also eine analoge Lokalisation, wie sie den epiduralen nach KRÖNLEIN zukommt (s. a. RANZI).

Was nun die Symptomatologie dieser mehr umschriebenen Blutungen anlangt, so unterscheiden sie sich von den epiduralen dadurch, daß das initiale Trauma oft so gering ist, daß man eine Blutung nicht vermutet. In der Mehrzahl der Fälle ist aber auch hier das Trauma mit einer kommotionellen Störung verbunden, und es können die Erscheinungen der Commotio und der Blutung ineinander übergehen. Das gilt besonders für die schweren Traumen und ist eigentlich in meinen Fällen am häufigsten beobachtet worden. Nach der Aufstellung von HENSCHEN fehlt das freie Intervall hier in 27%. Andererseits wird gerade in diesen Fällen hervorgehoben, auch von den neueren Autoren, daß das freie Intervall hier wesentlich länger ist als bei den extraduralen Hämorrhagien. Waren hier in mehr als 50% der Fälle ungefähr die Intervalle nur Stunden bzw. höchstens Tage, so ist in den subduralen Fällen das Intervall nur in 18% auf diese Zeit beschränkt. Im Gegensatz dazu haben wir hier Fälle, bei denen das Intervall sich auf Wochen und Monate erstreckt, weshalb MELCHIOR mit

Recht betont, daß wir es hier vielleicht mit Spätblutungen zu tun haben, analog den Spätapoplexien, was auch Dissen hervorhebt, ebenso wie Fey, Naffziger und Jones. So hat Biemont einen Fall veröffentlicht, bei dem ein traumatisches subdurales Hämatom 5 Monate bestanden hat, bevor man es erkannte. Auch Brodie betont die lange Dauer des Intervalls, und Errico und German bringen zwei Fälle, bei denen das Intervall 6 Wochen bzw. 4 Monate gedauert hat (Putnam-Cushing, van Gehuchten-Martin, Ranzi), bei Salinger 2 Monate. Auch Holmes, Martin, Burgeast heben die langen Intervalle besonders hervor.

Vielleicht darf man noch ein zweites Moment bei den subduralen Hämorrhagien erwähnen, das sie gleichfalls zeitlich von den epiduralen Hämorrhagien sehr wesentlich differenziert. Ich meine die ungemein langsame Entwicklung der Erscheinungen. Brodie, Craig, Holmes heben dies besonders hervor, und man spricht direkt von chronischen subduralen Hämorrhagien. Andererseits aber kann sich die Entwicklung auch viel rascher abspielen, besonders dort, wo es sich um eine Sinusblutung handelt.

So haben Orman und Spiegler einen Fall beschrieben, der eine halbe Stunde nach dem Trauma bereits bewußtlos war und 4 Stunden später in das Koma verfiel. Ich selbst sah einen Fall, der um 9 Uhr früh die Ambulanz betrat, vollständig geordnet und klar war und nur eine Rißquetschwunde am Kopf hatte. Er war von der Straßenbahn gestürzt. Im Verlaufe des Verbindens wurde er unruhig, klagte über Atemnot. Der Puls stieg auf 132, dann wurde der Patient ruhiger, die Atmung aber tiefer. Es trat Koma ein, und um $^1/_2$2 Uhr nachmittags war der Patient tot. Es zeigte sich neben einer Kontusion der rechten Hemisphäre ein ausgedehntes subarachnoideales Hämatom und auch ein Hämatom in beiden Frontal- und Temporallappen mit einem akuten Hirnödem. Wenn ich diesem einen klassischen Fall gegenüberstelle, so wurde ein Patient am 28. 5. verletzt, ging etwas taumelig nach Hause, soll etwas schwerer gesprochen haben, bekam eine Suffusion entsprechend der Verletzung. Nach 3 Wochen ging der Patient bereits herum, fühlte sich verhältnismäßig wohl, am 21. 7. begannen Kopfschmerzen, am 24. 7. leichte Parese der rechten Seite, die sich allmählich aber sehr leicht vertiefte, dazu gesellte sich eine leichte aphasische Störung mehr sensorischen Charakters, alles ohne besondere Kopfschmerzen. Anfangs August sah ich den Patienten, diagnostizierte ein subdurales Hämatom, das sich auch bei der Operation fand. Das Röntgenbild hatte an der Läsionsstelle eine Impression des Knochens gezeigt.

Jedenfalls ist eines gewiß, daß die langsame Entwicklung der Druckerscheinungen und das verhältnismäßig längere Intervall zugunsten subduraler Blutungen sprechen, wobei aber bei rasch sich vertiefender Bewußtseinsstörung eine Mitbeteiligung des Gehirns wahrscheinlich ist (s. a. Naffsiger und Jones).

Ein weiteres Moment, das ich hervorheben möchte, ist, daß bei den subduralen Hämorrhagien, soweit sie über der Konvexität sind, Reizerscheinungen häufiger auftreten, d. h. also epileptische Anfälle, Parästhesien. Ist aber das Hämatom groß, so unterscheidet es sich wenig von den Hämorrhagien, die epidural sitzen. Es kommt mir nur vor, als ob hier öfters von Stauungspapille gesprochen würde (Biemond, Burgeast, Brodie, Errico und German, Martin, Ranzi, eigene Fälle). Bezüglich der Pupillenstörungen muß man unterscheiden zwischen den Patienten mit voller Bewußtlosigkeit, bei welchen gewöhnlich beide Pupillen weit und lichtstarr sind. Es können aber auch trotz absoluter Bewußtlosigkeit die Pupillen mittelweit sein und reagieren. Gewöhnlich läuft der Prozeß auch hier so ab, daß zuerst die Pupille auf der geschädigten Seite eng ist, dann weiter und reaktionslos wird, während die Pupille auf der gesunden Seite enger ist und reagiert. Später wird aber auch diese Pupille weit und reaktionslos, wenn es zum Koma kommt.

Die Ausfallserscheinungen hängen lediglich ab von dem Sitz der Läsion und von der Mitbeteiligung des darunterbefindlichen Gehirns. Man muß zugeben, daß hier bilaterale Erscheinungen häufiger sind als beim epiduralen Hämatom. Sehr häufig kann man in diesen Fällen den Nachweis einer Reizung der Meningen erbringen. So sah ich bei Fällen von sog. Pachymeningitis haem. int. nicht selten Nackenstarre, aber *kein* KERNIGsches Phänomen, obwohl auch dieses beschrieben wird (NATHER). Doch scheinen bei derartigen Fällen, die meist mehr chronisch verlaufen, allgemeine meningeale Erscheinungen häufiger (BENASSI). Dasselbe gilt auch für diffuse Blutungen in die weichen Hirnhäute.

Von größter Wichtigkeit erscheint mir die Untersuchung des Liquors, der in der Mehrzahl der Fälle blutig ist, oder wenn der Fall lange genug bestanden hat, zumindest Xantochromie zeigt. Doch haben FISCHER und MORSIER diesbezüglich auch einen negativen Befund erhoben, ebenso HEULS und GUILMAIN. Es ist aber auch möglich, daß sich Gerinnsel in den Meningen bilden, die sich später organisieren und dadurch imstande sind, den spinalen Liquorraum zu blockieren (R. M. STARR). Man wird dann wenig oder keinen Liquor bei der Punktion erhalten. L. ROGERS beschreibt derartige Fälle (nicht traumatisch) als posterior fossa Compression Syndrom, d. h. Atemstillstand bei erhaltenem Puls. Es kann andererseits wiederum die Eiweißausscheidung im Liquor eine massige sein bei besonderer Durchlässigkeit der Gefäße und Mitbeteiligung des Gehirns.

In Spätfällen kann der Liquor vollständig klar sein (HAMMES), fließt aber nur tropfenweise ab (W. HOLMES). Zumeist aber ist der Liquordruck deutlich erhöht. MARTIN hat in Fällen, bei denen die Hirnerscheinungen erst später auftraten, nur bei dem 8. Teil Gelbfärbung gefunden und in einem Fall Eiweißvermehrung.

Eine gewisse Bedeutung scheint für die Diagnose aber jetzt die Encephalographie bzw. Ventrikulographie zu beanspruchen. CRAIG WINCHELL, der ganz richtig bemerkt hat, daß die diagnostische Lumbalpunktion die Diagnose nur klären kann, wenn ein positiver Ausfall derselben vorhanden ist, war wohl der erste, der die Ventrikulographie zur Diagnose des subduralen chronischen Hämatoms empfiehlt. BALADO und MOREA haben sowohl Luft als besonders Lipjodol verwendet, wobei sie sahen, daß der Ventrikel der Seite mit dem Hämatom verengt, der kontralaterale erweitert, das ganze Ventrikelsystem verzogen war. In zwei Fällen war durch die Blutung eine Kompression des Foramen Monroi erfolgt, so daß weder Luft noch Lipjodol in die anderen Ventrikel ging (Ventrikulographie). In allen vier von ihnen beobachteten Fällen ist der Ventrikeldruck erhöht. LINDEMÜLLER und MONTEIRO berichten über ähnliche Resultate.

Demgegenüber kann die Punktion nach NEISSER-POLLAK hier keine so große Bedeutung gewinnen, da man, wie schon erwähnt, bei dieser eigentlich nie weiß, ob es sich um eine extracerebrale Blutung handelt, oder um intracerebrale. Doch tritt RANZI für sie ein.

Diese Angaben betreffen, wie erwähnt, in allererster Linie die massiveren Blutungen, während *die kleineren Blutungen*, besonders jene, welche man als *subarachnoideale* bezeichnet, Dank der Forschungen besonders FLATAUS, GOLDFLAMS und ROTHFELDS jetzt der Diagnose zugänglicher geworden sind. Allerdings handelt es sich bei den Angaben dieser Autoren nicht um traumatische, sondern mehr durch andere Momente bedingte Blutungen. Aber die Symptomatologie dürfte wohl auch bei den traumatischen nicht sehr wesentlich von den aus anderen Ursachen hervorgerufenen verschieden sein. Der Beginn wird gekennzeichnet durch einen heftigen Nacken- und Hinterhauptschmerz, der plötzlich auftritt und mitunter mit Erbrechen und Übelkeit einhergeht. Auch

Kreuzschmerzen finden sich, wie ROTHFELD zeigte. Der Umstand, daß auch Bewußtlosigkeit dabei vorhanden sein kann, wie ich das selbst gesehen habe, macht die Diagnosenstellung noch schwieriger. Es treten hinzu die Erscheinungen der Meningitis, wobei ich jedoch betonen möchte, daß das KERNIGsche Symptom gegenüber der Nackensteifigkeit weit wesentlich weniger hervortritt. Dann finden sich die Erscheinungen leichten Hirndrucks, Pulsverlangsamung, Pupillenveränderung, ein oder das andere Mal eine Störung am Sehnerven, die, wie ich das sah, von einem Teil der Untersucher als Neuritis, von dem anderen Teil als Stauungspapille mit Blutungen charakterisiert wurde. In einem meiner Fälle war auch eine Hirnnervenlähmung zu verzeichnen, und zwar war der Abducens besonders getroffen, aber auch der Facialis der einen Seite zeigte eine leichte Parese. Ebenso ließ sich eine geringe Einschränkung im Trigeminus der gleichen Seite nachweisen.

Sonst sind es aber meist die Erscheinungen der Hemiparese, die im Vordergrund stehen. Es ist interessant, daß auch hier der Prozeß mitunter streng einseitig, aber auch doppelseitig sein kann.

Ein sehr wichtiges Symptom, das ganz außerhalb des gewohnten liegt, ist die von GUILLAIN angegebene Tatsache, daß im Harn große Mengen von Eiweiß auftreten, ohne daß sonstige Erscheinungen einer Nierenaffektion vorliegen. HALL hat dies gleichfalls bei traumatischen Blutungen gefunden Das Symptom ist in seiner Wesenheit noch nicht geklärt, aber der Umstand, daß die subarachnoidealen Hämorrhagien mitunter bei renalen Affektionen aufzutreten pflegen, mahnt zur Vorsicht bei Verwertung dieses Symptoms.

Der wichtigste Befund ist auch hier die Spinalpunktion, die immer Blut ergibt und je nach der Dauer reines Blut oder Xantochromie. ROTHFELD macht aufmerksam, daß die artefizielle Blutbeimengung durch Zentrifugieren des Liquors ausgeschaltet werden kann, da danach der Liquor klar bleibt, während bei der Blutbeimengung durch die subarachnoideale Hämorrhagie der Liquor nach dem Zentrifugieren gelb erscheint.

Die anderen Liquorreaktionen sind meines Erachtens von geringem Wert, da sie höchstens schwach positiv oder negativ ausfallen. Die Zellzahl ist gewöhnlich etwas vermehrt, der Charakter der Zellen aber ein inkonstanter.

Man wird also die *Diagnose* dieser Veränderungen heute viel leichter stellen können als früher, da man in der Länge des freien Intervalls, in dem meist chronischen Verlauf, in dem Verhalten des Liquors, in dem Ergebnis der Ventrikulographie oder Encephalographie einen wertvollen Anhaltspunkt für die Diagnose gewinnen kann. Auch aus dem Verlauf kann man manches erschließen, da dieser, wenn er auch in den schweren Fällen, ähnlich wie bei dem extraduralen Hämatom, ein akuter sein kann, vielfach hier eine viel längere Entwicklung erkennen läßt, eine Entwicklung, die sich über Tage, Wochen, ja Monate hinzieht.

Differential-diagnostisch kommen bei diesen Fällen zunächst die Affektionen der Meningen in Frage. Hier entscheidet wohl in allererster Linie die Spinalpunktion, denn das Fieber und der Ablauf sind zu wenig charakteristisch, obwohl das Fieber bei subduralen Hämorrhagien seltener aufzutreten pflegt und dann gleichzeitig mit einer Pulsbeschleunigung die terminalen Erscheinungen einleitet (DEWILLE und PATEL). Ich habe ein oder das andere Mal große Schwierigkeiten gehabt, einen Hirntumor auszuschließen. In diesen Fällen ist zu berücksichtigen der plötzliche Beginn sowie das Ergebnis der Spinalpunktion, obwohl auch dieses nicht immer verläßlich ist. Besonders in einem Falle habe ich lange geschwankt, bis die Bilateralität des Prozesses und die Affektion sehr weit auseinanderliegender Hirnpartien die Diagnose sicherte. Der Fall kam zu restloser Heilung.

Man darf nämlich nicht vergessen, daß Kopfschmerz, Erbrechen, Pulsverlangsamung und, wie ich schon hervorgehoben habe, ein oder das andere Mal eine Papillenveränderung auftritt, die zu Verwechslungen Veranlassung gibt. Auch die psychischen Störungen sind nicht solche, daß sie gestatten, eine Differentialdiagnose gegenüber dem Tumor zu stellen.

Schließlich ergibt sich eine Differenz auch in bezug auf die *Prognose*. Ich möchte diese unter keinen Umständen bei ausgedehnten Blutungen so günstig stellen, wie dies nach den Beobachtungen einzelner Fälle sich zu ergeben scheint. Im großen und ganzen ist die Prognose dieser Fälle eine schlechte, es sei denn, daß es gelingt, durch einen operativen Eingriff das Blut zu entfernen und eine Blutstillung herbeizuführen. Die Zahl, die HENSCHEN angibt, daß etwa 68% der Fälle durch die Operation geheilt werden, erscheint mir ein wenig zu hoch gegriffen, selbst wenn man, was ja selbstverständlich ist, nur die umschriebenen größeren Hämatome in Betracht zieht (RANZI-HUBER etwa 50% Heilung).

Die *therapeutischen Maßnahmen* bewegen sich nach zwei Richtungen. Erstens nach jener, die bestimmt ist, den Druck herabzusetzen, und zweitens nach jener, die die Blutung als solche bekämpft. Ich kann den wiederholten Spinalpunktionen zur Herabsetzung des Drucks nicht das Wort reden, ebensowenig der Hirnpunktion wie übrigens auch COLEMAN. Aber mit Rücksicht auf den Umstand, daß in diesen Fällen sehr häufig Ödem auftritt, habe ich mit Osmoninjektionen gelegentlich eine Besserung des Hirndrucks wahrgenommen. Ob man sich zu einem so schweren Eingriff, wie die subtemporale Aufklappung es darstellt, entschließen wird, wie dies CUSHING vorgeschlagen hat, ist angesichts der Möglichkeit, heute den Sitz der Blutungen leichter sicherzustellen, wohl zu verneinen. Jedenfalls fällt diese nicht, wie RICARD meint, immer mit dem Orte des Traumas zusammen, weshalb es nicht angeht, gerade an dieser Stelle zu trepanieren. Ein Teil der Blutungen steht von selbst. Es scheint mir, daß das in allererster Linie für die zwischen Dura und Arachnoidea gilt. Ein zweiter Teil läßt aus dem klinischen Bild den Sitz erkennen und wohl auch den Umfang, wenn die klinischen Erscheinungen mit zunehmenden Drucksymptomen einhergehen. Diese Fälle sind zu operieren, und in diesen Fällen ist man oft in der Lage, eine vollständige Wiederherstellung herbeizuführen (DJORUP). Bei Blockade des Liquorraumes ist wohl ODYs Methode der suboccipitalen Trepanation mit Entfernung des Atlasbogens und eventueller Fensterung der Membrana atlanto-occipitalis zu empfehlen, was übrigens LENORMAUD und PATEL auch bei schweren Commotiofällen mit bedrohlichen Erscheinungen anwenden. Jedenfalls kommt man in solchen Fällen wie M. ARMAUD gleich ODY meint, weder mit der Spinalpunktion noch mit einer Ventiloperation weiter, sondern einzig mit der Methode nach ODY (auch FOURMESTRAUX). DENIS meint allerdings, daß bei Gerinnselbildung auch dieser Vorgang nichts nutzt und man doch eine Ventrikelpunktion durchführen muß.

Haemorrhagia cerebri. Wir werden gut tun, die Blutungen, die in die Gehirnsubstanz selbst erfolgen, nach zwei Gesichtspunkten einzuteilen. Erstens in die kleinen Blutungen des Gehirns, die, obwohl schon vor DURET bekannt, gewöhnlich als DURETsche Blutungen bezeichnet werden; zweitens in die großen Blutungen, die nach dem Vorgange KOLISKOs als tiefe Markblutungen bezeichnet werden. Ich würde aber vorschlagen, diesen Begriff fallen zu lassen, weil es sich nicht lediglich um Markblutungen handelt, sondern weil gelegentlich auch Blutungen in die Brücke, in die Ventrikel, besonders aber auch in die Stammganglien erfolgen können, so daß der Begriff Markblutung fälschlich gedeutet werden könnte. Sind also diese beiden Formen eigentlich nur durch die Intensität verschieden, so gibt es noch ein Einteilungsprinzip nach der Zeit, indem eine Reihe der in das Gehirn erfolgenden Blutungen erst eine Zeit nach dem

Unfall, oft nach einem sehr langen Intervall, auftreten, was von BOLLINGER als Spätapoplexie bezeichnet wurde (vgl. auch BAGLEY). BALADO und MALBRAU sprechen von punktförmigen, flächenhaften und konfluierenden Blutungen, ein anatomisches Prinzip, das man klinisch schwer fassen kann.

Es ist von vorneherein einleuchtend, daß bei besonders schweren Traumen gewöhnlich die Blutung in die Hirnsubstanz mit Blutungen in die Hirnhäute kombiniert sein kann (NAFFSIGER und JONES u. a.). Man wird in diesen Fällen je nach den besonders hervorstechenden Erscheinungen bald mehr das eine, bald mehr das andere Moment klinisch erfassen können. In der Mehrzahl der Fälle wird besonders bei den großen Blutungen es kaum möglich sein, in vivo eine Diagnose zu stellen, da diese zumeist mit schwersten Bewußtseinsstörungen einhergehen und aus diesem heraus zum Tode führen.

Wie schon erwähnt, hat man die kleinen Hämorrhagien DURETsche Blutungen genannt. Nach diesem Autor sollen sie sich hauptsächlich um den Aquädukt und im IV. Ventrikel finden und, wie auch neuere Autoren noch annehmen, und wie ich bereits bei der Commotio auseinandergesetzt habe, eine Begleiterscheinung der Commotio bilden. Solche Blutungen sind auch bei den Kriegsverletzungen wiederholt gesehen worden (DEMMER). BERNER findet sie 25mal von 42 Fällen.

Es scheint, daß von den neueren Autoren CASASSA die Aufmerksamkeit auf die Capillarblutungen gelenkt hat, die auch ohne jede Fraktur vorkommen können und rein perivasculär bleiben. MORTLAND, HARRISON und CHRISTOPHER BELING haben das aufgenommen und derartige Blutungen, allerdings in Verbindung mit solchen aus den Meningealgefäßen, in 82% der Fälle gefunden. Ähnlich wie SYMONDS haben auch sie betont, daß diese Blutungen oft am häufigsten in der Gegend des Contre-coup sich finden. Solche kommotionelle Purpura findet sich eigentlich nie bei einer Fraktur der Schädelkonvexität. Auch DESVILLE und PATEL erwähnen kleine punktförmige disseminierte corticale Blutungen sowohl in der grauen als in der weißen Substanz. Nicht so deutlich treten diese Angaben bei BAGLEY hervor, ebensowenig bei ROSENHAGEN, wo die Blutungen mit capillaren Erweichungen und einer hämorrhagischen Pachymeningitis einhergehen. BAUER und BERNER befassen sich hauptsächlich mit den Blutungen im Sinne DURETS. Auch ARNAUD und CRÉMIEUX erwähnen dieselben.

Aus dem Angeführten geht zum Teile wohl auch der Sitz dieser Blutungen hervor, indem ich bereits erwähnte, daß sie um den Aquädukt und den IV. Ventrikel, aber auch in der Hirnrinde, und zwar im Grau und in der angrenzenden weißen Substanz häufig sind. MORTLAND, HARRISON und BELING meinen, daß sie auch unter dem Tentorium zu finden seien sowie in den basalen Ganglien. Ob die von SCATTAMACCHIA beschriebenen Basiskernblutungen hierher gehören, ist fraglich. Man sieht also, daß solche kleine Blutungen eigentlich an allen Stellen des Gehirns vorkommen können, daß aber die Prädilektionsstellen, die von DURET angegebenen sind, sowie die Rinde ganz im Sinne der von JAKOB experimentell gefundenen Ergebnisse.

Fragt man sich nun nach der Ursache dieser Blutungen, so ist diese Frage nicht ohne weiteres zu beantworten. Es hat sehr viel Wahrscheinlichkeit für sich, daß ein Teil dieser Blutungen im Sinne von RICKER zu erklären ist, d. h. im Sinne einer Vasomotorenschädigung. Ich habe aber mit KOBAYASHI solche kleine Hämorrhagien in einem schweren Fall von Hirntrauma, der nur 12 Stunden überlebt hat, untersucht und muß gestehen, daß hier doch bei einzelnen Gefäßen die traumatische Ruptur ziemlich sicher war (wohl auch BALADO-MALBRAU, ESSER, HASSIN).

Daß Fettembolien etwas Ähnliches hervorrufen können, ist wohl zweifelsohne. Aber man erkennt doch in der Mehrzahl der Fälle, ob es sich wirklich um eine Fettembolie handelt oder nicht (OPPOLZER).

Die klinischen Erscheinungen dieser Blutungen sind natürlich sehr wesentlich verschieden, je nach dem Sitz und nach der Extensität. Bei den Fällen, die die DURETschen Blutungen zeigen, werden außer den kommotionellen Erscheinungen vielleicht besonders Puls- und Atmungsstörungen hervortreten, gelegentlich auffälliger Schwindel. BERNER meint, daß sie die Bewußtseinsstörungen ebenso bedingen können wie die Störungen, die man auf Hirndruck bezieht. Bei den corticalen Blutungen sind die Ausfallserscheinungen sehr merkwürdig. Man kann höchstens eine leichte Parese, oft nur eine Reflexdifferenz, gelegentlich ein positives BABINSKIsches Phänomen wahrnehmen, während bei größerer Intensität das psychische Moment im Vordergrund steht.

Es ist nicht ohne Interesse, daß die Mehrzahl der Autoren auch für die corticalen Blutungen blutigen Liquor beschreiben. Jedenfalls ist die Symptomatologie dieser Störungen, die, wenn sie sehr ausgedehnt sind, auch zu psychischen deliranten Zuständen führen können, eine sehr magere.

Weit wesentlicher als diese kleinen Blutungen, deren Prognose scheinbar eine günstige ist, da sie sehr selten zur Obduktion kommen, aber die meines Erachtens eigentlich auch meist von den begleitenden kommotionellen Erscheinungen gedeckt werden, sind *die großen Blutungen* des Gehirns. Man kann wohl auch hier nicht sagen, daß die Blutungen immer ohne Mitbeteiligung der Meningen sich finden. Aber hier gibt es doch eine ganze Reihe von Fällen, bei denen die Blutungen als solche ohne jede andere Komplikation bestehen.

Dank der Untersuchungen KOLISKOs, der diese großen herdförmigen Blutungen als traumatische Markblutung bezeichnet hat, und der Untersuchungen REUTERs und seines Schülers SCHWARZACHER ist man sich über den Mechanismus und das Wesen dieser Erscheinungen heute klarer als früher. Besonders die Ausführungen von SCHWARZACHER, der 7 solcher Fälle beibringt, sind sehr aufschlußreich, weil er auch die bis zum Jahre 1924 bekannten Fälle zusammenstellt. So konnte er 22 Fälle im ganzen anführen, wobei das wuchtige Kopftrauma im Vordergrund steht. Auch hier sind die Verkehrsunfälle an der Spitze, dann Schläge mit stumpfen Instrumenten, Sturz oder Verschüttung. Auch WALCHER betont, daß der Sturz häufig Ursache solcher Blutungen sein könne (84 Fälle, davon 28 mit zentralen Hämorrhagien), und alle Autoren heben hervor, daß eine offene Schädelverletzung dabei nicht unbedingt notwendig wäre (RENOUX). SCHWARZACHER macht schon darauf aufmerksam, daß von den 17 Fällen, bei denen nähere Angaben über das Alter vorliegen, 12 das 40. Lebensjahr überschritten hatten, 4 waren über 50, einer über 60 und 3 über 70 Jahre alt.

Auch die Bedeutung des Contre-coup bei diesen Blutungen hebt SCHWARZACHER besonders hervor, wobei er den Satz prägt: „Trifft eine stumpfe Gewalt den Schädel in der Richtung einer Symmetrieebene (Sagittal-Medianebene), so sind symmetrisch angeordnete Verletzungen des Gehirns zu erwarten“.

Wenn ich nun die Literatur in der Zeit nach SCHWARZACHER übersehe, so hat REUTER selbst später noch über 7 Fälle mit größeren und kleineren Hirnblutungen berichtet. Alle diese Blutungen lagen innerhalb der Stoßrichtung und fanden sich im Linsenkern, in der inneren Kapsel, in der Wandung des III. Ventrikels, wobei in 4 Fällen kein Knochensprung nachzuweisen war und alle Kranken bereits in vorgerücktem Alter standen. Es wäre aber ein Irrtum zu glauben, daß nur alte Leute zu solchen Blutungen neigen. BECKMANN führt in seinen 331 Fällen von Kindern unter 13 Jahren eine Reihe von solchen an, bei denen sichere zentrale Blutungen bestanden. Auch HOLDEN und LEMARQUAND berichten über ein 9jähriges Kind, das sich mit dem Kopf an der rechten Stirnseite angestoßen hatte und eine, wie sie annehmen, Kapselhämorrhagie erlitt. Bei MEINT trat bei einem 11jährigen Knaben nach Sturz in $3^1/_2$ Stunden Exitus ein. Es fand sich nur Blut in den Ventrikeln. Auch BERNER spricht von Blutungen in den Stammganglien bei Kindern. Ich kann einen gleichen Fall anführen. Ein 9 Jahre altes Mädchen wurde von ihren Mitschülerinnen beim Baden brüsk ins Schwimmbassin gestoßen, das ziemlich seicht war. Sie ist mit dem Kopf auf den betonierten Boden aufgefallen und bewußtlos aus dem Wasser gebracht worden und zeigte nachher eine typische Läsion der inneren Kapsel mit Hemiplegie und Hemihypästhesie. Auch ein Fall von BARLETTA sei deshalb besonders hervorgehoben, weil in diesem Falle ein 16 Jahre altes Mädchen im Anschluß an ein geringes Trauma eine Blutung durch das ganze Ventrikelsystem und auch an der Basis bekam gleichzeitig mit einer Blutung in die Opticusscheiden. Dieses Mädchen aber war nierenkrank.

Was nun den Sitz der Blutungen anlangt, so sind diese, wie schon aus den Angaben von SCHWARZACHER und REUTER sowie STRASSMANN, FEY hervorgeht, an den verschiedenen Stellen zu finden. Die Kapsel habe ich bereits erwähnt. RENOUX findet eine Blutung in der Occipitalgegend des Seitenventrikels, frisches Blut im IV. Ventrikel. Auch STENVERS berichtet über einen Fall von Blutung in der Brückenhaube mit Durchbruch in den Ventrikel (ähnlich WINKELMANN und WILSON, eigener Fall); aber auch frontale und basale Blutungen in der Hemisphäre oder in die Stammganglien mit Durchbruch in den Ventrikel werden von ihm beschrieben. CALÓ findet eine Blutung in den vorderen Teilen des Sehhügels. LECÈNE nimmt gleichfalls eine solche im Thalamus an. Der Fall, über den CROUZON, DESVILLE und HENRION berichten, spricht auch für eine Beteiligung des Großhirns und der Stammganglien ähnlich wie bei HAMMES. Nach BALADO und MALBRAU handelt es sich in den Stammganglien hauptsächlich um konfluierende Blutungen mit Zerstörung des dazwischen befindlichen Parenchyms. GERVER findet eine Blutung im Kleinhirn, ebenso auch ARNAUD und CRÉMIEUX. Auch ich selbst habe einen Fall gesehen, wo nach einem Trauma eine verhältnismäßig große Blutung im Kleinhirn aufgetreten ist. STRASSMANN erwähnt auch Balkenblutungen.

Wie man sieht, kann man von einer Prädilektion der Blutungen etwa in einem bestimmten Gefäßgebiet nicht sprechen, sondern es scheint so zu sein, wie SCHWARZACHER und REUTER es betonen, daß die Stoßrichtung die Stelle der Blutung bestimmt.

Gewöhnlich tritt nach einer so groß ausgedehnten Blutung Bewußtlosigkeit ein, die bei den Fällen, die rasch zum Tode führen, bis zum Exitus anhält, sonst aber gewöhnlich nach einer Zeit wieder schwindet. Je tiefer und länger die Bewußtseinsstörung desto ausgedehnter soll nach McCLURE und CRAWFORD die Blutung sein. Es gibt aber auch Fälle, bei denen die Bewußtlosigkeit fehlt, oder wo sie später eintritt. Zum Beispiel in dem Falle von CALÓ traten erst 6 Stunden nach dem Sturz Kopfschmerz sowie tonisch-klonische Krämpfe auf. In dem Fall von RENOUX waren überhaupt im Anfang die Erscheinungen verhältnismäßig geringfügig. Meist findet sich anfänglich Bewußtlosigkeit mit Konvulsionen, an die sich dann später Lokalsymptome anschließen, wie z. B. in dem Fall von LECÈNE, bei dem eine einstündige Bewußtlosigkeit bestand und erst 36 Stunden später eine Hemiplegie auftrat, so daß man eine extradurale Blutung annahm. Erst später gesellten sich Sensibilitätsstörungen dazu, und nun wurde, da die Trepanation keine Blutung ergab, eine Blutung im Thalamus angenommen. Obwohl dieser Fall so spät Erscheinungen machte, glaube ich doch, ihn in diese Gruppe aufnehmen zu können. Im Falle von

GERVER bestand unmittelbar nach dem Trauma Lähmung der linken Extremitäten mit Beteiligung des Facialis, aber kaum auslösbaren Reflexen. Das Sensorium war getrübt. Es ist sehr interessant, daß in diesem Falle eigentlich die Blutung nur in der linken Kleinhirnhemisphäre saß. SCHILLING nimmt in einem Falle sensorisch-motorischer Amusie Sitz der Blutung im Schläfelappen an; VERNON findet bei multiplen Blutungen in Pons, Thalamus und Meningen einen Zustand ähnlich der Decerebrate rigidity. Die Lokalsymptome hängen natürlich vom Sitz der Blutung ab.

Der Liquorbefund ist in diesen Fällen abhängig von der Mitbeteiligung der Meningen, kann also blutig sein, ist aber in einem Großteil der Fälle nicht blutig. Der Liquordruck ist erhöht, und auch Stauungsliquor kommt vor.

Unter allen Umständen ist die Prognose der großen Hirnblutungen sehr ernst. Auch wenn keine Bewußtlosigkeit da ist, ist die Gefahr eines raschen Exitus gegeben. Auch die Geringfügigkeit des Traumas bestimmt nicht die Ausdehnung der Blutung oder die Schwere des Falles. Sicher aber muß man Fälle, bei denen sich Gefäßveränderungen finden, oder Nierenaffektionen, die das Gefäßsystem schädigen, ernster beurteilen als die anderen Fälle. Man darf aber nicht vergessen, daß trotzdem die große Mehrzahl dieser Fälle zu raschem Exitus kommt, einzelne existieren, die mit dem Leben davonkommen. Ich selbst habe besonders bei Kindern, aber auch in höherem Alter ähnliches gesehen.

Die *Diagnose* der großen Hirnblutungen wäre an sich leicht, wenn die Komplikationen seitens der Meningen bzw. der kommotionellen Erscheinungen das Bild nicht trüben würden. So ist es oft nicht möglich, trotz allem die Diagnose zu stellen, besonders dann nicht, wenn der Liquor blutig ist und eine vorgenommene Ventrikulographie eventuell die meningeale Beteiligung wahrscheinlich macht. So konnte es vorkommen, daß solche Fälle operiert wurden. Man wird nur dann von einer traumatischen Großhirnblutung sprechen können, wenn die Erscheinungen sich unmittelbar im Anschluß an das Trauma entwickeln und der Liquor nicht die für die meningealen Blutungen charakteristischen Erscheinungen ergibt, und wenn die Lokalsymptome für einen mehr minder ausgedehnten intracerebralen Prozeß sprechen. Das ist allerdings sehr wenig.

Differential-diagnostisch kommen nicht nur die meningealen Blutungen in Frage, sondern gelegentlich auch, wie ich das selbst gesehen habe, ein Tumor, da man bei länger bestehenden Blutungen (2—3 Tage) gelegentlich Hyperämie der Papillen, ja selbst Stauungspapille sehen kann. Hier hilft meist nur die genaue Erhebung der Anamnese über die Zweifel hinweg.

Auch die gelegentlich auftretenden Temperatursteigerungen können einen entzündlichen Prozeß vortäuschen. Doch entscheidet hier die einfache Differentialzählung der Blutelemente zumeist sicher.

Bezüglich der *Therapie* kann man wohl nur symptomatisch vorgehen. Bei auffallenden Druckerscheinungen, die zumeist gar nicht durch die Blutung, sondern durch ein begleitendes Ödem bedingt sind, empfehlen sich die Methoden der Druckentlastung (Osmoninjektion, hypertonische Kochsalzlösung). Auch liest man ein oder das andere Mal, daß eine allerdings aus falschen Voraussetzungen vorgenommene Trepanation die Erscheinungen gebessert hat. Man kann unter Umständen trotz schwerster Blutungen, wenn nicht gleichzeitig eine Zertrümmerung des Gehirns erfolgt ist, bei absoluter Ruhestellung und Überwachung von Puls, Temperatur und Druckerscheinungen eine Heilung erzielen, eine Heilung allerdings nur mit Defekt.

Eine der interessantesten Affektionen, die sich im Anschluß an das Trauma findet und die von großer gerichtsärztlicher Bedeutung ist, sind die von BOLLINGER im Jahre 1891 beschriebenen *traumatischen Spätapoplexien.* Dieser

Begriff wird vielfach fälschlich verwendet, weil die Mehrzahl der Autoren nur das zeitliche Moment ins Auge fassen und nicht das, worauf BOLLINGER bereits hingewiesen hat, das Apoplektische, das Schlagartige. Denn wir haben gesehen, daß ein freies Intervall nach dem Unfall sowohl bei den epiduralen als besonders nach den subduralen Blutungen auftritt und daß letzteres unter Umständen ein sehr großes sein kann. WINKELBAUER hat deshalb ganz recht gehandelt, wenn er nur jene Fälle berücksichtigt, bei denen nach jeder Richtung hin den Forderungen BOLLINGERs entsprochen wird. Er konnte bis zum Jahre 1926 deshalb nur 21 Fälle zusammenstellen, denen ich einige der neueren Literatur anfügen möchte. Ich muß gleich WINKELBAUER erklären, daß eine ganze Reihe anderer als Spätapoplexien aufgefaßter Fälle, diesem Begriff nicht standhalten. So haben NAFFZIGER und JONES z. B. einen Fall beschrieben, bei dem nach vielstündigem Bewußtseinsverlust am zweiten Tage eine Hemiplegie auftrat und die Erscheinungen derart fortschritten, daß man von vornherein eine meningeale Blutung annehmen mußte, die sich allerdings in diesem Falle auch auf den Subcortex fortsetzte.

Auch HAMMES bringt einen Fall von extraduralem Hämatom mit einem Intervall von 3 Tagen und 8 Stunden. Wirklich hierhergehörig sind, wenn ich von den anderen Fällen der eben genannten Autoren absehe, ein Fall von KLIENEBERGER, dann Fälle von WALCHER, LIANSKIJ-LIOKUMOVIČ, FEY, HIRSCHFELD, MENDEL, ROSENHAGEN und HARBIG, MISDORF, STEHLE. Die erste Frage ist natürlich die, ob nicht eine Disposition die Ursache dieser Blutungen sei, ähnlich wie wir das bei den großen Blutungen in das Gehirn bereits gesehen haben. Berücksichtigt man zunächst die höheren Alter, um die Arteriosklerose auszuschalten, so findet man in der WINKELBAUERschen Statistik nur 2 Fälle über 50 Jahre. NAFFZIGER und JONES haben einen Fall über 60 Jahre, KLIENEBERGER einen über 50 Jahre angeführt; MENDELs Fall war 57 Jahre alt und erlitt nach relativ geringem Trauma 4 Tage später einen Insult. Eigentlich geht schon aus diesen Angaben hervor, daß das Alter bzw. die Arteriosklerose hier eine verhältnismäßig geringe Rolle spielt. Ich bin deshalb nicht der Meinung von LIANSKIJ-LIOKUMOVIČ, daß Lues und Arteriosklerose hier von besonderer Bedeutung sind, oder wie FEY meint, Alkoholismus bzw. andere Intoxikationen oder Diathesen. Ich leugne nicht und habe das wiederholt gesehen, daß bei schweren Traumen in höherem Alter eine Apoplexie eintreten kann. Aber das ist meist sofort der Fall und nicht erst nach Ablauf eines freien Intervalls. Daß die traumatische Spätapoplexie eigentlich keine Gefäßschädigung voraussetzt, beweist ihr Auftreten in verhältnismäßig jungen Jahren. Der jüngste Fall betraf ein $8^1/_2$ Jahre altes Kind.

Es ist nun die Frage nach dem freien Intervall zu entscheiden, das, wie wir wissen, bei subduralen Blutungen oft Wochen bis Monate betragen kann. Deswegen möchte ich die meningealen Blutungen für diese Frage vollständig ausgeschaltet wissen. Für die intracerebralen Spätapoplexien hat man Intervalle von 12 Stunden bis 5 Monaten angegeben. Wenn man die neueren Autoren nimmt, so hat z. B. FEY in einem Falle zwei Monate nach dem Unfall die Apoplexie eintreten sehen, HIRSCHFELD 29 Tage, ROSENHAGEN 2 Monate. Ob man einen Fall, wie den von WINKELBAUER angeführten von BRANDES, mit zehnjährigem Intervall hier anführen kann, ist allerdings fraglich. Bei diesem, erst 30 Jahre alten Patienten, war offenbar eine Aneurysma Schuld der späten Blutung. Auch BRANDIS berichtet über einen Fall von Apoplexie mit 3jährigem Intervall und bezieht die Blutung auf den Unfall. Gewöhnlich handelt es sich aber nur um Tage (5 — STEHLE) oder Wochen (3 — MISDORF).

Das Trauma, das bei diesen Blutungen in Frage kommt, kann unter Umständen ein verhältnismäßig geringfügiges sein. Ich möchte nur den Fall von KLIENEBERGER hier erwähnen, bei dem der Patient mit dem Kopf mit dem seiner Frau zusammenstieß. Nach dem Unfall hat sich der Patient eine kurze Zeit ausgeruht, ist dann allein nach Hause gegangen, hat sich wohl ein wenig unwohl gefühlt, aber nachts gut geschlafen. Erst am nächsten Morgen bekam er plötzlich einen Schlaganfall mit motorischer Aphasie. Hier war das Intervall also 5 Stunden. 2 Tage später trat dann zu den aphatischen Störungen eine Hemiplegie. Allerdings auch dieser Fall ist nicht absolut beweisend, da KLIENEBERGER selbst eine meningeale Blutung annimmt, wofür allerdings stichhaltige Beweise nicht erbracht werden. Es handelt sich hier in der Mehrzahl der Fälle um Sturz, oft von einer Leiter aus gar nicht besonders großer Höhe. Aber man sieht solche Kranke weiterarbeiten und dann plötzlich nach Wochen zum Exitus kommen (MISDORF).

Die Lokalisation dieser Blutungen trifft im wesentlichen zusammen mit der von REUTER und SCHWARZACHER für die Markblutungen betonten Stoßrichtung, d. h. auch diese Blutungen liegen zumeist in der Stoßrichtung des Traumas.

Die Symptomatologie derselben ist natürlich abhängig von dem Sitz der Blutung. Ein paar Beispiele werden das erweisen.

KOOPMANN berichtet von einem 11jährigen Mädchen, das von einem Schneeball gegen die linke Stirn getroffen wurde. Es klagte über Kopfschmerzen, fühlte sich aber am nächsten Tage so wohl, daß es in die Schule ging. Erst als sie aus der Schule nach Hause kam, trat knapp nach dem Mittagessen ein apoplektischer Insult mit plötzlichem Exitus auf. Es fanden sich im linken Hinterhauptlappen ausgedehnte Blutungen, allerdings auch solche zwischen Dura und Pia, im Stirnhirn nur kleine Pia- und Rindenblutungen. Auch der von KLIENEBERGER gleichfalls zitierte Fall von KRATZEISEN dürfte hierhergehören. Hier starb ein 12jähriges Mädchen 14 Stunden, nachdem Erscheinungen einer Meningitis aufgetreten waren. Es stellte sich heraus, daß das Kind 9 Wochen vorher gefallen war. Es fand sich eine mit hellbräunlicher Flüssigkeit und Blut gefüllte Cyste im Kleinhirn. Hier ist in der Zwischenzeit nach dem Unfall, trotzdem das Kind zur Schule ging, ein Symptomenkomplex aufgetreten, der auf das Kleinhirn hingewiesen hätte. Der Tod erfolgte eigentlich sekundär dadurch, daß ein Druck auf das Foramen Magendie ausgeübt wurde und ein Hydrocephalus auftrat. Bei dem Fall von WALCHER, Sturz aus $2^1/_2$ m Höhe, trat etwa 4 Wochen nach dem Unfall eine Hemiplegie ein. Hier bestand eine Affektion des Thalamus mit Durchbruch in die Ventrikel. Bei KLIENEBERGER bekam ein 54 Jahre alter Mann drei Wochen nach dem Unfall einen apoplektischen Insult mit rechtsseitiger Hemiplegie. Trotzdem lehnte KLIENEBERGER den Zusammenhang mit dem Trauma ab, da dieses ein nichtqualifiziertes war. Ich möchte betonen, daß eine solche Annahme nicht gerechtfertigt erscheint, da selbst ein verhältnismäßig geringfügiges Trauma ohne Arteriosklerose eine Apoplexie bedingen kann und daß auch bei bestehender Disposition das Trauma in einem solchen Fall als auslösendes Moment gelten kann. HIRSCHFELDS Fall, ein 21jähriger Chauffeur, hatte allerdings zwei schwere Traumen erlitten. Er bekam am 29. Tag nach dem Unfall meningeale Erscheinungen (Trismus, Nackenstarre, Opistotonus, Bewußtlosigkeit mit linksseitiger spastischer Hemiplegie). Der Puls war ein Druckpuls, der Liquordruck war erhöht. Blut im Liquor. Aber nach 8—10tägiger Bewußtlosigkeit schwanden die Symptome allmählich. Interessant ist, daß nach zwei Monaten der Patient wesentlich gebessert das Krankenhaus verließ. ROSENHAGENS Fall hat ein leichtes Trauma erlitten. Er war nicht einmal bewußtlos, sondern nur verwirrt, bekam 8 Wochen nach dem Unfall eine linksseitige Lähmung, starb einen Tag danach, und es fand sich in der rechten Hemisphäre eine apfelgroße Blutung. Hier sei erwähnt, daß sich außer dieser großen Blutung im ganzen Gehirn Abbauprozesse nachweisen ließen. HARBIZ negiert das Vorkommen DURETscher Blutungen in später Zeit nach dem Unfall. Er selbst meint, daß die Spätblutungen — und das muß zugegeben werden — unendlich selten sind und findet, daß sie hauptsächlich in den Stammganglien, im Pons und um die Ventrikel sitzen, in die sie durchbrechen können. Ich selbst sah einen Knaben, der durch Stoß verunglückte, kommotionelle Erscheinungen bot, keine Fraktur. Bei diesem entwickelte sich erst nach 2 Tagen eine komplette Aphasie sowohl sensorisch als motorisch mit einer Hemiplegie. Gleichzeitig damit trat eine Bewußtlosigkeit auf, die viele Tage anhielt. Als sich das Bewußtsein klärte, bestanden die cerebralen Erscheinungen unverändert weiter, um erst nach Monaten sich in einer überraschenden Weise zurückzubilden, so daß schließlich der Kranke so wenig Erscheinungen bot, daß man annehmen mußte, es hätte sich weniger um Blutungen als um ein begleitendes Ödem gehandelt. Immerhin ließ sich ein deutlicher Ausfall auch nach vielen Monaten nachweisen.

Diese wenigen Beispiele zeigen zur Genüge, wie sich die Spätblutungen entwickeln. Ich muß gestehen, daß ich in einem oder dem anderen Fall von später auftretenden schweren Erscheinungen doch gefunden habe, daß das freie Intervall nicht ganz als solches anzusprechen ist und daß, wie ja auch WALCHER bemerkt, eine anfängliche Störung zurückgeht, um dann wieder an Intensität zu gewinnen, um schließlich das Bild der Spätapoplexie zu bedingen. Damit aber ist festgestellt, daß der Verlauf des Prozesses nicht der zu sein braucht, wie er in einer Reihe von klassischen Fällen geschildert wird, d. h. Commotio, danach fast völlige Wiederherstellung, und dann nach einer Zeit plötzliches Auftreten einer Blutung in das Gehirn. Es kommen eben auch Fälle vor, wo das Intervall nicht völlig frei ist.

Die *Diagnose* einer solchen Blutung kann natürlich auf Schwierigkeiten stoßen, besonders dann, wenn der Unfall längere Zeit zurückliegt und keine besondere Intensität besessen hat. Es kommt all das in Frage, was bei den Markblutungen erwähnt wurde. Man denke nur an den Fall von KOOPMANN, wo die Erscheinungen als Meningitis purulenta gedeutet wurden.

Die *Prognose* dieser Fälle ist wohl in der Mehrzahl eine sehr schlechte. Doch gibt es, wie ich ja bereits erwähnt habe, eine ganze Reihe, die mit dem Leben davongekommen sind.

Die Dauer nach dem Einsetzen des Insultes kann eine äußerst kurze sein, d. h. der Exitus schließt sich sofort an den Insult an. Aber man kann andererseits auch sehen, daß solche Fälle Wochen und Monate am Leben bleiben, um dann schließlich an irgendeiner interkurrenten Erkrankung zugrundez gehen.

Während die pathologische Anatomie bei der Hirnblutung abgehandelt werden soll, muß man hier ein paar Worte über die Pathogenese dieser eigentümlichen Störungen einschalten. Sie ist heute nicht so wenig verständlich als zur Zeit, als BOLLINGER seine Thesen aufstellte. Aber doch hat BOLLINGER damals schon die kleinen Erweichungen der Gehirnsubstanz, sekundäre Veränderung der Gefäße, Druckschwankungen in diesen, sei es Hypertonie oder Widerstandsverminderung der Umgebung, ursächlich angeschuldigt. Die überaus aufschlußreichen Untersuchungen von SCHWARTZ, der zum Ausgangspunkt seiner pathogenetischen Auffassung über den Schlaganfall eine hirntraumatische Blutung nimmt, ergeben, wenn ich wörtlich anführe: „Traumatische Schädigungen können durch einen unmittelbaren Angriff und durch Weiterleitung der Reaktion in tiefere Regionen der Hirnsubstanz sowohl an Stämmen und größeren Ästen der Arterien als auch in den terminalen Endverzweigungen funktionelle Kreislaufstörungen erzeugen, deren Charakter noch in eingebetteten mikroskopischen Schnittpräparaten deutlich zu erkennen ist; als Folgen dieser Kreislaufstörungen können in den Gefäßen der terminalen Gebiete ausgedehnte zusammenfließende Blutungen und ausgedehnte leukocytäre Infiltrate auftreten. Weiterhin erscheinen in den größeren, kleinen und kleinsten Arterien einerseits gewisse morphologische Zeichen einer Aktivierung, andererseits aber einwandfrei regressive Veränderungen bis zur völligen Zerreißung."

Ich meine nicht, daß Leo Recht hat, wenn er behauptet, daß durch das Trauma eine Gefäßzerreißung erfolgen kann, die durch Gerinnselbildung verlötet, bei irgendeiner Drucksteigerung im Gefäßsystem sich wieder öffnet und die letale Blutung bedingt. Ich glaube, daß nach meinen Erfahrungen bei den traumatischen Blutungen neben den Rickerschen Gesetzen, die unzweifelhaft Geltung haben, auch Wandschädigungen der Gefäße auftreten. Ich konnte das schon einige Stunden nach dem Trauma konstatieren. Es ist selbstverständlich, daß die Intensität dieser Wandveränderungen ganz verschieden sein kann, und daß ihnen eine gewisse Progression eignet. Wir müssen also in diesen Fällen neben der Rickerschen These die Blutung durch Wandschädigung anerkennen. Es ist mir gelungen, in einer ganzen Reihe von Fällen in verhältnismäßig kurzer Zeit bei ganz jungen Leuten Wandveränderungen der Gefäße aufzudecken, die sich im Anschluß an das Trauma entwickelt haben, und die ich seinerzeit als traumatische Arteriopathie beschrieben habe. An diesen Dingen kann man nicht vorbeigehen, selbst wenn man zugibt, daß die großen Blutungen durch Konfluenz einer großen Anzahl kleiner Blutungen entstanden sind, und daß diese im Sinne Rickers zu deuten wären. Für die Spätapoplexie kann man letzteres besonders nicht gelten lassen, da man schwer annehmen kann, daß eine Vasomotorenstörung sich durch Wochen fühlbar machen wird. In dem Falle, den Winkelbauer veröffentlicht, habe ich die histologische Untersuchung durchgeführt. In der großen Hämorrhagie war natürlich alles so durchblutet, daß man die Ursache derselben nicht erschließen konnte. Aber in der Nachbarschaft derselben fanden sich zahlreiche capilläre perivasculäre Hämorrhagien, die man ganz gut als Diapedesisblutungen auffassen konnte. Ein Wandriß war, trotzdem man den Eindruck hatte, als ob die Wand an einer oder der anderen Stelle nicht ganz intakt war, nicht sicherzustellen. Auffallend war ein Ödem der Umgebung, das ich mir durch die Stauung der vasculären Lymphbahnen erklärte, hervorgerufen durch die reichliche Ansammlung von Blut in denselben. Auffallend war weiter eine besondere Zartheit der Gefäße, zarter als es dem verhältnismäßig jungen Patienten ($15^1/_2$ Jahre) entsprach. Dieser Fall also dürfte wohl noch in die Gruppe jener gehören, die Schwartz mit Ricker erklären will, weil der Anfall immerhin noch innerhalb eines Tages aufgetreten war. Wenn aber einmal Monate zwischen den Anfällen liegen, dann dürfte man wohl kaum das vasomotorische Moment für das Zustandekommen anschuldigen, sondern muß die Gefäßwandschädigung als solche und zwar die progressive, wie sie in kleinen Nekroseherden zu finden ist, dafür verantwortlich machen.

Die pathologische Anatomie der Blutungen kann in einem abgehandelt werden. Bezüglich der *epiduralen Blutungen* ist deshalb nicht viel zu sagen, weil es sich in der Mehrzahl der Fälle um ganz akute Prozesse handelt, bei denen man nichts findet als einen mächtigen Blutkuchen, eventuell bei der Operation ein spritzendes Gefäß oder bei der Obduktion einen Einriß. Es ist aber oft sehr schwer, wenn die Blutung einige Zeit bestanden hat, den Riß im Gefäß zu entdecken, da er sich gelegentlich durch Gerinnselbildung schließt. Bei kleinen epiduralen Hämatomen kann man eine beginnende Organisation wahrnehmen, die aber auffallend gering ist. Gewöhnlich zeigt sich zuerst Fibrin in Schichten, das allmählich durch Bindegewebe ersetzt wird. Bezüglich der *subduralen Hämorrhagien* ist zunächst zu entscheiden ob es eine Pachymeningitis haemorrhagia interna gibt, also einen wirklich entzündlichen Prozeß, oder ob es sich immer um subdurale Blutungen handelt. Ich glaube, wir müssen eine nicht traumatische Pachymeningitis anerkennen (van Gehuchten-Martin). Allerdings wird es oft schwer fallen, spontane Blutungen von traumatischen zu differenzieren (Griswold-Jelsma). Bezüglich der traumatischen Pachymeningitis haemorrhagica interna (Abb. 2) liegen die Verhältnisse so, daß die Blutungen gewöhnlich primär und flächenhaft sind und aus den Venenstämmen (Rand, van Gehuchten, Odasso und Volante) sich organisieren und eine fibrinöse Membran bilden, die der Dura innen aufliegt. Auch hier kommt es zum Einbrechen von Bindegewebe, noch mehr aber zur Bildung von Gefäßen, welche die Tendenz haben einzureißen. Dadurch entsteht eine neuerliche Blutung mit neuerlicher Membranbildung, so daß man oft eine ganze Reihe von solchen Neomembranen übereinander sehen kann. Die tiefsten derselben sind vollständig bindegewebig, die der Arachnoidea zunächst gelegenen

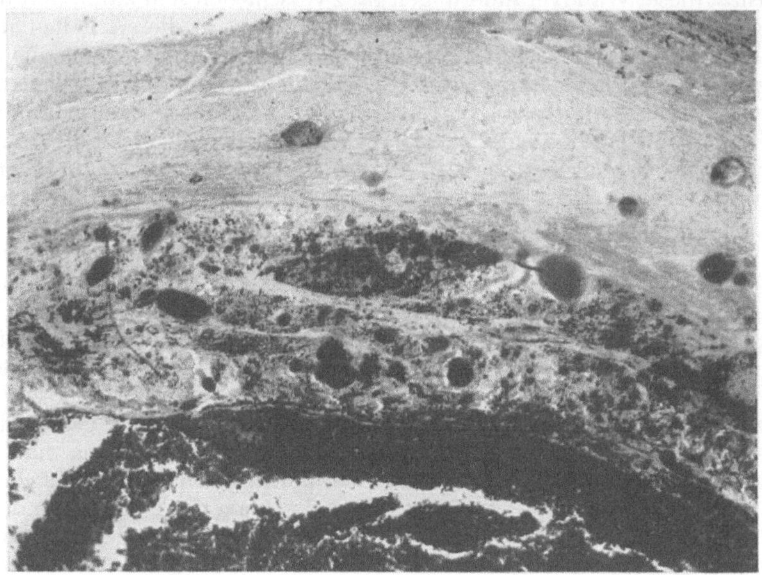

Abb. 2. Pachymeningitis traumatica interna. (Dura oben im Bilde.)

fibrinös. Die Membranen sind oft einige Millimeter stark und bestehen aus Bindegewebe mit zahlreichen Kernen und Gefäßen. Die Grenze gegen die Dura ist scharf, gegen die Arachnoidea weniger. Große Blutungen organisieren sich aus der Peripherie und bilden dicke Membranen um sich, besonders seitens der Arachnoidea, die sich auch vaskularisieren. Gelegentlich finden sich Spalträume in diesen fibrösen Gebilden (van Gehuchten-Martin). Jedenfalls ist der ganze Subarachnoidealraum verlötet, und eine fibröse, von der Dura abgesetzte Membran liegt an Stelle der Arachnoidea und Pia. Die Blutungen in die weichen Hirnhäute sind meist diffus, sehr selten daß man eine umschriebene Blutung zu sehen bekommt. Es ist dann der große subarachnoideale Raum mit Blut gefüllt, und man kann auch sehen, wie perivaskulär um die Gefäße Blut in der Pia vorhanden ist.

Was mir bei diesen Fällen am interessanten erscheint, ist das Verhalten des Gehirnes. Dort, wo keine gleichzeitige Blutung im Gehirn bestand, was gelegentlich vorkommt, macht sich ein auffallendes Ödem der Rinde, aber auch des Marks geltend. Es kommt zu einer mächtigen Erweiterung der perivasculären Lymphräume, die entweder von einer feinen, mit Eosin kaum angefärbten Masse erfüllt oder aber leer sind. In einzelnen Fällen finden sich entlang der aus der Pia eingebrochenen Gefäße Anhäufungen von roten Blutkörperchen. Die kleinen Blutungen in der Rinde (Dietrich, Ricker) oder die Duretschen Blutungen sind in der Mehrzahl der Fälle nichts als perivasculäre Blutergüsse. Man kann sich des Gedankens nicht erwehren, daß hier wohl, ganz im Sinne von RICKER und SCHWARTZ, Diapedesisblutungen vorhanden sind, die durch die RICKERschen Lehren aufgeklärt werden (Abb. 3). Denn man kann bei den Capillaren unendlich schwierig eine direkte Gefäßläsion nachweisen. Aber auch bei den Arteriolen kann man eine solche nicht sehen. Trotzdem aber bin ich nicht sicher, daß nicht auch bei den gedeckten Verletzungen ein oder das andere Mal, wie ich das mit KOBAYASHI sah, eine direkte Wandläsion des Gefäßes vorhanden ist. Es ist natürlich auch möglich, daß solche Blutungen auch weitab von der vom Trauma getroffenen Region zu finden sind (Fernkontusion RICKERS) oder in der Gegend des

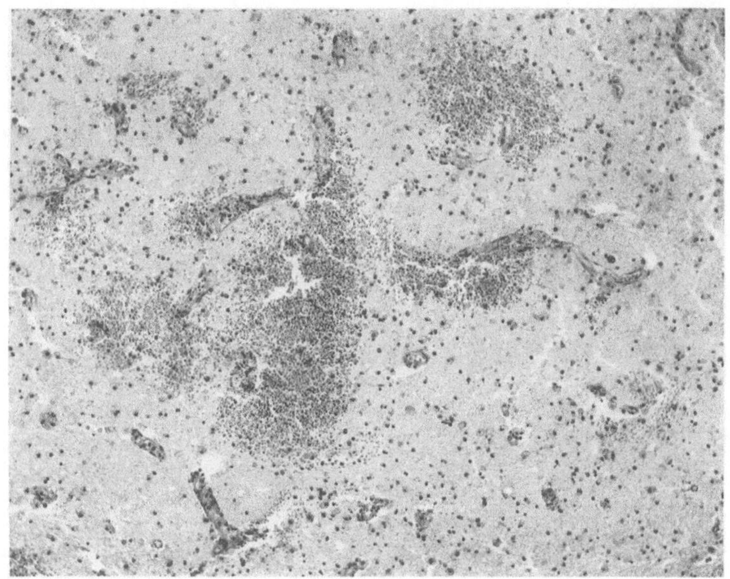

Abb. 3. Diapedesisblutungen — akutes Trauma.

Conter-coup. Es ist nur unendlich schwierig, dieselbe immer als primäre anzusehen, wenn man weiß, daß schon wenige Stunden nach einem cerebralen Prozeß degenerativer Art, der sich um ein Gefäß herum entwickelt, die Gefäßwände eine schwere anatomische Veränderung aufweisen können, die so weit gehen kann, daß es tatsächlich zu Defekten in der Wand kommt. Das ist ja auch die Ursache für viele Spätapoplexien. STÄMMLER hat im Sinne BOLLINGERS gezeigt, daß solche schwere anatomische Gefäßveränderungen in Kontusionen (s. diese) vorkommen und Anlaß zur Spätapoplexie werden (Wandnekrosen), Angionekrosen, s. auch NEUBÜRGER-V. BRAUNMÜHL). ESSER meint, daß immer die Parenchymschädigung das Primäre, die Gefäßschädigung das Sekundäre sei. Ähnlich äußert sich HASSIN. Andererseits aber darf man nicht vergessen, daß es nicht immer der Fall ist, wie das aus Ausführungen von SCHWARTZ hervorzugehen scheint, daß die großen Blutungen sich aus einer Summe von kleineren durch Konfluenz bilden (konfluierende Blutungen von BALADO und MALBRAU). Man kann tatsächlich mächtige große Blutungen finden, wie dies ja auch aus den Ausführungen von SCHWARZACHER hervorgeht, die keinesfalls als Konfluenzblutungen anzusehen sind (Abb. 4). Schon ihre Anordnung, ihre Form spricht eigentlich dagegen. Andererseits aber habe ich gesehen, daß scheinbar große Blutungen, vollständig den Darstellungen von

SCHWARTZ entsprechend, sich aus einer Summe von kleinen perivasculären Blutungen zusammensetzen, wobei es oft schwer fällt, das rasch nekrotisierende Gefäß noch sicherzustellen. Bei großen Blutungen oder bei solchen in der Nähe des Ventrikels kann es zum Durchbruch in diesen und zum Hämocephalus kommen (KARSCH). Ob Aneurysmen, die traumatisch entstanden sind, wie HARBITZ meint, ein oder das andere Mal zu Blutungen Veranlassung geben, ist nicht auszuschließen.

Über die Lage der Blutungen wurde das Nötige schon an anderer Stelle mitgeteilt. Wenn die Blutung nicht letal gewesen ist, so kommt es zu reparativen Vorgängen, die bei den größeren Blutungen leicht zu verfolgen sind. Man kann bei diesen größeren Blutungen gewöhnlich drei Zonen unterscheiden. Die erste Zone wird durch den Blutkuchen dargestellt. Die zweite Zone zeigt ein schwer degeneriertes Parenchym, in welcher aber die Glia wenigstens teilweise erhalten bleibt. Die dritte Zone zeigt das Parenchym bereits intakt, aber im Gegensatz zu dem mehr lückigen Gewebe der zweiten Zone läßt sich eine Verdichtung erkennen, die aber schmäler ist als die zweite Zone. Kommt es nun zu einer Resorption des Blutes, so geschieht das in der Weise, daß die Gliazellen und wohl auch mesodermale Elemente zu Phagocyten werden und das Blutpigment aufnehmen, so daß die ganze zweite Zone, besonders deren Rinde, schließlich von blutpigmenthaltigen Zellen erfüllt ist, wobei ich glaube, daß nicht eine bestimmte Gliatype, sondern alle Gliazellformen herangezogen werden. Gelegentlich kommt es auch gleich im Beginn zu einer Trennung der flüssigen und festen Bestandteile. Neben der Resorptionstätigkeit der Gliazellen entfalten diese aber auch eine mächtige proliferative Tätigkeit. Man sieht also neben gequollenen, zu Körnchenzellen sich umwandelnden Gliaelementen Fibrillenbildner, und die anfänglich sehr lockere zweite Schicht wird dichter, ebenso aber auch die dritte Schicht, die eigentlich das kranke Gewebe von der Unterlage abriegelt. Schließlich bildet sich bei großen Blutungen eine Cyste mit einer lockeren Innenwand, die noch Monate und, wie ich glaube, selbst jahrelang blutpigmenthaltige Zellen in der Wand zeigt, und darunter die dichte Zone der dritten Schicht. Der Inhalt der Cyste ist dann eine dicklich rot-gelbe Flüssigkeit. Ist die Blutung kleiner, so genügt gewöhnlich die Glia als Ersatz und bildet keine Cyste, sondern ein lockeres, von blutpigmenthaltigen Zellen durchgesetztes Gewebe, das unter Umständen auch zu einer dichten Narbe werden kann. Der Anteil des Bindegewebes an der Bildung solcher Cysten ist nur bei ganz oberflächlichem Sitz deutlich. Hier kann nämlich Dura, besonders wenn sie gleichfalls verletzt ist, oder Pia

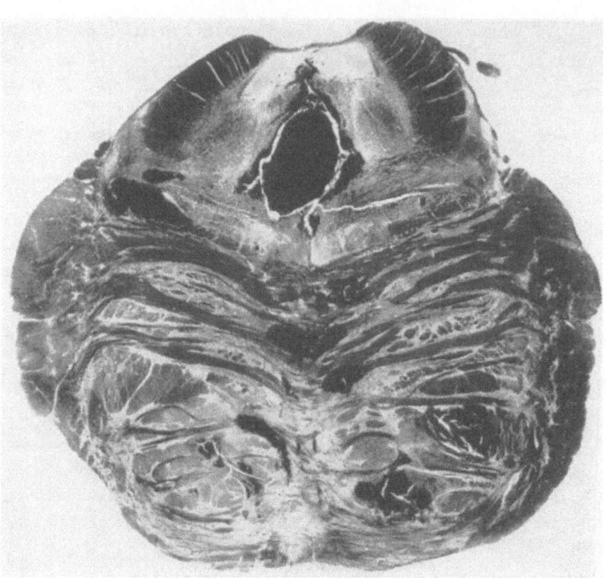

Abb. 4. Ponsblutung.

in den Defekt einbezogen werden und entweder Cystenwand bilden helfen oder auch den narbigen Ersatz besorgen. Daß Gefäßwandgewebe zur Cystenwandbildung herangezogen wird, habe ich eigentlich bei Blutungen nicht gesehen. Sehr wesentlich erscheint mir auch hier das Verhalten des Parenchyms, das in der Umgebung der Blutung gelegen ist. Es zeigen sich nämlich schwere Degenerationen der Ganglienzellen und der Nervenfasern, gelegentlich auch Ödeme. Oft findet man in der Umgebung solcher Cysten und in Narben verkalkte Ganglienzellen in Haufen, ein Umstand, der allein schon den Gedanken einer traumatischen Entstehung der Cyste nahelegt.

Traumatische Malacien. Wie schon wiederholt erwähnt, kann man als Kontusion oder Hirnquetschung eigentlich alles bezeichnen, was mit einer organischen Veränderung des Gehirnes einhergeht. Man hat sich bisher mit der Annahme begnügt, daß jede schwerere Läsion des Parenchyms, vom Ödem abgesehen, die nicht als blutig im engeren Sinn charakterisiert werden kann, als Hirnquetschung bezeichnet wird. Es scheint mir, daß dieser Vorgang verfehlt ist. Wir können nämlich in der gleichen Weise wie bei den Blutungen zunächst sog. kleine Quetschherde unterscheiden. Wenn sich dieselben auch vorwiegend in der Stoßrichtung des Traumas finden, so kann man sie oft auch außerhalb dieser antreffen, was u. a. Dege besonders betont und mit hydrodynamischer Wirkung erklärt. Wenn man solche Quetschherde genauer betrachtet, so handelt es sich zumeist um perivasculäre Desintegrationen oder perivasculäre Erweichungen, und wenn man frische Traumen untersucht, so kann man neben sehr weiten Gefäßen vollständig verschlossene Gefäße finden, ohne daß irgend etwas in deren Wand verändert wäre. Man muß also hier auch für die sog. Quetschherde den vasomotorischen Faktor anerkennen und annehmen, daß es sich hiebei zunächst um Gefäßkrämpfe im Sinne Rickers handeln dürfte. Man sieht gelegentlich auch ohne Trauma solche Fälle, jetzt häufiger als früher. Bei dem Umstand, daß das nervöse Parenchym in seiner Trophik unendlich leicht leidet, wird man es begreiflich finden, daß eine etwas länger dauernde Gefäßunterbindung malacische Herde provoziert.

Beim kindlichen Gehirn hat Schwartz auch auf diesen Faktor hingewiesen. Große Erweichungen dürften also analog den größeren Blutungen gelegentlich durch eine Konfluenz einer Reihe von kleinen Herden zu erklären sein.

Es ist nun die Frage, ob es tatsächlich echte Hirnquetschungen gibt. Man kann diese Frage nicht verneinen, besonders nicht, wenn man an die Contre-coup-Wirkung denkt, die ungemein häufig, häufiger als man glaubt, auftritt. Arnaud und Crémieux haben besonders auf dieselbe hingewiesen und betont, daß diese gewöhnlich in der Größe eines Fünf-Francstückes aufzutreten pflegen. Auch Walcher hat das bei der Beschreibung seiner stumpfen Kopfverletzungen besonders betont und gemeint, daß sie oft ausgeprägter waren als die eigentlichen Hirnläsionen. Ochs hat in seiner zusammenfassenden Darstellung der Diagnose und Behandlung der akuten Hirnverletzungen eine ganze Reihe von Autoren angeführt, welche ähnliches hervorheben. Ob, wie Tillmann meint, solche Herde hauptsächlich an jenen Stellen entstehen, wo die Konsistenz der Gewebe, wie z. B. bei Rinde und Mark, verschieden ist, oder, wie De Quervain es in gleicher Weise für die Stammganglien, Kapsel und Mark annimmt, ist nach dem Gesagten nicht absolut notwendig. Vielleicht gehört hierher auch das, was Esser Scherung der Schichten nennt. Er anerkennt daneben auch Einrisse der Rinde. Hellenthal meint, daß der Stoß sich gradlinig fortpflanze, durch den Ventrikel aber abgelenkt werde, so daß die Contre-coup-Herde sich vielfach basal, bzw. entsprechend dem Stirn- bzw. Schläfepol finden. Am häufigsten seien sie am Übergang von der Konvexität zur Basis. Daß es eine wirkliche Hirnquetschung gibt, wird niemand anzweifeln. Sie tritt aber nicht in der Form der weißen Erweichung hervor wie jene eben geschilderten Veränderungen zumeist, sondern in der Form der roten Erweichung. Hier handelt es sich um eine direkte Zerstörung des Gehirns mit Blutung und folgender Nekrose. Doch findet man diese letzte Veränderung vorwiegend bei offenen und nicht bei gedeckten Verletzungen.

Wenn ich also resumiere, so anerkenne ich 1. die weiße Erweichung, die entweder ganz klein ist oder durch Zusammenfließen vieler kleiner auch einen größeren Umfang gewinnen kann. Es scheint mir, daß sie vielfach im Sinne RICKERS aufzufassen sei.

2. Sind die Contre-coup-Herde hervorzuheben. Diese können entweder auf die gleiche Weise erklärt werden oder sind echte Quetschherde. Und schließlich 3. gibt es große Herde im Gehirn, die als rote Erweichung zu bezeichnen sind, wobei Blutungen oder Nekrose einander die Waage halten und der Herd offenbar durch einen mechanischen Insult direkt hervorgebracht wurde.

Anschließend daran sei noch ein Modus der Verletzung, der in diese Gruppe gehört, erwähnt. Ich meine die Ruptur des Gehirns (HÄMÄLEINEN). Man muß eine solche anerkennen, ohne jedoch deren Häufigkeit zu überschätzen. Es mag sich dabei gewöhnlich um kleine Einrisse in der Gegend des Contre-coup handeln.

Die Traumen, welche zu malacischen Herden führen, sind die gleichen, welche die Blutungen bedingen. Ich möchte nur betonen, daß das stumpfe Trauma meines Erachtens hier mehr erwähnt wird als bei anderen Formen der Erkrankung. Es ist auffällig, daß, wie aus den Angaben von SCHWARTZ hervorgeht, das kindliche Gehirn scheinbar häufiger als das des Erwachsenen solche Veränderungen aufweist. Es scheint also hier ebenso wie bei den anderen traumatischen Veränderungen vielleicht auch ein dispositionelles Verhalten vorzuliegen. Jedoch bin ich nicht in der Lage, etwas Bestimmtes darüber auszusagen, da, abgesehen von einem Fall, in dem die Gefäße dem Alter nicht entsprechend entwickelt waren, die Gefäße sonst vollständig der Norm entsprachen.

Die Anfangssymptome sind bei den Malacien doch ein wenig gegenüber den Blutungen verschieden. Denn hier hört man öfters, daß die Kranken — besonders wenn es sich um kleine Malacien gehandelt hat — nach kurz dauernder ganz leichter Bewußtseinsstörung oder auch nur Verwirrung ihre Arbeit wieder aufnehmen, sogar in jenen Fällen, bei welchen es später zu Apoplexien kommt, da bei den kleinen Erweichungsherden schließlich das Gefäß leidet und die Möglichkeit, bei irgendeiner Belastung zu reißen, gegeben ist.

Auffällig häufig scheinen bei diesen Erweichungen psychische Störungen vorzukommen. Das scheint mir nur dadurch erklärbar, daß der Prozeß offenbar sich über ein größeres Areal des Gehirnes erstreckt. Freilich liegen für diese Fälle nicht immer Obduktionsbefunde vor (z. B. ROSENHAGEN). Doch weist gerade der genannte Autor darauf hin, daß möglicherweise diese Psychosen durch eine Gefäßschädigung mehr genereller Natur im Sinne RICKERS erklärt werden könnten. Man darf aber bei all diesen Fällen nicht vergessen, wie VOSS und MEYER betonen, daß die psychogene Komponente hier eine große Rolle spielt. Auffällig ist auch, daß die eben genannten Autoren besonders bei Konvexitätsverletzungen nur in etwas mehr als $^{1}/_{3}$ der Fälle Bewußtseinsstörungen fanden. Ich erwähne nur einen Fall von GORONZI, bei dem allerdings die Kontusion durch eine extradurale Blutung kompliziert war, wo der Patient trotz seiner Verletzung nach Hause ging, ohne Kommotionserscheinungen gezeigt zu haben, und am nächsten Tag starb. GUTTMANN, der diesen Fall besonders hervorhebt, spricht von einer mangelnden Ernstwertung der eigenen Krankheitserscheinungen bei Hirnkontusion. Er führt allerdings diese Eigentümlichkeit auf eine bestimmte Lokalisation zurück, und zwar auf die der basalen Hirnabschnitte. Wenn nicht gerade die Herde in der Medulla oblongata oder in der Gegend des IV. Ventrikels gelegen sind, so wird man hier nach Abklingen der ersten Erscheinungen kaum nennenswerte Veränderungen im Puls wahrnehmen. Dagegen sind die Verhältnisse der Pupillen analog jenen bei den Blutungen geschilderten. Es wird betont, daß die Temperaturstörungen bei den Hirnquetschungen ein besonderes Charakteristikum darstellen, indem sie zum Unterschied von den Blutungen, wo sie gewöhnlich erst terminal hervortreten und dann eine exzessive Höhe erreichen können, oder wenn sie initial sind, sich verhältnismäßig in niedrigen Grenzen halten, hier eine, wie DEGE es nennt, staffelförmig ansteigende, länger anhaltende Temperaturerhöhung zeigen. Ich verweise auf die Ausführungen von DE QUERVAIN, der dieser Frage eine besondere Bedeutung beigelegt hat. Man muß aber bei Beurteilung dieser Temperatursteigerung besonders vorsichtig sein, weil man nicht nur bei älteren, sondern auch bei jüngeren Leuten im Anschluß an länger dauernde Bewußtseinsstörungen nicht gerade selten Pneumonien findet, und zwar nur kleine Herde, die imstande sind, die Temperatursteigerungen zu erklären. Es erscheint auch wichtig zu betonen, daß dieses Hirnfieber eventuell auch lokalisatorisch von Belang ist, ganz im Sinne von der von GUTTMANN hervorgehobenen mangelnden Ernstwertung des Unfalls, indem auch hier möglicherweise eine Läsion der Basis, des Wärmezentrums in Frage kommt. Es erscheint mir auch wichtig, auf die besonders von RITTER und STREBEL betonten Erscheinungen einzugehen, die darauf aufmerksam machen, daß der Charakter der Erscheinungen von den zerstreuten Herden abhängt, daß die Inkonstanz der Lokalisation und der Rückgang der Erscheinungen eine größere Hirnquetschung von vornherein ausschließt. Besonders auf das letztere möchte ich Gewicht legen, da man tatsächlich sieht, daß bei einer ganzen Reihe von Fällen initial oft ganz minimale Erscheinungen subjektiver, aber auch objektiver Natur sich allmählich zurückbilden und schwinden.

Es liegt nicht im Rahmen der vorliegenden Darstellungen, alle bei Hirnverletzungen auftretenden Symptome oder Symptomengruppen anzuführen. Aber es erscheint geboten, wenigstens von jenen Symptomen oder Symptomengruppen Kenntnis zu nehmen, die als besonders charakteristisch für eine Hirnverletzung angesehen werden, wobei zu bemerken ist, daß ich hier unter Verletzung nicht nur die reine Malacie oder das, was man als Kontusion ansieht, verstanden wissen will, sondern auch rote Erweichungen. Es genügt übrigens bezüglich der Symptomatologie dieser Verletzungen, auf die zusammenfassenden Darstellungen von DEGE, TIETZE, FEUCHTWANGER, der allerdings nur die Stirnhirnverletzungen ins Auge faßte, und neuerdings DOHR, der gleichfalls über Stirnhirnverletzungen berichtet, hinzuweisen, wo sich eine ganze Fülle interessanter Beobachtungen finden.

Bezüglich der subjektiven Symptome, besonders des Kopfschmerzes, sei auf die Ausführungen von POMMÉ und LIÉGOIS verwiesen. Nur möchte ich bemerken, daß es sich hier wohl um die gleichen Erscheinungen handelt, wie wir sie bei den Kommotionen gefunden haben. Es ist sicher, daß dauernde oder anfallsweise auftretende Kopfschmerzen auch bei den Verletzungen des Gehirns gefunden werden, und daß diese nicht immer an die Verletzungsstelle verlegt werden, sondern oft frontal oder occipital davon, und es ist ebenso sicher, daß jede körperliche Anstrengung diese Schmerzen zu steigern imstande ist. Ebenso fehlt es nicht an Überempfindlichkeitsstörungen, die, wie die genannten Autoren ganz richtig bemerken, vielfach als Schwindel gedeutet werden, in Wirklichkeit aber Blendungsgefühle sein können. RASDOLSKY will ein gutes Mittel gefunden haben, die Schmerzen zu objektivieren. Er prüft die Klopfempfindlichkeit an der Stelle des vermeintlichen Contre-coup und findet, daß bei Gesunden eine Schmerzhaftigkeit fehlt, ebenso bei Prozessen, die unterhalb der Hirnrinde gelegen sind, wie Geschwülste, Abscesse, Cysten. Sitzen aber solche Prozesse in der Rinde selbst oder gar in den Meningen, dann tritt an der umschriebenen

Stelle eine Klopfempfindlichkeit auf, die oft prägnanter ist als die Schmerzhaftigkeit bei der Beklopfung der durch das Trauma betroffenen Stelle.

Ob die Lähmungserscheinungen etwas Charakteristisches haben, ist schwer zu sagen. Lévi-Valensi und Etzes beschreiben wohl eine sehr merkwürdige Triplegie, wobei auffallenderweise die Lähmung schlaff ist und die Flexion erhalten bleibt. Der Fall erscheint aber schwer verwertbar, da es sich scheinbar um eine Fülle von Symptomen der verschiedensten Gegenden gehandelt hat.

Daß auch bei Traumen, besonders infracorticalen, cerebrale Anästhesien vom radikulären oder pseudoradikulären Typus vorkommen, beweisen die Untersuchungen von Caligaris. Wichtig erscheint eine neuerdings von B. Fuchs betonte Tatsache des Auftretens von Headschen Zonen nach Hirntraumen. Ich habe des öfteren derartige hyperalgetische Zonen gesehen, ohne jedoch eine Beziehung auf die entsprechenden Herde sicherstellen zu können.

Ein paar Worte mögen noch über die Form der Aphasie, die sich bei Traumen am häufigsten findet, erwähnt werden. Es handelt sich in der Mehrzahl der Fälle um amnestische Aphasie, die entweder nur bestimmte Bezeichnungen betrifft, also nominale Aphasie (Torres, Friedmann und Kraus), oder einfach amnestische Aphasie (van Valkenburg). Es ist bemerkenswert, daß diese Störungen sich sehr häufig zurückbilden und so den Gedanken nahelegen, daß nicht die Läsion, sondern ein begleitendes Ödem Ursache der Sprachstörung wurde. Interessant ist eine Beobachtung Zieglers, wo die Amnesie die später erlernte, dem Patienten aber geläufige englische Sprache betraf, die Sprache der Kindheit zuerst wiederkehrte.

Daß aber auch klassische Störungen der Sprache vorkommen können, ist begreiflich, und zwar sowohl auf sensorischem Gebiete (z. B. Laignel-Lavastine, Kahn und Fouquet) oder motorisch (Minkowski u. v. a.). Aber die scheinbar häufigste ist die amnestische Störung mit rascher Rückbildung. Auch Störungen im Sinne der Alexie, die mehr litteral als verbal ist und von Lhermitte, de Massary und Huguenin beschrieben wurde, finden sich. Cerebellare Syndrome fanden sich häufiger (Engelhardt, Klestadt und Rotter, Folly, Feuchtwanger). Almquist, der allerdings nur einen intentionellen Tremor beschreibt, meint, daß es sich um eine Läsion im Linsenkerngebiet gehandelt hätte. Feuchtwanger hat bei Stirnhirn- und Kleinhirnläsionen Tonusstörungen bzw. Störungen des Raumsinns nachgewiesen. Auch extrapyramidale Erscheinungen fanden sich bei Barkmann und Babevik, die sogar von einer "decerebrate rigidity" sprechen. (Über den traumatischen Parkinsonismus s. später S. 147.)

Waren diese Symptome immerhin solche, die eine direkte Läsion eines Systems wahrscheinlich machen, so haben andere Autoren Symptome beschrieben, die nach den Erfahrungen nicht auf eine bestimmte Läsion zu beziehen sind, sich aber doch bei Sitz in bestimmter Gegend finden sollen. So hat Schultz als einseitiges Stirnhirnsyndrom eine homolaterale totale Hyporeflexie (Haut- und Sehnenreflexe), Cornealanästhesie, vasomotorische Hyperreflexie und gleichseitiges spontanes Außenvorbeizeigen beschrieben. Dohr meint, daß sich dieses Symptom nur bei alten Fällen als einzigstes Symptom zeigt. Sittig hat es bestätigt, Goldstein und Reichmann es nicht finden können. Dagegen meint Dohr, daß er es gesehen hat, allerdings nicht immer als einziges Syndrom und auch meist ohne Cornealanästhesie und gleichzeitigem Vorbeizeigen. Er meint, daß diesem Symptom eine gewisse Gesetzmäßigkeit zuzusprechen sei. Es ist allerdings schwer, sich hierüber klar zu werden, weil gerade bei ausgedehnten Läsionen des Stirnhirns auch an andeern Stellen kleine Herde sich finden können, die deratige Erscheinungen bedingen. Jefferson macht auf die Kombination von Anosmie und Incontinentia urinae aufmerksam, die nach tiefer Bewußtlosigkeit auftreten können. Auch Aphasie kann sich bei Stirnhirnläsion dazugesellen, was gleichfalls nicht für einen einheitlichen Herd spricht. Das gleiche scheint mir auch für die Beobachtung von L. MANN zu gelten. Auch hier handelt es sich um ein scheinbar häufig vorkommendes Syndrom, das in allererster Linie in einer Erschwerung der Blickbewegung nach einer Seite besteht, wobei von der einseitigen Blicklähmung bis zur Einstellungsschwierigkeit, nystagmischen Zuckungen und Schwanken des Körpers beim Blick nach der Seite alle Zwischenstufen vorkommen können. Auch beim Stehen mit geschlossenen Augen in ROMBERG-Stellung tritt ein Schwanken nach der Seite der Blickparese auf, Abweichen beim Zeigen der oberen Extremitäten der blickparetischen Seite nach außen, auch die Pendelbewegungen beim Gehen, die an der oberen Extremität auftreten, fehlen. Der Umstand, daß bei Störungen der Blickbewegung homolateral sich Übererregbarkeit im Vestibularapparat, Herabsetzung des Gehörs, des Corneal- und Nasenschleimhautreflexes zeigt, und allgemeine vasomotorische Übererregbarkeit, Pulsbeschleunigung und Steigerung des Liquordrucks weist auf die hintere Schädelgrube wie das Syndrom von SCHULTZ auf die vordere. Ich glaube, daß auch hier nicht eine bestimmte Läsion die Erscheinungen hervorruft, sondern daß es sich um Läsionen verschiedener Art handelt, alle im Bereiche der genannten Zentren, vielleicht nicht einmal organischer Läsion oder wenn schon, dann nur solcher, die das Liquorsystem treffen, um die Erscheinungen zu erklären. CRUSEM beschreibt bei Schädeltraumen ein cervicales Syndrom, findet aber dabei Veränderungen der Halswirbelsäule.

Vielleicht gehört hierher auch der von MUCK angegebene *Adrenalin-Sondenversuch.* Wenn man mit einer in Adrenalinlösung getauchten Sonde in der Nasenschleimhaut einen Strich zieht, dann tritt auf der Seite der Gehirnschädigung ein besonders deutlicher weißer Streifen hervor. MUCK hat zunächst über 92 Fälle mit einseitiger Läsion berichtet und die weiße Strichzeichnung stets auf der Seite der Läsion gefunden. Er nimmt eine Störung der Gehirngefäßinnervation an und meint, daß hier ein Zeichen vorliege, das uns gestattet, eine organische von einer funktionellen Läsion zu unterscheiden. Er hat dann weiter eine große Anzahl von Gesunden und Kranken auf diesen Vasokonstriktionsreflex untersucht und ihn nur positiv gefunden bei Störungen der Gefäßinnervation im Gehirn (Meningopathia vasomotorica). Es konnte nicht fehlen, daß dieser Versuch, der so signifikant sein soll, auch von anderen Autoren nachgeprüft wurde. DAISING hat — ich gehe auf die Deutung dieses Versuches nicht ein — in 14 Fällen sicherer Hirnverletzungen 4mal Versager gehabt, wobei 3 Fälle Stirnverletzungen betrafen. Die weiße Strichzeichnung trat dagegen in den anderen Fällen regelmäßig auf. Er meint schließlich, daß es sich bei Traumen in diesen Fällen um eine Piaverletzung handle, wie dies ja auch MUCK selbst angegeben hat. DOHR erwähnt ebenfalls, daß der MUCKsche Adrenalin-Sondenversuch, wenn er positiv ausfällt, beweisend sei für eine Gehirngefäßsympathico-Hypertonie, daß er aber auffallenderweise bei Stirnhirnläsionen fehle. KALKOFF hat von 27 einseitigen Schädelverletzungen 26mal die weiße Strichzeichnung auf der kranken und nur 1mal auf der gesunden Seite gefunden, bei 11 Verletzungen, die medial gesessen waren, fand er 10mal beiderseits die weiße Strichzeichnung, 1mal nur einseitig; bei doppelseitiger Verletzung war die Strichzeichnung auf beiden Seiten, so daß er also zum Schluß kommt, daß in etwa 97% der Fälle eine Übereinstimmung der Strichzeichnung mit dem Sitz der Verletzung festzustellen sei. So hohe Ziffern läßt RIECKE allerdings nicht gelten. Immerhin hat auch er in 11 von 19 Fällen eine Seitenübereinstimmung gefunden. Im Gegensatz dazu sprechen sich WINKLER und LIEBERMANN gegen die Sicherheit des Symptoms aus. An der Tatsache des Auftretens der weißen Strichzeichnung ist nach meinen allerdings sehr bescheidenen Erfahrungen nicht zu zweifeln, und es scheint tatsächlich, daß man durch diesen Versuch in vielen Fällen die Seite des Herdes sicherstellen kann.

Auch dynamometrische Untersuchungen wurden vorgenommen, um sicher zu sein, daß man organische und nicht funktionelle Störungen vor sich hat. OTTON und DUBITSCHER berichten über derartiges. Es zeigt sich, daß die Hirnverletzten fast immer eine Minderleistung gegenüber der Norm aufweisen ohne wesentlichen Unterschied in bezug auf die Lokalisation der Verletzung. Leider zeigen auch Nichthirnverletzte, besonders solche, die nur eine äußere Verletzung am Kopf haben, Unterschiede. Das läßt sich kurvometrisch feststellen, wobei sich zeigt, daß die Stirnhirnverletzten gewöhnlich stärkere Ausfälle zeigen. Es ist nur wichtig, daß die funktionellen Störungen wohl meist bilateral sind, die der Hirnverletzten unilateral. Man wird sich sicherlich dieser ergographischen Methoden bedienen können, um ein oder das andere Mal funktionelle und organische Störungen zu differenzieren, doch muß man in diesen Fällen besonders bei der Hysterie sehr vorsichtig sein, da hier gleichfalls die Störungen oft nur auf einer Seite aufzutreten pflegen.

Wenn auch die *Störungen der Hirnnerven* in allererster Linie bei Frakturen der Basis auftreten (Literatur bei TIETZE), so ist es trotzdem zweifelsohne, daß auch bei vollständig gedeckten Verletzungen die Hirnnerven getroffen werden können. Das kann entweder direkt sein oder durch Contre-coup, genau wie bei den Schädigungen des Gehirns selbst. Nur daß bei den Hirnnerven vielleicht die Blutung bzw. die Erweichung keine solche Rolle spielt, wenn man von den Scheidenhämatomen absieht. Hier sind es meist Ab- bzw. Einrisse oder Erscheinungen, die sekundär durch Stauung bedingt sind, welche die Affektion hervorrufen. Meine eigenen Erfahrungen sprechen absolut dafür, daß auch bei vollständig intaktem Schädel Verletzungen der Hirnnerven möglich sind. Das gilt auch für den Olfactorius. Hier hat WÖLK eine aufschlußreiche Studie veröffentlicht, der man nur vollständig beistimmen kann. Ferner HELSMOORTEL-NYSSEN-THIENPONT (hier Literatur). Die letztgenannten Autoren konnten 43 Fälle selbst beobachten, 6 davon hatten dauernd eine komplette Anosmie, davon 5 mit Schädelfraktur (ethmoidal, parietal). Auch MINKOWSKI bringt eine hierher gehörende Beobachtung. REIDAR BING hat in 39 Fällen 12mal Olfactoriusstörungen gefunden. Man muß nur dabei immer den genauesten Nasenbefund erheben und nicht vergessen, daß, wie HELSMOORTEL, NYSSEN und THIENPONT betonen, auch die psychische Torpidität eine große Rolle spielt. Ich habe aus allerletzter Zeit 3 Fälle von totaler Anosmie nach Traumen gesehen, bei denen der Schädel röntgenologisch absolut intakt war und die Anosmie einer wirklichen Störung des Geruchsnerven entsprach, wobei die Trigeminuswirkung vollständig ausgeschaltet werden konnte. Ob die Anästhesierung der Schleimhaut mit Cocain, wie WÖLK meinte, für die Erkennung der traumatischen Anosmie von Bedeutung ist, kann ich nicht entscheiden. Dagegen kann man selbstverständlich Simulation daran erkennen, daß bei intaktem Trigeminus von solchen Kranken auch Trigeminusreize nicht wahrgenommen werden. Meiner Erfahrung nach sind die traumatischen Anosmien am schwersten behebbar. Trotz aller Bemühungen ist es mir nicht gelungen, in den letzterwähnten 3 Fällen eine auch nur geringfügige Besserung herbeizuführen. Es ist selbstverständlich, daß man sich bei diesen Fällen vergewissern muß, ob die Nase vollständig intakt ist, und es ist ebenso sicher, daß gewisse Berufe den Geruchssinn besonders benötigen, man denke nur an Minenarbeiter, Arbeiter in Gasfabriken, Konditoren und ähnliche. Man wird also diesen scheinbar unwichtigen Verletzungen unter Umständen eine besondere Bedeutung beimessen müssen.

Viel wesentlicher als die Schädigungen des Olfactorius sind jene des *optischen Systems*. Ich sage ausdrücklich optisches System, weil es sich nicht nur um

Schädigung des N. opticus handelt, sondern weil auch solche im Chiasma, im Tractus und in der Sehstrahlung, nicht zuletzt in den corticalen Zentren vorkommen können. Hier liegen aus letzter Zeit eine ganze Reihe sowohl Übersichtsdarstellungen als auch einzelne Fälle vor. Von ersteren sei nur auf die von BRUCKNER und HEROLD, NEUFFER, BIELSCHOWSKY, RAMBAUR, VERNON verwiesen. Dahin gehören wohl auch viele Fälle, bei denen konstante Augensymptome, seien es solche des Sehnerven oder der Augenmuskelnerven als Folgen kommotioneller Schädigungen beschrieben werden (SERRA u. a.). Es scheint mir, daß beim N. opticus im wesentlichen drei Formen der Schädigung vorkommen können. Die erste ist die bereits in früheren Kapiteln erwähnte Stauungspapille. Hier sind die Arbeiten von BLAKESLEE, LODDONI, CAIRNS, PACETTIS, ROGGER, CRÉMIEUX und RAYBAUDS bemerkenswert. Der Erstgenannte hat 610 Fälle von Schädelbrüchen zusammengestellt und in 78% der Fälle Augenerscheinungen gefunden. Es ist merkwürdig, daß er nur ein einziges Mal eine Stauungspapille sah. Bei LODDONI trat etwa 4 Wochen nach einem Sturz auf die linke Schläfe Stauungspapille auf, die allerdings später wieder schwand. CAIRNS hatte bei 80 Traumatikern 5mal Stauungspapille gefunden, also eine verhältnismäßig große Zahl. PACETTIs Patient ähnelt dem von LODDONI. Hier hatte ein Faustschlag temporo-parietal erst viele Wochen später die Stauungspapille erzeugt. Merkwürdig ist auch im Falle von ROGGER, CRÉMIEUX und RAYBAUDS die Verletzung fronto-parietal. Kongestion und verwaschene Grenzen sah R. BING in 14 von seinen 39 Fällen von Kopftrauma. Ob die Angiopathien der Retina, die mit radiären Hämorrhagien einhergehen, wie sie LOPPEZ beschreibt, nicht auch hierher gehören, ist wahrscheinlich. Sie leiten jedoch mit der späteren temporalen Abblassung und den zunehmenden Skotomen bereits in die zweite Gruppe der Sehnervenstörungen hinüber.

Die zweite Störung, die Sehnervenatrophie, fand BLAKESLEE in zwei seiner vielen Fälle, FIALHO in einem Falle, wo stürzende Erdmassen die rechte Schläfe und Augengegend getroffen hatten, GOULDEN und TOKAČIROVA nach einem Sturz von einer Treppe. Es scheint, daß diese Opticusatrophien wohl in erster Linie im Anschluß an Zerreißungen des Nerven auftreten können, aber wohl im Anschluß an Prozesse, die sich an der Schädelbasis entwickeln. Ob die Scheidenhämatome, die häufiger zu sein scheinen, als man glaubt, die sich klinisch absolut nicht sicherstellen lassen, Ausgangspunkt der Atrophie sind, läßt sich schwer sagen. Ich habe ein oder das andere Mal Fälle gehabt, die, wie auch GOULDEN bemerkt, im Anfang amaurotisch sind und später ein Skotom zeigten, und bei denen der konsultierende Okulist am ehesten ein Scheidenhämatom annahm. Im großen und ganzen aber läßt sich mit Sicherheit das Scheidenhämatom nicht erkennen. STIEFBOLD und DE MEO beschreiben Bilder, die an beginnende multiple Sklerose erinnern, wohl aber auch hierher gehören dürften.

Eine besondere Seltenheit kommt einer dritten, gleichfalls den Opticus betreffenden Schädigung zu, die von TERRIER und HUDELO beschrieben wurde, und zwar einer Reflextaubheit der Pupillen ohne Opticusstörung.

DEJEAN und BONNAHON berichten über 2 Fälle von Chiasmahemiopie bei geschlossenem Schädeltrauma, deren einen sie komplikatorisch (Hypophysenadenom), deren anderen sie durch Contre-coup erklären wollen. Begleitend sieht man bei diesen Opticusschädigungen mitunter Hämatome, und zwar sowohl Brillenhämatome als subkonjunktivale Hämatome. Doch gilt das wohl zumeist nur für Läsionen, die mit Knochenverletzungen einhergehen.

Differentialdiagnostisch führt NEUFFER an, daß unvollkommene Erblindung bei nur teilweisem Gesichtsfeldausfall mit Sicherheit für Basisbruch spricht, wobei eine teilweise Verletzung des Opticus vorliegt. Sofortige Erblindung spricht für die Durchtrennung des Sehnerven. Rasche Abnahme des Sehvermögens könnte durch Hämatome bedingt sein.

Goulden meint, daß die primären Atrophien sich gewöhnlich erst nach 2—6 Wochen deutlich zeigen, während die Scheidenhämatome häufig sektorenförmige Gesichtsfelder erkennen lassen. Es gilt jedenfalls der Satz, daß man streng individuell bei jedem Fall vorzugehen hat, und daß sich hier eine Gesetzmäßigkeit nicht aufstellen läßt, vor allem, daß man nicht erkennen kann, ob tatsächlich der ganze Sehnerv verletzt ist, oder ob es sich um eine trophische Störung durch Schädigung der Vascularisation handelt, oder ob — und das gilt für die spätere Entwicklung — nicht Veränderungen der Meningen bzw. der Sehnervenscheiden zur progressiven Atrophie Veranlassung geben. Jedenfalls sind die Sehnervenschädigungen für alle Fälle ernst zu nehmen, und wenn auch die Stauungspapille zumeist rückgängig ist, so ist das oft nur der Fall nach einem operativen Eingriff, kaum je spontan. Die zentralen Störungen (Hemiopien) sind nicht selten bei Kontusionen. Die Erscheinungen entsprechen den Lokalisationen.

Von den *Pupillenstörungen* bei den traumatischen Affektionen wurde bereits wiederholt gesprochen. Ich verweise nur auf S. 11. Ihre Häufigkeit geht aus den Angaben von Blakeslee hervor, der unter seinen 610 Fällen 378mal solche Störungen hervorhebt. Barré, Bujadoux, Subirana haben in 23 von 100 Fällen Anisokorie, niemals Pupillenstarre gefunden. Auch bezüglich der Weite der Pupillen wurde bereits das Entsprechende angeführt. Ich möchte hier nur noch auf eine Arbeit von Berneaud hinweisen, der eine maximale Pupillenenge beschreibt und eine Läsion des Zentrum cilospinale annimmt, die als Ursache für die Pupillenenge in Frage käme. Es wäre das nicht unmöglich, aber man darf nicht vergessen, daß, wie ich das bereits erwähnt habe, für die Frage der Weite und Enge der Pupillen der Bewußtseinszustand des Patienten sehr maßgebend ist. Rambaur spricht z. B. von weiten, lichtstarren Pupillen.

Bezüglich der Erscheinungen der Augenmuskeln (Rambaur) des III., IV. und VI. Nerven sind eine ganze Menge von Arbeiten erschienen, bei denen jedoch zumeist die Fraktur als Ursache in Frage kommt. Doch gibt es auch hier gedeckte Verletzungen. Man darf dabei aber nicht vergessen, daß bei den Traumen auch direkte Verletzungen der Augenmuskeln oder dazu gehöriger Nervenäste möglich sind, wobei ich nur auf eine Mitteilung von Lutz verweise, der Lähmung des Musculus obliquus inferior vorwiegend auf direkte Verletzungen des Gesichts bzw. der Umgebung des Auges zurückführen konnte. Bonnet meint, daß der Durchtritt durch die Subarachnoidealräume Ursache der Schädigung sei.

Sehr interessant ist ein Fall von Michail. Ein 52jähriger Mann fiel auf das Hinterhaupt, war 2 Stunden bewußtlos, hatte eine sichergestellte Trochlearislähmung links und eine beiderseitige Stauungspapille. Anfangs Besserung, dann wieder Verschlimmerung. Am 18. Tag vollständige Heilung. Für die Trochlearislähmung nimmt er entweder einen Spasmus in den Nucleargefäßen oder eine kleine Blutung an. Einen interessanten Fall von Abducenslähmung beschreibt Schurr. Reidar Bing konnte in 39 Fällen 12mal Augenmuskellähmungen finden und Barré und seine Mitautoren fanden 31mal in 100 Fällen Sehstörungen bzw. Doppeltsehen.

Eine weit größere Bedeutung als die Augenmuskellähmungen beansprucht der VIII. Hirnnerv. Abgesehen davon, daß eine ganze Reihe von Autoren, die über Sehnervenstörungen berichten, auch von einer Déviation conjugée (Cairns), Parakusien (Pacetti) oder Vestibularisschädigung (Rogger, Crémieux und Raybauds) schreiben, gibt es eine Reihe weiterer Autoren, die über otiatrische Symptome bei Hirnverletzungen Untersuchungen anstellten. Es ist weniger der Cochlearis als der Vestibularis, der hier in Frage kommt. Das hat seinen Grund wohl hauptsächlich darin, daß man bei den Vestibularprüfungen heute ganz objektiv vorgehen kann und die subjektiven Momente des Schwindels auszuschalten imstande ist. Interessant ist, daß BARRÉ, BAJADOUX, SUBIRANA in ihrem Referat anführen, daß von 30 Fällen mit Frakturen nur 17 Schwindel hatten, von 70 Fällen ohne Frakturen dagegen 48. Auch REIDAR BING erwähnt 12mal Affektion des 8. Hirnnerven in seinen 39 Fällen. Auffallend ist, daß Reizerscheinungen im N. cochlearis eigentlich kaum erwähnt werden. Um wieder auf die vestibularen Erscheinungen zu sprechen zu kommen, sei zunächst erwähnt, daß es COCCHI gelang zu zeigen, daß der Schwindel nur in 20% objektiviert werden könne, in 80% subjektiv sei. Die Methoden der Objektivierung sind die üblichen. BART reizt galvanisch und findet paradoxe Neigung des Kopfes bei organisch bedingten Fällen, ohne entscheiden zu können, ob es sich um zentrale oder labyrinthäre Störungen handelt. Ich will wiederum nicht eingehen auf die bei Basisbrüchen so häufigen Störungen des Cochlearis- und Vestibularisapparates; ich kann auch die unverständlichen Erklärungen von GROVE übergehen, der meint, daß das Gehör auch dadurch Schaden leiden könne, daß die Liquorwelle aus dem Seitenventrikel in den IV. Ventrikel gedrückt würde und die Striae acusticae reizt, was natürlich schon darum belanglos ist, weil die genannten Systeme nichts mit dem Hören zu tun haben. Dagegen muß man dem genannten Autor zugeben, daß es sich bei den vestibulären Schädigungen sehr häufig um kleine Hämatome im Innenohr handelt. Man darf auch nicht vergessen, daß, wie PEYSER und MANÉ hervorheben, beruflich mitunter Überempfindlichkeiten im Vestibularapparat auftreten können. Auch PIETRANTONI und RICCATTI haben sich mit diesen Fragen (47 Schädelverletzte) befaßt. BORRIES, JENTZER und PORTMANN berichten über eine Dissoziation von calorischer und rotatorischer Reaktion. Sie meinen, daß feinste Felsenbeinfissuren deren Ursache sei, und daß sich später auf Grund dieser eine Callusbildung einstelle, was man bestätigen muß. Ich muß gestehen, daß in meinen Fällen die Überempfindlichkeit besonders bei Änderung der Kopfhaltung ungemein lange bestanden, hat und daß man infolgedessen sehr häufig schwere Berufsschädigungen bekommen wird. Um nun den Schwindel zu objektivieren, haben LECLERQU, MULLER und BOUDEVILLE folgendes festgestellt. Sie fanden zunächst eine Phase der Übererregbarkeit, wobei die Reflexerregbarkeit erhöht ist, dann die zweite Phase mit entsprechender Untererregbarkeit und die dritte Phase mit vestibulärer Kompensation. Das ist nicht unrichtig. Sie geben auch eine Probe an, die sie marche en étoile nennen. Es wird ein Kreis mit 3 m Radius auf den Boden gezeichnet. Er wird dann so eingeteilt, daß bei je 10 Grad ein Teilstrich angebracht wird. Der Durchmesser geht durch den 180. Grad. Dann läßt man den Kranken mit entblößtem Hals und verbundenen Augen diesen Kreis entlang gehen. Sobald er auf einen Punkt außerhalb des Kreises gerät, wird er wieder auf den Anfangspunkt gestellt, mindestens 5mal vor und zurück, wobei sich herausstellen soll, daß der Patient pathologisch reagiert. Auch VOGEL bemüht sich, objektive Anhaltspunkte für die Vestibularisschädigungen zu finden. Er bedient sich des Nystagmus und des Vorbeizeigens, ebenso wie CORTZ. Ich habe eine ganze Reihe von Traumatikern mit Schwindel genauest untersucht und muß gestehen, daß man fast immer in der Lage ist, aus den Labyrinthprüfungen das Funktionelle vom Organischen zu trennen, wobei ich hier nicht auf die näheren Details einzugehen brauche. Nur muß man FREUND beistimmen, daß man die Untersuchungen so früh als möglich vornehmen soll. Auch darf man sich nicht verleiten lassen, wenn anfangs Erscheinungen auch objektiver Natur vorhanden sind, diese sofort auf eine organische Läsion zu beziehen, da wir ja die Labyrintherschütterung kennen, die UEDA zuletzt wiederum experimentell geprüft hat, und die wenigstens anfangs Erscheinungen hervorruft, wie wir sie bei den organischen Affektionen finden. LINTHICUM und GRANT berichten klinisch über ähnliches.

Auch wird man wissen, daß, wie das CESARE CLIVIO erst jüngst wieder hervorhebt, auch Läsionen des Frontallappens eine Übererregbarkeit im Vestibularapparat erzeugen können.

Sehr merkwürdig ist der Fall von MANOLESCO, DRAGANESCO und LAZARESCO, bei dem nach einem Trauma und dreitägiger Bewußtlosigkeit rechts Hörverlust auftrat und bei Verschluß des einen oder des anderen Auges Nystagmus mit wechselnder Richtung. GURDIJAN schätzt die Ohraffektionen bei Ausfällen sehr hoch. Er nimmt 2600 Fälle, allerdings auch solche mit Brüchen und findet 476mal Ohrkomplikationen. Und es ist wichtig, daß er hervorhebt, daß bei einseitiger Läsion in 38%, bei doppelseitiger in 67% der Fälle der Tod eingetreten ist. Allerdings, ich wiederhole, daß diese Fälle vorwiegend offene Verletzungen betrafen. Man darf bei diesen Fällen nur nie vergessen, daß auch Schädigungen des Ohres und zwar des Mittelohres mit Blutungen auftreten können, die z. B. eine Basisfraktur oder eine zentraler gelegene Verletzung vortäuschen können (ANDREWS). GUERINOT nimmt neben einer Innenohrerschütterung Störungen durch Fortleitung des Liquordruckes auf die Canales semicirculares an.

Bezüglich der Prognose geben die BOUCHETschen Untersuchungen Aufschluß. Er hat bei Untersuchungen nach zwei Jahren in keinem Fall mehr einen Nachweis einer Fraktur durch Röntgen gefunden, in wenigen Fällen auch etwas Krankhaftes am Ohr, was aber sicher nicht für alle Fälle gilt. 42 von 115 Verletzten hatten bei der ersten Untersuchung keine Störungen des Vestibularis, 23 erhöhte, 18 verminderte Reaktion eines Labyrinths sowie herabgesetzte Hörschärfe. 12 hatten eine Herabsetzung der oberen Tongrenze, 5 Fälle zeigten leichten Nystagmus. Zwei Jahre später hatten sämtliche 65 Fälle normale Reaktion, woraus der Autor wohl nicht mit Recht schließt, daß es sich damals nur um funktionell Erkrankte handelte. Bei sechs Verletzten mit herabgesetzter Labyrintherregbarkeit nahm die Schwerhörigkeit zu, und vier hatten ebenso starken Schwindel wie nach dem Unfall. Von den 115 angeführten Verletzten boten eigentlich nur vier nach zwei Jahren Schwindel mit Störungen der Labyrinthreaktion. Ich habe diese Angaben nebeneinander angeführt und möchte nur aus eigenem folgendes hinzufügen. Wenn sich bei einem Traumatiker Schwindel zeigt mit entsprechendem Nystagmus, so liegt immer eine greifbare Schädigung vor, zumindest eine Labyrintherschütterung. Schwindet der Nystagmus nicht nach ganz kurzer Zeit, so handelt es sich sicher um eine materielle Schädigung im Gebiet des Vestibularapparates. Bildet sich der Schwindel und Nystagmus nicht in verhältnismäßig kurzer Zeit, also im Laufe von wenigen Wochen zurück, dann muß der Fall als ein schwerer angesprochen werden, immer vorausgesetzt, daß sich die vestibulären Erscheinungen calorisch, galvanisch oder durch die Reaktivbewegungen entsprechend nachweisen lassen. Dasselbe gilt für die Hörstörungen, wenn sie auch anfangs sehr wesentlich stärker sind als später, so kann man fast immer auch noch nach längerer Zeit ihr Bestehen objektiv nachweisen. Man kann also die Angaben von BOUCHET nur dann gelten lassen, wenn es sich um Leichtverletzte, um kommotionell Erkrankte handelt; wenn einmal die Erscheinungen objektiv feststellbar sind, dann muß man mit der Prognose ungemein vorsichtig sein.

Von den anderen Hirnnerven (REIDAR BING z. B.) will ich nicht viel Erwähnung machen. Nur gegenüber PROBY möchte ich bemerken, daß der okulozentrale Reflex, wie er die Beeinflussung des Vagus durch Bulbusdruck nennt, doch ein viel zu variables Symptom ist, um eine Verletzung des Nerven anzuzeigen. Weder die Verlangsamung des Pulses durch Druck auf den Bulbus noch das Ausbleiben dieser oder die Beschleunigung müssen Ausdruck einer objektiven Veränderung im Vagus sein.

Daß auch multiple Hirnnervenlähmungen vorkommen, beweisen eine ganze Reihe von Autoren, die darüber berichten (RAMBAUER, PAGNIEZ, DECOURT und PLICHET, GIAMARTONI, BARRÉ und WORRINGER, GUILLAUME). PAGNIEZ, DECOURT und PLICHET fanden bei einem Sturz aus dem 6. Stock mit 10 Tage dauernder Bewußtlosigkeit die Hirnnerven vom III.—XII. mit Ausnahme des XI. gelähmt. GIAMARTONI bringt 14 Fälle und macht besonders auf die reversiblen Formen aufmerksam, die er durch eine Schwellung erklären will. BARRÉ und WORRINGER haben bulbäre Nerven affiziert gefunden. Auffallend ist, daß gelegentlich wie z. B. in dem Fall von GUILLAUME die Mehrzahl der Nerven wohl betroffen ist, aber dazwischen gelegene ausbleiben können. Wie gesagt, findet sich das alles sehr selten bei geschlossenen, häufiger bei offenen Verletzungen und ist bei geschlossenen hauptsächlich durch Blutungen, die sich in den Meningen ausbreiten, durch Ödeme in den Nervenscheiden und in den Spätfällen durch meningeale Verklebungen bedingt.

Ein paar Worte seien noch angeführt über die *Störungen in der vegetativen Sphäre,* d. h. im Gebiete des Sympathicus bzw. Parasympathicus. Es kann gelegentlich auch einmal bei Kontusionen der Fall sein, daß ein Exophthalmus auf einer oder der anderen Seite entsteht, und daß dieser sogar, wenn die Verletzung in das Bereich des Sinus cavernosus gelangt ist, pulsierend wird. Selten ist es wohl der Fall, daß, wie GOULDEN mitteilt, dies erst nach Wochen eintritt. Interessant ist eine Mitteilung von FIALHO, daß in einem Fall mit lang dauernder Bewußtlosigkeit neben subkonjunktivaler Blutung Lidödem erst 30 Tage später, Mydriasis und Enophthalmus auftrat. Hier dürfte es sich doch wohl um eine lokalisierte Affektion gehandelt haben, wie der Autor selbst meint, vielleicht um Einriß in die TENONsche Kapsel.

Auch sonst wird öfters von Läsionen im Gebiete des Sympathicus berichtet (PAGNIEZ, DECOURT und PLICHET), Dinge, die uns nicht wundernehmen werden, wenn man sich die bereits angeführten Störungen dieser Art, z. B. bei den Kommotionen, ins Gedächtnis zurückruft. So werden auch Blutdruckstörungen (PECZOLLER) hervorgehoben. Meine eigenen diesbezüglichen Erfahrungen sind derart, daß man im Shockstadium natürlich mit einem Absinken des Drucks zu rechnen haben wird, während der Druck später sehr gerne ansteigt, und zwar über die Norm. In diesem Zustand kann er längere Zeit verharren. Aber exzessive Schwankungen lassen sich wohl kaum je feststellen. Auch der Liquordruck wurde selbstverständlich wiederholt gemessen, und GERHARDTS sowie BOLOTTE und FRIBOURG sprechen von einer Drucksteigerung bzw. Hypersekretion. Interessant ist, daß LERICHE im Beginn eines Schädeltraumas, wie das auch bereits erwähnt wurde, von Hypotension im Liquor spricht. Ich glaube, daß auch das ein Shocksymptom darstellen dürfte, das manchmal über den Shock hinaus zu verfolgen ist.

Wesentlichere Bedeutung, wie auch das schon erwähnt wurde, kommt den Untersuchungen zu, welche sich mit der chemischen Zusammensetzung des Blutes nach Traumen befassen. Ich erwähne hier nur ergänzend zu dem bei der Kommotion Gesagten CAZZAMALI, der die Veränderung des Blutzuckerspiegels bei 27 Patienten besonders im Beginn des Zustandes nach dem Trauma feststellte und nach 24 Stunden als Höchstwert 253 mg-% feststellen konnte. Auch MOCK und DE TAKATS berichten über Hyperglykämie nach Traumen.

Experimentell hat SICILIANI an 9 Hunden mit sicheren Kontusionen sofort nach dem Trauma eine Hypocalcämie festgestellt, ebenso, wie er zeigen konnte, daß auch die anderen Blutsalze Veränderungen aufweisen. Auch TABANELLI hat, gleich den Vorgenannten, Veränderung der Chloride nachweisen können, aber vorwiegend im Liquor. Hier ist auch der Salzspiegel herabgesetzt (normal 7,32 mg-%), und zwar auf etwa 5 mg-%. Erklärt wird das dadurch, daß durch das meningeale Ödem Flüssigkeit aus dem Blut austreten kann und so die Kochsalzverminderung bedingt. Auch ROTOLO findet, daß das Blut und der Liquor nach schweren Schädeltraumen eine Veränderung in der Weise aufzeigen, daß Harnstoff in größerer Menge in denselben auftritt (Azotämie).

Nicht ohne Interesse ist die Tatsache von MOCHT bzw. MOCHT und COOK, die die Giftigkeit des Blutes und Muskelextraktes gegenüber Keimlingen von Lupinus albus nach Traumen feststellten.

Es konnte nicht fehlen, daß ähnlich den früher erwähnten Affektionen, die *Röntgenuntersuchung* auch hier angewendet wurde. Zu den bereits bei der Kommotion Erwähnten führe ich noch FISCHER an, der mit Hilfe des Suboccipitalstiches Luft in die Schädelhöhle brachte und auf diese Weise nicht nur Veränderungen im Lumen der Seitenventrikel, sondern auch Verschiebungen zur Darstellung bringen konnte. Ein Gleiches hat WINTERSTEIN berichtet, dem die Darstellung einer traumatischen Cyste durch die Encephalographie gelang. JULIUS SCHUSTER und MASCHERPA berichten über günstige Erfolge der Encephalo- bzw. Ventrikulographie. Daß die Röntgenaufnahmen überhaupt von Bedeutung sind, besonders dort, wo es gilt, eine Fraktur festzustellen, ist ohne weiters ersichtlich. Und es kann mitunter auch nach vielen Jahren noch möglich sein, derartige Frakturen nachzuweisen wie FRIBOURG-BLANC und GAUTHIER, die 15 Jahre nach dem Unfall noch ein Resultat fanden. Nicht ohne Interesse scheint mir die von VIDONI festgestellte Änderung an der Sella deshalb, weil es uns gelegentlich gelingt, durch diese Veränderungen hydrocephale Erweiterung der Ventrikel festzustellen. Man wird also diese Befunde an der Sella immer ins Auge fassen müssen, weil sie gelegentlich Ausdruck einer Ventrikelerweiterung sein können.

Ein zweites Moment bei der Röntgenuntersuchung, das sehr leicht erfaßt werden kann, wurde erst kürzlich von STERN und SORGE hervorgehoben. Sie untersuchten an Schädel- bzw. Hirnverletzten die Venenkanäle (Breschetvenen) und fanden, daß die Erweiterung der Diploevenen entweder, wie sie sich ausdrücken, ein Stigma für eine frühere Schädelverletzung darstellt oder Zeichen eines sonstigen intrakraniellen Prozesses sei. Dabei spielt das Alter der Person keine Rolle. Über die Deutung dieses Symptoms möchte ich mich nicht näher äußern. Es ist sicher, daß zwischen der Erweiterung der Venen und klinischen Erscheinungen kein Parallelismus besteht. Soweit meine Erfahrungen reichen, kann man bei Benutzung dieses Symptoms, das ja bei den Hirntumoren eine gewisse Rolle spielt, leicht Irrtümer begehen. Ich erinnere nur an einen von mir veröffentlichten Fall, wo die einseitige Erweiterung der Venenkanäle der kranken Seite entgegengesetzt aufgetreten war. Jedenfalls wird man diesem Symptom, das ja ungemein leicht zu prüfen ist, besondere Aufmerksamkeit schenken müssen und zusehen, ob es sich hier nicht nur um Ausdruck eines besonderen Hirndrucks, der längere Zeit bestanden hat, handelt. LÖHR und JACOBI haben bereits die Arteriographie herangezogen, um Gefäßschädigungen bei Traumen zu erweisen.

Verlauf, Dauer und Prognose der Hirnkontusionen, um diesen allgemeinen Ausdruck zu gebrauchen, hängt lediglich ab vom Charakter der Verletzung. Wenn der primäre Shock überwunden ist, so kann bei schweren Verletzungen die Bewußtlosigkeit Stunden, ja Tage und — wie ich selbst gesehen habe — Wochen anhalten, ohne daß man dabei die Prognose immer gleich ungünstig stellen muß. Gewöhnlich aber ist es doch so, daß, wenn ein Fall nach Ablauf des primären Shocks tief bewußtlos ist, die Gefahr für das Leben eine sehr beträchtliche wird, besonders infolge der Aspirationspneumonie oder des Auftretens eines Lungenödems, das, wie BSTEH ausführt, bei Hirnverletzungen oft ungemein früh auftritt und vielleicht durch eine zentrale nervöse Störung erklärt werden kann. Bei kleinen Verletzungen sieht man den Patienten sich rasch erholen. Um ein paar Zahlen anzuführen geben McCLURE und CRAWFORD an, daß von ihren Fällen, es waren dabei wohl auch Kommotionen inbegriffen, 64% beschwerdefrei wurden, 17,7% subjektive, 3,4% objektive Erscheinungen behielten und 14,7% gestorben sind.

Nach Ablauf des Initialstadiums zeigen sich dann die Ausfallserscheinungen, die uns zumeist gestatten, die Ausdehnung und die Größe des Herdes zu bestimmen, eventuell auch die Dauerschädigung festzustellen. Und schließlich treten dann entweder im unmittelbaren Anschluß an dieses manifeste Stadium Folgeerscheinungen auf, wobei es allerdings vorkommen kann, daß sich zwischen diese Folgeerscheinungen und das zweite Stadium eine längere Latenz einschiebt, wie das von vielen Autoren, besonders von ESSER und DI PRISCO betont wird, da viele Erscheinungen erst bei der Narbenbildung auftreten und diese im Gehirn sehr lange Zeit zur Bildung benötigt.

Die Prognose ist abhängig:

1. von der Schwere der Verletzung, 2. von dem prämorbiden Zustand und 3. und das kann nicht genügend betont werden, oft davon, ob der Patient gleich nach dem Unfall sachgemäß behandelt wurde. Man denke nur an die Fälle mit epi- oder subduralen Blutungen, an die Hirndruckerscheinungen, die zumeist durch einen rechtzeitigen Eingriff gerettet werden können.

Über die Dauer der Erkrankung läßt sich etwas Bestimmtes nicht aussagen. Ich habe Fälle gesehen, bei denen sich das akute Stadium bis zur Heilung mit Defekt über viele Monate hinauszog, unter stetig wechselnden Erscheinungen, die die Prognose bald ungünstig, bald günstig erscheinen ließen. Es wäre verfehlt zu glauben, daß bei den gedeckten Verletzungen nicht auch die Gefahr von Eiterungen besteht, besonders dann, wenn eiternde Wunden am Kopf sind und der Knochen wenn auch nur von außen arrodiert ist. Aber in der Mehrzahl der Fälle fällt dieses, die offenen Verletzungen komplizierende Moment hinweg, wodurch natürlich die Prognose, immer vorausgesetzt, daß die Verletzung keine besondere Größe und die Blutung ins Gewebe oder die rote Erweichung keine besondere Intensität erreicht, wesentlich günstiger wird als bei den offenen Verletzungen.

Die Pathologie der traumatischen Malacien unterscheidet sich eigentlich kaum von jener nach Gefäßverschluß. In der Umgebung der Herde sieht man oft die Capillaren und Präcapillaren völlig blutleer und verschlossen. An einzelnen lassen sich in der Gefäßwand oder im adventitiellen Lymphraum gelegentlich einzelne rote Blutkörperchen sehen (Abb. 5). Im eigentlichen Herd herrscht die Körnchenzelle vor, die im Gewebe, vorwiegend aber in den Lymphräumen der Gefäße angetroffen wird. Beim Infarkt, also der plötzlichen Ausschaltung eines größeren Gefäßes findet sich eine Gewebsnekrose, die auch die Glia trifft, so daß die Körnchenzellen anfangs wenigstens fehlen. Thromben werden gewöhnlich vermißt, wie das ja auch NEUBÜRGER für seine tiefen Malacien angibt, wofür er einen Krampf der vorgeschalteten Arterie bzw. des terminalen Stromgebietes annimmt. Es scheint aber auch vorzukommen, daß solche Gefäßkontraktionen nur vorübergehend bestehen bleiben und dann zu leichten Desintegrationen der Umgebung führen. Auch hier ist charakteristisch ein Parenchymzerfall mit Bildung eines Lückenfeldes, in dem sich Körnchenzellen nachweisen lassen. Noch geringere Schädigungen stellen die ischämischen Zellveränderungen dar, die NEUBÜRGER im SOMMERschen Sektor des Ammonshornes schon eine Stunde nach dem Trauma gefunden hat, und die wohl sicher nur durch eine vorübergehende Kreislaufsstörung in besonders vulnerablem Gebiet zu erklären sind.

Der Vorgang ist also derart, daß in den schweren Fällen das Parenchym inklusive der Glia zugrunde geht, in den leichteren Fällen diese aber erhalten

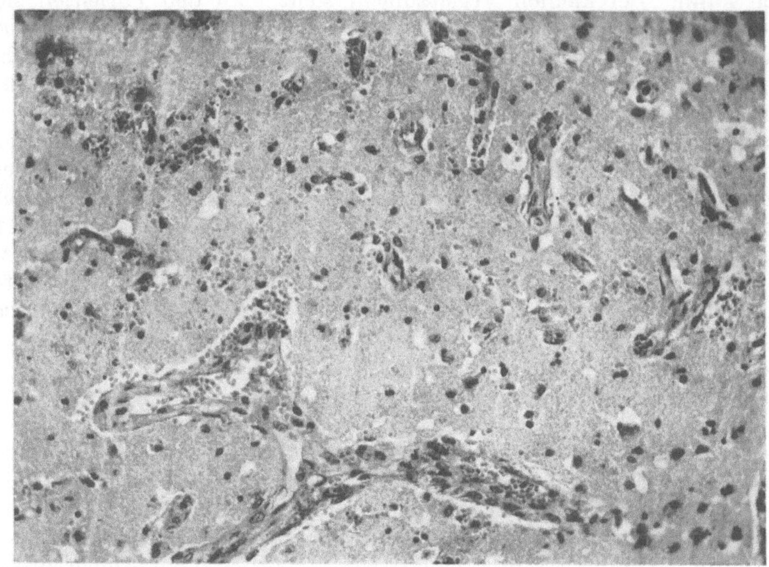

Abb. 5. Gefäßkrämpfe und beginnende Diapedesisblutung in der Umgebung einer frischen Malacie. Akutes Trauma.

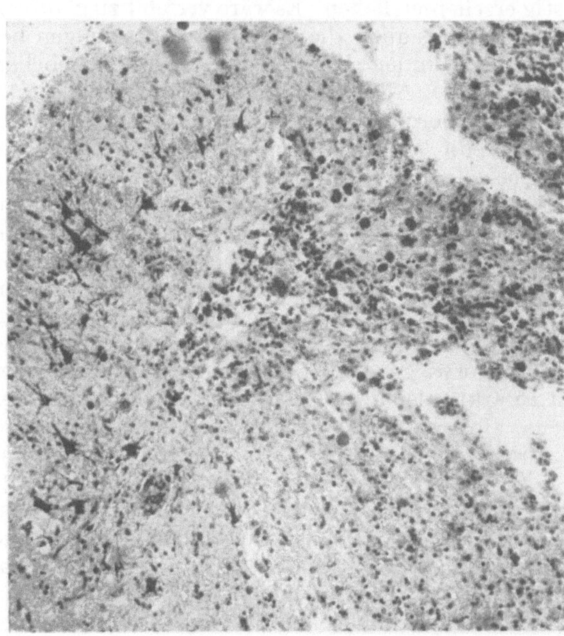

Abb. 6. Hirnnarbe mit verkalkten Ganglienzellen (links im Bilde).

bleibt und sich ein Lückenfeld mit Körnchenzellen ausbildet. Ist das nekrotische Gebiet nicht zu groß, dann erfolgt Ersatz durch fibröse Glia, das heißt es bildet sich eine mehr minder dichte Narbe, die gelegentlich verkalkte Ganglien enthält (Abbildung 6). Daß zur Bildung dieser auch Bindegewebe herangezogen wird, besonders wenn der Herd peripher den Meningen nahe sitzt, ist verständlich (BUSCH). Von den Gliazellen sind alle bei der Bildung der Narben beteiligt (GORZANS, LINEL Mikroglia, FERRARO Oligodendroglia). Ist der Defekt aber zu groß, dann entsteht eine Cyste, deren Wand fast stets nur Glia bildet (Abb. 7 u. 8). Die Glia ist ziemlich dicht, zeigt aber gegen das Lumen oft Auflockerungen. Wichtig ist die Feststellung ESSERS, daß der Abbau im Gehirn auffallend langsam erfolgt, und daß bei kleinen Herden 15 Jahre, bei großen mehr als 30 Jahre bis zur völligen Vernarbung vergehen können. Gaupp beschreibt in der Umgebung traumatischer Herde zweikernige Ganglienzellen als Zeichen funktioneller Regeneration.

Spatz hat einen auch beim Trauma vorkommenden Zustand besonders hervorgehoben, den État vermoulu. Gewöhnlich in der Gegend des Contre-coup, meist am Frontalpol oder der Basis entwickeln sich an den Kuppen der Windungen Wurmgängen ähnelnde Erweichungsfolgen, die den analogen der Arteriosklerose gleichen, aber schon durch ihre Lage von diesen unterschieden werden können.

Neben der reinen weißen Erweichung kann man auch eine rote sehen, bei der sich oft reichlich rote Blutkörperchen im Herde finden. Diese roten Erweichungen haben natürlich mit den Zertrümmerungen des Gewebes durch eingedrungenen Fremdkörper nichts zu tun.

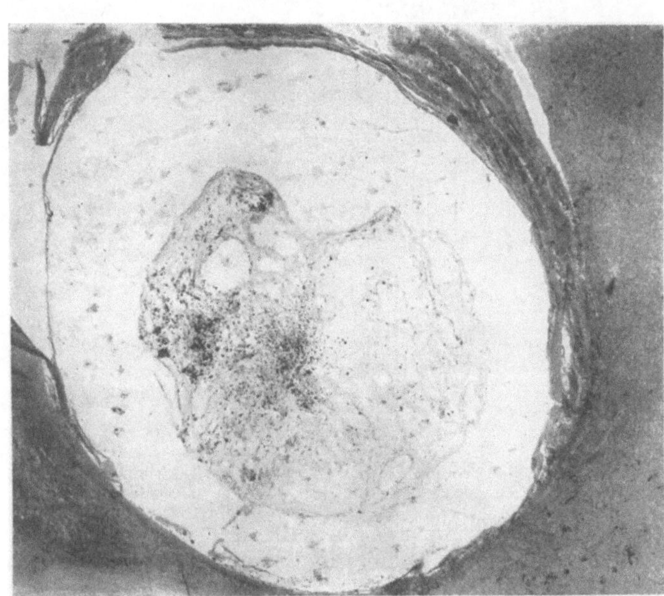

Abb. 7. Cystis cerebri. Netzig-fädiger Inhalt (geschrumpft).

Bezüglich *der Therapie der Malacie* gelten die gleichen Regeln wie bei den Blutungen. Ruhe, Beachtung von Puls und Atmung, Sorge für Stuhl ist das wichtigste. Eine Polypragmasie ist in solchen Fällen meist schädlich. Man hilft sich mit Herzmitteln, bekämpft drohende Lungenkomplikationen mit Transpulmin, den Hirndruck mit Osmon, Magnesiumsulfat oder hypertonischer Kochsalzlösung und wird nur selten in die Lage kommen, bei besonders hartnäckiger Drucksteigerung zu trepanieren.

Im großen und ganzen sind uns therapeutisch die Hände gebunden, und je konservativer man vorgeht, desto mehr kann man mit einem Erfolg rechnen. Nur in wirklich bedrohlichen Fällen von Hirndruck erscheint, wenn die Lumbalpunktion versagt, die Trepanation angezeigt.

Traumatisches Ödem. Man pflegt unter der Bezeichnung der *Compressio cerebri* Fälle zusammenzufassen, welche nichts als Hirndruckerscheinungen bieten. Dabei geht man von der Ansicht aus, daß der Hirndruck bald ein diffuser, bald ein umschriebener ist. Nach dem, was im vorangegangenen erwähnt wurde, sehen wir den Hirndruck symptomatisch beinahe bei allen Formen traumatischer Affektionen des Gehirns auftreten. Infolgedessen erscheint es von größter Wichtigkeit, das, was man im allgemeinen als Hirndruck bezeichnet, etwas genauer zu fassen und dem Begriff Compressio vielleicht eine andere anatomische Unterlage zu geben, als dies bisher geschehen ist.

Die Erfahrungen des Weltkrieges haben mir mit absoluter Sicherheit gezeigt, daß ein isoliertes traumatisches Ödem vorkommt, das entweder diffus oder auch umschrieben auftreten kann, und bei dem die Möglichkeit besteht, daß

Hirndruckerscheinungen sich bemerkbar machen, und zwar sowohl allgemeine als auch umschriebene.

In der Literatur ist allerdings das Ödem sehr stiefmütterlich behandelt, LECOMPTE und APFELBACH haben als häufigste Veränderung in 500 Fällen das Ödem beobachtet und gefunden, daß dasselbe eine Abflachung der Windungen bedingt, daß die Venen leer sind, die Leptomeningen flüssigkeitsarm, das Gehirngewicht erhöht. Dies fand sich besonders dann, wenn der Tod 2—3 Tage nach dem Unfall erfolgte. Die Autoren machen aufmerksam, daß durch das Ödem eine Liquordrucksteigerung zustande gekommen wäre. Ich habe absichtlich diese anatomischen Tatsachen an die Spitze gestellt, um die Häufigkeit des Ödems

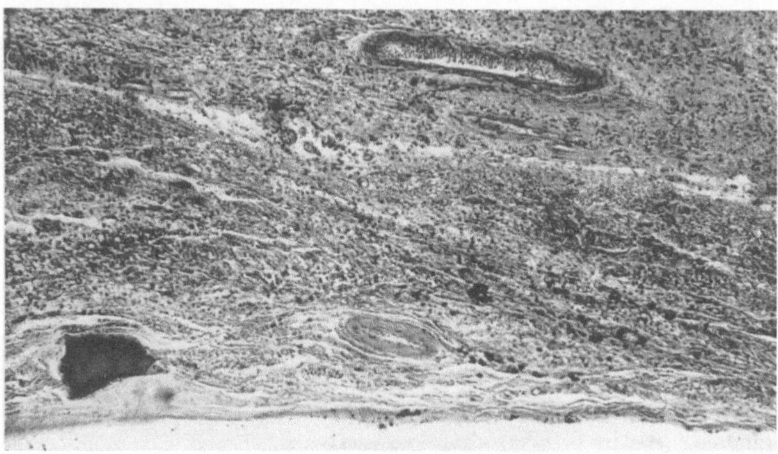

Abb. 8. Partie einer Cystenwand (links eingedrungenes Knochenstück).

aufzuzeigen, bin mir aber bewußt, daß hier nicht allein das Trauma für das Zustandekommen des Ödems in Betracht kommt, sondern daß es sich hier offenbar auch um ein terminales Ödem handeln kann, denn sonst wäre die Häufigkeit des Prozesses nicht erklärt. Auch habe ich in meinen Erfahrungen Fälle, bei denen das Ödem nicht das Gehirn betrifft, sondern die Meningen, und die Untersuchungen der FÖRSTER-Schule bezüglich der Liquorzirkulationsstörungen sprechen ganz entschieden dafür, daß auch Störungen ödematöser Natur in den Meningen statthaben können. Aber die Frage des Ödems wird noch mehr kompliziert durch die Tatsache, daß neben dem Ödem auch eine andere abnorme Wasserverteilung im Zentralnervensystem statthat, die REICHHARDTsche Hirnschwellung. Auch hier muß man zugeben, daß sie traumatisch bedingt sein kann, ohne daß man angeben könnte, was die Ursache für diese abnorme Wasserbindung darstellt. Jedenfalls wird man auch hier auf die RICKERschen Theorien zurückgreifen müssen. Wir werden also an der Tatsache des Bestehens eines traumatischen Ödems nicht zweifeln können, und es fragt sich nur, wie der Beweis für dasselbe zu erbringen ist. Der einfache Hirndruck allein oder die Erscheinungen, die wir beim Hirndruck finden, genügen meines Erachtens nicht. DJORUP meint, daß für die Annahme einer Kompression, also in diesem Falle Ödem, die zunehmende Schwere des Komas, das sich oft erst nach einem freien Intervall entwickelt, beweisend sei. Außerdem fanden sich frühzeitig Drucksymptome und Lokalsymptome, die dann die Stelle des umschriebenen Herdes anzeigen können. Der Umstand, daß das Koma nicht nachläßt, spricht für Hirnkompression, wobei zu betonen ist, daß durch diese stark hervortretenden

Allgemeinsymptome die lokalen Erscheinungen ganz schwinden können. Es scheint mir aber, daß gerade bei DJORUP es sich nicht um ein reines Ödem handelt, sondern daß hier schwere, der Kontusion angehörige Schädigungen vielleicht symptomatisch zum Ödem, geführt hätten. Das nimmt wohl auch NIOSI an, indem er meint, daß es vielleicht kleine Blutungen sind, die ein Ödem provoziert hätten. Der einzige, der wirklich über ein traumatisches Ödem berichtet, ist BREUKER, der auch eine ganze Anzahl von Fällen aus der Literatur anführt. Er meint, daß oft ein ganz geringes Trauma vasomotorische Störungen hervorruft und die Regulation der Wasserbindung stört. Was er aber als charakteristisch anführt, nämlich krankhafte Reizzustände, lokale Schmerzen, das gilt wohl vorwiegend für peripheres Ödem, aber für das zentrale Ödem hat das keine Geltung. Bei dem diffusen Ödem, das keine besondere Intensität aufweist, steht im Vordergrund der psychische Zustand. Die Kranken sind nach einer anfänglich leichten Erregung apathisch, willenlos, gehemmt und machen fast den Eindruck jenes apathischen Syndroms, das wir beim Absceß sehen können. Ich habe auch in einem Fall von umschriebenem Ödem des Stirnhirns an Absceß gedacht, bis der operative Eingriff die Diagnose als fehlerhaft erkennen ließ. Nach dem Eingriff besserte sich der Zustand zusehends und der Patient genas.

Das zweite Symptom ist der Liquordruck. Wir finden beim Ödem immer eine Liquordruckerhöhung von oft beträchtlichem Ausmaß.

Und das dritte Symptom — vorausgesetzt, daß nicht eine Meningitis vorliegt, die man ja in der Mehrzahl der Fälle leicht ausschalten kann — ist das WEISS-EDELMANNsche Zeichen, über das ich erst kürzlich berichtet habe. Beugt man das gestreckte Bein im Hüftgelenk, wie beim KERNIGschen Versuch, dann tritt Babinskistellung der großen Zehe ein. Ich habe derartige Fälle nachträglich anatomisch untersucht und konnte mit Sicherheit das Ödem feststellen. Es ist überhaupt überaus interessant, daß eine ganze Reihe von Fällen traumatischer Genese, und zwar Fälle ganz verschiedener Art, auch solche, die als Commotio gelten, auch nach Abklingen der akuten Phase scheinbar im Zustande der vollen Rekonvaleszenz noch dieses Zeichen boten. Es ist selbstverständlich, daß, wenn der Prozeß sich vertieft, der Bewußtseinszustand sich verschlechtert und schließlich ein soporöser Zustand eintritt. Und es ist sehr häufig der Fall, daß diese soporösen Zustände, die auch nach dem primären Shok bestehen bleiben, sich mit einem Lungenödem verbinden, das oft ganz kurz nach dem Unfall schon einsetzt, wodurch seine nervöse Genese (BSTEH) wahrscheinlich wird. Wenn nun diese Erscheinungen zunehmen, dann werden selbstverständlich sich auch alle jene Symptome finden, die für den Hirndruck charakteristisch sind.

Bei dem umschriebenen Ödem kommt es wie gesagt kaum zu einem so schweren Sopor. Dafür treten die Lokalsymptome deutlicher hervor. Nach meinen Erfahrungen sind aber die Lokalsymptome keineswegs so ausgesprochen wie etwa nach einer Blutung oder Erweichung. Auch sieht man häufiger Reizerscheinungen als Lähmungserscheinungen (z. B. DARLEGNY und PERVÉs Jacksonanfälle) und ebenso häufig ein Schwanken in der Intensität der Symptome. Ich muß gestehen, daß ein isoliertes diffuses Ödem sicherlich zu den größten Seltenheiten gehört, und daß das Ödem meist Begleiterscheinung einer andersartigen Läsion ist. Das gilt auch für das umschriebene Ödem. Wenn dieses die Meningen betrifft, dann sieht man mitunter eine leichte Eiweißanreicherung und eine ebenso geringfügige Vermehrung der Zellen im Liquor.

Es sei noch hervorgehoben, daß dieses Ödem entweder gleich im Anschluß nach dem Trauma sich entwickelt und dann gewöhnlich sehr schwer ist, meist komplizierend und zum Tode führt. Es gibt aber auch ein mehr chronisch sich entwickelndes Ödem, das sich eher beeinflussen läßt und eine günstige Prognose gewährt. Und schließlich gibt es ein Ödem, das nicht unmittelbar nach dem

Unfall auftritt, sondern sich erst später entwickelt, und das ist jenes, das offenbar durch die Störung der Liquorzirkulation bedingt ist. Letzteres kann man gelegentlich auch durch eine fortgesetzte Röntgenbestrahlung des Schädels zu beeinflussen versuchen.

Die *pathologische Anatomie des traumatischen Hirnödems* ergibt gegenüber den Veränderungen bei dem Ödem aus anderen Ursachen keine Unterschiede. Selbst bei sorgfältigster Konservierung des Gehirns sieht man Lücken im Gewebe meist perivasculär, man sieht ferner Schwellungen an den Ganglienzellen, wabige, vakuoläre Degenerationen, besonders aber in der II. Rindenschichte, eigentümliche blasenförmige Zellen, Gliazellen amöboider Natur. Auch in den Meningen zeigt sich ein analoger Prozeß, wobei besonders die Bindegewebszüge der Arachnoidea und Pia lockerer gefügt erscheinen und man mitunter eine leichte Vermehrung der Zellen wahrnimmt, vor allem aber der Liquor gelegentlich im Hämalaun-Eosinpräparat als eine fein mit Eosin rötlich angefärbte netzige Masse im Subarachnoidealraum anzutreffen ist.

Bei den chronischen bzw. länger dauernden Veränderungen tritt an Stelle der Dehiszenz meist eine Meningofibrose mit Verklebung bzw. Einwachsen der corticalen Glia in die Pia. Vielleicht gehört ein Fall von P. van Gehuchten, den er als *Arachnoidite posttraumatique* bezeichnet, hierher, zumal derselbe Jackson-Anfälle hatte und später Hirndruckerscheinungen bot. In solchen Fällen sieht man dann auch degenerative Veränderungen in der Rinde. Interessant ist, was Rand allein und mit Courville beim Ödem gefunden hat. Sie haben Veränderungen im Plexus gefunden, und zwar Schwellungszustände, Zerreißungen der Zellmembran und Vakuolenbildung, Kernexkretionen. Auch im Stroma finden sie Vakuolen, desgleichen in den Ependymzellen. Die Bedeutung dieser Veränderungen als Begleiterscheinung des allgemeinen Ödems oder als selbstständiger Störung, die zu Konsequenzen in der Liquorproduktion bzw. Resorption führen, ist wohl nicht zu ermitteln.

Anhangsweise sei hier das Gegenstück des Hirnödems, die *Hirnatrophie*, angefügt.

Bezüglich der Hirnatrophie, die wie erwähnt aus den Befunden von Lériche, Henschen, besonders aber Temple-Fay hervorgeht, sei bemerkt, daß der letztere sie durch Encephalographie nachzuweisen versucht, da ihr ja klinische Erscheinungen meist mangeln. Es ist interessant, daß diese Atrophie dem Liquorzirkulationsfeld im Fronto-Parietalbereich entspricht. Fay meint, daß die Blutbeimengung im Liquor nach Trauma zu vorübergehender oder dauernder Schädigung der Pacchionischen Granulation führt, wodurch es zu einer Störung in der normalen Resorption des Liquors kommt. Es käme also auf diese Weise zu einer, wenn man so sagen darf, umschriebenen meningealen Cyste und dadurch durch Druck zu einer Ischämie der Rinde mit sekundärer Atrophie. Fay hat dann mit Winkelmann in den Pacchionischen Granulationen die verschiedenartigsten Veränderungen gefunden, von der Aplasie bis zur Hyperplasie, Fibrose und entzündlichen Infiltraten. Die Hirnatrophie unterscheidet sich sonst in nichts von dem, was man im allgemeinen bei atrophischen Zuständen finden kann.

Wie schon erwähnt, ist das Ödem bei Traumen des Gehirns gewöhnlich nicht idiopathisch, sondern meist komplizierend. Und *die Behandlung*, die gegen diese traumatischen Veränderungen eingeleitet wird, richtet sich eigentlich in erster Linie gegen das komplizierende Ödem. Bei jedem Trauma müssen wir zunächst den Shock berücksichtigen und alles unternehmen, was diesem entgegenarbeitet. Ich stimme in dieser Beziehung mit der Mehrzahl der Autoren überein — ich nenne nur Adson, Temple-Fay, Jackson —, daß man im Shock soviel als möglich konservativ vorgehen und lediglich Puls und Atmung ins

Auge fassen soll. Man muß unter Umständen so weit gehen, daß man selbst eine genaue Untersuchung im Shock unterläßt. Ich bin deshalb nicht der Meinung, im Shock, wie COLEMAN meint, schon Osmoninjektionen zu geben oder Lumbalpunktionen vorzunehmen. Es ist auch fraglich, ob eine Zufuhr von Calorien, wie FASANO meint, günstig ist. Er geht allerdings sehr vorsichtig vor und gibt von 50% Glukoselösung nur 3 ccm per Minute. OCHSNER empfiehlt gegen den Shock Pituitrin und Strychnin, das besser sei als Adrenalin und Coffein. Jedenfalls ist es, wie ADSON und auch BALADO vorschlagen, sicher berechtigt, exspektativ vorzugehen.

Der zweite Eingriff, der gestattet ist, ist der gegen erreichbare Blutungen. Darüber wurde bereits früher berichtet.

Und die dritte Aufgabe ist die Bekämpfung des Ödems, das, wie MORISSAY, COLEMAN, BRESSET, TEMPLE-FAY u. v. a. meinen, fast jede Hirnkontusion kompliziert.

Es gibt viele Wege, um das Ödem zu beeinflussen. TEMPLE-FAY beginnt mit Flüssigkeitsbeschränkung, indem er nur $^1/_2$ Liter, später 1 Liter Flüssigkeit im Tage gestattet und eine Trockendiät verordnet. Fast alle Autoren wenden dann gegen die Flüssigkeitsvermehrung im Gehirn Osmon (Glucose) an, wobei die Menge der angewendeten Flüssigkeiten ganz verschieden ist. Ich selbst wende das Osmon nur in verhältnismäßig kleineren Mengen (10—20 ccm) an, gebe es aber dafür häufiger. Der Erfolg des Osmon ist oft ein überraschender. Das gleiche kann man mit hypertonischer Kochsalzlösung gelegentlich erreichen. Doch warnt TEMPLE-FAY vor großen Gaben von Kochsalz, da sie das Ödem steigern können. Auch das Magnesiumsulfat wurde angewendet, ohne daß ich behaupten möchte, daß hier ein halbwegs guter Erfolg zu erzielen sei. MEGNIN allerdings meint, daß 60 ccm einer 15% Magnesiumsulfatlösung das beste Mittel gegen Ödem sei. Die Mehrzahl der Autoren sind für die Lumbalpunktion, wobei es notwendig ist, diese zu wiederholen, und zwar selbst mehrmals an einem Tage. ADSON, BALADO, BRESSET, MCCLURE und CRAWFORD, JACKSON, LAROYENNE und TREPOR, OCHSNER, SILVA, TEMPLE-FAY setzen sich warm für diese ein. Doch soll man diese, wie bereits bei der Kommotion erwähnt (S. 28), erst nach 1—2 Tagen vornehmen (JEFFERSON). AUVRAY berichtet über 47 Patienten, die mit wiederholten Spinalpunktionen behandelt wurden. 34 wurden geheilt, 11 sind gestorben, bei zweien war das Resultat fraglich. PATEL und CARCASSONE sprechen sich auch sehr günstig aus. In 15 Fällen hatte die Punktion einen sehr guten Erfolg. Sie verlangen eine dünne Punktionsnadel, punktieren im Liegen und lassen sehr langsam wenig Liquor abfließen. Aber es ist gar kein Zweifel, daß man auch mit der Punktion mitunter kein nennenswertes Resultat erzielt. PATEL und CARCASSONE schlagen dann eine bitemporale Liquorentnahme vor. Doch muß man hier meist zu dem etwas eingreifenderen Verfahren der Trepanation Zuflucht nehmen. Auch hierüber sind sehr viele Berichte vorhanden. So hatte BORRIES auch bei Atemlähmung durch Trepanation einen Erfolg zu verzeichnen. TEDESCHI empfiehlt sie. LAROYENNE und TREPOR wollen extradural dekomprimieren. MORISSEY, CANTELMO, EGIDI sprechen ihr das Wort. NIOSI konnte nach weiter Aufklappung einen Fall zur Heilung bringen. JACKSON empfiehlt, dann zu operieren, wenn der Puls auf 60, die Atmung auf 16 in der Minute, der Blutdruck normal, der Liquordruck 160 mm Hg erreicht hat, selbstverständlich auch bei Stauungspapille. RICARD empfiehlt, am Orte des Traumas zu operieren und nicht, wie das häufig gemacht wird, ein subtemporales Ventil anzulegen. SABESHAN konnte bei einer großen Hämorrhagie in der vorderen Zentralwindung durch Trepanation einen Erfolg erzielen. CORMISSLEY indiziert die Trepanation dann, wenn bei diffusen Verletzungserscheinungen auch Lokalsymptome vorhanden sind, ferner bei deutlichen Lokalsymptomen ohne Hirndruck, schließlich wenn nach dem 3. Tag Unterdruck im Liquor besteht oder überhaupt kein Liquor ausfließt, weiter bei Stauungsliquor oder Zunahme des Blutes im Liquor bei wiederholten Punktionen, oder wenn nach einem freien Intervall Lokalsymptome auftreten. Gegen diese Indikationsstellung muß man einwenden, daß speziell dann, wenn kein Liquor kommt, unter Umständen eine Entquellung des Gehirns erfolgt ist, wie das von verschiedenen Autoren beschrieben wurde. RODMAN teilt die Fälle ein in solche, bei denen keine Hirndrucksteigerung besteht, die aber entweder rasch tödlich sind oder nur eine Hirnerschütterung erkennen lassen. 36 Fälle dieser ersten Untergruppe sind alle gestorben. Von den 578 Fällen der zweiten Untergruppe (Kommotion) sind nur 7 Fälle gestorben, wobei er betont, daß durch reiche Flüssigkeitszufuhr in diesen Fällen unter Umständen Drucksteigerung auftreten kann. Die zweite Gruppe sind Fälle mit Drucksteigerung mäßigen Grades. Hier kommt man mit Osmon und Lumbalpunktion gewöhnlich aus (z. B. ein Fall von SILVA). Von den 65 Fällen sind aber trotzdem 9,2% gestorben. Schließlich führt er Fälle von starkem Hirndruck an. Bei diesen 121 hat man neben anderem auch die Dekompression verwendet. $^1/_4$ davon (25%) sind gestorben. Bezüglich der Operation nach ODY bei Liquorblockade wurde S. 55 bereits das Nötige gesagt.

Aus all dem und aus meinen Erfahrungen geht hervor, daß man, wie das ja von einer Reihe von Autoren hervorgehoben wurde, zunächst den Shock abklingen lassen soll (FOSTER jr. und PREY). Dann empfiehlt sich exspektativ vorzugehen, wie BALADO das meint. Schließlich wird man in dem Falle des Auftretens von Hirnödem mit den einfacheren Methoden beginnen und, falls diese versagen und das Ödem steigt, zur Dekompression schreiten. Finden sich Lokalsymptome, wird man an Stelle der Lokalisation dieser eingreifen. Fehlen diese, dann wird man sich wohl mit dem subtemporalen Ventil nach CUSHING behelfen müssen. Ist die Dura sehr gespannt, dann empfiehlt sich eine Incision derselben. Unbedingt ist notwendig, daß auch nach der Trepanation eine Dehydratation des Gehirns in die Wege geleitet wird.

Anschließend seien noch einige Worte über die Fälle erwähnt, bei denen eine Entquellung des Gehirns zu beobachten ist. Es soll dies in 10% der Fälle vorkommen, wie TEMPLE-FAY bemerkt. Hier hat sich die Pneumocephalie bewährt oder nach FASANO die Injektion von hypertonischer Lösung oder sterilem Wasser.

Spätresultate und Folgezustände der organischen Traumen des Gehirns. Es erscheint ungemein schwer, die Häufigkeit von Folgezuständen nach Traumen des Gehirns sicherzustellen. DIAZ Y GOMEZ hat eine ganze Reihe von Fällen dieser Art zusammengefaßt, auch solche von verschiedenen Autoren und eine Spätmortalität von 1,2—8,50% errechnet. Bedingt ist diese Spätmortalität meist durch latente Infektion und später auftretende Druckerscheinungen.

Bezüglich der Symptome äußert er sich derart, daß die motorischen Störungen, je mehr sie isoliert sind, desto bessere Prognose geben. Dasselbe gilt für die sensiblen Störungen, soweit sie oberflächlich sind. Was er von der Aphasie sagt, kann ich aus Eigenem nicht bestätigen, denn gerade hier habe ich überaus weitgehende Besserungen wahrgenommen. Bezüglich der Epilepsie soll bei dieser das Nähere ausgeführt werden. Auch ALAJOUANINE, MAISSONET und PETIT-DUTAILLIS berichten über eine Spätsterblichkeit von etwa 2%, von denen aber nur ein Teil im sicheren Zusammenhang mit der Verletzung steht. Man darf nicht vergessen, daß die Folgeerscheinungen nicht immer solche sind, sondern als mangelnde Rückbildungserscheinungen aufgefaßt werden müssen, insoferne als z. B. der Liquordruck oft viele Monate lang eine Steigerung aufweist. Auch sie meinen, daß die schlaffen Lähmungen günstiger seien als die spastischen, daß die Störungen der Tiefensensibilität, genau wie DIAZ Y GOMEZ beschreibt, am hartnäckigsten sich erhalten (auch BOURGNY DE MENDOZA), was ich bestätigen kann und sich besonders in einem meiner Fälle, einen Zahnarzt betreffend, der mit feinen Instrumenten nicht mehr arbeiten konnte, sehr unangenehm auswirkte. Auch was sie bezüglich der motorischen Aphasie sagen, daß diese günstiger liege als die sensorische, kann man bestätigen.

Ackermann hat 1511 Schädelverletzungen auf die Spätresultate untersucht, davon 56% Kommotionen. Zwei Drittel der Fälle erreichten nach 1—2 Monaten ihre Arbeitsfähigkeit, also eine immerhin ziemlich große Anzahl.

Von den 1000 Schädelverletzten, die Pilcz beobachtet hatte, konnte er 811 weiter verfolgen — 50 von diesen waren später gestorben, 117 waren voll arbeitsfähig, 132 hatten allgemeine Beschwerden von besonderer Intensität, 65 psychische Störungen, 69 Herderscheinungen, 50 boten das Bild der Hysterie. Pilcz meint, daß frühe Senilität und Arteriosklerose auch zu den Folgen des Traumas gehöre, was auch aus den Ausführungen von Leppmann hervorgeht, von der Mehrzahl der Autoren aber abgelehnt wird. Barré, Bujadouz, Subirana, Weil und Puusepp berichten, daß unter 3000 Schädelverletzten die Folgen in 121 Fällen erst nach Jahren in Erscheinung traten.

Handelt es sich bei den eben genannten Autoren mehr um Spätresultate, so sollen nun die *Folgen* des Traumas genauer ins Auge gefaßt werden. Diese können sich äußern

1. in der Form einer durch das Trauma bewirkten komplizierenden Erkrankung. Hierher gehören die Fälle von Tetanus (Biber), Fälle von Meningitis, Meningokokken und aseptische Formen (Aronowitsch), Pneumococcus (Schulz);
2. Fälle mit Lungenkomplikationen (Pribojanu und Jorosian), wobei es zu Aspirationspneumonie, Fettembolie, Kongestionszuständen oder Hämorrhagie kommen kann, und schließlich
3. muß die Fettembolie erwähnt werden (letzte Zusammenstellung an dem auch von mir benützten Material durch Oppolzer).

Man darf nicht außer acht lassen, daß sich unter Umständen ein Schädeltrauma mit irgendeinem Knochenbruch komplizieren kann, oder daß das Trauma Fettleibige betrifft, die an der Stelle der Fettansammlung irgendeine Schädigung erlitten haben, die zur Fettembolie geführt hat.

Daß das allgemeine Cerebralsymptom Försters auch bei den organischen Hirnverletzungen vorkommt, ist einleuchtend, wie z. B. Higier ausführt. Ob aber solche Fälle wie der Isserlins hierhergehören, bei dem 10 Jahre nach dem Unfall ein Ulcus ventriculi und ein Jahr später eine Ischämie der Finger aufgetreten ist, muß man schon bezweifeln.

Interessant ist eine von Antonio Foz mitgeteilte Beobachtung, wonach bei einem Kind 3 Monate nach einem Schädeltrauma festgestellt werden konnte, daß alles, was dieses früher gelernt hat, vergessen war. Da aber hier auch eine allgemeine Wesensveränderung vorlag, so gehört dieser Fall wohl in die Gruppe jener, bei welchen sich als Spätfolgen psychische Erscheinungen einstellen, besonders Störungen der Merkfähigkeit, Charakterveränderungen, Demenz und ähnliches.

Während Minkowski meint, daß bei den organischen Fällen vielfach eine psychische Überlagerung später die Erscheinungen steigert, hat Gordon zeigen können, daß Gliareaktionen spät auftreten können, die eventuell die Verschlimmerung nach dem Trauma zu erklären imstande wären. Gerhartz weist darauf hin, daß auch nach längerer Zeit posttraumatische Hirnschädigungen durch den Muckschen Adrenalinsondenversuch bzw. durch die Liquoruntersuchung nachzuweisen möglich sei, und Neustadt, der sich allerdings mehr mit den psychischen Störungen befaßt, meint, daß organische Hirnschädigungen auch durch die Encephalopathia posttraumatica Schwabs zum Ausdruck kommen.

Als eigentliche Spätfolgen nach den Unfällen sind jedoch nur folgende anzusehen. Erstens die *Cystenbildung*. Hier liegen eine ganze Reihe sehr interessanter Beobachtungen vor. So hat JAFFÉE unter der Bezeichnung traumatische Porencephalie im Occipitallappen bei einem Kind eine Höhle beschrieben, bei dem er in der Cystenmembran eisenhaltiges Pigment erweisen konnte, wodurch die Genese der Höhle erklärt wurde. In der benachbarten Rinde fand er Plaques fibromyéliniques. Das Blutpigment bezieht er nicht auf ein Trauma, sondern auf andere zirkulatorische Momente. BROČINSKJ findet neben Verwachsungen der Meningen zwei große Cysten, und zwar auf der Seite der Verletzung im Centrum semiovale. GEERT-JORGENSEN findet 9—10 Jahre nach einer Hufschlagverletzung JACKSON-Anfälle. Es fand sich eine Cyste auf der rechten Seite. Ob der Fall FORESTIER, HAGUENAU und PETIT-DUTAILLIS einer Epidermoidcyste, die intradural gefunden wurde, hierher gehört, ist wohl fraglich, ebenso der Fall von BÜCKMANN und STRUWE, wo eine traumatische Psychose nach arteriosklerotischer Erweichung die Cyste anzeigte. Auch DIAZ sowie ALAJOUANINE, MAISSONET, PETIT-DUTAILLIS sprechen von Cystenbildung.

Auch ich habe solches gesehen, und es ist höchst merkwürdig, daß diese Cysten, obwohl ihnen gewöhnlich jede Membran fehlt und sie nur eine verdichtete Glia als Wandbelag haben, in der Mehrzahl der Fälle von einer gelbgrünlichen, oft dicklichen Flüssigkeit erfüllt sind. Das Inerscheinungtreten dieser Cysten, bei denen gewöhnlich neben mehr minder ausgeprägten Lokalsymptomen allgemeine Symptome im Vordergrund stehen, hängt offenbar damit zusammen, daß stetig Flüssigkeit in diese Cysten hineingelangt, auf dem Blut- oder Liquorweg, und daß schließlich durch die ganz allmähliche Zunahme dieser Flüssigkeit Druckerscheinungen provoziert werden. In einem Fall, den ich zu beobachten Gelegenheit hatte, geht das Trauma auf das 3. Lebensjahr zurück, und die Erscheinungen machten sich erst nach dem 30. Lebensjahr geltend.

Weitere Folgen des Traumas sind der *traumatische Hydrocephalus*. Es ist unstrittig D'ABUNDOS Verdienst, gezeigt zu haben, daß durch ein verhältnismäßig geringfügiges Trauma hydrocephale Erweiterungen der Ventrikel zustande kommen können. Je jünger das Individuum, je näher die Läsion dem Ventrikel, desto stärker die Ausweitung dieser. Deswegen müßten wir eigentlich die Frage des Hydrocephalus im allgemeinen einer Revision unterziehen und uns fragen, ob nicht die Mehrzahl dessen, was als kongenitaler oder frühinfantiler Hydrocephalus in Erscheinung tritt, nicht traumatisch bedingt ist. Dabei darf man nicht vergessen, daß selbstverständlich auch Narben nach entzündlichen Prozessen derartiges hervorbringen werden, und daß besonders eine Verlegung der Liquorabflußwege auch schuld an hydrocephalen Erweiterungen sein wird. Ob aber, wie dies heute noch von einer Reihe von Autoren angenommen wird, ein Hydrocephalus auch durch eine Hypersekretion entsteht, ist mehr als fraglich. Ebenso wird man sich die Frage vorlegen müssen, ob es einen aresorptiven Hydrocephalus gibt, wenn man bedenkt, welch verhältnismäßig geringe Rolle der Plexus chorioideus für das Zustandekommen des Hydrocephalus zu spielen scheint. Es ist ein unleugbarer Verdienst FÖRSTERS und seiner Schüler, besonders SCHWABS, BIELSCHOWSKYS, ferner WARTENBERGS, durch die Encephalographie bzw. Ventrikulographie die Befunde D'ABUNDOS auch beim Menschen sichergestellt zu haben. Es genügt FÖRSTER nicht, den Liquordruck allein zu bestimmen, sondern er sucht auch die Liquorresorption sicherzustellen, indem er 2 ccm einer 10%igen Jodnatriumlösung in die Liquorräume bringt und hernach das Auftreten des Jods im Liquor und im Urin untersucht. Wenn nach 10 Minuten das Jod nicht im Spinalpunktat erscheint, so liegt eine Verzögerung der Liquorpassage vor, nach einer halben Stunde eine Absperrung der Ventrikel. Wenn das Jod nicht nach 30 bis spätestens 90 Minuten im Harn erscheint, also später als 2 Stunden z. B., so wird das als Ausdruck einer pathologischen Verzögerung der Liquorresorption angesehen. Eine solche ergab sich unter 106 traumatischen Fällen in 58%. Es scheint, daß die Nichtfüllung der Ventrikel auf Passagehindernis der Ventrikelzugänge hinweist. Viel wesentlicher sind die Erweiterungen der Seitenventrikel oder auch des III. und IV. Ventrikels als Ausdruck eines Hydrocephalus. Es kann dabei die Erweiterung eine ziemlich symmetrische sein oder aber, wie das FÖRSTER gezeigt hat, läßt sich eine Verziehung der Ventrikel nach der Verletzungsstelle hin erweisen, was ja auch WARTENBERG betont. Es ist nun interessant, daß solche hydrocephale Veränderungen auch nach Commotio cerebri auftreten, und zwar in jenen Fällen, die die cerebralen Allgemeinsyndrome erweisen. Und es sind ungefähr 77% dieser Fälle positiv. Die Mehrzahl derselben hat auch eine Erhöhung des Drucks und Resorptionsstörungen. Von 38 Fällen mit Kontusion, um dieses allgemein gebräuchliche Wort hier anzuwenden, boten 33 encephalographische Veränderungen, 17 Druckerhöhung, 23 eine Verzögerung der Jodresorption (BIELSCHOWSKY).

Es läßt sich also sagen, daß im großen und ganzen eine mäßig symmetrische Erweiterung beider Ventrikel oder eine mehr einseitige, dann der traumatischen Seite entsprechende Erweiterung, eine Verziehung der Ventrikel nach der Stelle des Traumas, eine Abrundung des Vorderhorns der Seitenventrikel in der überwiegenden Mehrzahl der Fälle von Hirntrauma sich findet. Ich verfüge nur über ein geringes eigenes Material, das sich im wesentlichen an die von BIELSCHOWSKY zusammengestellten Befunde der FÖRSTERschen Klinik anschließt. Der Umstand, daß ein sehr großes Vergleichsmaterial bereits vorliegt, läßt diese Befunde besonders wertvoll erscheinen. TRENDTEL benützt sie auch bereits zur Begutachtung, und LOTTIG erbringt einen schönen Fall dieser Art als Spätfolge.

Was nun die klinischen Erscheinungen des Hydrocephalus traumaticus anlangt, so werden sie selbstverständlich in vieler Beziehung mit der ursprünglichen Schädigung zusammenhängen. Die kommotionellen Fälle zeigen gewöhnlich das Allgemeinsyndrom, wobei in meinen Fällen der Kopfschmerz — der Dauerkopfschmerz — im Vordergrund steht. Die kontusionellen Fälle lassen die Restsymptome stärker hervortreten und verbinden sich mit den Erscheinungen zunehmenden Hirndrucks. Mir wurden eine ganze Reihe solcher Fälle als Hirntumoren überstellt, und man muß zugeben, daß es oft unendlich schwierig ist, die nötige Zurückhaltung aufzubringen, um einen solchen Fall nicht als Tumor zu operieren. Die Syndrome, unter denen dieser Hydrocephalus auftritt, sind einfache Hemiplegien mit Reizerscheinungen seitens der Rinde, Aphasie, sehr häufig, besonders bei Sitz in dem IV. Ventrikel, zerebellare Syndrome. Auch umschriebene Hydrocephali im III. Ventrikel machen sich mitunter bemerkbar. Doch kann hier die Lipjodolfüllung nach SGALITZER Aufschluß geben. In einem solchen Fall war das Bild sehr ähnlich dem der Dystrophia adiposogenitalis.

Es scheint die Diagnose des Hydrocephalus angesichts der Ergebnisse der Encephalographie heute verhältnismäßig leicht. Doch muß man F. STERN zugeben, daß es nicht immer leicht sein wird, einen Traumatiker, besonders wenn es sich nur um ein allgemeines Syndrom handelt, für die Encephalographie zu gewinnen.

Bezüglich der *Therapie* kann ich heute mit gutem Gewissen als Methode der Wahl die Röntgenbestrahlung empfehlen. Ich habe bei allen Fällen von Hydrocephalus, die unter ständiger Kontrolle des Augenarztes standen, und bei denen ich kinematographische Aufnahmen vor und nach der Bestrahlung machen ließ, mit absoluter Sicherheit nicht nur Besserungen, sondern Heilungen erzielt. Das gilt sowohl für die sonst kaum beeinflußbaren Kopfschmerzen als auch für die cerebralen bzw. zerebellaren Symptome, soferne diese nicht schon vor dem Hydrocephalus vorhanden waren und durch direkte Schädigung der Hirnsubstanz bedingt sind. Die Art der Bestrahlung ist in dem Kapitel der Röntgenbehandlung der Nervenkrankheiten niedergelegt. Die Dauer der Bestrahlung hängt von der Intensität des Hydrocephalus ab und kann auch über ein Jahr ausgedehnt werden — natürlich in entsprechenden Intervallen.

Die Spinalpunktion kann wohl einen momentanen Erfolg bei nicht geschlossenem Hydrocephalus erzielen, wird aber nie, auch wenn sie wiederholt ausgeführt wird, die Krankheit heilen. Zum operativen Eingriff wird man sich um so schwerer entschließen, als eine absolut verläßliche Methode der chirurgischen Behandlung des Hydrocephalus bisher wohl nicht existiert und die Palliativtrepanation meist nicht ausreichend genug ist.

Auf der gleichen Linie wie der Hydrocephalus liegen die Liquoransammlungen im Subarachnoidealraum, doch muß man hier differenzieren. Denn der Begriff *Meningitis serosa* umfaßt scheinbar vollständig verschiedene Dinge. So hat PETTE gezeigt, daß Blutungen in die hintere Schädelgrube, die nach Kommotionen auftreten, einen Meningismus hervorrufen können gleichzeitig mit Pulsverlangsamung und einer Temperatursteigerung, ohne daß irgendwelche nennenswerte Lokalsymptome sich finden. Er spricht sich in solchen Fällen gegen eine Punktion aus. Dann gibt es eine Reihe von Fällen aseptischer eitriger Meningitis, ohne daß irgendeine Wunde hier vorhanden gewesen wäre. Solche Fälle sind von EHRENROOTH, von HANKE (hier Literatur), BAUDOIN und LERREBOULLET, FORTANIER beschrieben worden. Die Fälle sind nicht gleichwertig, da bei dem einen Bakterien gefunden wurden, bei den anderen nicht und der Liquor wie z. B. bei HANKE 270 mm Wasserdruck zeigte, der Liquor milchig getrübt war und 327 vorwiegend lymphocytäre Elemente, aber auch polynukleäre Leukocyten enthielt. Es ist schwer, diese eigenartigen Erscheinungen zu erklären, und man muß doch wohl annehmen, daß hier die scheinbar gedeckten Verletzungen offene gewesen sind, oder daß nach einer Kontusion eine Infektion leichter möglich ist. Auch die Meningopathia vasogenica traumatica von MUCK muß man hier erwähnen, obwohl sie sich eigentlich kaum je klinisch äußern wird und nur durch den Adrenalinsondenversuch erschlossen wurde.

Größere Bedeutung kommt den Erscheinungen zu, auf die FÖRSTER und seine Schule zuerst hingewiesen haben, wobei sie annahmen, daß Verklebungen der Meningen die postkommotionellen Erscheinungen bedingen können. Besonders hartnäckige, langdauernde Kopfschmerzen weisen auf derartige Verklebungen, die PENFIELD wie schon erwähnt durch Lufteinblasungen heilt. Es kann aber auch vorkommen, daß kleine Blutungen nach Trauma in die Meningen erfolgen, und daß diese Ursache sind für eine mehr circumscripte Verklebung. Dann spricht man von *Meningitis serosa traumatica cystica*, besser wohl von *Arachnitis*, da ja die Flüssigkeitsansammlung meist intraarachnoideal entsteht. Hier haben wir es mit einer echten Spätfolge nach Trauma zu tun, deren Häufigkeit jedoch keinesfalls überschätzt werden darf. FÖRSTER und seine Schüler WARTENBERG, COHEN, ELG-OLOFSSON, GIEHLEN, HIGIER, NEURANTER, MINKOWSKI bringen entsprechendes Material. Ich kann auch aus Eigenem solche Fälle anführen. Sie entwickeln sich gewöhnlich erst einige Wochen nach dem Unfall und zeigen neben umschriebenen Ausfällen allgemeine Hirndruckerscheinungen, wobei ein auffälliges Schwanken der Intensität charakteristisch sein soll. Im Falle von COHEN, z. B. bestanden Kopfschmerzen, dann trat Doppeltsehen auf, epileptische Anfälle und Sprachstörung; es fand sich eine Stauungspapille und Stauungsliquor. Die Operation ergab das Bestehen einer Mennigitis serosa. Auch bei ELG-OLOFSSON war anfangs kein neurologisches oder röntgenologisches Symptom. Erst später trat starker Kopfschmerz auf, drei Monate danach erst die Stauungspapille. Bei GIEHLEN betraf die Latenz nur 14 Tage. Es traten auch hier Stauungssymptome auf, die sich mit zerebellaren Erscheinungen verbanden. Auch bei NEURANTER standen die Stauungssymptome im Vordergrund. MOREAU und CHRISTOPHE nahmen in einem Fall mit Kleinhirnbrückenwinkelsymptomen dort eine Arachnitis an; ALLOVI bei psychischen Störungen in Fällen von Hirn- und Rückenmarkstraumen Meningitis serosa — offenbar mehr diffuse Form. Es ist durch die Encephalographie aber möglich, den strikten Beweis für das Bestehen einer Meningitis serosa zu erbringen, so daß also im Falle eines Zweifels die Encephalographie entscheidend sein wird, wie aus den Fällen von FÖRSTER und WARTENBERG einwandfrei hervorgeht (auch BENNET und HUNT).

Der Sitz der Cysten hängt wohl gewöhnlich mit der Lokalisation des Traumas zusammen, was aber nicht immer der Fall sein muß. Man wird also bei diesen Fällen nicht immer am Ort des Traumas einzugreifen haben, sondern lediglich nach den Erscheinungen vorgehen müssen. Auch eine traumatische Meningocele spuria (BIANCHI) ist bekannt.

Die Diagnose für die traumatische, umschriebene seröse Meningitis ist nur dann zu stellen, wenn ein Trauma des Schädels nachzuweisen ist, und wenn nach einer kürzeren oder längeren Latenz neben Erscheinungen des Hirndrucks sich Lokalsymptome meist von geringerer Intensität als beim Tumor entwickeln. Die Entwicklung ist eine verhältnismäßig rasche, aber ich muß gestehen, daß es auch Fälle gibt, bei denen man ohne die Encephalographie kaum imstande sein wird, einen Tumor von der serösen Meningitis zu differenzieren. Man muß bei diesen Fällen, besonders, wenn der Visus vollständig normal ist, zunächst mit dem Versuch einer Röntgenbestrahlung vorgehen. Das nützt gelegentlich. Erst wenn die Röntgentherapie versagt, dann kommt die chirurgische Behandlung, die Trepanation mit Entfernung der Cyste in Betracht. Auch die Lumbalpunktion leistet gutes (MINKOWSKI).

Die pathologische Anatomie dieser Gebilde zeigt eigentlich hier wenig. Man sieht die äußeren Blätter der Arachnoidea gewöhnlich fibrös verdickt und an den Rändern vollständig verwachsen mit dem inneren Blatt bzw. mit der Pia (s. Meningopathien bei den traumatischen Erkrankungen des Rückenmarkes).

Traumatische Epilepsie. An dem Bestehen einer nach dem Trauma und auch durch dasselbe hervorgebrachten Epilepsie kann kein Zweifel obwalten. Differenzen bestehen eigentlich nur in bezug auf die Häufigkeit derselben und auf die Verhältnisse vor dem ersten Anfall, d. h. ob nicht der prämorbide Zustand die Anfälligkeit bedingt hat, wie WILSON z. B. meint. Es ist ein anderes, ob man die Zahl der traumatischen Epileptiker von der Gesamtzahl der Epileptikerzahl aus berechnet oder von den Fällen mit Kopftrauma. Nehmen wir die Zahl von GOWERS, so hat dieser unter 3000 Fällen nur 108 traumatische gesehen, also etwas über $3^1/_2$%. Das ist immerhin eine beträchtliche Zahl. Wenn wir die Untersuchungen von H. VOGT ins Auge fassen, der die durch Geburtstraumen bedingten epileptischen Anfälle zu erfassen sucht, so ergibt sich, daß unter 1100 Fällen 78 Fälle mit Epilepsie vorhanden sind. Aber diese Fälle differenziert er derart, daß er zeigen konnte, daß nur in 13 Fällen überhaupt, also in etwas mehr als 1%, das Geburtstrauma allein in Frage kommt. Er steht offenbar unter dem Eindruck der Feststellung von BINSWANGER, der neben dem Trauma eine ganze Reihe verschiedener Momente als ursächlich für den Ausbruch der Anfälle ansieht und diese Momente auf über 50% schätzt. Für das Trauma haben REDLICH und KARPLUS zu dieser Frage Stellung genommen und eine Steigerung der epileptischen Reaktionsfähigkeit des Gehirns durch das Trauma festgestellt. Aber selbst zugegeben, daß Binswanger Recht hat, kann man heute unter keinen Umständen mehr leugnen, daß es — und dafür sprechen meine eigenen Erfahrungen — eine typische Epilepsie gibt, die sich im Anschluß an ein Trauma entweder unmittelbar oder nach einem Intervall entwickelt (zusammenfassende Darstellungen Braun, Schuster, Hauptmann, Redlich, Krause-Schum u. v. a.). Es existieren auch heute bereits große Statistiken über die Zahl dieser Epilepsie. Interessant ist eine Bemerkung Bruns' die scheinbar gegen diese Auffassung spricht, daß Traumen die Anfälle genuiner Epileptiker nicht steigern.

Krause und Schum führen z. B. an, daß nach einer Berechnung aus dem Kriege 1870/71 die Häufigkeit der Epilepsie nach Kriegsverletzungen 4,73 bis 26,7% beträgt. Ich will nur einige neuere Angaben aus verschiedenen Ländern hier anführen, um zu zeigen, wie ganz verschieden die Zahlen sind. Sargent findet unter 18000 Fällen nur 800 Epileptiker (1920), das sind $4^1/_2$%; bei einer geringeren Anzahl hat Rawling unter 425 Fällen 25% gefunden. Wagstaffe hat von 820 Fällen 585 verfolgen können. Davon leben 345, während 240 gestorben sind. Er differenziert bereits, indem er die Fälle mit Duraverletzung und solche ohne Duraverletzung, mit einfacher Kopfverletzung und Kommotion trennt. Bei ersterer findet er 18% Epileptiker, während, wenn man die anderen Fälle dazuzählt, nur 10% resultieren. Diaz y Gomez findet, daß bei Schädelverletzungen mit Duraöffnung 37%, ohne solche 14,7% Epileptiker resultieren. Von französischer Seite haben Alajouanine, Maisonnet und Petit-Dutaillis 620 Fälle untersucht und 143 Epileptiker unter ihnen gefunden. Das sind auch ungefähr 25%. Die Erfahrungen der Deutschen im Weltkriege sind von verschiedenen Autoren niedergelegt worden. Ich erwähne nur Baumm, der unter 1040 Hirnverletzten 247, d. h. 24% Epileptiker fand. Nimmt man aber die Hirnverletzten im engeren Sinne, so handelt es sich um 44%. Pilcz hat am Wiener Material (811 Fälle), die allerdings erst viele Jahre nach dem Krieg untersucht wurden, 12 Fälle von Epilepsie gefunden, von denen 59 nach Commotio aufgetreten waren. Credener, die das Münchner Material bearbeitete, konnte 1920 Fälle verfolgen, und von diesen waren 755, d. s. 38,2% Epileptiker. Gerade das Material von Credener ist von größter Bedeutung, weil hier eine zumeist jahrelange Beobachtung vorliegt. Vogeler hat gefunden, daß von 500 Schädelschußverletzten 133 nach mehr oder minder kurzer Zeit epileptisch wurden. Stevenson hat allerdings nur 84 Fälle untersucht. Von denen hatten 57 epileptische Anfälle, 9 Schwindel, 12 zeigten Verstimmungszustände. Gurdjan hat bei 718 Fällen nur 46mal Jackson- oder allgemeine Epilepsie beobachtet. Es scheint also richtig, die katamnestischen Erhebungen möglichst erst nach vielen Jahren durchzuführen.

Als ich selbst während des Krieges mit Ranzi mich über die Frage der Häufigkeit der Epilepsie nach Kriegsverletzungen äußerte, kamen wir dahin, daß die Zahl, die A. Fuchs mit 6—8% angibt, viel zu niedrig ist, aber auch 12—15% noch eine sehr niedere Ziffer darstellt, weil wir damals erst im Anfang von Erfahrungen standen (s. a. Redlich, Hauptmann u. v. a.).

Nach dem, was eben ausgeführt wurde, muß man wohl im Durchschnitt mit 25% posttraumatischer Epilepsie rechnen, wobei es sich allerdings in diesen Fällen um echte Epilepsie oder deren Äquivalente handelte, denn es ist Stevenson beizustimmen, wenn er den Begriff der traumatischen Epilepsie enger faßt und nur für jene Fälle gelten läßt, die durch eine Verletzung des Gehirns oder der Membranen des Gehirns bedingt sind. Jackson-Epilepsie und ähnliches sollten davon getrennt werden als lokalisierte oder corticale Anfälle.

Es scheint nötig, die oft nur einmal initial auftretenden Anfälle von der echten traumatischen Epilepsie zu trennen, da die ersteren bedingt sind durch das, was man irritative Noxe (FÖRSTER) nennt, nach deren Entfernung die Anfälle sofort schwinden. Auch ZAPPERT versucht bei den Fällen von Geburtstrauma und Epilepsie eine Differenzierung vorzunehmen, indem er jene Fälle, die nach cerebraler Kinderlähmung auftreten, nach KRAEPELINS Vorschlag Residuärepilepsie nennt (symptomatische Epilepsie), während die anderen als genuine bezeichnet werden, wobei aber gleich hier betont werden soll, daß eine klinische Differenz dieser beiden Arten von Anfällen wohl kaum möglich ist, wie das auch ZAPPERT meint.

Die zweite Frage, die zu entscheiden ist, ist jene: Welche Verletzungen führen zu epileptischen Anfällen? Auch das ist heute bis zu einem gewissen Grad erledigt; denn, wie schon WAGSTAFFE, DIAZ Y GOMEZ, vor allem aber CREDENER zeigt, sind es die offenen Hirnverletzungen, d. h. jene, bei denen die Dura mitverletzt ist, welche in allererster Linie zur Epilepsie führen. CREDENER teilt ihre Fälle ein in offene Hirnverletzungen, Schädelverletzungen mit Hirnschädigung bei intakter Dura, dann ungenaue Fälle, Hirnschädigung ohne Schädelverletzungen und Blinde und Taube. Sucht man diese Fälle für die Epilepsie zu erfassen, so liefert die erste Gruppe allein 81,1% aller Epileptiker, die zweite Gruppe, bei der also die Dura geschlossen bleibt, 11,2% der Fälle, die gedeckten Hirnverletzungen 7% der Fälle. Das entspricht auch meinen Erfahrungen und ist nur insofern interessant, als auch gedeckte Verletzungen ohne jede Schädigung der Weichteile zu Anfällen führen können. Bezüglich der Geburtsverletzungen hat ZAPPERT erst kürzlich auch aus klinischen Befunden deren Existenz sichergestellt, da die pathologische Anatomie eine bestimmte Antwort nicht geben könne (ältere Arbeiten VOLLAND und BIRK, VOGT). Nur die genaue klinische Erfassung des Geburtsvorganges und die weitere Beobachtung geburtsgeschädigter Kinder könne uns weiterbringen. DIAZ Y GOMEZ weist besonders auf das Wiederaufflackern latenter Infektionen, Fistelbildungen hin, während VOGELER findet, daß von primär Operierten 26%, von nicht Operierten 34,5% erkranken. LEWINGER hat in 90% seiner 30 Fälle Schädelbruch konstatiert, 60% zeigten zudem komplizierende Eiterungen. Allerdings muß KAILA, wofür ja auch die Angaben von PILCZ sprechen, zugeben, daß auch nach Kommotionen Epilepsie auftreten kann.

Man unterscheidet gewöhnlich Anfälle, die unmittelbar auf das Trauma erfolgen und solche, die ein latentes Intervall zeigen können. Die erste Gruppe *(Frühepilepsie)* ist natürlich die günstigere, weil meist nach Entfernung der irritativen Noxe die Anfälle zurückgehen. Nach der zusammenfassenden Darstellung von KRAUSE und SCHUM finden sich Frühanfälle durchschnittlich in etwas mehr als 5%. Die Kriegserfahrungen lassen sie eigentlich noch seltener erscheinen (ECONOMO, FUCHS, POETZL). Es ist, wenn man die neuere Literatur daraufhin untersucht, das Intervall zwischen Trauma und Anfällen ganz wesentlich verschieden. So kann sich, wie das schon NOTHNAGEL gezeigt hat, die Dauerepilepsie gleich an den ersten Anfall anschließen. Ich selbst sah eine ganze Reihe solcher Fälle, und auch in der Literatur sieht man diese häufig erwähnt. Anderseits aber sind die Fälle häufiger, bei denen eine Latenz zwischen Trauma und Anfall besteht *(Spätepilepsie)*. Um nur ein paar Beispiele zu erwähnen, bringt WEYGANDT z. B. einen Fall, der 7 Jahre Latenz zeigt, und erwähnt MATTHIOLIUS, der einen Fall mit 24 Jahre langer Latenz kennt. BRAUN spricht von einer Latenz von 8—12 Jahren, UGOLOTTI von 7 Jahren, RICALDONI von 1 Jahr. Auch MUROI hat eine Latenz von 7 Jahren angegeben. Kürzere Latenz erwähnen VIVALDO (3 Monate), ähnlich wie MARCHAND-COURTIS oder MONTEIRO. Noch kürzer ist die Latenz bei FOLLI, wo sie nur 1 Monat dauerte, während KALDEWEY 19, HENDRICK sogar 23 Jahre lange Latenz anführt. Nehmen wir auch hier wieder die Erfahrungen von CREDENER an dem großen

Münchner Material, so zeigt sich, wie schwer es ist, zu einem sicheren Resultat zu kommen. Sie findet Frühepilepsien unter 330 zu erfassenden Hirnverletzten 41mal, Spätepilepsie mit genauer Angabe des Jahres nur 85mal, während ohne genaue Angaben 204 Fälle resultieren. Pilcz meint, daß später als 12 Jahre nach dem Trauma Epilepsie nicht mehr auftrete. Puusepp bringt einen interessanten Fall mit 10jährigem Intervall und einer scheinbar indirekten Läsion der 2 ersten Halswirbel, deren Entfernung und Punktion die Dauerheilung brachten. Marchand und Courtis fanden bei einem Fall, dem eine Cyste zugrunde lag, 11 Jahre Intervall.

Das freie Intervall kann demnach in einzelnen Fällen viele Jahre betragen. Wie man sieht, ist eigentlich eine Grenze des Auftretens der Anfälle selbstverständlich bei genauester Erhebung nach oben nicht gesteckt. Ich kann aber nicht finden, daß, je weiter man sich von dem Tag des Traumas entfernt, je mehr also die Vernarbung fortschreitet, desto deutlicher die Neigung zu Anfällen wird. Nur eines kann ich sagen, daß mein Material sich mit jenem von Redlich deckt, daß die Mehrzahl der Anfälle innerhalb der ersten 6 Monate auftreten, und zwar in mehr als 50%. Die Latenzzeit ist nicht immer frei von Erscheinungen. Kopfschmerzen, Schwindel, neurasthenische Zustände gleiten oft in Anfälle über.

Die größte Überraschung bot uns bei den Kriegsverletzten mit Epilepsie, daß Anfälle typisch epileptischer Natur auch bei ganz verschiedenem Sitz des Herdes im Gehirn auftraten. Heute, wo wir durch die Untersuchungen besonders von O. Förster wissen, daß wir in fast jedem Hirnlappen eine Zone besitzen, von der aus epileptische Anfälle ausgelöst werden, wird uns diese Tatsache nicht mehr Wunder nehmen. Wir haben nach Förster eine Frontalzone, etwa der Basis der I. (obersten) Stirnwindung entsprechend, eine parietale Zone im Lobulus parietalis superior, knapp an der hinteren Zentralwindung, eine parieto-occipitale Zone im Gebiet des Gyrus angularis und der angrenzenden Occipitalwindungen, während die Zone im Temporallappen scheinbar dem Gebiete der Riechzentren, dem Uncus, angehört. Ich bin aber überzeugt, daß außer diesen Zonen noch andere vorhanden sind, die für den Ausbruch epileptischer Anfälle in Frage kommen. Man braucht nur auf das von Krause und Schum verzeichnete Schema zu verweisen. Selbstverständlich kann man auch von den verschiedensten subcorticalen Zentren aus Anfälle auslösen.

Nach den Untersuchungen von Redlich hat es scheinbar keine Bedeutung, ob die Verletzung die rechte oder die linke Seite betrifft. Eines aber ist sicher, daß die Läsion der motorischen Region am ehesten zu Anfällen Veranlassung gibt. Damit stimmen die Mehrzahl auch der neueren Autoren überein, ohne daß ich die einzelnen aufzählen will. Doch muß man Braun zugeben, daß die Läsionen dieser Gegend vorwiegend zu Jackson-Anfällen prädisponieren. Nach den Untersuchungen Credeners steht aber scheinbar nicht die motorische Region im Vordergrund, sondern der Scheitellappen, und zwar mit 47,3% der Fälle, während die Frontalregion nur 45% der Fälle, die temporale 36,7, die occipitale 32,2% Epileptiker aufweist. Merkwürdigerweise findet sich ein gleiches auch in anderen Statistiken, und zwar bei Voss und Bruskin, wobei allerdings Krause und Schum darauf verweisen, daß von den überlebenden Schädelverletzungen die meisten den Parietallappen betreffen. Economo, Fuchs und Poetzl wollen diese Tatsache mit der Ausdehnung des Parietallappens erklären. Bei diesem Umstand darf man aber auch nicht außer acht lassen, daß eine große Zahl, vielleicht die größte Zahl der Lokalisationen nur gewonnen wurde durch Untersuchungen an Lebenden, und daß, wie ich mich oft überzeugen konnte, es unendlich schwierig ist, am Lebenden genau die Lokalisation des Prozesses sicherzustellen. Außerdem handelt es sich zumeist nicht um rein lokalisierte Verletzungen, sondern um Verletzungen mehrerer Lappen. Das geht auch aus den neueren Berichten hervor, wo z. B. RICALDONI von Scheitel-Schläfenlappen spricht oder VIVALDO von Fronto-Parietallappen, während MAISSONET den Occipitallappen isoliert betroffen wissen will.

Bei Narbenbildungen wirkt ja der Narbenzug auf die ganze Umgebung, reizt aber durch diesen Zug mehr die Umgebung als das Gebiet der Narbe selbst. Aber man darf nicht verkennen, daß doch in der Mehrzahl der Fälle die Autoren Verletzungen des Parietallappens an erster Stelle für das Auftreten der Epilepsie verantwortlich machen.

Es ist natürlich noch eine zweite Frage bezüglich des Sitzes zu entscheiden. Das ist die, ob nur Läsionen, die cortical sitzen oder auch subcorticale, bzw. Läsionen des Gehirns an irgendeiner Stelle imstande sind, anfallsauslösend zu wirken. STEVENSON und andere Autoren nehmen darauf Bedacht. Ich selbst kenne autoptisch sichergestellte Fälle, bei denen die Läsion im Hirnstamm bzw. Cerebellum saß und sich typisch epileptische Anfälle eingestellt hatten. Jedoch muß man zugeben, daß in der Mehrzahl der Fälle die Läsion cortical sitzen muß, um einen Anfall hervorzurufen.

Was nun den Charakter des Anfalls anlangt, so unterscheidet sich die traumatische Epilepsie in nichts von der genuinen. Es kommt auch hier die Aura vor (MUSUMARRA), obwohl mir scheint, daß nach meinen Erfahrungen die Aura seltener ist als bei der sog. genuinen Epilepsie. Tagelange Blindheit, homonyme Hemiopie, negatives Skotom, konzentrische Gesichtsfeldeinschränkung, Hemihyperästhesien der Gegenseite oder erhöhte Labyrintherregbarkeit werden von MUSUMARRA beschrieben. Sehr interessant ist ein von BÖRNSTEIN beschriebener Fall, der eine Lähmung rechts im Gesicht und Arm zeigte mit Anfällen von JACKSON-Typus. Sie setzten mit Geschmacksaura ein, die nur die rechte Zungenhälfte betraf. Dabei war die Geschmacksempfindlichkeit deutlich herabgesetzt. Ich erwähne das deshalb, weil dieser Fall dafür spricht, daß das Geschmackszentrum tatsächlich im Operculum frontale zu sitzen scheint.

BAUMM meint, daß der corticale Typ der Anfälle sich hauptsächlich bei Beschädigung der Zentro-Parietalregion findet, und zwar um so mehr, je früher der erste Anfall eintritt. Mit der Zunahme der Latenzzeit wächst dann auch der Anteil der Verletzungen anderer Rindenregionen, wonach dann JACKSON-Anfälle seltener werden. Das entspricht ungefähr der älteren Anschauung TILMANNS, die allerdings nicht unwidersprochen blieb. FINCHER und DOWMAN haben 130 JACKSON-Anfälle nach ihrer Ätiologie untersucht und 26 davon als traumatische bezeichnet. Es handelt sich um Friedensverletzungen mit Automobilunfällen an der Spitze. Das Intervall zwischen Trauma und Anfall war wie ja meist bei der traumatischen Epilepsie unter 12 Monaten, in 9 handelt es sich um unmittelbar an das Trauma sich anschließende Unfälle. Nach Geburtstrauma sahen sie 19 Fälle, die meist in der ersten Lebensdekade auftreten. Immerhin kann man wiederholt sehen, daß anfängliche JACKSON-Anfälle sich generalisieren, daß die Anfälle sich überhaupt häufen und das selbst bei entsprechender Medikation. RAIBAUER sah, daß JACKSON-Anfälle, die 14 Tage nach dem Trauma auftraten, nach 14 Jahren erst mit Äquivalenten abwechselten.

Die Untersuchungen von FEUCHTWANGER, ISSERLIN u. v. a. haben gezeigt, daß wir dieselben Erscheinungsbilder, die wir bei der genuinen Epilepsie finden, auch bei der traumatischen sehen können. Dasselbe hat ZAPPERT für die kindliche Epilepsie betont. Es finden sich Anfallsepilepsien mit und ohne Aura, es findet sich petit mal, einfache Absencen, Dämmerzustände und, wie STEVENSON und auch FEUCHTWANGER betonen, auch Schwindel bzw. Ohnmachten, auch periodische Verstimmung und Verwirrtheitszustände. Bei längerer Dauer können diese Erscheinungen aber so wie bei der genuinen Epilepsie von Charakterveränderungen oder Demenz gefolgt sein, die allerdings nur in höchstens 1%

der Fälle eintreten soll (Bělohradsky). Ein paar interessante Beispiele seien noch angeführt.

Ley beschreibt einen Mann, der zeitweise neben Suicid- auch Homocid-Ideen hatte und in einer solchen einen ganz sinnlosen Mord begangen hat. In der rechten Parietalgegend zeigte er eine Narbe. Im Röntgenbilde ließ sich eine alte Fraktur mit Callusbildung erkennen, ebenso Hirndruckerscheinungen. Ley meint, daß dieser Mord im epileptischen Anfall begangen wurde.

Gennes bringt einen Fall von paroxysmaler Bradycardie mit epileptischen Anfällen im Anschluß an eine traumatische Hämatomyelie. Mann findet bei einem Patienten eine sensible neuralgiforme Aura. Solcar und Artin berichten über eine Plexusverletzung mit Unterbindung der Carotis und Jugularis interna, wonach rechts eine Hemiparese mit Aphasie und Jackson-epileptischen Störungen auftraten. Diese Anfälle nahmen im Laufe der Zeit zu bis zu serienhaftem Auftreten alle 8—14 Tage. Psychische Störungen traten erst viel später auf. Ob die somnambulen Zustände, wie sie z. B. Dubois und Baumm beschreiben, zur Epilepsie gehören, ist fraglich. Redlich meint, daß die auslösenden Faktoren hier leichter zu erfassen wären (Verbandwechsel, Narbenreiz). Lewinger findet mit Recht, daß die Traumatiker ihre Anfälle leichter nehmen als die genuinen Epileptiker.

Es ist nun die Frage, ob es gelingt, *Anfälle zu differenzieren,* die dem Charakter nach wohl epileptisch sein könnten, in Wirklichkeit aber als hysteriforme anzusehen sind. Mit der Pupillenstarre im Anfalle ist deshalb nicht viel anzufangen, weil sie bekannterweise auch bei hysterischen Anfällen vorkommt. Dagegen hat sich der Hyperventilationsversuch bewährt, der imstande ist, allerdings nicht in allen Fällen, einen epileptischen Anfall auszulösen. Weniger ist die Injektion von 0,05 Cocain nach Wagner-Jauregg zu empfehlen, da sich, wie die Untersuchungen von Jellinek gezeigt haben, nur in den seltensten Fällen einmal danach Anfälle zeigen, wohingegen toxische Störungen häufiger zu sein pflegen. Wertvoll ist das Auftreten des Babinskischen Zehenphänomens in einer ganzen Reihe von Fällen gleich nach dem Anfall, das Jellinek nachweisen konnte. Meine eigenen Untersuchungen an Kriegsverletzten haben aber ergeben, daß bei sicherer Epilepsie auch mit diesem Zeichen nicht immer zu rechnen ist. Es kommt offenbar hierbei auf die Lage des Herdes an, und es ist vielleicht nur das Sichtbarwerden einer okkulten Läsion im Gebiete der motorischen Region. Auch Halbseitenerscheinungen im Sinne Redlichs können von Belang sein. Die Liquoruntersuchung ergibt nur selten intervalläre Drucksteigerungen oder Änderungen in der Zusammensetzung, so daß hier nicht viel damit anzufangen ist. Über intervalläre Druckerhöhungen berichten z. B. Urecchia, Monteiro, Hendrick, Ley, wobei man nie vergessen darf, daß hydrocephale Veränderungen oder Ödem (Hirnkompression) ätiologisch für die Anfälle in Frage kommen können. Auch die nach dem Anfall auftretende Leukocytose (Redlich) ist verwertbar. Das Röntgenverfahren hat mich in einer Reihe von Fällen im Stich gelassen, obwohl nicht geleugnet werden kann, daß durch dasselbe sowohl Veränderungen am knöchernen Schädel als bei Encephalo- bzw. Ventrikulographie Veränderungen im Bereiche der Meningen, des Gehirns und der Ventrikel nachgewiesen werden können. Es genügt, auf die Untersuchungen Försters und seiner Schule, sowie Wartenbergs hinzuweisen, auch auf die Fälle von Mann, Musumarra, Götz, Denk u. v. a., die die Richtigkeit dieser Dinge erweisen konnten.

Ich habe in den letzten Jahren sämtliche untersuchte Epileptiker radiologisch nachgeprüft, und da fanden sich in einem kleinen Teil derselben Zeichen einer Hirnschädigung, und zwar ließen sich Kalkkonkremente oder am knöchernen Schädel Zeichen von Hirndruck nachweisen. Bei genauer Aufnahme der

Anamnese ließ sich in einem Teil dieser Fälle das stattgehabte Trauma, zum Teil auch das Geburtstrauma nachweisen. Man wird also bis zu einem gewissen Grade die Möglichkeit haben, die traumatische Genese der Epilepsie nachzuweisen.

Der *Verlauf* der traumatischen Epilepsie ist ganz verschieden. In einer großen Reihe von Fällen, bei denen es gelingt, den primären Reiz zu entfernen, hört nach der Entfernung des Reizes der Anfall auf. Ein schönes Beispiel sah ich bei einem Offizier nach Sturz vom Pferd, bei dem die Tabula interna des Schädels gesplittert war und nach der primären Operation die Anfälle 1 Jahr lang bestehen blieben. Genaueste Röntgenuntersuchung ergab, daß ein etwa bohnengroßer Knochensplitter sich unter den normalen Knochenrand verschoben hatte und nur durch Aufnahmen nach verschiedensten Richtungen sichtbar gemacht werden konnte. Er war nur leicht mit der Dura verwachsen. Seine Entfernung bewirkte sofortige Heilung der Anfälle, die seit Jahren erhalten ist. Solche Fälle sind in der Literatur wiederholt angeführt.

Andererseits kann man auch sehen — und das habe auch ich gesehen —, daß Fälle einfach heilen, ohne daß man irgendwelche therapeutische Maßnahmen trifft. MAISONNET beschreibt einen Fall nach Revolverschuß in den Schädel. Die Kugel liegt im Occipitallappen. 14 Jahre bestanden epileptische Anfälle. Dann hörten die Anfälle auf. Seit 10 Jahren kein Anfall mehr. Man muß also auch nach Jahren noch mit spontanen Besserungen rechnen.

CREDNER berichtet über den Verlauf von 380 Fällen bzw. 339 Fällen, da 41 gestorben sind. Es ergibt sich, daß 19 Fälle anfallsfrei geworden sind, 17 Fälle gebessert, 27 Fälle sind stationär geblieben, 16 zeigten eine wesentliche Verschlimmerung, und 41 sind gestorben. Bei den übrigen 260 Fällen erscheint es fraglich, ob eine Verschlechterung eingetreten ist oder nicht. PILCZ hat nur 16 Todesfälle gefunden, davon einen im Status epilepticus.

Wenn man die nach Kriegsdienstbeschädigung erfolgten Todesfälle nimmt — CREDNER führt 81 an —, so waren darunter 41 Epileptiker. Der Tod erfolgt gewöhnlich 5—10 Jahre nach der Verletzung. Es kann vorkommen, daß der Tod selbst durch einen epileptischen Anfall herbeigeführt wird. So beschreibt BAUMM einen Fall, der beim Insult so ungünstig gestürzt ist, daß er sich ein großes interkranielles Hämatom mit Schädelbruch zuzog, während ein anderer Fall in einem Krampfanfall ins Wasser stürzte und ertrunken ist. Das führt zu der Frage des Traumas durch den epileptischen Anfall, was sich gar nicht so selten zeigt (BRANDIS). Ebenso muß man zugeben, daß es Fälle von Traumen gibt, bei denen das Trauma vielleicht nur die letzte Ursache war, um eine Epilepsie zu provozieren. Das gilt besonders für Luetiker oder für Fälle, bei denen durch das Trauma ein Tumor manifest wird.

Die *pathologische Anatomie* dieser Fälle ist verhältnismäßig einfach. Vom knöchernen Callus, Duranarben, Duraverwachsungen, Verwachsungen der Meningen untereinander und mit dem Gehirn, umschriebener seröser Meningitis, Narben im Gehirn selbst, Cystenbildung finden sich die verschiedenartigsten Kombinationen. Selbstverständlich sollen die Fremdkörper hier nicht unerwähnt bleiben, ebensowenig der durch das Trauma bewirkte Absceß oder die diffuse Encephalitis (MONTEIRO, dieser mit GALOTTI und AUSTROGESILO), HENDRICK gelatinöse Arachnoiditis, FOLLY kleine Blutung, MARCHAND-COURTIS-MASQUIN Encephalitis, UGOLOTTI subdurales Hämatom, DIAZ y GOMEZ Wiederaufflackern einer alten Infektion, TRAINER Arachnoidealcyste, Narben von Bindegewebe und Glia (FÖRSTER-PENFIELD), FINCHER und DOWMAN Cysten, Verwachsungen, Narben, subdorsale Hämatome, RAIBAUER, DENK Cysten. Über die Ammonshornveränderungen soll hier nicht gesprochen werden.

Das Röntgenbild hat uns auch hier schon in vivo eine Reihe von Veränderungen aufgezeigt, die zum Anfall führen können. Das gilt in erster Linie von den hydrocephalen Erweiterungen, die durch die Ventrikulographie sichergestellt werden, aber auch von Cysten (DENK). Diese so ganz verschiedenen Veränderungen machen es unmöglich, aus der traumatischen Epilepsie eine bestimmte Pathogenese abzuleiten. Eines scheint den Fällen gemeinsam. Das ist die Störung in der Liquorzirkulation. Aber wir haben solche Störungen bei ganz gleichen Veränderungen in den Meningen auch ohne jeden Anfall kennen gelernt. Es muß deshalb durch das Trauma — wenn wir annehmen, daß nicht alle, die epileptische Anfälle bekommen, prädisponiert im Sinne BINSWANGERS sind —, irgendeine Schädigung gesetzt werden, die die Anfallsbereitschaft herbeiführt, wonach dann durch irgendein irritatives Moment der Anfall ausgelöst wird. Allerdings hat E. POLLACK auch bei traumatischen Epileptikern Anlagefehler im Gehirn nachweisen können (Ganglienzellen im Mark und atypische Schichtbildung der Hirnrinde), die sich natürlich klinisch nicht zum Ausdruck bringen müssen, aber doch die Anfallsbereitschaft steigern könnten. Es kann sich meines Erachtens — und darin stimme ich PÖTZL bei — nicht um einen vasculären Faktor handeln, wie es aus FÖRSTERS Darlegungen hervorzugehen scheint. Die Gefäßkrisen im Sinne PALS machen andere Erscheinungen. Wir können durch sie vielleicht einen Teil der Migräneanfälle erklären, nicht aber den Hirndruck, den wir bei der Epilepsie sicherlich in vielen Fällen akut finden. Wer einmal bei offenem Schädel und freiliegendem Gehirn einen epileptischen Anfall ablaufen gesehen hat, der muß zugeben, daß es sich in diesen Fällen um eine akut auftretende Vermehrung des Hirnvolumens handelt, die wohl nur durch eine Änderung des Flüssigkeitsgehaltes des Gehirns herbeigeführt werden kann. Störung im Hydratationsverhältnis, wie ich es bei der Commotio auseinandersetzte, dürfte also auch hier maßgebend sein.

Wir werden also annehmen, daß der Anfall durch eine Art Hirnschwellung oder Hirnquellung bedingt wird, möglicherweise vasogen, aber nicht vasokonstriktorisch.

Vielleicht hat diese Überlegung eine gewisse Bedeutung für die *Therapie*. Es ist selbstverständlich, daß die Indikationen bei der traumatischen Epilepsie andere sein werden als bei der nichttraumatischen. Man wird in jenen Fällen, bei welchen die Epilepsie initial auftritt, zunächst nach einer Wundrevision alles jene entfernen, was irgend irritativ das Gehirn beeinflussen könnte.

Ich selbst habe noch während des Krieges mit RANZI versucht, zu strikten Indikationen zu kommen, und wir waren der Meinung, daß das Hauptbestreben darauf zu richten sei, die Liquorzirkulation soviel als möglich wiederum normal zu gestalten und etwaigen Verwachsungen entgegenzuarbeiten. Wir haben deswegen Schädeldefekte gleichsam prophylaktisch, um spätere Epilepsie zu verhüten, gedeckt. Duradefekte wurden durch Fascientransplantation geschlossen. Wir haben dann, damit den Verwachsungen entgegengearbeitet wird, Fett implantiert. Aber schon im Anfang sahen wir, daß bei manchen gedeckten Schädelverletzungen nach der Deckung epileptische Anfälle aufgetreten sind, und in den späteren Jahren sahen wir uns genötigt, bei einer Reihe solcher gedeckter Verletzungen wieder den Knochendeckel wegzunehmen. Nach dem, was ich oben bezüglich der Pathogenese ausgeführt habe, wird das begreiflich erscheinen. Und es wird sich demzufolge empfehlen, bei Epileptikern zunächst die knöcherne Lücke nicht zu decken. Auch BAUMM hält nicht viel von der Plastik. NIKOLSKAJA excidiert eine Narbe, deckt aber nicht.

WEBER, ich erwähne nur die Autoren, die in den letzten Jahren sich mit der operativen Behandlung der Epilepsie befaßt haben (Lit. bei KRAUSE und SCHUM), meint, daß, wenn jeder Hinweis auf Veränderungen des Gehirns und der Hirnhäute fehlt, dann sei die Operation überflüssig. Er spricht sich für die Meningolyse mit Transplantation aus und bedient sich auch des Fettes als Puffer, was DENK an 2 Fällen von Cysten mit schönem Erfolg durchführte. Sehr wichtig ist, daß er betont, daß die Schädeldefekte erst nach längerer Zeit zu decken sind, dann wenn die Anfälle vollständig verschwunden sind.

Sehr interessant ist, daß VALLEJO NAGERA zu ganz ähnlichen Resultaten kommt als ich selbst. Er fand nämlich, daß in der großen Mehrzahl der operierten Epileptiker nach längerer Zeit scheinbarer Heilung die Anfälle wiederum aufgetreten sind. Denn all das, was ich vorhin erwähnt habe, hält er für unbefriedigend und die guten Statistiken nichts als zu frühe Veröffentlichungen. Deswegen hält er als wichtigste Indikation nur die der sicheren Feststellung eines Fremdkörpers, eines Hirnabscesses, einer Häufung von Anfällen, wobei auch er meint, daß selbstverständlich eine schwere Schädelverletzung nach chirurgischen Grundsätzen zu behandeln sei. Nicht zugeben kann ich seine Anschauung, daß er in Fällen von Hirndruck mit Epilepsie sofort die Indikation zur Trepanation stellt. Auch HÄMALLAEINEN meint, daß von den operierten Fällen kein einziger geheilt, nur in wenigen Besserung eingetreten sei, was er darauf zurückführt, daß die Ursachen der Anfälle so tief im Innern des Gehirns säßen, daß sie dem Chirurgen nicht zugänglich wären. Der Fall von MONTEIRO vom JACKSON-Typ mußte operiert werden, da es sich hier nicht nur um eine Verdickung der Dura, sondern auch um eine circumscripte Meningitis serosa handelte. Hier war nach 4 Monaten kein Anfall mehr aufgetreten. GUSEO hat 15 Fälle traumatischer Epilepsie, davon einzelne mehrmals, operiert. In 4 Fällen war die Operation erfolglos, in den übrigen verschwanden die Anfälle für einige Zeit und begannen dann wieder zuweilen nach längeren Intervallen aufzutreten.

Es scheint wesentlich, daß in Fällen, bei denen das primäre irritative Moment weiter wirkt, d. h. etwa der eingeschlagene Knochen oder ein Projektil oder ein anderer Fremdkörper, der vielleicht bei der ersten Untersuchung entgangen ist, der Eingriff auch in späterer Zeit noch etwas zu leisten vermag. Ich habe einen jungen Mann beobachtet, der ein Revolverprojektil jahrelang im Temporallappen stecken hatte und der dann nach 4 Jahren epileptische Anfälle bekam, die jahrelang bestanden, durch einen operativen Eingriff mit Entfernung des Projektils vollständig geheilt wurden. Die Beobachtung liegt jetzt schon über 10 Jahre zurück. Ich muß aber gleich an den Fall MAISSONETS erinnern, den ich oben zitiert habe, wo nach einer Schußverletzung 14 Jahre lang Anfälle bestanden, die plötzlich geschwunden sind und der Kranke ebenfalls seit 10 Jahren anfallsfrei blieb. FÖRSTER und PENFIELD berichten über eine Reihe von Fällen, bei denen der narbige Zug, wie sie sich ausdrücken, determinierend für den Anfall sei. Der Seitenventrikel der geschädigten Seite sei dilatiert und verzogen, auch Verwachsungen mit der Dura, Bildung von bindegewebigen Narben könnten die Ursache bilden. Die Autoren berichten über 12 Fälle, die sie operiert haben, indem sie die Narbe selbst bis an den Ventrikel hin excidierten. Sie haben diese Fälle 1—5 Jahre beobachtet, und in einem Fall seien nach 4 Jahren Anfälle wiedergekehrt, in einem nach 3 Jahren, allerdings hier infolge einer Komplikation, während die anderen Fälle anfallsfrei blieben. Die Autoren nehmen an, daß durch diese Narbenbildung die Zirkulation der Umgebung des Gehirns Schaden gelitten hätte und dadurch die Anfälle provoziert würden. PENFIELD hat dann noch über 4 neue Fälle dieser Art berichtet. HARROW hat auch einen derartigen Fall operiert, doch die Beobachtung (1 Monat) ist für eine Beurteilung noch zu kurz. In einer Debatte über diese Operation im Anschluß an den Fall von HARROW sprach sich TEMPLE-FAY gegen die Rindenexcision aus. ALHAIQUE hat bei einem 8jährigen Kind mit Kompressionsfraktur temporo-frontal debridiert. 6 Jahre befand sich das Kind wohl, dann traten epileptische Anfälle auf. Bei einem 6jährigen Kind mit einer Operation in der

Occipitalgegend traten nach 4jährigem Wohlbefinden monatlich Anfälle auf. Objektiv und im Röntgenbild war nichts zu finden, nur die Gegend der Narbe war etwas druckempfindlich. Auch NIKOLSKAJA entfernt die Narbe.

Wie man also sieht, sind die Chancen der Operation bei traumatischer Epilepsie nicht gerade besonders günstig (nähere Literatur bei KRAUSE und SCHUM). Wir werden den operativen Eingriff nur für jene Fälle reservieren, wo ein Knochencallus, dicke Duranarben oder, wie schon erwähnt, Fremdkörper im Gehirn nachzuweisen sind. Denn ich habe in den letzten Jahren die Erfahrung gewonnen, daß man nahezu das gleiche wie durch den operativen Eingriff auch durch die wiederholte Röntgenbehandlung erreichen kann (siehe diese).

Ich möchte nur einen besonders interessanten Fall anführen, wo nach einem Hufschlag (1915) eine schwere Schädelverletzung resultierte, die 1920 operiert wurde. Die Lücke wurde nicht gedeckt; trotzdem setzten gleich danach epileptische Anfälle ein, die 4 Jahre dauerten. Dann kam der Patient in meine Behandlung. Eine durch mehrere Jahre durchgeführte Röntgentherapie befreite ihn vollständig von den Anfällen (18 Bestrahlungsserien) bis heute seit 5 Jahren anfallsfrei. Über derartige Fälle verfüge ich seit Jahren und muß gestehen, daß die Resultate zumindest sich mit jenen der operierten Fälle decken. Es muß aber betont werden, daß diese Fälle, solange sie in Röntgenbehandlung bleiben, auch medikamentös behandelt werden, und zwar in der gewohnten Weise, daß sie diätetisch (ketogene Diät) frei von Alkohol gehalten werden, daß sie kleine Gaben von Luminal erhalten, in der heißen Zeit täglich eine halbe Stunde mindestens einen Eisbeutel auf dem Kopf tragen und daß sie verhältnismäßig salzarm leben. Ist aber 1 Jahr nach der Röntgentherapie verstrichen und zeigen sich keine Anfälle, dann kann man ruhig auch die medikamentöse Behandlung einschränken und allmählich abstellen. Wie gesagt haben wir eine ganze Reihe solcher Fälle bereits in dem Buch mit SGALITZER veröffentlicht, und ich stehe nicht an, daß die Röntgenbehandlung für die traumatische Epilepsie die Methode der Wahl ist. Nur in absolut refraktären Fällen, nur dort, wo ein Status epilepticus eintritt oder wo, wie schon erwähnt, Fremdkörper im Gehirn sich finden, halte ich den chirurgischen Eingriff für angezeigt.

Ob die parenterale Eiweißtherapie etwas leistet, entzieht sich meiner Beurteilung. RICALDONI hat in einem Fall Terpentinöl (1 ccm intramuskulär) injiziert. Es trat eine deutliche lokale Entzündung auf. 2 Tage danach ein Anfall, dann verschwinden diese und bleiben es durch die ganze Beobachtungszeit (4 Monate).

B. Die traumatischen Erkrankungen des Rückenmarks.

Vorkommen und Ursachen. Wenn man die Häufigkeit der Kriegsverletzungen des Rückenmarks, die erst vor wenigen Jahren durch O. FÖRSTER eine grundlegende und abschließende Bearbeitung erfahren haben, mit den Friedensverletzungen vergleicht, so ist man über die verhältnismäßig geringe Zahl der letzteren erstaunt. Wenn ich mein Vergleichsmaterial heranziehe, so kommen auf etwa 50000 Verletzungen 100 solcher der Wirbelsäule, und von diesen ist etwas mehr als die Hälfte mit Rückenmarkserscheinungen verbunden. Trotzdem es sich hier nur um approximative Zahlen handelt, kann man deren Gültigkeit auch dann nicht bezweifeln, wenn man jene Arbeiten heranzieht, die sich mit den Wirbelfrakturen und deren Folgezuständen befassen. Es sei hier nur auf die zusammenfassenden Darstellungen von BRACK, HAUMANN, MAGNUS und GOLD verwiesen, welch letzterer in ungemein übersichtlicher und leicht faßlicher Weise an dem gleichen Material, aus dem ich schöpfte, die Verletzungen der Wirbelsäule dargestellt hat.

Um nur einige Zahlen anzuführen, berechnet STAMMEL die Anzahl der Wirbelsäulenverletzungen unter den Frakturen mit $3^1/_2$%. FAIRCHILD berichtet über 40 Fälle, bei denen der Großteil ohne neurologische Symptome blieb und nur in einem Teil totale oder partielle Läsion des Rückenmarks sich fand ähnlich wie bei BRACK, der über 230 Fälle berichtete. Auffallend häufig waren unter den 64 Fällen von OTT solche mit Rückenmarksläsion (39), davon 20 mit kompletter, 19 mit partieller. MARANGONI berichtet über 82, WOLTMAN und LEARMONTH über 65 Fälle. Auffallend ist, daß DOWD in seinen 65 Fällen nur 5mal besondere Symptome seitens des Rückenmarks anführt, HAUMANN, einer der wenigen, der wirklich über eine größere Zahl von Fällen berichten kann (843), findet in 62% derselben eine Rückenmarksbeteiligung, von denen fast die Hälfte totale Querläsionen aufweisen. Er erbringt auch Belege dafür, daß die Verletzungen der Halswirbelsäule in der überwiegenden Mehrzahl, jene der Brustwirbelsäule nur in der Hälfte der Fälle, die der Lendenwirbelsäule in etwa 49% der Fälle Rückenmarkschädigungen aufweisen. Ähnliches kann man aus FUMAGALLIS Angaben entnehmen, während MAGNUS unter seinen 608 Fällen nur 109mal Lähmungen gefunden hat, die allerdings in 56 Fällen mit völliger Paraplegie einhergingen. Trotzdem haben sich auch von diesen Fällen drei zurückgebildet. BOORSTEIN hat 43 Fälle von Kompressionsfrakturen der Wirbelsäule beobachtet und in 50% der Fälle eine Mitbeteiligung des Rückenmarks nachweisen können. Auffallend ist, daß LINOW bei 44 Fällen nur 2mal Rückenmarks- bzw. Caudasymptome fand. RUNGE meint, daß $^1/_6$ der Wirbelbrüche Lähmungen zeigen. Wenn ich aus dem Material von 2 Jahren 43 Fälle näher erfasse, so waren eigentlich davon nur 14 ohne Symptome seitens des Nervensystems. Weitere 5 ließen nur radikuläre Schmerzen erkennen, während bei den übrigen deutliche Erscheinungen seitens des Rückenmarks aufgetreten waren. Man kann also sagen, daß tatsächlich die Zahl von HAUMANN mit 62% nicht zu hoch gegriffen ist, daß man aber wohl mit Rücksicht auf die Befunde der anderen Autoren sie als zu hoch ansehen wird und etwa mit 50% Rückenmarksläsionen bei Wirbelverletzungen wird rechnen müssen.

Auch für das Auftreten von Verletzungen der Wirbelsäule und des Rückenmarks muß man, ähnlich wie bei jenen des Schädels, eine gewisse Prädisposition anerkennen, die in anatomischen Variationen und Anomalien der Wirbelsäule gelegen ist. CUSHWAY und MEYER, ROBERT, SCHMIEDEN und MAHLER, auch BRACK haben besonders auf diese hingewiesen, wobei die ersteren unter 931 Wirbelsäulen in nahezu der Hälfte Anomalien bzw. Varianten gefunden haben. 161 Fälle zeigten eine Spina bifida, und in 50 Fällen bestand Sakralisation. Nach ROBERT bestünden solche Anomalien nur in 8—10% aller Fälle. Es erscheint auch wichtig darauf hinzuweisen, wie STEINMANN und WAGNER ausführen, daß sich bei Lastenträgern sehr früh eine Spondylarthritis ausbildet und dadurch eine Prädisposition geschaffen sei ähnlich wie bei älteren Leuten.

Die *Ursachen* der Verletzungen des Rückenmarks sind direkte bzw. unmittelbare oder indirekte bzw. mittelbare. Zu den direkten gehören: Schußverletzungen, Stichverletzungen und jene Verletzungen der Wirbelsäule, bei welchen frakturierte Knochensplitter direkt in das Rückenmark eindringen oder es komprimieren. Die indirekten Verletzungen erfolgen durch die gleichen Ursachen mit Ausnahme der Stichverletzung. Es treten jedoch noch andere Momente hier mehr in den Vordergrund. Bei den Kriegsverletzungen scheinen die Verhältnisse einfacher zu liegen — ich sage absichtlich scheinen — denn es wird sich zeigen, daß wir einen Teil der Kriegsverletzungen des Rückenmarks in ganz ähnlicher Weise erklären müssen wie die Friedensverletzungen. In der Darstellung von Kriegsbeschädigungen des Rückenmarks, die ich seinerzeit mit RANZI gegeben habe, haben wir unterschieden:

A. Steckschüsse 1. Im Wirbel: a) Rückenmarkssteckschüsse, b) intradurale Steckschüsse, c) extradurale Steckschüsse. 2. Im Wirbelkörper.

B. Durchschüsse: Mit und ohne nachweisbare Wirbelsäulenveränderungen.

C. Verletzungen durch stumpfe Gewalt.

Schußverletzungen sind wohl vorwiegend Kriegsverletzungen (Literatur: MARBURG-RANZI, FÖRSTER u. a.), doch finden sich solche gelegentlich auch im Frieden (HERRMANN, BELL, BLAKESLY, DOUGHTY, VERCELLI, BAILLAT, ALLURALDE und SPOTA, E. und R. SORREL, GUILLAIN-GARCIN u. a.). Dabei kann die Kugel im Wirbelkanal beweglich sein (HERMANN und BELL), was natürlich für die Operation von Bedeutung ist. Es handelt sich in Fällen um ganz Analoges wie bei Kriegsverletzungen, doch kommen hier meist Revolverprojektile in Frage; aber trotzdem treten die gleichen Erscheinungen auf, wie wir sie bei Kriegsverletzungen beobachtet haben, demzufolge diese Fälle auch in gleicher Weise zu beurteilen sind. Stichverletzungen des Rückenmarks finden sich scheinbar sehr selten im Frieden, noch seltener als im Kriege. CASSIRER erwähnt unter 184 Fällen 1, FÖRSTER führt 6 an, FELDMANN 5. Auch ich habe unter den Friedensverletzungen bereits einen solchen Fall beobachtet. Es handelt sich in diesen Fällen meistens um partielle Durchtrennung des Rückenmarks, doch kann diese auch sehr ausgedehnt sein (SALKIND). Sehr interessant ist, daß in einem Falle von GUILLAIN und GARCIN sich die Erscheinungen seitens des Rückenmarkes erst viel später einstellten. Das erwähnt auch FÖRSTER, besonders in Fällen, bei welchen die Spitze des Messers abgebrochen ist. Als Stichverletzungen haben wohl auch jene zu gelten, die durch Spinalpunktion veranlaßt wurden.

So konnte OGLOBINA eine Punktionsnadel entfernen, die 1 Jahr im Rückenmark saß. TOPLIHF und DALY sahen in 8 Fällen nach Punktion eine Schädigung auftreten. BOISEAU hat nach einer Lumbalanästhesie eine Dauerschädigung der 4 letzten Sakralwurzeln gefunden. Die paravertebrale Alkoholinjektion hat wohl meines Erachtens, wie in dem Fall von MOLITSCH und WILSON, offenbar nur indirekt das Rückenmark geschädigt.

Als Stichverletzung im weiteren Sinne kann man wohl auch den unicalen Fall von DÜRCK ansehen, bei dem ein Celluloidmundstück einer Zigarettenspitze nach Durchtrennung der hinteren Rachenwand in den Wirbelkanal gedrungen war, ohne daß dieser von außen verletzt worden wäre.

Die Hauptmasse der Verletzungen kommt aber durch Sturz zustande. In meinen Fällen waren von 43 29 Sturzverletzungen, wobei 8 auf Suicide kamen (Sprung aus großer Höhe). Dann folgen die Verletzungen durch die Verkehrsmittel — in meinem Material 10 Fälle (FAIRCHILD, WOLTMAN-LEARMONTH, DOWD Autounfälle). Ein Fall war eine Hiebverletzung, und in 3 Fällen trat der Unfall durch den Sport auf.

Wenn man sich nun fragt, wodurch der Sturz zur Wirbelsäulenverletzung und sekundär zu Rückenmarksverletzungen führt, so muß man in allererster Linie nicht die direkte Gewalt des Anpralles, also die Verletzung durch stumpfe Gewalt, anschuldigen, sondern es scheint, daß hier daneben ein anderes Moment in Frage kommt. Ich will keineswegs damit leugnen, daß nicht ein Wirbel durch den Anprall auf einen Steinboden oder durch Hieb frakturieren kann. Aber in vielen Fällen handelt es sich darum, daß der bei der Abwehr gegen den Sturz auftretende Muskelzug eine der Hauptursachen der Wirbelsäulenverletzung darstellt. HARTMANN war wohl einer der ersten, der diesem Moment Rechnung getragen hat, indem er zeigte, daß beim Sturz zwei einander entgegenwirkende Kräfte tätig sind, deren eine die lebendige Kraft des Falles darstellt, deren andere durch den Gegenzug der Muskeln ausgelöst wird. In der Resultierenden dieser beiden Kräfte liegt die Verletzung. BRACK, HAUMANN, GOLD anerkennen diese These. Schöne Beweise bringen WILMOTH, BOSS, STRAUSS, WAHL, JIANN. TRAYLOR führt gleichfalls die Brüche auf übermäßige Dehnung oder Streckung der Muskeln zurück. Ein Fall von BALDENINI sei diesbezüglich besonders erwähnt. Hier trat bei dem Patienten beim Turnen ein Bruch des 5. Halswirbelkörpers auf. Der Patient stürzte auf den Ellenbogen bzw. den Bauch, wälzte sich auf die rechte Seite und dann auf den Rücken, so daß man also hier absolut sicher ist, daß kein direktes Trauma die Wirbelsäule getroffen hat. Auch der Fall von TRABAUD und TABATH dürfte in diesem Sinne zu deuten sein. Denn hier fiel dem Patienten ein Stapel Holz auf den Rücken. Er wurde so zusammengekrümmt gefunden, daß das Gesicht den Fußrücken berührte. Die Autoren nahmen eine Zerrung und Dehnung des Rückenmarks an. KNOFLACH hat bei Skiverletzungen besonders auf diesen Muskelzug verwiesen, indem hier eine Überstreckung der Wirbelsäule mit Sturz auf die Schulter nach rückwärts zustande kam. Auch beim Rodeln scheint es sich (NEUGEBAUER) um ähnliches zu handeln. DAHL beobachtete eine Fraktur nach Diskuswerfen, OTT bei einem Hockeyspieler. Es muß darum Wunder nehmen, daß QUAINTENNANCE und GAROTTI im Gegensatz zu anderen Autoren meinen, daß die Querfortsatzbrüche auch meist durch direkte Schädigung, nicht durch Muskelzug bedingt seien, während SANDAHL mit Recht annimmt, daß der Bruch des Dornfortsatzes wohl hauptsächlich Folge eines abnormen Muskelzuges ist. Auch die Spondylolysthesis hat bei entsprechender Prädisposition Muskelzug als Ursache. In meinem Material sind gleichfalls eine ganze Reihe von Fällen, wo die Wirbelsäule in keiner Weise direkt oder indirekt betroffen war, so daß man lediglich den Muskelzug für die Entstehung der Fraktur und die damit verbundene Rückenmarkschädigung verantwortlich machen kann.

Bezüglich der sog. Granatkontusionen gilt wohl zumeist ein gleiches wie für die Sturzverletzungen. Daß auch Luxationen schwere Rückenmarkschädigungen bedingen können, ist bekannt (MACKH).

Beim Erhängen (WOLF) dürften allerdings mehrere Faktoren zusammenwirken (der Bogen des 2. Halswirbels stets gebrochen, der 3. luxiert), während die nach unblutiger Nervendehnung aufgetretene Rückenmarkschädigung (LISBETH AUERBACH), ähnlich wie jene von LEDENT — bei abnormaler Haltung des Kopfes gelegentlich von operativen Eingriffen am Larynx aufgetretenen Luxationen gleichfalls durch Muskelzug bedingt sein können. Das gilt wohl auch für Verletzungen durch Tragen schwerer Lasten (MC KINNEY). Selbstverständlich wird niemand *direkte* Verletzungen leugnen wollen, die oft auf ganz unerwartete Weise eintreten können, wie z. B. in dem Fall von LAIGNEL-LAVASTINE und DESVILLE, indem ein Pushball die Wirbelsäule traf, oder wenn jemand wie in dem Fall von KIENBÖCK einen heftigen Schlag in das Genick bekommt.

Daß auch bei der Geburt Verletzungen der Wirbelsäule bzw. des Rückenmarks vorkommen können, wenn auch selten, beweisen Fälle von APERT und ODINET (Steißgeburt) und RIESMANN u. v. a.

Schließlich sei noch auf Rückenmarkverletzungen durch elektrische Traumen und Blitzschlag verwiesen, wobei ich nur auf die Ausführungen von JELLINEK, PREISSNER und FÖRSTER sowie PANSE verweisen möchte.

Jedenfalls sieht man aus dieser kleinen Aufzählung, daß den verschiedensten Ursachen ein gemeinsames Moment zukommen kann, und wir müssen deshalb auch bei den direkten Verletzungen des Rückenmarks, wo das Projektil z. B. unmöglicherweise direkt das Rückenmark geschädigt haben könnte, immer an eine komplizierende Sturzverletzung denken, die uns die Erscheinungen der Rückenmarksläsion erklärt.

Es ist noch eine Frage zu entscheiden, die vielfach kontrovers ist, nämlich die, *welche Wirbel am häufigsten solchen Schädigungen ausgesetzt sind*, ein Umstand, der deshalb von Wichtigkeit erscheint, weil man bei einer traumatischen Affektion eines bestimmten Wirbels und konsekutiver Rückenmarksläsion in der Lage ist, die Ursache schon aus der Lokalisation zu erschließen. Es erscheint mit überhaupt von großer Wichtigkeit, in jedem Falle zu trachten, sich den Mechanismus des Traumas zu rekonstruieren. Die Mehrzahl der Autoren nimmt an, daß die häufigste Läsion der Wirbelsäule am Übergang vom starren in das bewegliche System liegt. Das starre System wird durch die Brustwirbelsäule dargestellt, das bewegliche durch die Lenden- bzw. Halswirbelsäule. Man wird also erwarten müssen, daß die häufigste Schädigung bei C 7, D 1 bzw. D 12, L 1 zu finden ist (BRACK, CARUTTHERS, FUMAGALLI, MAGNUS, KEENGREEN MARANGONI, MYERS, MCKINEY, TRAYLOR). Es wäre aber verfehlt zu glauben, daß die anderen Teile der Wirbelsäule nicht auch sehr häufig getroffen werden können, und daß nicht gerade immer dieser Punkt erhöhter Vulnerabilität Sitz der Verletzung sein müsse. So möchte ich auf die häufigen Brüche des Atlas und des Epistropheus hinweisen (ANGELESCU BUCCOIANU, FITTE und LAGOS, GARCIA, GREELY, HOMMA, KIENBÖCK, LASAGNA, LUCCHESI, WHORTHER, CANUTO). A. BUCCOIANU bemerkt, daß der vordere Atlasbogenbruch weit eher als der hintere Symptome seitens des Rückenmarks macht. Es können aber trotz Verschiebung der Bruchflächen, wie im Falle von LUCCHESI, keine Erscheinungen auftreten. Die Halswirbelsäule fanden DOWD, ETTORE, FUMAGALLI, GARAVEN, JIRASEK, MARANGONI, STRAUSS, SIEMONS, WOLTMAN und LEARMONTH frakturiert. Bei SIEMONS handelte es sich um Luxationsfrakturen, bei LEDENT und RYAN, MACKA um einfache Luxation. RUGE meint, daß Luxationen vorwiegend die Halswirbelsäule treffen und in 75% der Fälle tödlich sind. In keinem dieser Fälle inklusive einem von mir beobachteten war die Bruchstelle bei C 7, D 1, ein Beweis, daß man in diesen Fällen ungemein vorsichtig sein muß. Das gilt für die Brustwirbelsäule weniger, von der BRACK meint, daß sie am häufigsten getroffen wäre. In meinem Material hatte ich nur 13 Fälle, von denen nur 3 den 12. Brustwirbel betrafen. Wie gesagt habe ich nur die Fälle von 2 Jahren zusammengestellt. Mein gesamtes Material ergibt eine viel höhere Ziffer, doch läßt sie einen Vergleich mit den Unfällen im allgemeinen nicht zu. Die Lendenwirbelsäule ist in meinem Material am häufigsten getroffen, und zwar in 18 Fällen. BRACK, HAUMANN, STAMMEL, ALLURALDE und SPOTA bezeichnen den ersten Lendenwirbel als den am häufigsten getroffenen. MAGNUS fand ihn in $^1/_3$ der Fälle getroffen. In meinem Material war es der zweite Lendenwirbel (auch DAHL L 2 und 3). KNOFLACH findet bei seinen Sportverletzungen den 5. Lendenwirbel getroffen, woraus hervorgeht, daß es wohl immer auf den Mechanismus der Verletzung ankommt, welcher Wirbel am häufigsten betroffen wird, und daß wir bezüglich der Häufigkeit der einzelnen Wirbel in jedem Material immer fragen müssen, welche Form des Unfalles hier vorgeherrscht hat. Die Kreuzbeinverletzung hat HERZOG, jene des Steißbeins BECKER in letzter Zeit bearbeitet. Ferner müssen wir noch Rücksicht nehmen auf die doppelten Wirbelbrüche (GULEKE, SCHNEIDER u. v. a.), wobei mitunter bis 8 Wirbel unverletzt dazwischen liegen können. Über die Dornfortsatzbrüche berichtet SANDAHL. Querfortsatzbrüche erwähnen BOSS, HAMAND, LEVI, LINOW, OTT, der bei 24 Querfortsatzbrüchen 17mal den Bruch im 3. Lendenwirbel fand, ferner POLISADORA, QUAINTENANCE, WILLMOTH, der wiederum meint, daß der Querfortsatz im 2. und 4., seltener im ersten Lendenwirbel bricht. Luxationen habe ich schon zum Teil erwähnt. Sie finden sich bei DOWD, GREELY, LEDENT, RYAN und SIEMONS; GALLI und CHANDLER erwähnen isolierte Bandscheibenverletzungen und HUBER, FENKNER und MEYER Spondylolysthesis. Ich habe nur einzelne

Autoren der allerletzten Jahre erwähnt und verweise diesbezüglich auf die zusammenfassende Darstellung von GOLD, der die jüngste Literatur ausreichend berücksichtigt. In meinem kleinen Material waren 6 Fälle von Processus transversus und spinosus-Verletzungen vorhanden und ein Fall von Luxation, während in 4 Fällen eine einfache Kommotion des Rückenmarks zu konstatieren war. Es scheint nun, daß in jenen Fällen Rückenmarkserscheinungen häufiger auftraten, wenn die Verschiebung des Wirbels oder dessen Bruchstücke nach hinten erfolgt (ETTORE). BRACK negiert Luxationsfrakturen und meint, daß es sich zumeist nur um Verschiebung der Bruchstücke handelt.

Es ist nun je nach dem Charakter möglich, daß die Rückenmarkserscheinungen unmittelbar im Anschluß an die Verletzung auftreten, was bei den direkten Verletzungen mit Ausnahme einzelner Stichverletzungen zumeist der Fall ist, während bei den indirekten die Rückenmarkssymptome sich wesentlich später manifestieren können: Früh- und Spätformen (MICHEL, AMTEL und ROUSSEAUX). Das habe ich wiederholt gesehen, wobei man erst viel später darauf gekommen ist, daß überhaupt eine Wirbelsäulenverletzung vorlag. So hat SCHNEIDER einen Fall veröffentlicht, der als Commotio ging, und bei dem sich 3 Monate später erst die Wirbelfraktur offenbarte. GUTTMANN erwähnt einen Fall, in dem erst 25 Jahre nach dem Trauma sich Rückenmarkserscheinungen zeigten, ganz analog wie STAMMEL in seinen Fällen. McKINNEY sah erst 4 Jahre nach dem Unfall Erscheinungen auftreten, GARAVEN fand das bei Halswirbelverletzungen. MUSUMARRAS Patient wurde 1916 verletzt, bekam 1927 eine vorübergehende, 1929 eine dauernde Paraplegie, die nach Splitterentfernung heilte. Ich selbst sah auch mehrere solcher Fälle, von denen einer besonders tragisch war. Ein 21jähriger Patient wird mit den Erscheinungen einer spastischen Parese der unteren Extremitäten zu mir gebracht, die sich angeblich erst in den letzten Monaten gezeigt hatte. Alles Forschen nach einer Ursache dieser merkwürdigen Erkrankung blieb anfangs vergeblich, bis der Patient mit der Angabe herausrückt, daß er einmal in seinem 13. Lebensjahr ohne Wissen seiner Eltern ein Pferd bestiegen hat, das ihn abwarf. Röntgenologisch war eine Wirbelsäulenverletzung nicht mehr nachweisbar. In einem zweiten Fall dagegen, der einen Autounfall betrifft, treten 5 Jahre nach der Verletzung heftige Schmerzen in der Lendengegend auf, die absolut unbeeinflußbar waren, und die niemand auf den Unfall bezog. Eine Röntgenaufnahme ließ deutlich schwere Veränderungen der Wirbelsäule erkennen, die sowohl die Schmerzen als die begleitenden Reflexdifferenzen erklärten.

Wie gesagt, solche Fälle sieht man nicht selten, was besonders darum wichtig ist, weil die Kenntnis der Ätiologie sehr wesentlich unsere therapeutischen Maßnahmen beeinflussen wird. Wir kennen analoge Vorgänge bei den Verletzungen des Gehirns. Sicherlich sind hier sekundäre Veränderungen an Knochen und Meningen schuld an dem späteren Auftreten der Erscheinungen.

Um die Folgen nach Traumen der Wirbelsäule zu verstehen, muß man auch die knöchernen Veränderungen in Betracht ziehen, die sich nach Traumen entwickeln können, die KÜMMELsche Erkrankung, die Spondylitis deformans (KÜMMEL-VERNEUILsche Krankheit der Franzosen und Arthritis deformans). Es scheint, als ob auch heute trotz der genauen Untersuchungen von SCHMORL, der die erstere als Osteoporose auffaßt, die traumatisch bedingt sein kann, die Meinungen über die Bedeutung dieser Erkrankung auseinandergehen. Auf der einen Seite stehen die Autoren, die sie als selbständige Erkrankung ansehen (SOREL, KÜMMEL selbst, EWALD, PERLS, LAGROT, MASCIOTA, FRÖHLICH, MOUSCHAT, um nur einige der neueren Autoren zu nennen), wobei zu betonen ist, daß diese Affektion oft auch durch ein ganz geringfügiges Trauma hervorgebracht werden kann. Auf der anderen Seite stehen Autoren, die behaupten, daß sich die Krankheit auf dem Boden eines Wirbelbruches entwickelt (Iselin, Kuss, Lauber und Raunn, Huet, Burckard, Masmonteil, O'Brien, Michel, Mutel und Rousseaux, Ruge), was oft schwer zu erweisen sein wird, da man Grushey zustimmen muß, daß es Fälle gibt, bei denen die Zeichen eines Wirbelbruches schon nach wenigen Monaten geschwunden sind.

Bezüglich der Häufigkeit dieser ossalen Noxe, wie sie Förster nennt, kann es unter den Autoren keine größeren Gegensätze geben. Während Hellner bei 140 Wirbelfrakturen in 75% der Fälle die Kümmelsche Krankheit findet, negiert sie Fischer völlig und stimmt da überein mit Haumann. Auch Röderer findet bei 44 Fällen nur achtmal die Kümmelsche Erkrankung. Meine eigenen Erfahrungen lassen mit absoluter Sicherheit das Bestehen eines Prozesses zu, der sich mit den äußeren Erscheinungen der Kümmelschen Erkrankung vollständig deckt, bei dem ein Trauma vorangegangen ist, wobei man jedoch nicht mit Sicherheit entscheiden kann, ob dieses Trauma irgendeine Schädigung am Wirbel hervorgebracht hat. Diese Krankheit ist deshalb für uns von solcher Bedeutung, weil sie mit typischer Kompressionsmyelitis — um diesen allgemeinen Ausdruck zu gebrauchen — einhergehen kann oder imstande ist, vorhandene spinale Symptome zu steigern.

Gold erwähnt einen derartigen Fall in seinem Buch und weist besonders auf die schlechte Prognose dieser Fälle hin. Man darf aber nicht vergessen, daß sich posttraumatisch auch in einem geschädigten Wirbel eine Tuberkulose entwickeln kann die selbstverständlich klinisch analoge Erscheinungen hervorrufen kann, wie die Kümmelsche Krankheit. Trotz Schmieden, der ein Vorkommen der Tuberkulose nach Trauma negiert, hat Gold einwandfreie Fälle dieser Art gesehen, und Röderer findet unter 44 Patienten fünfmal tuberkulöse Spondylitis. Es scheint, daß die Differenzen, die hier bei den Autoren auftreten, wesentlich bedingt sind durch die verschiedene Art der Behandlung der Wirbelbrüche bzw. Wirbelkontusionen, da bei guter Behandlung die Kümmelsche Krankheit fehlt, bei unbehandelten oder schlecht behandelten Fällen aber auftritt. Trotzdem habe ich auch bei gut behandelten Fällen ein oder das andere Mal eine Spondylitis deformans auftreten sehen, besonders im Kriege, wobei aber stark ins Gewicht fällt, daß in diesen Fällen schwerste Kachexie bestand.

Die zweite Erkrankung, die hier in Frage kommt, ist die Arthritis der Wirbelsäule, von der man gleichfalls annimmt, daß sie traumatisch entstehen kann. Fälle dieser Art sind von Vegner, Gaugele, G. W. Schmitt, R. Lewy, Lagrot, Putti, Steinmann und Wagner u. a. beschrieben worden, wobei aber der Gedanke zum Ausdruck kommt, daß in diesen Fällen die Arthrose schon vorher bestanden hat, und nur durch das Trauma, was vielleicht nicht einmal sicher ist, eine Steigerung erfuhr. Sie hat gelegentlich nur insoferne eine besondere Bedeutung, als sie zur Ankylose der Wirbelsäule Veranlassung geben kann und dadurch zu Prozessen, die der Spondylose rhizo-mélique ähnlich sehen. Doch negieren Bizzatti und Benassi einen Zusammenhang dieser Erkrankung mit der Arthrosis traumatica. Nach meinen Erfahrungen aber muß man zugeben, daß posttraumatisch die Arthrosen stärker werden können und, was das Wichtigste ist, sich mit radiculären Erscheinungen verbinden können.

Eine dritte Gruppe der Erkrankungen, die auch gelegentlich zu spinalen Komplikationen führen können, sind die Knorpelknötchen (Schmorl). Es scheint, daß trotz zahlreicher Widersprüche doch auch die Knorpelknötchen Folge eines Unfalls sein können, wie aus den neueren Arbeiten von Brack sowie Rose und v. Menkinger hervorgeht (s. a. Puusepp). In diese Gruppe gehört wohl auch der Bandscheibenbruch (Chondritis dissecans), wie ihn Dandy beschrieben hat, wodurch der Nucleus pulposus austritt und gegen die Dura drückt. Vielleicht ist Crouzons Fall etwas ähnliches. Puusepp beschreibt entzündliche Verdickungen der Ligamentum flavum, die traumatisch entstehen können als Ursache einer Kompression der Cauda.

Nach Traumen soll auch eine funktionelle (hysterische ?) Kyphose oder Kyphoskoliose auftreten, welche DIORY als Camptocormie posttraumatique, hysterotraumatische Kyphose bezeichnet, die unter suggestiver Behandlung schwand. Interessant ist auch ein von HERZOG beschriebenes Syndrom, das nach Wirbelsäulenkontusion aufgetreten ist und in Rückenschmerzen besteht, die nur beim Liegen sich fühlbar machen. Er meint, daß die Zerrung der Ligamenta longitudinalia dieses eigentümliche Verhalten hervorgebracht hat. Er erwähnt LÉRI, der in einem Fall eine Ossifikation dieser Bänder gefunden hat.

Symptomatologie. Wenn man die Folgeerscheinungen, die bei Wirbelsäulenkontusion, Frakturen und Spätveränderungen aufzutreten pflegen, ins Auge faßt, so ist auffällig, daß eigentlich von einer meines Erachtens ziemlich häufigen Störung wenig gesprochen wird: Ich meine jener der Wurzeln, und zwar der hinteren Wurzeln. Die Ursachen dieser als Wurzelschmerzen in Erscheinung tretenden Störung, die oft mit leichten Änderungen der Sensibilität in den schmerzenden Gebieten sowohl im Sinne der Hyperästhesie als Hypästhesie einhergehen, finden sich sowohl bei Wirbelbrüchen, besonders aber auch bei den Querfortsatzbrüchen, und sind vielleicht bedingt durch Blutungen in die Scheiden der Wurzeln oder um die Wurzeln, die sich oganisieren und dann die Schmerzen herbeiführen. So hat ŠTĚPÁN bei einer Fraktur des ersten Lendenwirbelquerfortsatzes typische Schmerzen gefunden, die anfangs als Simulation ausgelegt wurden. Bei einer doppelseitigen Fraktur des Bogens des Atlas fanden McWHORTER und GOULDER eine Neuralgie im N. occipitalis und eine Hyperästhesie in diesem Gebiete. POLISADOWA meint, daß bei Querfortsatzfrakturen, die ja vorwiegend die Lendenwirbel betreffen, Lumbago am häufigsten sei. ORBACH führt eine Ischias auf eine vor $1^1/_4$ Jahren stattgehabte Rückgratsprellung zurück, und LEWY macht aufmerksam, daß die Beschwerden — Schmerzen und Sensibilitätsstörungen — bei Querfortsatzbrüchen oft erst viel später sich fühlbar machen, was mit der Annahme sich organisierender Blutungen ganz gut stimmen könnte. Auch RYAN weist auf Wurzelschmerzen hin, die besonders bei Luxationen oder Subluxationen auftreten können. Am wichtigsten erscheinen jedenfalls nicht die Verletzungen der oberen Wirbelabschnitte, sondern vorwiegend jene der unteren. BECKER führt einen Teil der Fälle von Coccygodynie auf Steißbeinverletzungen zurück. CHANDLER findet bei Läsionen der Interarticularportion der Lendenwirbel in einem Teil Kreuzschmerzen, die sich längs des Ischiadicus ausbreiten. HERZOG kann bei Querfrakturen des Kreuzbeins Schmerzen in der Sakralgegend vermerken. RUGE meint, daß Schmerzen auch durch Hämatome an der Vorderfläche der Wirbelsäule unter oder auch vor dem Längsband bedingt sein können.

Immerhin läßt sich aus diesen wenigen Angaben folgern, daß besonders die Querfortsatzbrüche gelegentlich sekundär, oft nach einem ziemlich langen Intervall, radikuläre Schmerzen und Sensibilitätsstörungen zeigen können.

Commotio medullae spinalis. Es scheint, als ob der Begriff der Rückenmarkserschütterung heute wieder von den verschiedenen Autoren ganz verschieden gefaßt wird. Das geht besonders aus den Darlegungen am Internationalen Kongreß der Neurologen in Bern 1931 hervor, und es wird sich deshalb empfehlen, hier noch einmal zu versuchen, den Begriff der Rückenmarkserschütterung, wie er sich im Laufe der Jahre herausgebildet hat, sicherzustellen. Wie bekannt, hat OBERSTEINER im Jahre 1878 zum erstenmal bei einem Soldaten aus dem bosnischen Feldzug eine solche beschrieben. Es handelte sich aber in diesem Falle keineswegs um eine Erschütterung, sondern um eine Rückenmarksveränderung bei intakter Wirbelsäule. Er faßt aber als Rückenmarkserschütterung nur das auf, „was auftritt, wenn durch eine einzige heftige Einwirkung oder durch wiederholte, wenn auch bedeutend weniger heftige Einwirkung, welche die Wirbelsäule direkt oder indirekt trifft, die Funktionen des Rückenmarks alteriert werden, ohne daß sich in diesem Organ bald nach dem Einwirken der äußeren Gewalt gröbere anatomische Veränderungen nachweisen oder annehmen lassen". LEYDEN fordert für die Diagnose Erschütterung Intaktheit der Wirbelsäule, ein Standpunkt, wie ihn heute ungefähr LHERMITTE einnimmt. Die einzig mögliche Definition für die Rückenmarkserschütterung verdanken wir HARTMANN, der schon im Jahre 1900 sie als einen „akut heilbaren Zustand von Funktionsstörung in der Leistung des gesamten Organs bzw. dem Bau des Rückenmarks angepaßt, eines Teilabschnittes desselben" bezeichnet. Ich habe wiederholt darauf hingewiesen, daß das Kurzdauernde, das absolut Vorübergehende, Heilbare das Charakteristische ist, und daß man die Erschütterung wohl von den anderen Prellschädigungen des Rückenmarks trennen muß. Einzig maßgebend muß die spontane rasche Rückbildung der Erscheinungen sein. Es freut mich, daß FÖRSTER sich dieser Anschauung vollständig anschließt und zugibt, daß der Grad der Schädigung so leicht ist, daß wir mit unserer heutigen Methodik selbst mikroskopisch noch nicht imstande sind, die Alteration der nervösen Elemente zu erkennen. Es darf nicht geleugnet werden, daß auch mikroskopisch nachweisbare Veränderungen des Rückenmarks reversibel sind, und daß es infolgedessen unmöglich ist, eine reine Commotio von solchen Veränderungen zu differenzieren. ŠARBO meint, daß es sich bei solchen Zuständen um mikrostrukturelle traumatische Veränderungen handle, wobei er darunter ganz kleine Blutungen, Erweichungen und anatomisch greifbare Veränderungen der Ganglienzellen versteht. Es kann nicht geleugnet werden, daß solche Dinge vorkommen, aber wenn man pathologisch-anatomisch den Ablauf einer Blutung oder Erweichung, die klinisch Erscheinungen hervorrufen, verfolgt, so erscheint es unmöglich, daß eine Funktionsstörung eines Organs, die auf derartigen Veränderungen beruht, innerhalb von 24 Stunden z. B. vollständig zurückgehen kann. Wir haben solche Fälle im Kriege gesehen, und wir müssen deshalb annehmen, daß außer organisch nachweisbaren Veränderungen mit entsprechender Reversibilität noch irgendein Zustand nach dem Trauma auftritt, der die Funktion blockiert, natürlich vom Shock abgesehen. Ich habe in meinem Friedensmaterial — siehe auch DAWSON und KESCHNER — im Kriegsmaterial sah man das öfters bei den Granatkontusionen — 4 sichere Fälle von Kommotion gefunden, bei denen innerhalb ganz kurzer Zeit die Erscheinungen, die eine schwere Markschädigung annehmen ließen, vollständig und restlos geschwunden waren. Auch FÖRSTER bringt in seinem Kriegsmaterial 2 Fälle. Im ersten waren die Erscheinungen, die eines transversalen Syndroms, nach 10 Tagen, im zweiten nach 11 Tagen geschwunden. Ich sah ein transversales Syndrom, bei dem die Erscheinungen im Laufe des ersten Tages soweit zurückgingen, daß nur mehr eine Parese eines Beines, eine leichte Retention und ein positiver Babinski bestand. Innerhalb von 48 Stunden war auch dieses verschwunden. Während man bei den Fällen von FÖRSTER annehmen kann, daß immerhin kleine organische Störungen vorgelegen sein konnten, ist das in einer Reihe meiner Fälle absolut unmöglich, so daß wir wohl, analog wie bei den Erklärungsversuchen der Hirnerschütterung, auch hier entweder ein umschriebenes Ödem oder noch besser eine umschriebene Schwellung im Sinne von REICHARDT für die Funktionsstörung verantwortlich machen müssen.

Symptomatologisch fand ich initial meist eine komplette, motorische und sensible Lähmung, im Anfang Areflexie und Retentio urinae (auch RUGE). Die Lähmung ist schlaff. Vielfach wird dieser Prozeß als Shockwirkung aufgefaßt. Es zeigen sich aber bald, und zwar nach wenigen Stunden, Pyramidenzeichen und der Übergang der schlaffen in eine spastische Lähmung. In meinen Fällen bestand auch eine Schmerzhaftigkeit entlang der Wirbelsäule. Bei der Rückbildung habe ich gesehen, daß die Sensibilitätsstörung zuerst, dann die Motilitätsstörung schwindet, während die Reflexe oft längere Zeit eine deutliche Veränderung aufweisen können. Über den Mechanismus dieser Störungen will ich mich erst äußern, wenn ich zusammenfassend über die indirekten Verletzungen des Rückenmarks gesprochen haben werde.

Hämorrhagien.

Es erscheint notwendig, daß man, um die Blutungen im Rückenmark und seinen Häuten zu verstehen, sich ein wenig über die Verhältnisse des Blutgefäßsystems dieser Organe vorher informiert. So finden wir extradural, ventral und dorsal je zwei longitudinal verlaufende Venenstämme, welche durch Anastomosen miteinander in Verbindung stehen und mehr als die dort verhältnismäßig kleinen Arterien für die extraduralen Hämorrhagien in Frage kommen. Dazu kommt noch, daß die Venen auffallend leicht einreißen, so daß es begreiflich erscheint, daß die epiduralen Blutungen verhältnismäßig häufig aufzufinden sind. Die arterielle Gefäßversorgung des Rückenmarks und seiner Häute geht von dem hinteren Ast der Interkostalarterie aus, deren Ramus spinalis sich in zwei, die vordere und die hintere Wurzel begleitende Äste teilt. Diese haben vorher an die Wurzel kleinere Äste abgegeben und irrigieren das Mark in der Weise, daß die in den vorderen Längsspalten einbrechende sulkokommissurale Arterie vorwiegend die graue Substanz des Vorderhorns, des Seitenhorns, der Clarkeschen Säulen versorgt und gelegentlich auch mit einem Ästchen die ventralsten Abschnitte der Hinterstränge. Die graue Substanz der Hinterhörner und das angrenzende Gebiet der weißen Substanz wird durch einen von Ziehen als Tractus arteriosus posterior bezeichneten Gefäßabschnitt irrigiert, der knapp medial von der Hinterhornspitze gelegen ist. Der Gefäßkranz, der sich um das Rückenmark herum entwickelt, die Vasocorona von Adamkiewitsch, versorgt die weiße Substanz. Dabei ist aber zu bemerken, wie der genannte Autor und Kadyi gezeigt haben, und wie Mager bereits für die Myelitis durchgeführt hat, daß sowohl die ventrale als die lateralen Arterien sich hauptsächlich in der Ebene ausbreiten, demzufolge ihr Irrigationsgebiet ein räumlich beschränktes ist und bei den lateralen Arterien zu keilförmigen Herden führt. Die Gefäße des Tractus arteriosus posterior brechen in das Mark ein und teilen sich dann in einen auf- und absteigenden Ast, der sich natürlich über ein größeres Gebiet oro-caudal ausbreitet.

Aber noch ein zweites Moment kommt durch diese Anordnung der Gefäße in Betracht. Man hat für das Zustandekommen der Blutungen vielfach Zerrungen verantwortlich gemacht, wodurch Einrisse in die Gefäßwand entstehen (Rhexisblutungen, z. B. Luxemburger). Nun erstrecken sich aber manche der Rückenmarksblutungen über viele Segmente, so daß eine Zerrung nicht nur ein, sondern eine ganze Reihe von Gefäßen getroffen haben müßte, und es ist doch unwahrscheinlich, daß gerade der Einriß immer in der gleichen Richtung im gleichen Arteriengebiet erfolgt. Wir müssen deshalb einen anderen Mechanismus annehmen, der uns diese Eigenart (Blutung über mehrere Segmente) der Röhrenblutung zu erklären imstande ist, einer Röhrenblutung, die ausschließlich im Gebiete des Tractus arteriosus posterior ihren Sitz hat. Wenn wir dieses Arteriengebiet mit den Arterien des Gehirns im Gebiete des Linsenkerns vergleichen, so zeigen sich hier analoge Verhältnisse, indem auch hier die Äste vertikal vom Stamme abgehen.

Es kommen demzufolge auch für das Zustandekommen der Blutungen hier die gleichen Mechanismen in Frage, die Schwartz für das Linsenkerngebiet angeführt hat. Ich leugne nicht, daß auch hier Gefäßeinrisse vorkommen, denn ich habe bei den Untersuchungen der Kriegsverletzten-Rückenmarke solches wiederholt gesehen. Aber für die indirekten Verletzungen kommt meines Erachtens dieser Mechanismus kaum in Frage. Ich lehne also die durch Zerrung herbeigeführten Verletzungen der Gefäße nicht grundsätzlich ab, aber ich möchte deren Bedeutung zugunsten der Theorie von Schwartz, die ja im wesentlichen sich den Anschauungen Rickers anschließt, eingeschränkt wissen.

Wenn man die Rückenmarkblutungen überblickt, so kann man trotz vieler darauf gerichteter Studien, besonders der zusammenfassenden Darstellungen von Cassirer, Förster, Rossi und Lhermitte sich des Gedankens nicht erwehren, daß hier verschiedene Auffassungen dadurch zustande kommen, daß man unter Blutung nicht immer das gleiche versteht. Man muß Rossi beistimmen, wenn er das Vorkommen von Blutungen nach Traumen nicht nur zugibt, sondern auch gegenüber der Auffassung von Lhermitte verteidigt. Aber gerade die Kriegsverletzungen haben gezeigt, daß die Blutungen verhältnismäßig selten sind, wie ich seinerzeit darlegte. Nur möchte ich meine damaligen Anschauungen dahingehend modifizieren, daß wir bei den Blutungen ins Rückenmark ganz verschiedene Formen zu unterscheiden haben, denen selbstverständlich auch ein verschiedener Entstehungsmechanismus entspricht, der offenbar bei den Kriegsverletzungen sich nicht in der gleichen Weise geltend macht wie bei Friedensverletzungen. Wir unterscheiden primäre, perivasculäre oder capilläre Hämorrhagien. Sie treten multipel auf und lassen sich am ehesten durch die Anschauung von Ricker erklären, d. h. sie zeigen alle Charaktere der Diapedesisblutung und gestatten auch zu erkennen, daß diese Blutungen nicht sub finem evtl. durch Suffokation entstanden sind, sondern durch das Trauma.

Die zweite Gruppe der primär-traumatischen Blutungen stellt die größere Blutung dar, die wir als Röhrenblutung oder tubulöse Blutung an der bereits beschriebenen charakteristischen Stelle finden. 90% dieser Blutungen sind, wie Oppenheim richtig bemerkt, und wie auch die neueren Autoren (Else Cohn, Bolten und wohl auch Chiray und Serhanescu, trotzdem sie einen scheinbar nicht traumatischen Fall beschrieben, und die von den genannten Angeführten, Richon und Caussade, Ballif, Binet und Mosinger, Macka) zugeben, traumatisch.

Die dritte Gruppe sind nicht mehr primär, sondern entstehen sekundär in der Umgebung schwerster Rückenmarkläsionen nach Trauma. Auch sie sind capillär.

Und die vierte Gruppe ist das, was wir rote Erweichung nennen, eine blutige Zertrümmerung des Marks durch eingedrungene Fremdkörper. Diese vier verschiedenen Formen kann man nachweisen, und sie sind vorhanden und machen ganz ausgiebige Erscheinungen. Es ist allerdings Förster beizustimmen, daß die Diagnose Hämatomyelie eigentlich viel zu häufig gestellt wird, und daß sich dahinter viel eher eine Malacie oder Nekrose verbirgt. Aber es ist kein Zweifel und durch Obduktion sichergestellt, daß diese eben geschilderten Formen der Blutungen vorkommen.

Es ist nun schwer, sich über den Mechanismus des Zustandekommens besonders bei indirekten Schädigungen ein Urteil zu bilden. Denn es ist nicht immer, wie Braun und Lewandowsky gefunden haben, eine Stauchungsverletzung vorhanden, obwohl in meinen Fällen und auch in einer ganzen Reihe von Fällen der Literatur solche Blutungen, besonders die Röhrenblutungen nach Sturz aus Höhen, Fall auf die Beine oder das Gesäß, aufgetreten sind. Aber es gibt eine ganze Reihe solcher Fälle, bei denen das Trauma nicht vertikal wirksam geworden ist (z. B. Macka, der sie nach Luxationen beschreibt). Deshalb hat wohl Bolten angenommen, daß es sich in diesen Fällen vielfach um Zerrungsblutungen gehandelt hätte. Wir dürfen aber nicht vergessen, daß wir im Momente des Traumas eine ganz ungeheure Steigerung des Druckes in den Gefäßen haben, und daß gerade die Traumen, die hier in Frage kommen, mit einer besonderen Shockwirkung einhergehen, so daß also die vasomotorische Komponente im Sinne RICKERS sich mit der Hypertension vereinigt. Ich muß gestehen, daß gerade das Verhalten der Gefäße bei den größeren Blutungen, soweit ich die Obduktionen überblicke, eigentlich nie recht berücksichtigt wurde, und daß in den wenigen Fällen, die ich selbst gesehen habe, von einem Abriß eines Gefäßes nicht die Rede war. Es kommen natürlich alle jenen Traumen ätiologisch in Frage, die ich eingangs erwähnt habe. Aber da ein Großteil der Fälle, die als Hämatomyelien bezeichnet werden, nicht zur Obduktion gekommen sind, muß man es begreiflich finden, wenn man bezüglich der Diagnose Zweifel hat, Zweifel um so mehr, als diese Diagnose nicht immer leicht ist.

Wie schon erwähnt, sind auch Hämatomyelien als Geburtstrauma beschrieben worden, wie BOLTEN bemerkt, besonders bei Fußlage, selbstverständlich auch bei den SCHULTZEschen Schwingungen. Auch bei Zangenextraktion kann derartiges vorkommen. Es wäre aber auch möglich, daß hier die Anschauung von PIERRE MARIE Geltung hat, der die Blutungen in einzelnen Fällen durch plötzliche Verminderung des atmosphärischen Drucks erklärt, ähnlich wie bei den Caissonerkrankungen, eine Anschauung, die besonders für die Geburtsblutungen von SCHWARTZ geteilt wird (Minderdruckwirkung). Es sei ferner noch auf die Tatsache verwiesen, daß die Blutungen, besonders die in der hinteren grauen Substanz, sich oft über viele Segmente, 8—12, selbst mehr ausdehnen können, wofür GOLDSCHEIDER und FLATAU die mangelnde Gewebskittung verantwortlich machen wollen. Ich glaube, daß diesem Faktor keine solche Bedeutung zukommt als dem eingangs erwähnten Umstand der gleichen Gefäßverhältnisse und der Ausbreitung des Traumas nicht auf ein ganz umschriebenes, sondern auf ein größeres Gebiet der Wirbelsäule.

Die Arbeiten über die spontane Hämatomyelie (die ältere von DÖRR), dann die von BOLTEN und von den schon genannten CHIRAY und SERHERESCU lassen die Symptomatologie der Erkrankung ziemlich einwandfrei erscheinen. Nur darf man nie vergessen, daß es sich in der Mehrzahl dieser Fälle um die Blutungen in die dorsale graue Substanz und den Hinterstrang handelt weniger um die capillaren Blutungen. Oft tritt die Blutung gleich nach dem Unfall auf wie vielleicht in den Fällen von CASTEX, CAMAUER und MORTOLA, JUVURAN und DIMITRIU, BENDA, vielleicht auch in dem Fall von LAIGNEL-LAVASTINE und HENRY DESVILLE, ALLURALDE und SPOTA, TRABAUD und TABAH, möglicherweise auch in den Fällen von BRANDIS, COLLET, OBERTHÜR, KNOFLACH. In dem Fall von TRABAUD und TABAH ist die Zerrung möglich, vielleicht auch in den Skiverletzungen von KNOFLACH; auch FÖRSTER sah Fälle, die im unmittelbaren Anschluß an das Trauma entstanden sind. Aber er und ELSE COHN erbringen eine große Anzahl von Beobachtungen, bei denen ein Intervall zwischen dem Trauma und den klinischen Erscheinungen sich zeigte, so daß wir also auch hier von einer Art Spätblutung sprechen können. ELSE COHN hat 17 Fälle dieser Art aus der Literatur sicherstellen können, die ein Intervall von 2 Stunden bis einigen Monaten zeigten. Ich kann noch den Fall von BENDA hinzufügen, der scheinbar ein ganzes Jahr lang keine wesentlichen Erscheinungen bot, einen Fall von SEDDON, bei dem nach einem Autounfall erst ein Jahr später die Lähmung aufgetreten ist, wobei allerdings der Patient hämophil war. Dann einen Fall von L. AUERBACH, wo drei Tage nach einer unblutigen Ischiadicusausdehnung eine Reithosenanästhesie auftrat, während in den 6 traumatischen Fällen von BOLTEN nur in einem ein Intervall von einigen Stunden bestanden hat, die anderen dagegen unmittelbar nach dem Trauma Erscheinungen boten.

Es ist eigentlich von vorneherein verständlich, daß Reizerscheinungen in diesen Fällen zumeist vermißt werden, daß aber doch in einzelnen Fällen auch solche vorhanden sind, was man nur dadurch erklären kann, daß mitunter die Blutungen bis an den Wurzeleintritt sich fortsetzen. Gewöhnlich sind Lähmungserscheinungen vorhanden, je nach dem Sitz der Blutung, Tetraplegie oder Paraplegie, im Anfang schlaff, später spastisch, gleichzeitig Blasen-Mastdarmstörungen und Sensibilitätsstörungen, die auffallenderweise von den verschiedensten Autoren ganz verschieden angegeben werden. Oft haben diese, wie dies ja bei den Blutungen im Hinterhorn verständlich ist, pseudosyringomyelischen Charakter, aber keineswegs immer. Auch fleckweise Sensibilitätsstörungen bestehen. Es treten auch häufig Muskelatrophien auf, wenn der Prozeß sich im Vorderhorn abspielt, wie man denn auch bei genauer Untersuchung zumeist in der Lage ist, aus dem klinischen Befund die Ausbreitung der Blutungen anzugeben. Sehr wichtig ist, daß die anfänglich oft überaus schweren Erscheinungen mitunter nach ganz kurzer Zeit zurückgehen, wobei fast immer Resterscheinungen bestehen bleiben.

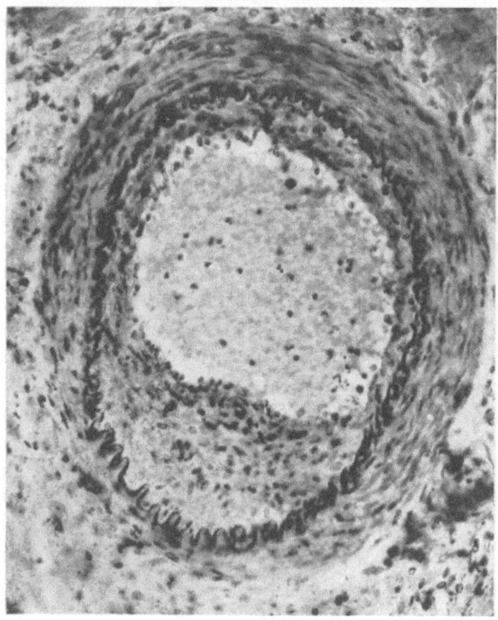

Abb. 9. Vasopathia traumatica.

Andererseits aber muß man zugeben, daß es Fälle gibt, bei denen sich die Erscheinungen mit der Dauer der Krankheit vertiefen. Das gilt besonders für jene mit Muskelatrophien. Während man also für die primäre Rückbildung die Diaschisiswirkung oder den Shock verantwortlich machen kann, wird man für die progressiven Erscheinungen wohl mit eventuellen Nachblutungen oder, wie das oft der Fall ist, sekundären Gefäßveränderungen zu rechnen haben, die ich seinerzeit als Vasopathien beschrieben habe (Abb. 9), und die sich in nichts von den entarteritischen Veränderungen nach anderen Krankheiten unterscheiden. Wenn auch dadurch vielleicht keine Thrombosen zustande kommen, was gleichfalls möglich ist, so wird jedenfalls durch solche Gefäße die Trophik des Marks gestört, und es kann zu perivaskulären Desintegrationen kommen, die die Progression des Prozesses verständlich machen.

Von den capillären Hämorrhagien ist es schwer, eine bestimmte Symptomatologie aufzustellen. Wie die Abbildungen zeigen, sind sie über einen großen Querschnitt verstreut und werden natürlich auch vom ganzen Querschnitt aus Erscheinungen hervorrufen können. Dagegen ist die rote Erweichung von größerer Bedeutung. Im Kriege haben wir wohl solche Fälle reichlich gesehen. Aber es scheint, daß auch die Friedensverletzungen ähnliches bieten. Ich führe nur ein paar Fälle an: Castex, Camauer und Battre sahen nach einer Schußverletzung eine Tetraplegie, aus der sich dann eine Brown-Sequardsche Lähmung entwickelte. Balado, Leambias und Orosco fanden nach einer Kompressionsfraktur im Marke neben einer Nekrose Blutungen ober- und unterhalb des Herdes. Auch der Fall von Curat mit Quadruplegie, der durch Atemlähmung zugrunde ging, zeigte ein intervertebrales Hämatom. In dem merkwürdigen Fall von STOIA und ADAMASCEANU war das Rückenmark in der Höhe von D 8 fast völlig durchtrennt. Solche Fälle sind natürlich prognostisch weitaus ungünstiger wie die mit einfacher Hämatomyelie. Aber so günstig, wie BOLTEN die Prognose dieser letzteren Fälle stellt, möchte ich mich nicht äußern. Man muß unbedingt zugeben, daß gerade bei der Hämatomyelie eine ziemlich starke Rückbildung der Erscheinungen möglich ist, und daß in einer Reihe von Fällen das Leben erhalten bleibt. Aber immerhin ist dies eine schwere Erkrankung des Rückenmarks, für die wir leider, abgesehen von allgemeinen Maßnahmen, die bei Rückenmarksaffektionen erforderlich sind, keinerlei Heilmittel besitzen.

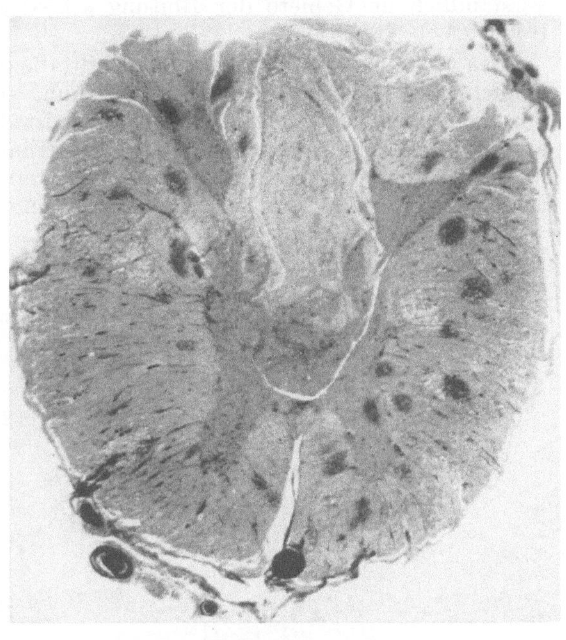

Abb. 10. Kleine Hämorrhagien des Rückenmarks.

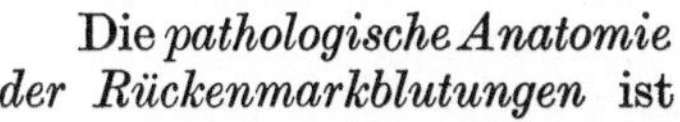

Die *pathologische Anatomie der Rückenmarkblutungen* ist eine ungemein einfache. Meine Angaben weichen nicht wesentlich von dem ab, was ROSSI diesbezüglich beschrieben hat. Ich möchte nur bemerken, daß die

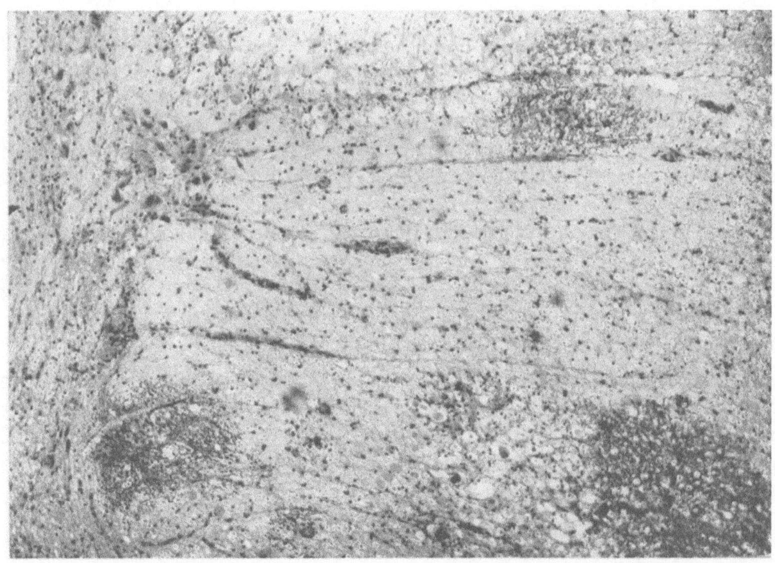

Abb. 11. Detail aus kleinen Hämorrhagien des Rückenmarks.

kleinen Hämorrhagien fast immer ein Gefäß im Innern erkennen lassen, daß die Blutung oft in der Gefäßwand selbst sitzt und sich von da aus zwischen den

Nervenfasern ausbreitet. Es ist zu bemerken, daß gewöhnlich in der Umgebung der Blutung schon nach kurzer Zeit ein leichtes Ödem auftritt, und daß selbstverständlich im Gebiete der Blutung schwerste Parenchymschädigungen auftreten (Abb. 10 u. 11).

Das was für die kleinen Blutungen gilt, die originär das Rückenmark befallen können, gilt auch für die in der Umgebung schwerer traumatischer Nekrosen anzutreffenden Blutungen. Ihr Aussehen ist das gleiche. Beinahe möchte ich sagen, daß auch die große dorsale Hämorrhagie des Rückenmarks sich nicht wesentlich von den kleinen Blutungen unterscheidet (Abb. 12). Hier ist nur die Intensität verschieden. Im Grunde genommen sieht man auch nur eine

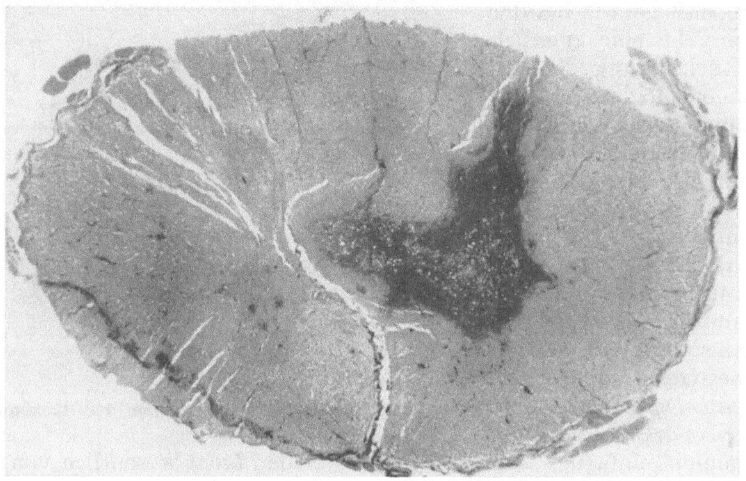

Abb. 12. Hämatomyelie.

Anhäufung von roten Blutkörperchen mit einem geringen Ödem in der Umgebung und einer Vernichtung des im Gebiet der Blutung gelegenen Gewebes. Es scheint, da die Prognose dieser Blutungen nicht ganz ungünstig ist, in einzelnen Fällen zur Ausheilung zu kommen. Ich kenne einen solchen Fall, der 15 Jahre nach der Blutung an einer interkurrenten Krankheit gestorben ist, und bei welchen sich eine Cyste zeigte, deren Wand dichtes Gliagewebe bildete. Aber der Versuch, in diesem dichten Gliagewebe, das auch reichlich vaskularisiert war, irgendwelche Reste der Blutung nachzuweisen, war nicht möglich. Es ist ähnlich wie bei den Cysten des Gehirns, die der Höhle zunächstgelegene Schicht ist lockerer, die darauffolgende dichter. Möglicherweise kommt das daher, daß eine eiweißarme Flüssigkeit in der Cyste sich findet, die reaktiv das umgebende Gewebe ein wenig auflockert.

Über die rote Erweichung ist nicht viel zu sagen. Hier steht die Blutung nicht im Vordergrund, sondern die Nekrose des Gewebes, welche durch den Bluterguß ihren eigenen Charakter gewinnt (Trümmerherd). In der Umgebung der Gewebstrümmer findet sich eine Zone von Ödem und kleinen Hämorrhagien, die sich oft weit nach oben und unten vom Hauptherd erstrecken.

Traumatische Malacien.

Es erscheint nach den eingangs über die Gefäßversorgung mitgeteilten Angaben ein Leichtes zu erweisen, daß tatsächlich bei den indirekten Verletzungen neben der Blutung die Malacie die Hauptrolle spielt. Man braucht nur den

Charakter der Herde ins Auge zu fassen und sieht, daß der keilförmige Herd am Querschnitt am Rande der weißen Substanz gelegen ist, und daß konform den größeren Hämatomyelien ein ovaler Herd an der gleichen Stelle wie diese im Hinterhorn und Hinterstrang zu finden ist. Diese zwei Typen sind sehr charakteristisch, daß gar kein Zweifel daran ist, daß hier ein vasculärer Prozeß vorliegen muß. Fraglich sind nur jene kleinen Herde, die als Quetschherde bezeichnet werden, weil man hier nicht imstande ist, den Zusammenhang mit dem Gefäß sicherzustellen. Ein Teil dieser kleinen Herde ist sicher perivasculär und gehört in das Gebiet der desintegrativen Prozesse. Der zweite Teil findet sich scheinbar ganz ohne Zusammenhang mit einem Gefäß am Querschnitt. Aber hier ist der Herd gewöhnlich durch ein Lückenfeld gebildet, und es spricht das mehr für ödematösen Charakter, so daß wir also auch in diesem Fall wie bei der Blutung differenzieren können zwischen kleinen Malacien, die sich perivasculär entwickeln, den Keilherden, die an der Peripherie sich finden, und den größeren Herden im Hinterhorn und Hinterstrang. Es kann natürlich der Fall sein, daß diese Herde sich zusammenschließen und nahezu den ganzen Querschnitt ergreifen. Dann wird man eine ischämische Querschnittsnekrose finden.

Andererseits aber ist es möglich, daß diese Herde zerfallen, und zwar verhältnismäßig rasch, was auffallenderweise zentral häufiger der Zall zu sein scheint, als peripher. Dann bilden sich Spalten oder Lücken im Gewebe, wie dies Kienböck seinerzeit zeigte — die Myelodelese — die ja auch Rossi gefunden hat. Es ist allerdings bei dem sehr brüchigen Material oft sehr schwer, das Artefakt von einer wirklichen Spaltbildung, die in vivo entstanden ist, zu differenzieren.

Diese malacischen Veränderungen werden von den verschiedenen Autoren verschieden bezeichnet. Der Begriff Kommotion, wie sie Lhermitte nennt, ist wohl zu weitgehend, um angewandt zu werden. Ebenso möchte ich, ohne vorerst auf eine Diskussion nach dieser Richtung einzugehen, den Begriff der Preßschädigung, den Förster dafür gebraucht, ablehnen, weil er etwas vorweg nimmt, was nicht sicher zu erweisen ist. Andererseits ist die Form der Herde eine solche, daß an der vasculären Genese nicht gezweifelt werden kann. Dagegen muß ich zugeben, daß Fälle von rein vasculärem Typus, besonders bei längerem Bestehen eines solchen Prozesses, nicht immer sicher zu erweisen sein werden, weil sekundär Ödeme hinzutreten, die die Progression solcher Fälle, wie wir gesehen haben, zu erklären imstande sind.

Die klinischen Erscheinungen — und damit stimme ich mit Rossi überein — sind in diesen Fällen lediglich abhängig von dem Charakter und der Ausbreitung der Herde, d. h. ob der Herd zu einer totalen Schädigung des befallenen Gebietes geführt hat oder nicht und wo der Herd sich ausbreitet. Die verschiedenen Autoren, die sich über dieses Kapitel ausgelassen haben, sind von verschiedenen Gesichtspunkten ausgegangen. So hat Förster gemeint, er könne aus dem Symptomenbild die ungefähre Lokalisation der Herde sicherstellen, und hat demnach verschiedene Typen, die vorzukommen pflegen, und die er durch eigene Fälle belegen konnte, aufgestellt. Neben der totalen Querläsion, neben der Halbseitenläsion findet sich eine isolierte Hinterstrang-, Hinterseitenstrang-, Vorderseitenstrang-Läsion. Bald sind die Läsionen symmetrisch, bald asymmetrisch. Lhermitte geht mehr vom klinischen Gesichtspunkt aus und hat natürlich auch ganz verschiedene Formen aufgestellt. Ich selbst habe in meiner Arbeit mit Ranzi zunächst versucht, die Symptome im einzelnen zu erfassen und dann Krankheitsbilder, soweit sie häufiger vorkommen, aufzustellen.

Ich kann die Literatur über diese einzelnen Erscheinungen hier nicht anführen (s. Marburg-Ranzi, Marburg, Förster, Rossi, Lhermitte), ich möchte nur kurz erwähnen, daß *motorische Reizerscheinungen* in Form von klonischen Krämpfen oder tonischer Starre nicht gerade selten sind. Von den *Lähmungen* steht die schlaffe hypotonische im Vordergrund, wobei im Anschluß an die länger dauernde Lähmung sich eine oft sehr rasch progrediente schwere Atrophie zeigt mit allen Charakteren einer spinalen, selbstverständlich auch solchen die elektrische Reaktion betreffend, wie v. KAULBERSZ an meinem Material u. a. zeigte. Die Erklärung für diese Atrophien bzw. die schlaffen Lähmungen in den septischen Erkrankungen der Traumatiker zu sehen, wie HEAD und RIDDOCH meinten, bin ich ebensowenig in der Lage wie in Affektionen der peripheren Nerven, die, wie ich mit GANSNER übereinstimme, sicherlich vorkommen. Man braucht nur solche Rückenmarke anatomisch zu untersuchen und kann Vorderhornläsionen besonders bei Dorsalmarkverletzungen weit ins Lumbalmark verfolgen, ebenso Läsionen der vorderen Wurzeln durch Meningopathien. Es ist schwer, diese Lähmungen von den radikulären und denen des Plexus zu differenzieren, und es ist interessant, daß sie sich nicht nur auf die Extremitätenmuskeln beschränken, sondern auch die Stammuskulatur treffen können. Die *spastischen Lähmungen* sind entweder primäre oder sekundäre. In dem Auftreten von Spasmen nach schlaffer Lähmung kann man unter Umständen ein günstiges Zeichen erblicken. Oft ist die Spastizität durch eine Steigerung der Sehnenreflexe, das Auftreten von Pyramidenzeichen (BABINSKIsches Phänomen, ROSSOLIMO-Reflex) charakterisiert. Dagegen muß man betonen, daß besonders die Kriegsverletzungen des Rückenmarks gezeigt haben, daß das BASTIAN-BRUNsche Gesetz heute nicht mehr Geltung hat. Daß eine spastische Lähmung aber wieder schlaff werden kann, wenn z. B. septische Prozesse, die verschwunden waren, neuerdings auftreten, hat FÖRSTER beobachtet. Ich sah jedoch solche Spastiker, die trotz Bestehens schwerer septischer Prozesse keine Änderung des Lähmungscharakters zeigten.

Die Lähmung kann nun sein eine Quadruplegie oder eine Hemiplegie oder eine Paraplegie oder aber auch selbst eine Monoplegie, was bei Läsion im Halsmark, wo sie SITTIG als erster beschreibt, unendlich interessant ist, da sich zeigt, daß die Bahnen für die einzelnen Extremitäten auch im Rückenmark eine verhältnismäßig isolierte Lage haben. Solche Beispiele findet man neuerdings auch bei LHERMITTE und FÖRSTER.

Sehr interessant sind die Rückbildungserscheinungen der motorischen Ausfälle, doch haben sie nichts Charakteristisches insofern, als das eine Mal die Beweglichkeit in proximalen, das andere Mal in distalen Abschnitten auftritt. Auch bezüglich des zeitlichen Auftretens der Besserungen gibt es enorme Gegensätze, indem in einzelnen Fällen der Prozeß nach Tagen, in anderen sich erst nach vielen Monaten zurückgebildet hat.

Die sensiblen Störungen bei den Malacien hat LHERMITTE besonders hervorgehoben. Wir (MARBURG-RANZI) haben seinerzeit gleichfalls Reizerscheinungen feststellen können, und zwar sowohl Schmerzen als auch Parästhesien. Allerdings muß ich nach meinen heutigen Erfahrungen gestehen, daß sich diese Schmerzen wohl hauptsächlich in solchen Fällen finden, wo neben dem Rückenmark auch die Meningen bzw. die Wurzeln affiziert sind, daß es sich also in diesen Fällen eigentlich nicht um reine Formen handelt.

Ich habe seinerzeit mit RANZI radikuläre Formen beschrieben, die auch unter Umständen, besonders bei Caudaläsion (H. SCHLESINGER) durch Zerrung eine Steigerung erfahren können. Wir haben damals eine mehr generelle Hyperästhesie finden können, dann aber auch Schmerzen, die der Läsion peripherer Nerven entsprachen, schließlich in selteneren Fällen Parästhesien. Sehr interessant ist ein Fall von Alloparalgie, wie sie von OPPENHEIM und FUCHS bei Läsion peripherer Nerven gefunden wurde. Auch haben wir damals schon beschrieben, daß mitunter der Stich nicht als Schmerz, sondern als brennendes, von Jucken begleitetes Gefühl empfunden wird, was ROTHMANN als erster beobachtete. Wie richtig diese Einteilung war, beweisen die Ausführungen LHERMITTEs, der in seinen jüngsten Darstellungen eine ganz analoge Einteilung der Sensibilitätsstörungen gibt. Er findet auch bei seinen schmerzhaften Formen eine radikuläre Form, eine hyperalgetische Form, eine kausalgische Form, dann eine offenbar den Parästhesien entsprechende pruriginöse Form und eine solche nach dem Typus der Décharge électrique. Ferner eine Form, die er als héteréstésie beschreibt, wobei ein sensibler Reiz inadäquat empfunden wird (Stich als Brennen, Druck als Schmerz und ähnliches). Diese angeblich von GRAHAM BROWN zuerst beschriebene Form der Sensibilitätstörung ist, wie ich schon seinerzeit ausführte, von ROTHMANN beschrieben worden. Bei der Kälteempfindung hat sie HIGIER erwähnt; LEWANDOWSKY hat bei Berührung oder Druck das Auftreten von Wärmeempfindung gesehen, wobei er meint, daß über der Läsionsstelle irgendwo ein Kontakt der beiden Empfindungsleitungsfasern statthaben müßte. LHERMITTE nimmt an, daß die Koordination der Sensibilität in den verschiedenen Rückenmarksegmenten fehlt. Vielleicht ist der Grund hiefür auch in einer Läsion der Wurzeln zu suchen. Ich habe damals gemeint, daß die Fälle doch zu vereinzelt sind, um für weitgehende Schlüsse verwertet zu werden.

Sehr wesentlicher sind die *Ausfallserscheinungen der Sensibilität,* die bei kompletter Schädigung total schwindet, und zwar für alle Qualitäten. Es erschien uns damals wichtig hervorzuheben, daß das Vorhandensein auch nur eines Hautreflexes solche Fälle trotz der scheinbaren Querläsion als reversibel erscheinen läßt. Wir haben diese Sensibilitätsstörung durch v. KAULBERSZ prüfen lassen, wobei sich konform FÖRSTER zeigte, daß über der Zone kompletter Anästhesie eine analgetische von $^1/_2$-Segment Breite folgt, dann eine schmale Zone, etwa $^1/_2$ Segment betreffend, wo die Kälte-Empfindung verloren gegangen ist, ebenso weit darüber eine Zone, in welcher Wärme nicht mehr empfunden wird. In diesem thermanästhetischen Gebiet ist auch das algetische Empfinden herabgesetzt. Auch verspätete Reizleitung kommt vor. Man darf nicht vergessen, daß allerdings in vielen Fällen die Prüfung der Sensibilität große Schwierigkeiten bietet und man deshalb sehr leicht Irrtümern begegnet. FÖRSTER, v. KAULBERSZ und KARPLUS finden außerdem gelegentlich Aussparung des untersten Sakralsegments, besonders der Sensibilität des Scrotums. Es ist möglich, daß es sich hier um Fälle handelt, bei denen die Störung ventro-lateral nicht so intensiv ist, oder um Rückbildungsphänomene. Bei den unvollständigen Sensibilitätsstörungen findet man die allerverschiedensten Typen. Wenn man einige hervorheben darf, so ist das eine Herabsetzung der Sensibilität für alle Qualitäten, bei gelegentlichem Freibleiben der Tiefensensibilität und unscharfer Begrenzung an der Mittellinie, Vertiefung der Störung gegen die Seite hin und zwar halbseitig. Oder es kommt der Typus der BROWN-SEQUARDschen Halbseitenlähmung zustande, wobei auch mitunter die letzten Sakralsegmente ausgespart bleiben können. Auch eine pseudo-syringo-myelische Form läßt sich finden.

Mitunter hat es den Anschein, als ob die Sensibilität nur in mehreren Segmenten oder Wurzeln ausgefallen wäre. Aber nicht nur die Ausdehnung, auch die Intensität der Sensibilitätsstörung kann verschieden sein. Auch eine pseudotabische Form haben FÖRSTER und LHERMITTE beschrieben, wobei die Störung ungefähr dem 7. Dorsalsegment entspricht. LHERMITTE erwähnt schließlich auch Schmerzen vom Typus des Durchlaufens eines plötzlichen elektrischen Schlags, wie man sie bei verschiedenen spinalen Affektionen sehen kann (Décharge électrique).

Auffallend ist, daß den *vegetativen Erscheinungen* bei den Malacien verhältnismäßig wenig Aufmerksamkeit geschenkt wird, mit Ausnahme vielleicht der *Störungen der Blase, des Mastdarmes und der Genitalfunktionen* (zuletzt HAUSEN). Die Blasenstörungen sind mit die häufigste Erscheinung bei den Myelomalacien.

Man kann sagen, daß sie in gut $^4/_5$ der Fälle vorkommen und nur dort fehlen, wo es sich um partielle Lähmungen handelt, wo immer diese auch auftreten, selbst im Konusgebiet. Es ist auffällig, daß selbst bei totaler Sensibilitätsstörung im Gebiete der Cauda die Blasenstörung ein oder das andere Mal ausbleiben kann. Sie tritt auf in der Form der initialen Retention, der späteren Inkontinenz, auf deren Boden sich später die automatische Blase entwickelt (s. Head und Riddoch). Ich verweise diesbezüglich wiederum auf meine Studien mit Ranzi, wo wir alles Diesbezügliche zusammengetragen haben, und möchte nur bemerken, daß die Blasenstörung nicht immer initial auftreten muß, sondern auch gelegentlich erst in einer späteren Zeit zur Beobachtung kommt. Wie bedeutungsvoll aber die Blasenstörung ist, geht daraus hervor, daß wir in einer jüngsten Arbeit mit Lichtenstern zeigen konnten, daß diese Störungen initial oft ohne andere Symptome sich finden, wie dies auch Hausen fand, und daß infolge des sog. Residualharns die Blaseninfektion auch auftreten kann, wenn die Blase auch automatisiert ist, weshalb Hansen zwecks Verhütung der Überdehnung der Blase und deren Infektion Dauerkatheter empfiehlt. Eine weitere Komplikation ist die Tatsache, daß Blasenstörungen wohl Besserungen zeigen, aber kaum je Heilung. Das Wesentlichste ist, daß in einer großen Anzahl von Fällen die Infektion der Blase aufsteigt und zu einer Cystpyelonephritis führen kann, eine der Ursachen, die den Traumatikern die schlechte Prognose geben. Auch Nierensteinbildung ist eine häufige Komplikation (Bühler). Es kommt aber auch vor, daß trotz der Blaseninfektion diese ascendierenden Prozesse ausbleiben, dann, wenn der Ureter nicht geschädigt ist und schließt. Die *Störungen des Mastdarms* sind weniger bedeutungsvoll, obwohl besonders die Inkontinenz hier sozial die schwerste Bedeutung besitzt. Während aber die Blasenstörungen bei hohem Sitz im Rückenmark auftreten können, finden sich solche des Mastdarms vorwiegend bei tieferem Sitz der Läsion. Je höher hinauf, desto weniger findet man diese. Auch die Unabhängigkeit von Blasen- und Mastdarmstörung muß in einzelnen Fällen betont werden, indem z. B. bei kompletter Querläsion die Blase affiziert, der Mastdarm aber frei sein kann, wenn nur der Prozeß höher gelegen ist, zumindest aber im Dorsalmark. Hamant, Cornil und Mosinger haben sich mit den Störungen des Darms bei Querläsionen in letzter Zeit befaßt. Sie meinen, daß diese Erscheinungen zum Teil Parese, zum Teil Krämpfe des Darms seien oder auf Vasodilatation beruhen, und daß die Störungen der Stuhl- und Urinsekretion identisch seien mit einer Affektion des Bauchsympathicus bzw. Lumbarramisektion. Allerdings machen sie darauf aufmerksam, daß es wichtig sei, vorher den konstitutionellen oder allgemeinen Zustand zu prüfen.

Bezüglich der *Sexualaffektionen* handelt es sich wohl zumeist um Läsionen der Cauda und des Conus, und es scheint hier das gleiche zu gelten wie für die Mastdarmstörungen, daß, je höher ihr Sitz, desto weniger von solchen Störungen die Rede sein muß. Doch scheint es, daß der Prozeß, der über das Lumbalmark hinausgeht, den Sexualapparat gelegentlich auch nicht frei läßt. Es gibt hier etwas Ähnliches, wie wir es bei der automatischen Blase gesehen haben, nämlich eine unvollkommene Erektion, die schon Wagner und Stolper erwähnen. Hausen findet Erektionen meist nur in den ersten Stunden nach dem Unfall. Es findet sich aber auch Priapismus in jenen Fällen, bei denen der Querschnitt vollständig zerstört ist, allerdings auch hier wiederum nur dann, wenn das im Gebiet des Dorsalmarks der Fall ist, keinesfalls nur knapp nach dem Unfall. Erektion, Libido, Ejakulation können dissoziiert getroffen sein, und der Automatismus äußert sich dann meist so, daß alle drei Faktoren wohl vorhanden sind, aber in einer geringeren Ausprägung, als es der Norm entspricht.

Dosužkov meint, daß die Automatismen des Rückenmarks vier Stadien erkennen lassen. Zuerst treten Allgemeinsymptome auf, dann eine frühe

Afunktion, schließlich die eigentlichen Rückenmarksautomatismen und viertens die sekundäre oder Spätafunktion. Allerdings kann es auch vorkommen, daß die Rückenmarksautomatismen sich sofort entwickeln.

Die vasomotorischen und sekretorischen Störungen haben weniger Beachtung gefunden. Nur LÉRICHE und FONTAINE befassen sich in einer eingehenden Arbeit mit dem Verhalten der Vasomotoren und konnten feststellen, daß bei Injektion von 0,001 Adrenalin sich auch bei totaler Querläsion überall die gleiche Blutdrucksteigerung fühlbar machte. Auch lokal blieb die Vasokonstriktorwirkung des Adrenalin unverändert. Die Gefäßkontraktion blieb erhalten auch nach peripherer Sympathektomie, so daß sie meinen, daß die Gefäßwand selbst das Reflexorgan sein müsse. Trotzdem sieht man gelegentlich in solchen Fällen Cyanose oder eine trophische Störung, die als äußerst unangenehm zu bezeichnen ist, d. h. eine pastöse Schwellung der unteren Extremitäten, wie ich sie mit RANZI seinerzeit beschrieb, ohne daß man recht von Ödem sprechen kann, eine Schwellung, die reversibel ist. Aber diese Fälle erscheinen prognostisch als besonders ungünstig. Es dürfte sich hier wohl bei diesen akuten Querläsionen um eine Störung der Lymphzirkulation handeln. Blasen-, Geschwürsbildungen, besonders aber Decubitus sind zu vermerken, ohne hier weiter auf sie einzugehen. Nur die Schweißsekretion soll deswegen eine Aufnahme finden, weil man eventuell aus dem Auftreten von Schweiß nach Injektion von Pilocarpin oder bei Anwendung anderer schweißtreibender Mittel Schädigung des Rückenmarks homolateral ausschließen kann. Auch sieht man gelegentlich Ausbleiben der Schweißsekretion bis zur Höhe der Läsion. KARPLUS — auf die anderen Autoren gehe ich nicht ein — hat mit ziemlicher Sicherheit erwiesen, daß jede Rückenmarkhälfte die Schweißfasern der gleichen Seite leitet; leichte Läsion machen Hyperhydrosen der gelähmten Partien, schwere Herabsetzung der Schweißsekretion, wobei es jedoch auch Ausnahmen geben kann. Bei schwerer Conus- und Caudaläsion findet man meist herabgesetzte Schweißsekretion. In meinen Fällen ist der Pilocarpinversuch nie refraktär geblieben. Aber man muß zugeben, daß bei totaler Querläsion zumeist wohl auch das Schwitzen in den abhängigen Partien ausbleibt. Jedenfalls läßt sich heute noch kein System in diese sekretorische Störung bringen.

Wenn wir nun versuchen, die Erscheinungen zunächst nach *Syndromen* zu gruppieren, so muß ich doch betonen, daß fast jeder Fall individuell verschieden ist und wir demzufolge eine Unzahl von Syndromen anführen können, von denen allerdings einige häufiger sind (CASSIRER, FÖRSTER, LHERMITTE). Ich bin aber der Meinung, daß es genügt, ein paar klassische Gruppen hervorzuheben:

1. Das Krankheitsbild der kompletten Querläsion.
2. Das Kompressivsyndrom.
3. Die spinalen Hemiplegien und
4. die Syndrome der Conus-Cauda-Läsion.

Ad 1. ist zu bemerken, daß charakteristisch für diese die komplette schlaffe Lähmung mit Areflexie ist, verbunden mit einer Sensibilitätsstörung, die gleichfalls komplett bis zur Höhe der Querläsion reicht. Dazu tritt die Störung der Blase und des Mastdarms und meist auch Decubitus. Bezüglich der Reflexe ist zu vermerken, daß diese wohl initial immer fehlen, aber daß nach kurzer Zeit trotz totaler Querläsion die Reflexe teilweise wenigstens wieder auftreten können. Das gilt besonders für die Hautreflexe, das BABINSKIsche Phänomen, vor allem aber das Verkürzerphänomen als rein spinalem Zeichen, aber auch für die Sehnenreflexe. Ob es sich in solchen Fällen nur um einen funktionellen Rückenmarksblock handelt, wie BRUNS meint, ist nicht unwahrscheinlich, weil auch bei relativ intaktem Rückenmark, wie ich zeigen konnte, derartige Erscheinungen wie bei kompletter Querläsion auftreten können. Es ist darum verständlich, daß auch solche Fälle sich bessern können bis fast zu völliger Wiederherstellung (BRACK, RUGE, MICHEL, CROUZON). Daß auch nach völliger Querläsion vollkommene Erektionen auftreten können, spricht gegen die Annahme von WAGNER und STOLPER, die dabei nur unvollkommene Erektionen sahen.

Das 2. Syndrom, das man wegen seiner Ähnlichkeit mit dem bei echter Kompression vorkommenden als Kompressionssyndrom bezeichnen könnte, ist eine nicht gerade seltene Rückenmarksschädigung, was auch FÖRSTER und LHERMITTE bestätigen konnten. Es charakterisiert die spastische Lähmung, die allerdings bei Halsmarkläsionen nur in den unteren Extremitäten besteht, während die oberen schlaff gelähmt sind und leichte Atrophieen zeigen. Bei Dorsalmarkaffektionen oder solchen des oberen Lendenmarks sind die Beine spastisch gelähmt. Die Reflexe sind gesteigert, es finden sich auch die klassischen Pyramidenzeichen. Die Sensibilitätsstörungen sind seltener, doch zeigt sich gelegentlich in den affizierten Partien eine Hyperästhesie. Mitunter fehlen auch die Blasenstörungen, während der Decubitus zu den Seltenheiten gehört. Ob sich diese spastischen Lähmungen immer initial finden oder, wie man das sehen kann, aus schlaffen hervorgehen, ist nicht sicherzustellen. Sicher aber sind sie nicht so ungünstig wie die Fälle der ersten Gruppe, obwohl auch hier Verschlimmerungen durch Ausbildung fixierter Kontrakturen vorkommen.

Es kann sich aber dieses Syndrom auch mit Erscheinungen seitens der Kleinhirnbahnen verbinden, wobei die motorischen Ausfälle stark zurücktreten können. Solche Fälle nennt LHERMITTE zerebello-spasmodische Formen. Er hat sie mit CLAUDE beschrieben, und auch bei FÖRSTER findet man in seinen kombinierten Hinterseitenstrangaffektionen ähnliches. BENELLI und FRANCESCHINI finden in einem Falle neben cerebellaren Erscheinungen und einer Hemiparese auch extrapyramidale Störungen, die sie auf eine Läsion der rubrospinalen Bahn beziehen. Wie man sieht, sind die mannigfachsten Kombinationen möglich, die sich zumeist aber als Rückbildungserscheinungen erweisen. Denn die anfänglich schwere Störung kann auch durch den Shock bedingt sein, der nach BIGGAM selbst 4—6 Wochen anhalten kann.

Als 3. Form sind die *spinalen Hemiplegien* anzuführen. Die BROWN-SEQUARDsche Halbseitenlähmung in ihrer reinen Form ist wohl ziemlich selten. Man sieht aber häufig unvollkommene Formen, wobei sich diese gelegentlich nach scheinbaren totalen Querläsionen als Rückbildungserscheinungen entwickeln (Beispiele bei MARBURG-RANZI, FÖRSTER). Am häufigsten sind die Hinterstränge unvollkommen betroffen, aber auch die Seitenstränge scheinen nicht immer vollständig im Herd zu sein. So entstehen dann die dissoziierten Syndrome FÖRSTERS, in denen bald der Vorder-, bald der Hinterseitenstrang stärker betroffen erscheint. Es kann dann zu isolierten Thermanästhesien oder andersartigen isolierten Seiten- oder Hinterstrangssymptomen kommen. Es ist auch gelegentlich der Fall, daß die Hinterstränge allein stärker betroffen sind als die Seitenstränge und dann pseudotabische Bilder resultieren (LHERMITTE-ROUSSY, FÖRSTER, *eigene Beobachtungen*). In diesen Fällen sind die Dysästhesieen am häufigsten (Hétéresthesies LHERMITTES). Bei cervicalen Läsionen findet sich auch häufig das HORNERsche Syndrom. Auch Pupillenstarre wurde hier beschrieben (UTHHOFF, KUTZINSKI).

Die OPPENHEIMsche Form der spinalen Hemiplegie, die vom zentralen Typus, ist auch nicht immer primär vorhanden, sondern ist oft Rückbildungserscheinung. Meist bei Cervicalmarkläsionen auftretend ist die Lähmung spastisch in den unteren Extremitäten, schlaff in den oberen mit Atrophien, wobei aber trotz dieser die Sehnenreflexe gesteigert sein können. KRÜGER und MAUSS nehmen deshalb hier ähnlich wie bei den BROWN-SEQUARDschen Lähmungen eine Plexusschädigung mit leichten spinalen Symptomen an, GAMPER eine fortgesetzte Schädigung des Vorder- und Hinterhorngraus. Beides ist möglich. Mir scheint aber doch, daß in der Mehrzahl der Fälle das Syndrom durch mehrere Herde bedingt ist. Ähnlich wie beim BROWN-SEQUARD ist auch hier trotz Widerspruchs vieler Autoren eine Rückbildung möglich. Man sieht also, daß je nach der Ausbreitung und der Anzahl der Herde die verschiedensten Krankheitsbilder entstehen können.

Schließlich seien 4. die *Verletzungen im Gebiete von Conus und Cauda* erwähnt. Die Ursachen der Läsionen von Conus und Cauda sind wohl die gleichen wie die der anderen Verletzungen des Rückenmarks. Nur darf man nicht vergessen, daß gerade beim Sturz Schädigungen des Beckens sehr häufig vorkommen und auch bei den Sportverletzungen die Veränderungen sich wesentlich in den unteren Lendenwirbeln abspielen. Was aber die Hauptsache ist, spielen hier die Veränderungen der Meningen eine besondere Rolle, da sie zu Wurzelschädigungen führen.

Ein sicher differenzierendes Moment zwischen Conus- und Caudaläsion ist vielleicht die Unvollständigkeit der Erscheinungen bei Caudaläsionen und die Asymmetrie der Erscheinungen, selbst wenn die Caudaläsionen nahezu komplett sind. Außerdem macht die Conusläsion gelegentlich eine dissoziierte Empfindungslähmung. Schmerzen sieht man bei Caudaläsionen wohl auftreten, aber sie sind nicht besonders bemerkbar. Dagegen findet sich ein von SCHLESINGER beschriebenes Zerrungssymptom häufig. Die Sensibilitätsstörung kann auch bei Caudaläsionen über das 3. Lendensegment hinaufreichen. Die motorischen Erscheinungen bestehen in einer schlaffen Lähmung oft nur im Peroneusgebiet. LHERMITTE beschreibt Reizerscheinungen, und zwar ein epileptoides Zittern des Fußes. Das Verhalten der Reflexe ist sehr auffallend. Man müßte nämlich voraussetzen, daß diese immer fehlen. Es kann aber auch einmal zu einer Steigerung der Sehnenreflexe, ja sogar zum Auftreten des BABINSKIschen Zeichens kommen, was wohl nur dadurch zu erklären ist, daß neben der Caudaläsion doch auch Veränderungen in höheren Ebenen aufgetreten sind, und daß die Caudaläsion inkomplett ist. Die urogenitalen Störungen spielen hier natürlich eine große Rolle, doch haben OPPENHEIM und BORCHARDT einen Menschen ohne Cauda beschrieben, bei dem die Blase anscheinend frei war, der Patient den Harndrang fühlte und wenn auch schwer, so doch spontan urinierte. Ähnliches habe ich mit RANZI beobachten können. Die totale Vernichtung der Cauda aber wird zu einer schlaffen Lähmung der unteren Extremitäten, meist mit Spitzfußstellung, Verlust des Patellar- und Achillessehnenreflexes und des Plantarreflexes führen mit Atrophie der gelähmten Muskeln und qualitativer Änderung der elektrischen Reaktion. Die Sensibilitätsstörung reicht von L 3 bis S 5, dazu Blasenstörung, Störung des Sexualapparates, mitunter auch Decubitus. Nun gibt es Fälle, bei denen die Motilitätsstörung komplett vorhanden ist, die Sensibilitätsstörung aber nur von L 3 bis S 2 reicht. Die Blasenstörung fehlt. Es fehlen aber auch die Sehnenreflexe, so daß wir hier ein Bild vor uns haben, wie es etwa einer Epiconusläsion entspricht. Vergleicht man diese Epiconusfälle mit dem eben beschriebenen Bilde, etwa nach dem, was ALPERS darüber geschrieben hat, so zeigt sich, daß in diesen Fällen nur die Achillesreflexe fehlten, eine Peroneuslähmung bestand, gelegentlich auch eine solche der Glutäalmuskulatur. Danach unterscheidet er ein oberes (mit Glutäalbeteiligung) und ein unteres (mit Peroneusaffektion) Epiconussyndrom. Das Wichtigste erscheint hier doch das Freibleiben der Blase. Wenn GAMPER nach einer Naht der Wurzeln von S 2 und S 3 von einer Besserung der Blasenbeschwerden berichtet, so muß man annehmen, daß auch dieser Fall in die Gruppe der oberen Caudaläsionen gehört. Die unteren Caudaläsionen zeigen nur die zwei letzten Sakralwurzeln affiziert. Hier fehlt die Blasenstörung nie. Neben diesen kommen selbstverständlich die verschiedensten Krankheitsbilder vor, wie sie besonders O. FOERSTER zeichnet, Bilder, die meines Erachtens vielfach Rückbildungserscheinungen darstellen. So beschreibt FERDANDEZ SANZ einen Fall von Fraktur des 3. Lendenwirbelkörpers, bei dem nur eine Lähmung des rechten Beines aufgetreten war mit Fehlen der Sehnenreflexe, also die Cauda nur halbseitig affiziert war.

Sehr wesentlich für die Diagnose ist auch die *Höhenbestimmung der Läsion*. Das ist darum nicht immer leicht, weil besonders in den schweren Fällen neben dem Hauptherd in näherer oder weiterer Umgebung auch Nebenherde vorhanden sein können und die Ausdehnung des Prozesses oft über viele Segmente sich erstreckt, meist über 6—8. Wir werden also zumeist nur die obere Grenze bestimmen und uns von der Ausdehnung des Prozesses keine Vorstellung machen können. Das erste, was zur Höhenbestimmung führen kann, ist die Röntgenuntersuchung (SGALITZER, HOLFELDER u. a.). Aber es wäre verfehlt, wollte man aus der Feststellung des zerstörten Wirbels oder der Lage des Projektils Schlüsse auf den Sitz des Hauptherdes ziehen. Der sitzt wohl in der Mehrzahl der Fälle der Knochenläsion entsprechend, aber keinesfalls immer. Nur die genaue klinische Untersuchung setzt uns in den Stand, die Abgrenzung vorzunehmen.

Bei *Halsmarkaffektionen* mit höherem Sitz sind oft die medullären Nerven mitbeteiligt (HIGIER, SCHUSTER, ROUSSY und LHERMITTE Accessorius, CASSIRER u. v. a. Trigeminus). Häufig findet sich das HORNERsche Syndrom meist aber nicht in voller Ausprägung. Auch Lähmung des unteren Zervikalganglion ist beschrieben worden (CASTEX-CAMAUER-BATTRE). Bei Atlasbrüchen pflegen, wie CARNUTO meint, Schädigungen von Hirnarterien durch Sturz auf den Kopf aufzutreten. Auch SERRA beschreibt bei cervicalen Läsionen Schwindelanfälle, Kopfschmerzen, Sehstörungen, Veränderungen des Herzrhythmus bei Arm- und Kopfbewegungen. PUUSEPP hat über epileptiforme Attacken bei hochsitzenden Halsmarkläsionen berichtet. Die Lähmungen zeigen besonders bei Rückbildung die merkwürdigsten Kombinationen. Besonders gerne bleibt eine Monoplegie eines Armes bestehen (MARIE-BÉNISTY, FÖRSTER, LHERMITTE) oder gar eine Diplegie (FÖRSTER, LHERMITTE mit CLAUDE und DIDE). Klassische Fälle cervicaler Läsionen aus neuerer Zeit stammen von OSTROWSKI, BALDENINI, FRÜND (letzterer nach Luxation). Bemerkenswert ist ein Fall von MAES, bei dem eine Quadriplegie nach wenigen Stunden mit Zurücklassung einer leichten Armparese schwand. JANOTA fand in einem Fall Monoplegie der linken oberen Extremität mit Anästhesie des Vorderarmes und Störung des Körperschemas, die nach der Laminektomie schwand.

Ich habe seinerzeit mit RANZI die cervicalen Läsionen in solche des oberen Drittels, des mittleren und des unteren eingeteilt. Bei ersterer, die fast immer mit den Erscheinungen der Commotio cerebri vergesellschaftet ist, tritt eine Schulterlähmung auf bei völligem Freibleiben der Hand und fast völligem des Vorderarmes. Steife Haltung des Kopfes, Muskelatrophien im M. cucularis, sternocleidomastoideus und deltoideus. Bei Läsionen im mittleren Halsmark fällt die Seltenheit der Zwerchfellslähmung auf, der Arm ist im Ellenbogengelenk und auch meist in der Hand gelähmt. Charakteristisch ist eigentlich für diese Fälle nichts. Bei Läsionen des unteren Halsmarks inklusive des ersten Brustsegments tritt Krallenhandstellung auf, neben spastischer Paraparese der unteren Extremitäten. Die Sensibilitätsstörungen sind ungleichmäßig. Es besteht besonders bei Halsmarkläsionen die Neigung zu Rückbildungen im Sinne spinaler Hemiplegien (GAMPER, SCHUSTER, eigene Fälle).

Die Läsionen des Dorsalmarks lassen sich meistens durch die Sensibilitätsstörung diagnostizieren. Doch ist dabei zu bemerken, daß der Hauptherd meist erst dort zu finden ist, wo alle Qualitäten gleichmäßig gestört erscheinen. Ferner ist das Verhalten der Bauchdeckenreflexe mitunter imstande, die Höhe zu bestimmen. Hier sind die Mehrzahl der Fälle der spastischen Paralyse der Beine zu finden, oft nur mit geringen Sensibilitätsstörungen, wie LHERMITTE bemerkt (CLAUDE und LHERMITTE). Auch die forme ataxo-cerebello-spasmodique ist hier charakteristisch. BERGMARK sah in einem Fall Lähmung der thorakalen Atemmuskeln bei Erhaltung der Zwerchfellatmung. Hier war auch die Bauchmuskulatur gelähmt.

Läsionen des Lendenmarkes lassen sich durch die inguinale Sensibilitätsgrenze, durch die schlaffe Lähmung der unteren Extremitäten mit fehlenden Sehnenreflexen und erhaltenem Bauchdeckenreflex, besonders intensiven Blasen-, Mastdarm- und genitalen Störungen abscheiden. PERWUŠIN beschreibt Fehlen der Patellarreflexe, Steigerung der Achillesreflexe, Lähmung der Peronei und eine bis L 2 reichende Sensibilitätsstörung (D 12 deformiert und verlagert). DALMA findet bei Kompression des 4. und 5. Lumbalsegmentes einen sog. Uroplantarreflex (bei Berührung der Glans, Katheterismus, Blasenspülung Auftreten von Beugung des Fußes und der Zehen). Auch LHERMITTE spricht von epileptischem Zittern des Fußes bei Integrität des Patellarreflexes im Falle von Läsionen des Lendenmarks.

Trotz dieser Angaben kann ich nicht oft genug betonen, daß eine sichere Höhendiagnose in vielen Fällen nicht möglich sein wird, da die Ausdehnung des Prozesses, besonders aber die Möglichkeit, daß mehrere Herde an verschiedenen Stellen vorhanden sind, die Komplikationen seitens der Meningen, ja selbst solche seitens der peripheren Nerven (MAUSS und KRÜGER, GAMPER) es unmöglich machen, genau zu lokalisieren.

Die *Diagnose* der traumatischen Malacie ist nach dem Gesagten leicht zu stellen. Nur muß man immer zunächst den Mechanismus des Traumas sicherstellen, der vielfach maßgebend ist für die Sicherung der Diagnose. Ferner darf man nicht vergessen, daß der Sitz der Malacien ein ziemlich bestimmter ist und damit die Diagnose solcher ziemlich eindeutig zu stellen ist. Gegenüber den meningealen Affektionen läßt sich eine Abgrenzung durch die Lipjodolfüllung bzw. den QUECKENSTEDTschen Versuch gewinnen. Auch die Röntgenuntersuchung kann unter gewissen Umständen aufschlußreich sein. Dies besonders in Fällen, wo man nicht sicher ist, ob das Trauma oder eine andere Ursache die Erscheinungen ausgelöst hat. Hier ist es in erster Linie die Tuberkulose, die gelegentlich mit Rückenmarkserscheinungen debütiert und differentialdiagnostisch Schwierigkeiten bereitet, insoferne als in einzelnen Fällen von Tuberkulose der Knochenprozeß so wenig ausgesprochen sein kann, daß man ihn selbst am Röntgenbild übersieht. SGALITZER vermag allerdings auch die frühesten Stadien der Tuberkulose der Wirbelsäule am Röntgenbilde darzustellen, aber man muß HOLFELDER beistimmen, wenn er die Schwierigkeiten der Diagnose hervorhebt. Aber im großen und ganzen wird man immer in Berücksichtigung dessen, was im vorangegangenen als charakteristisch hervorgehoben wurde, die Diagnose stellen können. Ein Wort sei noch über den Wert des Liquorbefundes in solchen Fällen gesagt. Auch bei reinen Erweichungen kann sich ebenso wie bei Blutungen, auch wenn sich diese in der Rückenmarksubstanz finden, Blut im Liquor zeigen. Das beweist nichts, da die Gefäße der Meningen überaus brüchig sind und bei Traumen, besonders solchen von einer gewissen Intensität, leicht einreißen und die Blutbeimengung bedingen.

Verlauf, Dauer und Prognose sind je nach der Art der Malacie verschieden. Jedenfalls gibt es Fälle, die von Anbeginn stationär bleiben und keine Neigung zur Rückbildung aufweisen. Das sind nach meiner Erfahrung jene totalen Querläsionen, die mit der pastösen Schwellung der Beine einhergehen. Dagegen kann man nicht sagen, daß dies für alle totalen Querläsionen Geltung hat. Ich erinnere nur an Fälle von Brack und an solche, die ich mit Ranzi beobachtete. Auch Michel, Crouzon und Ruge haben trotz totaler Querläsion Besserung gesehen. Dosuško meint, daß brüske Störungen rascher zum Tode führen, wie er denn überhaupt dem zeitlichen Faktor bei der Entstehung der Erscheinungen Bedeutung beimißt. Man kann eben einer Querläsion nie ansehen, ob sie durch Blutung, Ödem oder Malacie bedingt ist oder durch reine Kommotion. Hier war allerdings als Zeichen der nicht totalen Affektion ein oder der andere Reflex gleich nach wenigen Tagen aufgetreten. Bei den Verletzungen, die ich in letzter Zeit beobachtet habe, fiel mir auf, daß die mit gut ausgebildeten spinalen Automatismen auch meist stationär bleiben. Daneben gibt es Fälle, die einen mäßigen Grad von Besserung erkennen lassen. Das gilt besonders für die Wiederkehr der Sensibilität, gelegentlich können auch ein paar unausgiebige Bewegungen einzelner Muskeln ausgeführt werden, aber eine Wiederherstellung irgendeiner Funktion zu einer geordneten Leistung ist nicht der Fall. Besonders resistent sind die Fälle mit schweren Blasenstörungen. Dagegen kann man sehen, daß, wenn die schlaffe Lähmung in eine spastische übergeht, der Prozeß Neigung zur Rückbildung zeigt, wie denn überhaupt die Fälle, die ich als Kompressionssyndrom zusammenfaßte, prognostisch günstiger liegen. Keinesfalls aber kann man das für alle diese Fälle annehmen, da ein guter Teil derselben gleichfalls stationär bleibt. Man kann das sofort erkennen, wenn sich die Spasmen steigern und die Kontrakturen sich fixieren. Dann können solche Fälle, zumal nicht selten Krämpfe in den gelähmten Muskeln auftreten, zu qualvollen Zuständen führen, besonders wenn sich ein Decubitus dazugesellt. Jedenfalls sind solche Fälle immer als sehr ernste aufzufassen.

Ein Gleiches gilt nicht für die spinalen Hemiplegien vom Oppenheimschen Typus, die ja oft schon als Rückbildungserscheinung zu werten sind. Auch diese zeigen gelegentlich wohl nur eine ganz minimale Remission, um dann stationär zu bleiben. Es gibt aber auch Fälle, die besonders nach gelungenen Eingriffen Remissionen bis fast zur Heilung zeigen. Die Fälle nach dem Brown-Sequardschen Typus, die ja von vorneherein nicht immer voll entwickelt sind, und bei denen eher Besserungen auftreten könnten, sind prognostisch ungünstige. Ähnliches gilt für die Conus-Caudaläsionen. Auch hier gibt es selbst in scheinbar totalen Affektionen der Wurzeln auffallend weitgehende Besserungen. Anderseits aber sind diese Fälle infolge der schweren Blasen und Mastdarmstörungen sehr gefährdet und erliegen meist einer aufsteigenden Niereninfektion. Die Art der Rückbildung der Erscheinungen ist zu individuell, um hier des genaueren ausgeführt zu werden (s. Förster, Lhermitte).

Die Dauer der Erkrankungen ist ganz verschieden, und man darf auch trotz monatelanger Dauer die Hoffnung auf Besserung nicht aufgeben. Allerdings kann es auch zu Verschlimmerungen kommen, deren Wesen heute bereits ziemlich einwandsfrei feststeht. Ich glaube, daß die Hauptursache der Verschlimmerungen die später sich entwickelnden Meningopathien sind, die durch Organisation der Blutungen oder exsudativer Prozesse zustande kommen. Klinisch äußert sich das zumeist in dem Auftreten von oft sehr heftigen Schmerzen radikulärer Art oder aber allgemeiner Hyperalgesien. Die Lipjodolfüllung, der Queckenstedtsche Versuch klärt diese Vorgänge meist auf (Dowman, Winshell, Craig, McMillan). Aber keineswegs immer. Gelegentlich ist nur ein Tröpfchenstop, gelegentlich auch ein negatives Ergebnis bei den genannten Untersuchungen zu beobachten. Ein zweiter Grund der Verschlimmerung ist nach Förster in den sekundären Vasopathien zu sehen, die ich seinerzeit beschrieben habe. Sie können sich in der Art auswirken, daß sie die Trophik in ihrem Irrigationsgebiet schädigen und zu perivasculären Desintegrationen führen, während die meningealen Affektionen zu umschriebenem oder auch diffusem Ödem führen. Und schließlich kommt als 3. ein Moment in Frage, auf das JOANNOVITS seinerzeit aufmerksam gemacht hat. Durch die Resorption zertrümmerten Hirngewebes werden im Organismus Substanzen gebildet, welche cytotoxisch oder fermentativ abbauend, auf lädiertes Hirngewebe schädigend einwirken. Ferner darf man nicht vergessen, was ich über das Zustandekommen der Spätapoplexien angeführt habe. Und schließlich hat RICKER in dem dauernden Bestehen einer Prästase eine Ursache für späte Diapedesisblutungen gesehen wie in der Capillarstase eine solche für Spätmalacien. Alles das ist imstande, uns die späten Verschlimmerungen der traumatischen Schädigungen des Rückenmarkes zu erklären.

Demzufolge ist die Prognose eines Falles von traumatischer Schädigung des Rückenmarkes immer ernst. Man darf wohl nicht von vorneherein auch bei schweren Fällen die Hoffnung aufgeben; aber gerade die Friedensfälle haben mir gezeigt, daß bei irgendwie nennenswerten Läsionen eine Heilung oder auch nur eine wesentliche Besserung zu den größten Seltenheiten gehört. Von den Kriegsverletzten sehe ich hie und da noch einen mit totaler Querläsion — nach Dorsalmarksverletzung — in relativ gutem Allgemeinzustand. Aber das sind Ausnahmen. Dagegen sind die Fälle mit partieller Läsion besser dran. Auffallend ist, daß sich die Blasenstörungen nicht so fühlbar machen, als man erwarten sollte. Freilich spielt die Pflege eine große Rolle. Zahlenmäßig kann ich aber mein Material nicht erfassen. Es läßt sich nur sagen, daß je höher die Verletzung sitzt, je vollständiger der Querschnitt ergriffen ist, desto schlechter die Prognose.

Im Gegensatze zu diesen Ausführungen stehen die Angaben der Autoren, die von den Wirbelverletzungen ausgehen. MARANGONI findet unter 70 Fällen bei 14 keine Arbeitsverminderung. Bei 8 10%, bei 19 10—20%, bei 7 20—30%, bei 27 über 30%. Doch waren bei diesen letzteren die Nervenläsionen besonders häufig. FUMAGAGLIA hatte bei Halswirbelläsionen 37%, bei Brust- und oberen Lendenwirbelläsionen 25% Todesfälle, während bei Läsionen der unteren Lendenwirbel die Resultate bessere waren. DOWD hat bei Halswirbelläsionen 57%, bei Brustwirbelläsionen 18% Mortalität und bei 38 Lendenwirbelverletzungen keinen Todesfall. WOLTMANN und LEARMONTH halten alle Wirbelbrüche mit Rückenmarksbeteiligung für prognostisch ungünstig. Die Querfortsatzbrüche geben eine sehr günstige Prognose (LINOW, QUAINTENANCE, OTT). Nur die Genickbrüche sind prognostisch meist ungünstig (KIENBÖCK).

Nimmt man also an, daß die Halsmarkläsionen am meisten gefährdet sind, so kann man auch hinzufügen, daß sie bezüglich der Lebensdauer am schlechtesten beurteilt werden müssen. Selbst bei sorgsamster Pflege ist es mir bei Totalläsionen nur geglückt, solche Fälle einige Monate zu erhalten. Freilich scheint hier noch ein Moment mitzuspielen, das ist die Ausdehnung der Läsion der Länge nach. Meine 25 daraufhin untersuchten Fälle ergaben eine durchschnittliche Lebensdauer von 15 Tagen bis 3 Jahr 1 Monat und 9 Tagen. Der kürzest lebende Fall zeigte eine Läsion über 8 Segmente, der längst überlebende dagegen über 11 Segmente. Dieser scheinbare Widerspruch klärt sich sofort auf, wenn man die Intensität der Läsionen in Betracht zieht, die eben bei dem längst überlebenden Fall geringer waren. Auffallend ist, daß unter diesen 25 Todenfällen 5 partielle Caudaläsionen waren, also immerhin eine auffallend große Zahl, die nur beweist, wie schwer die Blasenstörung und der Decubitus prognostisch ins Gewicht fallen.

Die pathologischen Veränderungen bei den Malacien sind nach verschiedenen Richtungen hin bemerkenswert. Zunächst die Begriffsfrage: Man spricht von Nekrosen, von ischämischem Infarkt, von Quetschherden und von Malacien. Im Prinzip sind alle diese Veränderungen wesensgleich. Sie differenzieren sich nur in bezug auf Intensität, vielleicht auch auf den Mechanismus des Entstehens vorwiegend in zeitlicher Beziehung, indem in dem einen Fall der Prozeß perakut, in dem anderen Falle mehr subakut oder gar chronisch abläuft. Ich fasse alle die von den verschiedenen Autoren mit den genannten verschiedenen Namen bezeichneten Veränderungen als Malacien zusammen, weil das Prinzipielle dieser Fälle in der Auflösung, also Verflüssigung der Gewebe besteht. Ein weiteres Moment, das vielleicht ein Licht auf die Genese werfen könnte, liegt in der Lokalisation der Herde. Hier kann man drei verschiedene Formen sicher abgrenzen. Die erste, ein ovaler Herd, charakterisiert die Läsionen im Hinterhorn bzw. Hinterstrang und liegt an vollständig gleicher Stelle wie die Blutung (Abb. 13). Die zweite Form stellt den sog. Keilherd dar: dreieckige Herde im Querschnitt,

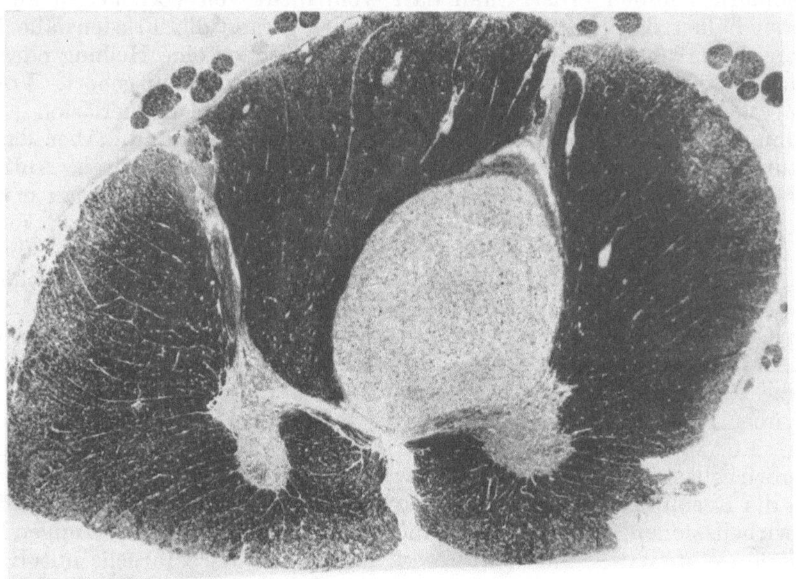

Abb. 13. Malacie im Hinterhorn-Hinterstrang.

wobei die Basis der Peripherie anliegt, die Spitze zentral ist. Diese Keilherde sind vorwiegend im Seiten- und Vorderstrang zu sehen, nicht immer ganz klassisch, aber doch meist als solche zu erkennen. Im Gebiete des vorderen Längsspalts sind die Herde saumförmig, d. h. ihr medialer Rand bildet die Grenze des Sulcus, ihr lateraler Rand läuft parallel diesem in einiger Entfernung von ihm (Abb. 14). Die dritte Form der Herde sind kleine perivasculäre Desintegrationen, wobei man nicht ganz sicher ist, ob hier eine echte Malacie vorliegt oder ein Ödem. Eine Sonderstellung nehmen die Herde ein, die im Rückenmarksgrau sitzen (Abb. 15), insoferne als hier der Prozeß sich gewöhnlich im Ausbreitungsgebiet der vorderen Spinalarterie abspielt, demzufolge ein ziemlich großes Areal einnimmt. Da sich eine große Anzahl von Autoren, sowohl pathologische Anatomen (BENDA, BORST, RICKER), mit der Erforschung dieser Verhältnisse beschäftigt haben und auch eine ganze Reihe von Neurologen (JAKOB, LICEN, ROSSI und ich selbst, um nur einige zu nennen, zuletzt O. FOERSTER) sich mit diesen Fragen eingehend beschäftigt haben, so genüge es, nur die wesentlichsten Punkte hervorzuheben. Die großen Herde im Hinterhorn zeigen gewöhnlich eine nekrotische formlose Masse, in der außer Marktrümmern und einzelnen zugrunde gehenden Gliaelementen nichts mehr zu erkennen ist. Auffällig ist nur, daß diese große nekrotische Masse verhältnismäßig lange erhalten bleibt und reaktive Erscheinungen nur sehr spärlich auftreten; offenbar deshalb nicht, weil die Glia und wohl auch die Gefäße der

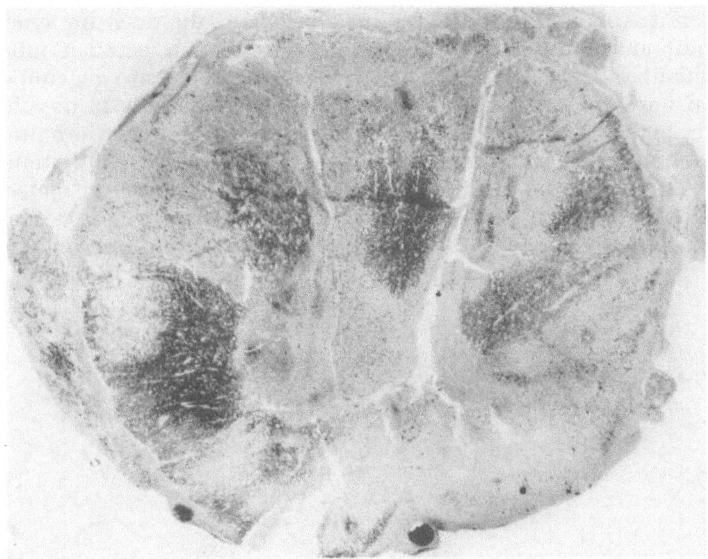

Abb. 14. Multiple Myelomalacien. Die dunkleren Stellen intakte Partien.

Umgebung selbst geschädigt sind. Ähnliches kann man auch in den Herden des Seitenstranges, besonders aber in denen des Vorderstranges sehen. Allerdings

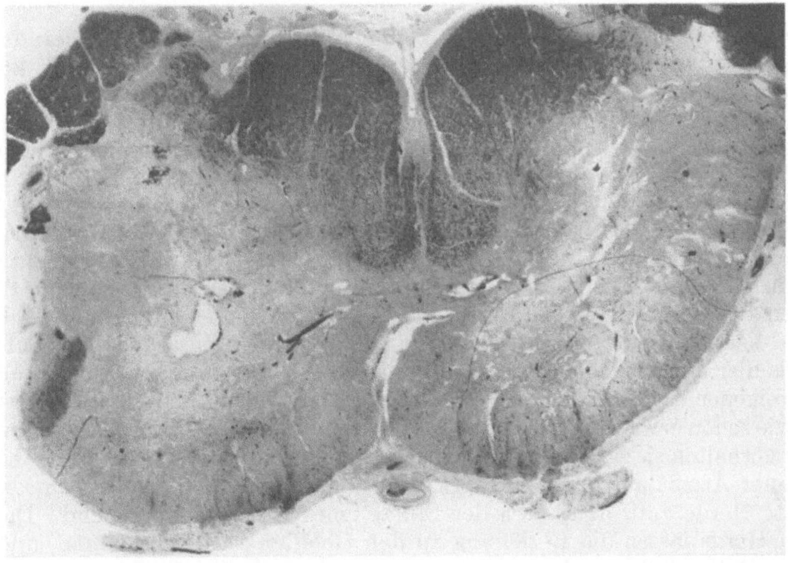

Abb. 15. Nekrose und narbige Veränderung der grauen Substanz. Älteres Trauma.

ist in den erstgenannten der Prozeß meist so, daß nach der Quellung und dem Zerfall der Markscheide und der Quellung und dem Zerfall des Axons die Glia ihre Abräumtätigkeit beginnt und man die verschiedenen Stadien der Körnchenzellen nebeneinander zu Gesicht bekommt, aber keineswegs in dem zeitlichen Ablauf, wie ihn JAKOB beschrieben hat. Wir sehen also nebeneinander Myeloklasten, mit Abbauprodukten gefüllte Gliazellen, die noch im syncytialen Verband sind, und echte Fettkörnchenzellen, wobei ich betonen möchte — und zwar gegenüber SPATZ —, daß die ekdodermalen Elemente gegenüber den mesodermalen im Vordergrund stehen. Mitunter sind die Herde unvollständig und mitten in einem Keil ist ein intakter Rest von Parenchym erhalten geblieben, was verständlich ist, wenn man die eingangs erwähnte Gefäßverteilung im Auge behält. Ähnlich wie im Hinterhorn sind auch im Vorderhorn die schwer nekrotischen Veränderungen vorherrschend. Ist der Abbau weiter vorgeschritten, so zeigt sich in den Gebieten mit intakter Glia das Lückenfeld, und später kommt

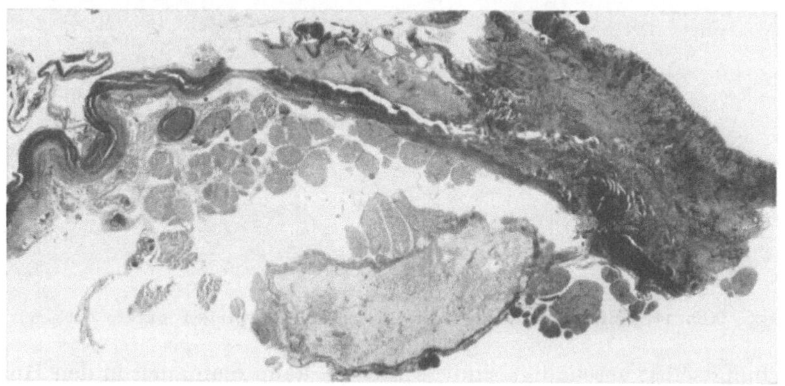

Abb. 16. Pachymeningitis und narbig verändertes Rückenmark.

es zur Narbenbildung, wobei das Rückenmark die unglaublichsten Veränderungen erleiden kann (Abb. 16). Die Narbe wird zum Teil von Glia gebildet, zum Teil wuchert aber auch Bindegewebe ein, besonders dort, wo direkte Schädigungen des Gewebes durch eindringende Fremdkörper oder Knochen erfolgt sind. Ähnlich wie bei den Hämatomyelien kommt es schließlich aber auch zur Cystenbildung, nämlich dann, wenn — wie ich das für schwer nekrotische Gebiete ausgeführt habe — der reaktive Prozeß der Glia ausbleibt (Abb. 17). Wir werden also solche Cysten im Hinterstrange bzw. Hinterhorn finden, aber auch um den Zentralkanal gegen die Vorderhörner zu. Die letzteren, deren Lage besonders ROSSI charakterisiert, und für die ich eine entsprechende Abbildung gebe, sind es wohl, die den Gedanken an eine traumatische Syringomyelie hervorgerufen haben, während es sich in Wirklichkeit um Myelodelese handelt (Abb. 18). Wie gesagt, will ich auf feinere Details hier nicht eingehen, sondern kann auf die bereits genannten Autoren und meine eigenen Arbeiten verweisen. Bezüglich der perivasculären Desintegrationen ist – wie schon erwähnt – die Entscheidung sehr schwer zu treffen. Aber im wesentlichen verhalten sie sich wie die Malacien mit relativ intakter Glia. Ich habe schon in meiner Arbeit aus dem Jahre 1919 darauf hingewiesen, daß mitunter kleine isolierte Herde auftreten, etwa der Spitze eines Keiles entsprechend. Diese isolierten Herde lassen die Beziehung zu den Gefäßen schwer erkennen, und so ist es begreiflich, daß von den verschiedensten Autoren behauptet wurde, es gäbe eine reine Nekrose des Parenchyms, d. h. eine von den Gefäßen und auch von der Lymphe unabhängige Veränderung in den Fasern bzw. Ganglienzellen. Ich identifiziere das nicht mit dem, was FOERSTER als reine Nervenparenchymnekrose bezeichnet, sondern es handelt sich um eine isolierte traumatische

Schädigung der Nervenfaser bzw der Ganglienzellen, wie es von den älteren Autoren — vor allem von OBERSTEINER und in neuerer Zeit von SÁRBO — angenommen wurde. Wie different die Anschauungen diesbezüglich sind, beweist der Umstand,

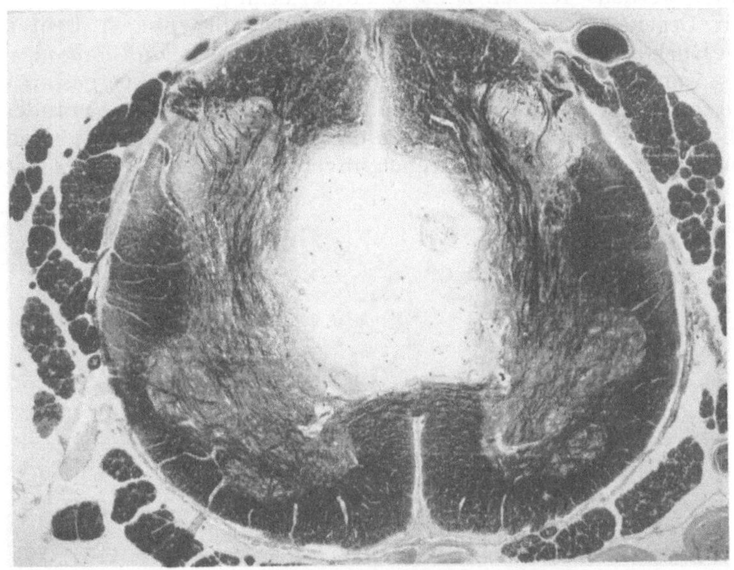

Abb. 17. Traumatische Rückenmarkscyste.

daß ROSSI als Herde primitiver Destruktion des nervösen Gewebes (traumatische Nekrosen) das auffaßt, was FOERSTER als Malacien bezeichnet. Es ist gar kein

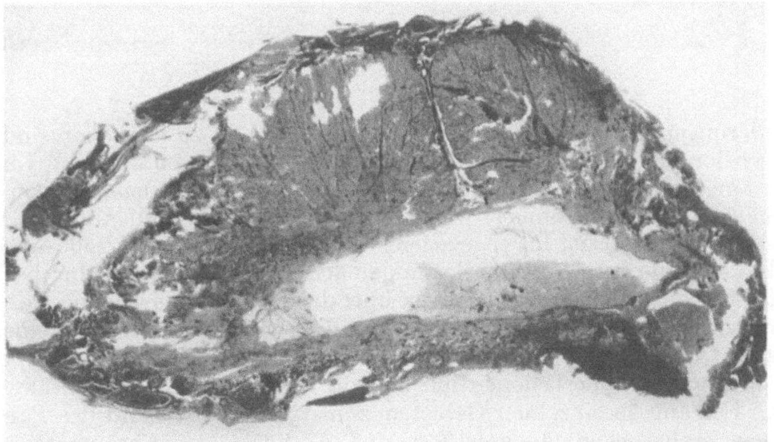

Abb. 18. Myelodelese (die Höhle ist zentral). Die peripheren Defekte infolge schlechter Fixierung artefiziell.

Zweifel, daß — wie JAKOB und nach ihm viele andere Autoren und auch ich selbst zeigen konnten — auch abseits vom Herde Gewebeschädigungen auftreten, die als rein degenerative aufzufassen sind. Aber wir dürfen nie vergessen, daß der Mechanismus des Traumas ein solcher sein kann, daß er nicht gerade nur an der Stelle der Verletzung wirksam ist, sondern auch über ein großes Gebiet — über

18 Segmente, wie ich selbst gesehen habe — sich ausdehnen kann. Und es ist begreiflich, daß besonders dort, wo gleichzeitig meningeale Veränderungen vorhanden sind, Ganglienzellenschädigungen im Sinne retrograder Degeneration sich finden werden. Ich selbst habe aufmerksam gemacht, daß die lipodystrophischen Degenerationen auch bei verhältnismäßig jungen Leuten in sonst intakten Rückenmarksabschnitten vorkommen können, und habe das mit Stoffwechselstörungen zusammengebracht. Man darf auch nicht vergessen, daß gerade hier die komplizierenden Allgemeininfektionen schwerste Veränderungen im Parenchym bedingen können. Demzufolge kann ich auch heute noch nicht mit Sicherheit sagen, ob isolierte Parenchymveränderungen — wobei natürlich nur

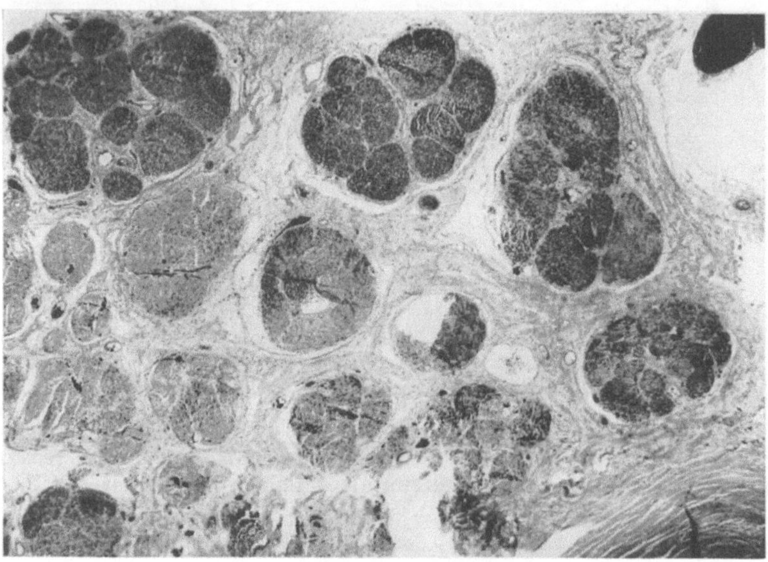

Abb. 19. Partielle Caudaläsion.

Veränderungen der Nervenfasern bzw. Ganglienzellen zu verstehen sind — ohne Intervention von Gefäßen oder Lymphbahnen vorkommen können. Lhermitte hat in einem Fall von Muskelatrophie keinerlei Veränderungen in den spinalen Ganglien nachweisen können, weshalb wohl in diesem Fall nur die Annahme Gampers zur Erklärung herangezogen werden kann. Auf die große Ausdehnung der Herde wurde bereits aufmerksam gemacht. Sie finden sich durchschnittlich über 6—8 Segmente, können aber weit über diese Zahl hinausgehen. Des weiteren muß aufmerksam gemacht werden, daß durch Konfluenz der einzelnen Herde der ganze Querschnitt ergriffen werden kann, und schließlich daß selbst bei scheinbar vollständigen Querläsionen hie und da ein Bündel Fasern intakt erhalten bleibt. Es kann in einzelnen Gebieten zum völligen Schwund des Parenchyms kommen, wobei nach längerer Zeit und Aufhören der Abräumetätigkeit die seltsamsten Bilder entstehen. Graue und weiße Substanz können dann gleichmäßig betroffen sein.

Ganz analoge Vorgänge wie im Rückenmark selbst finden sich auch in den hinteren Wurzeln und — wie ich neuerdings gesehen habe — in den vorderen, besonders aber auch in der Cauda equina (Abb. 19). Es ist gerade bei letzterer interessant, daß auch hier die Vascularisation eine solche ist, daß auch hier keilförmige Ausfälle resultieren. Da sich nun die Lage der einzelnen Wurzeln in den verschiedenen Ebenen verschiebt, so werden selbstverständlich die Ausfälle nicht in alle Ebenen das gleiche Bild zeigen. Die Endausgänge sind hier die gleichen wie im Rückenmark selbst, nur daß hier mehr die mesodermalen Bestandteile reparatorisch eingreifen und Verknöcherungen der Narben eintreten können (Abb. 20).

Es ist selbstverständlich, daß bei so schweren Ausfällen die sekundären Degenerationen oft einen bedeutenden Umfang annehmen werden, da der Prozeß sich gewöhnlich nicht gleichzeitig entwickelt, sondern oft wochenlang bis zur vollen Ausbildung benötigt; da weiter der Prozeß nicht immer ein Gebiet vollständig zerstört, so wird die sekundäre Degeneration sich von den bei Durchschneidungen bekannt gewordenen ein wenig unterscheiden. Aber im Prinzip

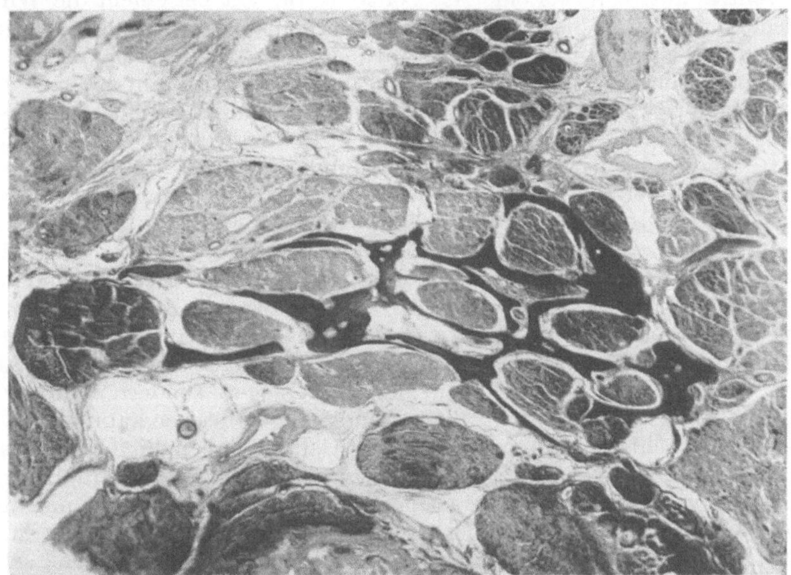

Abb. 20. Cauda equina. Partielle Läsionen der Wurzeln. Die schwarzen Stellen verknöchert.

läuft sie genau so ab wie nach Durchschneidung. Man hat auch die Meinung vertreten, daß es regenerative Prozesse im Rückenmark gäbe, eine Anschauung, die von vorneherein als unwahrscheinlich zurückgewiesen werden muß. Dagegen sind regenerative Vorgänge an den Wurzeln deutlich erkennbar und führen zu eigentümlichen Bildungen, die, wenn man sie ohne Zusammenhang mit der Wurzel sieht, zu falschen Auffassungen führen können. Wie bei den peripheren Nerven so sprossen auch hier, besonders von den hinteren Wurzeln aus, einzelne Fasern durch die Narbe ins Rückenmark, ohne dort irgendwie Anschluß an die Ganglienzellen zu gewinnen. Sie verknäueln sich hier ganz analog, wie man sie sonst bei den Neuromen bzw. Fibromen der Nervenscheiden peripherer Nerven zu sehen gewohnt ist.

Schon in meinen ersten Darstellungen über die pathologischen Veränderungen des Rückenmarks habe ich darauf hingewiesen, daß die Abbauvorgänge einen sehr langen Zeitraum beanspruchen, und daß man auch nach 3 Jahren noch Körnchenzellen in den Herden wahrnimmt. Benda und Borst sprechen von Spätmalacien, die ja möglich sind, wobei aber immer zu bedenken ist, ob diese Spätmalacien nicht wesentlich abhängig sind von dem Zustand der Meningen und dem durch diesen bedingten Auftreten ödematöser Veränderungen im Rückenmark.

Die Pathogenese der indirekten Schädigungen des Rückenmarks ist ungefähr gleich jener des Gehirns. Es werden alle möglichen Faktoren herangezogen, um sie zu erklären. Doch scheint mir, daß der Bau der Wirbelsäule — besonders bei jenen Verletzungen, die lediglich eine Kontusion der Wirbelsäule zur Folge haben — gegen die Identifizierung mit den Kontusionen der Schädelknochen spricht. Wenn man davon ausgeht, daß der Wirbelbogen vom Trauma getroffen wird, dann ist wohl möglich, daß eine Eindellung wie beim Schädelknochen erfolgt. Aber es fehlt die kontralaterale Ausdellung des Wirbelkörpers. Demzufolge hat man ja auch angenommen, daß — entsprechend Ficklers Anschauung — es sich bei den indirekten Verletzungen um Quetschungen handle, wobei die Malacien ventral auftreten als eine Art Contre-coup. Da bei einem die Wirbelsäule treffenden Stoß sich diese zunächst in der Richtung des Stoßes bewegen wird, während das Rückenmark diese Vorwärtsbewegung erst später beginnt, so muß beim Zurückschwingen die zurückschwingende Wirbelsäule auf das noch vorwärtsschwingende Rückenmark stoßen, was selbstverständlich zu einer Kontusionsverletzung Anlaß gibt. Die Quetschherde sind ja von Kocher und Jakob her bekannt. Anderseits hat sich die Anschauung verbreitet, daß die traumatische Nekrose in allererster Linie durch eine Liquordrucksteigerung bedingt werde, wie dies Gussenbauer zuerst annahm, Henneberg, Claude und Lhermitte und zuletzt Foerster wahrscheinlich machten. Man darf nur eines nicht vergessen: Daß die Auffassung, wie sie jetzt Foerster vertritt, nicht identisch ist mit jener von Duret, der infolge des Überdruckes eine Zerreißung der Lymphbahnen und damit eigentlich ein traumatisches Ödem annahm. Foerster bezeichnet die malazischen Erscheinungen als akute Preßschädigung. Allerdings nimmt Foerster an, daß nicht nur der Wirbelbogen, sondern auch der Wirbelkörper, wenn er kontundiert wird, eine Eindellung aufweisen kann. Ein Umstand, der meines Erachtens für den Körper nicht Geltung haben dürfte, wie das ähnlich bei den frontalen Schädigungen des Gehirns ist. Daß auch die Zerrung von Bedeutung ist, wurde bei den Blutungen bereits erwähnt. Es ist mir aber nicht recht verständlich, daß die enorme Drucksteigerung des Liquors eine starke akute Pressung des Rückenmarks hervorruft, die — wie Foerster schreibt — „nicht nur von der Zirkumferenz her auf dasselbe einwirkt, sondern infolge der zahlreichen Kommunikationen, welche vom Subarachnoidealraum durch die Pia hindurch auf den feinen Lymphbahnen des Markes in dessen Inneres und Innerstes führen, auch intramedullär angreift.“ Zunächst kann man gegen diese Annahme einwenden, daß ja doch der Liquor die Möglichkeit habe, nicht nur gegen das Mark zu, sondern vor allem in die meningealen Liquorräume auszuweichen. Und zweitens ist die Duretsche These zu berücksichtigen, die von Zerreißung der Liquorräume spricht. Demzufolge scheint es mir — ohne die Bedeutung des Liquors für das Zustandekommen der malazischen bzw. ödematösen Prozesse leugnen zu wollen — doch am wahrscheinlichsten, daß wir es mit Gefäßschädigungen zu tun haben, am ehesten solchen im Sinne Rickers. Daß neben dem — wie Hartmann und ich selbst gezeigt haben — auch Wandveränderungen der Gefäße vorkommen können, darüber dürfte kein Zweifel mehr bestehen. Es ist hier ähnlich wie bei den Zerebralaffektionen gewöhnlich nicht ein Faktor am Werk, sondern eine Vielheit von Faktoren nebeneinander.

Traumatisches Ödem. Es ist wohl heute nicht mehr fraglich, daß auch eine seröse Durchtränkung des Rückenmarkes durch das Trauma hervorgerufen werden kann. Genau wie bei der Malacie kann man auch hier mehr umschriebene Herde finden, die einem diffusen Ödem zur Seite stehen. Die ersteren scheinen mir eher primär traumatisch bedingt und bilden sich seltener isoliert, häufiger in Begleitung einer Malacie. Ich habe schon erwähnt, daß sie schwer von kleinen malazischen Herden, den sog. Quetschherden zu differenzieren sind. Das diffuse

Ödem habe ich nur in Fällen gefunden, bei denen die Rückenmarkshäute schwer geschädigt waren. Man darf nämlich nicht vergessen, daß, während der Liquor cerebrospinalis im Gehirn nach den verschiedensten Richtungen hin ausweichen kann, dies im Rückenmark nicht der Fall ist. Hier stehen ihm nur die schmächtigen Räume um die Wurzeln zur Verfügung und das Venennetz, weshalb es ungemein leicht zu Liquorstörungen kommen kann. Ich glaube, daß das, was ROSSI als kleine perivasculäre Räume bezeichnet, wohl in die Gruppe des Ödems gehört. Ich kann das um so eher behaupten, als ich in diesen erweiterten perivasculären Lymphräumen eine zart anfärbbare fädige Masse nachweisen konnte. Solche Fälle sind im Krieg vielfach bekannt geworden und pathologisch-anatomisch von RICKER besonders hervorgehoben worden. Auch ich habe von einem traumatischen Ödem gesprochen. Ob aber die Fälle BORCHARDTS als reines Ödem zu werten sind, erscheint mir fraglich. Auch FOERSTER bringt treffende Beispiele dafür und verweist hauptsächlich bei den Fällen des Halsmarks auf die Schädigung des Phrenicus, die von großer vitaler Bedeutung sei. Das wesentlichste bei diesen akuten Ödemen scheinen mir klinisch nicht die Ausfallserscheinungen, die sich mit dem decken, was wir bei den Malacien finden können, sondern die auffallend rasche Reversibilität, die — wie besonders ein Fall FOERSTERS zeigt — eine nahezu vollständige sein kann. Man wird also als charakteristisch für das Ödem die rasche Rückbildungsfähigkeit der Erscheinungen ansehen. Pathologisch-anatomisch steht die Quellung im Vordergrund, die sich schon makroskopisch durch den Volumsumfang des Rückenmarks charakterisiert. Das gleiche gilt nur bis zu einem gewissen Grade für das chronische Ödem, das sich sekundär nach Meningopathien entwickelt und die spätere Progression mancher traumatischer Schädigungen des Rückenmarks erklärt. Auch das chronische Ödem zeigt zunächst Quellung sowohl der Markscheide als des Achsenzylinders. Letzterer erscheint aber resistenter, und das ist offenbar der Grund, daß selbst bei viele Monate lange bestehendem Ödem eine Restitutionsmöglichkeit vorliegt. Anderseits aber gibt es auch Fälle von Ödem, bei denen die Markscheide und auch der Achsenzylinder zerfällt und die reaktiven Erscheinungen sich dann in analoger Weise abspielen wie bei der Malacie.

Meningopathien. Unter dem Begriff Meningopathie habe ich Prozesse zusammengefaßt, die sicherlich pathologisch-anatomisch verschiedener Natur sind, aber in ihrem Endausgang ihre Genese oft nicht mehr erkennen lassen. Fast immer sind alle drei Häute gleichmäßig beteiligt, und ihre Affektion bedeutet für das verhältnismäßig kleine Rückenmark unter allen Umständen eine schwere Schädigung. Man bedenke doch, daß — wie schon erwähnt — der Liquor cerebrospinalis nur in die Venen der Dura ausweichen kann, und daß, wenn diese geschlossen sind, Liquorstörungen die notwendige Folge sein werden. In einer großen Anzahl von Fällen ist die Dura — und zwar sowohl an der Außen- als auch an der Innenseite — erkrankt. Es macht sich jedoch diese Affektion, wenn der Liquorraum frei ist, verhältnismäßig weniger geltend als die der weichen Häute. Es kommt dann nur dadurch zu einer schweren Störung, daß die sich bildenden Schwielen schrumpfen und das Rückenmark schließlich konstringieren können, ein Prozeß, der aber verhältnismäßig lange Zeit zu seiner Entwicklung braucht. Der Umstand, daß die Wurzeln durch die Dura setzen, läßt es begreiflich erscheinen, daß in solchen Fällen gelegentliche Reizerscheinungen sowohl der hinteren Wurzel auftreten können als auch echte Paresen mit Atrophie bei Schädigung der vorderen Wurzel. Aber in meinen Beobachtungen traten solche Veränderungen viel mehr auf bei Störungen der weichen Hirnhäute, in erster Linie der Arachnoidea. Leichte Verdickungen, dünne Häutchen, die sich besonders am äußeren Blatte der Spinnwebenhaut gerne bilden, scheinen verhältnismäßig bedeutungslos zu sein. Es kommt aber nicht selten gerade bei den traumatischen

Prozessen auch bei der Arachnoidea zu einer mächtigen Schwielenbildung, besonders in Fällen, wo der Prozeß auch die Innenseite der Dura ergriffen hat. Es zeigt sich dann ein derbes fibröses, oft reich vaskularisiertes Gewebe, das den Liquorraum blockiert. In anderen Fällen kommt es mehr zu einer umschriebenen Veränderung, zu Verklebungen hauptsächlich dort, wo normalerweise schon Verdichtungen im arachnoidealen Gewebe zu finden sind, das ist an den hinteren Wurzeln. Dabei bildet sich infolge der Liquorretention eine Cyste, die sich gewöhnlich an der Dorsalseite des Rückenmarkes entwickelt und unter Umständen eine komprimierende Wirkung ausüben kann. Die klinischen Erscheinungen dieser Meningitis serosa bzw. sero-fibrosa bzw. cystica sind ganz verschieden. Zunächst muß man gegenüber einer ganzen Reihe von Autoren betonen, daß solche meningeale Veränderungen oft im unmittelbaren Anschluß an das Trauma sich relativ rasch entwickeln können. Gewöhnlich aber findet sich eine Latenz, die von einigen Wochen bis über ein Jahr hinaus dauern kann. Reizerscheinungen, wie man sie eigentlich erwarten sollte, sind wohl vorhanden, aber durchaus nicht immer. Sie bestehen in radikulären Schmerzen und Parästhesien. Es ist interessant, daß auch die vorderen Wurzeln mitunter Erscheinungen machen, besonders wenn der Prozeß — wie das oft der Fall ist — eine große Ausdehnung besitzt. Dann sieht man eine rasch sich entwickelnde Atrophie. Anderseits aber kann ich aus meiner Erfahrung sagen, daß merkwürdigerweise selbst bei schweren fibrösen Veränderungen die Wurzeln oft frei bleiben und ihr Mark intakt erhalten. Bei den Wurzeln der Cauda ist dieser Prozeß unter Umständen sehr bedeutungsvoll. Natürlich sieht man in den ersten Monaten gewöhnlich auch hier nur zarte Verwachsungen, Verklebungen, Cystenbildungen, die sich leicht lösen lassen. Die Erscheinungen sind in solchen Fällen auch nicht besonders intensiv. Dauert aber der Prozeß länger, dann treten mächtige fibröse Schwielen auf, welche die Wurzeln konstringieren, und welche schwere Ausfallserscheinungen hervorrufen. HARTMANN hat wohl als einer der ersten auf die Wechselbeziehungen zwischen Meningen und Rückenmark hingewiesen, und man sieht bei schweren Meningopathien fast immer, wie die Randglia in die Pia einwuchert. Man sieht auch fast immer eine deutliche Randdegeneration, die aber klinisch wohl kaum in die Wagschale fällt. Dagegen entwickelt sich in vielen dieser Fälle ein typisches Kompressivsyndrom ganz allmählich, zumeist bedingt durch Ödem der Med. spinalis. Die Intensitätsschwankungen, die man bei serösen Meningitiden antrifft, betreffen zumeist nur die cystische Form. Ich habe in meiner Arbeit mit RANZI die bis dahin bekannten traumatischen Fälle zusammengestellt. Von Kriegsverletzungen bringen MAUSS und KRÜGER, besonders aber FOERSTER und LHERMITTE schöne Beispiele. FOERSTER rechnet auch das von CLAUDE und MEURIOT beschriebene Syndrom hierher, das sich mit Hirndruckerscheinungen, Lähmung der Augenmuskeln, Erscheinungen seitens des Vestibularis, radikulären Erscheinungen im Gebiet einer Reihe von Halswurzeln, aber auch Lumbosakralwurzeln verbindet. Dazu tritt der HORNERsche Symptomenkomplex. Die Autoren finden den Liquordruck sehr erhöht, wobei ich aber bemerken möchte, daß das keineswegs für alle Fälle gilt, daß überhaupt die Liquoruntersuchung in den frühen Fällen gewöhnlich durch die kleinen pialen Blutungen gestört ist, indem sich blutiger Liquor findet, der später xanthochrom wird. In reinen Fällen dieser Art ist die Zellzahl dieses Liquors keineswegs besonders erhöht. Es läßt sich aber jetzt die Diagnose solcher Störungen wesentlich leichter dadurch stellen, daß man eine Lipojodolfüllung versucht, wobei sich bei den schweren Fällen ein vollständiger Abschluß zeigt, bei den leichteren Fällen — besonders bei den umschriebenen — ein Tröpfchen-Stop bemerkbar ist. Das wird von der Mehrzahl der Autoren gefordert. Auch das QUECKENSTEDT-Phänomen tritt in solchen Fällen deutlich hervor. Das erleichtert die Diagnose solcher Veränderungen sehr.

Pathologisch-anatomisch handelt es sich in einer großen Anzahl von Fällen bei den Störungen der Dura mater um Blutungen, wie JAKOB seinerzeit ausführte, da die Venenwände unendlich leicht zerreißen. Doch läßt sich später nicht immer die Blutung erweisen, und es ist auffällig, wie rasch hier eine Organisation eintritt, wie das Gefäßbindegewebe und auch das der Dura wuchert und eine derbe, oft einen halben Zentimeter breite Schwiele bildet. ROSSI meint, daß er ganz initial auch nekrobiotische Herde gefunden hat, was einem Gedanken von FOERSTER entspricht, der auch Preßschädigungen der Hirnhäute gelten lassen will. Gewöhnlich aber ist der Reiz, der die Durawucherung hervorruft, ein von außen hereingetragener. Es sind abgesprengte Knochensplitter oder Fremdkörper, die den Anstoß zur Wucherung geben. Auffällig ist nur die Intensität der Bindegewebswucherung. Da sich Blutelemente und auch Plasmazellen in diesem Gewebe wenigstens initial nachweisen lassen, was LHERMITTE und auch ROSSI betonen, so hat der erstere den Prozeß als Pachymeningitis sclero-lipomatosa angesprochen. Auffällig ist dabei, daß die eigentliche Dura relativ intakt und nahezu reaktionslos sein kann. Es spielt sich alles nur an der Oberfläche ab, an der inneren und an der äußeren, wobei zu bemerken ist, daß besonders Gefäßveränderungen in Erscheinung treten. Diese Schwielenbildung findet sich fast immer nur im Gebiete des Traumas auf eine verhältnismäßig kurze Strecke hin. Dagegen ist die sog. Meningitis serosa ein Prozeß, der sich oft über viele Segmente, ja das ganze Rückenmark ausdehnt. Es ist darum immer noch fraglich, ob wir das Recht haben, hier von Entzündung zu sprechen im Sinne von STRÖBE. Ich habe deswegen den Namen Pathie verwendet, um nichts zu präjudizieren. Denn eigentlich handelt es sich in diesen Fällen meist um von der Dura ausgehende Reizzustände, die infolge des offenbar eiweißreichen Liquors zu Verklebungen, Gerinnungen, vor allem aber zu fibrösen Wucherungen führen. Letztere beherrschen das Bild. Auch finden sich in diesem Gewebe ziemlich reichlich Gefäße mit dicken Wandungen. Auch hier muß man sagen, daß der Prozeß immer in der Umgebung der Erkrankung am stärksten ist. Ich meinte seinerzeit, daß die Meningitis serosa oder besser Arachnoiditis serosa primär als *Entzündung des Subarachnoidealraumes* aufzufassen sei, worauf sich dann sekundär die fibrösen Wucherungen anschließen. Jedenfalls konnte ich gegenüber meinen früheren Untersuchungen nichts Neues diesbezüglich erbringen, und auch FOERSTERS jüngste Darstellungen bewegen sich in dem Rahmen des durch die Kriegserfahrung Gewonnenen.

Anhangsweise sei nur noch aufmerksam gemacht auf das Vorkommen einer Meningocele spuria traumatica. Gleich FOERSTER habe ich eine solche nie gesehen. Dagegen bestätigt der letztere das Vorkommen einer Meningocele in einem Falle von FINKELNBURG.

Therapie der traumatischen Rückenmarksschädigungen. Man kann sich keine größeren Gegensätze vorstellen als jene, die bezüglich der bei traumatischen Läsionen des Rückenmarks anzuwendenden therapeutischen Maßnahmen bestehen. Wesentlich erscheint vor allem die Feststellung, was der Grund der traumatischen Schädigung ist, ob es sich um Fremdkörper, um Wirbelbruch mit Knochensplitterung oder um indirekte Verletzungen handelt. Wesentlich erscheint auch die Feststellung, ob nur ein Querfortsatzbruch besteht oder eine Luxation. Die die Wirbelsäule betreffenden Maßnahmen sind in den chirurgischen Handbüchern des genaueren niedergelegt, zuletzt wohl in dem bereits erwähnten Werke von GOLD über die Chirurgie der Wirbelsäule. Es sei nur erwähnt, daß man neuerdings für die Reponierbarkeit bei Wirbelbrüchen mit Kompression eintritt (BREIG). Von neurologischer Seite aber wird vielfach eine Indikationsstellung gefordert, und zu dieser Frage sollen die folgenden Erörterungen Aufschluß geben. Es wäre natürlich auch hier von Vorteil, wenn man prophylaktische Maßnahmen zur Verhütung der Unfälle durchführen könnte. Dahin gehört in erster Linie die bessere Verkehrsregelung, vor allem die Erziehung der Fußgänger; in zweiter Linie der Schutz jener Personen, die Sturzverletzungen ausgesetzt sind. Das sind Dachdecker, Fensterputzer, Maurer. Auch die Zunahme der Sportverletzungen verlangt dringend prophylaktische Vorkehrungen. Ätiologische Therapie kann nur in jenen Fällen getrieben werden, in denen irgendein Fremdkörper innerhalb des Wirbelkanals sich findet. Dieser muß, auch wenn es sich um einen Knochensplitter handelt, unter allen Umständen entfernt werden, wobei es natürlich notwendig ist, so früh als möglich einzugreifen, da, wie der Fall MUSUMARRAs lehrt, auch nach Jahren noch Folgeerscheinungen auftreten können. Verwachsungen der Meningen, nicht geheilte Wirbelbrüche, die später Kyphosen bedingen, Callusbildungen, Meningitis serosa können sekundär, wie MICHEL, MUTEL und ROUSSEAUX zeigten, Spätformen traumatischer Rückenmarksaffektionen bedingen. Liegt ein Fremdkörper längere Zeit im Wirbelkanal, dann darf man nicht vergessen, daß die Dura eröffnet werden muß, um eventuelle Verwachsungen zu lösen. Es ist der Forderung GOLDs in vollem Umfange beizustimmen, wenn er verlangt, daß vor der Operation nicht nur eine genaue Röntgenaufnahme und neurologische Untersuchung gemacht werden muß, sondern auch eine Lipojodolfüllung zwecks Sicherstellung der Veränderungen in den Meningen. Bezüglich der Therapie der durch eingedrungene Fremdkörper veranlaßten Rückenmarksschädigungen ist man sich also eigentlich im klaren. Dagegen gehen die Meinungen betreffs Behandlung der indirekten Verletzungen sehr wesentlich auseinander. Wenn ich einige Autoren der allerletzten Zeit anführe, so spricht sich KILLMOTH dahin aus, daß er Wirbelsäulenverletzte, um Adhäsionen zu verhüten, frühzeitig Bewegungen ausführen läßt, indem er meint, daß die Ruhigstellung der Wirbelsäule das Auftreten solcher begünstigt. Im Gegensatz dazu sprechen sich DAHS für eine Arbeitsregelung der Wirbelsäulenverletzten aus, da durch eine Überfunktion schwere Schädigungen auftreten können. CARRUTHERS ist dafür, die Wirbelsäule in Überstreckung zu immobilisieren. Er läßt dann später noch ein Korsett tragen und rät eventuell, wie auch BRINKMANN und MILOYEWITSCH u. v. a. empfehlen, einen Knochenspan (ALBEEsche Operation) zur Versteifung der betreffenden Wirbel einzupflanzen. Ähnlich lauten die Vorschläge EIKENBARYs. JONES empfiehlt eine Lagerung des Patienten so, daß der affizierte Wirbel frei schwebt, was angeblich genügend sei, um eine anatomische Restitution herbeizuführen. Dann läßt er ein Korsett tragen. Auch GIVIA ist für Ruhigstellung, später Gipskorsett, eventuell ALBEE. DUNLOP und PARKER sprechen sich gegen die blutige Behandlung aus und empfehlen einfach Extension, bei der sie gute Resultate sahen. Auch TRAYLOR spricht sich für Ruhigstellung und Hyperextension aus. Bei Luxationen und Frakturen des Epitropheus (JIRASEK, GRADOJEVIČ, TAVERNIER, RYAN, LASAGNA, AVELLAN, LUCCHESE) bevorzugen die Autoren Ruhigstellung, eventuell Reposition und berichten zum Teil über gute Resultate. Boss hat durch Bettruhe in den Fällen von Dornfortsatzbrüchen Heilung gesehen. SIMON hat auch Luxationsfrakturen durch Immobilisation gebessert. Bezüglich des operativen Eingriffs bei indirekten Verletzungen sind die Meinungen geteilt. Die Kriegserfahrungen, die ich mit RANZI veröffentlichte, sprechen dafür, da auch dort, wo keinerlei knöcherne Veränderungen nachweisbar waren, der operative Eingriff von Erfolg begleitet war; das offenbar dadurch, daß es gelang, die Liquorzirkulation zu bessern. Der Umstand, daß das Lipojodolverfahren jetzt die Möglichkeit gibt, schon vor der Operation die Liquorpassage zu kontrollieren, gestattet die Indikationen noch genauer zu stellen. FAIRHILD teilt die zu operierenden Fälle in drei Gruppen. Die erste Gruppe bietet gewöhnlich keine neurologischen Symptome, aber die Knochenfragmente drücken auf die Dura, machen ein extra- und subdurales

Ödem und geben postoperativ ein gutes Resultat. Die zweite Gruppe mit geringen neurologischen Symptomen wird ebenfalls durch den operativen Eingriff günstig beeinflußt, während bei der dritten Gruppe mit totaler Querläsion der operative Eingriff meist erfolglos ist. Dagegen ist einzuwenden, daß die klinischen Erscheinungen der totalen Querläsion keinesfalls immer Ausdruck einer wirklichen totalen Querläsion sind, und daß unsere Kriegserfahrungen auch in solchen Fällen postoperativ eine oft sehr weitgehende Besserung erkennen ließen. Auch HUGEL will nur Fälle operieren, bei denen die Querläsion nicht komplett ist. HANNANN behandelt frische Brüche stets konservativ, massiert die Wirbelsäulenmuskeln und vermeidet Stützkorsett und Gipsbett. MAGNUS mit seiner großen Erfahrung von 1017 Fällen von Wirbelbrüchen lehnt eine primäre Laminektomie gleichfalls ab mit der Begründung, daß bei tödlich verlaufenen Fällen die Autopsie immer eine totale Rückenmarksduchtrennung ergeben hätte. Die Hämatomyelien können sich auch ohne Eingriff zurückbilden. Er empfiehlt die flache Rückenlage, kein Gipsbett, keine Extension. Er spricht sich dafür aus, daß man gleich nach dem Unfall mit einer Massage der Rückenmuskeln beginnen solle, und daß man auch beim Transport solcher Kranker nicht übermäßig vorsichtig zu sein brauche, da die Fragmente gewöhnlich ineinandergekeilt sind. Er spricht sich gegen jede Extensions- und Korsettbehandlung aus wegen der Inaktivität der Rückenmuskeln und begegnet sich darin mit dem, was WILLMOTH empfohlen hat. Neuerdings teilt er mit, daß 4 Wochen Bettruhe mit Massage und Bewegung von Muskeln nötig seien, um die 5. und 6. Woche erleichterte Bettbehandlung, nach 7 Wochen Aufstehen, nach 16 Wochen Arbeitsaufnahme. Auch OTT lehnt besonders in Fällen, wo die Querläsion lange Zeit bestanden hat, den operativen Eingriff ab, ist aber für Extension. Er meint ähnlich wie JAKI, daß die totalen Querläsionen gewöhnlich in kurzer Zeit sterben, weshalb ein Eingriff abzulehnen sei. MCKINNON operiert nur dann, wenn der Knochen auf das Rückenmark drückt, was aber nie durch das Röntgenbild allein zu entscheiden sei. Sonst ist auch er mehr für physikalische Methoden und Ruhestellung. BOORSTEIN operiert nach dem Beispiel ELSBERGs nur dann im akuten Stadium, wenn eine Abknickung oder Verlegung des Spinalkanals durch Knochensplitter vorliegt, oder in Fällen von Caudaverletzungen. Alle anderen Fälle werden konservativ behandelt. Die späteren Operationen nimmt er nach 2—3 Wochen vor im Falle von Kompressionsfrakturen. Auch sonst ist er — wie die anderen Autoren — mehr für die konservative Behandlung. Aus dem Ausgeführten, das keineswegs die Meinung aller Autoren wiedergibt, läßt sich schließen, daß die konservative Behandlung in der Mehrzahl der Fälle die Methode der Wahl ist, die Laminektomie nur in jenen Fällen anzuwenden ist, wo es sich darum handelt, Fremdkörper oder Knochensplitter aus dem Wirbelkanal zu entfernen. Diese dogmatische Auffassung kann ich jedoch nicht teilen. Denn gerade die Kriegserfahrungen haben gezeigt, daß man auch in Fällen von Verwachsungen durch Lösung dieser mitunter befriedigende Resultate erzielen kann. FOERSTER hat auch in einem Fall von Ödem operiert. Es entleerte sich bei Incision ins Rückenmark eine krümelige Masse und eine seröse Flüssigkeit. Der Fall wurde nahezu vollständig wiederhergestellt. Wir werden also die Indikationsstellung zur Operation doch etwas weiter ziehen müssen, als es von chirurgischer Seite bisher geschah, vor allen Dingen jene Fälle einbeziehen, bei denen eine totale oder partielle Liquorblockade besteht. Bezüglich der anderen Fälle läßt sich eine bestimmte Indikation nicht stellen. Aber man kann — und das kann nicht genügend betont werden — auch in Fällen totaler Querläsion, besonders dann, wenn sich ein oder der andere Reflex zeigt, durch einen Eingriff mitunter die Remission einleiten oder beschleunigen. Es darf allerdings nicht geleugnet werden, daß man in einer ganzen Reihe von Fällen tatsächlich ein vollständig zerstörtes Rückenmark finden wird. Es erhebt sich dabei nur die

Frage, ob man durch die Laminektomie schadet oder nicht. Ich möchte das letzte als das Wahrscheinlichere hinstellen. Was jedoch sicher nicht schadet und oft sehr günstige Erfolge erzielt, ist die Röntgenbehandlung des geschädigten Rückenmarks und seiner Häute, die von BABINSKI schon 1907 inauguriert wurde, und die mir wiederholt gute Dienste geleistet hat (s. Röntgentherapie, dieses Handbuch). Man kann, besonders in den Fällen, wo man sich schwer zum Eingriff entscheidet, einen derartigen Versuch wagen und wird oft von dem Erfolg überrascht sein. Bei Dornfortsatzbrüchen und in der Mehrzahl der Querfortsatzbrüche genügt Bettruhe (BOSS).

Die symptomatische Therapie der Rückenmarksverletzungen wird sich darauf beschränken müssen, den Decubitus zu verhüten oder, wenn er vorhanden ist, zu behandeln, wobei das Wasserbett als wertvollster therapeutischer Faktor in Frage kommt. Auch die Cystitis muß auf das sorgfältigste behandelt werden, um eine allgemeine Infektion zu verhüten. Die spastischen Erscheinungen kann man gelegentlich durch die FOERSTERsche Operation beeinflussen. Das gleiche gilt für die oft unerträglichen Schmerzen, wobei jedoch die Chordotomie erheblich bessere Resultate ergibt. Liquorfisteln, die DE QUERVAIN durch Bauchlage behandelte, sind durch Röntgenbestrahlung beeinflußbar. Gehverbände (ANGWIN), besonders bei den Lähmungen der unteren Extremitäten, leisten mitunter gutes. Sehr wichtig ist, die Muskulatur der gelähmten Partien durch Wärmebehandlung und Massage vor zu weitgehender Atrophie zu schützen.

Was nun die Aussichten der Behandlung anlangt, so sind diese zahlenmäßig nicht zu erfassen. Es ist klar, daß die Fälle mit totaler Querläsion sehr häufig und sehr früh zugrundegehen (nach HAUMANN 22% primär), und zwar hauptsächlich an den kaum zu verhütenden Komplikationen. Das wird wohl von allen Autoren betont. Wenn wir nach den Erfahrungen des Krieges diese Fälle zusammenstellen, so haben wir 44 solcher Fälle, von denen 26 gestorben sind, 8 durch Operation eine deutliche, 4 eine kaum nennenswerte Besserung aufwiesen, 6 ungebessert blieben. Von 15 Spastikern wurden 9 gebessert, 3 wenig gebessert und 3 sind gestorben. Von 16 partiellen Läsionen wurden operativ 13 wesentlich gebessert, 3 nur wenig, während die BROWN-SÉQUARDsche Lähmung nur in 2 Fällen eine deutliche Besserung zeigte, in 5 Fällen ungebessert blieb, umgekehrt zur spinalen Hemiplegie, die postoperativ in 6 Fällen eine Besserung zeigt, in 1 Fall nur wenig gebessert war. Das spricht doch dafür, daß man durch ein aktiveres Vorgehen manches erreichen kann. HARBOUGH und HOGGARD haben gefunden, daß die Durchschnittsrente nicht operierter Brüche der unteren Brust- bzw. oberen Lendenwirbelsäule 45,3%, die der operierten 50,16% beträgt, was zugunsten der unoperierten Fälle spräche, wenn man nicht voraussetzen müßte, daß eben nur die allerschwersten Fälle einer Operation unterzogen werden.

Der elektrische Unfall.

Die zunehmende Elektrifizierung in der Industrie sowohl als auch im Privatleben führt dahin, daß die elektrischen Unfälle in neuerer Zeit häufiger geworden sind.

Einer großen Statistik von DRINKER-FOGG-KENEDY und LIEB entnehme ich, daß auf 100000 Einwohner 0,9 elektrische Unfälle kommen, im Gegensatz zu 10.4 Autounfällen. WEIGEL bringt 60 Fälle, MÜLLER führt in seiner Zusammenfassung der Unfälle vom Jahre 1926 an, daß auf 1953 Autounfälle, 931 Eisenbahn-, 430 mit Leuchtgas, 445 Vergiftungen, 392 elektrische und 142 Blitzschläge kommen. Das ist immerhin eine auffallend große Anzahl, die noch gestützt wird durch die Angaben von PIETRUSKY, der über elektrische Unfälle in landwirtschaftlichen Betrieben berichtet. Er konnte 439 Fälle sammeln, von denen 232 tödlich ausgegangen sind. Dabei ist es ziemlich gleichgültig, ob es sich um einen einfachen Lichtstrom von 220 Volt handelt oder um Starkstrom von über 500 Volt. Denn in 98 dieser Fälle war die Verletzung durch Lichtstrom, in 86 durch Starkstrom bis 500 Volt, 40mal war Hochspannungsstrom schuld, 2mal Blitzschlag. Ich führe diese Zahlen mit Absicht an, weil sie uns zeigen, wie die Störungen durch den elektrischen Unfall sich jetzt häufen. Es sei dabei besonders darauf aufmerksam gemacht, daß in Ländern von niederer Kultur scheinbar die elektrischen Traumen häufiger sind als in Ländern mit höherer Kultur. Denn in Rußland soll nach PETROFF der elektrische Todesfall an zweiter Stelle der Unfallerkrankungen stehen. Jedenfalls kann unter bestimmten Umständen der Lichtstrom ebenso tödlich wirken, wie Stark- bzw. Hochspannungsstrom.

Es ist hier nicht der Ort, über den Mechanismus und die Ursachen der elektrischen Traumen zu sprechen, um so mehr als STEPHAN JELLINEK erst kürzlich die Klinik und Pathologie der elektrischen Verletzungen zusammenfassend dargestellt hat und auch die das Nervensystem betreffenden Traumen ausführlich behandelte. Auch von NAVILLE und DE MORSIER liegt eine neuere zusammenfassende Darstellung vor. Eine weitere, das Nervensystem betreffende von PANSE. Hervorgehoben muß nur werden, daß scheinbar sowohl der Lichtstrom als der Starkstrom gleiche Wirkungen haben können, daß eine individuelle Toleranz besteht, und daß es merkwürdigerweise Fälle gibt, die infolge einer besonderen Aufmerksamkeit, die sie gegenüber den elektrischen Einwirkungen aufzubringen vermögen, verschont bleiben. JELLINEK nennt das Strombereitschaft. Ein gleiches scheint auch für den Blitzschlag zu gelten, so daß wir annehmen können, daß die Shockwirkung bei den elektrischen Unfällen eine besondere Rolle spielt. NEUREITER meint, daß die Todesfälle beim elektrischen Unfall vielfach auf vorbestandene Herz- und Gefäßveränderungen zurückzuführen seien.

Der elektrische Unfall wird zumeist auch dort, wo das Zentralnervensystem als geschädigt in Erscheinung tritt, durch Veränderungen der Haut erkannt, Veränderungen, die man als Strommarken, Verbrennungen, Nekrosen bezeichnet. Weist schon diese äußere Erscheinung auf ein elektrisches Trauma hin, so finden sich daneben noch gewöhnlich Allgemeinerscheinungen, besonders das Herz, noch mehr aber die Atmung betreffend, Erscheinungen, denen man oft durch eine Spinalpunktion oder durch künstliche Atmung beikommen kann. Es ist scheinbar ganz gleichgültig, ob der Strom direkt durch den Schädel oder das Rückenmark geht, oder ob es sich um einen Strom handelt, der nicht direkt durch das betreffende Organ geleitet wurde. Immer ist es Bewußtlosigkeit und stundenlang bestehende Atemlähmung, die als erstes Zeichen auftritt (z. B. ZIMMERN). Während aber die Mehrzahl der Autoren auf dem Standpunkt stehen, daß künstliche Atmung und gegen das Herzflimmern Cardiaca geboten sind, hat JELLINEK bei schweren elektrischen Unfällen (Hirndruck und Hirnschwellung) gleich nach dem Unfalle durch die Spinalpunktion Erfolge erzielt. Ein 25jähriger Mann, der eine 5000 Volt-Anlage berührte, wurde bewußtlos. Es trat allgemeine Unruhe, Trismus, Opistotonus, abwechselnd mit tonisch-klonischen Krämpfen auf. Pupillen eng, reaktionslos, 40 unregelmäße Atemzüge, 80 kleine schwache Pulse. Esbesteht ein Dauer-BABINSKI. Hier hatte eine Spinalpunktion direkt eine lebensrettende Wirkung gehabt. Es wäre schon möglich, daß, wie z. B. BIEMOND beschreibt, diese Fälle durch Hinschwellung hervorgerufen werden, denn auch in einem meiner Fälle bestand kurz dauernde Bewußtlosigkeit, dann Kopfschmerzen, Brechreiz, Schmerzen im rechten Arm und Überempfindlichkeit der ganzen rechten Körperhälfte. Erst nach zwei Tagen trat rechts Babinski auf, nach 3 Wochen schwanden diese Symptome, und es fand sich eine Stauungspapille, die ebenfalls 3 Wochen lang bestand. Da nun das elektrische Ödem der Peripherie eine ziemlich häufige Erscheinung ist, so kann man nicht zweifeln, daß ähnliches wahrscheinlich auch ein oder das andere Mal nach einem Unfall im Gehirn auftritt. Ob aber der von Ranschburg beschriebene Fall eines latenten Hydrocephalus, der 4 Wochen nach einem leichten elektrischen Trauma Parästhesien und Schwäche der linken oberen Extremität zeigte, auf das Trauma zu beziehen ist, Erscheinungen, die sich später steigerten, ist nicht ganz einwandfrei zu erweisen.

Neben dem Ödem spielt die Blutung eine große Rolle. Außer Jellinek hat Vollmer ein subdurales, auch intrameningeales Hämatom beschrieben, auch Blutungen in das Stirnhirn und in die Ventrikel; eine Verletzung der Gefäße oder eine äußere Verletzung des Schädels oder der Haut waren hier nicht vorhanden. Jellinek und Pollak konnten 2 Fälle untersuchen, die einige Zeit überlebten. Auch hier fanden sich Blutungen, und zwar hauptsächlich in Ventrikelnähe konform den Duretschen. Auffallend war im ersten Fall, daß die Blutungen im Striatum waren, während im Pallidum die Gefäßwände Pseudokalkinkrustationen zeigten (gleichzeitig Leberschädigung). Vasomotorenstörung und Endothelschädigung sind deren Ursache.

Brandis führt Epilepsie (oder Hysterie), die im gleichen Jahr nach einer Starkstromverletzung aufgetreten war, auf diese zurück. Crouzon hat choreatisch-atetotische Bewegungen nach einem solchen Unfall gesehen. Auch Grün hat 2 Tage nach einem Elektrounfall Tremor und ticartige Zuckungen der Stirn- und Kaumuskulatur beobachtet, an die sich dann eine Psychose angeschlossen hat. Minovici, Minea und Paulian sahen Parkinsonismus nach elektrischem Trauma, und auch Leo Alexander findet nach Starkstromschädigung postencephalitische Erscheinungen. Das wird nicht wundernehmen, da es beim elektrischen Unfall häufig zu ausgedehnten kleineren Hämorrhagien kommen kann, die wie Jellinek und Pollak zeigten, im Striopallidum sitzen können. Daß auch Liquordrucksteigerungen verbunden mit Cholestearinämie vorkommen können, erwähnen Holthaus und Wichmann; vielleicht kommt das häufiger vor, wenn man bedenkt, daß nach Jellinek Spinalpunktionen lebensrettend sein können.

Man muß aber bei der Beurteilung der objektiven Symptome solcher Fälle sehr vorsichtig sein, da man gelegentlich erst nach dem elektrischen Trauma auf eine präexistente Krankheit stößt oder sich gerade zur Zeit des Traumas irgendeine Krankheit entwickelt, wie z. B. in einem Fall von Jellinek ein Tumor.

Wiederholt bemerkt wurden im Zentralnervensystem eigentlich nur das Ödem und Blutungen, welche letztere auch zumeist nicht von großem Umfang sind. Es scheint eine Ausnahme zu sein, daß sich ein oder das andere Mal ein Aneurysma nach einem elektrischen Unfall entwickelt. Aber es ist kein Zweifel, daß Blutungen auftreten. Wenn man das Gefäßsystem im Gehirn anatomisch untersucht, so zeigt sich nämlich, daß die Endothelien auffällig geschwollen sind. Es zeigt sich ferner, daß manchmal perivasculär kleine Hämorrhagien bestehen. Es kann aber auch in seltenen Fällen einmal zu einer Exsudation von weißen Blutkörperchen kommen. Das Blut wird manchmal lackfarbig, was in den Gefäßen sehr leicht zu erweisen ist. Es treten in der Rinde Verödungsherde auf. Die Ganglienzellen zeigen wabig-vacuoläre oder schwere Degeneration. Experimentell haben Langworthy und dieser mit Kouwenhoven neben schweren Ganglienzellveränderungen (Kernatrophie), Rückenmarks- und Gehirnblutungen, auch solche in die Ventrikel nachweisen können, denen klinisch Konvulsionen und Lähmungen entsprachen. Auch Quellung und Auftreibung lassen sich nachweisen. Die Nervenfasern lassen oft eine Marchi-Degeneration oder Quellungserscheinungen erkennen (Jellinek, Schott). Ich kann weiter anführen, daß das gleiche, was für das Gehirn gilt, auch für das Rückenmark Geltung hat, und daß man hier, wie das Chartier, Parkes Weber, Jellinek, auch Pietrusky erwähnen, Muskelatrophien auftreten sieht. Auch Reflexlähmungen, die Physiopathien BABINSKIs wurden von PANSE beschrieben. FÖRSTER erwähnt einen Fall, bei dem meningeale und spinale Symptome nebeneinander vorhanden waren. Auch nach Blitzschlag können spinale Querläsionen (schlaffe, später spastische) auftreten (POROT), die sich gelegentlich erst nach einiger Zeit bemerkbar machen. Auch STÖRRING spricht von spastischer Spinalparalyse, die 10 Tage nach dem Unfall auftrat. PANSE, der dieses spinal-atrophische Syndrom besonders hervorhebt (hier Literatur), bemerkt, daß es nach Traumen durch Ströme von 700—1000 Volt auftrete, und daß der Prozeß sich vorwiegend vom C_4 bis etwa D_1 abspiele. Das aber ist gerade die Stelle, die bei Sturzverletzungen als wesentlichst geschädigt gilt, so daß man nicht umhin kann, hier auch an diesen Faktor zu erinnern. Daß aber neben schlaffer Lähmung mit Muskelatrophien oft nur einseitig, die sich im Anschluß an das Trauma entwickeln können und mitunter auch eine ziemlich lange Latenz zwischen diesem und den Erscheinungen zeigen, auch andere spinale Syndrome auftreten können (schlaffe Lähmung der Extremitäten, Kompressionssyndrom), geht aus den Angaben der Literatur hervor. Ob man aber Fälle wie den von R. GRÜN hiereinbeziehen kann, bei dem 12 Jahre nach dem Unfall Rückenmarkserscheinungen auftraten oder 7 Jahre danach syringomyelische Symptome, ist mehr als fraglich.

Der Tod ist in diesen Fällen zum Teil ein Herztod, zum Teil erfolgt er durch Atemlähmung. Eine Prädisposition nehmen BRACK, JOSSELIN, DE JONG (Thymuspersistenz), vielleicht auch SCHILF an und wie erwähnt NEUREITER. SCHILF spricht von elektrolytischer Schädigung in den Capillaren, und auch PANSE nimmt als Ursache Vasomotorenschädigung an.

Therapeutisch kommen wie erwähnt bei der Bewußtlosigkeit die Spinalpunktion in Frage (JELLINEK), große Flüssigkeitszufuhr mit Adrenalin (SCHILF), und was sonst beim schweren Shock in Anwendung zu bringen ist.

Es macht also den Eindruck, als ob der elektrische Unfall weitgehendere Schädigungen im Zentralnervensystem hervorruft, als man bisher geglaubt hat. Und da es jetzt, dank der Bemühungen JELLINEKs gelingt, auch schwere Fälle am Leben zu erhalten, so ist es begreiflich, daß man die Aufmerksamkeit auf diese Art von Unfällen besonders hinlenken muß.

Trauma und organische Nervenkrankheiten.

Trotzdem seit den grundlegenden und äußerst kritischen Bearbeitungen der Frage: Trauma und organische Nervenkrankheiten durch K. MENDEL und SCHUSTER mehr als 20 Jahre vergangen sind, ist man eigentlich über die Resultate der genannten beiden Autoren wenig hinausgekommen. Der Grund hiefür liegt darin, daß man weniger den Tatsachen Rechnung trägt und Fälle erbringt, die unwiderleglich eine ätiologische Beziehung des Traumas zur Nervenkrankheit festlegen, sondern daß man sich bemüht, Deutungen zu finden, welche natürlich mangels unserer Kenntnisse der feineren pathologischen Vorgänge unbefriedigend sein müssen.

Das ungefähr um die Zeit des Erscheinens der erstgenannten Werke erstattete Referat von F. SCHULTZE, die im Jahre 1920 von MARBURG und CASSIRER erstatteten Referate in den Versammlungen der Gesellschaft Deutscher Nervenärzte weichen auch nicht sehr wesentlich von dem ab, was MENDEL und SCHUSTER angeben. Auch KARPLUS, der als einer der ersten die Erfahrungen des Krieges verwertete, geht äußerst vorsichtig und kritisch zu Werke, während WILSON etwas später einen nahezu völlig ablehnenden Standpunkt einnimmt. VERAGUTH — ich führe hier nicht alle Autoren an — äußert sich sehr zweifelhaft, doch muß man ihm widersprechen, wenn er die individuelle Einstellung des Autors für die

Beurteilung der Fälle verantwortlich machen will. Tatsachen gegenüber kann sich niemand verschließen. CROUZON und wohl auch LHERMITTE nähern sich wieder mehr den erstgenannten Autoren, so daß wir sagen müssen, daß tatsächlich heute nach den Äußerungen der erfahrensten Neurologen ein sicheres Urteil nicht möglich erscheint. Und trotzdem möchte ich versuchen, im folgenden zu positiven Resultaten zu gelangen, weil inzwischen so viele Fälle verschiedenartigster Erkrankungen mit so einwandfreien anatomischen Substraten gefunden wurden, daß eine schärfere Stellungnahme heute möglich ist.

Grundsätzlich wird angenommen — und zwar von fast allen Autoren gleich —, daß, um die Beziehung einer organischen Nervenkrankheit zum Trauma sicherzustellen, es sich 1. um ein adäquates Trauma handeln müsse, daß 2. die ersten Erscheinungen der organischen Erkrankung dem Orte des Traumas entsprechen müssen oder zumindest in der Stoßrichtung des Traumas gelegen sein sollen bzw. im Gebiete des Contre-coup. 3. wird eine entsprechende Latenz vorausgesetzt, die selbstverständlich für die verschiedenen Krankheiten verschieden sein müsse, eine Forderung, der man kaum je wird absolut sicher entsprechen können. 4. Nimmt man gemeinhin an, daß zwischen Trauma und Ausbruch der Krankheit sich irgendwelche Symptome mehr allgemeiner Natur zeigen, die man Brückensymptome nennt, Symptome, die, wie CROUZON meint, eine ununterbrochene Kette bis zum Ausbruch der eigentlichen Erkrankung bilden. Und schließlich kann 5. unter Umständen der anatomische Befund einen Hinweis auf das stattgehabte Trauma enthalten.

Wenn ich mit *den Mißbildungen* beginne, so hat das seinen Grund darin, daß eine ganze Anzahl von Autoren noch heute auf dem Standpunkt steht, daß die Mehrzahl der Mißbildungen endogen und nicht exogen bedingt seien. Wenn man vom Sicheren ausgehen will, so kann man nicht leugnen, daß zumindest der Hydrocephalus, und zwar sowohl der angeborene als der früh erworbene durch eine Läsion des Gehirnes bedingt sein kann, wobei allerdings nicht gesagt ist, daß diese Läsion traumatisch sein muß. Aber sie kann traumatisch sein, und zwar sowohl fetal als geburtstraumatisch. Das gleiche wie für die Hydrocephali kann man vielleicht für gewisse Formen der Porencephalie annehmen, obwohl hier schon in vielen Fällen die vasculäre Genese, also die Ausschaltung eines bestimmten Gefäßgebietes ursächlich angeführt wird. Ich habe eine ganze Reihe von Hypoplasien auf Narben untersucht und muß gestehen, daß sowohl beim Kleinhirn als auch beim Großhirn, also auch bei der Hemiatrophia cerebri oder cerebelli exogene Prozesse nachzuweisen sind, wobei natürlich die Frage, ob diese traumatisch waren, nicht sicher zu entscheiden ist. BETSCH findet einen Fall von doppelseitiger Opticusatrophie nach einem Sturz vom Motorrad, die er mit dem Typus der LEBERschen familiären Sehnervenatrophie identifiziert. FLÜGEL beschreibt einen Fall von degenerativer (HUNTINGTON Chorea) nach Trauma und führt ähnliche Fälle an.

Sehr wichtig ist, was SCHWARTZ für die Genese diffuser sklerotischer Prozesse anführt, indem er auf die großen Malacien hinweist, die sich manchmal beim Früh- oder Neugeborenen im ganzen Hemisphärenmark finden. Es ist dieser Hinweis darum so wichtig, weil solche Prozesse auch später aufzutreten pflegen und vielleicht den Schlüssel bieten zum Verständnis der Beziehung zwischen *Trauma und Tumor*.

Ein Beispiel dafür bietet ein kürzlich in meinem Institut von PFLEGER untersuchter Fall, der gleichsam einen Übergang eines diffus-sklerotischen Prozesses zu einem Glioblastom zeigt. Im ersten Lebensjahr erfolgte ein Sturz auf den Steinbelag einer Küche mit offener Verletzung am Schädel. Nach etwas mehr als 2 Jahren wird das Kind nervös, schwerhörig, besucht aber die Schule, bis eines Tages ein neuerlicher Unfall auftritt. Wiederum fand sich eine offene Verletzung an der Stirn. Es bestand Bewußtlosigkeit durch eine Stunde, worauf sich rapid das cerebrale Leiden entwickelte, das von PFLEGER als blastomatöse Form der Hirnsklerose bezeichnet wurde. In diesem Fall sieht man tatsächlich den Übergang von entzündlicher oder reaktiver Veränderung zur tumorartigen. Aber solche Fälle, obwohl sie in der Literatur gleichfalls bemerkt werden, wie z. B. bei NEUBÜRGER oder VOLLAND, gehören immerhin zur Seltenheit.

Was nun die Beziehung Trauma und Tumor anlangt, so ist es schwer, diese Dinge statistisch zu erfassen, da besonders die älteren Autoren scheinbar zu große Zahlen angeben. Ich erwähne nur ADLER, der 1087 Fälle zusammengestellt und 8,8% traumatisch bedingt ansieht. v. MONAKOW hat in 100 Fällen 50mal das Kopftrauma gefunden, in 41 obduzierten Fällen 10mal, immerhin etwa 24%. PARKER und KERNOHAN sprechen von 4,8%, eine Zahl, die ungefähr mit meinen eigenen Erfahrungen übereinstimmt, die ich kürzlich in einer Schrift „Unfall und Hirngeschwulst" niedergelegt habe, auf die ich mich in folgendem beziehe. KISSINGER hat unter 3000 Unfällen immerhin 22 Geschwülste gefunden, darunter 3 Gliome. Es muß darum auffallen, daß WILSON mit Rücksicht auf die geringe Zahl der nach Kriegsverletzungen aufgetretenen Tumoren überhaupt eine Beziehung Trauma und Tumor ablehnt, wie dies ja auch aus den Darstellungen von KARPLUS hervorgeht. Der Grund für diese gegenseitige Auffassung liegt darin, daß offenbar zum Zustandekommen eines Tumors nach Trauma gewisse Bedingungen notwendig sind, daß, wenn man so sagen darf, ein vorbestandener Zustand vorhanden ist. Es handelt sich dabei in einer großen Anzahl von Fällen um das, was man Keimpersistenz nennt. Um nur einige Beispiele anzuführen, findet sich in solchen Fällen mitunter die äußere Körnerschicht im Kleinhirn jahrelang erhalten. Man sieht mit echtem Ependym oder Neuroepithel ausgekleidete Höhlen in den Tumoren. Man weiß durch STERNBERGS Untersuchungen, daß auch bei den Neurinomen des Akusticus solche Anlagefehler vorkommen. Aber es scheint, daß neben diesem Moment noch eine zweite Gruppe von durch Trauma bedingten Tumoren vorhanden ist. Das sind die, die sich um einen Fremdkörper entwickeln. Entweder handelt es sich um von außen eingedrungene Fremdkörper (REINHARDT, DONINI) oder aber um Knochenimpressionen (VOLLAND, KAUFMANN, LESZYNSKY u. a.). Und die dritte Gruppe der Tumoren entsteht aus Narben, worauf BENEKE besonders hinweist, der als Erklärung für das Zustandekommen ein Überangebot an Lipoiden beim Zerfall als maßgebend betrachtet. Ohne auf Deutungen eingehen zu wollen, möchte ich nur bemerken, daß in der Mehrzahl dieser Fälle eine eigentümliche Narbenbildung nicht recht vorhanden ist, sondern es sich meist um cystische Tumoren handelt oder um sehr dehiszente Narben, so daß ich glaubte, die Glia hätte hier ihre Funktion geändert, sie hätte die Fähigkeit der Fibrillogenese verloren und sei infolgedessen cellulär gewuchert. Als Beweis für das Auftreten von Hirntumoren nach Trauma ist auch anzuführen, daß sich der Tumor zumeist in der Umgebung oder direkt unter der Verletzungsstelle entwickelt (Beispiele auch bei THIEM). Die Bedeutung der sog. Brückensymptome, d. h. das Auftreten von nervösen Erscheinungen, die mit dem Trauma einsetzen und sich bis zur vollen Entwicklung des Tumors nachweisen lassen, ist eine verhältnismäßig geringfügige. Sie sind nicht absolut notwendig. Die Art des Unfalles ist gleichfalls wenig von Belang. Es sind alle Formen vertreten, und es sei besonders betont, daß der Unfall nicht von großer Intensität zu sein braucht. Dagegen scheint notwendig, daß in jedem Fall das Gehirn selbst verletzt ist.

Interessant sind die zeitlichen Verhältnisse, da sie es gerade sind, die oft Anlaß waren, den Zusammenhang von Trauma und Tumor (z. B. WÖRTH) zurückzuweisen. Es genügen oft wenige Wochen zur Entwicklung, besonders bei blastomatösen Prozessen, während umgekehrt Fälle existieren, wie ich das selbst gesehen habe, und wofür der VOLLANDsche Fall ein Beweis ist, die 20 und mehr Jahre zur Entwicklung brauchen. Immerhin sind Fälle wie der von DEMMER mit einer Latenz von 14 Tagen mit großer Vorsicht aufzunehmen, im Gegensatz zu denen von BECKMANN, bei denen die Latenz 3 Jahre z. B. gedauert hat. Es ist interessant, daß in einem Fall des letztgenannten Autors sich der Tumor in der Gegend des Contre-coup entwickelt hat.

Es fragt sich nun, welche Tumoren in erster Linie nach Traumen entstehen. Wenn man auch keine Gruppe ausschalten darf, so sind es doch in erster Linie die Gliome, die sich nach Traumen entwickeln, und zwar Gliome jeden Charakters. Auch Ependymgliome (HASSELBACH, SILBERBERG, VONWILLER, BAILEY, MUTMANN, SAUERBECK, ich selbst) finden sich nach Traumen, wobei HASSELBACH meint, es könne sich der Tumor eventuell auf dem Boden einer DURETschen Blutung oder Erweichung entwickelt haben.

Ich wiederhole, daß ich in meiner zusammenfassenden Darstellung über die verschiedensten Tumorarten nach Trauma berichten konnte und selbst — was immerhin bemerkenswert erscheint — Granulationsgeschwülste und Cystizerken nach Trauma fand, wobei dieses wohl nur die Ursache für die Lokalisation des krankhaften Prozesses bildete (SALINGER und KALMANN).

Es ist oft unendlich schwer, die traumatische Genese zu beweisen, besonders wenn sich, wie in einem Fall von HAARDT, ein Kleinhirnbrückenwinkeltumor 28 Jahre nach dem Trauma, das nicht einmal die Seite des Tumors betroffen hatte, entwickelt. Es zeigte sich aber an der Tumorseite eine alte Fraktur der Labyrinthkapsel. Auch metastatische Tumoren (D'ISTRIA) können sich an der Stelle des Unfalls entwickeln. Auf die Deutungen will ich hier nicht eingehen. Ich kann nur zusammenfassend sagen, daß trotz der ablehnenden Stellungnahme vieler Autoren, trotzdem WÖRTH das Trauma als alleinige auslösende Ursache nicht anerkennt und selbst den verschlimmernden Einfluß desselben als absolut nicht gesichert annimmt, trotz der Auffassung von SERRA und NAVILLE, die den Standpunkt von WILSON und KARPLUS teilen, trotzdem SATO, SPOTA und SACON in dem Unfall nur eine Mitursache des Tumors sehen wollen und NUSSBAUM sich ebenso wie CADVALLADER ablehnend äußern, man nach dem Gesagten an der traumatischen Genese von Hirntumoren nicht zweifeln kann. Eine Ursache für das Auftreten (Literatur bei FISCHER-WASELS) ist derzeit noch schwer anzugeben. Ich erwähnte bereits das Überangebot von Lipoiden, das BENEKE als Wachstumsreiz ansieht. Auch GORDON hält die vom dritten Tag nach dem Trauma beginnende Gliareaktion für belangreich. NEUBÜRGER und LANDAU konnten ähnlich vielen anderen Autoren — ich nenne nur MERZBACHER und UYEDA — Nekrosereste und reaktive Gliawucherung in der Nähe des Tumors als Folge des Unfalls nachweisen. BALOTTA nimmt auf die Reziprozität zwischen Trauma und endogenen Faktoren Rücksicht und spricht von biologischer Gleichgewichtsstörung durch wiederholte leichte oder ein einmaliges schweres Trauma. Die traumatische Keimausschaltung bei bestehender Keimpersistenz der Funktionswandel der Glia scheinen nach meinen Befunden, die sich im wesentlichen an die von FISCHER-WASELS anschließen, belangreich. Jedenfalls kann man von einheitlichen Momenten nicht sprechen und muß neben dem Trauma sicher noch andersartige konstellative Faktoren heranziehen, um die Entstehung von Tumoren nach einem solchen zu erklären.

Auffallend weniger häufig liegen Beobachtungen traumatischer Rückenmarkstumoren vor. KARL MAYER hat eine Reihe von Fällen dieser Art zusammengestellt (FRIEDMANN, DÜRCK, FRÄNKEL). Er selbst bringt zwei Fälle, einen mit Prellung der Wirbelsäule, in deren Anschluß sich später Erscheinungen entwickelten, die man wohl für einen spinalen Prozeß in Anspruch nahm, die aber erst zehn Jahre später als Tumor erkannt wurden. Es handelte sich um ein intradurales Myxofibrom. Der zweite Fall ist deshalb interessant, weil sich schon während der zweiten Schwangerschaft der Patientin an den Händen Lähmungserscheinungen gezeigt hatten. Aber erst ein Jahr später im dritten Monat der dritten Schwangerschaft erlitt die Patientin einen schweren Unfall, in dessen Anschluß, und zwar unmittelbar danach, die Erscheinungen des Tumors sich entwickelten. MAYER nimmt an, daß der Unfall die Geschwulstbildung nicht hervorgerufen hat, sondern höchstens zur schnelleren und stärkeren Entwicklung derselben beitrug.

Ob ein Gleiches für die Fälle von KARPLUS gilt, beide Endotheliome betreffend, die während der Kriegsdienstleistung erkrankten, ist natürlich nicht sicherzustellen.

Ich erwähne einen Fall, den ich selbst beobachtete, ein ependymales Blastom, der klinisch ähnlich lag wie der zweite Fall von MAYER. Auch hier bestand eine Gravidität, auch hier war Schwindel, Übelkeit und Erbrechen dem Sturz vorausgegangen. Erst dann entwickelte sich der Tumor, der eine merkwürdige als syringomyelische Höhle aufgefaßte Spaltbildung im Rückenmark zeigte, aber auch in die Medulla oblongata hinaufreichte. Freilich zeigte hier der Tumor nicht die Charaktere der Rückenmarksgeschwulst, sondern mehr die einer übermäßigen reaktiven Gliawucherung. Es ist interessant, daß in meinem Fall der Zentralkanal wohl offen war, aber in gar keiner Beziehung zur Höhlenbildung stand. Diese zeigte eine ganz unregelmäßige Wandung, aus einer mehr oder minder dichten Glia zusammengesetzt. An einer einzigen Stelle sah ich eine blutpigmenthaltige Zelle. In der Umgebung fand sich die Glia im Zustand weitgehender Reizung, wie man das ja gelegentlich bei Tumoren sieht. An anderer Stelle imponierte die Höhle wie ein Einriß im Gewebe, und zwar ein ganz unregelmäßiger, in dessen Umgebung sich nekrotische Partien fanden. Es läßt sich natürlich nicht mit Sicherheit entscheiden, wie weit hier das Trauma irgendwie maßgebend gewesen ist. Die Höhlenbildung entspricht mehr einer Myelodelese als einer syringomyelischen Höhle. Aber man muß jedenfalls auch bei den Rückenmarkstumoren neues Material erbringen, um einen sicheren Schluß auf Zusammenhänge möglich zu machen.

Noch schwieriger gestaltet sich die Entscheidung des Zusammenhanges von *Trauma und Syringomyelie,* die sich zwanglos dem Tumor anschließt, da ja ein Teil dieser Fälle aus einem Gliastift hervorgeht.

Im Jahre 1916 habe ich mich diesbezüglich dahin geäußert, daß man eine einfache Erweiterung des Zentralkanals schon deswegen nicht als pathologisch ansehen kann, weil ich in 12% nichttraumatischer Fälle die gleiche Veränderung gefunden habe, wie sie für das Trauma beschrieben wurde. Ich führte aus, daß man mit großer Vorsicht die Angaben über eine Erweiterung des Zentralkanals oberhalb und unterhalb der Verletzungsstelle aufnehmen und jedesmal die Gegend der Verletzung berücksichtigen müsse, weil bekanntlich in den verschiedenen Abschnitten des Rückenmarks die Weite des Kanals und seine Form ganz verschieden ist. Fälle, bei denen wie z. B. bei MINOR der Tod zwei Tage nach dem Trauma eingetreten ist, möchte ich überhaupt nicht hierher rechnen. Ich muß aber meine Ausführungen von damals revidieren, und zwar aus dem Grund, weil unsere Kenntnis vom traumatischen Hydrocephalus zu der Zeit noch keine gesicherte war. Wir standen auch zu sehr unter dem Einfluß der Ausführungen von KIENBÖCK und dessen Myelodelese, der traumatischen Einschmelzung von Nervengewebe, die zum Unterschied von der Syringomyelie, wie SCHUSTER ganz richtig bemerkt, sich nicht so schleichend und allmählich entwickelt, sondern akut apoplektiform dem Trauma folgt was auch KATZENSTEIN durch einen Fall belegt, der allerdings auch andere Deutungen zuläßt. Wir werden deshalb heute die Frage so formulieren, daß wir sagen: Für die Fälle von Syringomyelie nach Hydromyelie könnten unter

Umständen die gleichen Momente maßgebend sein wie für das Zustandekommen eines traumatischen Hydrocephalus nach D'ABUNDO. Das gilt um so mehr, als wir auch bei älteren Individuen einen offenen Zentralkanal finden können. Aber auch für die Fälle von Gliosis kann man trotz meines seinerzeitigen Widerspruchs gegen die klassischen Beobachtungen von WESTPHAL und NONNE heute einen anderen Standpunkt einnehmen, seitdem man weiß, daß sich Gliomatosen im Anschluß an traumatische Narbenbildungen entwickeln können. Auch spielt sich der Prozeß der Gliosis spinalis an der gleichen Stelle ab wie die traumatischen Nekrosen, und ich habe selbst Blutpigment im Zentrum solcher Höhlen gefunden. Außerdem scheint nach den Untersuchungen von HAUSER in meinem Institut die Rolle der Gefäße für das Zustandekommen der Syringomyelie eine doch beträchtlichere zu sein, als bisher angenommen wurde, so daß man auch für die Gliosis die Möglichkeit einer traumatischen Entstehung zugeben muß. Dabei kommt noch das dispositionelle Moment in Frage, das durch den überaus komplizierten Schluß des Neuralrohrs und die Umwandlung desselben in den Zentralkanal größere Möglichkeiten bietet, als man glauben könnte.

Ich habe mich vergebens umgesehen, in der neueren Literatur Fälle von Syringomyelie nach Trauma zu finden. Der Fall von RECKZEH ist wohl überhaupt nicht zu rechnen, da er in die KIENBÖCKsche Reihe gehört. Noch mehr Zweifel muß man in einen Fall von KRABBEL setzen, bei dem schon die Art des Traumas, eine Zerrung im Schultergelenk, gegen einen Zusammenhang einer spinalen Erkrankung mit dem Trauma spricht, zumal schon vorher eigenartige vasomotorische Störungen bestanden. Auch die Bemerkung von NEBEL, daß eine Rückenmarkquetschung das auslösende Moment bei vorhandener Anlage sein könne, ist nicht überzeugend. W. EICK (Literatur) meint, daß bei bestehender Disposition ein Trauma eventuell die Syringomyelie auslösen könnte. Auch syringobulbieähnliche Erscheinungen wurden von EUZIÈRES, VIALLEFONT und VIDAL beschrieben, konnten aber als solche nicht absolut sichergestellt werden. Was nun endlich die peripheren Traumen anlangt, so schließe ich mich ganz dem an, was SCHUSTER diesbezüglich ausgeführt hat.

Man wird also in der Beziehung Syringomyelie und Trauma eine Revision unseres Standpunktes vornehmen müssen und bei den hydromyelischen Formen nach einer Narbe oder Verletzung des Rückenmarks suchen müssen, bei den Gliosen aber den Vorgängen im Mesoderm eine größere Aufmerksamkeit widmen müssen als bisher. Jedenfalls zeigen die drei eben beschriebenen Gruppen: Mißbildung bzw. Erkrankung der Evolution, Tumoren, Syringomyelie ein gleiches, nämlich die Möglichkeit einer vorbestandenen Disposition.

Es ist unendlich schwer zu sagen, ob eine *Apoplexie* bei einem Arteriosklerotiker oder sonst gefäßgeschädigten Kranken Folge eines Traumas ist, oder ob es sich um direkte traumatische Auswirkung im Blutgefäßsystem des Kranken gehandelt hat. Wenn ich in dieser Beziehung mein eigenes Material durchmustere, so kann ich höchstens einzelne Fälle herausfinden, bei denen man den Gedanken haben könnte, daß der apoplektische Insult tatsächlich durch das Trauma allein bedingt war, da dieses ein adäquates gewesen ist. Aber eine Sicherheit läßt sich nicht gewinnen. Selbstverständlich schließe ich die Spätapoplexien und die tiefen Blutungen bei jüngeren Leuten hier vollständig aus. Aber gerade bei den tiefen Blutungen haben wir gesehen, daß ältere Leute mehr betroffen sind und es wohl möglich ist, daß die dem Alter zukommenden Gefäßveränderungen das Auftreten dieser Blutung begünstigt haben. Man wird also den Zusammenhang von *Trauma und Apoplexie* nicht leugnen, besonders mit Rücksicht auf die Spätapoplexie und mit Rücksicht darauf, daß bei älteren Kranken, die großen Markblutungen häufiger sind als bei jüngeren.

Eine weitere Gruppe von cerebralen und Spinalaffektionen betrifft die *Encephalo- und Myelopathien* bzw., wie man sie auch nennt, die Encephalosen und Myelosen. Bei der Besprechung der Rückenmarkstraumen wurde darauf hingewiesen, daß hier als charakteristisch der anämische Infarkt zu gelten hat. Aber es gibt eine ganze Reihe von Fällen, bei denen auch ödematöse Prozesse auftreten können, und derartige ödematöse Prozesse entwickeln sich mitunter perivasculär. Da sie nun konfluieren können, so wird hier gelegentlich das Bild einer Myelose vorgetäuscht. Aber ich habe noch keinen Fall von einer echten Myelose gesehen, die traumatisch bedingt war. Dagegen sind solche Fälle vielfach unter falscher Diagnose als traumatische bezeichnet worden, besonders als traumatische Tabes oder Myelitis. Bei der Mehrzahl dieser Fälle ließ sich entweder eine perniziöse Anämie oder eine sekundäre Anämie erweisen. Ein schönes Beispiel ist ein Fall von L. STRAUSS. Hier trat ein Jahr nach dem Bruch des 11. Dorsalwirbels bei einer Patientin, die an perniziöser Anämie litt und zudem einen positiven Blutwassermann zeigte, eine funikuläre Myelose auf. STRAUSS negiert mit Recht den Zusammenhang von Trauma und Myelose. Auch das Senium als solches, ferner arthritische Knochenprozesse vermögen derartige Schädigungen hervorzurufen. Ich möchte hier besonders auf eine Arbeit von R. WORMS aufmerksam machen, der sich mit der Frage der nervösen Erscheinungen nach starkem Blutverlust befaßt und eine große Anzahl verschiedener Syndrome danach findet: Hemiplegie, Paraplegie, Konvulsionen, Andeutung von Pyramidenzeichen, Affektionen von Hirnnerven treten in wechselnden Bildern auf. Das sind alles Dinge, die man bei der Beurteilung dieser Fragen nicht vergessen darf.

Nicht ganz in die Gruppe der Encephalosen gehören jene Krankheiten, die das Striopallidum in ganz verschiedener Weise ergreifen und zum akinetisch hypertonischen Syndrom einerseits oder zum hyperkinetisch-hypotonischen Syndrom andererseits führen können. Dahin gehören trotz gleicher oder ähnlicher Symptomatologie pathologisch-anatomisch ganz differente Krankheitsgruppen. Im großen und ganzen werden sich drei differenzieren lassen.

Die erste Gruppe ist die Paralysis agitans der alten Autoren mit dem verhältnismäßig geringen Substrat einer vasculären Schädigung des Systems.

Die zweite Gruppe umfaßt den Parkinsonismus auf encephalitischer Basis, vielleicht aber auch jene Formen, die degenerativ toxisch bedingt sind.

Und die dritte Gruppe umfaßt jene Formen, bei denen das Trauma eine Läsion im Gebiete der Stammganglien gesetzt hat, die sich im extrapyramidalen System klinisch zum Ausdruck bringt.

Die Mehrzahl der Autoren berücksichtigt diese Dreiteilung wenig, mit Ausnahme vielleicht von VERAGUTH, der die ersten beiden Gruppen voneinander trennt. Die französischen Autoren, an ihrer Spitze SOUQUES, dann aber auch CROUZON, ROBERT LÉVY bzw. JUSTIN, BESANÇON, NAVILLE und MORSIER (DUPAIN gibt nur eine Verschlechterung zu, DUVOIR lehnt jeden Zusammenhang ab) geben zu, daß die Möglichkeit bestehe, daß eine Paralysis agitans, wenn auch überaus selten, nach Unfällen eintreten kann. Dabei lehnt VERAGUTH z. B. das periphere Trauma ab, während MENDEL es scheinbar noch gelten läßt. Nach den Ausführungen dieses Autors muß man zugeben, daß ein Trauma imstande ist, eine echte Paralysis agitans auszulösen, vorausgesetzt — also auch hier eine Einschränkung — eine vorhandene Prädisposition und ein gewisses Alter.

Das geht wohl auch aus den neueren Ausführungen von HENSSGE hervor, der zu ganz analogen Schlüssen kommt. Am stärksten für den Zusammenhang von Trauma und Paralysis agitans spricht sich LOTMAR aus. Hier ist die Art des Traumas auch von Bedeutung, da in zwei Fällen von ihm Sturz auf den

Rücken erfolgte, worauf sehr bald ganz allmählich sich das Krankheitsbild entwickelte. Drei Jahre später haben sich in dem ersten Fall die Symptome noch nicht besonders ausgeprägt erwiesen. Aber nach dem zweiten Unfall trat dann eine Verschlimmerung auf. In dem zweiten Fall war das Fortschreiten der Erscheinungen ein wesentlich schnelleres. In beiden Fällen handelte es sich um verhältnismäßig junge Männer. Wenn man auch Veraguth beistimmen muß, daß es Fälle von Encephalitis gibt, bei denen die Encephalitis eigentlich erst im Spätstadium merkbar wird — ich habe das wiederholt gesehen —, so muß man doch zugeben, daß die Fälle von Lotmar sehr viel Beweisendes an sich haben. Auch in einem Fall von Meerwein handelt es sich bei einem 41jährigen Mann um Sturz auf den Rücken. Schon drei Monate danach trat Zittern auf, und $2^1/_2$ Jahre nach dem Unfall war die Paralysis agitans ausgesprochen. Doch verneint Meerwein den Zusammenhang mit Unfällen. Bei einem 60jährigen Mann hat ein doppelter Unfall den rechten Arm bzw. die Hand getroffen. Nach dem zweiten Unfall trat 6 Wochen danach Zittern auf. Auch hier negiert er den Zusammenhang der Krankheit mit dem Trauma. Weiter nehmen Baumm und Eisenhardt, Burgerhout, Heyde und Steckbach dazu Stellung, letztere beiden in entschieden ablehnenden Sinn. Steckbach meint, daß nur ein Fall bei einem jüngeren Menschen ohne Encephalitis nach Trauma beweisend sei. Bing fordert, daß das Trauma den Schädel getroffen haben muß und wenn schon nicht eine Kontusio so doch eine Commotio hervorgebracht haben soll. Er muß prämorbid gesund gewesen sein, woraus sich dann nach dem Trauma zunächst Prodromalerscheinungen entwickeln und erst dann die Krankheit.

Crouzon und Besançon fanden, daß nicht ein bestimmtes Trauma für den Ausbruch der Krankheit maßgebend sein könne. Es könnte sich vielleicht um eine toxische oder infektiöse Gefäßschädigung handeln, wonach durch das Trauma erst eine Parenchymveränderung hervorgebracht würde.

Man kann aus diesen wenigen Angaben wohl nur schließen, daß vielleicht bei einer gewissen Disposition auch posttraumatisch eine Paralysis agitans auftreten kann oder zumindest das Auftreten derselben beschleunigt und vertieft wird.

Was nun die Frage des traumatisch symptomatischen Parkinsonismus anlangt, so wird auch dieser heute nicht geleugnet. Benedek beschreibt einen Fall, in dem vor 6 Jahren einige Tage Doppeltsehen bestand. Vor drei Jahren Fall auf den Kopf mit 24stündiger Bewußtlosigkeit, danach Entwicklung eines Parkinsonismus. Der Fall könnte doch nur verwertet werden, um die Tatsache zu erhärten, daß eine schon bestehende Encephalitis rascher zum Parkinsonismus führt, als das gewöhnlich der Fall ist. Auch Marenholz bringt Fälle (Basisbruch, Granatneurose, Quetschung links-linker Hemiparkinson). Auch er nimmt eine Prädisposition an, die bei bestehender Encephalitis das Syndrom hervorgebracht hätte. In der Zusammenfassung von Grossoni, die über 122 Fälle von Metencephalitis berichtet, finden sich drei nach Trauma. Davon sind bei zweien mehrere Monate, bei einem wenige Tage dem Ausbruch der Krankheit vorangegangen. Interessant ist, daß die Erscheinungen in der verletzten Extremität auftraten, was eigentlich im Widerspruch zu dem steht, was ich eingangs bezüglich des Zusammenhanges peripherer Traumen mit dem Ausbruch der Erkrankung angeführt habe. Aber es finden sich auch in der älteren Literatur derartige Fälle.

Auch Melander beschreibt ein Schultertrauma, wonach dann in der gleichen Schulter Atrophien auftraten und später Tremor und die Erscheinungen einer extrapyramidalen Läsion. Melkersohn berichtet über 6 Fälle, von denen einige Kopfverletzungen, andere periphere Verletzungen, aber mit Commotio hatten. Ob der Fall von ELIASBERG hierher gehört, ist wohl fraglich. Er selbst rechnet ihn eher zur arteriosklerotischen Form der Paralysis agitans. NEGRO führt 4 Fälle an, 1 Fall umschrieben, die anderen Fälle generalisiert. POMMÉ und LIÉGOIS haben 2 Fälle, deren einer 2 Monate nach dem Unfall die Krankheit zeigte. Eine Erklärung für dieses eigenartige Verhalten sucht PETRO zu geben, indem er meint, daß durch eine Virulenzsteigerung der Erreger eine latente Encephalitis lethargica wieder aufflackere. Auffallend ist ein Fall MELLINGHOFFS bei dem neben einem Parkinsonismus periodische Gewichtszunahmen bestanden und der Kranke nach $2^1/_2$ Jahren genas. Der Autor nimmt eine Gefäßschädigung an. Meine Untersuchungen über die Encephalitis lethargica haben ergeben, daß auch in den Fällen von PARKINSON der Entzündungsprozeß unverändert fortbesteht, und daß daneben nur die degenerativen Erscheinungen etwas mehr in den Vordergrund treten. Von diesem Standpunkt aus ist es allerdings schwer verständlich, wie ein Trauma einen Entzündungsprozeß beeinflussen kann, besonders ein peripheres. Man müßte nur annehmen, daß vasculäre Schädigungen durch das Trauma bedingt werden, die in den affizierten Gebieten sich natürlich viel schwerer auswirken würden als in den normalen. Diese vasculären Schädigungen brauchten nur solche zu sein, wie sie RICKER für das Trauma fordert, um diese Erscheinungen zu erklären.

Sehr wichtig ist, daß sich, wie CROUZON und BESANÇON schreiben, in diesen Fällen nach einer Latenz, die oft nur Stunden bis Monate dauert, ein Rigor oder ein Tremor entwickelt, oft nur halbseitig, daß aber daneben auch andersartige Störungen aufzutreten pflegen, die man bei der echten Lethargica eher vermißt. Daß die Latenz mitunter lange Zeit dauern kann, beweist der Fall von PETRO. Jedenfalls möchte ich in diesen Fällen eine besondere Vorsicht in der Beziehung zum Trauma walten lassen und nur jene Fälle gelten lassen, bei denen sich nach dem Trauma eine ganz ersichtlich schwere Verschlimmerung zeigt, oder bei denen prämorbid keinerlei Zeichen des Parkinsonismus vorhanden waren und dieser sich nach dem Trauma in einer verhältnismäßig kurzen Zeit entwickelt.

Die dritte Gruppe der Fälle, das sind die mit Herden im Striopallidum, wird nebenher wohl auch von den anderen Autoren erwähnt. Beispiele dafür erbringen ROBINATO, bei dem eine Bombensplitterverletzung das Syndrom hervorgerufen hat, PROCHAZKA und STIBOR, die nach einem schweren Unfall mit Bewußtlosigkeit langsam sich das Syndrom entwickeln sahen, und schließlich ZADOR. Hier trat nach dem Unfall keine Kommotion auf. Trotzdem war am nächsten Morgen (Sturz aus 5 m Höhe) das rechte Bein gelähmt. Dann trat ein epileptischer Anfall auf. Im Liquor zeigte sich einen Monat nach dem Unfall Eiweiß- und Zellvermehrung ohne serologische Reaktionen, und schließlich trat eine generalisierte tonische Starre des Gesamtkörpers auf, segmental auslösbar bei bestehendem Rigor und homolateralen Mitbewegungen, ein Krankheitsbild, das sicherlich in diese Gruppe einzubeziehen ist. Auch HEYDE weist auf solche Fälle hin. Ich habe schon gelegentlich der Besprechung der Blutungen und Erweichungen auf solche Fälle hingewiesen, und es kann kein Zweifel bestehen, daß es sicherlich organische Schädigungen des Striopallidum gibt, die traumatisch bedingt sind, wie dies jüngst JELLINEK und POLLAK für den elektrischen Unfall zeigten. Hier anschließen möchte ich das Auftreten einer WILSON-ähnlichen Erkrankung nach Trauma (HALPERN), wobei diese die Leberschädigung als Folge der Hirnschädigung hinstellt. Interessant ist, daß im ersten Fall von JELLINEK und POLLAK (Starkstromverletzung) neben der Striopallidumschädigung *auch* eine Leberschädigung vorlag.

Eine weitere Frage ist, ob *entzündiche Erscheinungen* durch das Trauma ausgelöst oder verstärkt werden können. Auch hier liegen Angaben vor. So möchte ich die Fälle von Kluge zuerst erwähnen, der bekanntlich den Zusammenhang von Trauma und Parkinsonismus ablehnt. Er fand nach einem stumpfen Trauma über dem Stirnbein nach 5 Tagen die Erscheinungen einer Encephalitis, nach $1^1/_4$ Jahren traten dann die metencephalitischen Erscheinungen auf. Vielleicht gehört auch der dritte Fall von ihm hierher. Allerdings handelt es sich hier bei einem durch unmäßigen Alkoholgenuß Degenerierten nur um einen Unfall durch Schreck. 3 Tage später leichte Grippe. 1 Jahr war der Kranke beschwerdefrei, worauf dann die typischen Erscheinungen einer Encephalitis sich entwickelten. Ich meine, daß diese Fälle kaum geeignet sind zu zeigen, daß eine Encephalitis im Anschluß an ein Trauma entstehen könne oder sich vertiefe. Immerhin geht aus den Ausführungen von Bennett und Hunt hervor, daß sie an die Möglichkeit einer traumatischen Encephalitis glauben.

Malet und Medoc berichten über einen interessanten Fall (Bozer), bei dem multiple alte Gehirnerweichungsherde das Bild einer posttraumatischen Encephalitis vortäuschten, woraus hervorgeht, wie vorsichtig man bei der Beurteilung von Beziehungen zwischen Trauma und Encephalitis sein muß.

Auch der Fall von Röll, bei dem sich vielleicht durch den Sturz auf den Boden kleinste ischämische Nekrosen gebildet hatten, ist nicht beweisend für das Zustandekommen oder für eine raschere Entwicklung eines entzündlichen Prozesses im Rückenmark oder im Gehirn nach Trauma. Denn $1^1/_2$ Jahre nach dem Unfall hat sich hier unter hohem Fieber eine Myelitis entwickelt, die auch das Gehirn ergriffen hat. Der Tod trat 3 Jahre später auf. Es ist wohl nicht möglich, hier einen Zusammenhang zu konstruieren. Ob der Fall, den Futter beschreibt, ein entzündlicher Fall ist, ob es sich hier wirklich um eine Poliomyelitis handelt oder um eine jener chronischen Muskelatrophien, die man häufig mit dem Trauma in Verbindung bringt, erscheint fraglich. Solche Fälle sind schon früher bekannt geworden, und ich habe sie in meinem Referat im Jahre 1916 zitiert. Man muß um so mehr auf sie eingehen, als kein geringerer als Erb über Erkrankungen nach Trauma berichtet hat, die der chronischen Poliomyelitis nahestehen. Hier handelt es sich meines Erachtens wohl um Folgezustände des Traumas, bilaterale, chronische, progressive Nekrosen im Vorderhorn oder auch Zellschädigungen reaktiver Natur durch Affektionen im Vorderwurzelgebiet (Lhermitte, Förster). Ich habe mich diesbezüglich bei Besprechung der chronisch progressiven nukleären Amyotrophie, der amyotrophischen Lateralsklerose (s. Bd. XVI) bereits geäußert. Ein gleiches gilt für die multiple Sklerose, deren Beziehung zum Trauma ich bei dem Kapitel der multiplen Sklerose auseinandergesetzt habe.

Ein paar Worte seien noch über die syphilitischen Entzündungen des Zentralnervensystems angeführt. So beschreibt Rossolimo zwei Fälle, wo sich die Neurolues gleich nach dem Trauma gezeigt hat, indem z. B. bei einem Kind poliomyelitische Symptome aufgetreten waren. Auch Dielmann bringt abklingende Unfallsfolgen mit dem Auftreten von luischen Erscheinungen im Nervensystem in Zusammenhang (18 Monate nach dem Trauma). Und zwar hat sich hier eine Tabes entwickelt. Michael beruft sich auf Kriegserfahrungen und meint, daß Neurolues nicht häufiger danach aufgetreten sei, als dies gewöhnlich der Fall ist, was übrigens auch mit den Annahmen von Veraguth stimmt. Auch Crouzon lehnt den Zusammenhang von Trauma und Tabes ab, es sei denn, daß eine besonders schwere Läsion zu einer Rückenmarkserschütterung geführt hätte. Er gibt zu, daß eine Fraktur oder eine Arthropathie durch das Trauma evtl. hervorgebracht werden könnte, negiert aber sonst engere Beziehungen. Ähnliches scheint auch Bettmann zu meinen. Bei Treu entwickelte sich bei einem offenbar luischen Kranken nach Trauma eine leichte Arthritis, die dann in typische Arthropathie überging. Der Kranke bot auch sonst Zeichen der Tabes. LEBEDOWA hat sich mit der Frage der Rolle des Traumas und die Spirochätenansiedlung im Gehirn befaßt. Es zeigt sich, daß durch das Trauma wohl das Eindringen der Spirochäten in das Gehirn erleichtert wird, die Intensität der Ansiedlung aber in keiner Weise beeinflußt erscheint.

Ähnlich wie bei der Encephalitis der traumatische Parkinsonismus, spielt bei der Syphilis die *traumatische Tabes* ohne luische Antezedentien oder Paralyse eine sehr wesentliche Rolle. Letztere sei hier nicht erwähnt. Für die erstere habe ich mich dahin geäußert, daß wir selbstverständlich beim Trauma meningeale Prozesse haben, die symmetrisch die Hinterwurzeln lädieren können, so daß dann ein tabiformes Bold resultiert. Da wir nun wissen, daß beim Trauma Pupillenstörungen, ja selbst eine reflektorische Lichtstarre der Pupillen auftreten kann (BUMKE, RÖMHELD, PILCZ), so wird man begreiflich finden, daß es Autoren gibt, die eine traumatische Tabes vertreten. Ich kam damals pathologisch anatomisch zu dem gleichen Resultat, zu dem MENDEL gekommen ist, daß ein Trauma für sich allein Tabes nicht erzeugen kann. So beweiskräftig die Fälle von NONNE sind, so wissen wir doch heute gerade, daß bei Wirbelveränderungen Myelosen auftreten können, die hauptsächlich oder fast ausschließlich ihren Sitz in den Hintersträngen und in den Kleinhirnbahnen haben. Und was die Fälle RÖMHELDs anlangt, der bei cerebralen Läsionen tabiforme Bilder auftreten sah, so hat RÖMHELD selbst diese Fälle als traumatische Pseudotabes nach Kopfverletzung bezeichnet und die gleichartigen Fälle von MAYER und REISS angeführt, die ein ganz analoges Bild zeigen wie seine Fälle. Das Wesentlichste ist, daß hier der Liquordruck eine besondere Steigerung zeigt, und daß in allen drei Fällen im Laufe der Zeit eine myotonische Pupillenreaktion bei Konvergenz und Akkomodation aufgetreten ist.

Eine Deutung dieser Fälle ohne Obduktion erscheint mir schwierig. Doch möchte ich in allererster Linie doch wieder auf die Meningen verweisen, obwohl RÖMHELD meint, daß eine Meningitis serosa allein nicht imstande ist, das Bild zu erklären.

Wir werden also bezüglich der traumatischen Tabes den Standpunkt einnehmen, daß wir das Bestehen einer solchen negieren, und daß diese Fälle als Pseudotabes anzusehen sind, sei es daß sie meningeal bedingt sind, sei es daß es sich um Myelosen handelt oder um jene eigenartigen Fälle, die RÖMHELD beschrieben hat.

Begutachtung.

Wenn ich noch ein paar Worte anfüge als Richtlinien für die Begutachtung der traumatischen Erkrankungen, so ist das nur zu dem Zwecke, um allgemein Gültiges festzulegen. Denn es muß vorweggenommen werden, daß jeder Fall individuell zu behandeln ist. So sonderbar es klingt, muß zunächst das Trauma als solches sichergestellt werden. Als zweites ist der Charakter des Traumas festzustellen, wobei man nicht vergessen darf, daß auch leichte Traumen schwere Folgeerscheinungen zeitigen können. Womöglich sollte in jedem Fall auch der Versuch gemacht werden, den Mechanismus des Traumas zu rekonstruieren. Erst dann müssen die Folgeerscheinungen festgestellt werden. Dabei darf man besonders in zweifelhaften Fällen sich nicht mit einer einmaligen Untersuchung begnügen, sondern muß trachten, den Patienten eine Zeitlang zu beobachten, und fordern, daß auch die modernsten Untersuchungsmethoden, Röntgen, Encephalographie, Lipojodolfüllung herangezogen werden können. Denn nur so wird man ein entsprechendes Urteil abgeben können. Das Wesentlichste — und darin stimme ich mit STERN überein — ist bei jedem Gutachten die Feststellung der tatsächlichen Veränderungen. Des weiteren muß der prämorbide

Zustand genauestens erfaßt werden, wenn auch in vielen Fällen trotz einer vorbestandenen Erkrankung Entschädigungsansprüche erfüllt werden können. Entgegen TRUDY muß ich bemerken, daß lokalisatorisch das Trauma dem krankhaften Prozeß nicht entsprechen muß. ECKEL meint, daß 15% aller Verletzungen mit Entschädigungsansprüchen solche des Nervensystems seien, und daß man den Kopfverletzten immer eine höhere Rente wird bewilligen müssen als den übrigen Verletzten. Ich glaube, das gilt in dem gleichen Maße auch für die schweren Rückenmarksverletzungen. Besonders wichtig ist die Feststellung, ob bei einem Kranken nicht schon vor der Erkrankung analoge Erscheinungen vorhanden waren, wie sie nach dem Trauma aufzutreten pflegen. RUBENSOHN bringt einen interessanten Beleg dafür, wo sich auf dem Boden einer psychopathischen Minderwertigkeit eine traumatische Epilepsie entwickelt hat bei gleichzeitiger Verschlimmerung des psychischen Zustandes. Ich glaube, daß solche Fälle auch entsprechend entschädigt werden müssen. GERINGER, ebenso v. GRABE sind besonders bei Kriegsverletzten dafür, wiederholt zu untersuchen, zumal sich ja — wie aus meinen früheren Darstellungen hervorgeht — oft Späterscheinungen einstellen können. Wie schwer solche Fälle oft zu begutachten sind, wie die prämorbide Persönlichkeit in den Unfall hineinspielt, beweist eine Beobachtung von RIGGENBACH, wo ein chronischer Alkoholiker ein schweres Kopftrauma erlitt und sich alkoholische Zustände mit traumatischen verbanden. Etwas schwer zu deuten ist ein Fall von HOCHE, der eigentlich nur psychische Erscheinungen bot, aber jedesmal nach einem Unfall Erscheinungen ängstlicher Verstimmungen, Sinnestäuschungen, Verwirrtheit bekam, ein Zustand, in dem er sich das Leben zu nehmen versuchte. HOCHE meint, daß es sich hier um organische Veränderungen handeln müsse.

ROSTOCK hat die Entscheidungen des Reichsversicherungsamtes über den Zusammenhang zwischen Unfall und Erkrankung zusammengefaßt, und STERN hat sich in seinem Buch über das Wesentlichste der in Rede stehenden Fragen geäußert. Wenn ich hier nur einiges hervorheben darf, so meine ich, daß die echte Hirnerschütterung immer eine schwere Affektion darstellt. STERN geht noch weiter: Er meint, daß jede einfache Kommotion auch als eine Hirnschädigung anzusehen ist, und daß man bei den schweren, langdauernden Hirnerschütterungen organische Verletzungen des Gehirns anzunehmen berechtigt sei. ACKERMANNS Bericht spricht dafür, da $^2/_3$ der Kommotionen nach den Erfahrungen des Reichsversicherungsamtes anerkannte Invalidität boten. Allerdings ist völlige Arbeitsunfähigkeit selten (5%); dauernd entschädigt wurden von Kommotionen 6,4%, von Frakturen 26%. DROLIN gibt an, daß 40% voll, 40% teilweise arbeitsfähig werden und nur 20% arbeitsunfähig bleiben. Der Umstand, daß organische Hirnverletzung und auch Rückenmarksverletzung evtl. später progressiv werden können, spricht dafür, daß man die Rentenberechnung sehr vorsichtig vornehmen soll, selbst dann, wenn der Kranke imstande ist, trotz seiner Schädigung einen Beruf auszuüben. Wenn jemand durch einen Unfall den Geruch oder das Gehör verliert, so kann er seiner Tätigkeit als Arbeiter ebenso obliegen wie jemand, der nur intellektuelle Arbeit zu leisten hat und eine Parese eines Beines z. B. zeigt. Ich kann mich — trotzdem es natürlich für Versicherungsgesellschaften von Bedeutung ist, bestimmte Zahlen anzugeben — nicht zu jenen von STERN bekennen, der bei Kopfverletzungen mit nachfolgendem, cerebralem Allgemeinsyndrom nur 10—20%, bei schweren Störungen dieser Art 30—40% Rente vorschlägt, weil ich gesehen habe, daß bei Nichtversicherten mit cerebralem Allgemeinsyndrom von großer Intensität trotz guten Willens, trotz Fehlens von Begehrungsvorstellungen, trotz hoher Intelligenz die Arbeitsfähigkeit in einem so starken Ausmaße gelitten hat, daß der Erkrankte oft monatelang seinem Berufe fernbleiben muß. Bei spastischen Lähmungen eines Armes nach Kopfverletzungen werden 50—80%, bei Hemiplegien 80—100% Rente empfohlen. Das gilt natürlich in allererster Linie für Handarbeiter. Ich habe traumatische Hemiplegiker mit linksseitiger Hemiplegie ihren Beruf im Büro vollständig ausfüllen gesehen. Ich kenne dagegen einen oder den anderen, der neben einer Hemiparese so schwere Allgemeinerscheinungen bot, daß er absolut berufsunfähig war. Man muß also die Qualifikation immer unter dem Gesichtswinkel des Berufes vornehmen. Dasselbe gilt für Erscheinungen, die nicht konstant vorhanden sind, sondern nur zeitweise auftreten wie der Schwindel und die epileptischen Anfälle. Hier ist mitunter eine Umschulung notwendig, um die Kranken berufsfähig zu machen; aber auch dann muß man ihnen unter Umständen nicht nur eine geminderte, sondern eine volle Invalidität zuerkennen, wobei ich bei Epileptikern nie unter 25% gegangen bin. Aber auch beim echten Vestibularisschwindel oder Cerebellarerscheinungen muß man oft volle Invalidität anerkennen. Es hängt also alles von dem Fall ab, wobei immer die Individualität des Kranken, sein Beruf und seine derzeitige Leistungsfähigkeit im Berufe zu berücksichtigen ist nur auf dem Boden der durch eine genaue Untersuchung erhobenen Tatsachen.

Literatur.

Es erscheint im folgenden nur die Literatur der allerletzten Jahre voll berücksichtigt. Die ältere Literatur nur, soweit sie im Texte erwähnt.

Abels: Zur Genese und Symptomatologie intrakranieller Blutungen bei Neugeborenen. Arch. Gynäk. **99**, 1 (1913). — Abramson, Paul D.: Injuries of the head. Amer. J. Surg., N. s. **13**, 47 (1931). — d'Abundo: Focolai subcorticali cerebrali e loro effetti anchi in rapporto con le manifestazioni idrocefaliche. Riv. Neuropat. ecc. **14**, 225 (1921). — Ackerman, J.: Spätresultate der Schädelverletzungen nach den Erfahrungen der Reichsversicherungsanstalt. Sv. Läkartidn. **1**, 513 (1931). — Ackmann, John: Cerebral haemorrhage in infant. aged eight months. Recovery. — Adamkiewits: Die Blutgefäße des menschlichen Rückenmarks. Sitzgsber. Akad. Wiss. Wien, Math.-naturwiss. Kl. **84**, **85** (1881/82). — Adler: Über Auftreten von Hirngeschwülsten nach Kopfverletzungen. Arch. Unfallheilk. **2**, 189 (1898). — Adler, Alexandra: Unfallshäufung und ihre persönliche Bedingtheit. Arch. Gewerbepath. **2**, 2 (Sond.-Ausg.). — Adler, Alexandra, Ernst Brezina u. Josef Wastl: Über die Bedingtheit der Häufung gewerblicher Unfälle. Arch. Gewerbepath. **2**, 359 (1931). — Adson, Alfred W.: The treatment of injuries of the head. Internat. J. of Med. **43**, 617 (1930). — Alajouanine, Th., J. Maissonnet et D. Petit-Dutaillis: Suites éloignées de la trépanation du crâne pour lésions traumatiques. J. de Chir. **32**, 397 (1928). — Alberti, Giuseppe: Traumi e diabete plurighiandolare, Vol. 12, p. 931. 1931. — Alexander: Die Reflexerregbarkeit des Ohrlabyrinthes beim menschlichen Neugeborenen. Z. Physiol. u. Psychol. Sinnesorg. **45 II**, 153 (1911). — Alexander, Leo: Über eine chronische paranoisch-halluzinatorische Psychose mit postencephalitischen Erscheinungen, hervorgerufen durch Starkstromschädigung des Gehirns. Mschr. Psychiatr. **83**, 144 (1932). — Alhaique, Aldo: Indicazioni operative nelle sindromi epilettiformi post-traumatiche. Arch. Soc. ital. Chir. **1931**, 624. — Allen, F. M. B. and H. J. McClure: A method of study of intracranial haemorrhage on the new-born infant. Arch. Dis. Childh. **6**, 97 (1931). — Allodi, Federico: Sulle variazioni psichici di alcuni traumatizzati del cranio e della colonna vertebrale. Riforma med. **1930 I**, 840. — Alluralde, Mariano u. Benjamin B. Spota: Medulläres und okulosympathisches Symptomenbild nach Schußverletzung. Rev. Especial. méd. **6**, 115 (1931). — Bruch der Lendenwirbelsäule mit Hämatomyelie des Conus terminalis. Prensa méd. argent. **17**, 5 (1930). — Almquist, Ruben: Ein Fall von „Intentionstremor" nach intrakraniellem Trauma. Z. Neur. **133**, 137 (1931). — Alpers, Bernard J.: Lesions of the epiconus. J. nerv. Dis. **66**, 468 (1927). — Amitrano, Luigi: Su un caso di emorragia intra-cranio-rachidea. Pediatr. riv. **35**, 1186 (1927). — Andrews, Albert H.: Lesions of the ear following trauma of skull. Internat. J. of Med. **43**, 625 (1930). — Angelescu, C. et G. Buzoianu: Fracture de l'axis sans symptômes médullaires. Rev. d'Orthop. **18**, 201 (1931). — Angwin, W. A., J. H. Robbins and M. G. Millar: Late treatment of cord-compression fracture of the spine. J. Bone Surg. **12**, 156 (1930). — Antonini, Augusto: Contributo alla conoscenza del diabete insipido post-traumatico. Gazz. internaz. med.-chir. **7**, 579 (1929). — Apert et Odinet: Syndrome de destruction de la moëlle chez un enfant de 23 mois né par le siège. Bull. Soc. Pédiatr. Paris **25**, 381 (1927). — Armand,

Marcel: Recherches sur les hypertensions intracraniennes bloquées du liquide céphalorachidien consécutives aux traumatismes craniens et en particulier sur les hypertensions intraventriculaires. Bull. Soc. nat. Chir. Paris **59**, 843 (1933). — Armour, Donald: Some considerations on head injuries. Brain **51**, 427 (1928). — Arnaud, Marcel: Sur quelques caractères particuliers de l'hypertension intracranienne dans les traumatismes craniens. Revue neur. **38 I**, 82 (1931). — Arnaud, Marcel et Albert Crémieux: A propos de quelques traumatismes fermés du crâne. Peut on localiser et traiter la contusion encéphalique en foyer? Revue neur. **36 I**, 1099 (1929). — Aronowitsch, G. D.: Meningitis und Trauma. Dtsch. Z. Nervenheilk. **129**, 73 (1932). — Askuškina, S. u. V. Konstantinov: Über intrakranielle Blutergüsse bei Feten und Neugeborenen und ihre Bedeutung für die allgemeine Geburtshilfe. Vrač. Delo (russ.) **13**, 500 (1930). — Astrinskij, S., A. Kestner u. S. Melenevskaja: Zur Frage der Traumen des Kleinhirnnetzes bei Fetus sub partu nach Angaben der Klinik und Prosektur. Ž. Izuč rann. det Vozr. (russ.) **11**, 93 (1931). — Auerbach, Lisbet: Zentrale Störungen nach unblutiger Nervendehnung. Dtsch. med. Wschr. **1929 I**, 270. — Auvray: A propos du traitement des traumatismes craniens. Bull. Soc. nat. Chir. Paris **59**, 268 (1933). — Auvray, M.: Remarques à propos de 51 cas personnels de traumatismes craniens (fractures et contusions cérébrales) observés pendant les années 1924, 1925, 1926. Gaz. Hôp. **1927**, 11. — Avellan, Wäinö: Zwei Fälle von Totalluxationsfraktur der Wirbelsäule mit großer Dislokation, aber ohne Verletzung des Rückenmarks. Acta chir. scand. (Stockh.) **68**, 203 (1931). — Axenfeld: Über traumatische reflektorische Pupillenstarre. Dtsch. med. Wschr. **1906**, 663.

Babcok, W. Wayne: Decerebrate rigidity from cerebral injury. Surg. Clin. N. Amer. **8**, 765 (1928). — Bagley, Charles jr.: The grouping and treatment of acute cerebral traumas. Arch. Surg. **18**, 1078 (1929). — Bailly-Cushing: Gewebsverschiedenheit der Hirngliome. Jena: Gustav Fischer 1930. — Baillat: État de contracture de la paroi abdominale antérieure par suite d'une place de la moelle épinière. Bull. Soc. nat. Chir. Paris **57**, 1668 (1931). — Balado, Manuel: Behandlung der Schädeltraumen und ihrer Folgen. Semana méd. **1931 II**, 1204. — Balado, Manuel, Joaquin Llambias u. German Orosco: Anatomisch-klinische Studie über die Rückenmarksveränderungen in einem Fall von Spinaltrauma. Arch. argent. Neur. **2**, 16 (1928). — Balado, M. and Jorge Malbran: Einteilung der posttraumatischen Hirnblutungen. Arch. argent. Neur. **7**, 115 (1932). — Balado, Manuel u. Ricardo Morea: Abweichungen des ventrikulographischen Bildes in den Fällen von subduralem Hämatom. Bol. Inst. Clin. quir. Univ. Buenos Aires **5**, 235 (1929). — Baldenini: Ein Fall von Bruch eines Halswirbels mit schwerer Rückenmarksverletzung durch leichtes Trauma. Münch. med. Wschr. **1931 I**, 436. — Ballif, E.: Un cas de dissociation syringomyélique posttraumatique. Bull. Soc. Neur. **1922**, 2; Revue neur. **1922**, 1293. — Ballotta, F.: Rapporti fra trauma e tumore dal punto di vista medicolegale. Arch. di Antrop. crimin. **47**, 661 (1927). — Bárány: Untersuchungen über das Verhalten des Vestibularapparates bei Kopftraumen und ihre praktische Bedeutung. Verh. otol. Ges. **1907**, 252. — Bard, L.: De l'inclination voltaique paradoxale dans les séquelles des commotions cérébrales. Lyon méd. **139**, 739 (1927). — Barkmann, Åke: Valeurs des symptômes extrapyramidaux dans l'appréciation de certains accidents du travail. Acta med. scand. (Stockh.) **68**, 63 (1928). — Barletta, V.: Ematoma intravaginale dei nervi ottici secondario ad emorragia ventricolare traumatica. Ann. Oftalm. **58**, 948 (1930). — Barré, Bujadono, Subirana, Weil, Puusepp: Des accidents tardifs oto-neuro-ophthalmologiques des traumatismes craniens. Rev. d'Otol. etc. **10**, 558 (1932). — Barré, J. A. et O. Metzger: Syndrome d'hypertension intracranienne tardive d'origine traumatique. Rev. d'Otol. etc. **8**, 110 (1930). — Barré, J. A. et E. Woringer: Lésion des plusieurs nerfs bulbaires, probablement par hémorrhagie méningée après traumatisme cranien. Rev. d'Otol. etc. **8**, 460 (1930). — Baudouin, A. et J. Lerreboullet: Un cas de méningite aseptique traumatique. Paris méd. **1930 I**, 545. — Bastos, Manuel: Die Zukunft der Schädelverletzten. Arch. argent. Neur. **8**, 18 (1933). — Bauer, Ole: Über kleine, aber tödlich verlaufene Gehirnblutungen der sog. „Duretschen Läsionen". Eine rechtsmedizinische Studie. Virchows Arch. **277**, 386 (1930). — Baumm, Hans: Zur Kenntnis des sozialen Schicksals und des Todes der Hirnverletzten. Z. Neur. **125**, 347 (1930). — Erfahrungen über Epilepsie bei Hirnverletzten. Z. Neur. **127**, 279 (1930). — Über das klinische und soziale Schicksal der Kriegsverletzten Ostpreußens. Mschr. Unfallheilk. **38**, 289 (1931). — Baumm, Hans u. W. Eisenhardt: Über die sog. komplizierenden Krankheiten und Komplikationen an den inneren Organen bei Hirnverletzten. Mschr. Unfallheilk. **39**, 297 (1932). — Becker, F.: Steißbeinverletzungen. Bruns' Beitr. **153**, 512 (1931). — Beckmann, Fenwick: Head injuries in children. An analysis of 331 cases with especial references to end results. Ann. Surg. **87**, 355 (1928). — Beckmann, Otto: Gliom und Trauma. Dtsch. Z. gerichtl. Med. **16**, 26 (1930). — Bell, Leo P.: Movable bullets on the spinal canal. J. Bone Surg. **9**, 639 (1927). — Bellocqu, G. Ph.: A propos d'un cas de paraplégie d'origine obstétricale. Rev. pédiatr. **8**, 621 (1932). — Bělohradský, K.: Die Bewertung posttraumatischer Seelenzustände. Revue neur. **26**, 331 (1929). — Benassi, G.: Contributo alla conoscenza delle emorragie endochranice da trauma. Giorn. Clin. med. **11**, 1121 (1930). — Pachymeningite interna emorragica et trauma. Verh. 6. internat. Kongr. gewerbl. Unfälle **1931**, 887. — BENDA, C. E.: Vorstellung zweier Fälle von traumatischer Hämatomyelie. Ges. Neur. u. Psych. Groß-Hamburgs, Sitzg 14. April 1928. Zbl. Neur. **50**, 207 (1928). — Zur Klinik der traumatischen Hämatomyelie. Zugleich ein Beitrag zur Differentialdiagnose zwischen Tumor spinalis und Blutung. Nervenarzt **2**, 28 (1929). — BENDA, E.: Ein Fall von Wirbelschuß mit Verletzung der Cauda equina. Neur. Zbl. **34**, 15 (1915). — Dtsch. med. Wschr. **1916 I**, 898. Vereinsbeilage. — Handbuch der ärztlichen Erfahrungen im Weltkrieg. — BENEDEK, LÁSZLO: Über traumatischen symptomatischen Parkinsonismus. Gyógyászat (ung.) **1930 I**, 161. — BENEKE, R.: Über traumatische Entstehung der Gliome und Piatumoren. Mschr. Unfallheilk. **39**, 49 (1932). — BENELLI, R. e P. FRANCESCHINI: Di un caso di emiparesi con distonia extrapiramidale da ferita dell midollo cervicale. Riv. Pat. nerv. **37**, 567 (1931). — BENETT, A. E. and HOWARD B. HUNT: Traumatic Encephalitis. Arch. Surg. **26**, 397 (1933). — BENON, R.: Amnésie, Démence, Asthénie. Traumatisme cranien. Bull. méd. **42**, 451 (1928). — Aphonie transitoise et asthénie chronique posttraumatiques. Bull. méd. **1928 II**, 1338. — Tremblement, bégaiement, asthénie postcommotionnels. Progrès méd. **9**, 1346 (1929). — BERBERICH, JOSEPH: Trauma und Blutzucker. Mschr. Unfallheilk. **40**, 187 (1933). — BERBERICH u. WIECHERS: Zur Symptomatologie des Geburtstraumas. Z. Kinderheilk. **38**, 59 (1924). — BERENS, S. N.: Summary of 86 cases of cerebrospinal injuries. West. J. Surg. **40**, 409 (1932). — Moderate and severe cerebrospinal injuries. Surg. Clin. N. Amer. **13**, 1277 (1933). — BERGMANN, V.: Die Lehre von den Kopfverletzungen. Dtsch. Z. Chir. **1880**, 30. Lief. Stuttgart: Ferdinand Enke; s. a. Slg klin. Vortr. **1881**, Nr 190. — v. BERGMANN-KÜTTNER: Die Gehirnerschütterung. Handbuch der praktischen Chirurgie, Bd. 1, S. 180, 4. Aufl. 1913. — BERGMARK, G.: Observation sur les mouvements respiratoires dans un cas de lésion de la moelle cervicale. Uppsala Läk.för Förh., N. F. **38**, 1 (1932). — BERNER, O.: Über kleine, aber tödlich verlaufene Hirnblutungen. Die sog. „DURETschen Läsionen". Norsk Mag. Laegevidensk. **91**, 1155. — Veränderungen am Gehirn nach einem tödlichen Kopftrauma. Nord. med. Tidsskr. **1933**, 1195. — BETSCH, ALWIN: Doppelseitige Opticusatrophie vom Typus der LEBERschen familiären Sehnervenatrophie nach Trauma. Klin. Mbl. Augenheilk. **73**, 814 (1929). — BETTMANN, sen.: Zusammenhang zwischen Arthropathia tabica und Unfall. Hefte Unfallheilk. **1931**, H. 8, 79. — BEZNEAUD, G.: Traumatische maximale Pupillenenge. Z. Augenheilk. **62**, 329 (1928). — BIANCHETTI, CARLO FELICE: Sull diabete insipido da trauma cranico. Arch. ital. Chir. **26**, 169 (1930). — BIANCHI, GIOVANNI: Osservazioni cliniche radiologiche sopra due casi di „meningocele spuria traumatica" (BILLROTH). Radiol. med. **18**, 347 (1931). — BIANCHI, GIUSEPPE: Rapporti fra trauma e morbo di Parkinson. Riv. sper. Freniatr. **55**, 513 (1931). — BIBER, J.: Ein Fall von Kopftetanus infolge Gehirnverletzung, lokal mit antitoxischem Serum behandelt. Mschr. Ohrenheilk. **64**, 1353 (1930). — BIELSCHOWSKY, ALFRED: Die Schädigungen des Sehorgans infolge von Kopfverletzungen. Orvosképzés (ung.) **20**, 145 (1930). — BIELSCHOWSKY, PETER: Störungen des Liquorsystems bei Schädeltraumen. Z. Neur. **117**, 55 (1928). — BIEMOND, A.: Halbseitige Hirnschwellung nach elektrischem Unfall. Neederl. Tijdschr. Geneesk. **72 I**, 182 (1928). — Über ein traumatisches subdurales Hämatom, das 5 Monate bestanden hat, bevor es zur Operation kam. Nederl. Tijdschr. Geneesk. **1929 I**, 664. — BIGGAM, A. G.: Two cases of spinal injury in the upper lumbar region showing marked improvement without surgical interference. J. Army med. Corps **52**, 47 (1929). — BINET et MOSINGER: Hématomyélie traumatique. Revue neur. **1928 I**, 167. — BING, REIDAR: Sequelae after trauma capitis as illustrated on a material of 39 patients. Acta psychiatr. (Københ.) **8**, 105 (1933). — BING, ROBERT: Parkinsonismus, Paralysis agitans und Unfall. Schweiz. med. Wschr. **1929 II**, 717. — Zur Frage der traumatischen Schädigung extrapyramidaler Apparate. Schweiz. Arch. Neur. **27**, 193 (1931). — BINSWANGER, O.: Die Epilepsie, 2. Aufl. Wien-Leipzig: Alfred Hölder 1913. — BIRK: Über die Anfänge der kindlichen Epilepsie. Erg. inn. Med. **1908 III**. — BIZZATTI, ENNIO ed E. BENANI: Reporti ossei patologici e osservazioni su la etiologia traumatice della spondilosi rizomelica. Arch. di Antrop. crimin. **50**, 1378 (1930). — BLAKESLEE, GEORGE ARTHUR: Eye manifestations in fracture of the skull. Arch. of Ophthalm. **2**, 566 (1929). — Traumatic partial hemisection of the spinal cord. Report of two cases showing motor and sensory changes. Arch. of Neur. **21**, 1321 (1929). — BLOCH, OSCAR E.: Fracture at the base of the skull with recovery. Internat. J. of Med. **43**, 255 (1930). — BLUM: Über den feineren Bau von Hirnnarben nach einer alten Schußverletzung. Z. Neur. **68**, 369 (1921). — BOISSEAN, J.: Lésion persistante de 3., 4., 5., 6. racines sacrées consécutives à une rachianesthésie. Revue neur. **37 I**, 1148 (1930). — BOLLINGER, O.: Über traumatische Spätapoplexie. Internat. Beitr. wiss. Med. **1891**. — BOLOTTE et FRIBOURG-BLANE: Un cas de larmes de sang per déséquilibre neurovegetatif postcommotionnel. Arch. d'Ophtalm. **48**, 697 (1931). — BOLTEN, G. C.: Über Haematomyelia tubularis symmetrica. Psychiatr. Bl. (holl.) **35**, 165 (1931); s. a. Mschr. Psychiatr. **78**, 274 (1931). — BONNET, PAUL: Les paralysies oculaires dans les traumatismes. Arch. d'Ophtalm. **49**, 583 (1932). — BOORSTEIN, SAMUEL W.: Compression fractur of spine. With report of 49 cases at Fordham Hospital. Amer. J. Surg., N. s. **12**, 43 (1931). — BORCHARDT, A.: Inwieweit können die posttraumatische Blutung und das Ödem bei Rückenmarksverletzung unsere Indikationsstellung beeinflussen? Zbl. Chir. **1916**, Nr 29; s. a. Neur. Zbl. **1915**, 324 und Berl. klin. Wschr. **1915 I**, 222. — BORGHINI, GIUSEPPE: Su le emoraggie della dura post-traumatiche. Giorn. Clin. med. **10**, 1108 (1929). — BÖRNSTEIN, WALTER: Beobachtungen an einem Gehirnverletzten. Mschr. Psychiatr. **67**, 216 (1928). — BOROWIECKI, ST.: Schädel- und Gehirnverletzungen. Lek. Kolejewy **3**, 1 (1933). — BORRIES, G. V. TH.: Behandlung der Atemlähmung bei Hirnkompression. Hosp.-tid. (dän). **71**, 367 (1928). — BORRIES, V. TH., JENTZER et PORTMANN: Les réactions vestibulaires paradoxales dans les traumatismes du crâne. Rev. d'Otol. etc. **10** (1932). — BORST: Slg klin. Vortr. Nr 735. — BOSS, WILLIAM: Über den Bruch des Wirbeldornfortsatzes durch Muskelzug. Bruns' Beitr. **146**, 194 (1929). — BOSTROEM: Über traumatische Hirnschädigungen. Wien. klin. Wschr. **1930 I**, 129. — BOUCHET: Pronostic du vertige après les traumatismes craniens. J. belge Otol. **1930**, No 4, 256. — BOURGUY DE MENDOZA: Astereognosie durch traumatische Erkrankung des parietalen Cortex als Folge vom Eingriff. Arqu. brasil. Neuriatr. **16**, 14 (1933). — BOYD, DOUGLAS: Post traumatic headache treated by spinal insufflation of air. Arch. Surg. **18**, 1626 (1929). — BRACK, ERICH: Über Anatomie und Theorie tödlicher Wirbelsäulentraumen. Dtsch. Z. Chir. **221**, 350 (1929). — Knorpelknötchen der Wirbelsäule und Unfall. Mschr. Unfallheilk. **36**, 356 (1929). — Der Tod durch den elektrischen Strom, durch Verbrennen und Erfrierung. Dtsch. Polizeiarch. **10**, 50 (1931). — BRANDESS, TH.: Z. gerichtl. Med. **2**, 609 (1923). — BRANDIS, W.: Epilepsie und Unfall. Med. Klin. **2**, 1178 (1929). — Ist die Impotentia coeundi und die Incontinentia urinae et alvi organisch oder psychogen bedingt? Med. Klin. **1930 I**, 670. — Epilepsie oder Hysterie oder Starkstromschädigung. Med. Klin. **1930 I**, 936. — Leichte Hirnerschütterung Ursache des Hirnschlags. Med. Klin. **2**. 1488 (1930), — BRAUN, W.: Epilepsie nach Kopfverletzungen. Verletzungen des Gehirnes. Neue deutsche Chirurgie, Bd. 3. — BRAUN u. LEWANDOWSKY: Die Verletzungen des Gehirns und des Schädels. Handbuch der Neurologie, Bd. 3, 2. Berlin: Julius Springer 1912. — BREIG, K.: Sind Kompressionsfrakturen der Wirbelkörper reparierbar? Zbl. Chir. **1932**, 2880. — BRENKMANN, E. et M. MILOYEWITSCH: Quatre cas de greffe ankylosante pour fractures de la colonne vertébrale sans symptômes nerveux immédiates. Rev. d'Orthop. **16**, 437 (1929). — BRESLAUER: Hirndruck und Schädeltrauma. Mitt. Grenzgeb. Med. u. Chir. **29**, 715 (1917). — BRESLAUER-SCHÜCK: Physiologische Betrachtungen zur Lehre von der Gehirnerschütterung. Bruns' Beitr. **121**, 590 (1921). — BRESSET, E.: L'heure de la trépanation dans les traumatismes fermés du crâne. Progrès méd. **2**, 1489 (1930). — O'BRIEN, FREDERICK, W.: Unrecognized vertebral fractur s. Kümmels disease (syndrome). Radiology **17**, 661 (1931). — BRODČINSKIJ, A.: Über die pathologisch-anatomischen Veränderungen in einem Fall von Trauma eines dysplastischen Gehirns. Zbl. Neur. **54**, 688 (1930). — BRODIE, FRÉDERIC: Delayed sub-dural haemorrhage. Canad. med. Assoc. J. **20**, 273 (1929). — BRODIE, FRÉDERIC, LHERMITTE et LEHMANN: Un cas d'amyotrophie myélopathique à type de Vulpian posttraumatique. Revue neur. **38 I**, 191 (1931). — BROUWER, B.: Über akute traumatische Gehirnerkrankungen bei Kindern. Mschr. Kindergeneesk. **1**, 477 (1932). — BRUCKNER, Z. u. K. HEROLD: Die Schädigungen des Sehorgans nach Einwirkung stumpfer Gewalt auf den Schädel. Rozhl. Chir. a Gynaek. (tschech.) **8**, 266 (1929). — BRUN, R.: Verlauf und Spätfolgen der Schädel- und Gehirntraumen. Schweiz. Arch. Neur. **31**, 183 (1933). — BRUNNER: Commotio auris internae (Innenohrerschütterung). Handbuch der Neurologie des Ohres, Bd. 2, 1, S. 305. Wien u. Berlin: Urban u. Schwarzenberg 1928. — BRUNS: Kriegsneurologische Beobachtungen und Betrachtungen. Neur. Zbl. **1915**, 1; s. a. Berl. klin. Wschr. **1915**. — BSTEH, OTTO: Das Lungenödem bei Verletzungen des Zentralnervensystems. Wien. klin. Wschr. **1931 II**, 1396. — BSTEH, OTTO u. FRITZ DRIAK: Zur Klinik der Commotio cerebri. Mitt. Grenzgeb. Med. u. Chir. **41**, 182 (1928). — BÜCHEN, H. H.: Über intrakranielle Verkalkungen mit besonderer Berücksichtigung von 20 in einem Zeitraum von einem Jahr beobachteter Fälle. Inaug.-Diss. Köln 1932. — BÜHLER, FRITZ: Beitrag zur Frage der Urolithiasis, besonders in Verbindung mit Leukämie und Rückenmarksverletzungen. Z. urol. Chir. **37**, 406 (1933). — BUMKE: Die Pupillenstörungen bei Geistes- und Nervenkrankheiten, 2. Aufl. Jena: Gustav Fischer 1911. — Die Revision der Neurosenfrage. Verh. Ges. Nervenärzte, S. 56. Leipzig: F. C. W. Vogel 1926. — BURCKHARDT, HANS: Zur Diagnostik der Wirbelsäulenerkrankungen mit besonderer Berücksichtigung des Traumas. Bruns' Beitr. **149**, 171 (1930). — BURGEAST: Hémorrhagie intradurale à symptomatologie retardée, consécutive à un traumatisme du crâne. (GUIBAL J.: Apoplexie traumatique tardive.) Bull. Soc. nat. Chir. Paris **58**, 206 (1932). — BURGERHOUT, H.: Der ursächliche Zusammenhang zwischen Trauma und Paralysis agitans und seine Bedeutung für die Unfallversicherung. Nederl. Tijdschr. Geneesk. **1932**, 3364. — BURTON, H. L., W. W. SHORTEN, C. CLEMENTS and DAVID RANKEN: Discussion on minor head injuries. Proc. roy. Soc. Med. **24**, 1405 (1931). — BYERS, RANDOLPH K.: Late effects of obstetrical injuries at various levels of the nervous system. New England J. Med. **203**, 507 (1930).

CAIRNS, HUGH: The ocular manifestations of head injuries. Trans. ophthalm. Soc. U. Kingd. **491**, 314 (1929). — CALLIGARIS, G.: Un pallino nel cervello. Anestesia cerebrale di tipo longitudinale de lesione sottocorticale. Schweiz. Arch. Neur. **21**, 238 (1927). — CALÓ, ALDO: Un caso di emorragia cerebrale traumatica. Zacchia **8**, 54 (1929). — CANTELMO, O.: Le indicazioni operative nelle compressioni cerebrali traumatiche. Ann. ital. Chir. **10**, 742 (1931). — CANUTO, GIORGIO: Su di un raro caso di frattura dell' atlante. Giorn. Accad. med. Torino **96**, 110 (1933). — CAPPER, AARON: Cerebral birth hemorrhage in premature and immature infants. Amer. J. Obstetr. **18**, 106 (1929). — CARLSON, EARL R.: Motoreeducation in birth injuries: A case report. Yale J. Biol. a. Med. **3**, 411 (1931). — CARRENO, CARLOS: Über Schädelimpressionen der Parietalgegend beim Neugeborenen. Arch. argent. Pediatr. **2**, 512 (1931). — CARRUTHERS, WALTER: Spinal injuries Internat. J. of Med. **43**, 635 (1930). — CASAGRANDI, GLAUCO: Sopra un caso di emianopsia orizzontale inferiore traumatica. Lett. oftalm. **4**, 318 (1927). — LO CASCIO, V. e F. MELINA: Contributo clinico allo studio de traumatiscini cranio-cerebrali. Arch. Soc. ital. Chir. **1931**, 584. — CASTAGNA, PIETRINO: Sindrome cefalalgica post traumatica. Policlinico, sez. prat. **35**, 282 (1928). — CASTEX, MARIANO u. ARMANDO F. CAMAUER: Pseudosyringomyelie: Myelodelesis centralis traumatica. Prensa méd. argent. **14**, 427 (1927). — CASTEX, MARIANO, R. A. F. CAMAUER u. A. BATTRE: Symptomenkomplex am linken hinteren Ganglion des Halssympathicus und Brown-Séquard durch Schußverletzung. Rev. Soc. Med. int. y Soc. Tisiol. **3**, 612 (1927). — CASTEX, MARIANO, R. A. F. CAMAUER u. G. A. MORTOLA: Brown-Séquard durch spontane Hämatomyelie. Rev. Soc. Med. int. y Soc. Fisiol. **4**, 465 (1928). — CATEL, W.: Zur klinischen Diagnose intrakranieller Geburtsblutungen. Mschr. Kinderheilk. **52**, 1 (1932). — Pathogenese, Diagnose und klinische Bedeutung intrakranieller Geburtsblutungen. Jkurse ärztl. Fortbildg. **24**, 25 (1933). — Über das spätere Schicksal von Kindern mit intrakraniellen Geburtsblutungen. Mschr. Kinderheilk. **58**, 89 (1933). — CAZZAMALI, PIERO: Le modificazioni del glucosio nel sangue e nel liquor dei traumatizzati cranico-encefalici. Clinica chir., s.N. **7**, 825 (1931). — CHANDLER, FREMONT A.: Lesions of the „isthmus" (pars interarticularis of the laminae of the lower lumbar vertebrae and their relation to spondylolisthesis). Surg. etc. **53**, 273 (1931). — CHARTIER: Atrophie musculaire periscapulaire pseudomyopathique chez un chuleux. Revue neur. **1916 II**, 431; **1917**. — CHASE, WILLIAM H.: An anatomical study of subdural haemorrhage associated with tentorial splitting in the newborn. Surg. etc. **51**, 31 (1930). — CHATON, MARCEL: A propos de l'apoplexie traumatique tardive. Syndrome tardif de compression dans une fracture de crâne. Bull. Soc. nat. Chir. Paris **54**, 862 (1928). — CHAVIGNIY, P.: Diabète et Diabète insipide traumatique. Ann. Méd. lég. etc. **11**, 66 (1931). — CHIRAY, M. et V. SERBANESCU: A propos d'un cas d'hématomyélie spontanée avec hémorrhagie médullo méningée. Revue neur. **36 I**, 188 (1929). — CHRISTOPHER, FREDERICK: Compression fractures of the spine. Late results in conservative treatment of uncomplicated cases. Amer. J. Surg., N. s. **9**, 424 (1930). — CLAUDE et LHERMITTE: Rev. Méd. **1917** u. a. O. — CLAUDE et MEURIOT: Progrès méd., Dez. **1916**. — CLAUDE, H., A. LAMACHE et G. DUBAR: Le liquide céphalorachidien dans les séquelles de traumatismes craniens sans fracture. Paris méd. **18**, 271 (1928). — CLIVIO, CESARE: La reazione vestibolari nei ferti cranici. Riv. sper. Freniatr. **54**, 1190 (1931). — MCCLURE, R. D. and ALBERT S. CRAWFORD: The management of craniocerebral injuries. Arch. Surg. **16**, 451 (1928). — COCCHI, ANGELO: Contributo allo studio vertigine nei traumi cronici. Riv. otol. ecc. **10**, 110 (1933). — COHEN, IDA: Chronic subdural accumulations of cerebrospinal fluid after cranial trauma. Report of a case. Arch. of Neur. **18**, 709 (1927). — COHN, ELSE: Zur Klinik der posttraumatischen Hämatomyelie mit Intervall. Arch. f. Psychol. **95**, 439 (1931). — COLEMAN, C. C.: Intracranial haemorrhage following head injury. South. med. J. **21**, 697 (1928). — The management of acute brain injuries, with especial reference to the indications for operation. J. amer. med. Assoc. **97**, 1696 (1931). — MCCONNEL, A. A.: Subdural haemorrhage following a trivial accident. Ir. J. med. Sci. **6**, 160 (1930). — COPPES, H.: Les symptômes oculaires tardifs consécutifs à des lésions en foyers dans les traumatismes fermé du crâne. Rev. d'Otol. etc. **10**, 647 (1932). — CORDS, RICHARD: Nystagmus nach Schädeltrauma. Klin. Mbl. Augenheilk. **83**, 180 (1929). — CORNISLEY: La trépanation explorative dans les traumatismes craniocérebraux et dans les tumeurs de l'encéphale. Rev. Suisse Arcc. trav. **23**, 144 (1929). — CRAIG, WINCHELL MC K.: Chronic subdural haematoma. Surg. Clin. N. Amer. **7**, 1523 (1927). — Fracture dislocation of the cervical vertebrae with injury of the spinal cord. Surg. Clin. N. Amer. **11**, 841 (1931). — CREDNER, LENE: Klinische und soziale Auswirkungen von Hirnschädigungen. Z. Neur. **126**, 721 (1930). — CRIESHEIM, M. CH. v.: Über zwei Fälle von essentieller Hypertension nach Commotio cerebri. Inaug.-Diss. Jena 1932. — CROUZON, O.: Séquelles nerveuses des électrocutions. Progrès méd. **1930 II**, 1929. — Séquelles nerveuses tardives des traumatismes du rachis. Verh. 6. internat. Kongr. gewerbl. Unfälle **1931**, 361. — Traumatisme et maladies nerveuses. Ber. 1. internat. neurol. Kongr. Bern **1931**, 301. — CROUZON, O. et L. JUSTIN BESANÇON: Le Parkinsonisme traumatique. Presse méd. **1929 II**, 1325. — CROUZON, O., CHRISTOPHE u. PETIT-DUTAILLIS: Ber. 1. internat. neurol. Kongr.

Bern **1931**, 303. — Crouzon, O., Henri Desville et J. Henrion: Troubles d'ordre neurologique consécutifs à une pendaison. Ann. Méd. lég. etc. **10**, 533 (1930). — Crouzon, O., Lévy et Justin Besançon: Parkinsonisme posttraumatique. Revue neur. **1928 I**, 103. — Crusem, L.: Le syndrom cervical dans les traumatismes fermés du crâne. Rev. d'Otol. etc. **10**, 656 (1932). — Curat, Rodolfo: Über Wirbelsäulenfrakturen. Semana méd. **1**, 850 (1931). — Cushing: Concerning a definite regulatory mechanism of the vasomotor centre with controls blood pressure during cerebral compression. Bull. Hopkins Hosp. **1901**, 290. — Physiologische und quantitative Beobachtungen über den Einfluß von Hirnpressionen auf den intrakraniellen Kreislauf und über einige hiermit verwandte Erscheinungen. Mitt. Grenzgeb. Med. u. Chir. **9**, 773 u. **18** u. a. O. — Conserving surgical intervention for the intracranial haemorrhage of the newborn. Amer. J. med. Sci. **130**, 508 (1905). — Custodis: Die Verletzung der Art. men. med. Berlin: August Hirschwald 1908.

Dahl, Bjarne: Fracture et torsion de la colonne vertébrale chez un lanceur de disque. Action nivellatrice du ligament vertébral commune antérieur sur des vértebres ankylosées. Acta orthop. scand. **1**, 245 (1930). — Dahs, W.: Inwieweit ist bei Wirbelsäulen-Schwerverletzten zeitweise Arbeitsfähigkeit ein Maßstab für die spätere Bewertung von Unfallsfolgen? Mschr. Unfallheilk. **36**, 405 (1929). — Dalma, G.: Un caso di compressione medullare traumatica con nuovo riflesso (riflesso uroplantare). Note Psichiatr. **60**, 253 (1931). — Dammer, Max: Unfall und Hirngeschwulst. Med. Klin. **1930 II**, 1286. — Dandy, W. E.: Diagnosis and treatment of injuries of the head. J. amer. med. Assoc. **101**, 772 (1933). — Darleguy et Pervés: Oedème cérébral posttraumatique avec épilepsie jacksonienne. Charphologie génitale. Bull. Soc. nat. Chir. Paris **59**, 1006 (1933). — Davis, George S. and H. C. Voris: Spinal cord injury. Arch. Surg. **20**, 145 (1930). — Davison and Keschner: Myelitic and Myelopathic lesions IV. Arch. of Neur. **30**, 326 (1933). — Dege: Die gedeckten oder geschlossenen Hirnverletzungen. Neue deutsche Chirurgie, Bd. 18. Stuttgart: Ferdinand Enke 1920. — Dejean, Ch. et J. Bonnahon: Deux cas d'hémianopsie chiasmatique consécutive à des traumatismes craniens non pénétrante avec syndrome commotionel tardif. Rev. d'Otol. etc. **10**, 670 (1932). — Delmas-Marsalet, P.: Sur deux cas d'hématome meningé du lobe frontal opéré. Présence du signe de l'inégale Déviation provoquée de la marche. Rev. Neur. (tschech.) **40 I**, 704 (1933). — Deluca, Francisco A.: Die Blutungen der Neugeborenen. Rev. méd. lat.-amer. **14**, 3280 (1928). — Demme, Hans: Eiweißbefunde im Liquor von Schädeltraumatikern. Med. Klin. **1930 I**, 590. — Demmer, Fritz: Zur Pathologie und Therapie der Commotio und Laesio cerebri. Bruns' Beitr. **121**, 491 (1921). — Denis, R.: Au sujet du traitment des lésions traumatiques cranioencephaliques. J. de Chir. **42**, 873 (1933). — Denk, W.: A proposito del trattamento chirurgico cisti traumatiche del cervello. Policlinico, sez. chir. **40**, Suppl., 170 (1933). — Deppe, J.: Kopfschmerzen nach Schädelverletzungen. Inaug.-Diss. Köln 1933. — Desville, Henri et Jean Patel: Les causes de mort dans les traumatismes. Lésions encéphaliques et diffuses dans les traumatismes craniens rapidement mortels. Ann. Méd. lég. etc. **11**, 148 (1931). — Diaz y Gomez, E.: Fernresultate der Trepanation wegen Traumen. Med. ibera **1928 II**, 552. — Dielmann, Hans: Zeitliches Zusammentreffen abklingender Hirnverletzungsfolgen mit beginnender Neurolues. Ärztl. Sachverst.ztg **34**, 369 (1928). — Discussions du rapport de MM. Naville et de Morsier: Traumatismes et syndromes parkinsoniens. Ann. Méd. lég. etc. **12**, 625 (1932). — Dissen, Anton: Zur Symptomatologie der traumatisch-subduralen Spätblutungen. Psychiatr.-neur. Wschr. **1932 I**, 457. — Divry, P.: Camptocormie posttraumatique. J. de Neur. **29**, 286 (1929). — Djorup, Frans: Über die traumatische Hirnkompression und ihre operative Behandlung. Hosp.tid. (dän.) **71**, 35 (1928). — Dörr: Die spontane Rückenmarksblutung (Hämatomyelie). Dtsch. Z. Nervenheilk. **32**, 1 (1907). — Dohr, Josef: Die Funktionen des Stirnhirns und die Symptomatologie der Stirnhirnverletzungen. Inaug.-Diss. Bonn 1930. — Dollinger: Geburtstrauma und Zentralnervensystem. Erg. inn. Med. **31**, 373 (1927). — Dominici, Leonardo: Ricerche sperimentali sulle paraosteoartropatie negli arti paralizzati da traumi del midollo spinale. Policlinico, sez. chir. **34**, 557 (1927). — Donini: Tumore meningeo. Note psichiatr. **62**, 5 (1933). — Doolin, William: Recent head injuries. Ir. J. med. Sci. **6**, 497 (1930). — Dosužkov, Théodore: Lésion complète de la moelle épinière chez l'homme. Fol. neuropath. eston. **12**, 1 (1932). — Revue neur. **27**, 241, 288, 308 (1930). — Doughty, Roger G.: Bullet wound of the cauda equina. Surg. Clin. N. Amer. **10**, 939 (1930). — Dowd, Charles N.: Spinal fractures. N. Y. State J. Med. **30**, 958 (1930). — Dowman, Charles Edward: Indications for laminectomy in spinal injuries. South. med. J. **23**, 607 (1930). — Dragotti, Giuseppe: La sindrome nervosa postcommotiva. Policlinico, sez. prat. **1928 II**, 1875. — La sindrome nervosa post-commotiva. Contributo dell'Italia 5. Congr. internaz. med. per gli infortuni del lavoro ecc. **1**, 353 (1929). — Drenkhahn: Die Commotio cerebri und ihre Bewertung. Münch. med. Wschr. **1930 I**, 845. — Drinker, Cecil H., Oscar H. Fogg, Arthur E. Kennedy, John W. Lieb: Fatal accidents from electric shock in recent years in the United States and Canada, in England and Wales and in Switzerland. J. ind. Hyg. **10**, 111 (1928). — Dubitscher, F.: Dynamometrische Untersuchungen von Hirnverletzten. Mschr.

Psychiatr. **77**, 177 (1930). — DUBOIS, CHARLES: Somnambulisme et accident. Schweiz. med. Wschr. **1931 II**, 771. — DUNLOP, JOHN and CARL H. PARKER: The treatment of compressed and impaited fractures of the bodies of the vertebrae. Radiology **17**, 228 (1931). — DURAND-WEVER, ANNE MARIE: Die Commotio cerebri und ihre Bewertung. Münch. med. Wschr. **1929 II**, 1879. — DÜRCK, HERMANN: Über 13 Jahre lang ruhende Gasödeminfektion nach Schußverletzung des Gehirns. Beitr. path. Anat. **84**, 667 (1930); s. a. Verh. dtsch. path. Ges. **1914**, 369. — Pathologisch-anatomische Erfahrungen bei Unfallsbegutachtungen. Münch. med. Wschr. **1929 II**, 1406. — DURET: Études experimentales et cliniques sur les traumatismes cérébraux. Paris 1878.

ECKEL, JOHN L.: The aftermath of head injuries. N. Y. State J. Med. **28**, 771 (1928). — ECKHARDT, HELMUT: Geburtstrauma als Ursache von Krüppeltum. Gesdh.fürs. Kindesalt. **5**, 495 (1930). — ECONOMO, FUCHS, PÖTZL: Die Nachbehandlung von Kopfverletzten. Z. Neur. **43**, 276 (1918). — EEG, OLOFSSON R.: Ein Fall von umschriebener traumatischer Meningitis serosa mit röntgenologischen Veränderungen. Hygiea (Stockh.) **89**, 710 (1927). — Allgemeinbeschwerden als Folge von Schädeltraumen, besonders mit Rücksicht auf das Vorkommen von Liquorveränderungen. Sv. Läk.sällsk. Hdl. **57**, 173 (1931). — EGIDI, GUIDO: Trattamento delle lesione cranicerebrali traumatiche. Arch. Soc. ital. Chir. **1931**, 5. — EHRENFEST, HUGO: Can intracraniell birth injuries be prevented? J. amer. med. Assoc. **92**, 97 (1929). — EHRNROOTH, ERNST: Eitrige Meningitis, akut entstanden nach Kopftrauma ohne nachweisbare Wunde. Dtsch. Z. gerichtl. Med. **12**, 30 (1928). — EICK, WALTER: Syringomyelie und Trauma. Inaug.-Diss. Bonn 1932. — EICKENBARY, C. F.: Compression fracture of the vertebrae. Suggestions as to treatment. J. amer. med. Assoc. **91**, 1694 (1928). — EISELSBERG, A.: Alkohol und Unfall. Wien. klin. Wschr. **1930 I**, 6. — EISELSBERG, A. u. E. GOLD: Über eine ungewöhnliche Form von Wirbelbruch. Dtsch. Z. Chir. **232**, 19 (1931). Festschrift für HELFERICH. — ELIASBERG, W.: Zur Frage des traumatischen Parkinsonismus (Nachgutachten). Münch. med. Wschr. **1930 II**, 1940. — Zbl. Neur. **57**, 436 (1931). — ENGELHARDT, G.: Schwere Kleinhirnsymptome nach Schädelverletzung mit Beteiligung des Gehörorgans. Fol. oto-laryng. I. — Z. Laryng. usw. **16**, 324 (1928). — Mschr. Ohrenheilk. **64**, 547 (1930). — ENNEPER, FRIEDRICH: Geburtsschädigungen beim Neugeborenen. Med. Welt **1933**, 803. — ERB: Zur Lehre von den Unfallserkrankungen des Rückenmarks. Dtsch. Z. Nervenheilk. **11**, 122 (1897). — ERLICH, MARTE: Die Diagnostik intrakranieller Blutergüsse des Neugeborenen. Pedjatr. polska **10**, 149 (1930). — A propos d'un symptôme des hémorrhagies cérébro-meningées du nouveau-né. Bull. Soc. Pédiatr. Paris **29**, 595 (1931). — ERRICO, ALBERT P. D' and WILLIAM J. GERMAN: Chronic subdural haematoma. Yale J. Biol. a. Med. **3**, 11 (1930). — ESSER, A.: Die Verletzungen der Hirnrinde bei stumpfer Gewalteinwirkung auf den Schädel mit besonderer Berücksichtigung des forensischen und unfallpathologischen Standpunktes. Arch. orthop. Chir. **33**, 10 (1933); s. a. Dtsch. Z. gerichtl. Med. **20**, 588 (1933); s. a. Mschr. Unfallheilk. **40**, 358 (1933). — ETTORE, ENRICO: Un caso di lussazione della colonna cervicale senza sintomi midollari. Atti Soc. lombarda Sci. med. e biol. **17**, 216 (1928). — EUZIÈRES, VIALLEFONT et VIDAL: Paralysie du grand oblique gauche, anesthésie de type syringomyelique du membre superieur et de l'hémithorax droit après traumatisme cranien. Rev. d'Otol. etc. **10**, 684 (1932). — EWALD, P.: Spondylitis deformans und Unfall. Münch. med. Wschr. **1929 I**, 829.

FABIAN, GERD: Grundlagen einer allgemeinen Unfalls- und Unfallverhütungspsychologie. Handbuch der Arbeitswissenschaft, Bd. 5, Teil 3, S. 685. 1930. — FAIREHILD, FRED R.: Fracture of the spine. J. Bone Surg. **10**, 322 (1928). — FASANO, MARIO: I traumi cranico encefalici ed il metodo della disidratazione. Arch. Soc. ital. Chir. **1931**, 576. — FAURE, MAURICE: Influence des taches solaires, les crimes et les accidents. Gaz. Hôp. **1931 II**, 1250 (Rev. Path. comp. et Hyg. gén.) **31**, 859 (1931). — FAY, TEMPLE: Generalized pressure atrophy of the brain secondary to traumatic and pathologic involvement of pacchionian bodies. J. amer. med. Assoc. **94**, 245 (1930). — Clinical considerations surrounding head injuries. Surg. Clin. N. Amer. **11**, 1375 (1931). — FAY, TEMPLE and N. W. WINKELMANN: Widespread pressure atrophy of the brain and its probable relation to the function of the pacchionian bodies and the cerebrospinal fluid circulation. Amer. J. Psychiatry **9**, 666 (1930). — FELDMANN, P.: Messerverletzungen des Rückenmarks. Sovrem. Psichonevr. (russ.) **9**, 33 (1933). — FENKNER: Seitliches Abgleiten der Wirbelsäule und Trauma. Arch. klin. Chir. **161**, 475 (1930). — FERRARO, ARMANDO and LEO M. DAVIDOFF: The reaction of the oligodendroglia to injury of the brain. Arch. of Path. **6**, 1030 (1928). — FERRERI, GIORCIO: Séquelles respiratoires dans un cas de syndrome du trou déchiré postérieur, quinze ans après le traumatisme. Rev. d'Otol. etc. **8**, 865 (1930). — FEUCHTWANGER, E.: Anfallsäquivalente und psychische Dauerveränderungen bei der Epilepsie nach Hirnverletzung. Nervenarzt **3**, 577 (1930). — FEUCHTWANGER, ERICH: Körpertonus und Außenraum. Arch. f. Psychiatr. **100**, 439 (1933). — FEY: Un cas d'apoplexie traumatique tardive. Bull. Soc. Nat. Chir. **54**, 605 (1928). — FIALKO, FILHO ALBREN: Posttraumatische Atrophie des Opticus mit Enophthalmus. Annales d'Ocul. Riv. **1**, 22 (1929). — FICKLER: Experimentelle Untersuchungen zur Anatomie der traumatischen Degeneration und Regeneration des

Rückenmarks. Dtsch. Z. Nervenheilk. **22**, 1 (1905). — FINKELNBURG: Beitrag zur Klinik und Anatomie der Schußverletzungen des Rückenmarks. Dtsch. med. Wschr. **1914 II**, 2057; **1915 I**, 755, 916. — FISCHER, A. W.: Über die gutachtliche Beurteilung von Schäden der Wirbelsäule. Zbl. Chir. **1930**, 1202. — FISCHER, M.: Encephalographische Befunde bei Schädelverletzungen. Arch. f. Psychiatr. **82**, 403 (1927). — FISCHER, R. et DE MORSIER: Hématome sous-dural chronique post traumatique. Presse méd. **1933 II**, 1517. — FISCHER-WASELS: Metaplasie und Gewebsmißbildung. Handbuch der normalen und pathologischen Physiologie, Bd. 14, 2, S. 1211. 1927. — Allgemeine Geschwulstlehre. Handbuch der normalen und pathologischen Physiologie, Bd. 14, 2, S. 1341. Berlin: Julius Springer 1927. — FITTE, MARIELLO u. ALBERTO LAGOS GARCIA: Traumatische Läsionen des Atlas und Epstiropheus. Prensa méd. argent. **16**, 1317 (1930). — FLEATAU: Polska Gaz. lek. **1918**, 29 (nach GOLDFLAM-ROTHFELD). — FLECK: Neurologisch-psychiatrische Beurteilung von Schädelverletzungen. Mschr. Nervenheilk. **41**, 1 (1934). — FLEMMING, G. B. and ELLEN D. MORTON: Meningeal haemorrhage in the new-born. Arch. Dis. Childh. **5**, 361 (1930). — FLÜGEL, F. E.: HUNTINGTONsche Chorea und Trauma. Z. Neur. **112**, 247 (1928). — FÖDERL, VICTOR: Die Halsmarkquetschung, eine Unterart der geburtstraumatischen Schädigung des Zentralnervensystems. Arch. Gynäk. **143**, 598 (1931). — FÖRSTER, O.: Encephalographische Erfahrungen. Z. Neur. **94**, 512 (1925). — Die traumatischen Läsionen des Rückenmarks auf Grund der Kriegserfahrungen. Handbuch der Neurologie, Erg.-Bd., 2. Teil, 4. Abschn. Berlin: Julius Springer 1929; u. a. O. — Über einen Fall von Stichverletzung des Rückenmarks. Festschrift für MARINECO, S. 213. Bukarest 1933. — FÖRSTER, O. u. W. PENFIELD: Der Narbenzug am und im Gehirn bei traumatischer Epilepsie in seiner Bedeutung für das Zustandekommen der Anfälle und für therapeutische Bekämpfung derselben. Z. Neur. **125**, 475 (1930); s. a. Brain **53**, 99 (1930). — FOLLY: Hémisyndrome cérébelleus droit d'origine traumatique. Revue neur. **37 I**, 1155 (1930). — Epilepsie jacksonienne par traumatisme cérébral indirect. Revue neur. **37 II**, 85. — FORESTIER, J. J., HAGUENAU et PETIT-DUTAILLIS: Kyste épidermoïde intradural d'origine traumatique probable. Revue neur. **38 I**, 469 (1931). — FORNI, G.: Osservazioni di traumi cranicocerebrali. Arch. Soc. ital. Chir. **1931**, 567. — FORTANIER, A. H.: Ein Fall von aseptischer Meningitis mit Schädelbasisbruch. Nederl. Tijdschr. Geneesk. **1931 I**, 2061. — FOSTER jr., INO M. et DUVAL PREY: Craniocerebral injuries. Amer. J. Surg. **22**, 420 (1933). — FOURMESTRANA, J. DE: Deux observations de traumatismes craniens graves traitées par drainage sous occipital, après résection de l'arc postérieur de l'atlas. Bull. Soc. nat. Chir. Paris **59**, 1240 (1933). — FOZ, ANTONIO: Partielle Amnesie nach einem Schädeltrauma bei einem Kind. Bol. Inst. psiquiátr. Fac. Ci. méd. Rosario **2**, 280 (1920). — FRÄNKEL: Über Trauma- und Sarkomentstehung. Münch. med. Wschr. **1921 II**, 1278. — FREUND, C. S.: Über den Nutzen der frühzeitigen Ohruntersuchung bei Unfallverletzten. Internat. Zbl. Ohrenusw. Heilk. **33**, 218 (1930). — FRIBOURG-BLANC, A. et P. MASQUIN: Les séquelles psychiques tardives des grandes traumatismes craniens. Ann. Méd. lég. etc. **10**, 488 (1930). — FRIBOURG-BLANC, A. et GAUTHIER: De l'importance de la radiographie de la loge occipitale dans l'expertise et le diagnostic étiologique des troubles labyrinthiques et neurologiques. Ann. Méd. lég. etc. **10**, 474 (1930). — FRIEDMANN: Über einen Fall von Mischgeschwulst (Gliom plus Epitheliom) des Rückenmarks. Dtsch. Z. Nervenheilk. **39**, 287 (1910). — FRIEDMANN, ADOLF u. ST. KRAUSS: Aphasische Syndrome bei toxisch-infektiösen und traumatischen Erkrankungen. Zbl. Neur. **54**, 168 (1930). — FRIEDMANN, M.: Über eine besonders schwere Form von Folgezuständen nach Gehirnerschütterung. Arch. f. Psychiatr. **23**, 230 (1892). — FRIST, JOACHIM: Bemerkungen zu HEIDLERS Arbeit: Über die Bedeutung der intrakraniellen Läsion der Neugeborenen für die Geburtshilfe. Wien. klin. Wschr. **41**, 93 (1928). — FRÖDING, C. A.: Le nerf auditif et les lésions intracraniennes produites par l'accouchement chez le nouveau-né. Acta oto-laryng. (Stockh.) **13**, 489 (1929). — FRÖHLICH, E.: Zur Prognose der traumatischen Gehirnschädigungen. Ärztl. Sachverst.ztg **35**, 74 (1929). — FROELICH et ALBERT MOUCHET: Spondylite traumatique (Maladie DE KÜMMEL-VERNEUILE). J. de Chir. **36**, 601 (1930). — FRÜND, H.: Ein Fall von Querschnittlähmung des Rückenmarks nach traumatischer Luxation der Halswirbelsäule; geheilt durch Laminektomie. Dtsch. Z. Nervenheilk. **117/119**, 157 (1931). — FUCHS, ALFRED: Zur Pathologie und Symptomatologie der Commotio cerebri. Wien. med. Wschr. **77**, 1229 (1927). — Demonstration von Rückenmarksverletzungen. Wien. klin. Wschr. **1915 I**, 104, 136. — FUCHS, B.: Hyperalgesiezonen nach Trauma. Russk. Klin. **10**, 133 (1928). — FUMAGALLI, C. RODOLFO: Le fratture del rachide. Arch. di Ortop. **46**, 7 (1930). — FUTER, D.: Trauma, Infektion und Poliomyelitis. Arch. f. Psychiatr. **93**, 130 (1931).

GALLI, ROMEO: Una rara lesione rachidea Scoppio isolato di un disco intervertebrale. Chir. Org. Movim. **15**, 575 (1931). — GAMPER: Schußverletzung der Cauda equina. Wien. klin. Wschr. **1915 I**, 119, 411. — GARAVEN: Grands traumatismes de la colonnes cervicale sans troubles médullaires. Bull. Soc. nat. Chir. Paris **56**, 1167 (1930). — GARROTTI, L. G.: Contributo allo studio delle fratture dei processi trasversi delle vertebre lombari. Ortop. e Traumatol. Appar. Mot. **3**, 23 (1931). — GAUGELE: Spondylitis deformans und Trauma.

Z. orthop. Chir. **51**, 74 (1929). — GAUPP: Neurosen nach Kriegsverletzungen. Verh. Ges. dtsch. Nervenärzte, S. 115. Leipzig: F. C. W. Vogel 1917. — GAUPP, R.: Zweikernige Ganglienzellen in traumatischen Hirndefekten. Z. Neur. **149**, 1222 (1933). — GEERT-JORGENSEN, EINAR: Spättraumatische Hirnleiden. Hosp.tid. (dän.) **1931 II**, 786. — GEHUCHTEN, PAUL VAN: L'hématome sous-dural chronique. Rev. d'Otol etc. **10**, 651 (1932). Arachnoidite posttraumatique. Revue neur. **40 I**, 1014 (1933). — GEHUCHTEN, P. VAN et P. MARTIN: Les hématomes sous-duraux chroniques. Revue neur. **39 II**, 178 (1932). — GELDEREN, D. N. VAN: Traumatisches, chronisches, subdurales Hämatom. Nederl. Tijdschr. Geneesk. **1931 I**, 2973. — GENNES, L. DE: Bradycardie paroxystique avec crises épileptiformes, survenue à la suite d'une hématomyélie traumatique. Action de la digitale sur les accidents. Bull. Soc. méd. Hôp. Paris **45**, 755 (1929). — GEMELLI et PONZO: Les facteurs psychophysiques, qui prédisposent aux accidents de la rue. J. de Psychol. **30**, 787 (1933). — GENNEWEIN, F.: Die mechanischen Vorgänge bei der Hirnerschütterung. Bruns' Beitr. **28** (1923). — GERHARTZ, H.: Lumbaldrucksteigerung als Spätfolge von Schädelverletzungen. Med. Klin. **1929 II**, 1240. — Chronische traumatische Gehirnschädigung. Dtsch. Z. Nervenheilk. **120**, 8 (1931). — GERINGER, JOH.: Über die Schwierigkeiten bei der Begutachtung alter, ausgeheilter Kriegsverletzungen. Beitr. gerichtl. Med. **9**, 176 (1929). — GERVAIS: Einige Bemerkungen zum „vorbestandenen Zustand". Schweiz. med. Wschr. **1926 II**, 1254. — GERVER, A.: Zur Frage der Entstehung der motorischen Lähmungen bei den Kleinhirnschädigungen. Ž. Nevropat. (russ.) **22**, 367 (1929). — GIANNANTONI, C.: Contributo alla conoscenca della patogenesi traumatiche dei muscoli estrinseci dell' occhio. Lett. oftalm. **6**, 337 (1929). — GIANTURIO, GIULIO: Ventuno casi di lesioni violente del cranio e dell' encefalo. Arch. ital. Chir. **23**, 349 (1929). — GIELEN: Meningitis serosa cystica nach Kopftrauma. Nervenarzt **1**, 487 (1928). — GIOIA, TERENCIO: Schädelgehirntrauma als Betriebsunfall. Semana méd. **1931 I**, 444. — Ankylosierende posttraumatische Wirbelsäulenaffektionen. Semana méd. **1931 I**, 1037. — Zur ALBEEschen Transplantation bei Wirbelfrakturen. Semana méd. **1931 II**, 1700. — GLASER, JEROME: Late death as a result of cerebral haemorrhage at birth. Amer. J. Dis. Childr. **37**, 807 (1929). — GÖTZ, HERMANN: Zur Differentialdiagnose der dauernden traumatischen Hirnschädigung. Mschr. Unfallheilk. **34**, 265 (1927). — GOLD, ERNST: Über posttraumatische Wirbelsäulentuberkulose. Mschr. Unfallheilk. **38**, 200 (1931). — Chirurgie der Wirbelsäule. Neue deutsche Chirurgie, Bd. 54. Stuttgart: Ferdinand Enke 1933. — GOLDFLAM, S.: Beiträge zur Ätiologie und Symptomatologie der spontanen subarachnoidalen Blutungen. Dtsch. Z. Nervenheilk. **76**, 158 (1923). — GOLDSCHEIDER: Zur Theorie der traumatischen Neurosen. v. LEYDEN-Festschrift 1902. — GOLDSTEIN, K.: Über körperliche Störungen bei Hirnverletzten. Münch. med. Wschr. **1917 II**, 1249. — GOLDSTEIN, K. u. FR. REICHMANN: Über praktische und theoretische Ergebnisse aus den Erfahrungen an Hirnschußverletzten. Erg. inn. Med. **1920**. — GORDON, ALFRED: Delayed organic diseases of the nervous system following traumatism and the question of appraisal of disability for compensation. Ann. int. Med. **4**, 1313 (1931). — GORONCY, C.: Über Handlungsfähigkeit nach schwerer Kopfverletzung. Dtsch. Z. gerichtl. Med. **15**, 239 (1930). — GOULDEN, CHARLES: The ocular manifestations of head injuries. Trans. ophthalm. Soc. U. Kingdom **49**, 333 (1929). — GOURDON, J.: Les troubles anatomiques tardifs consécutifs aux traumatismes de rachis. Proc. verb. 39, Congr. franç. Chir. **1930**, 100. — GOWERS, W. R.: Epilepsie, 2. Aufl., übers. von Dr. MAX WEISS. Leipzig-Wien: Franz Deuticke 1902. — GOZZANO, MARIO: Sulla origine delle cellule granulo-adipose nelle ferite cerebrali. Riv. mens. **1**, 377 (1928). — GRABE, E. v.: Beitrag zur Frage der Begutachtung Kopfverletzter. Z. Neur. **128**, 615 (1930). — GRADOJEVIČ, BORIVOJE: Reposition einer schweren Wirbelluxation mit Fraktur. Slov. Sborn. ortop. **6**, 331 (1931). — GRAHAM-BROWN nach LHERMITTE: Revue neur. **1932**. — GRANT: Chronic subdural haemorrhagie. Philadelphia Neurol. Soc., 25. April 1930. — GRASSHEIM, KURT: Über den Zusammenhang zwischen Unfall, Erysipel und zentraler Fettsucht. Dtsch. med. Wschr. **1930 II**, 1617. — GREELY, PAUL W.: Bilateral (ninety degree) rotatory dislocation of the atlas upon the axis. J. Bone Surg. **12**, 958 (1930). — GREEN, THEODORE C.: Intracranial haemorrhage in the new-born. Boston med. J. **197**, 1302 (1928). — GRISWOLD et JELSMA: The relationship of chronic subdural hématoma and pachymeningitis haemorrhagica interna. Arch. Surg., Juli **1927**. — GROSS, WILHELM: Zur Frage: Gehirnerschütterung oder Rentenbegehren? in Nr 9, 1931 dieser Zeitschrift. Z. Bahnärzte **26**, 303 (1931). — GROSSONI, ALFREDO: Contributo allo studio dei rapporti fra trauma e morbo di Parkinson. Cervello **9**, 85 (1930). — GROVE, W. E.: Otologic observations in trauma of the head. A clinical study based on forty two cases. Arch. of Otolaryng. 8, 249 (1928). — GRÜB, ANTON: Zur Psychologie der Eisenbahnunglücke und Eisenbahnunfälle. Arch. f. Psychiatr. **69**, 207 (1929). — GRÜN, RICHARD: Starkstromverletzung und Hirnerschütterung als ausbruchsbegünstigende Faktoren bei der Entstehung einer Psychose. Ärztl. Sachverst.ztg **36**, 211 (1930). — Zur Kenntnis organischer Folgeerscheinungen nach Einwirkung von Elektrizität. Dtsch. med. Wschr. **1932 II**, 1479. — GRÜNEWALD, MAX: Sind tötlich Verletzte noch handlungsfähig? Mschr. Kriminalpsychol. **19**, 540 (1928). — GRULEE, CLIFFORD, G.: The diagnosis of intracranial hemorrhage in the new-born. N. Y. State J. Med. **31**, 1032 (1931). — Grushey, R.: Trauma der Wirbelsäule. Hefte Unfallheilk. H. 8, 36. — Guerinot, A. J.: Head injuries and ear disturbances. Laryngoscope **43**, 61 (1933). — Guillain: L'Albuminurie massive dans le diagnostic des hémorrhagies meningées. Presse méd. **1915**, 441, 1055. — Guillain et Raymond Garcin: Le syndrome de Brown-Séquard d'origine traumatique. Ann. Méd. **29**, 361 (1931). — Guillaumet: Deux cas de paralysie multiple des nerfs craniens d'origine traumatique. Rev. d'Otol. etc. **8**, 385 (1930). — Guleke, N.: Über die doppelten Brüche der Wirbelsäule. Chirurg **1**, 907 (1929). — Gumpertz, Karl: Ist die Reaktionstheorie der nach Unfällen auftretenden Nervenschädigungen aufrecht zu erhalten? Zbl. Neur. **57**, 430 (1931). — Gurdijan, E. S.: Ear complications in acute craniocerebral injuries. A study of 476 cases. Radiology **18**, 74 (1932). — Alternating oculomotor paralysis in traumatic middle meningeal hemorrhage. Arch. of Neur. **29**, 26 (1932). — Studies on acute cranial and intracranial injuries. Ann. Surg. **979**, 327 (1933). — Guseo, P.: Über Nah- und Fernresultate der operativen Behandlung der traumatischen Epilepsie. Nov. Chir. (russ.) **10**, 363 (1930). — Gussenbauer: Die traumatischen Verletzungen, 1880; s. a. Prag. med. Wschr. **1880**; **1893**. — Guttmann: Trauma und Wirbelsäule. Hefte Unfallheilk. **1931**, H. 8, 37. — Guttmann, Erich: Zur Symptomatologie der Hirnkontusion. Die mangelnde Ernstwertung der eigenen Krankheitserscheinungen. Nervenarzt **4**, 207 (1931). — Guttmann, Ludwig: Trauma und Nervensystem. Z. Bahnärzte **26**, 233 (1931).

Hämäläinen, M.: Über Kompressionsbrüche der Wirbelsäule. Duodecim (Helsingfors) **42**, 769 (1926). — Über den Entstehungsmechanismus der Gehirnrupturen. Duodecim (Helsingfors) **44**, 975 (1928). — Über den Entstehungsmechanismus der Hirnrupturen auf Grund eines Falles zentraler Ruptur. Dtsch. Z. gerichtl. Med. **13**, 332 (1929). — Die traumatische Epilepsie. Duodecim (Helsingfors) **46**, 1 (1930). — Hall, Artur J.: A lecture of three cases of spontaneous subarachnoid hemorrhage; with special reference to the occurence of massive albuminuria and Korsakows syndrome. Brit. med. J. **1929**, Nr 3570, 1025. — Halpern, L.: Zur Frage der traumatischen Entstehung Wilson-ähnlicher Zustände. Dtsch. Z. Nervenheilk. **127**, 229 (1932). — Hamant, A. L., Cornil et M. Mosinger: Le syndrome abdominal aigu des sections physiologiques de la moelle. Presse méd. **1930 I**, 857. — Hamburger, R.: Über Gefäßthrombosen junger Kinder. Jb. Kinderheilk. **91**, 439 (1920). — Hamm: Eigener schwerer Unfall mit Schädelverletzung. Z. Bahnärzte **27**, 43 (1932). — Hammes, E. M.: Delayed traumatic intracranial hemorrhage. Minnesota Med. **12**, 86 (1929). — Hammond, Roland: The importance of apparently minor injuries to the spine J. amer. med. Assoc. **91**, 1607 (1928). — Hanke, Hans: Über aseptische eitrige Meningitis nach Unfall. Dtsch. Z. Chir. **229**, 385 (1930). — Hansen, Jens: Zur Klinik der gelähmten Blase. Arch. orthop. Chir. **29**, 342 (1931). — Harbaugh, R. W. and R. E. Haggard: Fractures of the spine with and without operation. California Med. **32**, 325 (1930). — Harbitz, F.: Können Aneurysmen der Schädelgrundfläche (eventuell mit tödlicher Verblutung) durch Trauma entstehen? Dtsch. Z. gerichtl. Med. **19**, 463 (1932). — Harbitz, Francis: Über traumatische Hirnblutungen. Posttraumatische „Spätblutungen". Norsk Mag. Laegevidensk. **92**, 501 (1931). — Harrow, Rud.: Traumatic epilepsy treated by excision of the cerebral cortex according to the Penfield-Förster method. Arch. of Neur. **26**, 233 (1931). — Hartmann: Über Geistesstörungen nach Kopfverletzungen. Arch. f. Psychiatr. **15** (1884). — Hartmann, F.: Klinische und pathologisch-anatomische Untersuchungen über die unkomplizierten traumatischen Rückenmarkserkrankungen. Jb. Psychiatr. **19**, 380 (1900). — Hashiguchi, Masaki: Experimentelle Untersuchungen über den traumatischen Hydrocephalus. Arb. neur. Inst. Wien **29**, 108 (1927). — Hasselbach, Hanskarl v.: Ependymäres Gliom des IV. Ventrikels. Zugleich ein Beitrag zur Frage des Zusammenhangs zwischen Schädeltrauma und Hirntumor. Beitr. path. Anat. **86**, 120 (1931). — Hassin, Z.: Changes in the brain in legal electrocution. Arch. of Neur. **30**, 1046 (1933). — Haumann, Walter: Die Wirbelbrüche und ihre Endergebnisse. Stuttgart: Ferdinand Enke 1930. — Hauptmann: Hirndruck. Stuttgart: Union d. Verlagsges. 1914 (neue deutsche Chirurgie) 11, 1914. — Die Epilepsie im Lichte der Kriegserfahrungen. Berlin: Julius Springer 1918. — Hauser: Syringomyelie und Metalues. Arb. neur. Inst. Wien **34**, 101 (1932). — Head and Riddoch: The automatic bladder excessive sweating. Brain **40**, 188 (1917). — Hecht, Paul u. Paul Weil: Polycythämie und Hirnerschütterung. Ärztl. Sachverst.ztg **35**, 35 (1929). — Heidler, Hans: Die Bedeutung des Geburtstraumas für den Schädel des Neugeborenen. Wien. med. Wschr. **1930 I**, 460. — Heigl, R.: Bruch des 12. Halswirbels, Verbiegung der verkalkten Aorta descendens. Röntgenpraxis **3**, 833 (1931). — Heise, Karl: Zur Pathologie und Therapie der Gehirnerschütterung. Mschr. Unfallheilk. **36**, 120 (1929). — Hellenthal, Elmar: Über das Zustandekommen, die Häufigkeit und die Lokalisation der Contrecoupverletzungen des Groß- und Kleinhirns. Dtsch. Z. gerichtl. Med. **21**, 231 (1933). — Hellner, Hans: Wirbelfrakturen und Spondylitis deformans. Arch. orthop. Chir. **29**, 417 (1931). — Helsmoortel, jr., Jehan, Léon Bouwens et Ludo van Bogaert: Le syndrome résiduel des traumatismes cranio-cerebraux fermés. Rev. d'Otol etc. **10**, 581 (1932). — HELSMOORTEL, jr., NYSSEN et THIEUPONT: Les troubles olfactivs dans les traumatismes cranio cerebraux. Rev. d'Otol. etc. **11**, 489 (1933). — J. belg Neur. et Psychiatr. **33**, 427 (1933). — HENDRICK, H.: Epilepsie jacksonienne probablement d'origine traumatique. J. de Neur. **30**, 236 (1930). — HENSCHEN: Die diagnostische und therapeutische Fontanellenaspiration des subduralen Geburtshämatoms der Neugeborenen. Zbl. Gynäk. **37**, 925 (1913). — HENSCHEN, C.: Über die Ursachen der postkommotionellen und postkontusionellen Hirndrucks, insbesondere über Hirnödem, Hirnschwellung und Hirnverkleinerung nach Schädelverletzungen. Zbl. Chir. **54** (1927). — HENSCHEN, K.: Diagnostik und Operation der traumatischen Subduralblutung. 41. Chir.-kongr. 1912, Teil 2, S. 269. — HENSSGE, ERNST: Paralysis agitans und Trauma. Z. Neur. **110**, 796 (1927). — HERRMANN, LOUIS G.: Bullet free in the spinal canal causing delayed neurological manifestations. Ann. Surg. **86**, 830 (1927). — HERZOG, J.: Über ein eigentümliches Syndrom nach Traumen der Wirbelsäule. Z. Neur. **137**, 449 (1931). — HERZOG, ARNOLD: Zur Bewertung von Kreuzbeinfrakturen. Chirurg **4**, 111 (1932). — HEULS et GUILMAIN: Hémorrhagie sousarachnoidienne traumatique avec liquide de ponction lombaire clair, vérification opératoire, guérison. Revue neur. **39 II**, 494 (1932). — HEYDE, W.: Zur Frage des traumatischen Parkinsonismus, zugleich ein Beitrag zur Kenntnis extrapyramidal motorischer Störungen nach Hirnverletzungen. Arch. f. Psychiatr. **97**, 600 (1932). — HIGIER: Verh. Warschau. ärztl. Ges. **1915**, 3. Ref. Neur. Zbl. **1916**, 371, 376. — HIGIER, HENRYK: Die Geburt als Hirntrauma und die dominierende Rolle der Geburt in der Pathologie des Kindesalters. Polska Gaz. lek. **1928 II**, 573. — Spätfolgen von Schädel- und Hirnverletzungen. Polska Gaz. lek. **7**, 169 (1928). — HILDEBRANDT, H.: Zur Psychologie der Ungefährdeten. Psychotechn. Z. **3**, 1 (1928). — HILDEBRANDT, H. u. K. ROSS: Individuelle Unfallsaffinität. Veröff. Med.verw. **36**, H. 5. Berlin: Richard Schoetz 1932. — HIRSCH, LUDWIG u. F. LEPPMANN: Fingierte Unfälle. Ärztl. Sachverst.ztg **37**, 1 (1931). — HIRSCHFELD, ISTVAN: Posttraumatische Spätblutung im Gehirn. Gyógyászat (ung.) **1930 II**, 833. — HOCHE, A. E.: Selbstmord nach Unfall; der Begriff „organisch“ in der Privatversicherung. Nervenarzt **4**, 482 (1931). — HÖLTJE, H.: Die Folgeerscheinungen der Commotio cerebri. Inaug.-Diss. Hamburg 1933. — HÖSSLY, H.: Das Verhalten der Pupillen beim traumatischen Hirndruck (Compressio cerebri). Mitt. Grenzgeb. Med. u. Chir. **1918**, 25. — HOFF, HANS: Experimentelle Studien zur Frage des postkommotionellen Hirnödems. Z. Neur. **129**, 583 (1930). — HOLDEN, G. H. R. and H. S. LE MARQUAND: Cerebral hemorrhage in a healthy child due to trauma with recovery. Lancet **1929 I**, 229. — HOLFELDER, HANS: Über Begutachtung von Wirbelschäden. Röntgenpraxis **2**, 865 (1930). — HOLLAND: Cranial strees in the foetus during labour and the effects of excessive strees on the intracranial contents. J. Obstetr. **29**, 549 (1923). — HOLMES, WILLIAM H.: Chronic subdural hemorrhage. Subdural hemorrhage cyst. traumatic pachymeningitis haemorrhagica interna; compression tardive, with report of cases. Arch. of Neur. **28**, 162 (1928). — HOLTHAUS u. WICHMANN: Liquorveränderungen nach elektrischen Unfällen. Psychiatr.-neur. Wschr. **1933 I**, 182. — HOMMA, HANS: Über die Mechanik der Atlasverletzungen durch Sturz auf den Kopf. Arch. klin. Chir. **160**, 151 (1930). — HORN, PAUL: Über nervöse Erkrankungen nach Eisenbahnunfällen. Bonn: Markus & Weber 1913. — HORRAX, G.: Head injuries and some of their complications. Amer. J. Surg. **18**, 1 (1932). — HOTTINGER, A.: Über die Aufzucht frühgeborener Kinder im Baseler Kinderspital. Abh. Kinderheilk. **1928**, H. 20. — HUBER, E.: Spondylolisthesis als Unfallsfolge? Mschr. Unfallheilk. **38**, 301 (1931). — HÜGELMANN: Die Commotio cerebri und ihre Bewertung. Münch. med. Wschr. **1929 II**, 1634. — HUET, M. P.: Les fractures méconnues des corps vertébraux. J. de Chir. **34**, 15 (1929). — HUGEL: Über Rückenmarksverletzungen im Weltkrieg. Dtsch. Z. Chir. **215**, 295 (1929). — HURST: Nach v. SARBÓ. — HUSTIN, A.: Quelques notions peu connues ou controverses sur les traumatismes de la colonne vertébrale. Le Scalpel **1931 II**, 1393.

IRELAND, JAY: Fracture of the skull on children. Arch. Surg. **24**, 23 (1932). — IRVING, FREDERICK, C.: The obstetrical aspect of intracranial hemorrhage. New England J. Med. **203**, 499 (1930). — ISELIN, HANS: Inwiefern darf nach Wirbelsäulentrauma die KÜMMELLsche Krankheit unsere Behandlung und unfallmedizinische Beurteilung bestimmen? Zur Spondylitis traumatica. Schweiz. med. Wschr. **58**, 645 (1928). — ISSERLIN, A.: Angioneurotische Störungen nach Hirnverletzung. Heilung unter Insulineinfluß. Arch. f. Psychiatr. **87**, 845 (1929). — ISSERLIN, M.: Über die Bedeutung der Erfahrungen an Kriegshirngeschädigten. Nervenarzt **3**, 569 (1930). — D'ISTRIA, ANTONIO: Un caso di struma cranica. Atti Congr. ital Radiol. med. **2**, 108 (1930).

JACKSON, A. A.: Present-day management of brain injuries. Internat. J. of Med. **43**, 629 (1930). — JACKSON, H., KUTSUNAI, LEADER, JOSEPH: Effect of hypertonic Destrose solutions on intracranial pressure in acute cranial injuries. J. Amer. med. Assoc. **100**, 731 (1933). — JAFFÉ, R. H.: Traumatic porencephaly. Arch. of Path. **8**, 787 (1929). — JÁKI, JULIUS: Beiträge zur Lehre von den Wirbelsäulenverletzungen. Arch. orthop. Chir. **28**, 640 (1930). — JAKOB: Experimentelle Untersuchungen über die traumatische Schädigung des Zentralnervensystems. Histol. Arb. Großhirnrinde **5**, 182 (1913). — JANOTA, OTAKAR:

Gliedmaßenscheinbilder nach schweren Nervenverletzungen. Čas. lék. česk. **1929 I**, 329. — Jaschke, Rud. Th. v.: Schädeltrauma und praktische Geburtshilfe. Arch. Gynäk. **134**, 1 (1928). — Geburtshilfe und Hirnschädigungen durch die Geburt. Zbl. Gynäk. **1929**, 450. — Jaso, E.: Die meningo-encephalitischen Blutungen der Neugeborenen. Med. ibera **1930 II**, 625. — Jefferson, G.: Remarks on the treatment of acute head injuries. Brit. med. J. **1933**, Nr 3800, 807. — Jellinek, St.: Zur militärischen Konstatierung der Epilepsie. Wien. klin. Wschr. **1915 I**, 35. — Über elektropathologische Semiotik und Kausalität. Dtsch. Z. gerichtl. Neur. **12**, 104 (1928). — Über die Heilwirkung der Lumbalpunktion bei schweren elektrischen Unfällen. Wien. klin. Wschr. **41**, 622 (1928). — Warum ist die konservative Therapie elektrischer Unfälle durch eine aktive zu ersetzen? Wien. klin. Wschr. **1928 I**, 766. — Über seltsame Ursachen elektrischer Unfälle. Beitr. gerichtl. Med. **9**, 110 (1929). — Elektrische Verletzungen. Leipzig: Johann Ambrosius Barth 1932. — Jellinek, St. u. Eugen Pollak: Über Veränderungen des Zentralnervensystems nach Starkstromverletzungen. Virchows Arch. **293**, 165 (1934). — Jelsma, F.: Chronic subdural Hematome. Arch. Surg., Juli **1930**. — Jensen, Fr. G.: On the etiological importance of birth injury in children with congenital spastic paraplegia. Acta obstetr. scand. **6**, 392 (1927). — Jessen, H.: Treatment of traumatic headache by insufflation of air. Acta psychiatr. (København.) **8**, 71 (1933). — Jiann, St.: Betrachtungen über 4 Fälle von Querfortsatzfrakturen der Lendenwirbel. Rev. scient. med. **17**, 963 (1928). — Jirasek, Arnold: La luxation des vértèbres cervicales et la question de leur réduction. Bull. Soc. nat. Chir. Paris **56**, 1434 (1930). — Joannovits, G.: Zur Wirkung fermentativ gewonnener Spaltungsprodukte aus Geweben und Bakterien. Wien. klin. Wschr. **1920 I**, 649. — Joel, Walter: Die traumatischen Einwirkungen auf das Gehirn des Neugeborenen infolge des Geburtsvorganges. Zbl. Gynäk. **1929**, 2778. — John, Walter: Zur Frage des objektiven Nachweises funktioneller Folgeerscheinungen von Hirntraumen. Dtsch. med. Wschr. **1933 II**, 1054. — Jokl, Ernst: Die Sportkrankheit. Klin. Wschr. **1930 I**, 984. — Jones, F. C.: The vascular lesions in some cases of middle meningeal hemorrhage. Lancet **1912 II**, 7. Jones, R. Watson: Manipulative reduction of crush fractures of the spine. Brit. med. J. **1931**, Nr 3659, 300. — Josselin, de Jong R.: Einige Bemerkungen über Tod und Scheintod durch Einwirkungen des elektrischen Stromes. Nederl. Tijdschr. Geneesk. **1931 I**, 563. — Juvara, E. e V. Dimitriu: Luxation atloido-axoidienne avec phénomènes compressifs. Opération secondaire. Lyon chir. **25**, 668 (1928).

Kadyi: Über die Blutgefäße des menschlichen Rückenmarks. Lemberg 1889. — Kaila, Martti: Kann traumatische Epilepsie als Folge einer unkomplizierten einfachen Gehirnerschütterung entstehen? Acta psychiatr. (København.) 8, 549 (1933). — Kaldewey, W.: Zur Frage der Frühepilepsie nach Unfall. Mschr. Unfallheilk. **37**, 161 (1930). — Kalkoff, K.: Berichte über Reihenuntersuchungen an 40 schwer Schädelhirnverletzten mit dem Muckschen Adrenalin-Sondenversuch. Z. Hals- usw. Heilk. **28**, 578 (1931). — Kann, M.: Beitrag zur Diagnose intrakranieller Blutungen bei Neugeborenen. Pedjatr. polska **12**, 186 (1932). — Karitzky, B.: Hirndruck bei stumpfen Kopfverletzungen. Dtsch. Z. Chir. **242**, 1 (1933). — Karplus: Über Erkrankungen nach Granatexplosionen. Wien. klin. Wschr. **1915 I**. — Über Störungen der Schweißsekretion bei Verwundungen des Nervensystems. Jb. Psychiatr. **37** (1916); s. a. Wien. klin. Wschr. **1919 I**, 32. — Das Verhalten der unteren Sacralsegmente bei zentralen Sensibilitätsstörungen. Z. Neur. **41**, 290 (1918). — Organische, nichttraumatische Nervenkrankheiten bei Kriegsteilnehmern. Wien u. Leipzig: Perles 1919. — Karsch, Johannes: Zertrümmerung des Balkens im Gehirn ohne Schädelbasisfraktur. Frankf. Z. Path. **42**, 375 (1931). — De Kat, W.: Jets over objectief controleerbare verschijnselen van Commotio cerebri. Psychiatr. Bl. (holl.) **37**, 105 (1933). — Katzenstein, Erich: Veränderungen der Pupillenform bei Commotio et Contusio cerebri. Schweiz. Arch. Neur. **27**, 1 (1931). — Kasuistischer Beitrag zur Frage der „traumatischen Myelodelese". Nervenarzt **5**, 192 (1932). — Kaufmann: Spezielle pathologische Anatomie, 1922. S. 1497. — Kaulbersz, v.: Zur Frage der Sensibilitätsstörungen nach Kriegsbeschädigungen des Rückenmarks. Mitt. Grenzgeb. Med. u. Chir. **30**, 248 (1918). — Die elektrische Erregbarkeit der Nerven und Muskeln bei totaler Querschnittsläsion des Rückenmarks. Mitt. Grenzgeb. Med. u. Chir. **30** (1918). — Kehrer: Das Problem der sogenannten traumatischen Encephalopathien. Dtsch. med. Wschr. **1933 I**, 157. — Kehrer, E.: Zum röntgenologischen Nachweis der Hypertorsion in der kindlichen Halswirbelsäule. Strahlentherapie **37**, 609 (1930). — Kermauner: Nach Dollinger. — Kienböck: Kritik der sogenannten „traumatischen Syringomyelie". Jb. Psychiatr. **21**, 50 (1902). — Über Genickbruch. Wien. med. Wschr. **1927 II**, 1584. — King, E. L. and Maud Löber: Diagnosis and treatment of intracranial hemorrhage in the new-born. New Orleans med. J. **82**, 841 (1930). — Kingreen, Otto: Die Röntgenuntersuchung isolierter Wirbelkörperfrakturen. Dtsch. med. Wschr. **1929 II**, 1302. — McKinnon, Andrew P.: Fractures and dislocations of the spine. Canad. med. Assoc. J. **25**, 35 (1931). — Kissinger, Philipp: Beitrag zur Entstehung und Verschlimmerung von bösartigen Geschwülsten durch Traumen. Ärztl. Sachverst.ztg **35**, 19 (1929). — Kleinhans, Emil: Luxationsfraktur des 2. Halswirbels — eine Fehldiagnose. Röntgenpraxis **3**, 836 (1931). — KLESTADT u. ROTTER: Bin Beitrag zum spontanen Vorbeizeigen als Kleinhirnsymptom. Arch. f. Psychiatr. **84**, 93 (1928). — KLIENE, BERGER: Die Lymphocyteneinstellung des normalen Blutes. Münch. med. Wschr. **1917 I**, 757. — Hirntrauma und Folgen. Mschr. Psychiatr. **68**, 339 (1928). — Kopftrauma und Spätapoplexie. Obergutachten. Med. Klin. **1930 II**, 1678. — KLOTZ, RUDOLF: Commotio cerebri. Med. Welt **1933**, 376. — KLUGE, ANDREAS: Trauma und Parkinsonismus. Z. Neur. **117**, 1 (1928); s. a. V. Congr. Unfallheilk. Opera collecta **1929**, 273. — Psychologische Unfallneigung im Kriege. Arch. f. Psychiatr. **84**, 739 (1928). — KNAUER, A.: Zur Erkennung und Begutachtung der Hirnerschütterung und ihrer Spätfolgen. Mschr. Unfallheilk. **36**, 337 (1929). — KNAUER u. ENDERLEN: Die pathologische Physiologie der Hirnerschütterung nebst Bemerkungen über verwandte Zustände. J. Psychol. u. Neur. **29**, 1 (1922). — KNOFLACH, J. G.: Über Distorsionen der Lendenwirbelsäule bei Sportunfällen. Wien. klin. Wschr. **1932 I**, 136. — KOBAYASHI, GISAKU: Zur Frage der traumatischen Hämorrhagie. Arb. neur. Inst. Wien **32**, 283 (1930). — KOCH u. FILEHNE: Beiträge zur experimentellen Chirurgie. Arch. klin. Chir. **1874**, 17. — KOCHER: Hirnerschütterung, Hirndruck. NOTHNAGELs spezielle Pathologie und Therapie, Bd. 9, 3. Wien: Alfred Hölder 1901. — KOCHER u. FERRARI: Chirurgische Beiträge zur Physiologie des Gehirns. Modena: Spallanzani 1882. — KOLLE, KURT: „Hysterie" als Fehldiagnose. Med. Klin. **1931 I**, 778. — KÖNIG, E.: Über homolaterale Hemiplegie bei Meningealverletzung. Dtsch. Z. Chir. **218**, 370 (1929). — KONJETNY u. WEILAND: Nach GOLDSTEIN. — KOOPMANN, HANS: Weiterer Beitrag zur Frage des Hirntraumas und seiner tödlichen Folgen. Mschr. Unfallheilk. **1925**, H. 5. — KRABBEL, MAX: Syringomyelie und Unfall. Mschr. Unfallheilk. **36**, 249 (1929). — KRATZEISEN, ERNST: Ein Beitrag zur Frage des Hirntraumas und seiner tödlichen Folgen. Mschr. Unfallheilk. **1924**. — KRAUSE u. SCHUM: Die epileptischen Erkrankungen. Neue deutsche Chirurgie, Bd. 49a und b. Stuttgart: Ferdinand Enke 1931—1932. — KREHL: Pathologische Physiologie, 7. Aufl. Leipzig 1912. — KREKEL: Über körperliche Veränderungen bei Hirnverletzten. Diss. Frankfurt a. M. 1917. — KRÖNLEIN: Über die Trepanation bei Blutungen aus der Arteria meningea media und geschlossener Schädelkapsel. Dtsch. Z. Chir. **23** (1886). — Weitere Bemerkungen über die Lokalisation der Hämatome der A. meningea media. Beitr. klin. Chir. **13** (1895). — KRÜGER u. MAUSS: Über Schußschädigungen des Rückenmarks. Münch. med. Wschr. **1916 I**, 109; s. a. Bruns' Beitr. **108**, 143 (1917). — KÜMMELL sen., HERMANN: Die posttraumatische Wirbelerkrankung, sogenannte KÜMMELLsche Krankheit. Mschr. Unfallheilk. **35**, 65 (1928). — Der heutige Standpunkt der posttraumatischen Wirbelerkrankung (KÜMMELLsche Krankheit). Arch. f. Orthop. **26**, 471 (1928). — KUSS, H.: Spondylitis deformans und Unfall. Münch. med. Wschr. **1929 II**, 1383. — KUTZINSKI: Neur. Zbl. **1915**, 614.

LAÇKA, A.: Beitrag zur Prognose intrakranieller Blutungen bei Neugeborenen. Pedjatr. polska **12**, 216 (1932). — LAGROT, F.: La spondylose traumatique existé-t-elle en dehors de toute fracture rachidienne? Slov. Sborn. ortop. (tschech.) **4**, 385 (1929). — LAIGNEL-LAVASTINE, M. et HENRI DESVILLE: Un cas d'hématomyélie traumatique. Ann. Méd. lég. etc. **9**, 38 (1929). — LAIGNEL-LAVASTINE, M., PIERRE KAHN u. JEAN FOUGUET: Aphasie de Wernicke á prédominance de cécité verbale avec aphasie par fracture du crâne. Encéphale **24**, 836. — LANDAU: Das diffuse Gliom des Gehirns. Frankf. Z. Path. **5** (1910). — LANDÉ, LOTTE: Zur Kritik der ätiologischen Überschätzung des Geburtstraumas. Z. Kinderheilk. **44**, 535 (1927). — LANGE, MAX: Wie groß ist die Zahl der Krüppel, deren Leiden auf ein Geburtstrauma zurückgeht? Münch. med. Wschr. **1929 II**, 1211. — LANGWORTHY, ORTHELLO R.: Histological changes in nerve cells following injury. Bull. Hopkins Hosp. **47**, 11 (1930). — Nerve cell injury in cases of human electricution. J. amer. med. Assoc. **95**, 107 (1930). — LANGWORTHY, ORTHELLO R. and WILLIAM B. KOUWENHOVEN: An experimental study of abnormalities produced in the organism by electricity. J. ind. Hyg. **12**, 31 (1930). — LANTUÉJOUL, P.: Les hémorrhagies intra-craniennes du nouveau né. Leçon Clin. Tarnier **7**, 127 (1931). — LAROYENNE et TREPOZ: Valeur de la trépanation simple contre les accidents diffus des traumatismes craniens. Lyon méd. **142**, 3 (1928). — LASAGNA, ROMOLO: Fratture del dente dell' epistrofeo con lussazione anteriore dell' atlante senza sintomi midollari. Chir. Org. Movim. **14**, 499 (1930). — LAUBER, HANS-JOACHIM u. CHRISTIAN RAMM: Über röntgenologische Veränderungen an der Wirbelsäule ohne klinischen Befund. Dtsch. Z. Chir. **214**, 329 (1929). — LAURNAGARAY, JOSÉ M.: Über Folgen der Gehirnerschütterung. Rev. Criminologia etc. **18**, 424 (1931). — LEBEDEVA, M.: Über den Einfluß exogener Bedingungen auf den Neurotropismus der Recurrensspirochäten. I. Die Rolle des Traumas im Prozesse der Spirochätenansiedlung im Nervengewebe. Trudy mikrobiol. naučn.-izsled. Inst. (russ.) **5**, 330 (1930). — LECÈNE, P.: Hémorrhagie intracérébrale profonde (capsulo-thalamique) consécutive á un traumatisme cranien fermé et révéleé seulement trent-six heures après l'accident. Bull. Soc. nat. Chir. Paris **54**, 677 (1928). — LECLERQ, J. MAURICE MULLER et BONDEVILLE: La récherche des vertiges consécutifs aux traumatismes craniens, par l'epreuve de la marche en étoile modifiée. Ann. Méd. lég. etc. **9**, 91 (1929). — LEDENT, RENÉ: Un cas rare de luxation cervicale. Arch. franco-belg. Chir.

30, 546 (1927). — Lenormant et Jean Patel: Le drainage sous-occipital. J. de Chir. **42**, 8 (1933). — Leo: Ematoma aracnoideo tardivo traumatico. Gazz. internaz. med.-chir. **7**, 151 (1929). — Leppmann, F.: Schlagadernverhärtung im Gehirn und Unfall. Ärztl. Sachverst.ztg **39**, 227 (1933). — Leriche, R.: De l'hypotension du liquide céphalo-rachidien dans les traumatismes du crâne. Presse méd. **1931 I**, 945. — Leriche, R. et R. Fontaine: Sur l'état de la vasomotricité après section complète de la moëlle. Revue neur. **36 I**, 428 (1929). — Leščinskij, A. u. P. Tatarenko: Zur Frage über die Rolle der Traumen und Konstitution bei den reaktiven Psychosen. Sovrem. Psichonevr. (russ.) **11**, 239 (1930). — Leszynsky, W. M.: Report of a case of intra cranial tumor resulting from traumatism. J. amer. med. Assoc. **49**, 1361 (1907). — Lévi-Valensi et Ezes: Paraplégie corticale traumatique. Encéphale **25**, 667 (1930). — Levinger, Louis: Untersuchungen von 30 durch Unfall Hirnverletzten mit epileptischen Erscheinungen. Arch. orthop. Chir. **32**, 372 (1932). — Levison, A. and O. Saphir: Meninges in intracranial hemorrhage of the newborn. Amer. J. Dis. Childr. **45**, 973 (1933). — Levy, Werner: Beitrag zu den Frakturen der Querfortsätze der Halswirbelsäule, der Rippen und des Os cuboideum. Dtsch. Z. Chir. **233**, 82 (1931). Lewandowsky: Mitterregung des Wärmesinnes durch den Drucksinn nach Rückenmarksverletzung. Z. Neur. **34** (1916). — Lewy, R.: Trauma and the spinal column. Opera colleta (Kongr. 5. internat. Unfallheilk.) **1929**, 291. — Ley, A.: Traumatisme cranien et épilepsie. J. de Neur. **28**, 282 (1928). — Fracture du crâne syndrome de compression cérébrale et manifestations épileptoides méconnus chez un meurtrier. Rev. Droit pénal 8, 201 (1928). — Leyden: Ein Fall von Rückenmarkserschütterung durch Eisenbahnunfall. Arch. f. Psychiatr. 8. — L'Hermitte, Jean: L'hétéresthésie dans la commotion de la moelle épinière. Revue neur. **36 I**, 779 (1929). — Étude de la commotion de la moëlle. Revue neur. **39 I**, 210 (1932). — L'Hermitte, Jean, Jaques de Massary et R. Huguenin: Syndrome occipitale avec alexie pure d'origine traumatique. Revue neur. **36 II**, 703 (1929). — Lianskij-Liokumovič, J.: Die traumatische Spätapoplexie und ihre Beziehung zur Commotio cerebri. Russk. Klin. **8**, 385 (1927). — Licen: Beiträge zur Histopathologie der Schußverletzungen des Rückenmarks. Mschr. Psychiatr. **42**, 86 (1917). — Lichtenstern-Marburg: Initiale Blasenstörungen bei organischen Nervenkrankheiten. Dtsch. Z. Urol. **1933**. — Lindemulder, F. G.: Subdural hematoma shown by encephalography. Amer. J. Roentgenol. **25**, 512 (1931). — Linell, Eric A.: The histology of neuroglial changes following cerebral trauma. Arch. of Neurol. **22**, 926 (1929). — Linow, Fritz: Über die isolierten Querfortsatzbrüche der Wirbelsäule mit besonderer Berücksichtigung ihrer Entschädigung in der Reichsunfallversicherung. Arch. orthop. Chir. **28**, 558 (1930). — Linthicum, Fred H. and Carl W. Rand: Neuro-otological observations in contusion of the brain. Arch. of Otolaryng. **13**, 785 (1931). — Lipmann, O.: Unfallsneurosen und Unfallsbekämpfung. Veröff. Med.-Verw. Schöltz **20**, H. 3 (1925). — Lische, R.: Über die Bedeutung der sogenannten komplizierenden Krankheiten in der Unfallsbegutachtung. Mschr. Unfallheilk. **37**, 241 (1930). — Über nervöse Erscheinungen nach Hirnerschütterung und ihre Differentialdiagnose. Mschr. Unfallheilk. **38**, 1 (1931). — Loddoni, Giovanni: Corioretinite iuxta-papillare in papilla da stasi per trauma cranico. Boll. ciul. **7**, 1099 (1928). — Löhr, W. u. W. Jacobi: Die Arteriographie der Hirngefäße als diagnostisches Hilfsmittel bei Schädelverletzungen. Arch. orthop. Chir. **33**, 516 (1933). — Lotmar, F.: Zur traumatischen Entstehung der Paralysis agitans. Nervenarzt **1**, 6 (1928). — Lottig: Beitrag zur Frage des posttraumatischen Hydrocephalus. Verslg. norddtsch. Psychiatr. u. Neur. Kiel 1931; Zbl. Neur. **63**, 277 (1932). — Lucchese, Giuseppe: Due casi di frattura dell' epistrofeo senza sintomi nervosi. Chir. Org. Movim. **15**, 481 (1931). — Luccioni, Consuelo: Considerazioni su un interessante caso di frattura della colonna vertebrale. Rinasc. med. **5**, 9 (1928). — Lutz, Anton: Die traumatische Lähmung der M. obliquus inferior. Graefes Arch. **23**, 721 (1930). — Luxenburger: Experimentelle Studien über Rückenmarksverletzungen. Wiesbaden: J. F. Bergmann 1903.

Macht, David J.: Comparative toxicity of blood after arteriotomy, asphyxiction and injuries to the brain. Amer. J. Physiol. **96**, 662 (1931). — Macht, David J. and Helen M. Cook: Toxicity of muscle extracts after arteriotomy, asphyxiction, injuries to the brain and electrocution. Amer. J. Physiol. **97**, 662 (1931). — Macka, Erwin: Teilweise und vollständige Verrenkungen und Brüche der Halswirbelsäule und ihre Spätergebnisse. Dtsch. Z. Chir. **241**, 695 (1933). — Maes, Urban: Compression fractures of the spinal cord. Surg. Clin. N. Amer. **10**, 781 (1930). — Mager: Über Myelitis acuta. Arb. neur. Inst. Wien **7**, 1 (1900). — Magnus, Georg: Die Behandlung und Begutachtung von Wirbelbrüchen. Münch. med. Wschr. **1929 I**, 527. — Die Behandlung und Begutachtung des Wirbelbruches. Arch. orthop. Chir. **29**, 277 (1931). — Die Frage der Erwerbsbeschränkung nach Wirbelsäulenverletzungen. Fortschr. Röntgenstr. **44**, 36, 47 (1931). — Trauma und Wirbelsäule. Hefte Unfallheilk. H. 8, 31. — Spätfolgen und Anpassung traumatischer Läsionen der Wirbelsäule. Verh. 6. internat. Kongr. gewerbl. Unfälle **1931**, 336. — Magnus, Wilhelm: Ein Fall von meningealer Spätblutung. Norsk Mag. Laegevidensk. **89**, 143 (1928). — Magnus u. de Klejn: Arch. Physiol. **1922**, 193. — Maisonnet: Epilepsie consécutive à une blessure par balle datant de vingt-cinq ans. Disparition spontanée de tous les symptômes depuis dix ans malgré l'existence d'un projectile intracranien. Bull. Soc. nat. Chir. Paris **54**, 795 (1928). — MALET, JUAN u. JUAN MEDOC: Über einen Todesfall durch multiple alte Gehirnerweichungsherde, die das Bild einer posttraumatischen Encephalitis vortäuschen. Ann. Fac. Med. (Montevideo) **16**, 34 (1931). — MANN, LUDWIG: Ein ungewöhnlicher Fall von traumatischer Spätepilepsie mit sensibler neuralgiformer Aura encephalographisch nachgewiesen. Klin. Wschr. **1930 I**, 218. — Über ein häufig zu beobachtendes Syndrom bei Commotio bzw. Contusio cerebri. Dtsch. med. Wschr. **1931 II**, 2172. — MANOLESCO, DRAGANESCO, LAZARESCO: Nystagmus horizontal à direction changeante selon la supression de la vue à l'un ou à l'autre oeil. Troubles de l'équilibre tonique et cinétique des yeux au cours d'un traumatisme cranien chez un specifique. Revue d'Otol. etc. **1930**, 606. — MARANGONI, GIUSEPPE: Sulle fratture della colonna vertebrale. Contrib. dell'Italia al V. Congr. internaz. med. per gli infortuni del lavoro. sec. **2**, 555 (1929). — MARBE: Einstellung und Umstellung. Z. angew. Psychol. **26**, 47 (1925). — Praktische Psychologie der Unfälle und Betriebsschäden. München-Berlin 1926. — Kongreßber. internat. psychotechn. Konferenz Utrecht 1928. — MARBURG, O.: Das Kleinhirn beim angeborenen Hydrocephalus. Arb. neur. Inst. Wien **21**, 213 (1914). — Die Neurologie im Kriege. Jkurse ärztl. Fortbildg **6** (1915, Mai). — Zur Frage der Rückenmarksschüsse. Neur. Zbl. **1915**, Nr 6. — Die neurologischen Kriegsfolgen und deren Behandlung. Jkurse ärztl. Fortbilg **7** (1916, Mai). Zur Frage der Beurteilung traumatischer Neurosen im Kriege. Wien. klin. Wschr. **1916**. — Über durch Kriegserfahrung bedingte Fortschritte in der Neurologie. Jkurse ärztl. Fortbildg **8** (1917, Mai). — Die Kriegsverletzungen des zentralen Nervensystems in „Die Kriegsbeschädigungen des Nervensystems". Wiesbaden: J. F. Bergmann 1917. — Indikationen zu chirurgischen Eingriffen bei Hirn- und Rückenmarksverletzten. Wien. med. Wschr. **1919 I**, 530. — Zur Pathologie der Kriegsbeschädigungen des Rückenmarks. Arb. neur. Inst. Wien **22**, 498 (1919). — Studien über die sogenannten Reflexautomatismen des Rückenmarkes. Jb. Psychiatr. **40**, 99 (1920). — Pathologische Anatomie und Klinik der traumatischen Schädigungen des Rückenmarks. Verh. Ges. dtsch. Nervenärzte. Leipzig: F. C. W. Vogel 1920/21. — Zur Kenntnis der neuroepithelialen Geschwülste. Arb. neur. Inst. Wien **23**, 192 (1921). — Tumoren im Handbuch der Neurologie des Ohres. Berlin u. Wien: Urban & Schwarzenberg 1924. — Über eine besondere Form der Auslösbarkeit des BABINSKIschen Großzehenreflexes. Med. Klin. **1933 I**, 369. — Unfall und Hirngeschwulst. Wien: Julius Springer 1934. — MARBURG, O. u. RANZI: Zur operativen Behandlung der Epilepsie nach Schädelverletzungen. Wien. klin. Wschr. **1915 I**, 113. — Über Rückenmarksschüsse. Wien. klin. Wschr. **1917 I**, 652. — Die Kriegsbeschädigungen des Rückenmarks und ihre operative Behandlung. Arch. klin. Chir. **111**, 1 (1918). — MARBURG u. SGALITZER: Die Röntgenbehandlung der Nervenkrankheiten. Berlin u. Wien: Urban & Schwarzenberg 1930. — MARCHAND et COURTOIS: Etude anatomo-clinique d'un cas d'épilepsie traumatique. Ann. méd.-psychol. **91 I**, 179 (1933). — MARCHAND, L., A. COURTRICET, P. MASQUIN: Epilepsie traumatique. Confusion mentale aiguë terminale par encéphalite au cours d'une pneumopathie aiguë. Bull. Soc. clin. et Méd. ment. **23**, 150 (1930). — MARCUS: Arthritis deformans und Unfall. Mschr. Unfallheilk. **36**, 529 (1929). — MARENHOLTZ, Freih. v.: Parkinson nach Unfall. Ärztl. Sachverst.ztg **36**, 15 (1930). — MARIE, PIERRE: Bull. Acad. Méd. Paris, Juni **1915**. — MARIE, PIERRE et BÉNISTY: Hémiplégie spinale droite. Revue neur. **39 II**, 1300 (1915). — MARINESCO: Lésions des cellules nerveuses produites par les variations expérimentales de la pression osmotique. Z. allg. Physiol. **8**, H. 1 (1908).— Rev. Belge des Sci. méd. prat. **2**, No 5 (1930). — MARTI, E. W.: A present day concept of cerebral birth palsies. Psychiatr. Quart. **7**, 563 (1933). — MARTIN, J. P.: Chronic subdural haematoma. Proc. roy. Soc. Med. **24**, 585 (1931). — MASCHERPA, FERMO: L'encephalografia nei traumi cranici. Atti Congr. ital. Radiol. med. **1930 II**, 15. — MASCIOTRA, ANGEL A.: Spätfolgen eines Schädeltraumas und traumatische Spondylitis. Semana méd. **1930 II**, 115. — MASMONTEIL, FERNAND: A propos de la spondylite traumatique et de son traitement par l'ostéosynthèse vertébrale. Proc. verb. **39**, Congr. franç. Chir. 119, (1930). — MASSLAND u. SALTIKOFF: Nach KOCHER, Hirnerschütterung. — MAYER: Die Commotio cerebri und ihre Bewertung. Münch. med. Wschr. **1929 II**, 2135. — MAYER, KARL: Rückenmarksgeschwulst und Trauma. Z. Neur. **125**, 95 (1930). — MAYER, W.: Zum Kapitel der traumatischen Pseudotabes. J. Psychol. u. Neur. **25**. — MEERWEIN, H.: Paralysis agitans und Unfall. Rev. Suisse Acc. trav. **22**, 196 (1928). — MEGNIN, JOEL: Traitment de l'oedème cérébral posttraumatique par la solution de sulfate de magnésie à 15 p. 100. J. de Chir. **40**, 193 (1932). — MEIER, E. J.: Beitrag zur Behandlung kommotioneller Beschwerden. Schweiz. med. Wschr. **1933 I**, 96. — MEINTS, F.: Zur Frage des Hirntraumas und seiner tödlichen Folgen. Mschr. Unfallheilk. **1926**, Nr 7. — MELANDER, RAGNAR: Posttraumatische extrapyramidale Läsion. Hygiea (Stockh.) **92**, 833 (1930). — MELCHIOR: Verletzungen des Gehirnes. Neue Deutsche Chirurgie, Bd. 18, II. Stuttgart: Ferdinand Enke 1916. — Verletzungen der Gefäße der Schädelhöhle. Neue Deutsche Chirurgie, Bd. 18, II. Stuttgart: Ferdinand Enke 1916. — MELKERSON, E.: Posttraumatische extrapyramidale Krankheitsbilder. Hygiea

(Stockh.) **92**, 135 (1930). — Mellinghoff, Karl: Über posttraumatischen Parkinsonismus. Inaug.-Diss. Freiburg i. B. 1932. — Meltzer, E.: Das Geburtstrauma in seinen Beziehungen zur geistigen und körperlichen Entwicklung des abnormalen Kindes. Bericht über den IV. Kongreß für Heilpädagogik in Leipzig. Berlin: Julius Springer 1929. — Mendel, K.: Der Unfall in der Ätiologie der Nervenkrankheiten. Berlin: S. Karger 1908. — Mendel, Kurt: Traumatische Spätapoplexie. Med. Klin. **1929 I**, 644. — De Meo, Enzo: Contributo clinico allo studio delle sindromi commozionali tardive. Riv. otol. etc. **10**, 115 (1932). — Merzbacher u. Ujeda: Gliastudien. Z. Neur. **1**, 285 (1910). — Métivet, G.: A propos du traitement des traumatismes craniens. Bull. Soc. nat. Chir. Paris **59**, 260 (1933). — Meyer, Hermann: Spondylolysthesis und Unfall. Arch. orthop. Chir. **29**. 109 (1930). — Meyer, E. u. F. Reichmann: Über nervöse Folgezustände nach Granatexplosion. Arch. f. Psychiatr. **56**, 914 (1916). — Michael, Max: Syphilis und Trauma. Handbuch der Haut- und Geschlechtskrankheiten (Jadassohn), Bd. 15, Teil 2, S. 167. Berlin: Julius Springer 1929. — Michail, D.: Paralysie unilatérale angiospastique du nerf pathétique avec stase papillaire bilatérale, consécutive à une chute sur l'occiput. Arch. d'Ophthalm. **47**, 385 (1930). — Michel, Gaston: Les resultats tardifs et l'accoutumance dans les lésions traumatiques du rachis. Verh. 6. internat. Kongr. gewerbl. Unfälle **1931**, 345. — Michel, G., Mutel et Rousseaux: Les traumatismes fermés du rachis. Paris: Masson & Cie 1933. — Migliavacca, Angelo: Kritische Beobachtungen über die Heilungsmöglichkeit der Rückenmarksverletzungen bei der experimentellen Rachiotomie des Fetus. Z. Geburtsh. **101**, 184 (1931). — McMillan, W. A.: Compressed fractures of the vertebra. Internat. J. of Med. **44**, 561 (1931). — Minkowski: Troubles neuro-végétatifs comme séquelles de traumatisme cranio-cérébraux. Revue neur. **40 I**, 1177 (1933). — Minkowski, M.: Klinisches und Pathologisch-anatomisches zur Frage der traumatischen Hirnschädigung und ihrer Folgezustände. Schweiz. med. Wschr. **1930 II**, 701. — Gutachten über einen Fall von kindlicher Aphasie nach Trauma. Nervenarzt **3**, 412 (1930). — Unfallneurose, traumatische Encephalopathie oder kombinierter organisch neurotischer Folgezustand nach Trauma. Schweiz. Arch. Neur. **26**, 147 (1930); **27**, 108 (1931). — Sur un cas de Méningite sereuse posttraumatique chronique. Revue neur., Juni **1933 I**; s. a. Schweiz. Arch. Neur. **32**, 27 (1933). — Über organische und funktionelle Störungen in der Neurologiemit besonderer Berücksichtigung unfallmedizinischer Probleme. Schweiz. med. Wschr. **1933 II**, 63, 753. — Minor: Handbuch der Pathologie des Nervensystems, Bd. 2. Berlin: S. Karger 1904. — Minovici, Minea, Paulian et J. Stanesco: Contribution à l'étude du parkinsonisme traumatique. Ann. Méd. lég. etc. **12**, 426 (1932). — Misdorf, H.: Pathologisch-anatomischer, unfallrechtlicher Beitrag zur traumatischen Spätapoplexie. Ärztl. Sachverst.ztg **38**, 217 (1932). — Mock, Harry E. and G. de Takats: Hyperglycemia following head injuries. Ann. Surg. **90**, 190 (1929). — Mönckeberg: Über die Ätiologie der Hämorrhagien der nervösen Zentren beim Neugeborenen. Arch. chilen. Pediatr. **4**, 667 (1927). — Molitsch, Matthew and George Wilson: Brown-Séquard paralysis following a paravertebral alcohol injection for angina pectoris. J. amer. med. Assoc. **97**, 947 (1931). — Monakow, v.: Gliom und Schädeltrauma. Schweiz. Arch. Neur. **14**, 289 (1924). — Monteiro, Alfredo: Jackson-Epilepsie als Folge eines Traumas. Annales d'Ocul. Rio. **2**, 154 (1930). — Hématome sous-dural. Bull. Soc. nat. Chir. Paris **58**, 148 (1932), **63**, 572. — Monteiro, Alfredo, Odilon Galotti u. A. Austrogesilo Filho: Jackson-Epilepsie nach einer Verletzung, leichte rechtsseitige Hemiparese. Aphasie und geistiger Rückgang. Craniectomie. Osteoplastik mit Entfernung einer langen Knochenleiste, die der Dura mater adhärent war. Annales d'Ocul. Rio. **2**, 213 (1930). — Moreau et Christophe: Syndrome de l'angle pontocérébelleux d'origine traumatique. J. belge Neur. **33**, 349 (1933). — Morrissey, Edmund J.: Head injuries. Their treatment. California Med. **35**, 198 (1931). — Morsier, G. de: Quelques symptomes rares consécutives aux traumatismes cranieus. Rev. d'Otol. etc. **10**, 682 (1932). — Mortland, Harrison, S. and Christopher C. Beling: Traumatic cerebral hemorrhage. Arch. of Neur. **22**, 1001 (1929). — Muck, O.: Beitrag zur Begutachtungsfrage Schädelverletzter (Meningopathia vasogenica posttraumatica). Z. Neur. **115**, 531 (1928). — Gehirnschädigungsdiagnostik an Unfallsverletzten durch den Adrenalinsondenversuch. Arch. Ohr- usw. Heilk. **124**, 26 (1929). — Diagnostic value of epinephrine probe test in traumas of skull and brain. Arch. of Otolaryng. **12**, 585 (1930). — Die Begutachtung postkommotioneller Spätfolgen unter Berücksichtigung des Adrenalinsondenversuchs. Klin. Wschr. **1931 II**, 1713. — Müller, E. A.: Zur Frage des Geburtstraumas. Arch. Gynäk. **146**, 98 (1931). — Müller, Robert Franz: Elektrische Unfälle und erste Hilfe. Z. ärztl. Fortbildg **26**, 140 (1929). — Munro, Donald: Cranial and intracranial damage in the new-born. An endresult study of 117 cases. Surg. etc. **47**, 622 (1928). — Symptomatologie and immediate treatment of cranial and intracranial injuring in the new-born including intracranial hemorrhage. New England J. Med. **203**, 502 (1930). — Murci, Domenico: Epilessia jacksoniana da esiti Contani di frattura parietale. Craniectomia ed inversione del lumbo osseo. Guarigione. Gazz. internaz. med.-chir. **6**, 409 (1928). — Musumarra, Nicolo: Importanza clinica e medioc legale dell'epilessia tardiva nei craniolesi di guerra. Giorn. Med. mil. **79**, 129 (1931). — Su un raro caso di paraplegia traumatica tardiva. Giorn. Med. mil. **81**, 33 (1933). — MUTHMANN u. SAUERBECK: Über eine Gliageschwulst des IV. Ventrikels. Beitr. path. Anat. **34**, 445 (1903). — MUZZARELLI, GIUSEPPE: Su di un caso di frattura della base del cranio. Pol. sec. prat. **1932**, 49. — MYERS, GEORGE P.: Unrecognized fractures of the spine. Case report. Internat. J. of Med. **42**, 284 (1929).

NAFFZIGER, HOWARD C. and OTTIWELL W. JONES jr.: Late traumatic apoplexie. Report of three cases with operative recovery. California med. **29**, 361 (1928). — NATHER, K.: Meningitis posttraumatica oder subdurales Hämatom. Wien. med. Wschr. **1923 I**, 282. — NAUJOKS, H.: Tödliche intrakranielle Blutung des Kindes infolge äußerer Wendung. Zbl. Gynäk. **1929**, 270. — Über kindliche Geburtsverletzungen. Z. ärztl. Fortbildg **27**, 37 (1930). — Die Geburtsverletzungen des Kindes. Stuttgart: Ferdinand Enke 1934. — NAVILLE: Y-a-til des tumeurs cérébrales traumatiques? Ann. Méd. lég. etc. **10**, 525 (1930). — NAVILLE, F. et G. DE MORSIER: Las accidents dus à l'électricité industrielle. Ann. Méd. lég. etc. **7**, 245 (1927). — NAVILLE, F., G. DE MORSIER et MORSIER: Symptômes neurologiques consécutifs aux électrocutions industrielles. Revue neur., März **1932 I**. — NEBEL, JOSEF: Zur Kenntnis der Beziehung zwischen Trauma und Syringomyelie. Diss. Bonn 1932. — NEGRO, FEDELE: Sulle sindromi parkinsoniane posttraumatiche. Minerva med. (ital.) **1932 I**, 279. — NEUBÜRGER, KARL: Über das Auftreten von Gliomen nach Kriegsschußverletzungen des Gehirns. Münch. med. Wschr. **1925 I**, 508. — Akute Ammonshornveränderungen nach frischen Hirnschußverletzungen. Krkh.forsch. **7**, 219 (1929). — Über zentrale traumatische Hirnerweichung und verwandte Prozesse. Dtsch. Z. gerichtl. Med. **14**, 583 (1930). — NEUBÜRGER, KARL u. A. v. BRAUNNÜCHL: Hirnverletzung. Handbuch der Geisteskrankheiten (BUMKE), Bd. 11, spez. Teil; Bd. 7. Berlin: Julius Springer 1930. — NEUFFER, HANS: Über Augenstörungen im Gefolge von Schädeltraumen. Mitt. Grenzgeb. Med. u. Chir. **41**, 196 (1929). — NEUGEBAUER, GUSTAV: Isolierte Abrißfraktur eines Halswirbeldornfortsatzes durch indirekte Gewalt. Münch. med. Wschr. **1931 II**, 1258. — NEURAUTER, ALFREDO: Schädelriß des Keilbeins mit seröser Meningitis nach UHTHOFF, totale Ophthalmoplegie, Stauungspapille, Ödem der Subconjunctiva. Annales d'Ocul. Rio. **2**, 58 (1930). — NEUREITER, FERDINAND: Ein weiterer Beitrag zur Frage nach der Bedeutung der Disproportion beim plötzlichen Tode nach elektrischem Trauma. Beitr. gerichtl. Med. **12**, 85 (1932). — NEUSTADT, R.: Zur Beurteilung psychischer Störungen bei Hirnverletzten. Nervenarzt **3**,141 (1930). — NIKOLSKAJA, L.: Über die operative Behandlung der traumatischen Epilepsie. Sovrem Psichonevr. (russ.) **9**, 58 (1933). — NIOSI, F.: Trauma cranico senza frattura e senza ematoma. Coma e convulsioni in none giornate. Ampia craniotomia osteoplastica Guarigione. Arch. Soc. ital. Chir. **1931**, 629. — NONNE: Über den Einfluß der Unfallgesetzgebung auf den Ablauf von Unfallneurosen. Mschr. Unfallheilk. **10**, Nr 1 (1906). — Zur Kasuistik der Tabes dorsalis und der Syringomyelie traumatischen Ursprungs. Ärztl. Sachverst.ztg **15**, 429 (1909). — Neurosen nach Kriegsverletzungen. Verh. Ges. dtsch. Nervenärzte, S. 37. Leipzig: F. C. W. Vogel 1917. — NONTEIRO, ALFREDO: Craniectomia osteoplastica bei einem Fall von JACKSON-Epilepsie. Arch. brasil. Neuriatr. **13**, 20 (1930). — NOTHNAGEL: Nach BINSWANGER (S. 138). — NUSSBAUM, RUDOLF: Hirntumor und Trauma. Zugleich ein Beitrag zur Frage der Begutachtung. Arch. Ohr- usw. Heilk. **128**, 129 (1931).

OBERSTEINER: Über Erschütterung des Rückenmarks. Wien. med. Jb. **1879**, 531. — OBERTHÜR, HENRI: Luxation de la IV vertèbre cervicale avec phénomenes radiculaires et médullaires importants. Réduction facile sans intervention sanglante. Guérison. Bull. Soc. nat. Chir. Paris **57**, 353 (1931). — OCHSNER, A.: The diagnosis and treatment of acute craniocerebral injuries. A collectiv review. Amer. J. Surg., N. s. **12 I**, 222, 523 (1931). — ODASSO e VOLANTE: Sulla pachimeningite interna emorragica di origine traumatica. Arch. ital. Chir. **34**, 676 (1933). — ODY, F.: De l'opprtunité du drainage sous-occipital dans certains traumatismes endocraniens. Revue neur. **37 II**, 28 (1930). — La trépanation evacuative atlantoido-occipitale dans les traumatismes endocraniens. Boll. Soc. Piemont. Chir. **2**, 915 (1932); s. a. Rev. Chir. Barcelona **3**, 273 (1932) und Schweiz. med. Wschr. **1933 I**, 94. — OGLOBINA, Z.: Entfernung einer Lumbalpunktionsnadel, die 1 Jahr im Rückenmarkskanal gesessen hatte. Zbl. Chir. **55**, 1807 (1928). — ÖKRÖS, SANDOR: Über Durarisse bei Embryonen. Ors Hetre **1933**, 649. — OPPENHEIM: Weitere Mitteilungen über die sich an Kopferverletzungen anschließenden Erkrankungen des Nervensystems. Arch. f. Psychiatr. **16**, 743 (1885). — Bemerkung zur Alloparalgie. Neur. Zbl. **1916**, 866 u. a. O. — Neurosen nach Kriegsverletzungen. Verh. Ges. dtsch. Nervenärzte, S. 4. Leipzig: F. C. W. Vogel 1917; s. a. Z. ärztl. Fortbildg **1916**, 8 und Neur. Zbl. **1915**. — OPPENHEIM u. BORCHARDT: Der Mensch ohne Cauda equina. Neur. Zbl. **1915**, 538. — ORBACH, E.: Ischias nach Rückgratprellung. Mschr. Unfallheilk. **38**, 59 (1931). — ORBÁN, SÁNDOR u. SÁNDOR SPIEGLER: Interessanter Fall von Blutung der Hirnkonvexität mit Hirnkontusion. Gyógyászat (ung.) **1929 II**, 847. — OSGOOD, ROBERT B.: Compression fractures of the spine: Diagnosis and Treatment. J. amer. med. Assoc. **89**, 1563 (1927). — OSTROWSKI, WLADISLAW: Aus der

Kasuistik der Halswirbelsäule. Chir. Narz. Ruchu (poln.) **4**, 361 (1929). — Zur Diagnose und Therapie der Schädeltraumen. Med. doświadcz. i społ. (poln.) 8, 669 (1933). — OTT, THEO: Unsere Erfahrungen über die Entstehung und den Verlauf der isolierten Querfortsatzfrakturen der Lendenwirbelsäule. Bruns' Beitr. **144**, 605 (1928). — Frakturen der Wirbelkörper. Bruns' Beitr. **147**, 434 (1929). — OTTON, A.: Dynamometrische und ergographische Untersuchungen als Hilfsmittel bei der Begutachtung Hirnverletzter. Mschr. Psychiatr. **72**, 338 (1929).

PACETTI, ANGELO: A proposito di traumatismi cranici e stasi papillare. Giorn. med. Osp. civ. Venezia **4**, 60 (1930). — PADDOCK, RICHARD: Intracranial injury due to labor. A clinical and pathological study. South. med. J. **22**, 130 (1929). — PAGNIEZ, PH. TH. DECOURT et A. PLICHET: Syndrome paralytique unilatéral global des nerfs craniens d'origine traumatique. Revue neur. **38 I**, 450 (1931). — PALLERÈS, J.: Un cas d'hémianopsie double avec conservation de la vision mainlaise apres la naissance. Annales d'Ocul. **168**, 45 (1931). — PANSE, FRIEDRICH: Die Schädigungen des Nervensystems durch technische Elektrizität. Abh. Neur. usw. H. 59. Berlin: S. Karger 1930. — PARKER, HARRY L. and JAMES W. KERNOHAN: The relation of injury and glioma of the brain. J. amer. med. Assoc. **97**, 535 (1931). — PARKES, WEBER: Nach FÖRSTER, Die traumatischen Läsionen des Rückenmarks.— PATEL, JEAN: Les épanchements sanguins intracraniens localisés d'origine traumatique. J. de Chir. **37**, 512 (1931). — PATEL, JEAN et F. CARCASSONE: A propos de 28 cas de traumatismes craniens. Progrès méd. **1929 II**, 1642. — PATEL, JEAN et HENRI DESVILLE: La mortalité précoce dans les traumatismes cranioencéphalitiques fermés: les désordres anatomiques qui paraissent la conditionner. Presse méd. **1931 I**, 356. — PATERSON, JAMES E.: The treatment of certain sequelae of head injuries by the intraspinal injection of air. Glasgow med. J. **115**, 322 (1931). — PATTEN, CH. A. and B. J. ALPERS: Cerebral birth conditions with special references to the factor of hemorrhage. Amer. J. Psychiatry **12**, 751 (1933). — PENFIELD, WILDER: Chronic meningeal (post-traumatic) headache and its specific treatment by lumbar air insufflation; encephalography. Surg. etc. **45**, 747 (1927). — The radical treatment of traumatic epilepsy and its rationale. Canad. med. Assoc. J. **23**, 189 (1930). — PERLS, WALTER: Spondylitis deformans und Unfall. Münch. med. Wschr. **1929 II**, 2168. — PERVUSIN, G.: Zur Frage der Symptomatologie des lumbalen Abschnittes des Rückenmarks. Svorem. Psichonevr. 8, 38 (1929). — PETIT, J. L.: Traité des maladies chirurgicales I. Paris 1773 (1790). — PETRÒ, FRANCESCO: Parkinsonismo post-encefalico tardivo e suo rapporti col trauma cranico. Minerva med. (Torino) **1931 I**, 800. — PETROFF, J. R.: Über den Todesmechanismus bei Elektrotraumen. Zbl. Gewerbehyg., N. F. 8, 158 (1931). — PETTE: Zbl. Neur. **49**, 148 (1928). — PEZCOLLER, A.: Considerazioni sui compartamento del polso e della pressione sanguine in alcuni casi di frattura del cranio. Clinica chir., N. s. **7**, 953 (1931). — PEYSER u. MANÉ: Gewerbliche Ohrenschädigung und ihre Verhütung. Berlin: Julius Springer 1928. — PIETRANTONI, L. e F. RIZZATTI: Traumi del cranio ed esiti delle lesioni labirintiche. Ateneo parm. **1**, 225 (1929). — PIETRUSKY, F.: Über den tödlichen elektrischen Unfall. Med. Klin. **1930 I**, 339. — Der elektrische Unfall in landwirtschaftlichen Betrieben. Dtsch. Z. gerichtl. Med. **16**, 313 (1931). — PIGEAUD, H.: Les causes réelles des hémorrhagies meningées mortelles chez les nouveau nés. Gynéc. et Obstétr. **18**, 334 (1928). — Les lésions de la tente du cervelet accompagnant les hémorrhagies intracraniennes chez le nouveau né. Rev. franc. Gynéc. **24**, 506 (1929). — PIGNATTI, AUGUSTO: Contributo clinico di lesioni cranico-cerebrali. Arch. Soc. ital. Chir. **1931**, 586. — PIGNÈDE et PAUL ABÉLY: Séquelles lointaines des commotions cérébrales. Tableau clinique tardif postcommotionnel. Encéphale **25**, 435 (1930). — PILCZ, ALEXANDER: Schicksale der Schädelverletzten. Wien. klin. Wschr. **1932 II**, 1140. — PILTZ: Über den diagnostischen Wert der Unregelmäßigkeiten des Pupillarrandes bei den sog. organischen Nervenkrankheiten. Neur. Zbl. **1903**, 662. — PLACZEK: Gehirnerschütterung. Z. Bahnärzte **26** 299, (1931). — POECK, ERNST: Intrauterine Asphyxie und konsectutive intrakranielle Blutung. Mschr. Geburtsh. **77**, 442 (1927). — POLISADOVA, K.: Isolierte Frakturen der Querfortsätze der Lendenwirbel. Ž. sovrem. Chir. (russ.) **5**, 801 (1930). — POLLAK, E.: Anlage und Epilepsie. Arb. neur. Inst. Wien **23**, 118 (1922). — POMMÉ, B., M. BUFFÉ et P. D. DURANT: Au sujet des séquelles éloignées d'un traumatisme vertebral. Revue neur. **38 II**, 108 (1931). — POMMÉ, B. et R. LIÉGOIS: Au sujet de l'étiologie traumatique du syndrome parkinsonienne. Revue neur. **38 I**, 224 (1931). — Au sujet du syndrome subjectif commun des blessés du crâne. Revue neur. **38 I**, 483 (1931). — POROT: Trois cas simultanés de paraplégies organiques craniens par la foudre. Revue neur. **32**, 13 (1917). — PORTA, CARLO FELICE: Zu den pathologischen Veränderungen der Hypophyse und des Chiasma bei schweren Traumen. Beitr. gerichtl. Med. **11**, 83 (1931). — PÖTZL, OTTO: Nachuntersuchung eines Falles von traumatischer Frühepilepsie. Wien. med. Wschr. **1928 II**, 929. — POZZI, GIUSEPPE: Il trauma cranico-encefalico. Milano Poligraf degli operai 1930. — Osservazione statistiche e considerazioni sulla diagnosi, sulla cura e degli esiti della lesioni craniocerebrali. Arch. Soc. ital. Chir. **1931**, 591. — PREISSECKER, ERNST: Zur klinischen Feststellung des Schädeltraumas bei Neugeborenen. Wien. klin. Wschr. **1930 II**, 1434. — PREISSNER, FELIX: Isolierte

Dauerschädigung des Rückenmarks durch Blitzschlag ähnlich dem Bilde der multiplen Sklerose. Dtsch. med. Wschr. **1928 I,** 1164. — PRIBOIANU, D. et CH. JOROSIAN: Contribution à l'étude des accidents pulmonaires survenus à la suite des traumatismes du crâne. Arch. méd.-chir. Appar. respirat. **4,** 101 (1929). — PRISCO, LUIGI DI: Sulla sindrome commozionale tardiva nei traumatismi chiusi. Fol. med. (Napoli) **19,** 97 (1933). — PROBY, HENRY: Lésions traumatiques du pneumogastrique. J. Méd. Lyon **9,** 417 (1928). — PROCHÁZKA, H. u. J. STIBOR: Hypertonisch-hyperkinetisches Syndrom und Schädeltrauma. Revue neur. **28,** 363 (1931). — PROKOP, FR.: Traumatische Ruptur der Arteria meningea media mit besonderer Berücksichtigung der einseitigen Ruptur vom gerichtsärztlichen Standpunkt. Bratislav. lék. Listy **8,** 569 (1928). — PROVERA, CESARE: Contributo alla cure della ipotensione del liquido cefalo-rachideo nei traumi del cranio. Boll. Soc. Piemont. Chir. **2,** 951 (1932). — PRZEDBORSKI, J.: Über intrakranielle Geburtsverletzungen des Neugeborenen. Warszaw. Czas. lek. **5,** 518 (1928). — PUTNAM and CUSHING: Chronic subdural hematoma. Arch. Surg. **2,** 329 (1925). — PUTTI, VITTORIO: Artritismo vertebrale e trauma. Arch. di Antrop. crimin. **50,** 1106 (1930). — PUUSEPP, B.: Crises tardives d'épilepsie et douleurs après traumatisme de la première vertèbre cervicale. Opération. Guérison complète. Revue neur. **39 II,** 1383. — Kompression der Cauda equina durch das verdickte Ligamentum flavum. Fol. neuropath. eston. **12** (1932).

QUAINTANCE, PAUL A.: Fractures of the transverse processes of the lumbar vertebrae. Arch. Surg. **19,** 968 (1929). — QUENSEL, F.: Über die Spätfolgen der Kopfverletzungen und ihre Behandlung. Med. Welt **1933,** 1243. — QUERVAIN, DE: Spezielle chirurgische Diagnostik, Bd. 4. Leipzig 1914.

RAESTRUP: Hirnverkalkung nach Kopfschuß. Dtsch. Z. gerichtl. Med. **15,** 184 (1930). — RAHM, HANS: Relativistische oder nicht relativistische Darstellung der Gehirnerschütterungsmechanik. Bruns' Beitr. **121,** 593 (1921). — RAHNER, R.: Über Vestibularschädigungen nach Gehirnerschütterung. Inaug.-Diss. Freiburg i. Br. 1933. — RAIMANN, EMIL: Trauma und Nervensystem. Wien. klin. Wschr. **1932 II,** 1273. — RAMBAUR: Trauma und Augennerven. Z. Bahnärzte **26,** 243 (1931). — RAND, C. W.: Chronic subdural Hematoma. Arch. Surg. Juni **1927.** — The signifiance of a dilated pupil on the monolateral hemiplegic side in cases of intracranial hemorrhage following head injuries. Report of seven cases. Arch. Surg., **18,** 1176 (1929). — Histologic studies of the brain in cases of fatal injury to the head. I. Prelim report. Arch. Surg. **22,** 738 (1931). — RAND, C. W. and CYRIL B. COURVILLE: Histologic studies of the brain in cases of fatal injury to the head. II. Changes in the choroid plexus and ependyma. Arch. Surg. **23,** 357 (1931). — RAND, C. W. and GEORGE H. PATTERSON: Stab wounds of the spinal cord. Report of seven cases. Surg. etc. **48,** 652 (1929). — RANSCHBURG, P.: Organische Nervenerkrankungen infolge elektrischen Unfalls bei einem latenten Hydrocephalus. I. internat, Kongr. Unfallheilk. Opera collecta **1929,** 346. — Zur Kasuistik der scheinbaren Unfallerkrankungen nach Fall auf den Schädel. 5. internat. Kongr. Unfallheilk. Opera collecta **1929,** 349. — RANZI: Die Chirurgie des Gehirns und seiner Häute in KIRSCHNER-NORDMANNs Chirurgie, III. Berlin u. Wien: Urban & Schwarzenberg 1929. — RANZI u. HUBER: Über Verletzungen des Centralnervensystems. Wien. klin. Wschr. **1932 I,** 16, 17. — RASDOLSKY, J.: Les douleurs du crâne par contre coup. Leur valeur diagnostic dans le traitement chirurgical des lésions du cerveau. Presse méd. **36,** 822 (1928). — RAWLING: Brit. J. Surg. **19,** 93 (1922). — RAYBAUD, ANTOINE: Epilepsie recurrente tardive et traumatisme cranien. Rev. d'Otol. etc. **11,** 45 (1933). — RECKZEH: Syringomyelie und Unfall. Ärztl. Sachverst.ztg **35,** 270 (1929). — REDLICH: Einige allgemeine Bemerkungen über den Krieg und unser Nervensystem. Med. Klin. **1915 I; 1916.** — Bemerkungen zur Ätiologie der Epilepsie mit besonderer Berücksichtigung der Frage einer „Kriegsepilepsie". Wien. med. Wschr. **1918 I,** 725. — Zur Pathologie der Epilepsie nach Schädelverletzungen. Z. Neur. **48,** 8 (1919). — Die Revision der Neurosenfrage. Verh. Ges. dtsch. Nervenärzte, S. 17. Leipzig: F. C. W. Vogel 1926. — REDLICH u. KARPLUS: Über das Auftreten organischer Veränderungen des Zentralnervensystems nach Granatexplosion. Mschr. Psychiatr. **1916,** H. 15. — Zur Pathogenese der Epilepsie bei Schädelschüssen. Wien. klin. Wschr. **1917 I,** 654. — REED, EDWIN P.: Über intrakranielle Blutung bei Neugeborenen. Arch. Soc. méd. Valparaiso **3,** 781 (1929). — REICHARDT, M.: Hirndruck, Hirnerschütterung, Shock. Handbuch der normalen und pathologischen Physiologie, Bd. 10, S. 103. Berlin: Julius Springer 1927; s. a. Dtsch. Z. Nervenheilk. **28.** — Hirnerschütterung und Hirnquetschung. Münch. med. Wschr. **1933 II,** 1922. — REICHEL, H.: Schädelfrakturen bei Neugeborenen und jungen Säuglingen. Mschr. Kinderheilk. **48,** 143 (1930). — REICHERT, FREDERICK LEEB: Specific treatment of posttraumatic localized headeache by subarachnoid pneumotherapy. Surg. Clin. N. Amer. **11,** 1123 (1931). — REINHARDT, GUSTAV: Trauma, Fremdkörper, Hirngeschwulst. Münch. med. Wschr. **1928 I,** 399. — REISS: Meningitis serosa mit myotonischer Pupillenreaktion und fehlendem Achillesreflex nach Kopfschuß. Münch. med. Wschr. **1918 II,,** 1063. — RENOUX: La survie dans un cas d'hemorrhagie d'origine traumatique du quatrième ventricule. Ann. Méd. lég. etc. 8, 255 (1928). — REUSS, A.: Über Prognose und Therapie der Geburtsverletzungen, insbesondere der intrakraniellen. Wien. med. Wschr. **1929 II**, 959. — Reuter, F.: Über zentrale traumatische Hirnblutungen. Dtsch. Z. Chir. **207**, 92 (1927). — Rhese: Beitrag zur Kenntnis der Beteiligung des Innenohrs nach Kopferschütterung. Dtsch. med. Wschr. **1906 I**, 625; s. a. Z. Ohrenheilk. **52**, 320 (1906). — Über die traumatische Läsion der Vestibularisbahn insbesondere über den Sitz der Läsion. Z. Ohrenheilk. **70**, 262 (1914). — Ricaldoni, A.: Etat de male épileptique jacksonienne chez un ancien traumatisé du crâne, guéri rapidement apres la provocation d'un abscés de fixation. Bull. Soc. méd. Hôp. Paris **44**, 411 (1928). — Ricard, A.: Des ruptures traumatiques du sinus latéral. Lyon chir. **26**, 476 (1929). — Richon et Caussade: Rev. méd. Est **1911**, 117. — Ricker: Die Entstehung der pathologisch-anatomischen Befunde nach Gehirnerschütterung. Virchows Arch. **226**, 180 (1919). — Riecke, H. G.: Ergebnisse mit dem Munkschen Adrenalin-Sondenversuch bei Schädel-Hirn-Unfallverletzten. Passow-Schaefers Beitr. **30**, 298 (1932). — Riesenfeld, Edwin A.: The postural treatment for cerebral hemorrhage in the new-born. Arch. of Pediatr. **48**, 728 (1931). — Rippenbach, Otto: Beitrag zur Klinik und Begutachtung atypisch verlaufender traumatischer Psychosen. Dtsch. Z. gerichtl. Med. **14**, 325 (1929). — Beitrag zur Begutachtung psychischer Störungen nach Kopftraumen. Schweiz. med. Wschr. **1930 II**, 989. — Rissmann, Paul: Schädigungen des Rückenmarks im Bereiche der Halswirbelsäule bei Neugeborenen ohne Läsionen im Cerebrum. Zbl. Gynäk. **1930**, 913. — Ein weiterer Fall von Blutungen in den Rückenmarkskanal der Halswirbelsäule bei Neugeborenen. Zbl. Gynäk. **1930**, 3076. — Ritter, Adolf: Die Forderung der Beachtung chirurgischer und psychiatrisch-neurologischer Gesichtspunkte bei der Beurteilung der sog. Commotio cerebri. Klin. Wschr. **1926 I**, 456. — Ritter, Adolf u. K. Strebel: Neue Beiträge zur Kenntnis der Commotio medullae oblongatae (Ritter), der Commotio cerebri s. s. und der Contusio cerebri diffusa. Mschr. Unfallheilk. **35**, 369 (1928). — Rizzati, Ennio: Ematoma subdurale e trauma. Note Psichiatr. **16**, 269 (1928). — Robert, H. W.: Anatomic variations and anomalies of the spine. Relation to prognosis and length of disability. J. amer. med. Assoc. **92**, 698 (1929). — Roberts, M. Hines: Intracranial hemorrhage in the newborn infant as demonstrated by the Röntgen ray. Amer. J. Dis. Childr. **38**, 929, 1196. — Rodman, John Stewart: Surgical managment of cranial injuries. Ann. Surg. **93**, 1017 (1931). — Roederer, C.: 44 cas de traumatisme vertébraux. Combien de „Kümmel"? Arch. franco-belg. Chir. **32**, 578 (1930). — Roger, Henri, Albert Crémieux et Antoine Raybaud: Nerf optique et traumatismes craniens. Rev. d'Otol. etc. **9**, 81 (1931). — Rogers, Lambert: The posterior fossa compression syndrom. Brit. med. J. **1933** (3784), 100. — Röll, A.: Schwere organische Gehirnerkrankung als Unfallsfolge. Ärztl. Sachverst.ztg **35**, 147 (1929). — Rollet, Jaques, Panfigue et Alfred Lévy: Les fractures du canal optique. Etude basée sur l'observation radiologique de dix cas d'atrophie optique unilatérale d'origine traumatique. Arch. d'Ophtalm. **47**, 737 (1930). — Römheld: Tabes dorsalis oder Meningitis serosa traumatica nach Kopfschuß. Neur. Zbl. **1916**, 16. — Über Pupillenstörungen und tabesähnliche Krankheitsbilder nach Hals- und Kopfschüssen. Dtsch. Z. Nervenheilk. **56** (1917). — Verh. Ges. dtsch. Nervenärzte Leipzig **1920**, 50. — Rose, G. u. Anna v. Mentzingen: Knorpelknoten im Wirbelkörper und Trauma. Chirurg **2**, 418 (1930). — Rosenhagen, Hans: Über postkommotionelle Veränderungen im Gehirn; zugleich ein Beitrag zur Frage der posttraumatischen Hirnblutungen. Dtsch. Z. Nervenheilk. **114**, 29 (1930). — Beitrag zur Frage der posttraumatischen Spätapoplexie. Klin. Wschr. **1930 I**, 601. — Über traumatische Spätapoplexie. Zbl. Neur. **56**, 604 (1930). — Rossi: Linee fondamentali di traumatologia del sistema nervoso centrale. Riv. Pat. nerv. **38**, 797 (1931) u. a. O. — Rossolimo, G.: Akute traumato-syphilitische Störungen des zentralen Nervensystems. Moskov. med. Z. **8**, 107 (1928). — Rostock, Paul: Entscheidungen des Reichsversicherungsamtes über den Zusammenhang zwischen Unfall und Erkrankungen. Stuttgart: Ferdinand Enke 1931. — Rothfeld, J.: Zur Klinik der Subarachnoidealblutungen. Z. Neur. **97**, 443 (1925). — Rothmann: Über isolierte Thermanalgesie eines Beines nach Schußverletzung des obersten Brustmarkes. Neur. Zbl. **1915**, 153. — Rotolo, G.: L'azotemia nei traumatizzati del cranio. Arch. Soc. ital. Chir. **1931**, 616. — Il comportamento dell' azoto urico nel sangue e nel liquor dei traumatizzati craniocerebrale. Clin. Arch., N. s. **7**, 967 (1931). — Rotter, Rudolf: Organischer Hirnprozeß als Spätfolge von Gehirnerschütterung. Z. Neur. **119**, 97 (1929). — Roussy-L'hermitte: Blessures de la moelle. Paris 1918. — Rubensohn, E.: Über die Spätfolgen eines Kopfschusses und deren Begutachtung. Ärztl. Sachverst.ztg **35**, 23 (1929). — Rubinato, Giovanni: Sindrome parkinsoniana da schegge metallique nel cervello. Giorn. Clin. med. **11**, 69 (1930). — Ruge, Ernst: Die geschlossenen Verletzungen der Wirbelsäule. Erg. Chir. **26**, 63 (1933). — Russel, W. Ritchie: Cerebral involvment in head injury. Brain **55**, 549 (1932). — Ryan, Charles: Injuries to the upper cervical vertebra. Internat. J. of Med. **44**, 209 (1931). — Rydberg, Erik: Über intrakranielle Blutungen bei Neugeborenen. Hygiea (Stockh.) **89**, 779 (1927). — Birth trauma and epilepsy. Acta psychiatr. (Københ.) **6**, 213 (1931). — Cerebral injury in newborn children consequent on birth trauma. Kopenhagen: Levin e Munksgaard 1931.

SABHESAN, O. K.: Delayed operation for traumatic intracerebral hemorrhage. Brit. med. J. **1930**, Nr 3644, 777. — SÄNGER, HANS: Über die Entstehung intrakranieller Blutungen bei Neugeborenen. Mschr. Geburtsh. **64**, 257 (1924). — SALINGER, FRITZ: Pachymeningitis nach Kopfverletzung. Ärztl. Sachverst.ztg **36**, 117 (1930). — SALINGER, FRITZ u. FRANZ KALLMANN: Zur Diagnostik und Unfallbegutachtung der Gehirncysticerkose. Mschr. Psychiatr. **76**, 38 (1930). — SALKIND, E.: Zur Kenntnis der Rückenmarksverletzungen. Sovrem. Psichonevr. (russ.) **5**, 132 (1927). — SANDAHL, C.: Über indirekte isolierte Frakturen an den Proc. spinosi der unteren Hals- und oberen Brustwirbelsäule. Acta chir. scand. (Stockh.) **68**, 171 (1931). — SANTAMARINA, V.: Die intrakraniellen Blutungen der Neugeborenen. Arch. med. infant. Hosp. **11**, 347 (1933). — SANZ, FERNÁNDEZ E.: Zwei Fälle von Wirbelsäulenfraktur mit neurologischem Symptomenkomplex. Siglo méd. **83**, 717 (1929). — SARBÓ, A. v.: Die mikrostrukturellen traumatischen Veränderungen des Nervensystems im Lichte der Kriegserfahrungen. Schweiz. Arch. Neur. **29**, 127 (1932). — SARGENT: Some observations on Epilepsy. Brain **44**, 312 (1921). — SAUERBRUCH: Beitrag zur Pathologie der Commotio und Compressio cerebri nach Schädeltrauma. Mschr. Psychiatr. **26**, 140 (1909). — SAUTER, FRITZ: Ein Fall von Paraplegie intra partum. Z. Geburtsh. **93**, 136 (1928). — SCHATAMACCHIA, ELIDO: Due casi di emorragie cerebrale traumatica nei nuclei della base. Zacchia **9**, 53 (1930). — SCHANZ, A.: Zur Beurteilung und zur Behandlung des Wirbelbruches. Arch. klin. Chir. **163**, 292 (1930). — SCHEFFLER, H.: Die Bedeutung der Röntgenaufnahmen für die Behandlung und Begutachtung Unfallverletzter. Mschr. Unfallheilk. **35**, 413 (1928). — SCHILF, E.: Über den elektrischen Starkstromtod. Med. Welt **1933**, 588. — Ungewöhnliche Folgen eines elektrischen Unfalls. Mschr. Unfallheilk. **37**, 156 (1930). — SCHILLING, B.: Ein Fall von traumatischer Amusie. Z. Hals- usw. Heilk. **33**, 568 (1933). — SCHLESINGER, ERICH: Fall von passagerer traumatischer Pupillenstarre. Dtsch. med. Wschr. **1906 II**, 1137. — SCHLESINGER, H.: Das Zerrungssymptom bei Erkrankungen der Cauda equina. Neur. Zbl. **1915**, 450. — SCHMIDT, G. W.: Sekundäre Arthritis deformans und Unfall. Mschr. Unfallheilk. **36**, 177 (1929). — SCHMIEDEN: Trauma und Wirbelsäule. Hefte Unfallheilk. **1931**, H. 8, 4. — SCHMIEDEN u. L. MAHLER: Erfahrungen bei der Begutachtung von Wirbelsäulenbrüchen. Chirurg **3**, 1 (1931). — SCHMORL: Zur Kenntnis der Spondylitis deformans. Z. orthop. Chir. **55**, 222 (1931); Bruns' Beitr. **151** (1931). — SCHNEIDER, CHESTER C.: Double isolated compression fracture of the spine. J. Bone Surg. **12**, 595. — SCHÖNBAUER: Klinisches und Experimentelles über stumpfe Schädeltraumen. Bruns' Beitr. **1926**. — SCHÖNBAUER u. BRUNNER: Commotio cerebri. Handbuch der Neurologie des Ohres, Bd. 2, 1. Hälfte, S. 273. Wien u. Berlin: Urban & Schwarzenberg 1928. — Schädelbasisbrüche. Handbuch der Neurologie des Ohres, Bd. 2, 1. Hälfte, S. 327. Wien u. Berlin: Urban & Schwarzenberg 1928. — SCHOTT: Über einen Fall von elektrischem Herztod. Z. Med.beamte **45**, 5 (1929). — SCHRANZ, DÉNES: Einige Beiträge zur Anatomie der Kopfverletzungen mit stumpfer Gewalt. Orv. Hetil. (ung.) **1932**, 1110. — SCHÜCK, FRANZ: Kopfverletzungen. Bericht über 300 Fälle. Arch. klin. Chir. **153**, 77 (1928). — Wandlungen in Diagnose und Prognostik der Schädel-Gehirnverletzungen. Neur. Klin. **1930 I**, 225. — SCHULTZ, J. H.: Fünf neurologisch bemerkenswerte Hirnschüsse. Mschr. Psychiatr. **38**, 319 (1915). — SCHULTZE, FR.: Chronisch-organische Hirn- und Rückenmarksaffektionen nach Trauma. Verh. Ges. dtsch. Nervenärzte Wien **1909**, 72. — SCHULZ, V.: Pneumokokkenmeningitis und Unfall. Inaug.-Diss. Köln 1932. — SCHURR, C. G.: Compression of the head causing temporary sixth nerve paralysis. Brit. J. Ophthalm. **14**, 231 (1930). — SCHUSTER, JULIUS: Über Encephalogramme von Kriegsschußverletzten. Arch. f. Psychiatr. **99**, 659 (1931). — SCHUSTER, PAUL: Trauma und Nervenkrankheiten. LEWANDOWSKY: Handbuch, Bd. 5, S. 991. Berlin: Julius Springer 1914. — Neur. Zbl. **1915**, 70, 322, 615. — SCHWAB, OTTO: Encephalographie, Liquorpassage und Liquorresorptionsprüfungen im Dienste der Beurteilung von sog. Commotionsneurosen. Z. Neur. **102**, 294 (1926). — SCHWARTZ, PH.: Die traumatische Geburtsschädigung des Gehirns. Münch. med. Wschr. **1922**, 1100. — Erkrankungen des Zentralnervensystems nach traumatischer Geburtsschädigung. Z. Neur. **90**, 263 (1924). — Die geburtstraumatische Schädigung des Kopfes und ihre Bedeutung für die Pathologie. Mschr. Kinderheilk. **34**, 511 (1926). — Die traumatischen Schädigungen des Zentralnervensystems durch die Geburt. Erg. inn. Med. **31**, 165 (1927). — Geburtshilfe und Hirnschädigungen durch die Geburt. Zbl. Gynäk. **1928**, 2146. — Die Arten der Schlaganfälle des Gehirns und ihre Entstehung. Berlin: Julius Springer 1930. — SECKBACH, M.: Paralysis agitans, Parkinsonismus und Trauma. Mschr. Psychiatr. **86**, 37 (1933). — SÉDAN, JEAN: Exophoric persistante chez un boxeur après commotion cranicienne. Rev. d'Otol. etc. **10**, 679 (1932). — SEDDON, J. H.: Haematomyelia associated with haemophilia. Proc. roy. Soc. med. **23**, 95 (1929). — SEITZ: Über Lokalisation und klinische Symptome intrakranieller Blutergüsse bei Neugeborenen. Münch. med. Wschr. **1908 I**, 608; **1910 II**, 2442; Zbl. Gynäk. **36**, 1 (1912). — SERRA, A.: Étude sur les rapports entre la préssion du L.C.R., la stase papillaire et la tension artérielle retinienne dans les traumatismes fermés du crâne et dans leurs sequelles. Verh. 6. internat.

Kongr. gewerbl. Unfälle **1931**, 387. — Observations sur les sequelles des lésions traumatiques du rachis. Verh. 6. internat. Kongr. gewerbl. Unfälle **1931**, 391. — SERRA, AFRICO: Rapporti fra traumi e tumori specialmente tumori delle ossa, delle aponeurosi, dei muscoli e della sostanza nervosa. Contributo dell'Italia al 5. Congr. internaz. med. per gli infortuni del lavoro, ecc. Vol. 2, p. 845. 1929. — Sull' ematoma cronica subdurale traumatico. Contributo dell' Italia al 5. Congr. internaz. med. per gli infortuni del lavoro, ecc. Vol. 2, p. 857. 1929. — SGALITZER: Der Wert der Röntgenuntersuchung bei Schwerverletzungen des Rückenmarks. Arch. klin. Chir. **111**, H. 1, 1. — Zur Röntgendiagnostik der Wirbeltuberkulose, besonders vor der Ausbildung eines nachweisbaren Gibbus. Mitt. Grenzgeb. Med. u. Chir. **31**, 526 (1919). — Röntgenologische Studien zum Nachweis der Wirbelsäulentuberkulose in einem frühen Stadium. Fortschr. Röntgenstr. **40**, H. 5, 761. — Röntgendiagnostik gutartiger Formen tuberkulöser Wirbelerkrankung (Spondylitis tuberculosa benigna). Wien. klin. Wschr. **1929 I**, 662. — SICILIANI, GENNARO: Il comportamento del contenuto in Ca, Mg, K, P, Na, Cl, del sangue dopo traumi cranici (Ricerche sperimentali). Arch. ital. Chir. **27**, 95 (1930). — SIEHOL, JACQUES: Troubles trophiques eloignées succédant à des fractures rachidiennes méconnues. Proc. verb. **39**; Congr. franç, Chir. **1930**, 128. — SILBERBERG: Neuroblastoma und Neuroepithelioma. Virchows Arch. **266**, 251 (1926). — SILVA, RAFAEL: Über die Beurteilung des Augenhintergrundes bei Schädeltraumen. Arch. Soc. Mexicana Oftalm. **6**, 185 (1927). — SILVERBERG, MORRIS H.: Intracranial hemorrhage in the new-born with report of six cases. California Med. **28**, 349 (1928). — SIMON, ALFRED: Schädelverletzung, Alkoholismus und Selbstmord. Ärztl. Sachverst.ztg **36**, 135 (1930). — SIMON, H. THEODORE: Fractures and fracture dislocations of the cervical vertebrae. New Orleans med. J. **82**, 867 (1930). — SIMONINI, ADELCHI: Contributo allo studio delle emorraggie cerebrali nel neonato. Pediatr. prat. 8, 183 (1931). — SITTIG: Ein Fall von spastisch spinaler Monoplegie des Arms nach Schußverletzung. Neur. Zbl. **1916**, 923. — Zur Symptomatologie der Stirnhirnschüsse. Med. Klin. **1918 I**, **43**; s. a. Z. Neur. **1923**, 74. — SMITH, ARCHIBALD D.: Intracranial hemorrhage of new-born. Med. Clin. N. Amer. **11**, 869 (1928). — SOLCARD et ARTIN: Epilepsie consécutive àc une ligature simultanée de la carotide primitive et de la jugulaire interne. Bull. Soc. nat. Chir. Paris **57**, **24** (1931). — SOREL, E.: A propos d'un cas de lésion posttraumatique de la colonne vertébrale (mal de Potte, fracture méconnue, ou maladie de Verneuil-Kümmell). Bull. Soc. nat. Chir. Paris **53**, 942 (1927). — SOREL, EMIL, RAYMONDE-SOREL et GADRAT: A propos d'un cas de Syndrome de BROWN-SÉQUARD traumatique par balle de revolver. Paris méd. **1931 II**, 436. — SOTO, MARIO, BENJAMIN B. SPOTA u. JORGE L. LACÓN: Gehirntumor nach Schädeltrauma. Prensa méd. argent. **17**, 1113 (1931). — SOUQUES: Réunion neurol. **1921**. — Nach v. SARBÓ. — SPATZ, H.: Beiträge zur normalen Histologie des Rückenmarks des neugeborenen Kaninchens. Histol. Arb. Großhirnrinde **6** (1916); Erg.-Bd. **1921**. — Über degenerative und reparatorische Vorgänge nach experimentellen Verletzungen des Rückenmarks. Z. Neur. **58**, 327 (1920). — Kann man alte Rindendefekte traumatischer und arteriosklerotischer Genese voneinander unterscheiden? Die Bedeutung des état vermoulu. Zbl. Neur. **56**, 473 (1930). — STAMMEL, CHARLES A.: Fracture of the spine. Mil. Surgeon **63**, 843 (1928). — STÄMMLER, M.: Über Veränderungen der kleinen Hirngefäße in apoplektischen und traumatischen Erweichungsherden und ihre Beziehungen zur traumatischen Spätapoplexie. Beitr. path. Anat. **78**, 408 (1927). — STARR, R. M.: Subarachnoid hemorrhage with spinal fluid block. Clin. Med. a. Surg. **37**, 746 (1910). — STEHLE, F.: Zur Klinik der posttraumatischen Spätapoplexie. Ärztl. Sachverst.ztg **39**, 114 (1933). — STEINMANN, FR. u. K. WAGNER: Unfall und Berufsschädigungen der Wirbelsäule beim Lastentragen. Schweiz. med. Wschr. **1929 I**, 73. — STEINTHAL u. NAGEL: Die Leistungsfähigkeit im bürgerlichen Beruf nach Hirnschüssen mit besonderer Berücksichtigung der traumatischen Epilepsie. Bruns' Beitr. **137**, 361. — STENVERS, H. W.: Beiträge zur Diagnostik akuter Veränderungen im Hirn (Blutungen, Schußwunden). Nederl. Tijdschr. Geneesk. **1928 I**, 3148. — ŠTĚPÁN, J.: Fraktur des Querfortsatzes eines Wirbels. Slov. Sborn. ortop. (tschech.) **4**, 14 (1929). — STERN, A. u. PH. SCHWARTZ: Klinisches zum Geburtstrauma. Klin. Wschr. **1924 I**, 931. — STERN, F.: Über die Spätfolgen von Gehirnerschütterungen und Kontusionen. Chirurg **4**, 3 (1932). — Neurologische Begutachtung. Berlin: Julius Springer 1933. — STERN, F. u. F. SORGE: Über das Schädelröntgenogramm bei Kopfverletzten. Nervenarzt **6**, 513 (1933). — STERN, J.: Über intrakranielle Blutergüsse bei Neugeborenen. Moskov. med. Ž. **10**, 30 (1930). — STERNBERG, KARL: Beitrag zur Kenntnis der sog. Geschwülste des N. acusticus. Z. Heilk., N. F. **21**, 163 (1900). — Multiple Höhlenbildungen im Großhirn (Markporencephalien) als Folgen des Geburtstraumas. Beitr. path. Anat. **84**, 521 (1930). — STEVENSON, W. E.: Epilepsy and Gunshot wounds of the head. Brain **54**, 214 (1931). — STÖRRING, G. E.: Das Bild einer spastischen Spinalparalyse nach Starkstromverletzung. Arch. f. Psychiatr. **100**, 350 (1933). — STOIA, J. et ADAMASTEANU: La fracture de la colonne dorsale accompagnée de syndromes infundibulo-tubérien et de cécité. Bull. Soc. méd. Hôp. Bucarest **12**, 41 (1930). — STRASSMANN, G.: Über Kopfverletzungen durch stumpfe Gewalt. Dtsch. Z. gerichtl. Med. **16**, 327 (1931). — STRAUSS, HANS: Strangulationsfolgen und Hirnstamm. Z. Neur. **131**, 363 (1930). — Die neurologisch-psychiatrische Untersuchung. Handbuch der ärztlichen Begutachtung, Bd. 2, S. 226. 1931. — Traumatische Erkrankungen des Rückenmarks, seiner Wurzeln und Häute. Handbuch der ärztlichen Begutachtung, Bd. 2, S. 253. 1931. — STRAUSS, LUDWIG: Wirbelsäulenbruch und seine Beziehungen zur Lues und perniziösen Anämie. Bruns' Beitr. **53**, 238. 1931. — Indirekter Halswirbelbruch (Fraktur durch Muskelzug). Arch. orthop. Chir. **30**, 331 (1931). — STREHBOLD, ERNST: Sehnervenveränderung nach Trauma oder Frühsymptom bei multipler Sklerose. Klin. Mschr. Augenheilk. **90**, 387 (1933). — STRÖBEL: Erkrankungen der Wirbelsäule und der Rückenmarkshüllen. Handbuch der pathologischen Anatomie des Nervensystems, Bd. 2. Berlin: S. Karger 1904. — STRÜMPELL, v.: Einige Bemerkungen zur Unterscheidung zwischen funktionellen und organischen Erkrankungen des Nervensystems. Med. Klin. **1916 I**. — SUNDE, ANTON: Über die Prognose der Frühgeborenen und die Prophylaxe des Geburtstraumas. Norsk Mag. Laegevidensk. **91** (Beil.-H.) 1 (1930). — SWIFT, GEORGE W.: Head injuries of moderate degree; a review of 100 cases including 50 ventricular studies. Surg. etc. **52**, 576 (1931). — SWIFT, GEORGE W. and PAUL G. FLOTOW: Head injuries. Surg. Clin. N. Amer. **11**, 1171 (1931). — SYMONDS, C. P.: Observations on the differential Diagnosis and treatment of cerebral states consequent upon head injuries. Brit. med. J. **1928**, 3540, 829. — The effects of injury upon the Brain. Ber. internat. Kongr. 1. Bern **1931**, 292. — SZEKELY, KARL: Die Diagnose der Gehirnerschütterung vor Gericht. Beitr. gerichtl. Med. **11**, 190 (1931).

TABANELLI, MARIO: Cloruremia e clorurorachie nei traumatizzati cranio-cerebrali. Clinica chir., N. s. **7**, 844 (1931). — Il comportamento dei cloruri nel sangue e nel liquido cefalorachidiano nei traumatizzati craniocerebrali. Arch. Soc. ital. Chir. **1931**, 609. — TAVERNIER, L.: Luxations de la colonne vertébrale à déplacement progessif. Leur traitement par la greffe interépineuse. Rev. d'Orthop. **18**, 552 (1931). — TAYLOR, W. A.: Fracture of the spine. Surg. Clin. N. Amer. **10**, 1187 (1930). — TEDESCHI, ALEJANDRO: Die Technik der Kraniektomie bei Verletzungen von Schädel und Gehirn. Rev. méd. del Rosario **18**, 221 (1928). — TERRACOL, J.: Blaie pénétrante du cou par balle de revolver. Extraction du projectile dans le disque intermédiaire des IV. et V. vertèbres cervicales. Arch. internat. Laryng. etc. **6**, 1080 (1927). — TERRIEN, F. et A. HUDELO: Traumatisme direct du nerf optique par grain de plomb et troubles de la pupille. Bull. Soc. Ophtalm. Paris **1927**, 501. — THEISSING, GERHARD: Unsere Erfahrungen mit dem MUCKschen Adrenalin-Sondenversuch unter besonderer Berücksichtigung seiner Bedeutung bei Schädeltraumen und organischer Hirnschädigung. Z. Laryng. usw. **19**, 248 (1930). — THIEM: Handbuch der Unfallkrankheiten, S. 628. Stuttgart: Ferdinand Enke 1909. — TILANUS: Jets over commotio cerebri. Amsterdam 1888. — TILMANN: Die Theorie der Gehirn- und Rückenmarkserschütterung. Arch. klin. Chir. **59**, 236 (1899). — Die chirurgische Behandlung der Epilepsie. Schmidts Jb. **324**, 205 (1916). — Zur Erkennung von Spätfolgen nach Schädelschüssen. Dtsch. med. Wschr. **1916 I**, **342**. — TIRELLI, CARLO: Di un segno oftalmoscopico e del turbamento della pressione arteriosa retinica nei commozionati cerebrali. Riv. otol. ecc. **10**, 86 (1933). — TOKAČIROVA, J.: Amaurose nach Kopfverletzung. Ukrain. oftalm. Ž. **1**, 126 (1930). — TOPLIFF, E. E. and J. S. DALY: Accidental puncture of the cerebrospinal canal. Canad. med. Assoc. J. **24**, 836 (1931). — TORRES, ORDAX C.: Über einen Fall von posttraumatischer Aphasie. Progr. Clínica **38**, 837 (1930). — TRABAUD, J. HOSNI SABAH et AHMED TABAH: Syndrome de la queue de cheval consécutif au double mécanisme de l'élongation et de la torsion. Encéphale **25**, 444 (1930). — TRAMER, M.: Zur Psychopathologie der traumatischen Epilepsie. Schweiz. Arch. Neur. **24**, 285 (1929). — Kasuistisches zur Frage der psychogenen Unfallskonstellation. Schweiz. med. Wschr. **1929 II**, 1398. — TRAYLOR, G. A.: Compression fractures of the vertebral bodies. South. med. J. **24**, 515 (1931). — TRENDELENBURG: Über Hirnerschütterung. Dtsch. med. Wschr. **1910 I**, 1. — TRENDTEL: Der traumatische Hydrocephalus in der Unfallsmedizin. Zbl. Gewerbehyg., N. F. **7**, 139 (1930). — TREU, RUDOLF: Arthropathia tabica als einziges Frühsymptom der Tabes und Unfall. Med. Klin. **1933 I**, 56. — TRUDY: Invalidität als Folge von Unfällen und Berufskrankheiten. Leningradskogo instituta po izučeniju professionalnych zabolevanij, Vol. **3**, p. 1. 1928. — TYSON, RALPH M. and WILLIAM H. GRAWFORD: Intracranial hemorrhage of the new-born. Amer. J. Obstetr. **21**, 694 (1931).

UEDA HAYATO: Experimentelle Untersuchungen über die Labyrintherschütterung bei Kriegsverletzungen. Kejo J. Med. **1**, 495 (1930). — UGOLOTTI, ERCOLE: Epilessia da trauma dei lobi frontali senza manifesti sintomi psichici. Giorn. Psichiatr. clin. **56**, 57 (1928). — UHTHOFF: Handbuch der gesamten Augenheilkunde (GRAEFE-SAEMISCH), Bd. 11. Leipzig: Wilhelm Engelmann 1904. — Kriegsneurologisch-ophthalmologische Mitteilungen. Arch. f. Psychiatr. **1917**, Nr 58, 1—3. — ULLRICH, OTTO: Über die Häufigkeit und Prognose geburtstraumatischer Läsionen des Zentralnervensystems. Münch. med. Wschr. **1929 I**, 487. — URECCHIA, C. J.: Traumatisme cranien suivie de confusion mentales chronique et de crises d'épilepsie rotatoire. Revue neur. **37 I**, 780 (1930). — Hématomyelie survenue pendant un effort de défécation. Revue neur. **37 I**, 780 (1930). — URECCHIA, C. J. et P.

GOLDENBERG: Syphilis traumatique du cerveau. Bull. Soc. méd. Hôp. Paris **44**, 959 (1928). — UYEDA, R. u. T. NAGAI: Zur Behandlung des Hirndrucks nach Trauma. Arch. jap. Chir. **7**, 381 (1930).

VALENTIN, B.: Ein weiterer Beitrag zur Kenntnis der Geburtslähmung. Z. orthop. Chir. **51**, 44 (1929). — VALKENBURG, VAN: Lymphopénie commotionelle. Revue neur. **40 I**, 740 (1933). — Zur Pathologie mnestischer Störungen allgemeiner und besonderer Natur (Farbensinn) nach Hirntrauma. Schweiz. Arch. Neur. **23**, 266 (1929). — Een obj. versch. v. Comm. cerebr. Nederl. Tijdschr. Geneesk. **1931**. — VALLEJO, NAGERA A.: Über die chirurgischen Indikationen der traumatischen Epilepsie. Siglo méd. **83**, 657 (1929). — VEGNER, K.: Zur Pathologie einiger Verletzungsformen der Wirbelsäule. Ž. sovrem. Chir. (russ.) **3**, 103 (1928). — VERAGUTH: Über die Beziehungen zwischen Trauma und einigen Nervenkrankheiten. Dtsch. Z. Nervenheilk. **12**, 1—3 (1932); Schweiz. Arch. Neur. **29**, 153 (1932). — VERCELLI, GIUSEPPE: Sulle ripercussione simpatiche agli arti superiori nelle lesioni dorsali medioinferiori. Cervello **9**, 129 (1930). — VERNON, CARL L.: Ocular symptomes in head injuries and skull fractures. Internat. J. of Med. **44**, 67 (1931). — VERNON, S.: Decerebrate rigidity after cranial injury. J. nerv. Dis. **78**, 627 (1933). — VICH, JAROSLAV: Behandlung der Gehirnerschütterung. Čas. lék. česk. **1930 I**, 456. — VIDONI, GIUSEPPE: Alterazioni indiretta della sella turcica in seguito a trauma del cranio. Ann. Osp. psichiatr. prov. Perugia **1927**. — VINCENT, CL., PL. SCHIFF, PUECH et M. DAVID: Sur le traitement des séquelles des traumatismes craniens par l'insufflation d'air. Revue neur. **38 I**, 651 (1931). — VIRCHOW: Zur pathologischen Anatomie des Gehirns. Virchows Arch. **38**, 129 (1867). — VIVALDO, JUAN CARLOS: Traumatische Epilepsie nach Schußverletzung. Prensa méd. argent. **15**, 1090 (1929). — VOGEL, KLAUS: Differentialdiagnostische Anhaltspunkte für die Erkennung von Schädigungen des Gleichgewichtsapparates nach Schädelverletzungen. Dtsch. med. Wschr. **1929 I**, 268. — Über die Verwendung der galvanischen Nystagmusreaktion bei der Begutachtung von Schädelverletzten und zur Diagnose der MENIÈREschen Erkrankung. Z. Hals- usw. Heilk. **28**, 30 (1930). — VOGELER: Das Spätschicksal der Schädelschußverletzten. Arch. klin. Chir. **167**, Kongreßber., 149 (1931). — VOGT, H.: Die Epilepsie im Kindesalter. Berlin: S. Karger 1910. — Die Neurosen im Kriege in: Die Kriegsbeschädigungen des Nervensystems. Wiesbaden: J. F. Bergmann 1917. — VOIONMAA, T.: The influence of alcoholism upon accident occurence. Internat. Z. Alkoholism. **35**, 8 (1927). — VOLLAND: Geburtsstörungen und Epilepsie. Allg. Z. Psychiatr. **63** (1906). — Über traumatische Gliomentstehung. Münch. med. Wschr. **1925 II**, 1544. — VOLLMER, E.: Über einen Fall von elektrischem Hirntod. Z. Med.beamte **42**, 107 (1929). — VONWILLER: Über das Epithel und die Geschwülste der Hirnkammern. Virchows Arch. **204**, 230 (1911). — VORON, J. et H. PIGEAUD: Le rôle joué par les tares héréditaires et en particulier par la syphilis dans l'étiologie des hémorrhagies intercraniennes mortelles des nouveau nés. J. Méd. Lyon **9**, 689 (1928). — Étude anatomo-pathologique des hémorrhagies intracrâniennes sous-dure-mériennes mortelles du nouveau né, d'origine non traumatiques. Gynéc. et Obstétr. **21**, 11 (1930). — VOSS: Nervenärztliche Erfahrungen an 100 Schädelschüssen. Münch. med. Wschr. **1917 I**, 881. — Geburtstrauma und Gehörorgan. Z. Hals- usw. Heilk. **6**, 182 (1923). — VOSS u. G. MAYER: Zur Begutachtung der Schädelverletzungen. Nervenarzt **3**, 129 (1930). — VULLIET, H.: Les traumatismes cranio-encéphaliques il y a trente ans et aujourd'hui. Presse méd. **1929 II**, 1313.

WAGNER u. STOLPER: Die Verletzungen der Wirbelsäule und des Rückenmarks. Dtsch. Chir. **1898**, Lief. 40. — WAGSTAFFE, W. W.: The incidence of traumatic epilepsy after gunshot wound of the head. Lancet **1928 II**, 861. — WAITZ, ROBERT: Les lésions cérébro-méningées à la naissance. Paris: Gaston Doin et Co. 1931. — WALCHER, K.: Über zentrale traumatische Hirnblutung mit Spätapoplexie (BOLLINGER). Mschr. Unfallheilk. **36**, 433 (1929). — Über Aspiration und Verschlucken von Gehirnstücken als Zeichen intravitaler Entstehung schwerer Verletzungen. Dtsch. Z. gerichtl. Med. **15**, 398 (1930). — Über stumpfe Kopfverletzungen. Dtsch. Z. gerichtl. Med. **17**, 22 (1931). — WALD, ALFRED: Systematische Untersuchungen über geburtstraumatische Veränderungen der basalen Ganglien bei Neugeborenen und Säuglingen und ihre Bedeutung für die sog. angeborenen Erkrankungen der basalen Ganglien. Z. Kinderheilk. **49**, 375 (1930). — WARTENBERG: Encephalographische Erfahrungen. Z. Neur. **94**, 585 (1925). — WEBER, M.: Über Plastik des Schädels und der Hirnhäute und die Fernresultate der Behandlung der traumatischen Epilepsie. Vrač. Delo (russ.) **10**, 1468 (1927). — WEERSMA, M.: Verletzung des Durasackes. Nederl. Tijdschr. Geneesk. **1931 II**, 6089. — WEIGEL, HERBERT: Nervöse Erscheinungen nach elektrischen Unfällen. Mschr. Unfallheilk. **35**, 33 (1928). — WEIL et NORDMANN: A propos de la pathogénie de certaines anisocories après traumatismes craniens. Rev. d'Otol. etc. **11**, 516 (1933). — WESTPHAL: Über die Beurteilung von Traumen und Blutungen in der Pathogenese der Syringomyelie. Arch. f. Psychiatr. **36**, 659 (1903). — WETTERDAL, PER: The prognosis for children delivered by forceps. A re-investigation of 2000 children delivered by forceps and 2000 spontaneously delivered. Acta obstetr. scand. (Stockh.) **6**, 349 (1927). — WEYGANDT, W.: Die Geisteskrankheiten im Kriege, in: Die Kriegsbeschädigungen des Nervensystems. Wiesbaden: J. F. Bergmann 1915. — Traumatische Epilepsie mit langer Latenz. Mschr. Unfallheilk. **35**, 145 (1928). — Schädelfraktur. Zbl. Neur. **49**, 472 (1928). — WIESMANN: Mitteilung einiger Fälle von Meningealblutung. Dtsch. Z. Chir. **56**, (1900); s. a. **21/22** (1884) und Handbuch der praktischen Chirurgie von v. BERGMANN und v. BRUNS 1906/07. — WILBRAND-SÄNGER: Die Neurologie des Auges. Bd. 9. Störungen der Akkommodation und der Pupillen. Wiesbaden: J. F. Bergmann 1922. — WILLMOTH, P.: A propos des hémorrhagies intracraniennes traumatiques. Bull. Soc. nat. Chir. Paris **59**, 140 (1933). — WILLMUTH, CLIFFORD LEE: Fractures of lumbar vertebra due to hyperextension and extreme muscular action. J. Amer. med. Assoc. **91**, 6 (1928). — Points in diagnosis and treatment of spinal injuries. Mil. Surgeon **65**, 531 (1929). — WILSON, S. A. KIMIER: Role of trauma in the etiology of organic and functional nervous disease. J. amer. med. Assoc. **81,II**, 2172 (1923). — WILSON and WINKELMANN: Pontile bleeding. Trans. amer. neur. Assoc. **1925**, 157. — WINKELBAUER, A.: Zur Klinik der posttraumatischen Spätapoplexie. Dtsch. Z. Chir. **196**, 1 (1926). — WINKLER, G. u. H. LIEBERMANN: Statistische Untersuchungen über den MUCKschen Nasen-Adrenalin-Sondenversuch und dessen praktische Bedeutung für die Begutachtung von Kopfverletzungen. Amer. J. Surg. **18**, 1 (1932). — WINKLER, KNUD: The retinal arterial pressure in sequelae after trauma capitis. Acta psychiatr. (København.) **8**, 87 (1933). — WINTERSTEIN, O.: Beitrag zur Kenntnis der traumatischen Hirncysten und ihre Darstellung durch die Encephalographie. Schweiz. Arch. Neur. **26**, 41 (1930). — WOELK, H. A.: Die traumatische Anosmie und ihre Begutachtung. Mschr. Unfallheilk. **37**, 1 (1930). — WÖRTH: Gliom und Unfallsfolge. Mschr. Unfallheilk. **30**, 170 (1923). — WOHLWILL: Zur Frage der Encephalitis congenita. Z. Neur. **68, 73** (1921). — Münch. med. Wschr. **1922**. — WOLFF, K.: Traumatische Zerreißung der gesunden Arteria vertebralis an der Hirnbasis. Dtsch. Z. gerichtl. Med. **11**, 464 (1928). — WOLFF, R.: Injury to the cervical vertebrae as a result of judicial hanging. J. med. Assoc. S. Africa **2**, 460 (1928). — WOLL, JULIUS: Zur Frage der traumatischen Diabetes nach Verletzungen des Zentralnervensystems. Med. Klin. **1930 II**, 1781. — WOLTMANN, HENRY W. and JAMES R. LEARMONTH: Injuries of the spinal column and spinal cord. Med. Clin. N. Amer. **13**, 1325 (1930). — WORMS, G.: Rupture du sinus caverneux consécutive à une fracture de la base du crâne. Epistaxis récidivantes tardives. Bull. Soc. nat. Chir. Paris **54**, 640 (1928). — WORMS, R.: Les accidents nerveux consécutifs aux pertes de sang. Paris: Gaston Doin et Co. 1931. — McWORTHER, GULDER L.: Fracture of the atlas vertebrae; report of three cases, one with removal of posterior arch for neuralgia. J. Bone Surg. **11**, 286 (1929). — WORTIS, S. BERNARD and FOSTER KENNEDY: Acute head injury. Surg. etc. **55**, 365 (1932).

YAGI, HIDEO: Birth injuries in the new-born. Jap. J. Obstetr. **12**, 130, 223 (1929). — Birth injuries in the new-born. Pt. VI. Experimental investigation of intracranial hemorrhage in the new-born. Jap. J. Obstetr. **13**, 551 (1930). — YANES, TH. R.: CLAUDE BERNARD-HORNERscher Symptomenkomplex und kindliche cerebrale Hemiplegie durch Geburtstrauma. Rev. d'Ophtalm. **1**, 181 (1932). — YLPPÖ, A.: Das Schädeltrauma bei der Geburt. Mschr. Kinderheilk. **34**, 502 (1926).

ZADOR: Posttraumatische schwere Erkrankung mit generalisierten tonischen Schmerzen und vorwiegend homolateralen Mitbewegungen. Zbl. Neur. **57**, 850 (1931). — ZAPPERT, J.: Die Epilepsie im Kindesalter. Erg. inn. Med. **43**, 149 (1932). — Geburtstrauma und Epilepsie. Wien. klin. Wschr. **1932 I**, 39, 40. — Geburtstrauma und Epilepsie. Wien. klin. Wschr. **1932 II**, 1237. — Die Epilepsie im Kindesalter. Münch. med. Wschr. **1933 II**, 1169, 1215. — ZIEGLER, LLOYD H.: Disturbances.... Med. Clin. N. Amer. **13**, 1363 (1930). — ZIEHEN: Nervensystem. BARDELEBENS Handbuch der Anatomie des Menschen, I. Teil. Jena: Gustav Fischer 1899. — ZIMMERN, A.: Die Unfälle durch Elektrizität im Betrieb und zu Hause. Rev. Diagn. y Trat. fisic. **3**, 713 (1927). — ZWAARDEMAKER: Nach KAT.

Die Zirkulationsstörungen des Rückenmarks und Gehirns.

Von **Friedrich Hiller**-München.

Mit 103 Abbildungen.

Dem Andenken Walter Spielmeyers in Verehrung und Dankbarkeit gewidmet.

A. Die topographische Anatomie der Blutgefäße des Gehirns und Rückenmarks, ihre Versorgungsgebiete und die ihnen zugehörigen klinischen Syndrome.

Die arterielle Blutversorgung des menschlichen Gehirns läßt ein bestimmtes Schema erkennen, das — von wenigbedeutenden anatomischen Variationen abgesehen — konstant in allen Hirnen angetroffen wird. Auch die terminalen Verzweigungen der einzelnen Gefäße stimmen in den Gehirnen überein, woraus wir schließen müssen, daß die Ausbildung der Hirnzirkulation in Abhängigkeit von der Differenzierung ihrer einzelnen Versorgungsgebiete vor sich geht. Abbie sagt mit Recht, daß das Hirn und seine Blutversorgung keine voneinander unabhängigen Variablen seien, sondern daß jede Veränderung der Hirnstruktur sich auch in einer äquivalenten Abweichung seiner Blutversorgung auswirke. Die phylogenetischen wie die ontogenetischen entwicklungsgeschichtlichen Veränderungen der Hirnstruktur spiegeln sich in einer zunehmenden Differenzierung seiner Blutversorgung wieder. Nur auf diese Weise ist es möglich, daß das nervöse Parenchym erhöhten funktionellen Ansprüchen genügen kann. Wie sich das arterielle Gefäßnetz in der phylogenetischen Reihe entwickelt, hat Abbie gezeigt. Die für die Hirndurchblutung außerordentlich wichtigen, in der phylogenetischen Reihe sich wandelnden anatomischen Besonderheiten des Blutzuflusses zum Gehirn aus der Carotis communis und die hiermit zusammenhängenden Eigenheiten des Gefäßverhaltens an der Hirnbasis — *Rete mirabile* — hat Ask-Upmark in vergleichenden Untersuchungen klar dargestellt. Shellshear hat in einer ganzen Reihe von Arbeiten die Hirnarterien vor allem der Großhirnrinde an Affen und Menschen studiert. Die Ergebnisse seiner Studien liegen auch den Abbieschen Ausführungen mit zugrunde. Abb. 1 *A—D* geben von der Differenzierung der Äste der Carotis int., angefangen vom Reptilgehirn bis zum Primatenhirn, eine sehr lehrreiche Vorstellung. Auf den frühesten Entwicklungsstufen erkennt man — was am Säugetiergehirn erst mittels komplizierter Injektionsmethoden (vgl. vor allem R. A. Pfeifer) darstellbar ist —, daß die Arterien der Hirnoberfläche ein kontinuierliches Maschennetz mit zahlreichen Anastomosen zwischen den einzelnen Hauptästen darstellen. Der ursprüngliche, bei den Reptilien erkennbare Verzweigungsplan der Carotis int. in eine A. cerebri ant., media und chorioidea ant. paßt sich ohne wesentliche Abweichung dem Großhirnwachstum an. Nur die Art. cerebri post., die ursprünglich mit den genannten Ästen aus dem oralgerichteten Stamm der Carotis int. entsprang, wandert schon bei den Säugetieren weiter caudal, um bei den

Primaten schließlich von der A. basilaris abzugehen. Nachdem im Säugetierhirn mit der Entwicklung des Neopalliums und des Balkens ein wichtiger Schritt in der Differenzierung des Gehirns getan wurde, zeigt auch das Verhalten der Hirnarterien von jetzt ab keine entscheidenden Veränderungen mehr. Nur im quantitativen Sinn erfordert das Wachstum des Neopalliums, also vor allem der Großhirnhemisphären einen reichlicheren Blutzufluß.

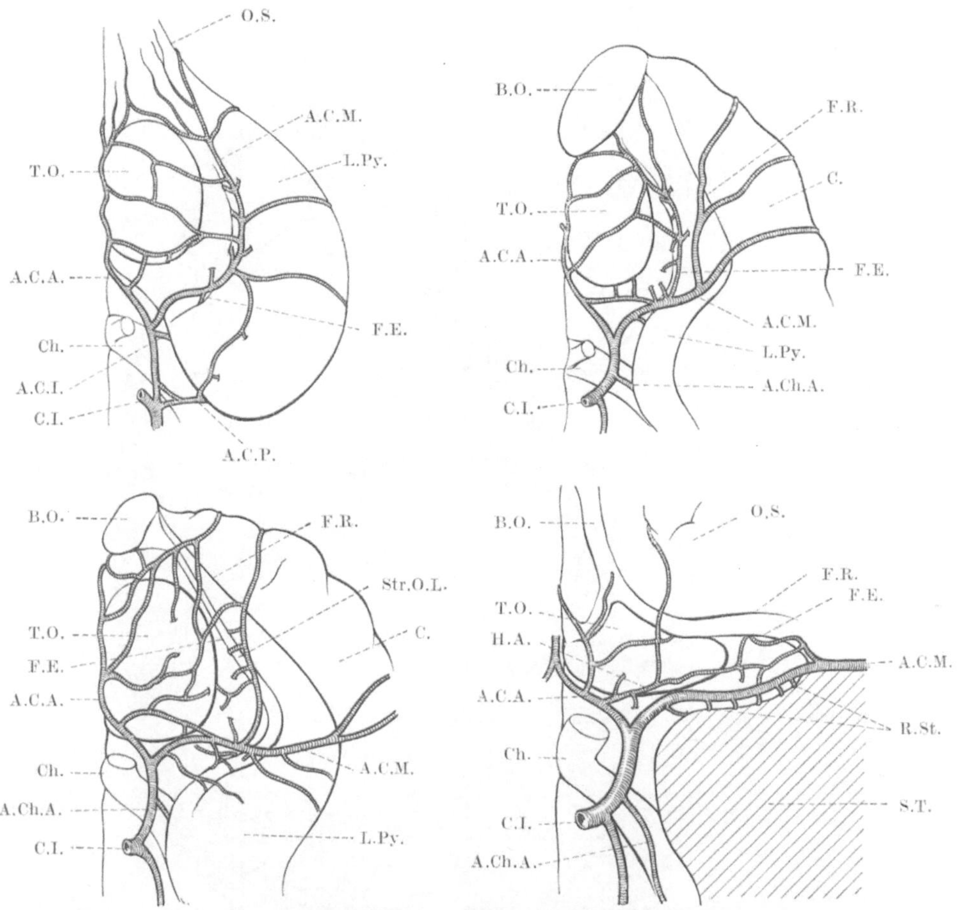

Abb. 1. A—D. Die Arterien der Hirnbasis von A Sphenodon; B einem Marsupial, C einem Ungulaten, D einem Primaten. Die Abbildungen zeigen das Verhältnis der A. cerebri ant. und media zum Palaeostriatum und die Entwicklung der HEUBNERschen Arterie. A.C.A. A. cerebri ant.; A.C.I. A. cerebri inf.; A.Ch.A. A. chorioidea ant.; A.C.M. A. cerebri media; A.C.P. A. cerebri post.; B.O. Bulbus olfactorius; C. Cortex der Großhirnrinde; C.I. Carotis interna; Ch. Chiasma opticum; F.E. Fissura endorhinalis; F.R. Fissura rhinalis; H.A. HEUBNERsche Arterie; L.Py. Lobus pyriformis; O.S. Olfactoriusstiel; R.St. Striatumäste; Str.O.L. Stria olf. lat.; T.O. Tuberculum olfact. (Nach A. ABBIE.)

Für das Verständnis der zahlreichen *anatomischen Anomalien* der Hirngefäße gibt erst die Kenntnis der phylogenetischen Zusammenhänge den richtigen Aufschluß. So verrät z. B. eine Blutversorgung der A. cerebri post. aus der Carotis durch die A. communicans post. oder die A. chorioidea ant. eine Regression auf frühere Entwicklungsstufen. Auch die sich widersprechenden Angaben in der Literatur über den Ursprung der sog. HEUBNERschen Arterie sind entwicklungsgeschichtlich leicht zu verstehen. Diese Arterie war — wie es aus Abb. 1B bis D hervorgeht — einstmals eine der zahlreichen Anastomosen zwischen der

A. cerebri ant. und media und wurde infolge der veränderten anatomischen Situation im Bereich des Paläolfaktoriums zu einem selbständigen Ast der A. cerebri ant. So kommt es, daß ihr Ursprung zahlreiche Variationen aufweist, und auch ihr Verzweigungsgebiet, je nachdem welchen Anteil die A. cerebri media an der Blutversorgung dieser Gegend behalten oder an die A. cerebri ant. abgegeben hat, schwankt.

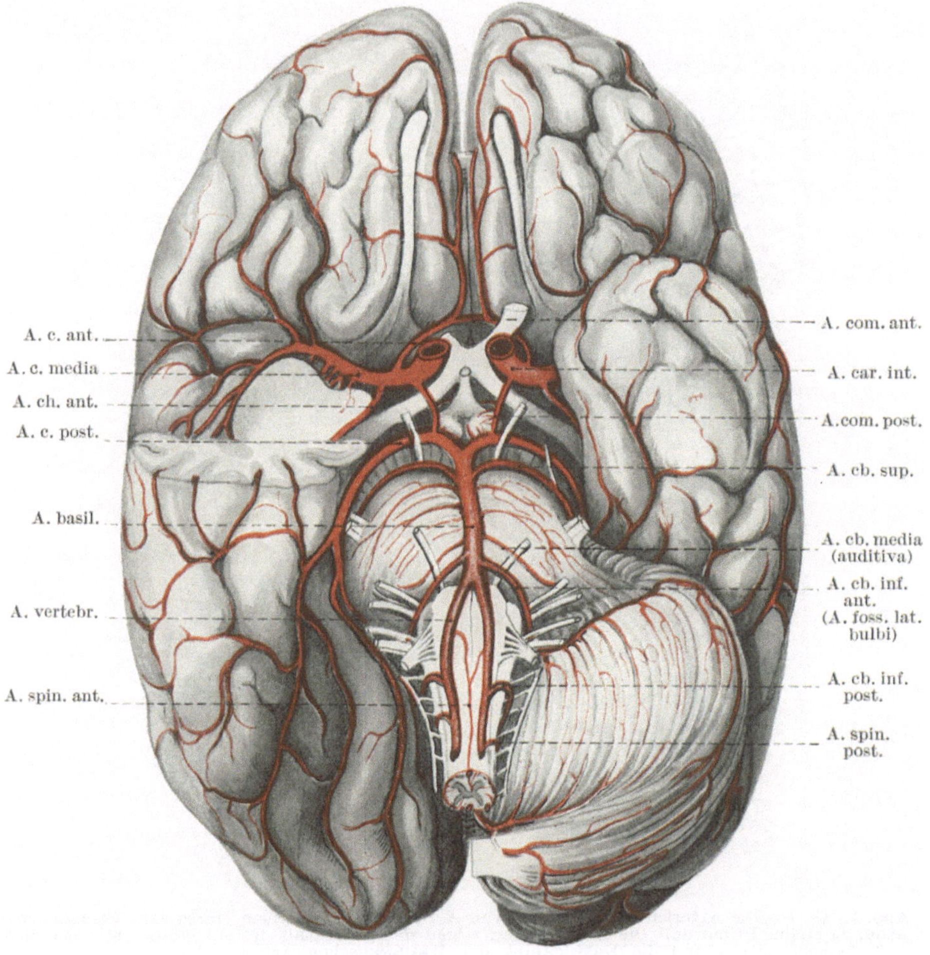

Abb. 2.

Mit den Besonderheiten der *ontogenetischen* Entwicklung der Hirnarterien hat Böhne sich 1926 beschäftigt und sowohl die Gesetze der „funktionellen Anpassung“ (Roux) wie auch das 1923 von Spalteholz aufgestellte „angiogenetische Grundgesetz“ für die arterielle Blutversorgung des Gehirns in Anwendung gebracht.

Die Darstellung der *Topographie* der Gehirnarterien soll mit größerer Ausführlichkeit als in der ersten Auflage dieses Werkes behandelt werden, und vor allem sollen die *Versorgungsgebiete der verschiedenen Arterien* eingehend besprochen werden. Zur Illustration des Textes dienen die Abb. 2—11, welche an Hand der jüngsten Forschungen auf diesem Gebiet sowie auf Grund eigener

Erfahrungen angefertigt wurden. Das ausführliche Eingehen auf all diese anatomischen Einzelheiten wird durch die für den Arzt notwendige Verknüpfung der topographischen Gefäßverzweigung mit den klinischen Ausfallserscheinungen, welche durch Verlegung bestimmter Hirnarterien zustande kommen, gerechtfertigt. Die Literatur der letzten Jahre hat für die Vertiefung unserer Kenntnisse auf diesem Gebiet eine Fülle neuer Tatsachen beigebracht. Man muß W. Misch, der sich der Mühe unterzogen hat, die diesbezüglichen Studien von dem früh verstorbenen Schüler Pierre Maries Charles Foix systematisch zu ordnen, vollauf beipflichten, wenn er es für an der Zeit hält, die

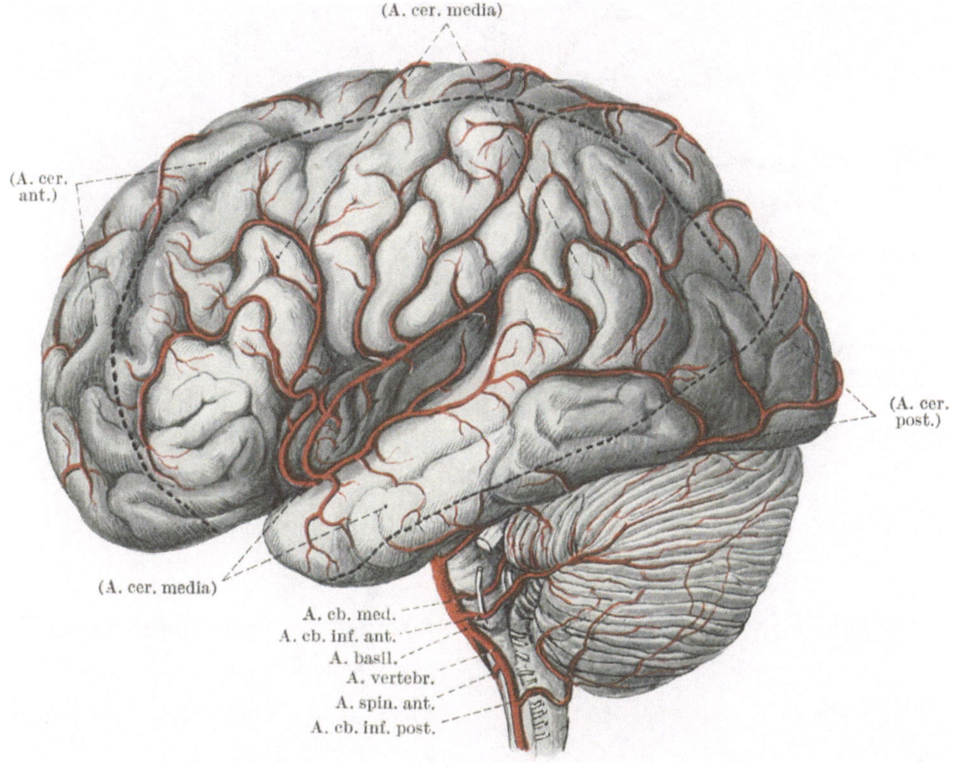

Abb. 3.

„Gefäßsyndrome" genauer zu studieren. Die Zusammenstellung von Misch wurde auch hier mitverwertet.

Während der Anteil, den die verschiedenen großen Hirnarterien an der Versorgung des Gehirns von der Konvexität aus haben, relativ einfach feststellbar ist, und die Ansichten hierüber sich infolgedessen nicht wesentlich verändert haben, ist die Versorgung der subcorticalen Ganglien, des Mittelhirns, der Brücke sowie der Medulla oblongata Gegenstand immer wieder aufs neue aufgenommener Untersuchungen gewesen. — Da die Ursachen der hier geschilderten, verschiedenartigen Syndrome fast stets embolische oder thrombotische Arterienverschlüsse sind, wird im anatomischen Teil des Kapitels ein sehr wesentlicher Abschnitt der speziellen klinischen Symptomatik, vor allem auch der arteriosklerotischen Hirnerkrankung vorweggenommen.

Die Gehirnarterien sind die Aufzweigungen zweier voneinander unabhängiger arterieller Stromgebiete, der Carotiden einerseits und der Vertebralarterien andererseits. Aus der A. carotis int. entspringen die A. cerebri ant., die mächtige A. cerebri media (A. fossae Sylvii), die A. chorioidea ant. und die A. commun. post., mittels derer das Carotissystem seinen Anschluß an das Stromgebiet der Aa. vertebrales findet. Die Aa. commun. postt. münden in die aus der A. basilaris paarig sich aufzweigenden Aa. cerebri postt. Durch die die beiden Aa. cerebri antt. verbindende A. communic. ant. wird der Kreis der Arterien in der mittleren Schädelgrube zum *Circulus Willisii* geschlossen. Über die Topographie

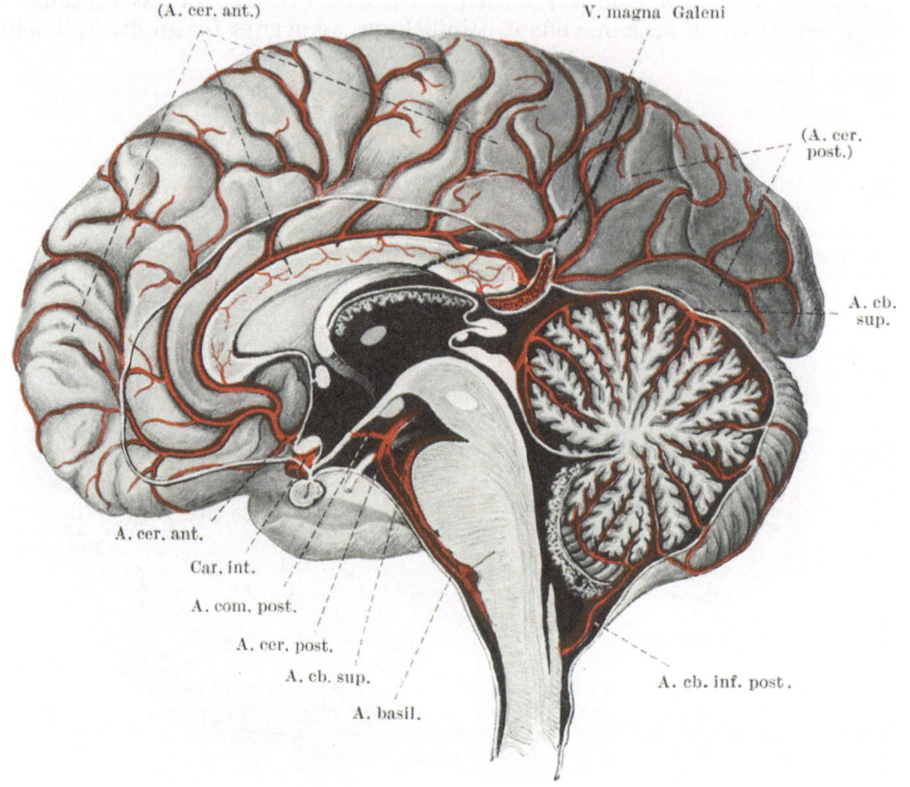

Abb. 4.

der Arterien an der Hirnoberfläche orientieren die Abb. 2, 3 und 4. Jeder Untersucher kennt die Häufigkeit anatomischer Anomalien am Circulus Willisii und den großen von ihm abgehenden Arterien. GODINOV hat 1929 über diese Variationen eine interessante Statistik angelegt. Weitere Einzelheiten finden sich in den größeren anatomischen Lehrbüchern.

I. Die Arterien des Endhirns (die Aste der Carotis und der A. cerebri post.).

1. Die A. cerebri anterior.

Die *A. cerebri ant.*, welche, wie jüngst F. DE ALMEIDA wieder an 50 Hirnen hat bestätigen können, in der Regel aus der Carotis entspringt, versorgt nach FOIX und HILLEMAND sowie M. CRITCHLEY an der Hirnbasis das Trigonum olfactorium mit dem Olfactorius, den Lob. orbitalis und praefrontalis und entsendet um das Genu corp. callosi zur medianen Fläche des Gehirns starke Äste, von denen die vorderen $^7/_8$ des Balkens und die Hirnrinde bis zum Praecuneus einschließlich ernährt werden, und zweigt sich schließlich über die obersten

Partien der Hirnkonvexität — den Gyrus frontalis sup., die oberste Region der Gg. prae- und postcentrales bis zur oralen Hälfte des G. pariet. sup. auf. Anastomosen mit der A. cer. med. bestehen im Bereiche der Hirnkonvexität, solche mit der A. cer. post. in der Nähe des Splenium corp. callosi und im Praecuneus-Cuneusgebiet. Diese Anastomosen verhindern auch in der Regel einen Totalausfall des Versorgungsgebietes der A. cer. ant. Nach den Untersuchungen von M. GOLDSTEIN fällt $^1/_4$—$^1/_5$ des Balkens in den Bereich der *A. cerebri post.* Die Anastomosen zwischen den beiden Arterien schützen vor allem das dorsale Blatt des Balkens vor Zirkulationsstörungen. GOLDSTEIN hat auch gezeigt, daß das Rostrum und das kleine noch zum Genu corp. call. gehörige Stück caudal vom aufwärtssteigenden Ast der A. cer. ant. durch dünne, von der *A. comm. ant.* aufsteigende Gefäße versorgt wird.

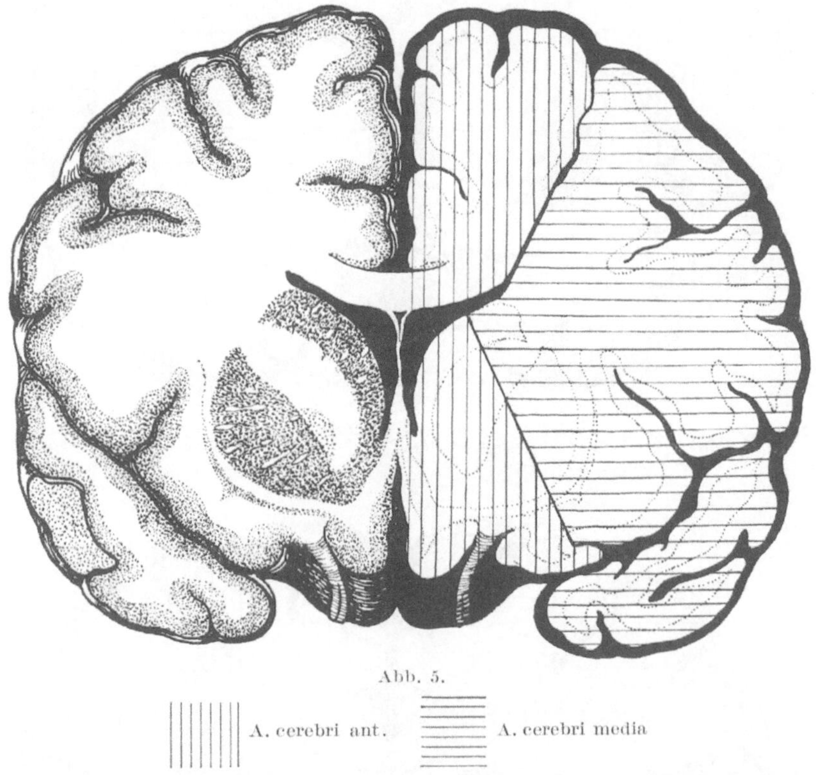

Abb. 5.

A. cerebri ant. A. cerebri media

Der von den durch die Rinde hindurchtretenden Ästen der Art. cerebri ant. versorgte Anteil des Centrum semiovale umfasst nach CRITCHLEY einen Teil der Pyramidenfaserung sowohl aus dem motorischen Bein- wie auch Armzentrum.

Darüber, wie groß der Anteil der A. cer. ant. an der Versorgung der Stammganglien ist, gehen die Ansichten auseinander. Es erklärt sich dies wohl zum Teil aus der Schwierigkeit einwandfreie Injektionspräparate dieser Gefäßgebiete zu erhalten. BÖHNE hat vergeblich versucht, mittels Mennige-Injektionen und stereoskopischer Röntgenaufnahmen wie auch unter Zuhilfenahme der Korrosionsmethode Klarheit zu erlangen. Nach Injektion in situ waren die Röntgenbilder zu unübersichtlich und bei Injektion einzelner Gefäße nach Herausnahme des Gehirns rupturierten sie bei dem zur Füllung erforderlichen Druck. Auch erwies sich das Gewebe zu empfindlich, um nicht bereits bei der Verdauung des Organs die feinen und feinsten Ausgüsse abbrechen zu lassen. Befriedigende Resultate erzielte BÖHNE schließlich, wenn er die Injektion in situ mit der Aufhellung des ganzen Organs nach SPALTEHOLZ kombinierte. Die mit großer Sorgfalt durchgeführten Untersuchungen BÖHNEs ergaben, daß jener von HEUBNER 1872 beschriebene Ast der Art. cer. ant. — die seitdem als HEUBNER*sche Arterie* bekannt ist — tatsächlich konstant ist und in Höhe des Chiasmas von dem Hauptstamm abzweigt, meist am äußeren Rand des Tr. opticus entlang nach hinten oben zieht, um sich durch die Substantia perforata ant. in die Gehirnsubstanz einzusenken. Bisweilen finden sich statt eines auch zwei gleichstarke Äste. SHELLSHEAR

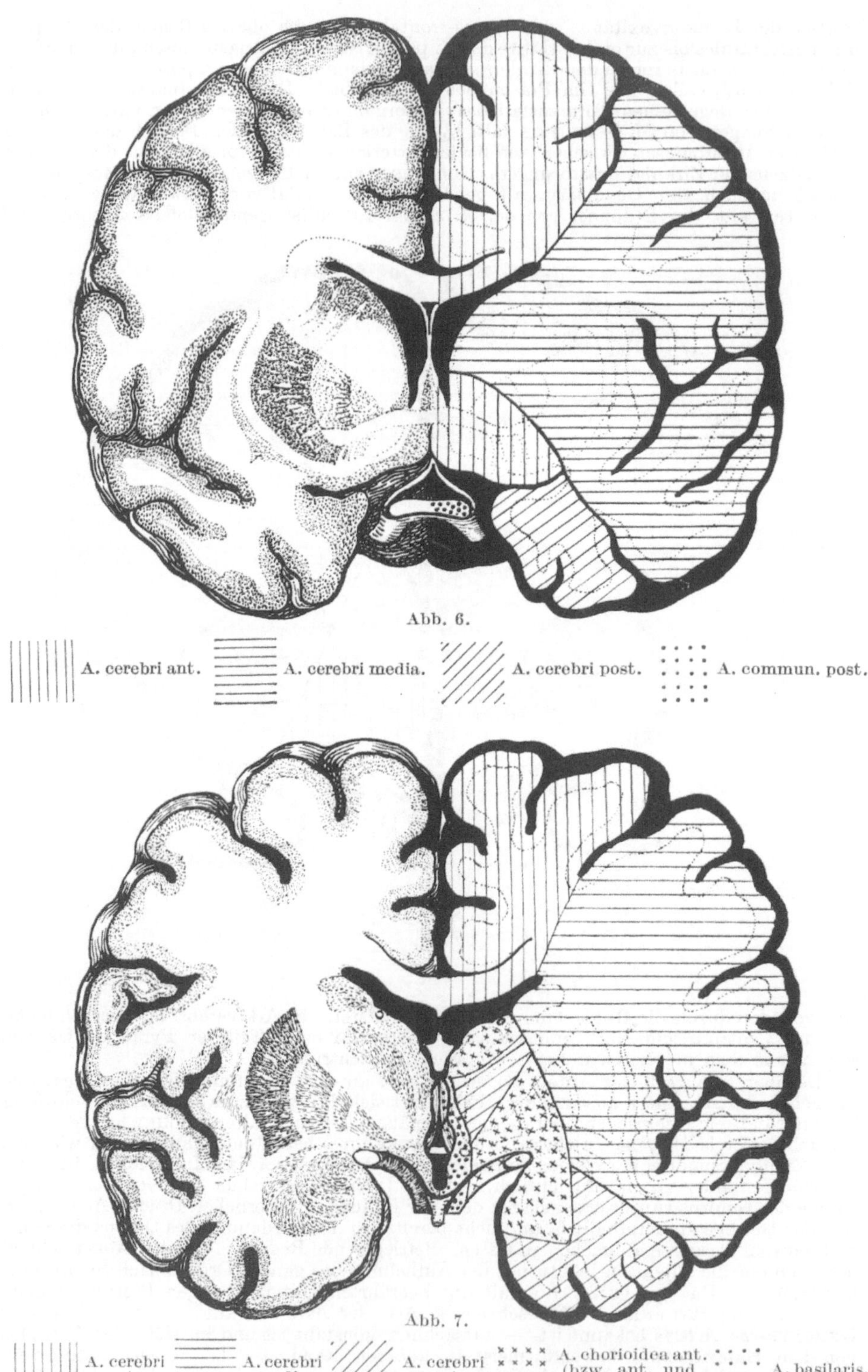

Abb. 6.

Abb. 7.

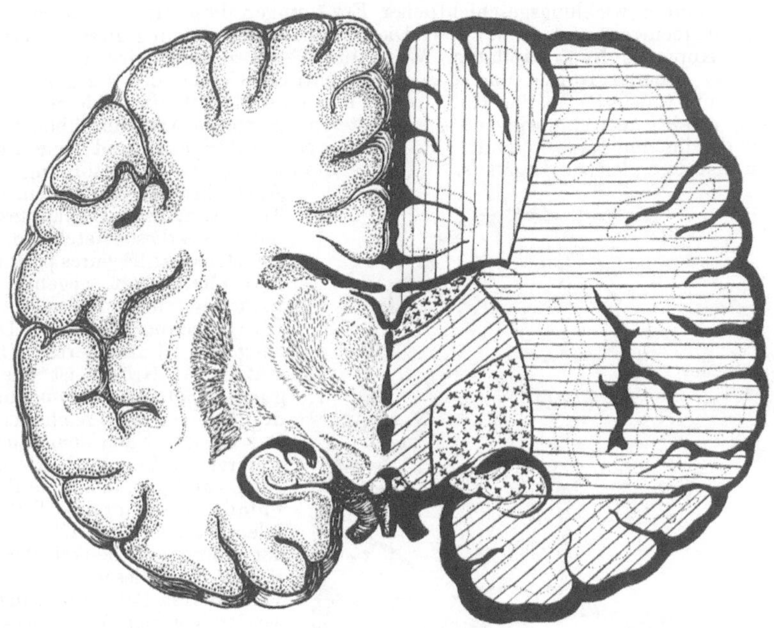

Abb. 8.

A. cerebri ant. — A. cerebri media. — A. cerebri post. — A. chorioidea ant. (bzw. ant. und post.)

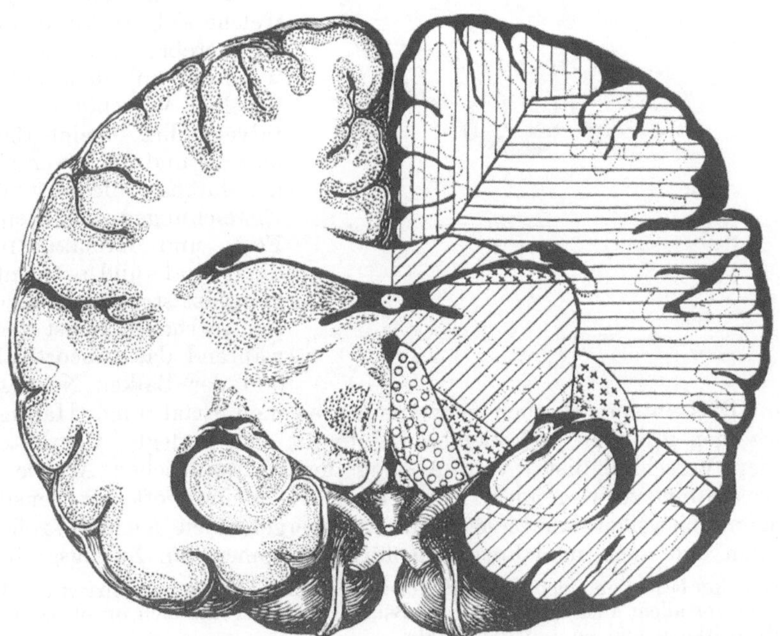

Abb. 9.

A. cerebri ant. — A. cerebri media. — A. cerebri post. — A. chorioidea ant. (bzw. ant. und post.). — Ästchen der A. basilaris.

nannte auf Gund entwicklungsgeschichtlicher Erwägungen diese Heubnersche Arterie die A. cerebri ant. recurrens (vgl. Abb. 1). — Die terminale Aufzweigung dieses Gefäßes reicht bis in den Kopf des Nucl. caudatus. Wie Abb. 5—11 zeigen, wird auch der vordere Schenkel der inneren Kapsel und das medioventrale Gebiet des Putamens von der A. cerebri ant. versorgt. In der Hälfte der Fälle fand Böhne einen kleinen Zweig, der aus der A. cerebri ant. entspringend die Substantia perforata ant. durchbohrt und sich zum Knie der inneren Kapsel wendet; R. genus capsulae int. Foix und seine Mitarbeiter kamen zu fast dem gleichen Ergebnis. Sie betrachten als sog. tiefes Versorgungsgebiet der A. cerebri ant. den oralen, ventralen Teil des Schwanzkernkopfes. Duret hatte 1874 diesen Ästchen den Namen Aa. striées antérieures perforantes de la cérébrale ant. gegeben. Hallopeau hat diese Befunde in seinen Untersuchungen über die Durchblutung des „Linsenkerns“ (1879) bestätigt. — Größer ist das Versorgungsgebiet der Stammganglienäste der Art. cer. ant. nach Aitken und Critchley. Nach dem Studium des ersteren wird der orale Abschnitt des Nucl. caudatus, das orale Drittel des Putamens, der oralste Teil des lateralen Segments des Gl. pallidus und der vordere Schenkel der inneren Kapsel von dieser Arterie versorgt. Ventral vom Balken und in der Tiefe werden von der A. cerebri ant. noch versorgt das Septum pellucidum, der obere Teil der Columnae fornicis und der mediale Abschnitt der vorderen Commissur.

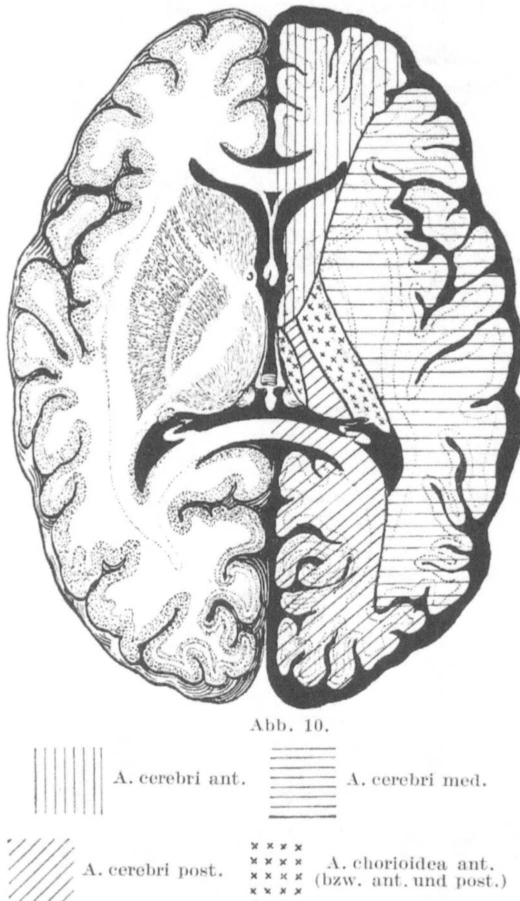

Abb. 10.

Die **klinischen Syndrome,** welche sich an Verlegungen der A. cerebri ant. anschließen, wechseln mit dem Ort des arteriellen Verschlusses. Ein Totalverschluß scheint aber selten zu sein und auch wenn vorhanden durchaus nicht oft zu großen Erweichungen zu führen. Nach Foix und Hillemand bleibt die orbitale und präfrontale Region fast stets erhalten, der Cortex überhaupt meist verschont, während das subcorticale Mark und der Balken Nekrosen aufweisen. Dies entspricht auch ganz meiner eigenen Erfahrung. Häufiger sind die einzelnen größeren und kleineren Äste für sich verlegt. Charakteristisch für einen Verschluß distal vom Abgang der Heubnerschen Arterie ist eine Hemiparese mit vorwiegendem Befallensein des Beines, oft mit Sensibilitätsstörungen, bisweilen kombiniert mit vorübergehenden leichten aphasischen Störungen und auch manchmal Stirnhirnsymptomen wie Zwangsgreifen usw.

G. Wilson beschrieb einen Fall mit Monoparese eines Beines, kompliziert durch starkes Ödem und vor allem auch Schmerzen im Bein. Der Herd fand sich im obersten Teil der Präzentralwirkung und im L. paracentralis.

Die Beziehung der A. cerebri ant. zur Ernährung des *Balkens* hat seit den bahnbrechenden Untersuchungen Liepmanns über die Apraxie größeres Interesse erweckt. Die Erfahrung lehrt, daß Ernährungsstörungen und gar Blutungen im Balken ziemlich selten sind. Das hat auch bereits GOLDSTEIN (1914) an Hand der älteren Literatur festgestellt. In dem von LIEPMANN und MAAS beschriebenen Apraxiegehirn hatte eine Erweichung im Gebiet der A. cerebri ant. vorgelegen, die vor allem die vorderen $^3/_4$ des Corpus callosum mit seinen Verbindungen zum Hemisphärenmark zerstörte. Aus diesem sowie den von VAN VLEUTEN und VON RAD beschriebenen Fällen geht hervor, daß Ernährungsstörungen im Balken, welche zu Apraxie führen, offenbar immer das Gebiet der A. cerebri ant., nicht jenes der A. cerebri post. betreffen.

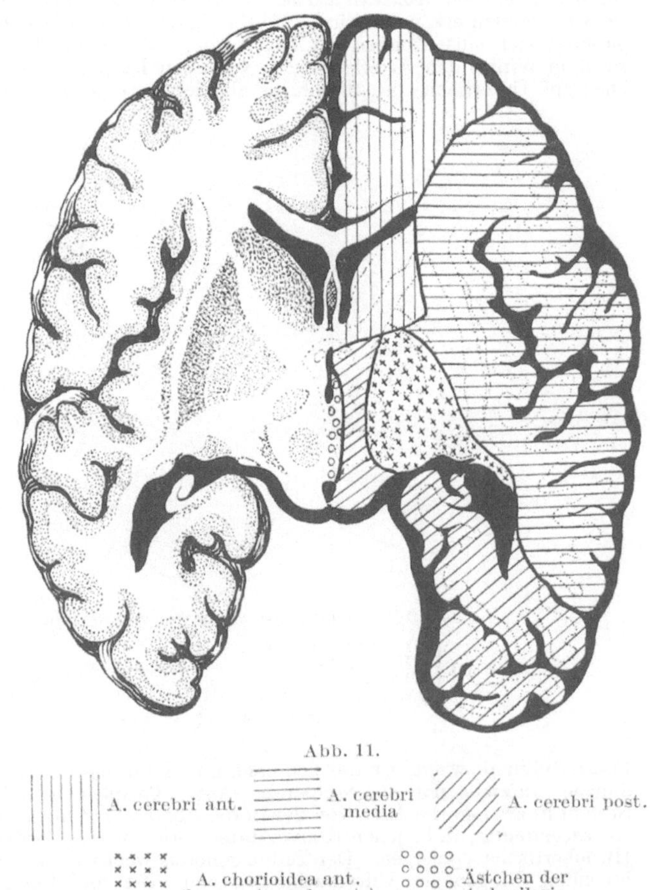

Abb. 11.

In der neuen Literatur haben GUILLAIN und MOLLARET einen Fall mit ideomotorischer Apraxie in der linken Hand und Störung der Schätzung der Entfernung und Lage von Dingen, die sich links vom Pat. befanden, beschrieben. Es bestand eine eigenartige Ungeschicklichkeit und Behinderung symbolischer Bewegungen, besonders aber elementarer Verrichtungen mit der linken Hand. Dazu traten epileptiforme JACKSON-Anfälle, im linken Bein beginnend, auf.

Ist die HEUBNERsche Arterie verschlossen, so wäre eine motorische Halbseitenlähmung zu erwarten, wenn das Gebiet der A. cerebri ant. tatsächlich so ausgedehnt ist, wie es AITKEN und CRITCHLEY annehmen. In einzelnen Fällen mag das wohl zutreffen. Oft scheint die motorische Hemiplegie nur unvollkommen und — zumal bei Jugendlichen — bei ungestörtem Funktionieren der Blutversorgung durch die A. cerebri media auch nur transitorisch zu sein. Immerhin kommen — zumal bei Vorhandensein anatomischer Anomalien, z. B. einem gemeinsamen Ursprung beider Aa. cerebri antt. aus einem Stamm (nach ADACHI in 1,2%) — schwere und klinisch eigenartige Lähmungen zustande. Dergleichen Fälle wurden beschrieben von CRITCHLEY und HYLAND.

In dem CRITCHLEYschen Fall war eine Schwäche in beiden Beinen, die schließlich in eine spastische Paraplegie überging und nur mit mäßiger Tonuszunahme in den Armen verbunden war, die Folge der doppelseitigen Ernährungsstörung im Anteriorgebiet. — Die HYLANDsche Kranke war eine 61jährige Frau, bei der sich plötzlich eine Schwäche in beiden Beinen einstellte, gefolgt von einer allmählich zunehmenden Parese in einem Arm und vor allem einer linksseitigen Apraxie und typischem Zwangsgreifen. Die rechte Hand zeigte eine starke unwillkürliche motorische Unruhe. Psychisch bot die Kranke Erscheinungen psychischer Enthemmung. Sie war übermäßig gesprächig und führte zeitweilig schmutzige Reden

2. Die A. cerebri media.

Die *A. cerebri media (A. fossae Sylvii)* ist der Größe ihres Versorgungsgebietes nach die stärkste und bedeutendste der Hirnarterien. Sie ist die eigentliche Fortsetzung der Carotis int. und verläuft nach außen über die Substantia perforata ant. zur Fossa Sylvii, in der sie schräg nach hinten oben zur Hirnkonvexität aufsteigt. Die Abb. 2 und 3 geben den Verlauf dieser Arterie im großen und ganzen wieder. Die in Abb. 3 über die Hirnoberfläche gezogene feine Linie markiert die Begrenzung des großen Hirnareals, das von der Cerebri media gespeist wird. Im einzelnen unterscheidet man am praktischsten die meistens den Hirnfurchen folgenden *Konvexitätsäste*, deren Aufteilung und Versorgungsgebiete ohne große Schwierigkeiten erkennbar sind, und die an der Hirnbasis sich in Richtung auf die Stammganglien sich einsenkenden *Aa. perforantes.* Nachdem die Aa. perforantes in annähernd rechtem Winkel den Arterienstamm verlassen haben, gehen wohl noch einige kleine Ästchen zur Unterfläche des Stirnhirns ab, der erste große Ast jedoch, der bereits in der

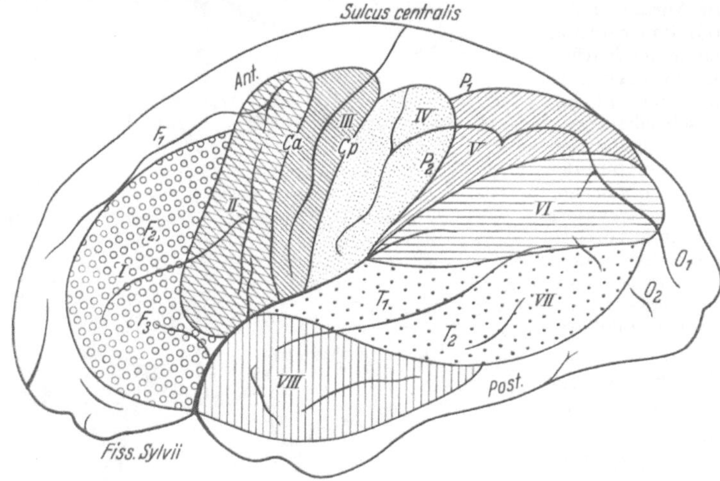

Abb. 12. Versorgungsgebiete der Art. Sylvia. (Nach FOIX.)

Artt. ascend.: I A. orbitofront. ext.; II A. praerolandica; III A. rolandica; IV A. parietalis ant. — Hintere Äste: V A. parietalis post.; VI A. Gyri angularis (Endast); VII A. temp. post.; VIII A. temp. ant.

Ant.: A. cer. ant. — Post.: A. cer. post.

Fossa Sylvii abzweigt, ist die sich nach unten hinten über die oberen beiden Schläfenwindungen aufzweigende A. temporalis ant. Peripher von ihrem Abgang teilt sich der Stamm in zwei starke Äste, von denen der obere der gemeinsame Ursprungsstamm der sog. Aa. ascendentes, d. h. jener Konvexitätsarterien wird, die den größten Teil der seitlichen Hirnoberfläche versorgen. Der Teilungsmodus wechselt zwar von Fall zu Fall, doch haben besonders die genauen Untersuchungen von FOIX und LÉVY das Überwiegen eines bestimmten gesetzmäßigen Aufteilungsmodus ergeben. (Man vergleiche auch die guten Beschreibungen von H. DURET, die in den ECKERschen Schemata festgehalten sind, sowie Angaben von HEUBNER, v. MONAKOW, MINGAZZINI, DÉJERINE u. a. m., die jüngst von G. BONVICINI eingehend besprochen wurden.) Abb. 12 gibt die topographisch-anatomischen Einzelheiten des corticalen Irrigationsgebiets der A. cer. media wieder. Von oral caudalwärts betrachtet sehen wir zuerst die A. orbitofrontalis abgehen, um sich über der seitlichen und zum Teil auch unteren Stirnhirnfläche, vor allem über F_2 und F_3 zu verästeln. Der nächstfolgende ist der starke Ast, welcher im Sulcus praecentralis verlaufend sich über die caudalen Teile der Stirnwindungen, also den Fuß von F_2 und F_3 verzweigt und bereits einen Teil der vorderen Zentralwindung bis in Höhe des Rumpfzentrums versorgt. Das Gros der Zentralwindungen — Ca wie Cp — wird von der kräftigen A. rolandica, welche im Sulcus centralis verläuft, gespeist. Daran schließt sich die A. parietalis ant., welche die Gg. parietales inf. und supramarginalis versorgt. Diese eben aufgezählten Arterien entspringen in der Regel dem einen großen Ast der A. cerebri media, während der andere in der Fossa Sylvii weiter caudalwärts zieht, kleine Ästchen an die Insel abgibt und sich schließlich aufteilt in die A. parietalis post., die A. gyri angularis und die A. temporalis post. (Die 3. Temporalwindung wird von der A. cerebri post. ernährt.) Alle diese corticalen

Arterien senden ihre Aufzweigungen durch die graue Rinde hindurch bis in die tiefen Markschichten, ungefähr bis zu einer Linie, die etwa der sagittalen Verlängerung der lateralen Wand des Hinterhorns des Seitenventrikels entsprechen würde. Nähere Auskunft geben die Arbeiten von DURET, v. MONAKOW und die Neubearbeitungen dieses Gebiets durch FOIX und seine Mitarbeiter; vgl. auch die Abb. 5—11.

Die arteriellen Äste, welche von der A. cerebri media sich abzweigend die *Stammganglien* versorgen, wurden schon von HEUBNER und DURET eingehend beschrieben. 1907 hat BEEVOR in seinen Studien „über die arterielle Blutversorgung des Gehirns" auch mit diesem Gefäßgebiet sich eingehend beschäftigt. LEWANDOWSKY hatte BEEVORS Angaben als die damals genauesten seinen eigenen Darlegungen zugrunde gelegt. In neuerer Zeit sind die strittigen Fragen durch ABBIE, BÖHNE, FOIX und seine Mitarbeiter HILLEMAND, LÉVY u. a. m. erneut bearbeitet worden.

Die vom Stamm der A. cerebri media zu den Stammganglien ziehenden Äste gehen bemerkenswerterweise im rechten Winkel von der Arterie ab. Was zunächst die zahlreichen feinen Ästchen anbetrifft, so unterliegt der Ort ihres Ursprungs, ihre Zahl, ihre Dicke und auch ihr Verlauf bei verschiedenen Individuen erheblichen Schwankungen. Die größeren Äste (vgl. Abb. 13, 14 und 17) — Aa. corporis striati med. — verlassen die Arterie in der Mehrzahl der Fälle zu 3—4, und nur in etwa 30% — nach BÖHNE — entspringt aus der A. cer. media *ein* kräftiger Ast, der sich nach kurzem Verlauf in drei oder vier Unteräste teilt. Die Zahl und Stärke der größeren Äste schwankt überdies auch je nach dem Anteil, welchen die von der A. cer. ant. abgehenden Äste an der Versorgung der Stammganglien nehmen. HEUBNER und auch DURET hatten die Stammganglienäste der A. cer. media in Aa. striat. intt. und extt. getrennt. Zu den letzteren wären als lange Äste (nach DURET) die Aa.

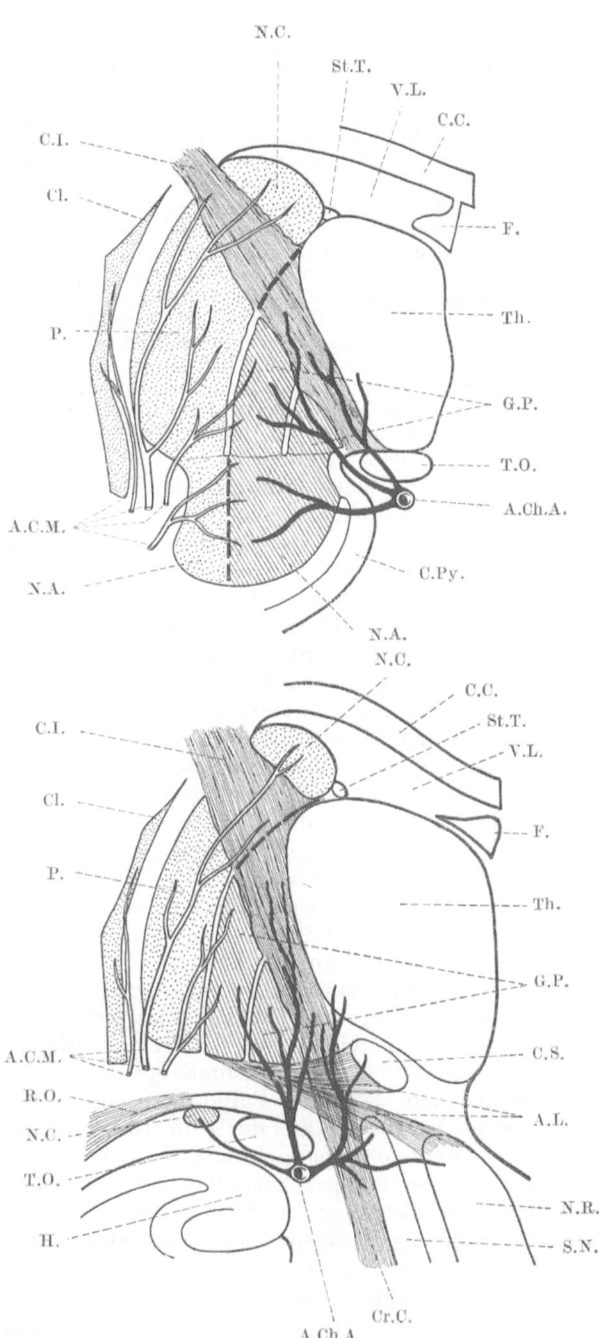

Abb. 13 u. 14. A.Ch.A. A. chorioidea ant.; A.C.M. A. cerebri media; A.L. Ansa lenticularis; C.C. Corpus callosi; C.J. Capsula int.; Cl. Claustrum; C.Py. Cortex pyriformis; Cr.C. Crus cerebri; C.S. Corp. subthalam.; F. Fornix; G.P. Globus pallidus; H. Hippocampus; N.A. Nucl. amygd.; N.C. Nucl. caudat.; N.R. Nucl. ruber; P. Putamen; S.N. Subst. nigra; St.T. Stria terminalis; Th. Thalamus; T.O. Tr. opticus. (Nach A. A. ABBIE.)

lenticulostriatae, zu denen auch die A. de l'hémorrhagie cérébrale von CHARCOT gehört, und die Aa. lenticulo-opticae zu zählen. Ob, wie die früheren Untersucher es wollten, all diese kleinen Ästchen in konstanter Weise immer die gleichen Hirnterritorien versorgen, ist doch fraglich. Nach BÖHNE, FOIX u. a. hätten wir anzunehmen, daß die lateralsten Aa. striat. extt. durch die Caps. int. zum Nucl. caudatus gehen, von dem sie vor allem das obere Drittel versorgen. Andere Äste ziehen zum Putamen und den lateralen Abschnitten des Pallidum. Ziemlich konstant ist die obengenannte CHARCOTsche Arterie, welche auf dem Frontalschnitt fast genau die äußere Begrenzung des Putamen bildet und sich im Nucl. caudatus, zum Teil auch im Großhirnmark aufzweigt, sowie auch teilweise die Caps. ext. und extrema mit dem Claustrum versorgt. Sie gibt mit ihrem Verlauf und ihrer Krümmung auch die Richtung an, die mehr oder minder alle Stammganglienäste nehmen. Wie wir noch später sehen werden, bilden die gerade auch um diese Arterie sich so häufig entwickelnden Degenerationen — Kriblüren und Lacunen — eine der wichtigen Voraussetzungen zum Entstehen wenigstens eines sehr erheblichen Prozentsatzes massiver Hirnblutungen. — Zur Versorgung des Thalamus, und beträfe es auch nur seinen dorso-lateralsten Abschnitt, trägt die A. cerebri media praktisch überhaupt nicht bei. Insofern ist die Bezeichnung „Aa. lenticuloopticae“ (DURET) irreführend. — Schließlich dringen in Richtung auf die Stammganglien auch noch feine Äste von der Oberfläche der Insel durch deren Rinde hinein ins Claustrum und die Capsula externa. Diese auch der Cerebri media zugehörigen Äste bezeichnet BÖHNE als Aa. corp. striati med. perforantes.

Über die **klinischen Syndrome** bei *Verschluß* der *A. cerebri media* hat M. LÉVY 1927 eine sehr aufschlußreiche Monographie veröffentlicht. Für die Deutung anatomischer Bilder bedenke man — FOIX und LEVY haben in ihrer Arbeit über die Erweichung im Gebiet der A. fossae Sylvii darauf besonders hingewiesen —, daß in den corticalen Randgebieten des Mediabereichs eine weitgehende kollaterale Blutversorgung aus den Stromgebieten der Aa. cerebri ant. und post. geleistet werden kann.

Eine *totale Sylviaerweichung* ist ein nicht gerade häufiges Geschehen. Abb. 15 und 16 stammen von einem solchen Fall, bei dem das gegen die gesunde Umgebung deutlich abgesetzte nekrotische Hirngewebe fast vollständig dem Gebiet der A. cerebri media entspricht. Soweit das hoffnungslos schwere Krankheitsbild solcher Fälle überhaupt Prüfungen zuläßt, findet sich dabei eine totale motorische und sensible Halbseitenlähmung mit Hemianopsie evtl. Aphasie und den übrigen, solchen schweren cerebralen Lähmungen eigenen Symptomen.

Unter einer *zentralen Sylviaerweichung* versteht man den Effekt von Verschlüssen aller oder auch einmal nur einzelner Zweige der Aa. perforantes. Von der Totalerweichung unterscheidet sie sich dadurch, daß die Hirnkonvexität mehr oder minder unbetroffen ist. Die Insel freilich sowie das Operculum frontale sind sehr häufig mitgeschädigt. Darüber hinaus pflegen gar nicht selten umschriebene Nekrosen in Mediagebieten der Konvexität die zentrale Erweichung zu begleiten. In reinen Fällen sieht man Bilder, die als sog. *Striatumapoplexie* wohl bekannt sind. Das Ausmaß der in den Stammganglien — vor allem dem Striatum, dem lateralen Pallidumabschnitt und der inneren Kapsel — entstandenen Nekrose ist aus der Abb. 15 zu erkennen. Das dazugehörige *klinische Syndrom* unterscheidet sich von dem der totalen Sylviaerweichung durch das Fehlen der Hemianopsie (die allerdings in der ersten Zeit nach dem Insult nicht selten nachweisbar ist) und ist gekennzeichnet durch eine vorwiegend motorische Hemiplegie, welche bei linksseitigem Sitz in der Regel von motorischen Sprachstörungen (Anarthrie bis Aphasie) begleitet ist. Wir haben hier das typische Bild einer spastischen motorischen Hemiplegie mit ihrer Neigung zu halbseitigen Kontrakturen, ihrem fast gleichmäßig starken Befallensein des Armes und Beines und allenfalls einmal leichten Sensibilitätsstörungen, die (gelegentlich auch durch einen akzidentellen corticalen Herd verursacht) meist nur die obere Extremität befallen. Je nachdem ob die Ernährungsstörungen auch größere Teile der Hirnkonvexität — vor allem die vordere Zentralwindung — mitbefallen, wächst die Schwere des klinischen Syndroms. In Fällen „massiver“ zentraler Erweichung, bei der offenbar auch das Versorgungsgebiet der A. chorioidea ant. mitbetroffen ist, treten schwerste primär schlaffe Halbseitenlähmungen, kombiniert mit motorischer Aphasie bzw. Anarthrie und Sensibilitätsstörungen, besonders an Arm und Hand auf. (Im übrigen darf der schlaffe bzw. spastische

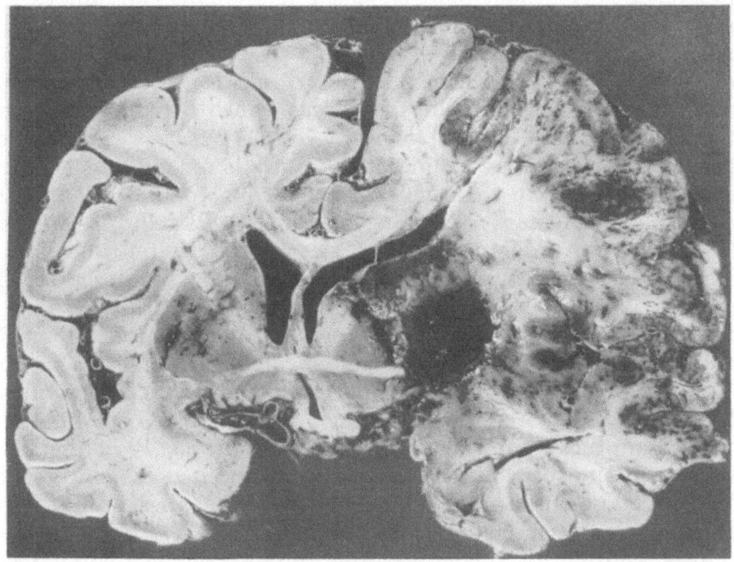

Abb. 15.

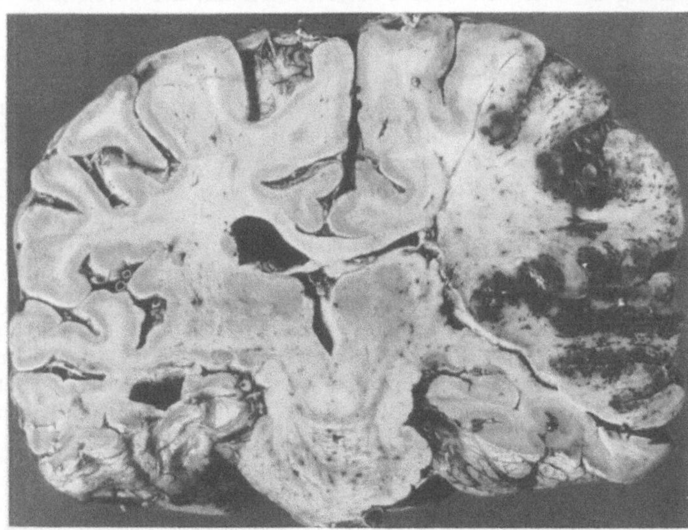

Abb. 16.

Abb. 15 u. 16. Totale Sylviaerweichung mit Hämorrhagien fast ausschließlich in der nekrotischen grauen Substanz.

Charakter einer Halbseitenlähmung doch wohl nicht als ein lokales Merkmal der Läsion betrachtet werden. Da spielt das Tempo des Lähmungseintritts und vor allem auch der Zustand des übrigen Hirns eine große Rolle.) Reicht die Läsion bis zum Corp. geniculat. lat., so findet sich auch eine Hemianopsie. Recht oft ist die sog. *zentrale Sylviaerweichung* nur auf das Striatum samt Capsula int. beschränkt. Die Folge ist dann meist eine ziemlich reine motorische Hemiplegie evtl. mit vorübergehenden Sprachstörungen. Den *doppelseitigen* Prozessen im Striatumbereich, bei denen zumeist auch das Hemisphärenmark und weiter abgelegene Hirnteile mitgeschädigt sind, werden wir in dem Kapitel über das *pseudobulbäre Syndrom* wieder begegnen.

Unter den Syndromen, welche bei Verlegung *corticaler* Sylviaäste zu entstehen pflegen, gibt es begreiflicherweise eine Unmenge von Varianten, je nachdem wieviele dieser Äste und zu welchem Grad ihr Territorium aus der Zirkulation ausgeschaltet ist. Es sei hier auch auf die eingehende Darstellung von KROLL verwiesen. Denkt man sich aus den Abb. 15 und 16 die Erweichung der Stammgangliengebiete weg, so hätte man eine *totale corticale Sylviaerweichung* vor sich. In dieser Ausdehnung erfolgt sie nur sehr selten und ist auch nicht mit dem Leben verträglich, wohl aber trifft man recht oft große Erweichungen, die vor allem das Gebiet der Zentralwindungen, einen Teil der Parietalregion, T_1 und teilweise T_2, und oral auch noch einen Teil von F_2 und F_3 bis tief ins Mark hinein zerstören. Die *klinischen* Erscheinungen bestehen dann in einer motorischen und sensiblen Hemiplegie, an der zum Unterschied gegenüber der zentralen Läsion das Bein weit weniger stark als der Arm betroffen ist, astereognostischen Symptomen und, falls die Herde weit ins Parietalgebiet reichen, mit Hemianopsie und bei linksseitigem Sitz mitunter ganz schweren Störungen des Erkennens, Handelns, Sprachverstehens, Sprechens, Lesens und Schreibens.— Während in der rechten Hemisphäre partielle Läsionen im corticalen Sylviagebiet schwer klinisch als solche erkannt werden können, bieten Läsionen der linken Hemisphäre bisweilen recht instruktive und auch gut lokalisierbare Ausfallserscheinungen. Wie aus dem Übersichtsschema der corticalen Versorgungsgebiete der A. cerebri media (Abb. 12) ohne weiteres ersichtlich ist, könnte da eine große Anzahl klinischer Syndrome in Frage kommen. Man bedenke aber, daß die Möglichkeiten kollateraler Blutversorgung besonders im Bereich der Rindenarterien erheblich sind und Verlegungen einzelner Arterien nur selten zu typischen Syndromen führen. FOIX spricht z. B. von einem parieto-temporoangulären Syndrom, das bei linksseitiger Hirnläsion durch Hemianopsie, sensorische Aphasie und Apraxie gekennzeichnet wäre, oder von einem prärolandischen Syndrom, das eine Parese der Zungen-, Gesichts-, Kau- und Armmuskulatur mit vorwiegend BROCAscher Aphasie bieten würde.

Besonderes Interesse verdienen die Gefäßverlegungen im cerebri media-Gebiet auch in ihren Beziehungen zu den einzelnen *Aphasieformen.* Die Bedeutung der Ernährungsstörungen im Bereich der A. cerebri media für Sprachstörungen wurde zuerst von LANCERAUX (1864) erkannt. Bezüglich der hier in Frage stehenden Läsionen erinnere man sich der altbekannten von PIERRE MARIE besonders hervorgehobenen und jüngst von CH. FOIX wieder erneut belegten Tatsache, daß die Zerstörungen des subcorticalen Marklagers in der Regel ausgedehnter und auch für die klinischen Erscheinungen bedeutungsvoller zu sein pflegen als die der grauen Rinde.

Es ergeben sich verschiedene Bilder *sensorischer Aphasie,* je nachdem ob eine Zirkulationsstörung den Bereich der A. parietalis ant. oder post. oder aber auch jenen der A. temporalis ant. oder post. oder schließlich den der A. angularis betroffen hat. Die Eigenheiten der verschiedenen Läsionen liegen in Kombinationen mit ideomotorischer bzw. ideatorischer Apraxie mit Hemianopsie und Alexie. Dabei scheint unter anderem die jeweilige Stärke der A. temporalis ant. insofern von großer Bedeutung zu sein, als das Ausmaß, zu welchem sie die WERNICKEsche Region versorgt, eine sensorische Aphasie, welche durch Läsionen im parietalen Teil des Sylviagebietes verursacht ist, bald mehr bald weniger total und permanent werden läßt. Ähnliche Beziehungen bestehen auch zu der A. parietalis ant., die gemäß ihrer Entwicklung vor allem die apraktischen Symptome zu variieren imstande ist. Die eigentliche „Arterie der sensorischen Aphasie" ist die A. temp. post., die „Arterie der ideomotorischen Apraxie", die A. pariet. post. und schließlich die „Arterie der WERNICKEschen Aphasie mit Hemianopsie", die A. gyri angularis. Bei den schweren sensorischen Aphasien mit apraktischen und hemianopischen Symptomen handelt es sich in der Regel um eine Zirkulationsstörung im Gesamtgebiet dieser drei Arterien. Greift, wie es nicht selten geschieht, die Läsion noch weiter oralwärts auf den Cortex über, so sieht man Kombinationen mit halbseitigen sensiblen Störungen, vor allem — wie DÉJERINE gezeigt hat — mit stereognostischen und Tiefensensibilitätsausfällen, unter Umständen mit Raumsinnstörungen. Merkwürdigerweise entstehen bei linksseitigem Herd bisweilen *doppelseitige* Sensibilitätsstörungen, was FOIX auf das erhebliche agnostische Element, das sie enthalten, zurückführte.

Die motorischen Sprachstörungen finden sich vor allem beim „Syndrom der A. praerolandica". Diese Arterie versorgt ja — wie Abb. 12 zeigt — das wichtige Gebiet der Fußregion von F_2 und F_3 mit dem Operculum frontale und ernährt in der Regel einen beträchtlichen Teil der vorderen Zentralwindung, vor allem das subcorticale Mark bis zu beträchtlicher Tiefe. (Verwiesen sei hier auch auf die ausgezeichnete monographische Studie von M. LÉVY 1927.) In den typischen Fällen erweist sich die „innere Sprache" mitgestört. Man erkennt dies u. a. an der mit der motorischen (BROCAschen) Aphasie verbundenen Lese- und Schreibstörung. Die Sprachstörung selbst weist in der Regel eine erhebliche dysarthrische Komponente auf. Neben der Sprachstörung findet sich eine motorische Lähmung von vorwiegend monoplegischem Typ im Gegensatz zu jenen anarthrischen bis aphasischen Symptomen mit Gesichts-, Arm- *und* Beinlähmungen bei Erweichungen im Bereich der Stammganglienäste der A. cerebri media.

Von großem klinischen Interesse sind auch Läsionen im Bereich der A. parietalis ant. FOIX, CHAVANY und LÉVY haben bei solchen Herden ein sog. *pseudothalamisches Syndrom* beschrieben, welches an der Hand zu einer Mischung von leichter Kontraktur der Finger bei normaler Fingerhaltung mit Unsicherheit der Willkürbewegungen aber auch der Ruhehaltung verbunden mit ausgesprochenen Sensibilitätsstörungen führt. Die Sensibilitätsstörungen betreffen die Oberflächen- und besonders die Tiefensensibilität, zeigen aber im Gegenteil zu thalamischen Läsionen keine subjektiven Mißempfindungen. Auch fehlt bei diesem Syndrom die Hemianopsie. Diese Störungen sind gewöhnlich an der Peripherie am deutlichsten und zeigen manchmal eine radikuläre Anordnung. Eigentümlicherweise findet sich bei diesem Syndrom auch bisweilen eine ausgesprochene Dysarthrie, die man wohl als eine Art „Tiefensensibilitätsstörung der Sprachmuskulatur" auffassen könnte.

3. Die A. chorioidea anterior.

Die A. chorioidea ant. wird in der Regel als ein selbständig aus der Carotis zwischen der A. cer. media und A. commun. post. entspringendes Gefäß angesehen, obwohl man sie gelegentlich auch aus der A. cer. media caudalwärts abzweigen sieht. ABBIE hat erst jüngst diese Dinge kritisch bearbeitet (dort auch die Literatur!). Der eigenartige Verlauf der Arterie an der Hirnbasis ist aus Abb. 17 ersichtlich.

Nach ABBIE kreuzt das Gefäß auf seinem caudalwärts gerichteten Verlauf den Tr. opticus, an dessen medialer Seite es bis zum vorderen Pol des Corp. geniculat. lat. entlang läuft. Hier teilt sich die Arterie in zahlreiche Äste, von denen ein Teil den Tr. opticus erneut kreuzend zum Unterhorn des Seitenventrikels zieht, um dort in den Plexus zu münden. Ein konstanter Endast verläuft in der Stria terminalis. Zahlreich sind die Anastomosen der Endverzweigungen mit denen der Aa. cer. media, commun. post. und cer. post.

In ihrem Verlauf an der Hirnbasis — ihrem zentralen Abschnitt (KOLISKO) — gibt die A. chorioid. ant. außer Zweigen an den Tr. opticus (ABBIE, AITKEN, BEEVOR) 2—3 kräftige oder auch mehrere schwächere Zweige in die Hirnsubstanz ab. ABBIE fand, daß von den zahlreichen Ästen der A. chorioidea ant. im Bereich des Tr. opticus nur einige wenige an seiner medialen Seite wirklich für die Ernährung des Tractus bestimmt sind, die Mehrzahl jedoch durch oder um den Tractus in die Hirnsubstanz zieht. Hier versorgen sie den größten Abschnitt des hinteren Schenkels der inneren Kapsel, einen Teil der retrolenticulären Fasermassen mit Anteilen der Sehstrahlung, die Spitze und den caudalen Abschnitt des Gl. pallidus und den Schwanz des Nucl. caudatus. Abb. 13 und 14 geben das Versorgungsgebiet der Arterie nach ABBIE wieder. Danach würde auch das Corpus LUYS und das ventrolaterale Kerngebiet des Thalamus, die dorsalen Abschnitte der Subst. nigra und des Nucl. ruber

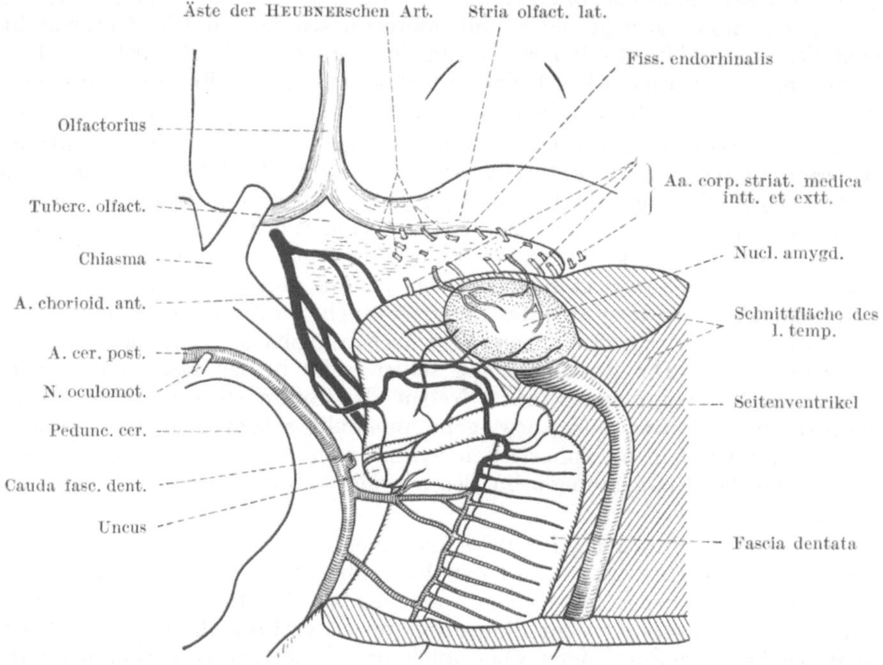

Abb. 17. Menschliches Hirn, von der Basis aus eröffnet, zur Demonstration der Verteilung der Striatumäste durch die Subst. perforata ant. und Fiss. endorhinalis. Man sieht hier auch die doppelte Blutversorgung des Nucleus amygdalae und die Verteilung der Gefäße über den Uncus und die Fascia dentata. Die A. chorioidea ant. ist schwarz gezeichnet. Sie kommuniziert caudal mit der A. chorioid. post. aus der A. cer. post. (Nach A. A. ABBIE.)

mitsamt der Linsenkernschlinge von der A. chorioidea ant. ernährt, zum mindesten miternährt werden. — Andere Äste der Arterie ziehen zum caudal-medialen Abschnitt des Nucl. amygdalae, zum Uncus und dem oral-ventralen Gebiet des Hippocampus, Abb. 17. — Die Versorgung des Corp. geniculat. lat., woran die A. chorioidea ant. einen konstanten Anteil hat, wurde von ABBIE in einer phylogenetisch-anatomischen Studie klargestellt. — Schließlich werden auch das Tuber cinereum und die Corpp. mammillaria — man vergleiche die ausführliche Zusammenstellung POPPIS — von Zweigen der A. chorioid. ant. versorgt.

In ihrem peripheren Abschnitt — also von der Oberfläche des Thalamus her — gibt die A. chorioid. ant. (bzw. post.) feine Ästchen zum Pulvinar, der dorsalen Hälfte des oralen Abschnittes des Nucl. int. und einem Teil des Nucl. ant. thalami ab (FOIX und HILLEMAND). Die Plexus chorioidei empfangen ihr Blut zum Teil aus der A. chorioidea ant., aber auch aus der A. chorioidea post. (also mittelbar aus der A. cerebri post.). Die Anastomosen zwischen den beiden Aa. chorioideae sind im peripheren Gebiet sehr zahlreich. Weitere Einzelheiten sowie die vielen Variationen des Verlaufs und Schwankungen der Versorgungsgebiete werden am besten bei ABBIE nachgelesen.

Klinische Symptome, die bei Ausfall der A. chorioidea ant. auftreten, beruhen wohl vor allem auf einer Läsion des hinteren Schenkels der inneren Kapsel

(DÉJERINE) und seines retrolentikulären Abschnittes. FOIX und HILLEMAND berichten, daß bei einem solchen Fall eine Hemiplegie ohne aphasische Symptome mit Hemihypästhesie und Hemianopsie gefunden wurde. KOLISKO beschrieb bei Zirkulationsstörungen in diesem Bereich motorische und sensible Halbseitenläsion mit dysarthrischen Störungen und Hemianopsie. Weiter wurden einschlägige Fälle beschrieben von SCHIFF-WERTHEIMER und LEY. ABBIE hat die klinischen Ausfallssymptome eingehend erörtert und erwähnt unter anderem, daß infolge der nur partiellen Versorgung des Corp. geniculat. durch die A. chorioidea ant. die hemianopische Störung in der Regel nur den oberen Quadranten beträfe. Ernährungsstörungen des Tr. opticus können freilich das klinische Bild komplizieren, obschon kleine Tractusherde gelegentlich ohne Störungen einhergehen. Einen höchst eigenartigen Befund beschrieben MONNIER

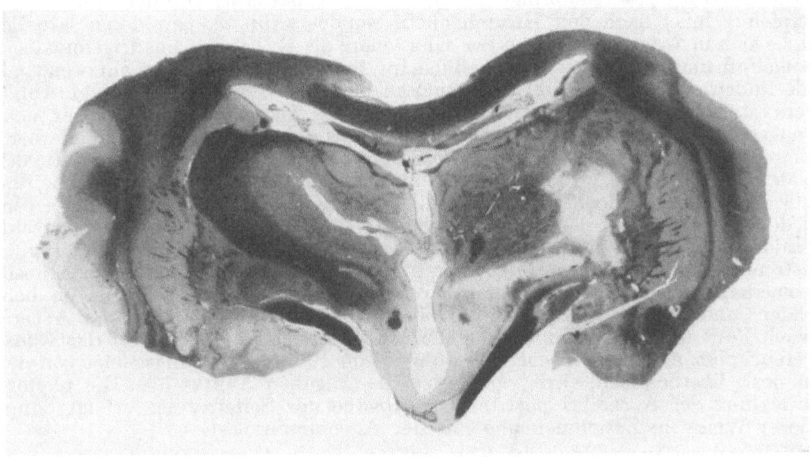

Abb. 18. Auf der rechten Bildseite Erweichungsherd infolge Verschlusses der A. chorioidea ant. (Nach U. POPPI.)

und WALTHARD. Hier hatte eine Endarteriitis in beiden Aa. chorioideae (bei einer luischen Meningoencephalitis) zu Ernährungsstörungen in beiden Tr. optici, und zwar Nekrosen im axialen Bereich geführt, wodurch die Axone der papillomaculären Bündel schwer geschädigt worden waren. Hieraus resultierte ein Syndrom, das die Autoren als „*doppelseitige amblyopische Pupillenstarre*“ (Starre nur auf Lichteinfall, Mydriasis, zentrales Skotom bei relativ gut erhaltenem Sehvermögen) beschrieben. Besonders erwähnt sei schließlich ein Fall von POPPI, bei dem der durch Verschluß der A. chorioidea ant. verursachte Herd — rechte Seite der Abb. 18 — sich fast völlig mit dem von ABBIE angegebenen Versorgungsgebiet des Gefäßes — Abb. 8 — deckt. Das klinische Bild wurde durch eine Mitläsion tiefer Äste der A. cerebri post. etwas kompliziert.

Außer einer hochgradigen spastischen motorischen Hemiplegie und Hemianästhesie fanden sich frühzeitige Schmerzen in der gelähmten Seite, eine sog. „Thalamushand“ (vgl. später) und Zirkulationsstörungen auf der gelähmten Seite, dazu eine kontralaterale Ptose, kombiniert mit einem „Horner“ auf der Gegenseite. Das Fehlen einer Hemianopsie erklärt POPPI mit der doppelten Versorgung der Thalamus-Corpus geniculatum-Region durch einen Zweig der A. cerebri post. Das Auftreten eines homolateralen Horner dürfte auf Läsion der sympathischen Zentren im Diencephalon zu beziehen sein. Thermische Störungen und ödematöse Schwellung der gelähmten Hand werden als Folgen der Thalamus-Schädigung angesprochen. — Hier sei auch eine Mitteilung SCHAFFERS erwähnt, der bei einer Hämorrhagie in das Corpus LUYS einen typischen Hemiballismus fand.

4. Die A. communicans posterior.

Die *A. communicans post.* entsendet auf ihrem kurzen Weg kleine Zweige — von FOIX und HILLEMAND als Aa. praemammillariae bezeichnet — zum Chiasma, dem Tuber cinereum, zur Regio subthalamica, dem Hirnschenkelfuß und vor allem zu den ventralen Thalamuskernen (BEEVOR). BÖHNE beschreibt außerdem als regelmäßigen Befund einen kleinen Ast, der durch den hinteren Teil der Subst. perforata ant. zum Corpus und Schwanz des Nucl. caudatus geht.

Ausfallssymptome der Arterie sind meines Wissens nie beschrieben worden, was seine Ursache wohl teils in der von oral wie caudal gewährleisteten Durchblutung des Gefäßes wie auch darin haben dürfte, daß die von dieser Arterie versorgten Hirngebiete auch von anderen Gefäßen her mitgespeist werden.

5. Die A. cerebri posterior.

Die *A. cerebri post.* entspringt paarig aus der A. basilaris, von der sie sich unter einem stumpfen Winkel nach den Hirnschenkeln wendet (Abb. 2). An deren lateraler Fläche teilt sie sich in 2 Äste, von denen der schwächere als R. bzw. A. quadrigeminalis den Hirnschenkelfuß umzieht und sich schließlich im Bereich der Vierhügel aufzweigt. An dieser Stelle finden sich in der Regel Anastomosen mit der A. cerebelli sup. (vgl. Abb. 25). Der andere, stärkere Ast zieht auf die Unterfläche des Temporallappens, wo er sich in seine 3 Endäste aufteilt. Diese verzweigen sich oralwärts bis zum Temporalpol, ferner über den L. lingualis und fusiformis und die dritte und bisweilen sogar ventrale Hälfte der zweiten Schläfenwindung. Als A. calcarina zieht ein starker Ast über die Innenfläche des L. occipitalis bis über den Occipitalpol und sendet unterwegs Zweige zum Splenium corp. callosi und dem größeren Teil des Gyrus hippocampi. Im Hippocampusbereich anastomosieren die Endverzweigungen der A. cerebri post. mit jenen der A. chorioidea ant. (vgl. Abb. 17). Anastomosen mit der A. cer. ant. finden sich über dem Splenium corp. callosi und der dorsomedialen Oberfläche der Hemisphären; solche mit der A. cer. media im Bereiche des Schläfen- und Parietallappens. Eine Obliteration des Hauptstammes der A. cerebri post. ist nach FOIX und HILLEMAND recht häufig. In diesen Fällen versorgt das Rudiment der A. cerebri post. nur die Hirnschenkel, während ihr Hauptversorgungsgebiet von der A. commun. post. übernommen wird (vgl. hierzu die Angaben ABBIEs über die phylogenetische Entwicklung der A. cerebri post.!). Die Abgabe der Seitenzweige erfolgt dann in ganz analoger Weise im Zusammenhang mit der A. commun. post.

Während die Verästelung der Konvexitätsäste der A. cerebri post. leicht zu übersehen ist, bedarf die Zugehörigkeit der *tiefen* Äste zu wichtigen Abschnitten des Thalamus, der Regio subthalamica und des Mittelhirns einer eingehenderen Betrachtung. Im wesentlichen handelt es sich da um 3 Äste: 1. Die Aa. pedunculares, 2. die Arterien der „grauen Kerne“ und 3. die A. chorioidea post.

Die *Aa. pedunculares*, auch *Aa. paramedianae* (vgl. Abb. 23) genannt, senken sich meist in einer größeren Anzahl kleiner Arteriolen caudal von den Corp. mammillaria in das Mittelhirn ein. Sie versorgen den Hirnschenkelfuß mit den Pyramidenbahnen, die Substantia nigra, den roten Kern, das Haubengebiet wie auch das Kerngebiet des Oculomotorius. Kleine Äste aus der A. chorioidea post. und A. cerebelli sup. pflegen als sog. Aa. circumferentes breves die Blutversorgung des Mittelhirns zu unterstützen. Im einzelnen gleicht die arterielle Versorgung des Mittelhirns im Prinzip dem arteriellen System, das wir bei der Besprechung der Gefäßversorgung von Pons und Medulla oblongata wieder finden werden. Wir werden auf S. 202 noch auf Einzelheiten der Blutversorgung des Mittelhirns zurückkommen.

Die französische Schule, der wir zahlreiche Arbeiten über dies Gefäßgebiet verdanken, vor allem FOIX und HILLEMAND, haben eine Theorie von einem allgemein am Zentralnervensystem gültigen Modus der gröberen Verteilung der oberflächlichen Arterien und damit auch der topischen Anordnung der einzelnen Versorgungsbezirke aufgestellt. Sie unterscheiden da den Bereich der Aa. paramedianae, der circumferentes breves und der circumferentes longae. Dieses Einteilungsprinzip wurde von den Autoren auch für den Bereich des Thalamus übernommen. Den 3 genannten Arterienpaaren des Mes- und Metencephalons lassen sie folgende 3 den Thalamus versorgende Äste der A. cerebri post. entsprechen: Die Aa. thalamoperforatae, thalamogeniculatae und die A. chorioidea post. (Die sog. A. lenticulo-optica ist praktisch ohne Bedeutung für die Ernährung des Thalamus.)

In Wirklichkeit ist die *Gefäßversorgung des Thalamus* jedoch komplizierter, nachdem außerdem sich sowohl die A. chorioidea ant. als auch die A. communicans post. an ihr beteiligen. Die letztere entsendet eine große Zahl kleiner Ästchen oral von den Corpp. mammill. in die oralen und ventralen Thalamusgebiete, vor allem den Nucl. ant. In den Abb. 5—11 ist der Übersichtlichkeit wegen nur die Chorioidea ant. als Thalamusarterie eingezeichnet worden. In Wirklichkeit stammt das Blut in den Endverzweigungen der anastomosierenden Aa. chorioideae sowohl aus der Carotis int. wie der A. basilaris.

Die *Aa. thalamoperforatae*, aus retromammillären Ästchen der A. cerebri post. entspringend, gelangen durch die Subst. perfor. post. caudal von den Corpp. mammill. in den oralen Abschnitt des Nucl. ruber, versorgen vor allem — das ist klinisch besonders wichtig! — wesentliche Abschnitte der rubrothalamischen Faserung, ziehen nach dem ventralen Teil des Nucl. med. und von da nach dem Nucl. ext. thalami bis an dessen Grenze zur Capsula int. Ihr Hauptversorgungsgebiet im Thalamus selbst ist der ventrale Teil des Nucl. med. thalami.

Die aus 4—6 Ästchen bestehenden *Aa. thalamogeniculatae* verlassen die A. cer. post. dicht am Corp. geniculat. lat., dringen mit mehreren kleinen Zweigen durch den äußeren Kniehöcker hindurch nach den caudalen und lateralen Gebieten des Thalamus — Nucl. ext., semilun. (FLECHSIG), dem Corp. LUYS, dem WERNICKEschen Feld und zum Pulvinar. Kleinere Zweige versorgen das Corp. genicul. med. und den angrenzenden hinteren Schenkel der inneren Kapsel. — Die *Regio subthalamica* wird wie der Thalamus von der A. cer. post. (A. thalamoperforata), außerdem aber auch von der A. chorioidea ant. (vgl. diese) und der A. communicans post. versorgt. In den Bereich der A. cer. post. gehört vor allem das FORELsche Feld und wohl auch zum Teil das Corp. LUYS. Die A. comm. post. versorgt die ganze orale Partie des Hypothalamus.

Die *A. chorioidea post.* entspringt bald mit einem, bald aber auch zwei Ästen aus der A. cer. post. kurz nach dem Abgang der genannten, zwischen den Hirnschenkeln ins Hirn sich einsenkenden Äste zum Thalamus (vgl. Abb. 17 und 23)· Die A. chorioidea post. versorgt mit kleinen Zweigen den Hirnschenkelfuß, gibt ein paar Zweige zu den Corpp. genicul., den vorderen 4 Hügeln und zum Pulvinar ab und wendet sich dann als A. chorioidea post. accessoria (FOIX und HILLEMAND) dem Plexus des III. und dem Hinterhorn des Seitenventrikels zu, wo sie reichlich Anastomosen mit der A. chorioidea ant. eingeht und sich an der Blutversorgung des Thalamus (vgl. S. 194) beteiligt.

Zu dem tiefen Versorgungsgebiet der A. cerebri post. gehören also die allerverschiedensten Strukturen: Teile der Pyramidenbahn, der Subst. nigra, die sensible Schleife, die Brachia conjunctiva, die Corpora geniculata, zum Teil der Nucl. ruber und das Corp. LUYS, die vorderen 4 Hügel sowie auch ein wesentlicher Teil des Thalamus und der Sehstrahlung. Eine Ernährungsstörung im Bereich der ganzen A. cerebri profunda müßte zu ganz enormen Ausfällen führen. Wie wir jedoch bereits gesehen haben, ist dies große Gebiet gegen schwere Ernährungsstörungen viel besser durch anastomotische Blutversorgung gesichert als etwa das Stammgangliengebiet der A. cer. media. Durch die A. comm. post. wird gerade dem Anfangsteil der A. cer. post. von oral reichlich Blut zugeführt und auf diese Weise eine mangelhafte Blutversorgung, welche durch Zirkulationsbehinderung im Tr. basilaris verursacht sein könnte, kompensiert. Gelegentlich empfängt die A. cerebri post. sogar die Hauptmenge ihres Bluts durch die A. comm. post. oder sogar die A. chorioidea ant. Auch die pedunkulären Äste der A. basilar. scheinen ihr Versorgungsgebiet ziemlich weit oralwärts erweitern und kompensatorisch eintreten zu können in Fällen, wo pedunkuläre Äste der A. cer. post. unwegsam geworden sind.

Die **klinischen Syndrome,** welche Ernährungsstörungen im Bereich der A. cerebri post. zukommen, teilt man am besten in *zwei Gruppen* ein: *Syndrome der Konvexitätsäste* und eine ganze Anzahl von *Syndromen bei Verlegung der tiefen Äste.*

Im ersten Fall — Abb. 19 und 20 — sieht man bei linksseitigem Sitz eine rechtsseitige homonyme Hemianopsie mit meist nur im Anfang deutlich hervortretender sensorischer Aphasie, agnostischen Störungen und vor allem einer sehr typischen Alexie (wofür eine Nekrose im Splenium corp. callosi von Bedeutung sein kann). Die Hemianopsie kann unter Umständen einmal auf den oberen Quadranten beschränkt sein im Gegensatz zu den inkompletten Hemianopsien bei sog. „hinterer Sylviaerweichung", die vorwiegend den unteren Quadranten befällt. RIESE hat an Hand von 9 Fällen über die Hemianopsie bei Verschlüssen von corticalen Ästen der A. cerebri post. berichtet. — Partielle Posteriorläsionen, die nur die Rinde der Calcarina ausschalten, pflegen nicht nur zu partiellen Hemianopsien zu führen (vgl. die Arbeiten von HENSCHEN), sondern gehen vor allem ohne Alexie einher. Lesestörungen treten offenbar erst ein, wenn die Zirkulationsstörung über den Cuneus hinüberreicht. Andererseits sind es wieder bestimmte Läsionen im Posteriorgebiet, die zu den sog.

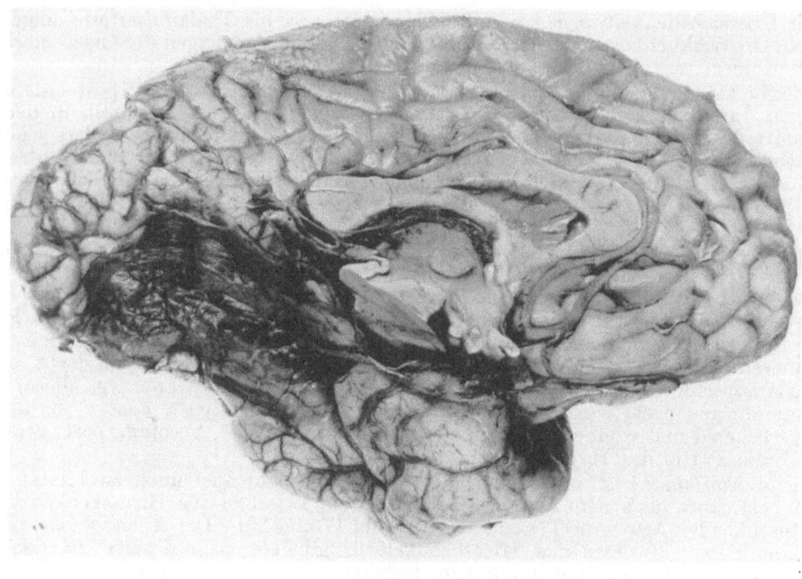

Abb. 19.

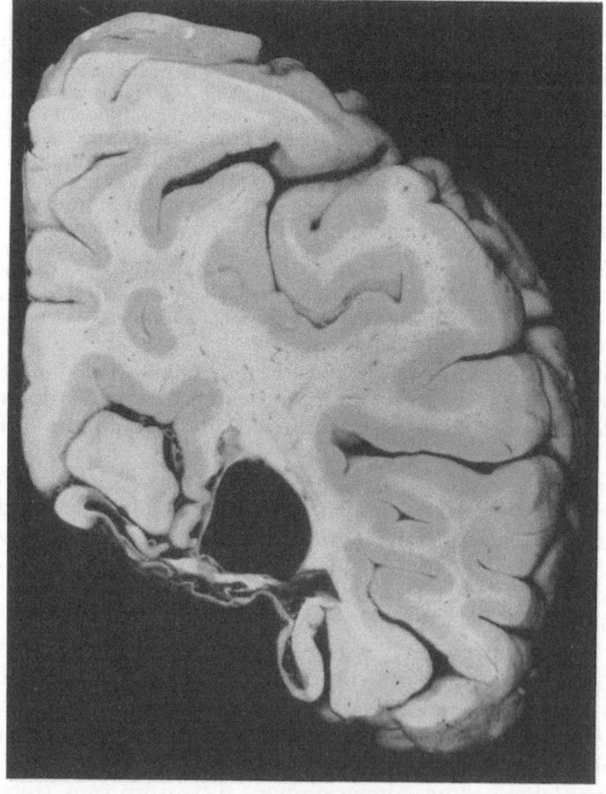

Abb. 20.

Abb. 19 u. 20. Schwere Ernährungsstörung im Bereich der Konvexitätsäste der A. cerebri post. (im III. Stadium) mit typischer Narbenbildung. (Aus dem anatomischen Laboratorium der Psychiatrischen Klinik München, H. SPATZ; vgl. auch die Arbeit von LINDENBERG im Arch. f. Psychiatr. **1936**.)

„reinen Alexien“ führen können (DÉJERINE, PIERRE MARIE, REDLICH u. a.). Die nicht so seltenen doppelseitigen Verschlüsse der corticalen A. post. können gelegentlich große Gebiete des Schläfen- und Hinterhauptlappens zerstören. Ein solcher Fall wurde unter anderem von STOCKERT genauer untersucht. Doppelseitige Rindenherde im Calcarinagebiet können zu dem Bild der sog. Rindenblindheit und unter Umständen zu schweren Orientierungsstörungen und visuellen Halluzinationen führen. — Wie KROLL ausführt, entsteht bei Verschluß des temporalen Astes der A. cerebri post. als Hauptsymptom die LISSAUERsche Wortblindheit, die in reiner Form durch Verlegung des R. lingualis oder R. fissurae cunei verursacht werden kann. — Ernährungsstörungen im Bereich der Basis des Occipitallappens machen optisch-agnostische Störungen.

Mit oder ohne solche Symptome seitens der corticalen Posterioräste begegnet man Ausfällen, die auf Ernährungsstörungen im Bereiche der *tiefen Äste* hinweisen. Hier steht an erster Stelle das sog. *Thalamussyndrom*, dessen Kenntnis wir vor allem den Arbeiten von DÉJERINE, LONG und ROUSSY sowie PIERRE MARIE zu verdanken haben, und das im wesentlichen durch eine Obliteration der A. cerebri post. im Bereich der A. thalamogeniculata zustande kommt. L. EDINGER hatte schon 1891 auf sehr wesentliche Züge dieses Syndroms hingewiesen. Von neueren Arbeiten seien genannt die von K. BONHOEFFER, CAMAUER, FOIX, HILLEMAND, MARINESCO und NICOLESCO, die lehrbuchmäßige Zusammenstellung von KROLL, KLIPPEL und J. LHERMITTE. Wichtige Beiträge finden sich auch in den Arbeiten, von HEAD und G. HOLMES. — In reinster Form zeigt das klassische Thalamussyndrom folgende Erscheinungen: 1. Eine in der Regel transitorische motorische Hemiplegie; 2. eine bisweilen auffällig auf den Arm beschränkte (P. MARIE und BOUTTIER) dauernde Hemianästhesie, vor allem für die Tiefensensibilität bei besonders leichter Erregung schmerzhafter Sensationen; 3. eine mehr oder minder hochgradige Hemiataxie und Astereognosie; 4. in Paroxysmen auftretende, bisweilen an Affekt gebundene (HEAD), oft unerträgliche und therapeutisch unbeeinflußbare Schmerzen in der gelähmten Seite, welche vor allem durch Kälte, aber auch Lärm und Gemütserregungen hervorgerufen werden oder ganz spontan entstehen können; 5. meist in der Hand auftretende, bald mehr choreatische, bald mehr athetotische unwillkürliche Bewegungen; 6. oft vasomotorische Störungen in Form von Cyanose und Kälte der Extremitäten, gelegentlich auch trophische Störungen an der Haut, den Nägeln und Deformierungen an den Gelenken; die mitunter beobachtete sog. „Thalamushand“, für deren Entstehung offenbar die Kombination athetotischer Spontanbewegungen, Störungen der Tiefensensibilität und eine leichte motorische Parese bestimmend sind (FOIX, POPPI). Schließlich ist auch in einigen Fällen ein herdseitiger „Horner“ mit Thalamussyndrom beschrieben worden (vgl. WILBRAND und SAENGER). FOIX und seine Mitarbeiter veröffentlichten einen Fall, bei dem ein „negativer Horner“ das Thalamussyndrom begleitete. Das große Thalamussyndrom kommt zustande vor allem durch Zerstörung des Nucl. ext. und ventralis thalami und der benachbarten Strukturen, die durch einen Verschluß des Stammes der A. cerebri post., d. h. durch eine Blockierung des R. thalamogeniculatus verursacht zu sein pflegt. Eine Mitläsion des Corp. geniculatum ext. fügt zu dem Syndrom noch hemianopische Störungen. MARINESCO und NICOLESCO weisen an Hand von 2 Fällen darauf hin, daß bei Verschluß der A. thalamogeniculata die Sensibilitätsstörungen das Gesicht freilassen, weil die sekundäre Trigeminusbahn bereits am Nucl. semilunaris FLECHSIG und dem Corpus LUYS ihr Ende finde (WALLENBERG). Dem widerspricht jedoch ein genau studierter Fall von K. BONHOEFFER. Hier hatte eine Erweichung des hinteren zweiten Drittels des lateralen und ventrolateralen Kerngebiets sowie eines Stückes des medialen Kernes und des vorderen größeren

Pulvinarabschnittes zu einem Thalamussyndrom mit Thermhypästhesie und Hypalgesie auch im Gesicht geführt. Danach würde die Gesichtssensibilität durch einen Herd nahe dem ventrolateralen Kern gestört werden.

Von dem eigentlichen Thalamussyndrom abgrenzbar ist ein sog. *rubrothalamisches* Syndrom, das in der französischen Literatur auch als *cerebello-thalamisches* benannt ist, weil durch die Läsion im Bereich des Nucl. ruber wichtige Kleinhirnverbindungen unterbrochen werden. FOIX und MASSON unterscheiden — allerdings an Hand eines nicht sehr großen Materials — ein sog. *unteres Rubersyndrom* (CLAUDE), charakterisiert durch eine Art WEBERsches Syndrom, bei dem die Pyramidenbahnläsion ersetzt ist durch eine cerebellare Halbseitenlähmung unter Umständen mit dysarthrischen und Augenmuskelstörungen. Häufiger sieht man das sog. *obere Rubersyndrom* (CHIRAY, FOIX, NICOLESCO). für welches ein Verschluß der Aa. thalamoperforatae verantwortlich zu machen ist, und bei dem halbseitige cerebellare Störungen — z. B. Hemiasynergie und halbseitiger Intentionstremor — evtl. mit echt thalamischen Symptomen, jedoch nur geringen Sensibilitätsstörungen das klinische Bild kennzeichnen. — Eine andere interessante Kombination wäre noch in einem Syndrom „*Weber*" plus Hemianopsie zu sehen, wobei die Hemianopsie die Folge einer Läsion der Sehstrahlung bzw. des Corp. geniculatum lat. ist und zumeist die Form einer Quadrantenhemianopsie aufweist (offenbar infolge partieller Ernährung dieses Gebietes durch die A. chorioid. ant.). Wie zu erwarten, sind Kombinationen der verschiedenen Syndrome häufiger als die reinen Formen.

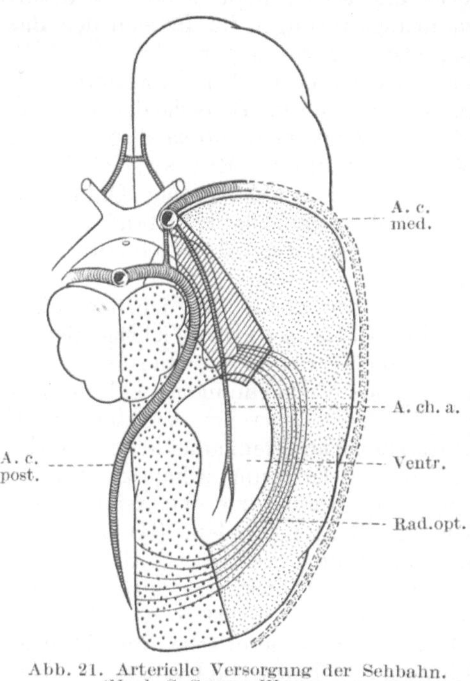

Abb. 21. Arterielle Versorgung der Sehbahn. (Nach S. SCHIFF-WERTHEIMER.)

Läsionen der zentralen Sehbahn vom Corp. genicul. lat. bis zur Calcarina können — wie aus den vorhergehenden Ausführungen zu entnehmen ist — durch Verlegung verschiedener Gefäße verursacht werden. S. SCHIFF-WERTHEIMER hat in monographischer Form diese Störungen bearbeitet. Abb. 21 entstammt dieser Arbeit und gibt einen guten Überblick über die Lokalisation möglicher Störungen. Vom Tr. opticus angefangen werden — wie es bereits DURET, KOLISKO und v. MONAKOW gezeigt haben — die optischen Strukturen in folgender Weise mit Blut versorgt: Der Tr. opticus von der A. chorioidea ant. und auch kleinen Zweigen aus der A. cerebri post. Das Corp. genicul. lat., der Pulvinar und das WERNICKEsche Feld von der A. chorioidea ant. und der A. cerebri post. Die Radiatio optica in ihrem Ursprung von der A. chorioidea ant., zum größten Teil von der A. cerebri media und in der Fiss. calcarina von der A. cerebri post., welche auch den Occipitalpol versorgt.

Hemianopsien können demnach verursacht sein durch Ernährungsstörungen in den Gebieten 1. der A. cerebri post., 2. der A. cerebri media und 3. der A. chorioidea ant.

Ad 1. Eine große Erweichung im Bereich der *A. cerebri post.* (vgl. Abb. 19 und 20) zerstört den Cuneus, die Gyri lingualis und fusiformis, die dritte und teilweise auch zweite Temporalwindung, das ventrale, mediale und zum Teil laterale Thalamusgebiet, gelegentlich den medialen Abschnitt des Corp. geniculat. lat. und das Splenium des Balkens. Eine derartige Läsion führt zu dem klinischen Bild einer homonymen Hemianopsie mit dem Thalamussyndrom, mitunter kombiniert mit alektischen und aphasischen Erscheinungen.

Ad. 2. Bei Verschlüssen der *A. cerebri media* (vgl. Abb. 15 und 16) wird in wechselnder Intensität der Lob. parietalis mit dem G. angularis und die zweite Temporalwindung mit dem subcorticalen Mark, mitunter bis an den Seitenventrikel, zerstört. Die Folge ist klinisch bisweilen eine reine Hemianopsie, die aber meist — natürlich bei linksseitigem Herd — mit sensorischer Aphasie und gelegentlich ideatorischer Apraxie verbunden ist.

Ad. 3. Ernährungsstörungen im Gebiet der *A. chorioidea ant.* von größerem Ausmaß (vgl. Abb. 18) sind — wie schon gesagt — selten und machen klinisch das Syndrom einer meist ohne Bewußtseinsverlust einhergehenden massiven Hemiplegie (durch Zerstörung des hinteren Schenkels der inneren Kapsel) mit Hemihyp- oder sogar -anästhesie und gelegentlich Merkmalen eines Thalamussyndroms. Im Gegensatz zu A. cerebri media-Herden findet sich hierbei keine Aphasie.

II. Die Arterien des Mittel- und Rautenhirns (Aa. vertebrales, A. basilaris und ihre Äste).

Die Gebilde der *hinteren Schädelgrube* werden von den Ästen der *Aa. vertebrales* und des aus ihnen entstehenden *Tr. basilaris* versorgt. In frühester *Embryonalzeit* waren sämtliche Gefäße an der Ventralseite der Brücke und Medulla oblongata paarig angelegt (Tractus art. primitiv. STERZI). Im Laufe der Entwicklung kommt es dann zu Anastomosen und Bildung des Tr. basilaris. Synchron mit der Differenzierung der Bodenplatte und später der Flügelplatte entsteht auch die Verästelung der großen Gefäße. BÖHNE stellt sich vor, daß die Gefäßentwicklung im Rhombencephalon vollkommen der Art der Blutgefäßentwicklung bei den als Hohlräume angelegten Organen und damit den vom angiogenetischen Grundgesetz (SPALTEHOLZ) geforderten Beziehungen entspricht.

Die größeren der arteriellen Äste entspringen, wie es Abb. 2 zeigt, mehr oder minder symmetrisch aus den Aa. vertebr. bzw. dem Tr. basilaris. Von caudal nach oralwärts sind dies folgende Arterien: Die *Aa. spinales dors.* des Rückenmarkes, welche die Aa. vertebrales sogleich nach ihrem Durchtritt durch die Dura verlassen. (Wir werden auf diese Rückenmarksgefäße wieder zurückkommen.) Die beiden *Aa. cerebelli inf. postt.*, welche die Wurzelbündel des N. hypoglossus durchziehen und sich zur Kleinhirnunterfläche wenden. Auf etwa gleicher Höhe entspringen aus der der Mittellinie zugewandten Konvexität der Aa. vertebrales zwei *Aa. spinal. antt.*, welche sich in der Regel bald zu einer gemeinsamen vorderen Spinalarterie vereinigen. Alsbald nach der Vereinigung zum Tr. basilaris entspringen die beiden Aa. *cerebelli inf. antt.*, von den Franzosen *Aa. fossae lat. bulbi* genannt. Sie ziehen über den N. abducens und facialis vorbei zur Seitenfläche des Kleinhirns. In ihrem Verlauf über die Brücke gehen eine ganze Anzahl kleinerer Äste von dem Tr. basilaris ab, so die beiden *Aa. auditivae* bzw. *cb. mediae.* Kurz vor der Teilung des Tr. basilaris in die Aa. cerebri postt. verlassen zunächst parallel mit diesen um die Hirnschenkel ziehend die beiden *Aa. cerebelli supp.* den Tr. basilaris. Sie verlaufen dicht caudal am N. oculomotorius vorbei zur Kleinhirnoberfläche.

Abb. 22 gibt eine schematische Darstellung der Aa. vertebrales und basilaris mit ihren Ästen und den Bezeichnungen wieder, wie sie CH. FOIX und seine Schüler in die französische Literatur eingeführt haben. Ihre Berücksichtigung ist hier um so mehr gerechtfertigt, als von französischer Seite eine konsequent durchgeführte, auf ein sehr brauchbares Schema aufgebaute, topographische Anatomie der Irrigationsgebiete der arteriellen Äste vom Mittelhirn bis zur Medulla oblongata geschaffen worden ist. Die Autoren unterscheiden dabei prinzipiell 3 Gruppen arterieller Äste: Die *Aa. paramedianae,* die *Aa. circumferentes breves* und die *Aa. circumferentes longae.*

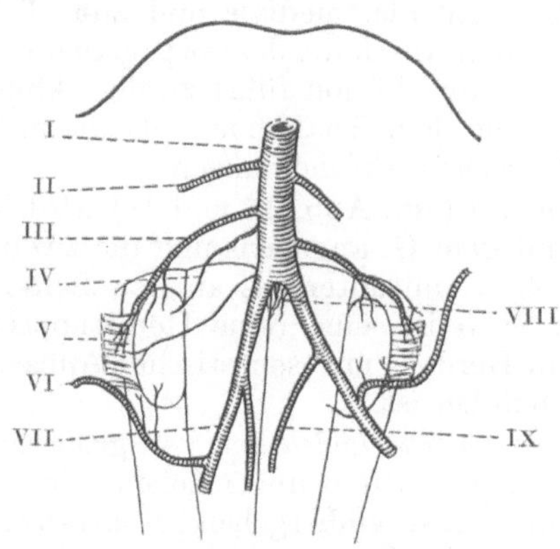

Abb. 22. Verästelung der Aa. basilaris und vertebrales. (Nach FOIX, HILLEMAND und SCHALIT.) I A. basilaris; II A. cerebelli media; III A. fossae bulbi lateralis; IV A. accessoria; V Hirnnerven; VI A. cerebelli inf.; VII A. vertebralis; VIII kleine Ästchen zum For. caecum und zur Fissura mediana ant.; IX A. spinalis ant.

1. Die Mittelhirnarterien.

Wir haben hier die Ausführungen von S. 196 insofern zu ergänzen, als außer Ästen der A. cerebri post. und Commun. post. solche der A. basilaris an der Mittelhirnversorgung teilnehmen. Der Text zu Abb. 23, welcher in erster Linie die Äste aus der A. cerebri post. berücksichtigt, diene zur Ergänzung. Von Ästen der A. basilaris sind als *Aa. paramedianae* eine Anzahl von *Rr. retromammill.* anzusprechen, welche hauptsächlich die Regio interpeduncularis und die Pyramidenbahnen in der medialen Hälfte des Hirnschenkelfußes

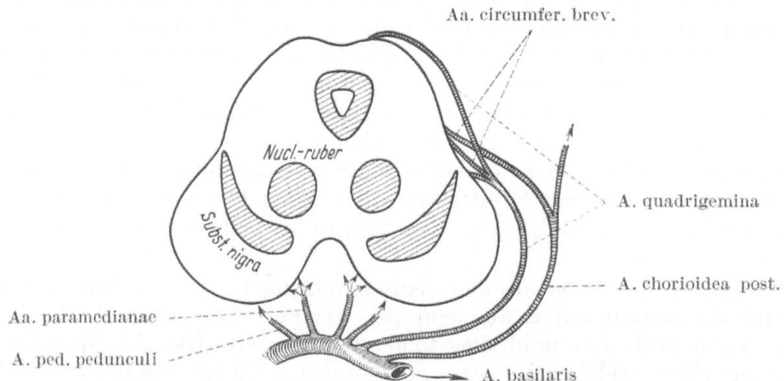

Abb. 23. Schema der arteriellen Versorgung des Mittelhirns. (Nach FOIX.)

Aa. paramedianae aus der A. cer. post. und A. basilaris: Versorgen das ganze mediane Gebiet des Mittelhirns bis zu den Oculomotoriuskernen hinauf. *Aa. circumfer. brev.* aus der A. cer. post.: A. pedis pedunculi zum Hirnschenkel aus der Aa. quadrigemina und Chorioidea post. (also mittelbar aus der A. cer. post.). Kleine Äste zum seitlichen Gebiet der Hirnschenkel und der Mittelhirnhaube. *Aa. circumfer. longae:* Die A. quadrigemina mit 2 Ästen zu den vorderen und hinteren Vierhügeln und die A. chorioidea post. mit Ästen zu den vorderen Vierhügeln, Balkensplenium und den Plexus; beide aus der A. cer. post. Dazu kommen Äste aus der A. cerebelli sup. (vgl. Abb. 25) zu den Vierhügeln, dem Ventrikeldach, den Bindearmen und dem Kleinhirn.

versorgen, nach FOIX und HILLEMAND jedoch auch Zweige an die Subst. nigra, den Nucl. ruber, den Oculomotoriuskern und die Haube abgeben. Nach SHIAMURA muß das Zirkulationsgebiet des Oculomotoriuskerns und des Nucl. ruber dem Irrigationsbereich der *A. commun. post.* zugerechnet werden. — Die Äste, welche *Aa. circumfer. breves* genannt werden können, entspringen teils unmittelbar, teils mittels der Aa. quadrigemina und chorioidea post. aus der A. cer. post. — Als *Aa. circumfer. long.* sind außer Ästen der A. chorioidea post. und quadrigemina solche der *A. cerebelli sup.*, die zu den hinteren Vierhügeln und zum Brach. conjunct. ziehen, anzusehen.

Ernährungsstörungen im Mittelhirn sind nicht so selten und führen bei Erweichungen im Ausbreitungsgebiet der *Aa. paramedianae* (im Hirnschenkelfuß, der Haube, dem Nucl. ruber und den Br. conjunct.) zu einem *klinischen Syndrom,* das je nachdem die Eigenarten einer cerebellaren Hemiplegie oder eines sog. „unteren Nucl. ruber-Syndroms“ (vgl. oben) aufweist. Hierzu gehört das bekannte WEBERsche und auch BENEDIKTsche Syndrom. Die Intensität der motorischen Hemiplegie ist hierbei sehr wechselnd, unter Umständen sehr gering, was offenbar in der Mitversorgung des Pyramidenareals durch die A. chorioidea ant. und die Aa. circumfer. brev. seine Ursache hat. Halbseitige Sensibilitätsstörungen vor allem für den Schmerz- und Temperatursinn können vorhanden sein. Weit dorsal reichende Ernährungsstörungen, die das hintere Längsbündel mitbetreffen, können die hierbei von FOVILLE beschriebene Lähmung der Seitwärtswendung der Augen — der Kranke sieht vom Herd weg! — machen. — Ausfälle in den *Aa. circumfer. long.* der A. cerebelli sup. verursachen mit Vorliebe hemicerebellare Symptome infolge Läsionen der Br. conjunct. — CASTEX und CAMAUER haben einen Fall cerebraler Erweichung mit einem *Vierhügelsyndrom* beschrieben. Dieser Symptomenkomplex findet sich allerdings meist wohl nur bei Tumoren dieser Gegend.

BÖHNE unterscheidet unter den Brückenästen die Rr. medianae, breves und longi, deren Versorgungsgebeit mit jenem der Aa. paramed., brev. und longi der französischen Schule übereinstimmt.

2. Die Arterien von Pons, Medulla oblongata und Kleinhirn.

Die *Aa. paramedianae* steigen beiderseits der Mittellinie bis an die Grenze des Aquaedukts bzw. des IV. Ventrikels hinauf. Die *Aa. circumfer. brev.* gehen zum Teil direkt aus dem

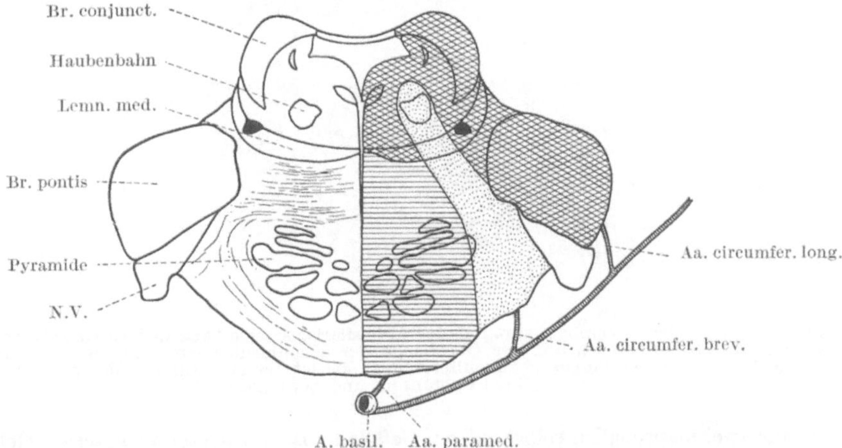

Abb. 24. Schema der Blutversorgung der Brücke durch die Aa. paramedian., circumfer. brev. und longi; letztere bestehend aus den Aa. cerebell. sup. et media. (Nach FOIX und HILLEMAND.)

Tr. basilaris bzw. den Aa. vertebr. hervor, zum Teil zweigen sie erst von deren Ästen ab. Sie versorgen in 5—7 Zweigen die lateralen Gebiete von Brücke und Medulla oblongata. Die *Aa. circumfer. long.* bestehen im wesentlichen aus den 3 cerebellaren Arterien und der A. quadrigemina. Von all diesen Arterien haben nur die cerebellaren Äste ein ansehnliches Kaliber, während die eigentlichen pontinen bzw. medullären Gefäße auffällig zart sind.

Am einfachsten ist die Versorgung des *Pons* (Abb. 24 von FOIX und HILLEMAND). Alle arteriellen Äste entstammen hier dem *Tr. basilaris.* Aa. paramedianae zählt man 4—6. Von ihnen gehen eine Reihe Zweige vor allem zu den Pyramidenbahnen und Brückenkernen, zu den sensiblen und pontinen Bahnen und nur im oralen Brückenanteil zu den Kernen der motorischen Hirnnerven ab. — *Aa. circumfer. pontis brevv.* gibt es 4—5. Sie ziehen zum Sulcus lat. ant., wo sie sich aufzweigen. Ein Teil der zarten Wurzelarterien des Trigeminus gehört zu dieser Gruppe. Der Hauptteil der Ästchen versorgt die mittleren Kleinhirnarme in jener Region, wo sie den Pons verlassen, den lateralen Teil der sensiblen Bahnen und das Kerngebiet des Trigeminus. — Die *Aa. circumfer. pont. longg.* werden gebildet aus den Aa. cerebell. sup. und med. und der zwischen ihnen liegenden A. auditiva int.

Die *A. cerebell. sup.* und ihr Versorgungsgebiet wurde von CRITCHLEY und SCHUSTER neuerdings sehr eingehend behandelt. In dieser Arbeit bespricht CRITCHLEY auch die phylogenetische Entwicklung der Kleinhirnversorgung, deren auffällig große Verschiedenheit in der Tierreihe das Verständnis für die auch beim Menschen gefundenen *häufigen Variationen* der Blutversorgung dieses Gebietes erleichtert. — Die A. cerebelli sup. ist phylogenetisch

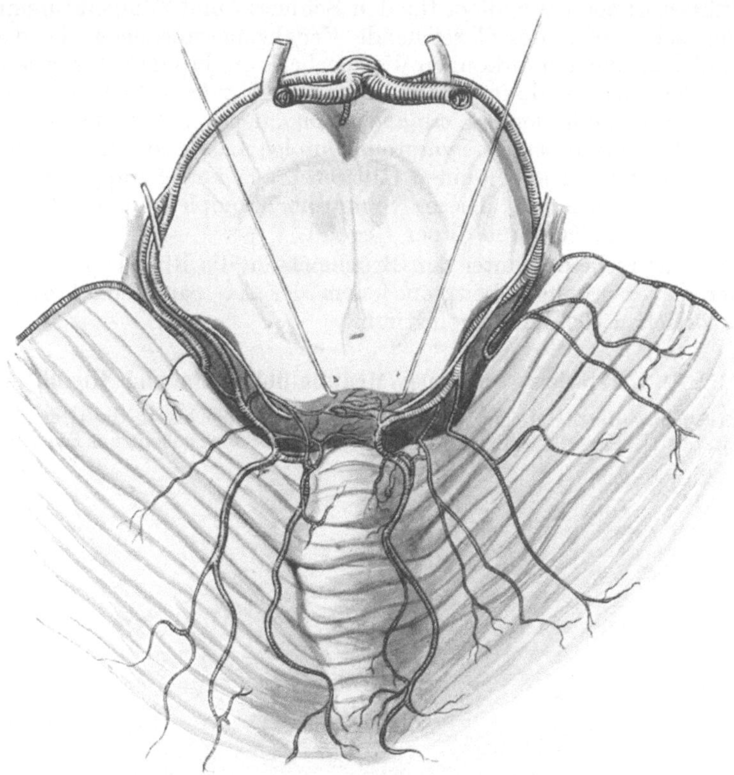

Abb. 25. Abgang der A. cerebelli sup. aus der A. basilaris, Aufspaltung in ihre Hauptäste und Verzweigung des Hauptgefäßes auf der Oberfläche der Kleinhirnhemisphären, des Wurms und im Vierhügelgebiet. Dieser Plexus pedunculi vereinigt die letzten Ausläufer *beider* Aa. cerebelli supp. (Nach CRITCHLEY und SCHUSTER.)

eine aus zwei ursprünglich selbständigen Gefäßen zusammengesetzte Arterie. Gelegentlich entspringt sie auch beim Menschen noch in Form zweier Äste aus der A. basilaris, und zwar dicht hinter ihrer Bifurkation. Der N. oculomotorius zieht zwischen der A. cerebelli sup. und der A. cer. post. hindurch. Das *Versorgungsgebiet* der Arterie ist im wesentlichen die obere Kleinhirnfläche, und zwar bis an den seitlichen Rand der Hemisphären, auf welchem ein selbständiger Ast (A. marginalis) entlang zu laufen pflegt. Über die Verbreitung der anderen Äste über die Kleinhirnoberfläche gibt Abb. 25 Auskunft. Man sieht, daß ein aus der A. cerebelli sup. stammendes, feines anastomosenreiches Netzwerk kleiner Ästchen auch die Vierhügel versorgt (vgl. S. 202). Weitere kleine Äste ziehen oralwärts und gehen Anastomosen mit den Verzweigungen der A. cerebri post. ein. CRITCHLEY sagt, daß das wohl die einzige Stelle sei, wo Großhirn- und Kleinhirnarterien anastomosieren. — Aus Ernährungsstörungen, welche sich nach einem Verschluß der A. cerebelli sup. einstellen, ist zu schließen, daß von der Arterie im Brückenbereich versorgt wird der größte Teil des Nucl. ruber, die Substantia nigra, die oberen zwei Drittel des Br. conjunctivum, ein Teil der lateralen Schleife und das Wurzelgebiet des Nervus trigeminus. Die Kleinhirnäste der

Arterie versorgen die Substanz bis tief in das Mark hinein und durchbluten auch den oberen und vorderen Teil des Nucl. dentatus in seinem ganzen lateralen Umfang. — DAVISON, GOODHART und SAVITSKY fanden, daß ein Totalverschluß der Arterie folgende Gebiete erweichen läßt: Das Brach. conjunct., die mesencephale Wurzel des Trigeminus, den spinothalamischen Anteil des Lemn. medialis, den Lobulus ant. und simplex, das Crus I des Lobulus ansiformis, den flocculus und teilweise die Nucl. dentatus, emboliformis und globosus. Sind die medianen Äste der Arterie mitverschlossen. so können große Partien des Kleinhirnwurms mit zugrunde gehen. Ungewöhnliche Verzweigungen der Arterie können zu Schädigungen des VI. und VII. Kernes führen; (vgl. Abb. 29).

Die Blutversorgung der *Medulla oblongata* ist komplizierter. Nach der mehr schematischen Darstellung von FOIX und seinen Schülern würden die Verhältnisse folgendermaßen sein: Am oralen Ende der Medulla ziehen 3—5 *Aa. paramedian.* zum For. caecum (vgl. Abb. 22). Sie versorgen im wesentlichen die Pyramiden, das Gebiet zu beiden Seiten der Mittellinie bis hinauf zu den Hypoglossuskernen. Weiter caudal entspringen die paramedianen Gefäße aus den Aa. spinales antt., um außer den Pyramiden auch die Olivenzwischenschicht mitsamt der medialen Schleife und mit ihren letzten Ausläufern noch den Boden des IV. Ventrikels

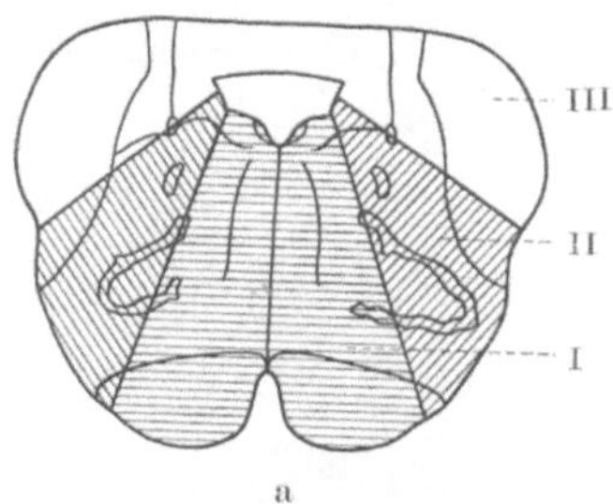

I Bereich der Aa. paramed., II der A. foss. lat. bulbi, III der A. cerebelli inf. post.

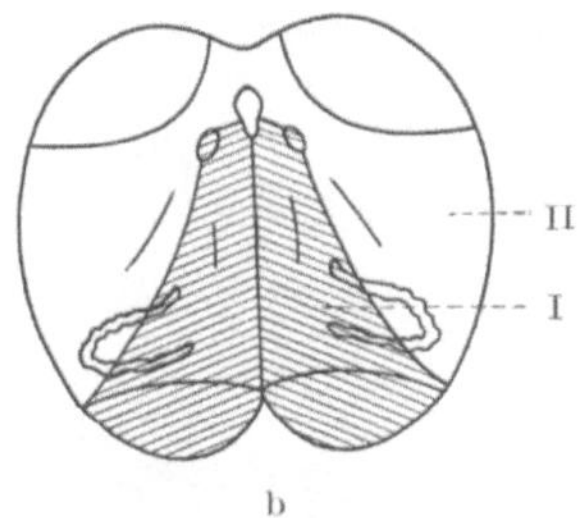

I Bereich der Aa. paramed., II der A. cerebelli inf. post.

Abb. 26a u. b. Die Blutversorgung der Medulla oblongata. (Nach FOIX, HILLEMAND und SCHALIT.)

und die motorischen Hirnnervenkerne zu versorgen. In den caudalsten Partien der Medulla ähneln die Verhältnisse bereits jenen im Rückenmark. — Die *A. circumfer. brev.* im *oralen* Abschnitt der Medulla ist nach WALLENBERG die *A. cerebelli inf. post.*, während nach FOIX, HILLEMAND und SCHALIT in etwa 60% aller Fälle dies die *A. fossae lat. bulbi* sein soll. Diese Arterie entspringt aus dem Tr. basilaris, meist dicht oral vor der Bifurkation und zieht etwas nach unten und außen zu der Furche, die von Brücke und Medulla gebildet wird. Nach Abgabe einiger Äste zu den Oliven zweigt sie sich auf in 4—5 Endäste, von denen ein Teil zu Wurzelästen für den VII.—X. Hirnnerven wird, der größere Teil aber sich in die seitlichen Partien der Medulla einsenkt, um ein sehr wichtiges Gebiet zu versorgen, dessen Anteile am besten aus Abb. 26 ersichtlich sind. Das Gebiet der Arterie umfaßt: die oberen Partien des bulbären Seitenstranges, den Ursprung und die Wurzeln der gemischten Hirnnerven, den oberen Teil des Nucl. ambiguus, die Fibrae arcuatae, die obere Hälfte der bulbären Olive, die zentrale Haubenbahn, die absteigende Trigeminuswurzel, die Substantia gelatinosa Rolandi in ihren vorderen drei Vierteln und die Ala cinerea. Caudal von dieser Arterie — also etwa im mittleren Drittel der Medulla — sieht man häufig eine zweite A. circumfer. brev. — A. accessoria genannt — zu der entsprechenden Region der Medulla ziehen. — Im *caudalen* Drittel wird die seitliche Partie der Medulla mit dem Corp. restiforme sicher von Zweigen der *A. cerebelli inf. post.*, welche als *A. circumfer. longa* der Medulla oblongata anzusprechen ist, versorgt. Als solche ernährt sie nach FOIX und Mitarbeitern nur gelegentlich mittels akzessorischer Äste die oralen Abschnitte der Medulla (besonders des Corpus restiforme). Nach der Meinung von FOIX würde die A. cerebelli inf. post. nur das aus Abb. 26 ersichtliche Gebiet versorgen.

BÖHNE, welcher die Blutversorgung der Medulla mit großer Sorgfalt studiert hat, kommt zu Ergebnissen, welche sich mit denen der französischen Schule nicht ganz decken. Abb. 27 entspricht einem Querschnitt durch die Medulla oblongata in Höhe etwa des VIII. bis IX. Hirnnerven, während Abb. 28 die Verhältnisse im Bereich des Austritts der Wurzelfasern des X. und XII. Hirnnerven wiedergibt.

Die *Aa. paramédianes* von FOIX werden nach BÖHNE von Zweigen der A. fissurae median. ant. (aus dem Tr. basilaris), nämlich der A. mediana sowie Ästen der A. spin. ant. (aus den Aa. vertebrales) gebildet. — Den *Aa. circumfer. brev.* von FOIX entsprechen nach BÖHNE die Aa. sulci lat. post. — A. fossae lat. bulbi nach FOIX — (aus dem Tr. basilaris) und die Aa. olivares supp. et postt. (aus dem Tr. basilaris bzw. der A. cerebelli inf. post.). — Auch nach BÖHNE ist die A. cerebelli inf. post, im wesentlichen als *A. circumfer. long.* für die dorsalen Partien der Medulla bestimmt. Sie gibt *bei hohem Ursprung* außer der A. olivaris sup. an Ästen ab: die Aa. medull. obl. postt. inff., den R. ventric. IV und die A. spinalis post.; *bei tiefem Ursprung:* die Aa. med. oblong. antt. inff., die A. oliv. post., die Aa. med. oblong. post. supp., Äste zum IV. Ventrikel und die A. spin. post.

Nach BÖHNE würde die von FOIX behauptete mindere Rolle der A. cerebelli inf. an der Versorgung der anterolateralen Teile der Medulla zugunsten der A. fossae lat. bulbi (Sulci lat. post. nach BÖHNE) nur dann zutreffen, wenn die A. cerebelli inf. einen *hohen* Ursprung nimmt. „Entspringt dagegen die A. cerebelli inf. ziemlich tief, sendet sie mit großer Regelmäßigkeit einen starken Ast aufwärts zur Olive.“ WILSON und WINKELMANN haben in eigenen Untersuchungen überwiegend diesen letzteren Versorgungsmodus angetroffen. LUNA hat auf die unüberwindlichen Schwierigkeiten, die Widersprüche zwischen

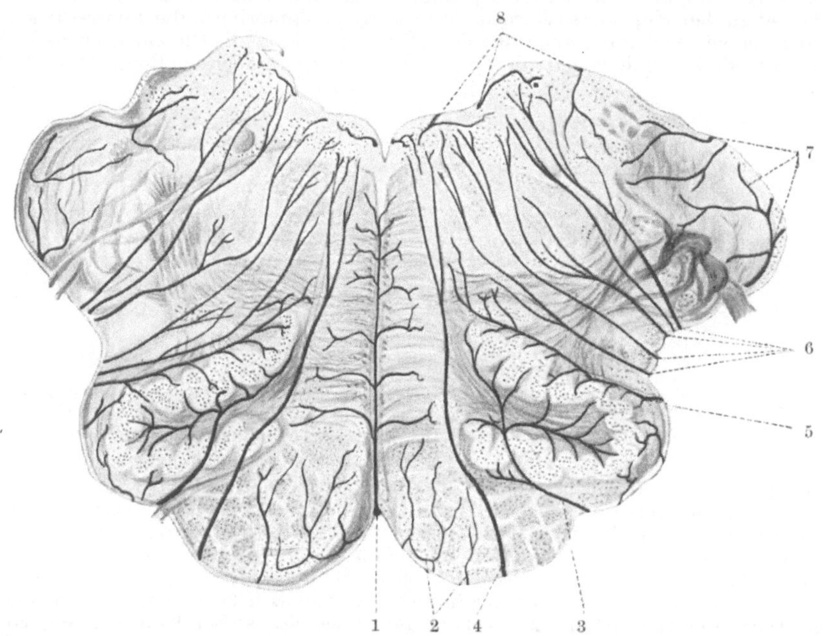

Abb. 27. Medulla oblongata. Oberes Drittel der Olive. 1 A. mediana; 2 Äste der A. fissurae medianae anterioris bzw. der A. spinalis anterior; 3 A. olivaris anterior bzw. superior; 4 A. medullae oblongatae ant. inf.; 5 A. olivaris posterior; 6 Aa. sulci lateralis posterioris; 7 Aa. medullae oblongatae post. sup.; 8 Äste der A. spinalis posterior. (Nach BÖHNE.)

den verschiedenen Untersuchern zu klären hingewiesen. In 20 Fällen sah er die A. cerebelli inf. post viermal auf beiden und dreimal auf einer Seite fehlen.

BÖHNE glaubt im übrigen, daß FOIX zu Unrecht seine Einteilung in 3 verschiedene Gefäßprovinzen, wie sie auf der Oberfläche der Medulla in der Tat nachweisbar sei, auf die Irrigationsgebiete im Innern angewendet. Die Grenzen verwischen sich da.

In der englischen Literatur findet sich noch eine Bearbeitung der Gefäßversorgung von Brücke und Med. obl. von CUTLER, die jedoch nichts prinzipiell Neues enthält. Weitere Literaturangaben zur Gefäßversorgung finden sich u. a. bei PINES und GILINSKY.

Die arterielle Versorgung des *Kleinhirns* soll nur in Kürze besprochen werden. Näheres findet sich in dem A. JACOBschen Kapitel im Handbuch der mikroskopischen Anatomie des Menschen von MÖLLENDORF (1928). Überdies haben TSCHERNYSCHEFF und GRIGOROWSKY dies Gebiet erst vor kurzer Zeit eingehend bearbeitet und sind auch auf die Literatur und alle strittigen Punkte eingegangen; vgl. auch Bd. I, dieses Handbuchs.

Die von der *A. cerebelli sup.* und *inf. ant.* versorgten Kleinhirngebiete wurden bereits genannt. Die *A. cerebelli inf. post.* gibt zwei Äste zum Kleinhirn. Der laterale Ast versorgt die mediane Fläche der Tonsille, die Ll. bivent. und gracilis, semilun. inf., bisweilen auch des L. semilun. sup. oder auch ein noch weiter lateral sich erstreckendes Gebiet. Vom medialen Ast werden ernährt der Unterwurm (Nodulus, Uvula und Pyramis), bisweilen Tuber und Folium vermis; unter Umständen auch die medialen Abschnitte der Tonsille, Ll. biventer, gracilis, semicircul. inf. und sup. — Die Anastomosenbildung zwischen den arteriellen Zweigen ist überall erheblich, geht sogar über die Mittellinie hinüber (TSCHERNYSCHEFF und GRIGOROWSKY sprechen von „Gefäßkränzen").

Die **klinischen Syndrome**, welche beim Verschluß der A. basilaris, der Aa. vertebrales sowie ihrer zahlreichen Äste auftreten können, sind außerordentlich mannigfach und verdienen infolge ihrer charakteristischen Symptomatik eine eingehende Schilderung. Dazu kommt, daß die großen Arterien der hinteren Schädelgrube nicht minder oft erkranken als die Äste der A. carotis, ja daß der Tr. basilaris wohl am häufigsten arteriosklerotische Veränderungen und somit vor allem *Erweichungsherde* in seinem Irrigationsgebiet aufweist. Ein Verschluß der A. basilaris führt zu Ernährungsstörungen, die in der Regel nur

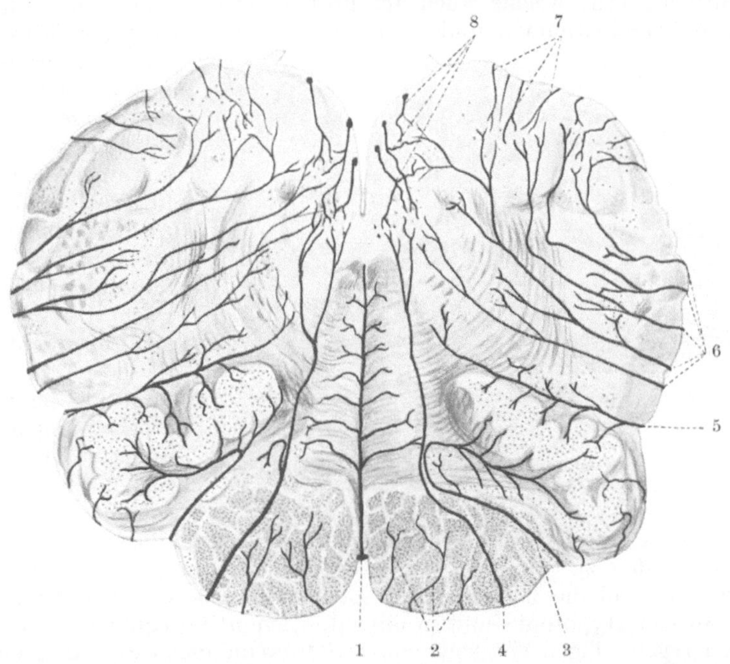

Abb. 28. Medulla oblongata. Unteres Drittel der Olive. 1 A. mediana. 2 Äste der A. fissurae medianae anterioris bzw. der A. spinalis anterior. 3 A. olivaris anterior. 4 A. medullae oblongatae ant. inf. 5 A. olivaris posterior. 6 Aa. sulci lateralis posterioris. 7 Aa. medullae oblongatae post. inf. 8 Äste der A. spinalis post. (Nach BÖHNE.)

im eigentlichen Bereich jener Äste, die von der verlegten Stelle des Truncus abgehen, gefunden werden.

Nach MARBURG verursacht ein Verschluß des Truncus im oralen Teil einen meist nur unilateralen Herd im Brückenfuß, während eine Gefäßverlegung im mittleren Drittel auch die Haube bis an den Abducenskern mitschädigt. Durch einen Basilarisverschluß am caudalen Ende der Brücke soll das mediane und paramediane Gebiet zwischen Facialis und Hypoglossus leiden (vgl. später!).

Die Zirkulationsstörungen, welche das Ausbreitungsgebiet der *A. cerebelli sup.* betreffen, wurden als einheitliches klinisches Syndrom erstmalig von MILLS 1908 beschrieben. Erwähnt sei auch der sehr typische Fall von GUILLAIN, BERTRAND und PÉRON. Neuerdings wurde das Krankheitsbild eingehendst an Hand von 6 einschlägigen Fällen von P. SCHUSTER unter Berücksichtigung der Literatur beschrieben.

Bei diesen 6 Fällen betraf die Ernährungsstörung 4mal die Gegend der Bindearmkreuzung bzw. die Ponshaube. Eine besondere Prädisposition zur Erkrankung weist offenbar der kleine, zur Bindearmgegend der Brückenhaube ziehende Ast der A. cerebelli sup. auf.

Das Kleinhirn, und zwar seine Hemisphären zeigten in 3 Fällen Erweichungsherde. Die sekundäre Degeneration betrafen infolgedessen fast immer die zentrale Haubenbahn olivenwärts, ferner die mediale Schleife.

In jüngster Zeit haben DAVISON, GOODHART und SAVITSKY eine sehr gründliche Bearbeitung des Syndroms veröffentlicht. Sie berichten selbst über die relativ große Zahl von 9 Beobachtungen. Diese fanden sie unter 20 cerebellaren von insgesamt 300 allgemein-cerebralen Zirkulationsstörungen. Abb. 29 gibt einen guten Überblick über das bei Verschlüssen der tiefen Äste dieser Arterie zerstörte Areal; vgl. S. 205.

Das *klinische* Syndrom ist nach den eigenen Beobachtungen von DAVISON und Mitarbeitern, welche auch im großen ganzen mit den SCHUSTERschen Angaben übereinstimmen und überhaupt an den bisherigen Mitteilungen der Literatur erhärtet wurden, gekennzeichnet durch *homolaterale* Störungen infolge Läsion des Brach. conjunct. bzw. des Kleinhirns selbst und *kontralaterale* Sensibilitätsstörungen an Kopf und Körper vom *dissoziierten* Typ. Motorische Halbseitenstörungen gehören nicht zum Bild dieser Erkrankung und sind als häufige Begleiterscheinungen die Folge anderer vasculärer Läsionen. Nicht so selten scheinen hingegen nucleäre Paresen des Abducens und Facialis zu sein. — Die *cerebellaren* Symptome scheinen stets vorhanden zu sein. Sie äußern sich meist in ataktischen Phänomenen — SCHUSTER fiel die hochgradige Astasie und Abasie seiner Kranken auf —, in halbseitiger Hypotonie und in unwillkürlichen Bewegungen, vor allem einem ziemlich regelmäßigen Wackeltremor. SCHUSTER möchte in ihm ein typisches Bindearmsymptom sehen. (Infolge anatomischer Faseranomalien [CRITCHLEY und SCHUSTER] können cerebellare Symptome, auch der Tremor gelegentlich kontralateral zur Läsion auftreten.) Die nicht seltenen Sprachstörungen sind ausgesprochen cerebellarer Natur und weisen die Charakteristika auf, wie sie von F. HILLER beschrieben worden sind. — Ob die gelegentliche Abschwächung bis Aufhebung der Sehnenreflexe cerebellarer Natur ist, scheint recht zweifelhaft. VAN GEHUCHTEN möchte eine Schädigung der rubrospinalen Fasern hierfür verantwortlich machen. Nystagmus wurde auffällig selten beobachtet, von DAVISON und Mitarbeitern nur bei 2 seiner 9 Fälle, von SCHUSTER überhaupt nicht. Dies ist bei der Natur der Läsion auffällig.

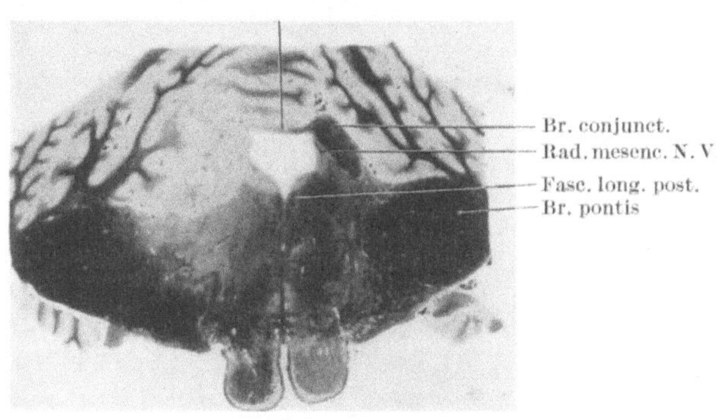

Abb. 29. Verschluß eines Hauptastes der A. cerebelli sup. (Nach DAVISON, GOODHART und SAVITSKY.)

In jüngster Zeit hat P. RUDAUX sich wieder mit dem Syndrom beschäftigt. Nach J. O. TRELLES konnte dieser Autor 13 anatomische und klinisch beschriebene Fälle der Literatur zusammenstellen. Wir werden auf das Syndrom noch einmal bei Besprechung der *Syndrome der Brückenhaube* zurückkommen.

3. Zirkulalorisch bedingte Syndrome des Pons und der Medulla oblongata.

In vorbildlich gründlicher Weise werden die *Ponssyndrome* infolge Erweichungen in einer Monographie von J. O. TRELLES behandelt. Unter der Leitung von M. LHERMITTE, auf dessen zahlreichen Arbeiten über dieses

Gebiet TRELLES fußt, hat der Autor 27 eigene und 32 einschlägige Fälle der Literatur verarbeitet. Nach einer einführenden Besprechung embryologischer, phylogenetischer und neuroanatomischer Tatsachen wird in kritischer Weise die Vascularisation der Brücke und die Ätiologie pontiner Ernährungsstörungen besprochen. Die *arteriosklerotischen* Prozesse stehen nach TRELLES im Vordergrund. Die Bedeutung des *arteriellen Hochdrucks* — vgl. auch die neuere Arbeit von KARL STERN (1935) — für pontine Zirkulationsstörungen wird hervorgehoben. Erwähnt sei auch, daß die *Syphilis* für pontine Prozesse — wie bereits PIERRE MARIE und FOIX, LEWANDOWSKY, STADELMANN u. a. erkannt haben — ein wichtiges ätiologisches Moment darstellt. Die *Embolie* tritt — was bereits WERNICKE betont hat — hier hingegen ganz in den Hintergrund.

Die klinische Symptomatologie pontiner Ernährungsstörungen muß, wie FOIX und HILLEMAND gezeigt haben, auf die Gefäßanatomie Bezug nehmen. Die auch heute noch da und dort geltende Meinung, eine feinere Differentialdiagnostik nur auf Grund der sog. *klassischen Syndrome* betreiben zu können, wird den wirklichen Beobachtungen nicht gerecht. Die klassischen Syndrome finden sich ganz vorwiegend bei Tumoren und gelegentlich auch den Blutungen, welche die Irrigationsgebiete bestimmter Gefäße *nicht* respektieren. Man hat anscheinend vergessen, daß das klassische MILLARD-GUBLERsche Syndrom einer Hemiplegie alterna bereits von MILLARD selbst (1856) als symptomatisch für *Ponsblutungen* beschrieben worden ist. Erst mit zunehmendem Wissen über die pontine Bedingtheit vieler Formen von Pseudobulbärparalyse (OPPENHEIM und SIEMERLING, 1886) — vgl. S. 361 — lernte man die besondere Eigenart ischämisch bedingter Ponssyndrome erkennen. — Die Brücke wird von Ernährungsstörungen in sehr unterschiedlichem Grad befallen; der Brückenfuß viel häufiger als die Brückenhaube und im Fuß wiederum die dorsalen und mittleren Abschnitte viel mehr als die ventralen und lateralen. Dies hat nach K. STERN seinen Grund darin, daß die den Brückenfuß versorgenden paramedianen Gefäße schon sehr kleinkalibrig von der Basilaris abzweigen, wobei eine abrupte Lumenverkleinerung Wanderkrankungen begünstigt (BENEKE); daß diese kleinen Arterien relativ sehr ausgedehnte Areale versorgen und schließlich, daß die für die Haubengefäße vorhandenen zahlreichen extracerebralen und intracerebralen Anastomosen hier fehlen.

Im folgenden sei unter Mitbenützung der von MISCH referatmäßig durchgeführten Zusammenstellung der Ergebnisse französischer Forscher und vor allem der Arbeiten von LHERMITTE und TRELLES eine Übersicht über die verschiedenartigen Ponssyndrome gegeben.

Das paramediane Ponssyndrom. Dieses entsteht bei Verlegung des Tr. basilaris, wodurch eine oder mehrere *Aa. paramedianae* an ihrer Abgangsstelle blockiert werden; oder durch eine Wanderkrankung dieser kleinen arteriellen Äste selbst, wie sie anscheinend mit besonderer Vorliebe beim *arteriellen Hochdruck* entstehen (K. STERN).

Es werden folgende Typen unterschieden:

a) Unilaterale größere paramediane Erweichung. Sie findet sich häufig in den caudalen oder mittleren, seltener in den oralen Ponspartien, dringt weit in die Tiefe, *läßt aber die Haube intakt* (Abb. 30). Sie entspricht — wie der Vergleich mit Abb. 24 zeigt — dem paramedianen Versorgungsgebiet. Als *klinisches Syndrom* findet sich nur eine schwere, die ganze Körperseite betreffende motorische Hemiplegie. Charakteristisch ist das *Fehlen* von schweren Shocksymptomen, von monoplegischer Tendenz und von Aphasie und psychischen Störungen auch bei rechtsseitiger Hemiplegie. Von dem Syndrom der tiefen Sylviaerweichung ist es vor allem gelegentlich auch durch das Vorhandensein einer konjugierten Deviation vom Herde *fort* zu unterscheiden. — TRELLES zeigte an Hand von 9 Fällen dieser Art, daß anfänglich bestehende leichte Sensibilitätsstörungen sich rasch und fast völlig verlieren. Die anfänglich schlaffe Lähmung geht bald in Kontrakturen über. In Übereinstimmung mit M. BARRÉ weist der Autor darauf hin, daß, im Gegensatz zu der allgemein geltenden Meinung, monoplegische Lähmungstypen, vor allem auf die untere Extremität beschränkt, doch nicht gar so selten sind.

FOIX und HILLEMAND haben bei Läsionen *kleinster* paramedianer Arterienzweige sog. rosenkranzförmige Erweichungen in der Brücke beschrieben. Klinisch sieht man da nur minimale Shockwirkung und leichteste Hemiparesesymptome.

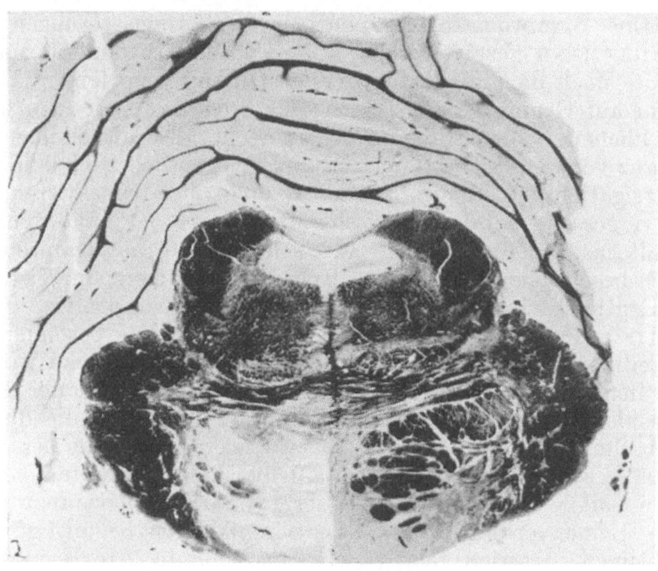

Abb. 30. Totalerweichung im Bereich der Aa. paramedianae einer Seite. Man beachte das typische Erhaltensein der Brückenhaube. (Nach J. O. TRELLES.)

Wichtig ist, daß bei *proximalem* Sitz die Haube mit den medianen Schleifenpartien und der zentralen Haubenbahn mitbeteiligt sein kann, wodurch ein recht uncharakteristisches und schwer diagnostizierbares Syndrom entsteht.

b) Bilaterale paramediane Erweichung. Dieses nicht häufige Ereignis tritt ein infolge einer ausgedehnten Schädigung des Tr. basilaris — z. B. einer Thrombose (PINES und GILINSKY) aber auch bei einem Basilarisaneurysma (vgl. S. 445), wodurch Basilarisäste zu beiden Seiten der Medianlinie außer Funktion gesetzt werden. *Klinisch* kann eine schwere *Tetraplegie* mit apoplektischem Beginn (TRÖMNER), in anderen Fällen unter pseudobulbären Symptomen (vgl. S. 361), gelegentlich wohl auch Kleinhirnzeichen (langsamer Tremor besonders des Kopfes und Asynergie) die Folge sein. (Derartige bilaterale Syndrome kommen auch im Bulbus vor, sind aber dann von typischen Hirnnervenstörungen begleitet und bieten das auf S. 359 als akute apoplektische Bulbärparalyse beschriebene Bild.) — Häufiger begegnet man bilateralen *kleinen* Erweichungsherden, welche meist in den dorsalen Teilen des Brückenfußes liegen und — worauf M. BARRÉ besonders hingewiesen hat — das klinische Bild einer *Paraplegie beider Beine,* also ein meist als spinal angesehenes Syndrom verursachen können. — Die Mischung solcher Syndrome mit pseudobulbären Erscheinungen infolge weiterer, meist lacunärer Defekte in der Brücke und im Großhirn ist nicht selten (vgl. den Abschnitt über die Arteriosklerose).

Das laterale Ponssyndrom. Das laterale Ponssyndrom — vgl. Abb. 24 —, welches die Folge einer Zirkulationsstörung der *Aa. circumfer. breves* ist, und sich an eine Wanderkrankung des Tr. basilaris oder seiner arteriellen Äste selbst anschließt, ist in isolierter Form offenbar sehr selten. Es existiert eine klassische Beobachtung dieser Art von P. MARIE und FOIX. O. TRELLES hat die Literatur auf dieses Syndrom hin überprüft. Der Erweichungsherd liegt im lateralen Ponsgebiet, reicht bis zur zentralen Haubenbahn, umfaßt das Brachium pontis med., zuweilen auch noch die Trigeminuswurzel und schädigt die Pyramiden- und Schleifenbahn meist nur in ihren lateralen Anteilen. Kombinationen mit paramedianen Erweichungen sind häufig; auch können durch weitere caudale Herde die Facialiswurzelfasern, sogar auch der IX. und X. Hirnnerv mitbetroffen werden (FOIX und HILLEMAND). — In *reinen* Fällen ist als *klinisches Syndrom* eine isolierte homolaterale *cerebellare Hemiplegie* (Gleichgewichtsstörungen, Adiadochokinese, Dysmetrie, Asynergie) zu erwarten. Meist sieht man aber eine Kombination mit einer flüchtigen *gekreuzten motorischen Parese* und einer gelegentlich schweren, auch dissoziierten halbseitigen *Sensibilitätslähmung.* Verbunden hiermit, aber auch allein kann das noch zu beschreibende *Myoklonussyndrom,* evtl. mit einer zentralen Facialislähmung entstehen. Einen solchen Fall habe ich selbst beobachtet. Hier fanden sich auch halbseitige *Schmerzen,* die an ein Thalamussyndrom erinnerten und bei gleicher Herdlokalisation von verschiedenen Autoren (vgl. TRELLES) beschrieben worden sind. — Auch ein homolaterales Kleinhirnsyndrom mit gekreuzter Facialis-Glossopharyngeus- und Vaguslähmung, ein Syndrom, das dem lateralen Bulbussyndrom ähnelt (TRELLES), ist beschrieben worden. Gelegentlich wird bei Herden in der lateralen Brücke — aber auch der Medulla oblongata! — ein HORNERsches Syndrom beobachtet. Schwere sympathische Paresen des Auges wurden von BREUER und MARBURG als *sympathische Ophthalmoplegie* bezeichnet. G. STIEFLER hat zusammenfassend über die zahlreichen anderen *vegetativen* Störungen berichtet. Hierher gehören zunächst *vasomotorische Störungen* und die *Hyperdrosis,* die beide kontralateral sind und auf eine Schädigung in der lateralen Formatio reticularis hinweisen. Man findet dabei meist eine Kälte und Blässe der Haut an den gegenseitigen Extremitäten. BABINSKI sprach von einer Vaso- und Thermoasymmetrie. Im Gesicht kann infolge der höheren Kreuzung der vegetativen Bahnen für das Auge, die Vasomotoren und Schweißdrüsen des Gesichts — MARBURG-BREUER, GERSTMANN — eine herdgleichseitige vegetative Parese, im ganzen unter Umständen auch eine *Hemiplegia vegetativa alterna* auftreten. PAL hat eine herdgleiche Aufhebung der Tränensekretion beobachtet. Auch halbseitige vegetative Reizerscheinungen wurden beschrieben. — Syndrome im lateralen *oralen* Ponsbereich beruhen auf Zirkulationsstörungen im Irrigationsgebiet der A. cerebelli sup. (vgl. S. 204). — Die Multiplizität kleiner pontiner Herde bedingt auch hier wieder Mischbilder mit pseudobulbären Zügen (vgl. S. 361).

Syndrome der Ponshaube.

J. O. TRELLES, der die ganze Literatur über die Syndrome der Brückenhaube eingehend bearbeitet hat, empfiehlt die Brückenhaube in zwei Regionen zu trennen: ihren oralen Anteil, welcher von der A. cerebelli sup. ernährt wird, und ihren caudalen Abschnitt, der sowohl von den Aa. circumfer. breves wie auch von der mittleren Kleinhirnarterie versorgt wird. Die Doppelversorgung dieses letzteren Abschnittes erklärt, warum im Gegensatz zum oralen Anteil der caudale seltener schwerere Ernährungsstörungen aufweist und hier kleine Herdchen mit wechselnder Symptomatologie das Bild beherrschen.

Erweichungen in der oralen Brückenhaube bieten das auf S. 207 geschilderte *Syndrom der A. cerebelli sup.* Dieses Syndrom ist die Folge eines Verschlusses der Arterie an ihrem Ursprung. Sind nur die Brückenäste einer A. cerebelli sup. verlegt, so ergibt sich ein Syndrom, das schwer von dem des totalen Verschlusses der Arterie zu unterscheiden ist. P. Schuster sowie Lhermitte und Trelles haben diese Differentialdiagnose versucht. Trelles kommt auf Grund der Fälle von Schuster, K. Russell und einem eigenen Fall zu dem Ergebnis, daß die charakteristischen *klinischen Merkmale* einer Totalläsion der oralen Brückenhaube sind: auf der Läsionsseite *cerebellare Störungen* und *Blicklähmung der Augen,* auf der *Gegenseite Sensibilitätsstörungen,* sei es in Form einer totalen Hemianästhesie oder aber einer dissoziierten Empfindungslähmung. Zum Unterschied gegen die Totalläsion der A. cerebelli sup. ist der Insult weniger schwer und der cerebellare Symptomanteil weniger groß; auch fehlen in der Regel Spontanbewegungen. Anscheinend kommen gelegentlich auch *myoklonische Zuckungen* bei diesem Syndrom vor. Kombinationen mit pseudobulbären Erscheinungen infolge anderweitiger lacunärer pontiner Herde sind häufig.

Erweichungen in der distalen Brückenhaube können zu sehr verschiedenartigen Syndromen führen.

a) Angedeutete klassische Syndrome. Millard-Gubler: Schwere homolaterale periphere Facialislähmung mit leichter gekreuzter Hemiparese. — Foville: Homolaterale Abducens- oder Blicklähmung ohne oder mit leichter gekreuzter Hemiparese. Isolierte Blicklähmung durch Läsion eines hinteren Längsbündels ist ungemein selten. In den häufigen Kombinationsfällen sind die Hemiparesen nur sehr gering, da die Pyramidenbahn durch den Herd nur gestreift ist. J. Michelsen berichtete jedoch über einen gut beobachteten Fall eines Fovilleschen Syndroms mit herdseitiger Trigeminuslähmung, völlig aufgehobener kontralateraler Körpersensibilität und deutlicher motorischer Hemiparese.

Die Literatur dieser mannigfaltigen Symptomkombinationen wurde kritisch von J. O. Trelles durchgearbeitet. Dieser Autor kommt zu dem Schluß, daß die meisten der beschriebenen Fälle in Wirklichkeit auf Tumoren oder Blutungen beruhten, während das Syndrom als Folge von Erweichungen sehr selten zu sein scheint. Er unterteilt die beobachteten Fälle in solche einer *Hemianästhesie für Schmerz und Temperaturempfindungen,* gelegentlich kombiniert mit herdseitiger Sensibilitätsstörung im Trigeminusgebiet und Schmerzen in der befallenen Körperseite (die übrigens bei Läsionen des Tr. spinothalamicus in der Brücke viel seltener zu sein scheinen als bei solchen in der Medulla oblongata), einer Hemianästhesie vom *tabischen Typ* (sehr selten) und einer *Hemianästhesie vom Wurzeltyp,* wie sie u. a. von Cushing und Bailey, Foix und Hillemand als Seltenheiten beschrieben wurden. (Hier fehlten übrigens die Beweise durch Sektionsbefunde.)

b) Myoklonussyndrome. Dieses Syndrom, dessen erste Beobachtung auf Küpper (1873) zurückgeht, ist wenig bekannt. Nach J. O. Trelles wurden bisher im ganzen nur 100 Fälle dieser Art beschrieben. *Charakteristisch* für das Syndrom ist das Auftreten *rascher rhythmischer* (40—200 pro Minute) *Zuckungen* des Schlundes, Mundbodens, Kehlkopfes bzw. auch der übrigen Respirationsmuskulatur. Man spricht wohl auch von einem Nystagmus des Gaumensegels usw. Die Intensität der Myoklonien schwankt mit dem psychischen Zustand, dem Wachsein usw. Gelegentlich sollen die Kranken auch gar nichts von den Zuckungen merken, wohingegen in schweren Fällen die Atmung und Sprache hochgradig gestört ist. Die Zuckungen können auch auf die Intercostal- und Zwerchfellmuskulatur übergreifen; selbst die Augenmuskeln können befallen sein. Nach Trelles sollen die Myoklonien *konstant* sein. Ich sah einen Fall einer Frau mit *genuiner* Hypertension, bei dem die myoklonischen Zuckungen im rechten Gesicht, dem Gaumen und der Zungenmuskulatur *anfallsweise* parallel einer jeweiligen Verschlechterung des Allgemeinzustandes auftraten und sich schließlich mit einem MILLARD-GUBLERschen Syndrom und vorübergehenden cerebellaren und pseudothalamischen Erscheinungen verbanden.

Die *anatomische* Seite des Problems *des Ursprungs dieser Myoklonien* wurde vor allem von CH. FOIX, GUILLAIN und MOLLARET, VAN BOGAERT und BERTRAND gefördert. Die letzteren zeigten unter Hinweis auf die Arbeiten von HAENEL und BIELSCHOWSKY sowie GANS, daß die Myoklonien offenbar an eine Läsion der Oliven, wodurch eine Störung in einem funktionell zusammengehörigen System ausgelöst werde, geknüpft seien. GUILLAIN und MOLLARET sahen dies System in dem „Dreieck": Nucleus ruber — homolaterale Olive — kontralateraler Nucl. dentatus. LHERMITTE vertritt in Anlehnung an die Ansichten CH. FOIX den Standpunkt, daß bei den plötzlich auftretenden Myoklonien bei Kranken mit kleinen Schlaganfällen oder den Symptomen einer Pseudobulbärparalyse ein lacunärer Herd in der zentralen Haubenbahn das Syndrom auslöse. TRELLES, der den heutigen Stand unseres Wissens über diese Dinge erörtert, meint, daß die Myoklonien sich nur dann einstellen, wenn sich eine sog. „hypertrophische Läsion" (LHERMITTE) der bulbären Olive findet. Diese Hypertrophie könne zustande kommen als Folge einer Läsion der zentralen Haubenbahn in der Brücke (10mal unter 13 untersuchten Fällen) oder das Nucl. dentatus (5 Fälle) oder schließlich der Olive selbst. Auf alle Fälle sei eine *qualitativ* besondere Olivenläsion — primär oder sekundär entstanden — erforderlich um ein myoklonisches Syndrom zu verursachen. Abb. 31 aus der Monographie J. O. TRELLES' zeigt das Bild einer solchen hypertrophisch degenerierten Olive. P. MARIE und FOIX sprachen in diesen Fällen von einer „transsynaptischen" Degeneration der Ganglienzellen in den Oliven nach Läsion der zentralen Haubenbahn. LHERMITTE und TRELLES zeigten, daß hier nicht eine Pseudohypertrophie, sondern eine echte celluläre Hypertrophie vorläge. Die Originalarbeit bringt zum Beleg eine ganze Anzahl Abbildungen mit den verschiedensten Färbe- bzw. Imprägnationsverfahren. Der objektive Beobachter dürfte freilich zu dem Schluß kommen, daß es sich hier um ein „hypertrophisches" Stadium eines Degenerationsprozesses handelt; dies um so mehr, als eben doch auch nach Beschreibung der beiden Forscher ein beträchtlicher Teil der olivären Ganglienzellen im Zerfall ist und auch die Glia neben Proliferations- deutliche Läsionsmerkmale aufweist.

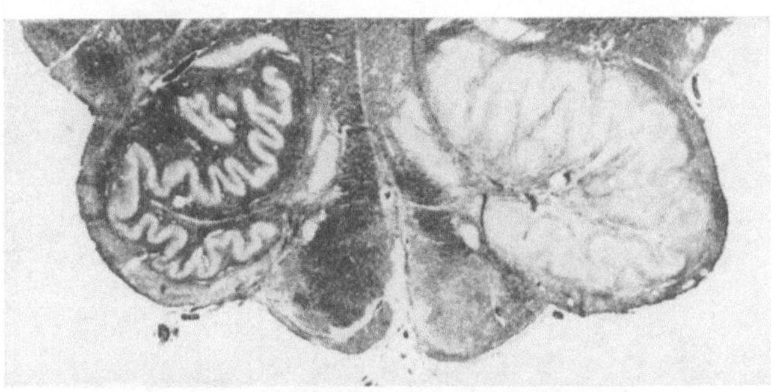

Abb. 31. Sogenannte „Hypertrophie olivaire" von LHERMITTE und TRELLES, von einem Fall mit einem „Myoklonus-Syndrom". (Nach J. O. TRELLES.)

Was nun die *pathophysiologische* Seite des Problems dieser Myoklonien anbetrifft, so haben schon FOIX und seine Mitarbeiter gezeigt, daß hier offenbar ein Assoziationssystem geschädigt ist, nicht aber einfache nucleäre Schädigungen vorliegen. VAN BOGAERT meinte in der zentralen Haubenbahn ein Organ zu sehen, dessen Schädigung zu einer Enthemmung gewisser bulbärer und pontiner Kerngebiete führe. VAN BOGAERT und BERTRAND verglichen die Myoklonien mit dem extrapyramidalen Tremor nach Läsion der oberen Kleinhirnarme. W. FREEMAN nimmt angesichts der prädilektiven Lokalisation der myoklonischen Zuckungen im Gesicht und der Respirationsmuskulatur an, daß die zentrale Haubenbahn und die Olive wichtige Stätten für die Regulation der der Atmung zugehörigen motorischen Funktionen seien. Näheres findet der Leser bei J. O. TRELLES.

Syndrome der Medulla oblongata.

Für diese gilt die Erfahrung, daß Gefäßverlegungen an der Basis der Medulla zu Läsionen führen können, welche bis zur Haube und bis zur Rautengrube hinaufreichen, während im angrenzenden Ponsabschnitt Fuß- und Haubenläsionen voneinander unabhängig sind. Auf die allgemeinen klinischen Symptome bei den Ernährungsstörungen der Medulla oblongata werden wir später bei Besprechung der *akuten apoplektischen Bulbärparalyse* noch zurückkommen.

Von größter klinischer Bedeutung unter den Syndromen der Zirkulationsstörungen der Medulla oblongata ist jenes erstmalig 1895 von WALLENBERG beschriebene Krankheitsbild, welches dieser Forscher auf eine Verlegung der *A. cerebelli inf. post.* zurückführte. Durch die Verlegung der A. cerebelli inf. post. (dessen Versorgungsgebiet oben geschildert wurde) kommt eine dreieckige Erweichung in dem lateralen Bereich der Medulla oblongata (Abb. 32) zustande. Die Folge dieser Erweichung ist eine auf der Gegenseite erscheinende vorübergehende Hemiparese, eine Hemianästhesie vom dissoziierten syringomyelischen Typ, verbunden mit Schmerzen, während sich auf der Herdseite eine Ataxie, Lateropulsion sowie Gaumen-, Schlund- und Stimmbandlähmung findet; Abb. 33.

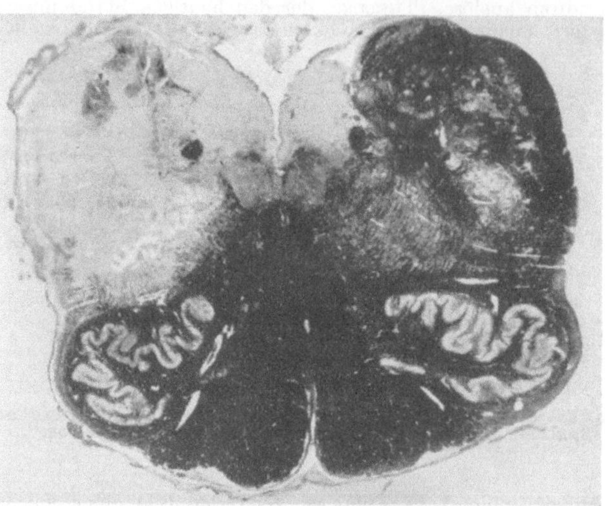

Abb. 32. Nekroseherd in der Medulla oblongata nach Verschluß der A. cerebelli inf. post. (BREUER u. MARBURG.)

Die Franzosen möchten, wie bereits erwähnt, (vgl. auch Abb. 26) nicht den von WALLENBERG diagnostizierten Verschluß der A. cerebelli inf. post., sondern jenen der A. foss. lat. bulbi für das sog. WALLENBERGsche Syndrom verantwortlich machen. Das der WALLENBERGschen Beschreibung sehr ähnliche Syndrom der A. foss. lat. bulbi wurde 1902 von BABINSKI und NAGEOTTE beschrieben. Das Krankheitsbild wurde in jenem ersten klassischen Fall durch eine Obliteration der einen *A. vertebralis* dicht an ihrer Einmündung in die A. basilaris verursacht. Diese Lokalisation des Gefäßverschlusses, bei dem die A. basilaris für eine wechselnd lange Strecke mit verschlossen sein kann, wodurch disseminierte kleine Erweichungen in einer Oblongatahälfte zustande kommen, hat nach einer Reihe diesbezüglicher Beobachtungen vor allem der französischen Schule fast stets das Syndrom von BABINSKI und NAGEOTTE zur Folge (vgl. Bd. V; allg. Sympt. III. dieses Handbuches).

Das wichtigste Ergebnis der Diskussion über die Pathogenese des WALLENBERGschen Syndroms ist die Übereinstimmung, daß wir hier das *Syndrom einer lateralgelegenen Nekrose in der oralen Hälfte der Oblongata* vor uns haben, welches — zumindesten bei tiefem Ursprung der A. cerebelli inf. post. — durch einen Verschluß dieser Arterie selbst oder ihres Olivenastes (vgl. S. 206) zustande kommt.

Nach FOIX soll das eigentliche Syndrom der A. cerebelli inf. post. bei ziemlich peripherem Verschluß bestehen in cerebellaren und Gehörstörungen sowie sympathischen Phänomenen am Auge. Hierzu kämen bei einer Verletzung des Gefäßes näher am Ursprung halbseitige Sensibilitäts- und Motilitätsstörungen.

Die Literatur über „das WALLENBERGsche Syndrom" ist außerordentlich groß und mit einer nicht immer originellen Entdeckerfreude werden weiterhin dergleichen Fälle veröffentlicht. Bis 1913 haben GOLDSTEIN und BAUM die gesamte Literatur (30 Fälle) zusammengestellt. Neuere Literaturangaben finden sich bei HASHIGUCHI (1927), TRÖMNER (1928), MERRIT und FINLAND (1930), bei TSCHERNYSCHEFF und GRIGOROWSKY (1930) und vor allem bei STIEFLER, der in der neuesten Literatur 50 einschlägige Beobachtungen fand. Genannt seien ferner die Mitteilungen von ANDRÉ, THOMAS, HAMET und BARS, welche Betrachtungen über eine bei dem Syndrom vorkommende herdgleichseitige *sympathische Lähmung* (Horner, Vasodilatation auf der ganzen Körperseite und Abschwächung des pilomotorischen Reflexes) anstellen; von Arend, bei dessen Fall unter anderem ein starker Singultus auftrat; von Barré, der sich mit der Art des Nystagmus bei dem Syndrom beschäftigt. Winkler

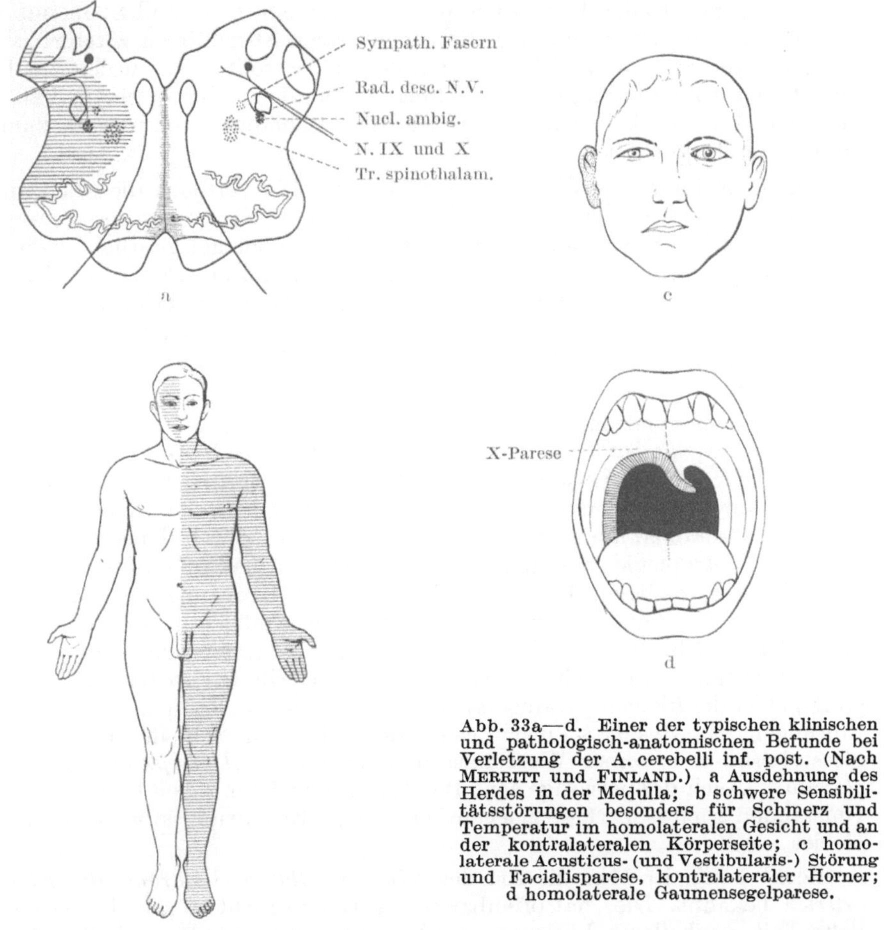

Abb. 33a—d. Einer der typischen klinischen und pathologisch-anatomischen Befunde bei Verletzung der A. cerebelli inf. post. (Nach Merritt und Finland.) a Ausdehnung des Herdes in der Medulla; b schwere Sensibilitätsstörungen besonders für Schmerz und Temperatur im homolateralen Gesicht und an der kontralateralen Körperseite; c homolaterale Acusticus- (und Vestibularis-) Störung und Facialisparese, kontralateraler Horner; d homolaterale Gaumensegelparese.

beschrieb bei linksseitigem Herd eine eigenartige Zwangshaltung des Kopfes nach rechts.

Merritt und Finland weisen auf die Häufigkeit des Syndroms hin und berichten allein über 6 Fälle. Die Fälle, welche unter Verarbeitung der Literatur besonders genau studiert wurden, erlauben folgende Schlüsse: Soweit nicht besondere Ätiologien vorliegen, entsteht das Syndrom meist in den 60er Jahren auf arteriosklerotischer Basis; gelegentlich auch einmal embolisch bedingt, zumal bei Thrombenbildung im Herzen. Der Beginn pflegt plötzlich, jedoch ohne Bewußtseinsverlust zu sein, und die Ausfallserscheinungen nehmen oft späterhin zunächst zu. — In allen 6 Fällen fanden sich halbseitige kontralaterale Sensibilitätsstörungen am *Körper*, und zwar ganz vorwiegend Hypalgesie und Thermhypästhesie, meist mit homolateraler Hypästhesie (bisweilen auch Anästhesie für Schmerz und Temperatur) und Schmerzen im *Trigeminus*-

gebiet und stets fehlendem Cornealreflex; eine homolaterale Facialis- und Gaumenparese, ein Horner auf der Herdseite und Schwindelerscheinungen (bisweilen mit Nystagmus zur Herdseite (vgl. Abb. 33, welche einen guten Überblick über den Befund an einem der typischen Fälle vermittelt). Der herdgleiche Acusticuskern erwies sich in 5 Fällen geschädigt. Ebenso oft fand sich eine Dysarthrie. (Dies hängt gemäß den Untersuchungen von Ramsbotton und Stopford davon ab, ob der Nucl. ambiguus auch in seinen oralen Abschnitten zerstört ist.) Geschmacksstörungen infolge Mitschädigung des Tr. solitarius wurden 2mal beobachtet. Unstillbarer Singultus war 2mal vorhanden. Nur in einem Fall erwies sich der Abducenskern auf der Herdseite geschädigt, wodurch es zum Auftreten von Doppelsehen kam.

Aus dem Thompsonschen Bericht über 4 Fälle verdient die auch andererseits bestätigte Beobachtung Erwähnung, daß eine Verlegung der *A. vertebralis* fast das gleiche Syndrom machen kann. Die dabei gelegentlich beobachtete Kombination von einer meist dem Herd zugewandten Deviation der Augen mit sog. dissoziiertem Nystagmus — horizontal am einen, rotatorisch am anderen Auge — weist auf eine Läsion zwischen Vestibularis- und Oculonotoriuskern hin. — Typische Fälle haben auch Wilson und Winkelmann sowie Winther beschrieben.

Neben dem Syndrom der A. cerebelli inf. post. bzw. Fossae bulbi lat. treten die *Syndrome der anderen arteriellen Äste in der Medulla oblongata* ganz zurück. Durch eine Verletzung der oder jener der *Aa. paramedianae* können Läsionen der Pyramiden zustande kommen, wodurch in der Regel ganze motorische Halbseitenlähmungen, gelegentlich sogar — durch Läsion *beider* Pyramiden — Tetraplegien entstehen können. Die von Wallenberg festgestellte Tatsache der medialen Lagerung und früheren Kreuzung der Armpyramide vor den für die Beine bestimmten Fasermassen ermöglicht bei kleinen Herden im oralen Abschnitt der Pyramidenkreuzung das Entstehen einer sog. *Hemiplegia cruciata.* — Je nachdem wie hoch diese Herde in das terminale Verzweigungsgebiet der kleinen paramedianen Arterien reichen, kann zu den motorischen Störungen das Resultat einer Läsion der mittleren Schleife und des Hypoglossuskerns bzw. seiner Wurzelfasern hinzutreten, „*Hemiplegia alterna hypoglossica*". Auch doppelseitige schlaffe Hypoglossuslähmungen kommen — unter Umständen auch isoliert — gelegentlich infolge Ernährungsstörungen in diesem Gebiet vor.

Recht wenig ist über die Art der *rein cerebellaren Syndrome der Kleinhirnarterien* bekannt. Dies hat offenbar seinen Grund nicht so sehr in der relativen Seltenheit cerebellarer Läsionen, sondern vor allem in der üblichen *Kleinheit cerebellarer Nekrosen* infolge des gut ausgebildeten Kollateralkreislaufes. Auf das Syndrom der gar nicht so seltenen *cerebellaren Blutungen* wird später zurückzukommen sein. Mingazzini hat 1924 eine Arbeit über die „Pathologie des Kleinhirns" veröffentlicht. Aus dem Studium seiner Fälle ergibt sich, daß unter den Kleinhirnsymptomen die Ataxie besonders im Gehen, aber auch schon im Sitzen den ersten Platz einnimmt. Über die sonstigen cerebellaren Ausfallssymptome, über die uns unter anderem auch die Goldsteinschen Arbeiten allerhand Neues gelehrt haben, muß an anderer Stelle nachgelesen werden. Tschernyscheff und Grigorowsky beschreiben an 6 eigenen Fällen die topographische Ausbreitung von Astverschlüssen der A. cerebelli inf. post. im Kleinhirn. Die klinischen Symptome scheinen in der Regel in dem meist mitvorhandenen medullären Syndrom unterzugehen (vgl. auch S. 373!).

Unter den vasculär bedingten Syndromen der hinteren Schädelgrube sei in Kürze auch noch der von Cushing beschriebenen *Kompression des N. abducens* durch die A. cerebelli inf. ant. oder cerebelli media (A. auditiva) gedacht; vgl. Abb. 2. Je nachdem diese Arterien einen hohen oder tiefen Ursprung nehmen, pflegt die eine oder die andere Arterie *über* den N. abducens hinwegzuziehen und kann bei vermehrtem Druck der Brücke in Richtung auf die Schädelbasis zu einer Eindellung des N. abducens Anlaß geben. Klinisch sieht man in solchen Fällen rein mechanisch bedingte Paresen oder auch völlige Lähmungen eines, selten beider Nerven. Dergleichen ereignet sich vor allem bei Tumoren in der hinteren Schädelgrube, bei welchem abnorme, druckpassive Verlagerungen der Brücke ja nicht selten sind. — Vielleicht könnten die nach zu reichlichen und raschen Lumbalpunktionen gelegentlich auftretenden passageren Abducensschwächen eine gleiche Ursache haben.

III. Die Venen des Gehirns.

Für die *entwicklungsgeschichtliche Differenzierung* der venösen Abflußwege des Gehirns ist die Tatsache von Bedeutung, daß die oberflächlichen Kopfgefäße, die Hirn-Sinus und die eigentlichen Hirnvenen aus einem einzigen Plexus von Blutgefäßen — dem sog. Plexus anterior der primären Kopfvene — stammen. Noch beim erwachsenen Menschen finden sich Verbindungen zwischen den oberflächlichen Venen des Kopfes und den innerhalb der Schädelhöhle gelegenen Venen, als die sog. Emissarien. Die Entwicklung der Sinus selbst vollzieht sich aus primären Plexus. So sind der Sinus sagitt. sup. und inf., sowie der S. rectus aus dem Plexus sagitt. entstanden. Die klappenartigen, fadenförmigen und septenartigen Gebilde in den Sinus sind noch ein Überrest ihres ehemaligen plexiformen Charakters. Die bekannte, entgegengesetzt dem Blutstrom sich verhaltende Einmündung der großen Hirnvenen in den S. sagitt. ist am Säuglingsgehirn weniger deutlich ausgesprochen als im Erwachsenengehirn, was darauf hinweist, daß dieses Verhalten offenbar die Folge der Entwicklung bzw. dem späteren Wachstum der Hemisphären zuzuschreiben ist. O. Connell konnte nachweisen, daß im fetalen Hirn, die Hirnvenen noch im rechten Winkel in den Sinus einmünden.

Die *topographisch-anatomischen Verhältnisse der venösen Abflußwege* des Gehirns sind 1932 von Elze in so übersichtlicher Weise geschildert worden, daß seine Darstellung mitsamt der von ihm stammenden Abb. 34 hier teilweise übernommen worden ist.

„Die Venen des Gehirns halten sich in ihrem Verlauf nirgends an die Arterien, treten als feine Zweige in die Pia ein und bilden hier ein feines Netz ähnlich dem der Arterien. Aus diesem Netz sammeln sich größere Stämme, welche man meint, wenn man von Hirnvenen spricht. Sie verlaufen noch in der Pia, treten dann aber durch den Subarachnoidalraum in die Dura ein, in welcher sie einige große Blutleiter, die *Sinus durae matris*, bilden, die sich schließlich vereinigen und jederseits als Vena jugularis interna den Schädel verlassen. Die großen venösen Blutleiter der Dura führen also Blut aus dem Gehirn, während die Arterien der Dura (Arteriae meningeae) niemals Zweige an das Gehirn abgeben.“

„In der Falx ziehen die Ss. sagittales von vorn nach rückwärts: der S. sagittalis superior liegt unter dem Schädeldach im Sulcus sagittalis und reicht mit zunehmendem Kaliber bis zur Protuberantia occipitalis interna. In seinem mittleren Abschnitt weist er einige manchmal sehr große seitliche Ausbuchtungen auf, Lacunae laterales, in welche Arachnoidalzotten, Pacchionische Granulationen, hineinragen.“

Diese *Lacunen*, die sich im Erwachsenengehirn auf jeder Seite drei — frontal, parietale und occipital — am Sinus sagitt. sup. finden, sind nach den Untersuchungen von Le Gros Clark entstanden aus Plexus, welche ihrerseits die Verbindung der meningealen und Diploevenen bildeten. Am Neugeborenenhirn sind noch keine Lacunen zu finden. Parallel mit der Entwicklung der Lacunen entstehen auch die arachnoidalen Granulationen. O. Connell fand, daß am Erwachsenengehirn sich eine einzige zusammenhängende Lacune, an jeder Seite des Sinus sagittalis superior findet. Diese reicht vom hinteren Teil des Frontallappens bis zum Beginn des Occipitallappens. Diese Lacunen kommunizieren mit dem Sinus durch zahlreiche feine Öffnungen in der lateralen Sinuswand. Die größte Weite zeigen die Lacunen an den Stellen, wo sich die *meningealen Venen* in sie ergießen. Der Boden der Lacunen ist beim Erwachsenen mit Pacchionischen Granulationen ganz bedeckt, abgesehen von den Stellen, unter welchen corticale Venen sich zum Sinus begeben. Die im Laufe des

Lebens beobachtete Zunahme der Weite der Lacunen scheint die Folge des Wachstums jener genannten arachnoidalen Granulationen zu sein. O. CONNELL vermutet, daß in früheren Entwicklungsstufen die Granulationen in die venösen Plexus am lateralen Rand des Sinus sagitt. hineinreichen. *Im Erwachsenenhirn scheinen die Lacunen lediglich dem Abfluß von Liquor in das venöse System zu dienen.* Hierfür spricht, daß fast stets die Lacunen

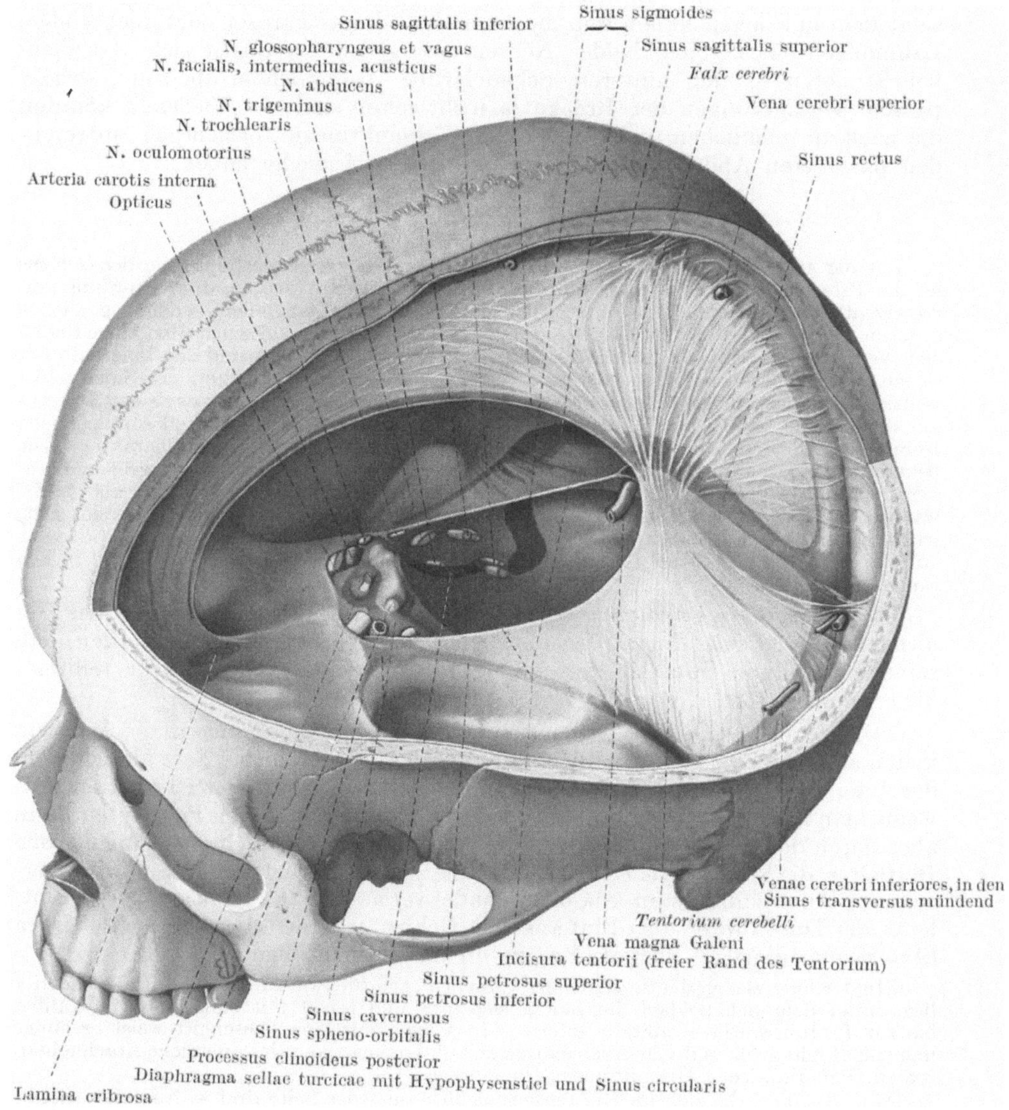

Abb. 34. Dura mater cerebri mit den Sinus durae matris. (Nach H. BRAUS.)

frei von Blut gefunden werden, während die Sinus meist von Blutgerinnsel erfüllt sind. Man muß also annehmen, daß in den Lacunen ein größerer Druck herrscht als im Sinus.

Nach ELZE liegt der viel kleinere S. sagitt. inf. im freien Rande der Falx und geht nach rückwärts in den S. rectus über, welcher in der Verbindung der Falx mit dem Tentorium steil nach abwärts gegen die Protuberantia occipitalis interna läuft, an der er sich mit dem S. sagitt. sup. vereinigt. „Von hier aus geht jederseits im Ansatz des Tentoriums am Sulcus transversus des Occipitale der S. transversus seitwärts und nach vorn, biegt an der Basis der Felsenbeinpyramide dem Sulcus sigmoides folgend gegen das Foramen jugulare hin ab:

S. sigmoides. An der Protuberantia occipitalis int. mündet aus der Falx cerebelli noch ein kleiner Sinus in die großen ein. Die Stelle des Zusammentrittes des S. sagitt. sup. und S. rectus und des Auseinandergehens in die Ss. transversi wird das *Confluens sinuum (Torcular Herophili)* genannt. Es ist asymmetrisch gestaltet und im einzelnen individuell sehr variabel. Ein wirkliches Zusammentreffen der vier Sinus findet in nur etwa 10% der Fälle statt. Die häufigste Anordnung ist die, daß S. sagittalis und S. rectus vor ihrer Vereinigung sich je in einen rechten und linken Ast teilen, die dann zur Bildung der Sinus transversi zusammentreten. Meist ist der rechte Ast des S. sagittalis und der linke des S. rectus der stärkere. Auch können sich S. sagittalis und S. rectus ungeteilt und unvereinigt der eine in den rechten, der andere in den linken S. transversus fortsetzen, so daß ein Confluens nicht zustande kommt. — Der S. transversus ist in 60—70% der Fälle rechts stärker als links, eine Asymmetrie, mit der man zu Unrecht die Rechts- und Linkshändigkeit in Beziehung zu setzen versucht hat.

In den S. transversus mündet jederseits an der Stelle der Umbiegung in den S. sigmoides der S. petrosus sup. ein, der im Sulcus petrosus sup. der Felsenbeinpyramide im Ansatz des Tentorium verläuft. Er ist einer der Abflüsse eines großen, an der Schädelbasis gelegenen Sinus, des *S. cavernosus.* Der größte Anteil des S. cavernosus, der seinen Namen von dem Balkenwerk führt, das ihn durchzieht und ihm ein ähnliches Aussehen wie das eines Schwellkörpers verleiht, liegt zur Seite des Keilbeinkörpers neben der Sella turcica. Durch diese hindurch ist er vor und hinter der Hypophyse mit dem der Gegenseite verbunden (S. intercavernosus ant. et post.), so daß die Hypophyse von diesen beiden wie von einem Ring umgeben ist („S. circularis"). Auch an der Rückfläche des Dorsum Sellae sind beide S. cavernosi durch ein in die Gruben des Knochens eingelagertes engmaschiges Venengeflecht verbunden, das sich mit weiteren Maschen bis zum Foramen occipitale magnum erstreckt (Plexus basilaris) und sich dort in das Venengeflecht des Wirbelkanales fortsetzt. Ein kleinerer geflechtartiger Ausläufer des S. cavernosus zieht gegen das Foramen ovale (Rete foraminis ovalis) und durch dieses nach außen zum Plexus pterygoideus. Durch den S. cavernosus hindurch laufen A. carotis int. und N. abducens, in seiner Seitenwand liegen N. oculomotorius, trochlearis und ophthalmicus. In den S. cavernosus münden, außer der noch zu besprechenden Vena cerebri media, der *S. spheno-parietalis,* welcher längs des Randes des kleinen Keilbeinflügels verläuft, und, aus der Augenhöhle, die V. ophthalmica sup. Sein Hauptabfluß ist neben dem S. petrosus sup. der *S. petrosus inf.*, der in den Sulcus petrosus inf. an der Grenze von Pyramide und Clivus eingelagert zum Foramen jugulare zieht, durch dessen vordersten Teil austritt und außerhalb des Schädels in die V. jugularis int. mündet.

So wie der S. cavernosus Abflüsse außer zur V. jugularis int. (durch S. petrosus sup. et inf.) auch zu anderen Venengebieten hat (durch den Plexus basilaris und das Rete foraminis ovalis), so haben auch andere Sinus solche Verbindungen zu äußeren Venen des Schädels. Diese Verbindungen werden als *Emissaria* bezeichnet. Das größte und regelmäßigste ist das *Emissarium mastoideum,* das vom S. sigmoides durch das Foramen mastoideum hinausführt."

Ein Überblick über die Sinus lehrt, daß sie alle untereinander so weit verbunden sind, daß Strömungsbehinderungen an einzelnen Stellen ausgeglichen werden können, wobei die Verbindungen mit den äußeren Venen des Schädels außer dem Hauptabfluß der V. jugularis interna noch unterstützend hinzukommen können.

Die eigentlichen *Hirnvenen* laufen unabhängig von den Arterien, tragen deshalb auch andere Bezeichnungen als die Arterien. Zum größten Teil nehmen sie in der Pia einen dorsalwärts gerichteten Verlauf, so daß — im Gegensatz zu den Arterien — an der Hirnbasis fast nur ihre Wurzeln, nicht aber ihre größeren Stämme gefunden werden. Sie münden in die Ss. durae matris ein, die meisten unter spitzen Winkeln, und zwar entgegen der Strömungsrichtung des Blutes in den Sinus. Dieser eigenartige, wie wir sahen, entwicklungsgeschichtlich erklärliche Befund besagt nach den Untersuchungen von Stopford, daß hierdurch Vorsorge getroffen ist dagegen, daß im Bereich des subarachnoidalen Raumes die großen Hirnvenen, deren Binnendruck nach den Weedschen Untersuchungen niedriger als der Liquordruck ist, nicht unter dem Liquordruck kollabieren. Die großen Sinus sind durch ihre dicke steife Wand dagegen geschützt; die Hirnvenen durch ihre dem Blutstrom entgegengerichtete Einmündung in den Sinus.

„Die Venen der Medulla oblongata stehen mit denen des Rückenmarks in unmittelbarer Verbindung. Nach vorn schließen sich die Venen der Brücke an, welche gewöhnlich jederzeit zu einem größeren Stämmchen vereinigt in den S. petrosus superior einmünden. Die Venen des Kleinhirns begeben sich, soweit sie der Hinterfläche des Kleinhirns angehören *(V. cerebelli inf.)* teils nach rückwärts zum S. transversus, teils nach vorwärts zu einem im Sulcus horizontalis und an der Flocke vorbei in den S. petrosus sup. ziehenden Stamm, welcher sich noch mit den Brückenvenen zu vereinigen pflegt. Dieser Stamm nimmt unter anderem die Venen des Nucl. dentatus und der anderen Kerne auf. Die Venen der oberen Fläche (Vv. cerebelli sup.) vereinigen sich zu einem meist paarigen Längsstamm, welcher dem Wurm aufliegt und unter plötzlicher Abbiegung nach dorsal in eine der Vv. cerebelli inf. oder in die V. magna Galeni einmündet. — Die paarigen Venen des Mittelhirndaches vereinigen sich zu einem kurzen unpaaren Stamm, welcher von rückwärts her in die V. magna Galeni eintritt. Aus den basalen Teilen des Mittel- und Zwischenhirns, aus dem Gebiete der Substantia perforata ant. und anschließenden Teilen der Facies orbitalis des Stirnlappens, der Insel und der Spitze des G. hippocampi, sowie aus dem Ende des Pl. chorioideus des Unterhorns, sammelt sich jederseits ein Venenstamm, welcher den Hirnschenkel nach dorsal umzieht und in die V. magna Galeni einmündet: *Vena basalis* (ROSENTHALsche Vene). Die noch übrigen Teile des Hirnstamms sind mit anschließenden Teilen des Endhirns Ursprungsgebiet der paarigen *V. cerebri interna* (Vena parva Galeni). Diese beginnt jederseits als V. chorioidea im Pl. chorioideus des Unterhorns, zieht in diesem nach vorn, biegt am Foramen interventriculare Monroi in die Tela chorioidea ventriculi III um und läuft in dieser nach rückwärts. In der Gegend des Foramen Monroi legen sich die beiden Venen dicht aneinander, entfernen sich aber nach rückwärts etwas, umziehen seitlich den Recessus suprapinealis und vereinigen sich hinter diesem zur *V. magna Galeni*, welche um das Splenium corporis callosi dorsalwärts biegt und unter spitzem Winkel in den S. rectus eintritt. Die Hauptzuflüsse der Vv. cerebri int. sind, außer der V. chorioidea, die *V. septi pellucidi* und die *V. terminalis*, welche im Sulcus terminalis verlaufend die Venen des Corpus striatum, der Capsula interna und Venen aus dem Thalamus aufnimmt.

Die Venen aus Mark und Rinde des Großhirns treten an dessen Oberflächen hervor und bilden ein Anzahl größerer Stämme, welche in die S. durae matris eintreten. An der Außenfläche der Hemisphären ziehen etwa 10—15 Venen aufwärts gegen die Mantelkante, *V. cerebri sup.* Ehe die mittleren und hinteren dieser Venen — die mittleren den Zentralwindungen entsprechend, sind die stärksten — in den S. sagittalis sup. bzw. seine Lacunae laterales einmünden, wenden sie sich nach vorn, verlaufen häufig eine kurze Strecke weit in der Dura mater parallel dem S. sagittalis sup. und treten unter ganz spitzem Winkel entgegen der Richtung des Blutstromes in ihn ein. Vorher pflegen sich die Venen der Medialfläche der Hemisphäre mit ihnen zu vereinigen. Die Venen der Konvexität des Occipitallappens *(Vv. occipitales ext.)* ziehen zum Teil zum S. transversus. Aus dem Gebiete der Opercula der Insel sammelt sich eine längs der Fissura Sylvii oberflächlich verlaufende Vene, *V. cerebri media*, welche in den S. cavernosus oder in seiner Nähe in den S. sphenoparietalis eintritt. Sie steht mit den übrigen Venen der Konvexität durch eine Anzahl von Anastomosen in Verbindung. — Die Venen der basalen Fläche von Temporal- und Occipitallappen, *Vv. cerebri inf.*, wenden sich zum S. transversus nahe der Umbiegung in den S. sigmoides und münden unter spitzem Winkel entgegen der Stromrichtung."

Die klinischen Syndrome, welche sich beim Verschluß der großen Hirnvenen und einzelner Sinus ergeben, werden zum großen Teil in dem Abschnitt über „*Venen- und Sinusthrombosen*" eingehend besprochen werden; zum anderen sei auch verwiesen auf das Kapitel über *rhinogene und otogene Sinusphlebitiden* in Bd. X dieses Handbuches.

Die nicht unbedeutenden Variationen im Verlauf der großen Venen auf der Konvexität des Groß- und Kleinhirns erfordern eingehende Beachtung, vor allem des Chirurgen. Nach BAGLEY führt ein Verschluß der Vena Galeni, wie sie unter anderem bei Operationen an der Epiphyse vorkommt, zu schweren Symptomen (Koma, hohes Fieber, Puls- und Respirationsanstieg, Pupillenverengung, Rigidität der Glieder und Reflexsteigerung). Eine allmähliche Verlegung der Vene soll einen Hydrocephalus verursachen können. Eigenartigerweise kann die Vena magna bei Tieren, selbst noch beim Affen (BEDFORD) unterbunden werden, ohne daß ein Hydrocephalus auftritt. Unterbindungen einzelner großer Venen über der Hirnkonvexität, vor allem der Vv. cerebri supp. kann von transitorischen, aber auch dauernden Lähmungen, vorwiegend im Bein, gefolgt sein. Die Unterbindung des S. longitudinalis distal vom Eintritt dieser Venen macht meist eine Paraplegie beider Beine. Nach BAILEY soll die Unterbindung der V. cerebri media, wie sie bei seitlicher Eröffnung des Schädels bisweilen erforderlich ist, Gesichtslähmung, epileptische Krämpfe — in der Kehle und im Gesicht beginnend — verursachen können. Die Abbindung der linken V. occipitalis ext. nahe am Sinus transversus kann Aphasie zur Folge haben. Unterbindung der median gelegenen Occipitalvenen, z. B. bei einer Epiphysenoperation kann zu Hemianopsie führen. Operationen an der Unterfläche des Kleinhirns verlangen oft Unterbindung großer Venen, wodurch Kleinhirnstörungen verursacht werden können. — Die venöse Zirkulation kann bei fehlender bzw. ungenügender Druckerhöhung im arteriellen und venösen Hirngefäßsystem durch einen abnorm *gesteigerten Liquordruck* gefährdet werden. Dies gilt nach STOPFORD vor allem auch für die V. magna Galeni, wodurch es zur Entstehung eines Hydrocephalus int. kommen könne.

IV. Die Blutgefäße des Rückenmarks.

Die Blutversorgung des *Rückenmarks* erfolgt teils aus den Ästen der *Aa. vertebrales*, und zwar der *Aa. spinales ant. et post.* (vgl. oben), teils aus den mit den ersteren kommunizierenden *intercostalen, lumbalen* und *sacralen* Arterien. Die Anastomosierung zwischen der

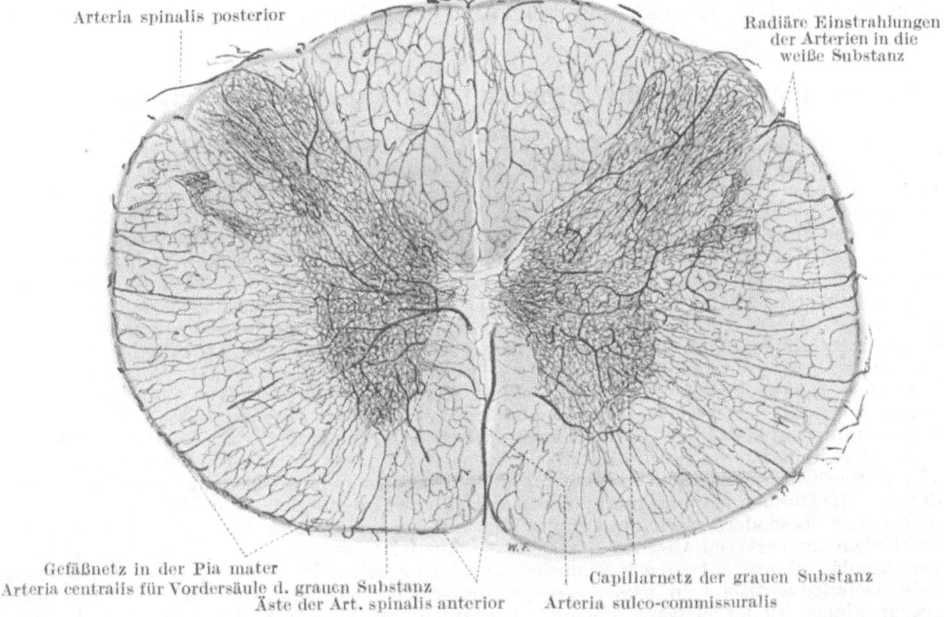

Abb. 35. Rückenmark (Mensch?), Querschnitt, Blutgefäße injiziert. (Nach H. BRAUS.)

A. spin. ant. und den mit den vorderen Rückenmarkswurzeln verlaufenden Intercostalarterien beginnt bereits im Halsmark. Die mit den Aa. spin. post. kommunizierenden Gefäße erreichen das Rückenmark mit den hinteren Wurzeln. In diesen mit den Rückenmarkswurzeln verlaufenden Arterien (und Venen) haben wir — wie ELZE ausführt — den Überrest der *embryonalen* Blutversorgung des Rückenmarks mittels segmentaler Äste aus der Aorta zu sehen. Später erreichen die segmentalen Arterien nicht mehr das Rückenmark, sondern enden schon auf ihrem Wege am Nerven oder dem Spinalganglion. Von 30 ursprünglichen Arterien sind an der Rückenmarksversorgung nur durchschnittlich 12 auf jeder Seite beteiligt. In die Pia des Rückenmarks gelangt teilen sich diese Arterien in auf- und absteigende Äste und bilden als A. spin. ant. und Aa. spin. post. die genannten 3 Längsstämme der Rückenmarksarterien. Diese sind durch zahlreiche Anastomosen miteinander verbunden und hüllen das Rückenmark in ein weitmaschiges Arteriennetz ein. Von der ganzen Circumferenz des Rückenmarks treten aus diesem arteriellen Netz Zweige in Piasepten in die Rückenmarkssubstanz hinein — *Corona radiata* —, um sich in ihr in verschiedener Weise aufzuzweigen (Abb. 35). Längsschnitte durch das Rückenmark zeigen, daß die kleinen

Gefäßchen in der weißen Substanz, also den Bahnen in der Regel einen faserparallelen Verlauf nehmen, während das an sich viel dichtere Capillarnetz der grauen Substanz mehr segmentalen Charakter trägt (HILLER). Besondere Arterien zur grauen Substanz entspringen aus der A. spin. ant. Sie ziehen als Aa. sulcocommissurales in den Sulcus hinein und geben für die rechte und linke Seite getrennt in jedes Rückenmarkssegment etwa 6 Zweige ab, die sich ihrerseits ventral von der vorderen Commissur zu den Vorderhörnern begeben. Die Hinterhörner werden von stärkeren Zweigen aus den Aa. spin. post. und der Corona radiata versorgt. — Das aus dem Rückenmark abströmende *venöse* Blut sammelt sich in zwei auf der Vorder- und Rückseite des Rückenmarks befindlichen Längsvenen, aus welchen Abflußvenen mit den vorderen und hinteren Wurzeln durch das innere Blatt der Dura ziehen, um schließlich in die mächtigen Venengeflechte des Wirbelkanals zu münden.

Klinische Syndrome, die durch Verschlüsse von Rückenmarksarterien verursacht werden und zu den vasculären Syndromen im Gehirn in Parallele gesetzt werden könnten in dem Sinn, daß bei Verlegung eines bestimmten Gefäßes auch ein gesetzmäßiges Syndrom zu erwarten wäre, dürften kaum existieren. Unsere Erfahrungen über die an sich sehr seltenen vasculär bedingten Rückenmarksläsionen betreffen vor allem Verschlüsse der A. spin. ant. und der Intercostalarterien. Nach OPPENHEIM hat PREOBRASHENSKI versucht, ein auf die Thrombose der A. spin. ant. zu beziehendes Symptomenbild zu entwerfen. Ähnliche Fälle haben SPILLER und GRINKER beschrieben. Einzelheiten findet der Leser auf S. 384f.

B. Der morphologische Bau und das funktionelle Verhalten der Hirngefäße.

Aus dem subarachnoidalen Raum, in welchem die Hirngefäße auf der Hirnoberfläche liegen, dringen die Gefäße in die Hirnsubstanz ein. Am klarsten liegen die Verhältniss im Bereich der Hirnrinde; doch sind sie im Prinzip überall die gleichen. Bei Eindringen in das Gehirn stülpen die Gefäße die die Hirnoberfläche überziehende pial-arachnoidale Membran in das Hirn ein und umgeben sich somit mit einer Hülle lockeren, maschigen Bindegewebes, das an sich nichts anderes als eine Fortsetzung des Subarachnoidalraumes ist und um die größeren Gefäße ein Stück weit in die Hirnrinde hinein deutlich als solches zu erkennen ist. Dieser Raum ist das von VIRCHOW und ROBIN als *perivasculärer Raum* beschriebene Gebilde. Abb. 36, die einer Arbeit PENFIELDs entnommen ist, gibt hiervon eine besonders plastische Vorstellung. Dem Hirngewebe zu ist der perivasculäre Raum begrenzt von einer dünnen Pialamelle, welche, wie es SCHALTENBRAND und BAILEY zeigten, eine innige Verbindung mit der Membrana gliae limitans eingeht. In histologischen Präparaten begegnet man nicht selten Gewebsspalten zwischen der äußeren Pialamelle und der Membrana gliae limitans, welche von HIS als ein eigener präexistenter Raum beschrieben wurden. Wir wissen heute, daß es sich hierbei nur um Artefakte handelt. Etwas anderes ist es um den sog. HELDschen Kammerraum, der außerhalb der Membrana gliae limitans liegt und mancherorts besonders stark ausgeprägte und unter pathologischen Bedingungen erweiterte Saftlücken im nervösen Gewebe darstellt. — An der Oberfläche der Gefäße grenzt der perivasculäre Raum mit seinem Endothel an ein ziemlich dichtes Bindegewebe, die eigentliche Gefäßadventitia. In dieser Verbindungsschicht zwischen Gefäßbindegewebe und arachnoidalem Endothel wäre diejenige Grenzmembran zu sehen, der neben dem Plexus und Paries chorioideus eine besondere Bedeutung für den qualitativ differenzierten Stoffaustausch zwischen Blut und Liquor zukommt.

Die feineren Arteriolen und Venolen des Gehirns und die Capillaren lassen normalerweise einen eigentlichen perivasculären Raum nicht mehr erkennen; doch füllen sich die äußeren Gewebsspalten der Adventitia auch kleinster Gefäße unter pathologischen Bedingungen (z. B. zellige Infiltration, Abtransport von Fetten usw.) derartig an, daß auch hier noch das Vorhandensein dieses Raumes angenommen werden muß. Von mancher Seite — KUBIE, ST. COBB u. a. — wird noch heute die Ansicht vertreten, daß es einen pericapillären Raum gäbe, der mit Gewebsspalten um die Nervenzellen kommunizicre und in welchem Stoffwechselprodukte aus dem nervösen Parenchym bis in den Subarachnoidalraum drainiert werden könnten. Von anderen Autoren wird diese Anschauung nicht mehr geteilt. Immerhin teilt KROGH einen Befund von HEIMBERGER mit, wonach sich um die Capillaren des Nagelfalzes ein pericapillärer Raum nachweisen läßt, der mit pericellulären Räumen im benachbarten Gewebe in Verbindung steht und auch künstlich gefüllt werden kann. HILLER konnte in chemischen Untersuchungen des Liquor cerebrospinalis, die in erster Linie auf Abbauprodukte des Nervengewebes gerichtet waren, zeigen, daß offenbar nur in den oberflächlichen Hirnpartien sich abspielende Degenerationsvorgänge im Nervengewebe sich im

Liquor kundtun. Dies spricht zum mindesten nicht für eine Kommunikation fraglicher pericapillärer bzw. pericellulärer Lymphspalten mit dem Liquorraum.

Der *histologische Bau der Hirngefäße*, besonders der *Hirnarterien* ist von jeher Gegenstand besonderer Aufmerksamkeit gewesen, vermutete man doch vielerseits, daß die Struktur der Wände der Hirnarterien sich von der anderer Körperarterien unterscheide. SEPP hat dieser Frage 1928 eine ganze Monographie gewidmet. — Nach BINSWANGER und SCHAXEL enthält beim Neugeborenen die Intima der A. basilaris longitudinal verlaufende Elastinfasern, die Media dagegen radiär ziehende kollagene Faserbündel, zwischen denen zirkuläre Züge glatter Muskeln und elastischer Fasern verlaufen. Die Adventitia enthält longitudinal und zirkulär verlaufende elastische und bindegewebige Fasern. In Arterien von der Größe der A. cerebri media findet sich schon weniger elastisches Gewebe in der Media, dagegen eine Zunahme der Muskulatur. In den Hirnarteriolen sieht man in den größeren noch einzelne elastische Fasern, jedoch fast keine Muscularis mehr. Das Bindegewebe reicht in den Arterienwänden bis zu den Präcapillaren.

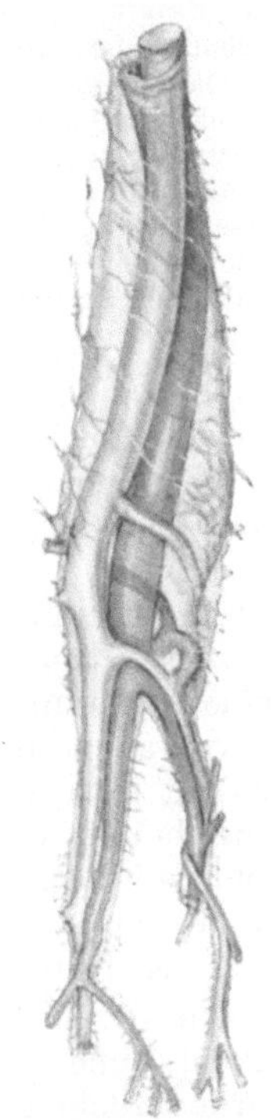

Abb. 36. Zeichnerische Wiedergabe der normalen topographischen Anatomie einer Arterie und Vene, die mit ihrem „Piatrichter" sich in die Hirnsubstanz einsenken. (Nach W. PENFIELD.)

HACKEL hat 1928 die Frage des Baues der Elastica interna unter Berücksichtigung der histologischen Befunde in der Embryonalzeit und der Abweichungen mit zunehmendem Alter neu bearbeitet. Eine Studie von TUTHILL (1931) bestätigte im großen ganzen die HACKELschen Befunde. Vom Neugeborenen bis zum etwa 50jährigen unterliegen die größeren und mittleren Arterien gewissen Strukturveränderungen, bei deren Beurteilung begreiflicherweise die Abgrenzung des physiologischen vom pathologischen nicht immer möglich ist. Unter dem Endothel liegt in der kindlichen Hirnarterie eine deutliche kräftige Lamina elastica int., umgeben von einem undeutlich färbbaren Interstitialgewebe, einer dünnen Muscularis und schwach ausgeprägten bindegewebigen Adventitia. Bei Individuen zwischen 20 und 50 Jahren weist die Elastica int. der großen, später auch kleinen Arterien eine zunehmende Aufsplitterung und kollagene Imprägnation des mesenchymalen Grundgewebes der Intima auf, ein Vorgang, der von JORES bereits als pathologisch angesehen wird. Elastische Fasern in der Intima und Media vermehren sich normalerweise nur bis zu einem mittleren Alter, während die Muskelfasern noch bis zum 6. Jahrzehnt zunehmen. Im 4. Jahrzehnt kann man in der A. basilaris eine Verstärkung aller Schichten wahrnehmen. Dabei hat das elastische Gewebe der Media abgenommen, die Muscularis sich verstärkt zugleich mit einer Dickenzunahme der von der Adventitia einwachsenden bindegewebigen Septen, die bis in die Intima eindringen können. In der Adventitia findet sich reichlich Bindegewebe mit elastischen Fasern. In der A. cer. media sind die Verhältnisse die gleichen. In den Arteriolen löst sich mit Schwinden der Muscularis die kompakte Elastica interna in Längsfasern auf. Eine Vermehrung des Bindegewebes ist immer möglich und erfolgt krankhafterweise vor allem von den medialen Septen aus, von wo es auch in die Intima hineinwuchern kann.

Typisch für die Hirnarterien, die als Arterien vom muskulären Typ zu bezeichnen sind, soll die schwache Adventitia und das Fehlen einer Lamina elastica ext. sein, während die Elastica int. — wie bereits 1896 TRIEPEL feststellte — bis zu dem dreifachen der Elastica anderer Körperarterien betrage. Über weitere Einzelheiten unterrichtet die Darstellung SPIELMEYERS in seinem Lehrbuch der Histopathologie des Nervensystems. — Das *Altern der Hirnarterien* zeigt sich nach BINSWANGER und SCHAXEL bei Gefäßen von der Größe der A. basilaris darin, daß die Wände derber und dicker werden, vor allem infolge *Zunahme des kollagenen Gewebes*, weniger der Muscularis und am wenigsten der elastischen Fasern, welche hier wie auch in kleineren Arterien bald eine deutliche Aufsplitterung zeigen. Selbst in den kleineren Piagefäßen verschwindet die Dreischichtigkeit bei gleichzeitiger Verdickung der bindegewebigen Scheiden immer mehr.

Die Wände der größeren *Hirnvenen* sind im Verhältnis zu ihrer Weite sehr dünn und sind zum größten Teil aus Bindegewebe aufgebaut. Eine elastische Schicht, welche sich nach EVENSEN, STRANSKY und LOEWY von der der Arterien darin unterscheidet, daß sie nicht lamillär, sondern bündelförmig, fibrillär ist, findet sich in den größeren Venen. Muskelfasern sollen nach STRANSKY und LOEWY nur an den größeren Venen vorkommen. Charakteristisch für die Hirnvenen ist nach allgemeiner Ansicht das Fehlen von Venenklappen, die in den anderen Körpervenen bekanntlich einen Regulationsmechanismus gegen Druckerhöhungen im umgebenden Gewebe darstellen. Diese Besonderheit im Aufbau der Hirnvenen, die ja doch wohl als der anatomische Ausdruck eigenartigen funktionellen Verhaltens im Abströmen des venösen Blutes anzusehen ist, steht offenbar in einem inneren Zusammenhang damit, daß das venöse Blut in die relativ wandstarren Hirnsinus abfließt, in welchen nach den BECHERschen Untersuchungen ein besonders starkes Druckgefälle herrscht.

Die *Hirncapillaren* sollen sich nach RANKE durch feine Brücken von Bindegewebe zwischen benachbarten Capillaren auszeichnen, ein Befund, der in ähnlicher Weise von HEIMBERGER auch in der Haut erhoben werden konnte. Außerdem soll nach RANKE das Endothelrohr der Hirncapillaren von einer resorcinfärbbaren faserlosen Membran umgeben sein. COBB konnte diesen Befund nicht bestätigen und glaubt nicht an strukturelle Besonderheiten der Hirncapillaren. SPIELMEYER betont in seinem Lehrbuch ausdrücklich, „daß auch an den Capillaren eine Intima, Elastica int. und Adventitia vorhanden ist. Es ist also nicht richtig, daß die Capillaren nur aus einem Endothelhäutchen bestehen ..." Mit Hilfe der Tannin-Silberfärbung sieht man deutliche Bindegewebsfasern in der Adventitia und in den Maschen dieser reticulären Adventitiastrukturen auch Lymphspalten, den VIRCHOW-ROBINschen Raum (vgl. das oben gesagte!).

Im allgemeinen unterscheidet sich also der normale Aufbau der Hirngefäße nicht grundsätzlich von dem anderer Körpergefäße. Eine andere Frage bedarf jedoch noch besonderer Besprechung. Wie allgemein bekannt, wurde seit den Veröffentlichungen COHNHEIMs über die Entstehung von Infarkten (1872) *angenommen, daß die intracerebralen Arterien des Gehirns Endarterien seien,* also keine Anastomosen untereinander aufweisen. Das Problem der Endarterien ist — vor allen hinsichtlich der Infarktbildung im Gehirn — so wichtig, daß wir uns mit ihm wenigstens in seinen Grundideen beschäftigen müssen. Weitere Einzelheiten wird der Leser in dem Kapitel über die Angioarchitektonik des Gehirns finden. R. A. PFEIFER hat in ausgedehnten, mühevollen Arbeiten an injizierten und chromfixierten asphyktischen Gehirnen diese Frage aufs neue bearbeitet.

COHNHEIM definierte eine Endarterie als ein Gefäß, das sich in Capillaren auflöst, ohne vorher mit benachbarten Arterien in Verbindung getreten zu sein. Daraus allein ergibt sich bereits die notwendige Folgerung, daß die allgemein anerkannte und auch von COHNHEIM bekannte Tatsache, daß das Capillargebiet der verschiedenen Hirnarterien ineinander übergeht, also ein Kontinuum darstellt, nichts über die Eigenart der Arterien als Endarterien aussagt. Wie PFEIFER ganz richtig hervorhebt, kann im Hirn — und auch in anderen Organen, wo Infarkte entstehen — „nun und nimmer von anatomisch abgrenzbaren Terminalgebieten die Rede sein". Nun hatte aber COHNHEIM schon selbst bemerkt, „daß es Organe gibt, wo sicher extrakapilläre Anastomosen zwischen den Arterien vorhanden sind und wo doch gelegentlich Infarkte entstehen". PFEIFER schreibt darüber: „In der Verlegenheit griff COHNHEIM zu der Erklärung, daß Kaliber und Anzahl der Anastomosen hier unzureichend seien, um die Restitution zu ermöglichen." Von LITTEN, einem Schüler COHNHEIMs, ist dann in Verfolgung der ursprünglichen Idee seines Lehrers der Begriff der „funktionellen Endarterie" aufgestellt worden. Fraglos wurde schon durch diese Feststellung der Begriff der Endarterie verwässert und der Eintritt von Infarkten nicht mehr allein auf die Versorgung eines Organs mit Arterien ohne Anastomosen zurückgeführt, sondern eine Anzahl von unerläßlichen Nebenumständen für den Eintritt von Infarkten als notwendig erachtet. Man muß PFEIFER durchaus beipflichten, wenn er sich gegen diese inexakte Begriffsformulierung wendet und kann verstehen, wenn er die Ansicht vertritt, daß „der Begriff der Endarterien arterielle Anastomosen ausschließt". In der Tat haben nun die PFEIFERschen Untersuchungen ergeben, „daß es im Gehirn echte Anastomosen gibt, d. h.

vom Capillargebiet völlig unabhängige extracapilläre und paracapilläre Gefäßbrücken zwischen den Gefäßen, ...". Solche Anastomosen finden sich zwischen Arterien (wofür Abb. 37 ein Beispiel gibt), in der Rinde, dem Mark und auch in den Stammganglien, ferner zwischen Venen und schließlich auch zwischen Arterien und Venen.

PFEIFER schreibt in seiner Zusammenfassung (S. 169): „Was die arteriellen Anastomosen angeht, so findet man nur selten direkte Kurzverbindungen zwischen den stärkeren Stämmen der Hirnarterien in der Rinde. Vielmehr erscheinen die Anastomosen zwischen Ästen ein und desselben Gefäßes sowie zwischen Stamm und Ast bevorzugt. Dagegen stehen die weitgespreizten Äste der verschiedenen Arterien auch in der Rinde untereinander in vielfacher anastomotischer Beziehung. ... Die anatomische Darstellung arterieller Anastomosen im Mark ist ... besonders leicht ... Ganz besonders sei noch auf die ... zahlreich vor-

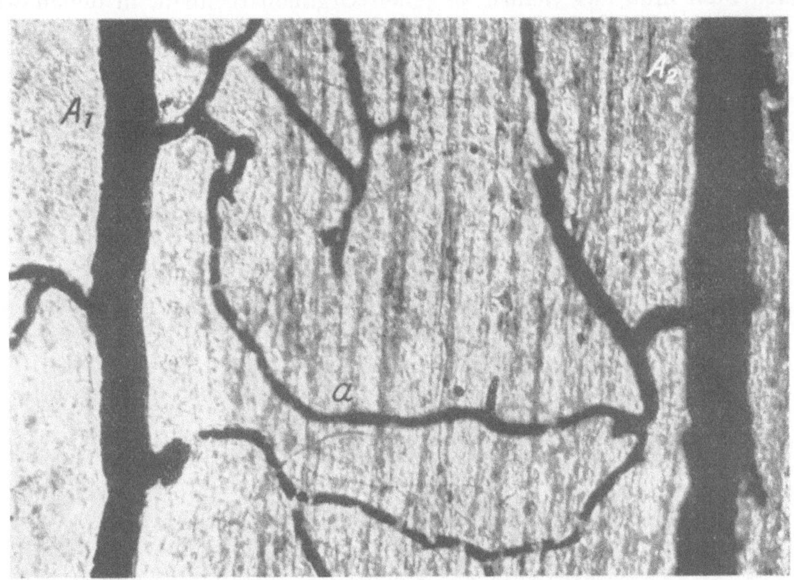

Abb. 37. Anastomose (a) zwischen zwei Arterien (A_1 und A_2) erheblichen Kalibers aus dem Gyrus paracentralis eines neugeborenen Kindes. Asphyktische Eigenblutfüllung. Nach WEIGERT-PAL gefärbtes Faserpräparat. Sagittalschnitt in 194,2facher linearer Vergrößerung. (Nach R. A. PFEIFER.)

handenen arteriellen Anstomosen zwischen Rinden- und Markgefäßen hingewiesen." „Sowohl im vollkommenen Injektionspräparat als bei asphyktischer Eigenblutfüllung läßt sich in Schnittbildern erweisen, daß im Thalamus ebenso wie in den anderen Stammganglien massenhaft arteriolen- und venülenstarke Anastomosen vorhanden sind ..." „Was die *venösen* Anastomosen der Hirngefäße anbetrifft, so ist wohl die Neigung der Venen zu Plexusbildung in der Hirnsubstanz der Beobachtung bisher auch völlig entgangen. Der dadurch in Erscheinung tretende Kollateralkreislauf ist aber für die Verweildauer des Blutes im Gehirn von entscheidender Bedeutung ..." Im weiteren werden die strukturellen Besonderheiten der *arteriovenösen* Anastomosen beschrieben, von denen PFEIFER sagt, daß „dem nichts entgegenstehe, die arteriovenösen Anastomosen als Teile eines im Dienste der Regulation stehenden Kreislaufabschnittes anzusprechen und darin eine Art Überdruckventil für die Arterien und Injektorgefäße für die Venen zu erblicken .... Aus dem Vorhandensein arteriovenöser Anastomosen folgt mit Notwendigkeit, daß eine ganze Anzahl Hirnvenen gemischtes Blut führen muß ..."

Alles das, was PFEIFER behauptet, entspricht durchaus seinen in vielen Abbildungen niedergelegten Befunden. Sowohl die Abbildungen injizierten Hirnmaterials wie auch die Untersuchungen an kindlichen, asphyktischen und chromierten Hirnen erweisen das Vorhandensein von interarteriellen Anastomosen. Die Differenzierung des reifen Gefäßsystems aus einem primären capillären Netz, wie es auf der Hirnoberfläche, aber vor allem auch im Hirninneren der tatsächlichen Entwicklung entspricht, macht ja auch die Bildung der verschiedenen extracapillären Anastomosen verständlich. Man muß auch wohl annehmen, daß diese Anastomosen einer anderen Funktion dienen als das rein nutritive zwischen

Arterien und Venen ausgespannte Capillarnetz. Diese Anastomosen scheinen nun allerdings im Kindergehirn häufiger zu sein als im Hirn des Erwachsenen, daß sie aber auch im Erwachsenenhirn vorhanden sind, zeigen die Befunde PFEIFERS. Das Kaliber der anastomotischen Gefäßbrücken ist nun in der Regel nicht sehr erheblich. Oft hat man den Eindruck als überträfe es nicht den Durchmesser von Capillaren. PFEIFER sagt auch selbst einmal, daß, wenn man den Begriff einer Capillare nicht funktionell sondern morphologisch festlege, „der Begriff der Capillare auch jene Anastomosen in sich einschließe, die im Filigrangespinst" (d. h. in dem capillären Netzwerk zwischen Arterien und Venen) „von Arterie zu Arterie ziehen".

Nach alledem müssen wir doch wohl PFEIFER beipflichten, daß es besser wäre, den Begriff der Endarterie fallen zu lassen, zum mindesten als eines Unterscheidungsmerkmals zwischen den Arterien des Gehirns und jenen anderer Organe. Man muß das Gehirn zu jenen Organen rechnen, in denen wie z. B.

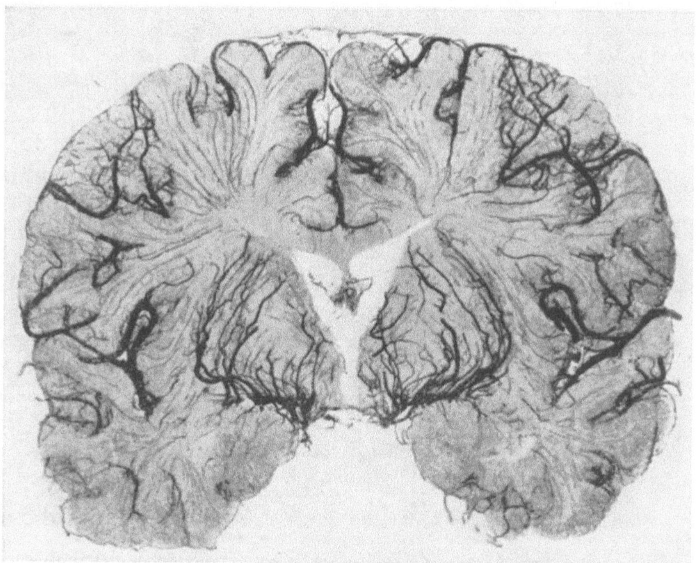

Abb. 38. Röntgenaufnahme einer Scheibe des Großhirns nach Gefäßinjektion mit Zinnoberrot in situ. (Nach A. MOUCHET.)

dem Darm und der Niere infolge Besonderheiten seiner Durchblutung Infarkte leicht entstehen können. Diese Besonderheiten sind aber offenbar nicht — oder wenigstens nicht vorwiegend — in dem Charakter der Hirnarterien noch der Arterien jener anderen Organe als Endarterien begründet. SPIELMEYER meinte auf Grund seiner großen eigenen Erfahrung, daß diese sicheren normal-anatomischen Ergebnisse gegenüber physiologischen und klinischen Tatsachen und auch gegenüber charakteristischen pathologisch-anatomischen Befunden an Bedeutung zurücktreten müssen. Verweist eine solche Stellungnahme die Ergebnisse der PFEIFERschen Untersuchungen nicht doch etwas ungerecht in den Bereich lediglich anatomisch interessanter Feststellungen? Gerade die Gewinnung der PFEIFERschen Bilder von der Hirnzirkulation aus vollkommen injizierten Hirnen und als festgehaltener agonaler Füllungszustand kongestionierter Hirngefäße erfordert, diese Dinge für unsere Anschauungen sowohl der physiologischen Hirndurchblutung wie auch mannigfachen pathologischen Geschehens nutzbar zu machen. Da darf nun allerdings nicht außer acht gelassen werden, daß die von PFEIFER beschriebenen Anastomosen — wenigstens die interarteriellen — sich offenbar mit zunehmendem Alter immer mehr zurückbilden.

Zu Feststellungen dieser Art ist auch A. MOUCHET ganz unabhängig von den PFEIFERschen Untersuchungen gelangt. Er hat die Hirngefäße in situ mit Zinnoberrotaufschwemmung gefüllt und die fixierten Hirnschnitte röntgenphotographiert. Auf diese Weise gelangte er — wie Abb. 38 zeigt — zu sehr instruktiven Gefäßbildern, deren Studium ihm zeigte, daß das Gefäßnetz des Neugeborenen sich eben doch ganz anders verhält wie das des Erwachsenen. Beim Neugeborenen lösen sich sowohl die kollateralen wie die Stammganglienarterien in ein feines, miteinander konfluierendes Netz auf, während beim Erwachsenen die Arterien ganz den Eindruck von Endarterien machen. Die Abb. 38 zeigt übrigens besonders klar die Durchblutung der basalen Ganglien und die Tatsache, daß das subcorticale Marklager bis zu erheblicher Tiefe von corticalen Arterien versorgt wird.

Ich meine, daß man aus diesen Befunden wohl folgern darf — was die Pathologie ja auch bestätigt —, daß *die kollaterale Blutversorgung immer an ein relativ junges Hirn mit noch gut funktionierenden interarteriellen Anastomosen gebunden ist*; wohingegen im Gehirn des älteren Menschen dieser Kollateralkreislauf funktionell ungenügend wird. Wir werden bei Besprechung der Nekrose- und Infarktbildung im Hirn noch einmal auf diese Dinge zurückkommen müssen.

Noch gänzlich ungenügend sind unsere Kenntnisse über die Funktion der *arteriovenösen* Anastomosen. Allein schon ihr Vorhandensein weist darauf hin, daß der Blutkreislauf im Hirn ihrer bedarf, und Analogieschlüsse mit der Zirkulation anderer Organe sprechen dafür, daß ihre Aufgabe in einer Unterstützung der Capillardurchblutung zu sehen sein dürfte. Wie sich dieser Tatbestand bei den sog. „funktionellen cerebralen Zirkulationsstörungen“ auswirkt, wurde bisher ganz vernachlässigt. Daß sie für die nicht rein organisch bedingten Ernährungsstörungen des Hirnparenchyms bei der Arteriosklerose pathogenetisch wichtig sein könnten, wird auf S. 352 näher ausgeführt.

C. Die Hirndurchblutung und ihre funktionellen Störungen.

I. Die Physiologie und Pharmakologie der Hirndurchblutung.

Die Durchblutung des Gehirns als Problem für sich wie auch im Zusammenhang mit Fragen der Regulation des Gesamtkreislaufs ist in der letzten Zeit Gegenstand vielfältiger Untersuchungen geworden. Für die älteren Physiologen war das *passive* Verhalten der Hirngefäße gegenüber dem allgemeinen Blutdruck, welches seine strengste Formulierung in der sog. MONROE-KELLIE-Doktrin, d. h. der Unveränderlichkeit des Inhaltes der Schädel- und Rückgratskapsel fand, ein Axiom. Dementgegen haben die Kliniker sich schon seit langem gesagt, daß ein Organ, dessen Funktion in so außergewöhnlichem Maß von seiner optimalen Durchblutung abhängt und das unter den verschiedensten allgemeinen Kreislaufbedingungen zu arbeiten gezwungen ist, ein Zirkulationssystem aufweisen muß, das aus eigenem Vermögen die in ihm strömende Blutmenge regulieren kann. Natürlich ist die Blutversorgung des Gehirns durch seine *doppelte* Blutzufuhr — mittels der Carotiden und der Vertebrales — schon dadurch vor manchen groben Schwankungen bewahrt.

FRIEDEMANN und ELKELES glauben aus Tierexperimenten den Schluß ziehen zu können, daß der Kreislauf im Circulus Willisii sogar umkehrbar ist, und daß bei verschiedenen Kopfhaltungen die Hauptmenge Blut bald von den Carotiden, bald von den Vertebrales dem Hirn zugeführt wird. Die Ergebnisse der Arteriographie sprechen jedoch nicht zugunsten dieser Möglichkeit.

Die MONROE-KELLIEsche Doktrin wird eingeschränkt durch die zahlreichen Kommunikationen der arteriellen und venösen Zu- und Abflüsse der Hirnstrombahn und die dadurch ermöglichten gegenseitigen Verschiebungen der zirkulierenden Blutmenge; weiterhin durch die Elastizität der Verschlüsse der Schädel-Rückgratkapsel, welche vor allem im Bereich des Rückenmarks stark kompressibel ist. Hier enthält ja bekanntlich der fettgefüllte Duralsack die starken Venenplexus, die sich bei vermehrtem Druck leicht in die Venen des Brust- und

Bauchraumes entleeren können. Daß die elastischen Membranen dem veränderten Zirkulationsvolumen genügend Spielraum lassen, geht schon daraus hervor, daß — wie ROY und SHERRINGTON zeigten — eine Erweiterung der Hirngefäße nicht von einer entsprechenden Erhöhung des Liquordruckes begleitet ist. Schließlich erlauben bei langsamen Druckveränderungen auch die wechselnde Sekretion und Resorption des Liquors eine Veränderung der Blutfülle des Gehirns. Gälte die MONROE-KELLIE-Doktrin, so müßte ja auch die Hirnzirkulation bei Kindern und Erwachsenen verschiedenen Gesetzen unterworfen sein (HÜRTHLE).

Kann nun auch jener Grundsatz von der Unveränderlichkeit des Inhalts der Schädel-Rückgratkapsel nicht aufrechterhalten werden, so besteht doch daran kein Zweifel, daß die relativ starre Umhüllung des Gehirns eigentümliche Besonderheiten der Hirnzirkulation zur Folge hat. Eine der wichtigsten ist dabei die, daß synchron mit dem arteriellen Puls über den Liquor ein sog. Kompressionspuls auf die Hirnvenen übertragen wird, der zur Beschleunigung der venösen und damit auch der gesamten cerebralen Blutströmung dient. Dieser Mechanismus erfordert auch jene schon erwähnte Starrheit der Hirnsinuswandungen, die sonst durch den Liquordruck komprimiert würden (HÜRTHLE). Nach E. MONIZ ist die Geschwindigkeit der cerebralen Blutdurchströmung drei- bis fünfmal größer als jene der Meningen und Schädelweichteile. Mit steigendem Aortendruck wird natürlich auch die das Hirn durchfließende Blutmenge gesteigert. Das haben GAERTNER und WAGNER schon 1887 nachgewiesen. Andererseits ist es nun doch nicht so, daß ein gesteigerter arterieller Blutbedarf des Gehirns in physiologischen Grenzen gesetzmäßig durch eine Erhöhung des allgemeinen arteriellen Drucks befriedigt würde. Dabei müssen offenbar — wie ja auch in anderen Organen — aktive Tonusschwankungen der Hirngefäße in Funktion treten.

Von besonderer Bedeutung ist da das Verhalten der *Capillaren,* welches ja durchaus nicht jenem der Arterien und Arteriolen gleichsinnig zu sein braucht. Die Capillaren können — wie FISCHER-WASELS an vielen Beispielen zeigt — sich unter Umständen auch antagonistisch zu den Arterien verhalten. Für die Regulation der Capillarstrombahn dürften im Hirn wie auch in anderen Körperorganen lokal gebildete Stoffwechselprodukte, unter anderem auch die Kohlensäure und jene als „Lokalhormone" bezeichneten Substanzen wirksam sein, die zum Teil ja schon unter physiologischen Verhältnissen die Capillartätigkeit steuern. SCHRETZENMAYR konnte im Experiment zeigen, daß im Hirn entstehende Stoffwechselprodukte (nach einer Kreislaufunterbrechung von 24 Sek.) eine deutliche aktive Erweiterung der Hirngefäße zur Folge hatten.

Nachdem der intrakranielle venöse Druck praktisch dem Liquordruck gleicht und die häufigen und bisweilen recht erheblichen simultanen Schwankungen dieser beiden Drucke *nicht* durch den allgemeinen arteriellen Blutdruck ausgeglichen werden, müßte schon hieraus auf eine aktive *arterielle* Regulation der Blutströmung im Hirn selbst geschlossen werden (ST. COBB). (MYERSON und LOMAN konnten beim Menschen in verschiedenen Körperlagen allerdings zeigen, daß mit Schwankungen des intrakraniellen Drucks sich auch der arterielle Blutdruck verändert; sie verneinen jedoch eine Abhängigkeit der beiden Drucke voneinander.) Der allgemeine arterielle Blutdruck steigt nach den Untersuchungen von WOLFF und BLUMGART erst dann, wenn die Geschwindigkeit der Hirndurchströmung auf die Hälfte absinkt. Der Liquordruck und damit der intrakranielle venöse Druck muß — wie FREMONT-SMITH und MERRITT am Menschen feststellen konnten — bis zur Höhe des diastolischen Blutdrucks ansteigen, damit eine Erhöhung des allgemeinen Blutdrucks zur Überwindung des intrakraniellen Strombahnwiderstandes in Funktion tritt. Erst wenn — wie es dem sog. CUSHINGschen Gesetz entspricht — die medullären Zirkulations- und Respirationszentren ungenügend mit Blut versorgt werden, steigt der arterielle Blutdruck. Das haben ANREP und STARLING in ihren schönen Experimenten am doppelten Kreislauf mit Hilfe des Herz-Lungenpräparats gezeigt.

Für alle Betrachtungen, experimentelle wie klinische Studien über die Physiologie der Hirndurchblutung mußte die Feststellung der *Innervation der Hirngefäße* von ganz besonderer Wichtigkeit sein.

Nach leider zu wenig beachteten Arbeiten von GULLAND (1898) und HUBER (1899), in denen bereits Nerven an den Piagefäßen nachgewiesen wurden, hat 1922 STÖHR jr. das Vorhandensein von Nervenfasern an den Gefäßen der Pia und der Plexus chorioidei einwandfrei festgestellt. STÖHR sah an den Piagefäßen feine marklose Fäserchen, welche mit einem Köpfchen enden. In den Fasern liegen oft der Capillarwand anliegend, den SCHWANNschen Zellen ähnliche Kerne, die aber wahrscheinlich Adventitiazellen zugehören dürften. Abb. 39 gibt den STÖHRschen Befund wieder. Die Mitteilungen von STÖHR wurden in den folgenden Jahren von verschiedener Seite unter anderem von HASSIN und CLARK bestätigt. Der letztere bediente sich mit gutem Erfolg der von RANSON angegebenen Pyridinsilbermethode und konnte weitere Details über diese Nervenfasern, welche er als postganglionäre Axone der sympathischen Halsganglien ansprach, beibringen.

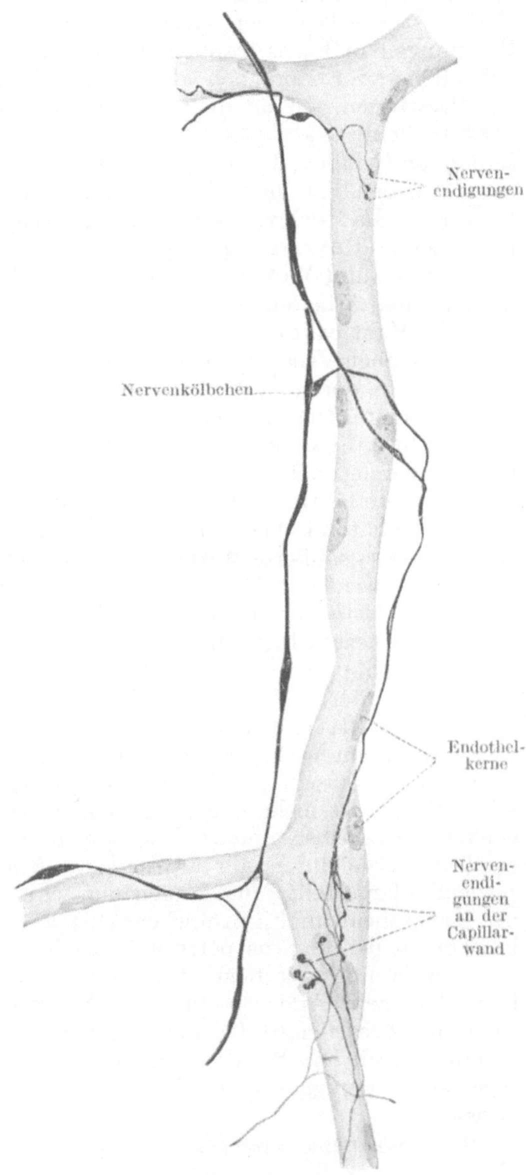

Abb. 39. Capillarnerven der menschlichen Pia mater. (Natronlauge-Silber-Methode von P. SCHULTZE). (Nach PH. STÖHR jr.)

Obschon KÖLLIKER schon 1893 das Vorhandensein von *Nervenfasern an größeren intracerebralen Gefäßen* erwähnt hat und CLARKE 1929 in der Medulla oblongata und in dem Rückenmark perivasculäre Nerven demonstrieren konnte, gelang es erst PENFIELD (1932) mittels einer modifizierten BIELSCHOWSKY-Methode einwandfrei Nervenfasern auch in den Wandungen der intracerebralen Gefäße darzustellen. Er fand diese Nerven im Zusammenhang mit jenen in den Piaarterien, mit denen sie in das Hirn hineinziehen. Auf den intracerebralen Arterien und Arteriolen verlaufen die Fasern teils in Form dünner Fäden, die sich um die Arterien herumschlingen, oder als ein feines Fasernetz. Die Lage der Fasern scheint auf oder in der Adventitia, bei kleineren Arterien zwischen Adventitia und Media zu sein. Ob die Nervenfasern alle markscheidenlos sind, konnte nicht sicher festgestellt werden. Die Fasern enden in den arteriellen bis präcapillären Wandungen in Form trauben- oder pilzförmiger Gebilde, jedenfalls mit deutlich kleineren Endorganen als die markhaltigen und marklosen Nervenfasern der Piaarterien. — Zur gleichen Zeit und offenbar von PENFIELD unabhängig veröffentlichte GRIGORJEWA seinen Nachweis von Gefäßnerven an den intracerebralen Gefäßen, die er als sympathische Nervenfasern anspricht. Die Nervenfasern an den Pia- und Hirngefäßen sind nur zum Teil echte vasomotorische Nerven. — Daß sich wenigstens an den Piagefäßen auch *sensible Nerven* finden, hatte schon PENFIELD gezeigt und wurde außerdem durch die Experimente von LEVINE und WOLFF erwiesen. Die Autoren benutzten zu diesem Nachweis die aus den Arbeiten über psychogalvanische Phänomene bekannte sog. galvanische Hautreaktion. Bei der Reizung von namentlich größeren pialen Arterien, aber auch Venen bei der Katze, ergaben sich typische galvanische Reflexe an der Pfote, deren Auftreten durch Cocainisierung der Gefäßwand unterdrückt werden konnte. Die Feststellungen der Autoren verdienen ein besonderes Interesse in Hinsicht auf die aus den Piagefäßen stammenden verschiedenen Sensationen, unter anderem auch von Schmerzen, wie auch auf die lokal bedingte reflektorische Genese bestimmter Epilepsieformen. Es sei auch erwähnt, daß PENFIELD zu seinen anatomischen Studien überhaupt erst angeregt wurde durch die von O. FOERSTER geäußerte Mutmaßung, daß bei gewissen Epilepsieformen ein intracerebraler vasculärer Reflex von Bedeutung sein könne.

Die *anatomischen Verhältnisse der Innervation der Hirngefäße* stellen sich nach den neuesten Ergebnissen, welche die Frucht einer Bearbeitung des Stoffes durch die COBBsche und PENFIELDsche Schule sind, folgendermaßen dar: Mit der Carotis interna ziehen sowohl sympathische wie parasympathische Nervenfasern zu den Pia- und größeren intracerebralen Gefäßen. Beide Arten von Fasern werden in ihrem Verlauf offenbar durch zahlreiche Ganglienzellen unterbrochen; denn eine Durchschneidung des Halssympathicus, wie auch der parasympathischen Fasern ist nicht von einer nennenswerten sekundären Faserdegeneration gefolgt. Der bisher unklare Ursprung parasympathischer Fasern zu den Hirngefäßen wurde durch die Experimente von CHOROBSKI und PENFIELD überzeugend klargestellt. Sie fanden ein schmales, gut abgrenzbares Faserbündel mit markscheidenhaltigen und nackten Fasern im N. intermedius, das ununterbrochen in den Nervus petrosus superficialis zieht und sich im Nervenplexus der Carotis interna auflöst. Durchschneidung des N. petrosus superf. maj. verhindert — beim Affen — eine sonst bei Reizung des N. facialis auftretende Erweiterung der Hirngefäße, die jedoch durch Reizung des peripheren Petrosusstumpfes noch erzielt werden kann. — Die afferenten vagischen Nervenfasern scheinen — wenigstens zum Teil — auch über den N. petrosus kranialwärts zu ziehen.

Wenden wir uns nunmehr der Frage zu, ob die Ergebnisse der verschiedenartigen Experimente an der Hirnzirkulation die Annahme eines selbständigen regulatorischen Verhaltens der Hirngefäße gestatten.

W. R. HESS hat 1920 in seiner monographischen Bearbeitung der „Regulierung des Blutkreislaufs" auch die Steuerung der arteriellen Blutströmung im Gehirn unter Berücksichtigung eines wesentlichen Teils der älteren Literatur bis 1927 behandelt. HESS vertritt den Standpunkt, daß für die Hirngefäße eine, wenn auch schwache Wirkung konstriktorischer sympathischer Nerven mit Bestimmtheit angenommen werden muß. Eine vasodilatatorische nervös vermittelte Reaktion der Hirngefäße scheint ihm hingegen nicht sichergestellt zu sein. Indessen sind eine große Anzahl neuerer Bearbeitungen dieses Gebietes erschienen, welche eine, die HESSsche Bearbeitung ergänzende Berücksichtigung verdienen. Die *Versuche betreffen sowohl das Studium der auf die Vasomotoren als direkt auf die Gefäßwand wirkenden Stoffe.*

Die Methoden, mit Hilfe derer die vasomotorischen Phänomene der Hirndurchblutung im Laufe der Zeit studiert worden sind, wurden von H. S. FORBES und H. G. WOLFF 1928 unter Anführung der Literaturangaben übersichtlich zusammengefaßt. Es wird daher genügen, wenn wir uns unter kurzem Hinweis auf die älteren Arbeiten, vor allem mit den neueren Forschungen auf Grund verbesserter Methodik beschäftigen.

1. Die schon seit über 30 Jahren angewandte Methode der *postmortalen Hirndurchströmung,* mit Hilfe derer 1914 schon der Physiologe WIGGERS eine Kontraktion der Hirngefäße unter Adrenalin hatte nachweisen können, wurde 1926 wieder von GRUBER und ROBERTS aufgenommen. Die Autoren fanden, daß konzentrierte Adrenalinlösungen einen vasoconstrictorischen Effekt haben, verdünnte Lösungen hingegen vasodilatatorisch wirken. Auch die Barbitursäurederivate wirkten vasodilatatorisch, soweit sie den Charakter von Säuren hatten, während alkalische Lösungen zu Gefäßkontraktion führten.

2. *Direkte Temperaturmessungen des Gehirns* unter verschiedenen Zirkulationsbedingungen wurden bereits von CLAUDE BERNARD 1858 angestellt. Neuerdings berichtete GIBBS über elektrische Temperaturmessungen im Hirn, wobei die Methode offensichtlich keine sicheren Schlüsse vermittelt. Beachtenswert sind die Untersuchungen von SCHMIDT und PIERSON sowie SCHMIDT und THOMPSON, die mit thermoelektrischen Methoden den Kreislauf in der Medulla oblongata und Hypothalamus der Katze untersucht haben. Reizung des cervicalen Sympathicus führte zu Gefäßkontraktion. Überschuß an CO_2, Verminderung an O_2 und Asphyxie erweiterten die hypothalamischen Gefäße. Hypoventilation und die damit verbundene Abnahme von CO_2-Spannung, verengten sie. Gelegentlich führte O_2 zu einer leichten Gefäßkontraktion, während Veränderungen des p_H keine direkte Wirkung hatten. Im Hypothalamus wie in der Medulla wirkte die CO_2 spezifisch im Sinne einer Gefäßerweiterung. Durch Adrenalin konnte eine schwache, aber anhaltende Verengerung der Hypothalamusgefäße erzielt werden. Pituitrin und Calcium hatten keine direkte Wirkung. Histamin und Cholin wirkten dilatierend. Die Wirkung aller dieser Stoffe erwies sich als ausgesprochen geringer als in der quergestreiften Muskulatur. Eine Eigenregulation chemischer Natur, bei der die CO_2 die Hauptrolle spielt, scheint für die Durchblutung — wenigstens des Hypothalamus — wesentlicher zu sein als die nervöse Regulation.

3. *Direkte Untersuchungen an überlebenden Hirnarterien,* die auf DIXON und HALLIBURTON zurückgehen und die keine Vasokonstriktion erkennen ließen, sind später nicht mehr angewandt worden.

4. *Die einfache Beobachtung der Gefäße auf der Hirnkonvexität durch den eröffneten Schädel* wurde erstmalig von ACKERMANN (1858) eingeführt und später von JACOBI und MAGNUS benützt, welche die Vasokonstriktion der pialen Gefäße nach Injektion von Adrenalin in die Carotis und ihre Erweiterung nach intravenöser Injektion von Adrenalin photographisch demonstrieren konnten. Ein besonderes Verdienst um die Verbesserung dieser Methode hat sich ST. COBB und seine Bostoner Schule erworben. H. S. FORBES veröffentlichte 1928 eine sehr elegante Methode, mit deren Hilfe die Beobachtung der Piagefäße unter annähernd vollkommen physiologischen Verhältnissen ermöglicht wurde. Dies geschah mittels eines luftdicht in den Schädelknochen eingeschraubten Glasfensters, das mit einer Vorrichtung zur Entfernung der bei der Schädelöffnung eingetretenen Luft über der Pia und zur Auffüllung des Raumes mit Liquor bzw. Ringerlösung versehen wurde. [RAVINA hatte schon 1811 (?), allerdings in begreiflich unzulänglicher Weise diese Idee zu verwirklichen versucht.] Mit Hilfe eines Manometers am Ende einer in die Cisterna cerebellomedullaris eingeführten Punktionsnadel wurde während der Versuchsdauer der Liquordruck und zugleich in der A. femoralis der allgemeine Blutdruck registriert. Die Beobachtung der Piaarterien, -venen und -capillaren konnte mit dem Mikroskop durchgeführt werden; auch wurden Vorkehrungen für die photographische Registrierung des Befundes getroffen. Wenn die Beobachtung nun auch tatsächlich nur an den Piaarterien erfolgte, so ist doch FORBES beizupflichten, wenn er aus einem parallelen Verhalten der Piagefäße und des Hirndrucks Schlüsse auch auf das Verhalten der intracerebralen Gefäße zieht; wenn er z. B. sagt, daß eine gleichzeitige Vasodilatation der Piagefäße und Anstieg des Liquordruckes für eine Erweiterung auch der Gefäße im Hirn selbst spricht. Die COBBsche Schule hat nun über Jahre die Methode dazu verwandt, um die verschienartigsten Einwirkungen auf die Hirngefäße zu verfolgen. So wurde 1928 von FORBES und WOLFF gezeigt, daß die Piagefäße sich unmittelbar nach *Reizung* des *Halssympathicus kontrahieren* und sich *dilatieren* nach Reizung des zentralen Stumpfes

des durchschnittenen *N. vagus*. Abb. 40 gibt die kurvenmäßige Registrierung des Geschehens an den Piagefäßen, dem Liquor- und Femoralisblutdruck bei wiederholter Vagusreizung wieder. COBB weist mit Recht darauf hin, daß die hier beobachtete Erhöhung des Arteriendurchmessers von 22% unter Anwendung des POISEUILLEschen Gesetzes einer Erhöhung des Minutenvolumens um 150% (!) gleichkommt. Abb. 41 zeigt im photographischen Bild das Verhalten einer Piaarterie unter normalen Bedingungen nach Sympathicus- und nach Vagusreizung. Diese Beobachtungen von FORBES und WOLFF wurden u. a. auch durch die Experimente von MANKOVSKIJ und STOLJARSKAJA, welche nach Exstirpation des Ggl. cervicale supr. beim Kaninchen eine Erweiterung der pialen Arterien und Capillaren und Auftreten petechialer Blutungen auf der operierten Seite fanden, bestätigt. — Die intravenöse Injektion wie auch die in die Carotis von *Adrenalin* (FORBES, FINLEY und NASON) führte zunächst unter starkem Ansteigen des allgemeinen Blutdrucks zu einer offenbar passiven Erweiterung der Piagefäße. (Also eine Bestätigung der klassischen Ansicht von CANNON, BAYLISS u. a., daß eine erhöhte Tätigkeit der Nebennieren zu einer Zunahme der Hirndurchströmung führt.) Der primären Dilatation folgt dann aber eine sekundäre Kontraktion der Piagefäße. (Intravenöse Injektion von *Hypophysenhinterlappenextrakt* verursacht hingegen — wie WOLFF zeigte — eine Kontraktion der Piagefäße bei gleichzeitigem hohem Anstieg des allgemeinen Blutdrucks.) Die direkte Applikation einer Adrenalinlösung unter das Schädelfenster führte zu rascher Konstriktion der beobachteten Piaarterien; vgl. Abb. 42.

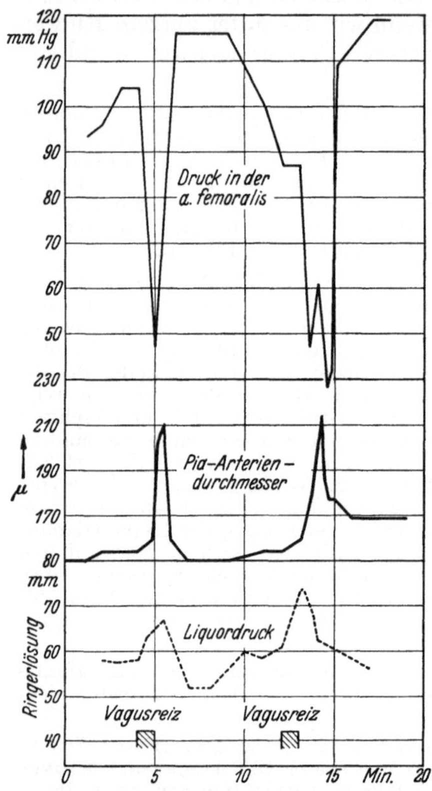

Abb. 40. Registrierungen nach faradischer Reizung des linken Vagus. Der Abfall des Blutdruckes betrug 58 mm Hg, die Erweiterung der beobachteten pialen Arterie 36 %, während der Liquordruck parallel hierzu anstieg. (Experiment an der narkotisierten Katze unter künstlicher Atmung.) (Nach FORBES und WOLFF.)

Die Wirkung von *Histamin* auf die Hirngefäße wurde von FORBES, WOLFF und COBB untersucht. Histamin macht ja bekanntlich beim Menschen Kopfschmerz, Gesichtsrötung usw., und nach WEISS und LENNOX sogar einen Anstieg des Liquordrucks bei unverändertem Arterien- und Venendruck. Die lokale Wirkung von Histamin auf die Piaarterien und auch Venen erwies sich als außerordentlich stark; vgl. Abb. 43. Intravenöse Histamininjektion führte gleichfalls zu Piagefäßerweiterung bei gleichzeitigem Anstieg des Liquordrucks und Abfall des allgemeinen Blutdrucks. Eine starke Piagefäßerweiterung mit steigendem Liquordruck fand sich übrigens auch nach Einatmung von *Äther* zur Narkose. — *Acetylcholin,* das bekanntlich in letzter Zeit von der französischen Schule gern bei cerebralen Zirkulationsstörungen verabreicht wird, hat auf die Körpergefäße einen der Vagusreizung parallelen Effekt. Die intravenöse Injektion verursacht bei der Katze eine typische, und zwar hochgradige Erweiterung aller Piagefäße bei gleichzeitigem Abfall des allgemeinen Blutdrucks und Anstieg des Liquordrucks. — Die Erweiterung der Hirngefäße unter *Amylnitrit* wurde des öfteren experimentell festgestellt und ergibt sich ja auch aus dem klinischen Verhalten. WOLFF fand, daß Einatmen der Dämpfe gefolgt war von scharfem Abfall des Blutdrucks, gleichzeitiger erheblicher Erweiterung aller Piagefäße und Anstieg des Liquordrucks. LEAKE, LOEVENHART und MUEHLBERGER bestätigten die WOLFFschen Angaben an Hand eigener Experimente an Hunden nach intravenöser Applikation von *Nitroglycerin.* — Auf *Coffein* reagieren die Piagefäße nach FINESINGER wie die anderen Körpergefäße. Nach intravenöser Verabreichung sieht man unmittelbar eine Verengerung, meist sofort von Erweiterung gefolgt, mit einem primären Fall und sekundären raschen Anstieg des Liquordrucks und allgemeinen Blutdrucks. Lokal wirkt Coffein dilatierend auf die Piagefäße. Coffein in hohen Dosen wirkt stark kontrahierend auf die Piagefäße und teilt nach FINESINGER und COBB diese Eigenschaft mit anderen *Krampfgiften,* dem *Homocamphin* und *Pikrotoxin. Absinth* und *Bromcampher,* die auch Krämpfe erzeugen, machten dementgegen eine primäre

Erweiterung der Piagefäße. Die Autoren ziehen aus diesen Beobachtungen den logischen Schluß, daß die sog. *Krampfgifte* wohl überhaupt nicht primär über eine Veränderung der Blutzirkulation das Hirn beeinflussen, sondern daß diese Gifte in noch unbekannter Weise direkt auf die Nervenzellen wirken dürften. — In einer anderen Arbeit stellten WOLFF und FORBES fest, daß intravenöse Injektion *hypertonischer Lösungen* zu einem Anstieg des arteriellen Drucks und nach kurzer primärer Gefäßerweiterung zu Vasokonstriktion in der Pia führt. Der gleichzeitige Abfall des Liquordrucks schloß eine etwa nur sekundäre Reaktion der Piagefäße aus. Der Angriffspunkt *osmotisch differenter Lösungen* in den Gefäßwänden blieb allerdings ungeklärt. — RISER und SOREL haben diese Befunde bestätigt und weiterhin mit der FORBESschen Methode gezeigt, daß auch *direkte mechanische* oder *faradische Reizung* der Piaarterien zu lang dauernden Kontraktionen führt. — *Apnoe* oder *Asphyxie* ist nach WOLFF, LENNOX und ALLEN *gefolgt von maximaler Erweiterung der Piagefäße, selbst wenn der allgemeine Blutdruck dabei fällt oder der Halssympathicus gereizt oder auch vasoconstrictorische Drogen verabreicht werden.* Auch schwere *cerebrale Anämien,* wie sie nach Carotisabklemmung oder großen Blutentnahmen auftritt, verursacht eine Erweiterung der Piagefäße (!). Vielfache Untersuchungen, u. a. auch kombinierte Experimente ergaben eindeutig die dem Sauerstoff *überlegene Einwirkung der Kohlensäure im Sinn einer Erweiterung der Piagefäße.* Sauerstoffabnahme im Blut führte gleichfalls, wenn auch nicht zu so prompter Erweiterung der Piagefäße. Eine geringfügige Gefäßverengerung fand sich nach Abnahme von Kohlensäure bzw. Zunahme von Sauerstoff im Blut. *Eine Acidosis des Blutes hat eine Vasodilatation, eine Alkalosis, eine Vasokonstriktion der Piaarterien zur Folge. Vor* der sichtbaren Reaktion der Piagefäße auf diese Milieuveränderung konnte bereits eine Reaktion des Atemzentrums festgestellt werden; eine Beobachtung, welche ja durchaus im Einklang steht mit unseren Auffassungen über die Abhängigkeit der vom Vasomotorenzentrum ausgehenden Impulse vom „Tonus" des Atemzentrums; vgl. u. a. WESSELKIN.

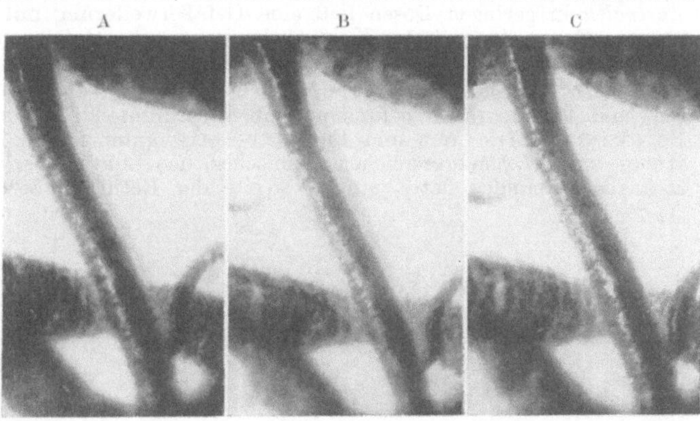

Abb. 41. Ergebnis von Sympathicus- bzw. Vagusreizung an einer Piaarterie. A: 2 Min. vor der Sympathicusreizung; B: 40″ nach einer 60″ dauernden faradischen Reizung des linken cervicalen Sympathicus. Die Konstriktion der Arterie beträgt 15 %; C: Die Arterie im Anschluß an eine 60″ betragende faradische Reizung des linken Vagus. Die Erweiterung der Arterie beträgt 7 % im Vergleich zum Normalzustand. 38fache Vergrößerung. (Nach FORBES und WOLFF.

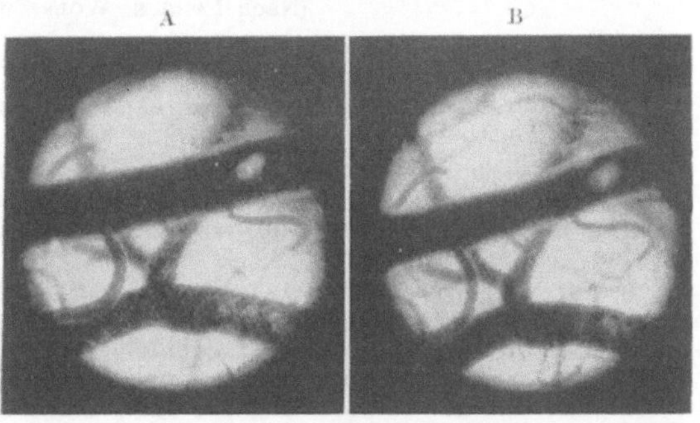

Abb. 42. Direkte Applikation einer 0,001 %igen Adrenalinlösung in Ringerlösung auf die Pia. A: Anblick der Gefäße 3 Min. vor dem Versuch; B: 6 Min. hinterher. Die arterielle Vasokonstriktion beträgt 24 %. 20fache Vergrößerung. (Nach FORBES und WOLFF.)

Das Ergebnis dieser letzten Versuche weist darauf hin, daß die Reaktion der Hirngefäße auf Veränderung der Blutbeschaffenheit — vor allem Schwankungen nach der azidotischen Seite — auch unter normalen Lebensbedingungen die an sich einwandfreie Beeinflußbarkeit durch nervöse Reize erheblich überwiegt.

5. Eine wertvolle Ergänzung der Befunde an den Piaarterien stellen die Beobachtungen an den *Plexusgefäßen* und den *Retinaarterien* dar. PUTNAM und ASK-UPMARK konnten in

ihren Versuchen die *Innervation der Plexusgefäße* erneut bestätigen (es findet sich auch hier die ganze einschlägige Literatur!). Am freigelegten Plexus der Katze war eine *Sympathicusreizung* meist von Arterienkontraktionen, *Vagusreizung* von geringfügiger Dilatation gefolgt. *Adrenalin* in geringen Dosen ließ eine Gefäßerweiterung mit folgender Kontraktion, in höheren Dosen eine primäre Kontraktion erkennen. Gefäßerweiternd wirkten *Pilocarpin*, *Histamin* und CO_2, während Coffein und Atropin wirkungslos blieben.

6. Direkte *Beobachtungen der retinalen Gefäße* ergaben Resultate, die mit jenen an den Pia- und Plexusarterien gefundenen übereinstimmten (HIRSCHFELDER 1915, COHEN und BOTHMANN 1927). COBB und FREMONT-SMITH untersuchten 1931 den Einfluß der Einatmung eines *kohlensäure*reichen Gemisches, das LOEVENHART für therapeutische Zwecke erstmalig empfohlen hatte, auf die Weite der Retinagefäße. Die Ergebnisse, dieser an

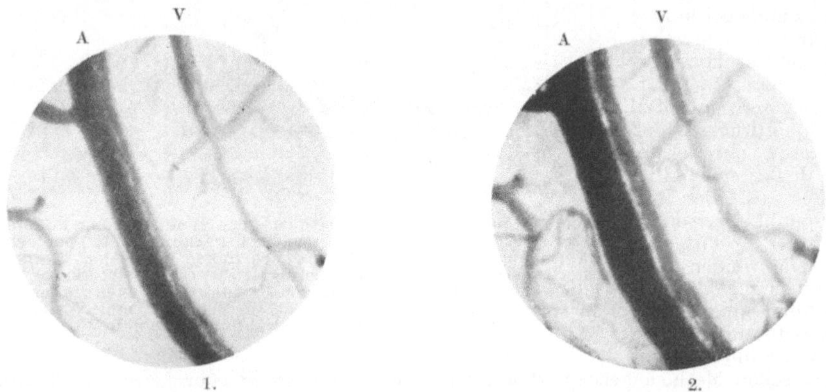

Abb. 43. Direkte Applikation von 2,5 ccm 0,01 % Histaminlösung in Ringerlösung auf die Pia. 1. Normalzustand; 2. $3^1/_2$ Min. nach Histaminaufträufelung. 20fache Vergrößerung. (Nach FORBES, WOLFF und COBB.)

Menschen vorgenommenen Untersuchungen zeigten, daß auch in den Retinagefäßen CO_2-Reichtum der Atemluft zu einer erhöhten Arterialisation offenbar infolge Erweiterung der arteriellen Gefäße führt.

7. Von vielen Seiten, u. a. auch von MIWA, OZAKI und SHIROSHITA (1927) wurde der *venöse Abfluß aus der V. jugularis* unter verschiedenen experimentellen Bedingungen gemessen, wobei eine Abnahme des abfließenden Blutes nach Adrenalininjektion festgestellt werden konnte.

8. Mit Vorliebe hat man sich der *Messung des Hirnvolumens* zur Schätzung einer veränderten Blutfülle des Gehirns bedient. ROY und SHERRINGTON haben bereits 1890 mit dieser Methode gearbeitet, indem sie den Schädel als Onkometer benutzten und durch eine Schädelöffnung einen beweglichen Kolben auf der Hirnoberfläche aufsitzen ließen, mit dessen Hilfe die Schwankungen des Hirnvolumens registriert werden konnten. Selbst, wenn jedoch — wie es z. B. von MÜLLER und SIEBECK geschah — nebenher der venöse Abfluß aus dem Schädel gemessen wurde, so blieb doch eine Beeinflussung des Hirnvolumens durch die Sekretion bzw. Resorption des Liquors ein erheblicher Faktor der Unsicherheit. Trotzdem seien die wichtigsten der neueren Ergebnisse mit dieser Methode genannt. HEUPKE untersuchte die Einwirkung verschiedener Arzneimittel mittels der plethysmographischen Methode an einem pulsierenden Schädeldefekt beim *Menschen*. Er begnügte sich allerdings nur mit der Registrierung des Hirndrucks und der Atmung. Die Befunde stehen in gutem Einklang mit jenen, welche mit Hilfe der direkten Piagefäßbeobachtung gewonnen wurden. *Adrenalin* machte eine Verengerung der Hirngefäße, *Coffein* nach kurz dauernder Erweiterung gleichfalls eine Verengerung. *Amylnitrit* und noch stärker das *Nitroglycerin* wirken gefäßerweiternd. — In einer ganzen Reihe von Arbeiten hat MACHIDA die cerebrale Blutzirkulation studiert. Nach kritischer Würdigung der verschiedenen Methoden, deren Fehlerquellen der Autor aufzeigt, hat es sich zur plethysmographischen Messung des Hirnvolumens bei Kaninchen und Hunden entschlossen. Die Ergebnisse der offenbar sehr gewissenhaften Experimente sind sehr beachtenswert, zumal von MACHIDA besonderer Wert auf die Feststellung gelegt wurde, *inwieweit die Wirkung verschiedener Stoffe auf die Hirnzirkulation die Vasomotorik der Hirngefäße erweist.* Die Volumenveränderung des Gehirns murde kymographisch registriert unter Ausschaltung der Druckschwankungen der Cerebrospinalflüssigkeit. Plethysmographische Untersuchungen wurden auch am Darm, einem Bein und der Niere vorgenommen. Die

Volumenkurven an Darm, Bein und Niere, wie auch das Verhalten des Blutdrucks wurden festgestellt, um unter den verschiedenen experimentellen Bedingungen den Modus der jeweiligen Veränderung der Hirndruchblutung erkennen zu können. Die zusammenfassenden Resultate sind folgende: Aus den Experimenten mit Narkoticis, Hypnoticis und Lokalanästheticis geht hervor, daß die Hirngefäße durch gewisse Arzneistoffe entweder dilatiert oder kontrahiert werden und sich dabei bis zu einem gewissen Grade unabhängig vom allgemeinen Blutdruck verhalten. Das deute darauf hin, daß sich durch diese Pharmaca das Kaliber der Hirngefäße selbst ändere und weiter, daß die Hirngefäße innerviert würden. An Kaninchen, bei welchen vor der Anwendung der Pharmaca das Halsmark völlig durchgeschnitten und so der zentrale Gefäßtonus vollständig ausgeschaltet worden war, prüfte MACHIDA die Einwirkung gewisser Pharmaca, die in bestimmter Konzentration zur zentral vasodilatatorisch zu wirken schienen: *Äther, Alkohol, Morphin.* Hierbei fand sich, daß *diese Mittel nach der Durchschneidung des Halsmarkes keine Gefäßerweiterung des Gehirns mehr herbeizuführen vermochten. Dies spricht wohl dafür, daß die Hirngefäße vom allgemeinen Gefäßnervenzentrum in der Medulla innerviert werden, nicht aber für die Existenz eines selbständigen, eigenen Hirngefäßnervenzentrums* (WEBER). — In einer zweiten Mitteilung studierte MACHIDA jene *Stoffe, die ausschließlich am vegetativen Nervensystem angreifen,* sowie einige andere, die im besonderen *den Kreislauf* pharmakologisch beeinflussen. Das Ergebnis dieser Versuche war, daß es bei den Hirngefäßen durch *direkte Wirkung der Pharmaca auf die Gefäßwand selbst (*z. B. *durch Pituitrin) oder durch Reizung der Endigung der sympathischen Nervenfasern* (*Adrenalin* und seine Verwandten) zur Vasokonstriktion und durch *Amylnitrit* und *Pilocarpin* zu zentral oder peripher bedingter Vasodilatation kommt. *Dies ist ein weiterer Beweis dafür, daß die Hirngefäße durch Beeinflussung ihrer Innervation selbständig zu reagieren vermögen.* — In einer dritten Abhandlung verglich MACHIDA jene auf den Kreislauf direkt oder indirekt wirkenden Arzneimittel, je nachdem sie peripher oder zentral angreifen. Es fand sich, daß die Pharmaca wie *Strychnin, Coffein, Campher* und *Coramin,* welche vermittels einer zentralen Reizung Gefäßkontraktionen verursachen, im Gehirnbezirk eine nur geringe oder gar keine Gefäßkontraktion hervorrufen. Demgegenüber *führen andere Pharmaca wie Barytsalze, Digitaliskörper, Pituitrin, Adrenalin und seine Verwandten, welche durch direkte Einwirkung auf die Gefäßwand selbst oder über die Gefäßnerven wirken, stets sowie zu einer viel stärkeren Kontraktion der Hirngefäße.* Die Ursache dieses Unterschiedes zwischen diesen zwei Pharmacagruppen ist darin zu suchen, daß die erstere die Gefäße des Splanchnicusgebietes elektiv besonders stark kontrahiert. *Die Hirngefäße werden von dem solchermaßen erhöhten Blutdruck stark beeinflußt, so daß der durch die Pharmaca an den Hirngefäßen direkt hervorgerufene Kontraktionszustand nicht ohne weiteres zu erkennen ist. Ferner dürfte bisweilen diese Gruppe von Pharmaca die Hirngefäße aktiv dilatieren.* — Zufolge den Experimenten einer vierten Mitteilung rufen Antipyretica und Analgetica durch ihre Gefäßwirkung eine gewisse Zirkulationsveränderung im Gehirn hervor, und zwar entweder im vasoconstrictorischem oder auf vasodilatatorischem Sinn. So bewirkt *Antipyrin,* wie an der Haut, Erweiterung der Hirngefäße, während die Gefäße des Splanchnicusgebietes eher kontrahiert werden. Entgegengesetzt dem Antipyrin bewirkt das *salicylsaure Natrium* im Gehirn wie im Splanchnicusgebiet Gefäßkontraktion. Durch das *Migränin* werden die Hirngefäße in ungefähr derselben Weise wie beim Antipyrin oder Coffein dilatiert.

9. Von HÜRTHLE wurde 1889 eine Methode angegeben, die von vielen Autoren bis auf den heutigen Tag immer wieder aufgegriffen wurde. Sie beruht — wie HESS es formuliert — auf dem Druckvergleich zwischen zentralem und peripherem Stumpf der entzweigeschnittenen Carotis interna. Der kopfseitige Stumpf verbindet das Manometer mit dem Circulus Willisii, dessen Innendruck man also registriert. Tritt hier Drucksteigerung auf, ohne entsprechende Druckzunahme im herzseitigen Carotisstumpf, so weist dies auf Zunahme des peripheren Widerstands, d. h. auf Verengung der aus den Circulus Willisii abführenden, das Gehirn versorgenden Blutgefäße hin. Isolierter, d. h. nicht durch eine allgemeine Blutdrucksenkung verursachter Blutdruckabfall im Circulus Willisii zeigt als Gegenstück Vasodilatation der Gehirngefäße an. Eine nicht ganz zu übersehende Unsicherheit in den Resultaten dieser Methode kommt dadurch zustande, daß die Widerstandsverhältnisse in den Gefäßen, welche das Blut dem Circulus Willisii zuführen, mit hineinspielen. Es kann eine Kontraktion der Vertebralarterien auch zu Blutdrucksenkung führen, welche sich von einem Druckabfall infolge Vasodilatation der Gehirngefäße nicht unterscheiden läßt. MACHIDA hob mit Recht hervor, daß auch das Verhalten der der Carotis externa entstammenden Meningealgefäße den Druck im zentralen Carotisende — falls die Carotis externa nicht unterbunden wird — beeinflussen kann. Die von vielen Seiten bezweifelten Ergebnisse der Arbeiten mit dieser Methode — u. a. die von WIECHOWSKY — ergaben eine *Vasokonstriktion der Hirngefäße nach Sympathicusreizung.* — 1931 hat sich IWATA aufs neue mit dieser Methode beschäftigt, nachdem er ihre mathematisch-physikalischen Voraussetzungen erst einmal klargestellt hatte. Nach seinen Ergebnissen würden alle *Schlafmittel* den Tonus der Hirngefäße vermindern. Dabei führen die sog. *Hirnrinden-Narkotica (Chloroform, Äther, Alkohol, Mor-*

phium, Bromkali) infolge elektiver Hirngefäßerweiterung und geringer Beeinflussung des Allgemeinblutdrucks zu einer vermehrten Hirndurchblutung, während die sog. *Hirnstamm-Narkotica (Luminal, Veronal, Dial, Pernokton)* wohl die Hirngefäße stark erweitern, jedoch infolge der gleichzeitig peripher bedingten Senkung des Allgemeinblutdrucks und Blutstromverlangsamung eine hochgradige Verminderung der Hirndurchblutung erzeugen. *Peraldehyd* wirkt ähnlich wie die letzteren Stoffe und *Chloralhydrat* steht in seiner Wirkung zwischen den beiden. Auffällig muß die Feststellung IWATAS erscheinen, daß *hypertonische NaCl-Lösung* eine hochgradige Dilatation der Hirnarterien verursachen soll, eine Beobachtung, die den Befunden von WOLFF und FORBES widerspricht. Es ist anzunehmen, daß hierbei die durch die NaCl-Lösung herbeigeführte Schrumpfung des Hirnvolumens, und zwar des ganzen Parenchyms infolge der Entwässerung die Anwendung der HÜRTHLEschen Methode ausschließt.

10. Von BAYLISS und HILL wurden schon 1896 *simultane Druckmessungen* in der Carotis, dem rechten Vorhof, dem Torcular Herophyli und des Liquors durch ein Bohrloch am Atlas vorgenommen, die die Forscher davon überzeugten, daß die Gehirngefäße sich lediglich passiv gegenüber dem allgemeinen Blutdruck verhalten. Neuere Untersuchungen auch mit dieser Methode widersprechen den Ansichten von BAYLISS und HILL. So fanden WEISS und LENNOX, daß schon sehr geringe *Histamin*mengen die Zirkulation im Hirn merklich beschleunigen, also zu einer Erweiterung der Hirnstrombahn führen. In 8 Versuchen bestimmten die Autoren im arteriellen Blut, den Vv. jugul. intt. und extt. sowie im cubitalen Venenblut den O_2-Gehalt, die O_2-Kapazität sowie den CO_2-Gehalt vor und während einer intravenösen bis zu 60 Min. dauernden und bis zu 5,0 mg Histaminphosphat betragenden Injektion. Daneben wurde der arterielle und venöse Druck, das Herzschlagvolumen und die Körperoberflächentemperatur gemessen. Außer anderem nahm die Differenz des O_2-Gehaltes im arteriellen und jugulären Blut während der Histamininjektion deutlich ab, ohne daß der arterielle und venöse Blutdruck sich merkbar veränderten. Die Hirngefäße erwiesen sich auf Histamin empfindlicher als die Gesichtsgefäße. — Die arteriovenöse O_2-Differenz — Körperarterien und V. jugularis sowie V. femoralis — als Maßstab der Hirndurchblutung benützten auch LENNOX und GIBBS, die ihre sehr interessanten Versuche *an Menschen* vornahmen. Sie veränderten den *Gasgehalt des Blutes* durch künstliche Veränderung der Atemluft und fanden in 50 (!) Versuchen, daß mit *Zunahme der CO_2-Spannung im arteriellen Blut die Hirngefäße sich erweiterten,* während die Zirkulation im Bein zur gleichen Zeit abnahm. Die Zunahme der O_2-Spannung im arteriellen Blut hatte dementgegen nur einen geringen Einfluß auf die Hirnzirkulation; während eine *Anoxämie* eine Gefäßerweiterung im Hirn und im Bein verursachte. Wie man sieht, bestätigen also diese Experimente das Versuchsergebnis von WOLFF, LENNOX und ALLEN an den freigelegten Piagefäßen. — LOMAN und MYERSON untersuchten simultan den Liquordruck sowie den arteriellen und Jugularisdruck, wobei auf Grund der Ergebnisse anderer Experimente der Jugularis- mit dem Hirnsinusdruck gleichgesetzt werden konnte, ohne daß zwischen dem Druck in der Jugularis und in den übrigen Körpervenen ein Parallelismus besteht. Die Experimente ergaben, daß *Adrenalin* zur Vasokonstriktion der Hirngefäße, *Amylnitrit* zur Vasodilatation führt, während die Injektion von *Hypophysenhinterlappenextrakt, Coffein* und *Histamin* kein eindeutiges Ergebnis brachte.

11. *Messungen der Strömungsgeschwindigkeit in der Carotis* zur Bestimmung wechselnder Hirndurchblutung wurden bereits von JENSEN 1904 vorgenommen und später von ANREP und STARLING am Herz-Lungenpräparat und von GESELL und BRONK mittels einer thermoelektrischen Methode weiter ausgebaut. Die bisherigen Ergebnisse waren ganz widersprechend. Erst die Arbeiten mit den REINschen Anordnung lassen das Prinzip der Methode richtig erscheinen. Ihr großer Vorteil vor anderen Methoden ist, daß sie die Blutdurchströmung des Gehirns bei uneröffneten Blutgefäßen mißt. REIN hatte mit seiner Methode bereits selbst Versuche über die Hirndurchblutung gemacht, die ihn aber zunächst nur die Feststellung der Kompliziertheit der tatsächlichen Verhältnisse ermöglichte. Er wies darauf hin, daß eine erhöhte Durchblutung der Carotis auch ohne arterielle Drucksteigerung extracerebral infolge Steigerung der Herztätigkeit und Konstriktion im Splanchnicusgebiet verursacht sein kann und sich die Mehrdurchblutung mit Eröffnung eines Kollateralkreislaufs erklären ließe. Mit der REINschen Methode und unter Benützung der von REIN und seinen Mitarbeitern in anderen Experimenten gewonnenen Kenntnisse hat 1930 KELLER das Vorhandensein einer selbständigen Regulation der Hirndurchblutung nachzuweisen versucht. Die Untersuchungen wurden an der intakten Carotis int. des Hundes vorgenommen, nachdem die A. thyreoidea inf. und die Äste der Carotis ext. dieser Seite unterbunden worden waren. Dabei zeigte sich, daß *Adrenalin* auch intravenös in kleinen Dosen injiziert *zu einer eindeutigen cerebralen Gefäßverengerung führt.* Dieser pharmakologische Effekt wird allerdings normalerweise durch den Anstieg des allgemeinen Blutdrucks ausgeglichen, sofern nicht durch eine gleichzeitige Vagusreizung eine Bradykardie auftritt und die allgemeine Blutdruckerhöhung paralysiert. Bei künstlicher Durchströmung der Carotis int. unter konstantem Druck erwies sich *die Kontraktion der Hirn-*

gefäße als ganz eindeutig. — *Histamin* führt bei, oder besser trotz synchronem Absinken des arteriellen Drucks im großen Kreislauf und im Circulus Willisii zu einem bis 100% erreichenden *Durchblutungsanstieg des Hirns, der sich nur aus einer Vergrößerung der Kapazität der Hirnstrombahn erklären läßt.* Die Hirndurchströmung sinkt dann allerdings bei niedrig bleibendem Allgemeindruck unter die Norm, um mit normalem Blutdruck auch wieder einen normalen Wert zu erreichen. Der Histaminwirkung nahestehende Stoffe (z. B. das *Lacarnol*) hatten eine ganz analoge Wirkung. *Die Histaminwirkung ist nach Keller ein besonders klarer Hinweis auf die dem cerebralen Gefäßgebiet eigenen Regulationsmechanismen, die in ihrer Wirkung jenen in der Muskulatur weitgehend entsprechen. Lobelin*-Injektion *erhöht die Hirndurchblutung* über das Maß der dabei auftretenden Blutdruckerhöhung hinaus. *Amylnitrit* führt auch bei fallendem Aortendruck zu einer etwa 25%*igen Mehrdurchblutung* des Hirns, die auch 15 Min. nach der Darreichung noch nicht wieder ausgeglichen war.

Die KELLERschen Versuche zeigen also, daß die *Hirndurchblutung autonom,* d. h. *unabhängig vom mittleren Blutdruck in den großen Arterien geregelt werden kann. Wurde dies auch nur als Effekt pharmakologischer Einwirkungen erwiesen, so sprechen doch eine Reihe von Momenten dafür, daß auch unter normalen, physiologischen Verhältnissen diese Eigenregulation neben der passiven Beeinflussung der Hindurchströmung wirksam ist.*

Das Ergebnis dieser Versuche wurde von SCHRETZENMAYER, der sich der GANTERschen Methode der Gefäßtonusbestimmung bediente, völlig bestätigt. — Über etwas abweichende Ergebnisse berichtete neuerdings D. SCHNEIDER, welcher auf *Adrenalin* eine Erweiterung der Hirngefäße und Coronararterien bei gleichzeitiger Kontraktion der übrigen Körpergefäße sah. Ob dabei tatsächlich eine aktive Dilatation der Hirngefäße auf Adrenalin vorliegt, oder nicht nur eine passive Erweiterung der Hirnstrombahn infolge Erhöhung des allgemeinen Blutdrucks, wird sich noch zeigen müssen.

SCHNEIDER konnte mit der REINschen Methodik aufs neue die *Konstriktion der Hirngefäße auf Reizung* des *Halssympathicus* beweisen. Auch scheint mit Sympathicusreizversuchen der Nachweis geführt zu sein, daß tatsächlich *ein Sympathicus die Durchblutung beider Hirnhälften regulieren kann. Eine doppelseitige Sympathicusdurchschneidung hatte eine deutliche Hirngefäßdilatation und infolgedessen eine beträchtliche Mehrdurchströmung der Carotis int. zur Folge.*

Schließlich sei noch erwähnt, daß GOLLWITZER — MEIER und ECKHARDT mit Hilfe einer weiter vervollkommneten Methodik einwandfrei — wenigstens am Hund — die Beeinflußbarkeit der Hirndurchblutung durch sympathische und parasympathische Reize nachweisen konnten.

Neue Fragestellungen, die mit neuen Methoden zu beantworten waren, ergaben sich für die Physiologie der Hirnzirkulation mit der wachsenden Erkenntnis, daß das Gebiet des *Sinus caroticus* mit seinem ungeheuer reichen Geflecht sympathischer Fasern und Ganglienzellen — besonders hingewiesen sei auf die histologischen und experimentellen Arbeiten von P. SUNDER-PLASSMANN — für die Regulation des Blutdrucks und überhaupt für den gesamten Kreislauf von großer Bedeutung ist. In dem Rahmen dieses Kapitels kann natürlich nicht mit gebührender Ausführlichkeit auf diese Dinge eingegangen werden. Verwiesen sei auf die Monographie von H. E. HERING (1927), die Arbeiten von E. KOCH, der 1929 eine kritische Würdigung mit ausführlicher Literaturzusammenstellung brachte, auf die bereits genannte Monographie von W. R. HESS (1930) und auch auf die Monographie von ASK-UPMARK, welche erst nach der Niederschrift dieses Kapitels erschien und in bisher noch nicht gebotener Vollständigkeit die Beziehungen des Carotissinus zur Hirnzirkulation nach dem Stand unseres heutigen Wissens behandelt. Der Autor ist vor allem auf die entwicklungsgeschichtlichen Eigenarten der Blutversorgung des Gehirns bei den verschiedenen Spezies eingegangen. Man sieht daraus, wie offensichtlich der *Sinus caroticus beim Menschen eine Funktion übernommen hat, die bei den Tieren das an der Hirnbasis befindliche Rete mirabile caroticum als „Pufferstation" für die Hirndurchblutung bestreitet.* Nach ASK-UPMARK beruht der hydrodynamische Effekt dieses Rete in der *Aufrechterhaltung eines gehörigen und ziemlich konstanten Niveaus der Hirndurchblutung.* Mit der Ausschaltung der A. carotis ext. von der Blutversorgung des Gehirns geht diese Aufgabe offensichtlich auf den Reflexapparat des Sinus caroticus über.

Die vom Carotissinus auf den Kreislauf wirkenden Impulse nehmen ihren Weg über das in der Medulla oblongata gelegene *Zirkulationszentrum,* von dem aus ständig fördernde und hemmende Einflüsse tätig sind. Dies Zentrum steht wieder in engster funktionsmäßiger Verknüpfung mit dem Atemzentrum in der Medulla oblongata. Für die Regulation des cerebralen Kreislaufs ergibt sich die naheliegende Erwägung, *in welcher Weise diese Carotissinus-Reflexzone gemissermaßen als ein Sicherungsmechanismus der Hirnstrombahn vorgeschaltet ist* und andererseits, in welcher Weise die Durchblutung des Zentralnervensystems selbst, von dem die Medulla oblongata ja nur ein Teil ist, die Funktion des Zirkulationszentrums und damit die Gesamtzirkulation zu beeinflussen imstande ist. Es unterliegt keinem Zweifel, daß durch diese neuen Gesichtspunkte die Einsicht in die Besonderheiten der Hirnzirkulation wenn auch nicht gerade vereinfacht, so doch erheblich gefördert wird.

Im Hirn wie in jedem anderen Organ sind ständig sog. *Nutritionsreflexe* tätig, für welche chemische Zustandsänderungen im blutversorgten Gewebe als Reizqualitäten maßgebend sind (HESS). Mittels dieser im Hirngewebe selbst entstehenden und vor allem auf die Capillaren wirkenden Reize wird aber zur gleichen Zeit auch die Bildung der im medullaren Zentrum entstehenden *Entlastungsreflexe,* welche dem Interesse der mit Blut versorgenden Kreislauforgane dienen (HESS), beeinflußt. Offensichtlich ist die in allen Organen aus diesen zwei verschiedenen Reflexarten sich ergebenden *Interferenz,* die gemeinhin immer als ein *Antagonismus* aufgefaßt wird, im Hirn besonders kompliziert. Wir hatten schon zuvor jenes CUSHINGsche Gesetz erwähnt, das ein Musterbeispiel für die Interferenz nutritiver Hirnstrombahn- und der Kreislaufentlastungsreflexe ist.

GUERNSEY, WEISMAN und SCOTT haben nun letzthin nachgewiesen, daß eine intrakranielle Drucksteigerung und damit eine Gefährdung der arteriellen Blutversorgung nach Entnervung des Carotissinus viel rascher zu einer Steigerung des Allgemeinblutdrucks führt. Hier wird also offenbar das seiner zentripetalen, aus dem Sinus stammenden Impulse beraubte medulläre Zentrum durch seine mangelhafte Durchblutung direkt gereizt. *Normalerweise dürfte bei verminderter Hirnzirkulation zunächst ein lokalcerebraler Nutritionsreflex zu einer Erweiterung der arteriellen Hirnstrombahn und damit zu einer verbesserten medullären Durchblutung führen, und erst bei weiter abfallendem Druck in der Carotis oder anoxämischem Milieu in der Medulla evtl. mit Säureanhäufung der allgemeine Blutdruck kompensatorisch wirksam werden.* E. KOCH formulierte dies folgendermaßen: „Wenn der Blutdruck sehr tief gesunken ist, und die dabei erfolgende Tonusabnahme der Druckzügler nicht imstande ist, ihn wieder zu heben, kommt es schließlich infolge der schlechten Blutversorgung zu einer Erregung des Zentralnervensystems, vor allem des Vasokonstriktorenzentrums.“ Eine Abnahme des cerebralen arteriellen Druckes allein löst nach der Erfahrung von GUERNSEY und seinen Mitarbeitern keine medullären zentralen Reflexe auf den allgemeinen Kreislauf aus und wirkt nach BOUCKAERT und HEYMANS auch nicht auf das Respirationszentrum. Dies geschieht nur bei extrem starkem Absinken der Hirndurchströmung. Dann wird das Blut mittels zentral gesteuerter Reflexe, die auf den Gesamtkreislauf wirken, aus den peripheren und Splanchnicusgebieten zur Hirnstrombahn abgeleitet.

Überdenkt man das nervös regulatorische Geschehen am Kreislauf im Hinblick auf die Carotissinusreflexe, so wird klar, daß ein *rein druckpassives Verhalten der Hirngefäße sehr unerwünschte Folgen hätte.* Im Falle sinkenden Druckes in der Carotis würde die reflektorisch ausgelöste Blutdruckzunahme — falls die Hirnstrombahn sich nicht aktiv an diesem Vorgang im Sinn einer Tonussteigerung beteiligte — zu einer gefährlichen Überbelastung des Hirnkreislaufs führen. Andererseits bedingen es offenbar die besonderen Eigenarten der Hirnstrombahn, daß sie sich nicht unter allen Umständen genau wie das Zirkulationssystem anderer Organe verhält. Wenn nämlich bei Zuständen einer Asphyxie der medullären Zentren und hierauf erfolgender Blutdrucksteigerung sich die Hirnstrombahn im gleichen Maße mit verengt, so würde ja damit der Sinn des ganzen reflektorischen Kreislaufgeschehens illusorisch werden. Die Hirnstrombahn verhält sich da offenbar ganz ähnlich wie der Coronarkreislauf. Darauf hat auch SCHRETZENMAYR jüngst hingewiesen. — GOLLWITZER-MEIER und SCHULTE konnten zeigen, daß im Zeitpunkt des durch Drucksteigerung in der Carotis verursachten arteriellen Druckabfalles sich die Retinagefäße — und damit offenbar auch die Hirngefäße — kontrahieren. Nach der konstriktorischen Phase erweitern sich bei noch fallendem Blutdruck die Hirngefäße genau so reflektorisch wie die übrigen Körpergefäße, was wiederum gegen ein rein passives Verhalten der Hirnstrombahn spricht. Daß sich die Hirngefäße nach Drucksteigerung in der Carotis im Zeitpunkt des Tonusnachlasses im übrigen Kreislauf zunächst kontrahieren und auch umgekehrt bei Druckabnahme im Carotissinus mit der Abnahme der Blutdurchströmung der Körperarterien die Blutströmung im Gehirn zunimmt, haben auch BOUCKAERT und HEYMANS nachgewiesen. (Diese Autoren schließen aus ihren Versuchen freilich, daß die Hirngefäße nicht aktiv an der allgemeinen reflektorischen Regulation der Körperdurchblutung teilnehmen, sondern passiv sich dem allgemeinen arteriellen Druck fügen. Sie haben ihre Ansicht aus Experimenten am *narkotisierten* Hund gewonnen, bei denen außerdem der cerebrale Kreislauf gegenüber der Norm stark verändert war. Die Ergebnisse erwähnen auch nichts von der von GOLLWITZER-MEIER beobachteten sekundären Phase des Verhaltens der Hirngefäße, die im Sinne einer Mitbeteiligung der Hirnstrombahn an den regulatorischen Vorgängen des Gesamtkreislaufes spricht und die wir ja auch aus den Adrenalinversuchen kennen.)

Auf alle Fälle muß aber aus den sehr sorgsamen Arbeiten von BOUCKAERT und HEYMANS so viel gefolgert werden, daß *im Rahmen der nervös reflektorischen Regulation des Allgemeinkreislaufes sich die Hirnstrombahn besonders verhält.* Daß sich dies mit gewisser Notwendigkeit aus der Eigenart dieses Organs als Ort aller zentralen Regulationen ergibt, wurde bereits hervorgehoben. Daß sich andererseits die Hirngefäße nicht einfach passiv dem allgemeinen arteriellen Druck fügen, sondern daß sie vielmehr auf nervöse, pharmakologische, physikalisch-chemische und andere Reize ansprechen, haben zahlreiche untereinander auch methodisch verschiedene Untersuchungen ergeben. *Ganz allgemein überwiegt der Eindruck, daß die Reaktionsfähigkeit der Hirngefäße geringer ist als die anderer Organe*, aber das käme nur auf einen quantitativen Unterschied hinaus. Über all die Besonderheiten *qualitativ* eigenartiger Reaktionen wissen wir nur wenig. Dies betrifft in erster Linie wieder das Verhalten der Hirnstrombahn im Zusammenhang mit den dauernden Druckschwankungen im Gesamtkreislauf. Wie auch aus den jüngsten Experimenten von GOLLWITZER-MEIER und ECKHARDT zu folgern ist, scheinen Reflexe — Axonreflexe? — zwischen der Carotis ext. und int. dabei eine beachtliche Rolle zu spielen. Daß von der Gegend des Sinus caroticus eines so wichtigen Regulationsortes für den Allgemeinkreislauf dichte Geflechte sympathischer Nervenfasern zu den Hirngefäßen ziehen, muß daran denken lassen, daß diese anatomische Anordnung auch besonderen funktionellen Aufgaben dient.

Die Betrachtung des nervös reflektorischen Mechanismus der Hirndurchblutung darf uns natürlich nicht vergessen lassen, daß hiermit ja nur *eine* Seite der aktiven Regulation der Hirndurchströmung berührt wird. Wohl nur wenige Stoffe, die dem sog. Nutritionsreflex (HESS) dienen, greifen am Gefäßnervenapparat an. Gerade die schon zuvor erwähnte *Capillarsteuerung,* die für die Organernährung unter wechselnden funktionellen Bedingungen von allergrößter Bedeutung ist, *wird zum überwiegenden Teil „nicht vasomotorisch" geleistet.* Es ist auch zu bedenken, daß gar manche auf die Hirnzirkulation wirkenden Stoffe nicht nur lokal angreifen. Für das Cholin und dem ihm nahestehenden Acetylcholin ist es ziemlich sicher, daß es in schwankender Menge im Blut kreist und die Durchströmung verschiedener Organe — unter anderem auch des Gehirns — in bestimmten Organzusammenhängen beeinflußt. Das gilt auch vom Adrenalin und vor allem vom p_H des Blutes, was sich am deutlichsten in der Reaktion der Blutgefäße auf den CO_2-Gehalt des Blutes ausdrückt. Änderungen des Blutmechanismus oder des Kolloidgleichgewichts des Blutes und anderes mehr werden nicht ohne Einfluß auf den Kontraktionszustand der Blutgefäße sein. VOEGTLIN (zit. nach BREMER) hat auf die große Bedeutung der Änderung des Oxydations-Reduktionsmechanismus für Erregbarkeitssteigerungen der glatten Muskulatur und damit auch für das Zustandekommen von Gefäßspasmen hingewiesen. Wer weiß, ob, wann und warum diese Faktoren am Gesamtgefäßsystem oder bestimmten Abschnitten, z. B. dem cerebralen Kreislauf wirksam werden? Unser Wissen von diesen höchst komplexen Mechanismen, der physikalisch-chemischen und hormonalen Seite der Kreislaufregulierung ist noch immer weit davon entfernt, uns ein klares Bild von dem Ineinandergreifen der verschiedenen Regulierungen zu geben. *Für die Blutdurchströmung des Gehirns steht jedenfalls soviel fest, daß auch sie auf die meisten der an der Zirkulation wirksamen Stoffe anspricht und somit unter mannigfachen Bedingungen ein aktives Verhalten* der *cerebralen Blutgefäße erkennen läßt.*

II. Die Schwankungen der Hirndurchblutung unter physiologischen Bedingungen.

Die Annahme, daß die *Hirnzirkulation innige Beziehungen zur Hirntätigkeit* aufweist, liegt nahe und gewinnt um so mehr Wahrscheinlichkeit, nachdem man festgestellt hat, daß keine prinzipiellen Unterschiede zwischen der Regulation der Hirndurchblutung und der anderer Organe bestehen. E. WEBER hat sich als erster systematisch um die Aufklärung der Zusammenhänge zwischen Hirntätigkeit und Zirkulationsverhalten im Gesamtkörper bemüht.

Seit den Arbeiten von LEHMANN (1899) und die folgenden Jahre hat man sich für diese Untersuchungen des sog. Armplethysmographen bedient, der nach den Erfahrungen E. KÜPPERS sich trotz vielfacher Einwendungen bei geeigneter Versuchsanordnung als brauchbar erwiesen hat. Gemessen wird mit dieser Methode allerdings nur die Verschiebung des Blutes zwischen dem Arm, d. h. den Gliedern und — wie WEBER sagt — der äußeren Körperoberfläche und der inneren Körperoberfläche, vor allem also dem Splanchnicusgebiet. Auf die Durchblutungsverhältnisse des Gehirns müßte man erst sekundär schließen. Die klinischen und auch experimentellen Erfahrungen sprechen dafür, daß sich die Hirndurchblutung im allgemeinen antagonistisch zur Durchblutung des Splanchnicusgebiets verhält. Schon KUSSMAUL und TENNER sprachen die Vermutung aus, daß der Schreck, der das Blut aus den Wangen treibt, auch die kleinen cerebralen Äste der Carotiden kontrahieren dürfte. Ob freilich die plethysmographischen Schwankungen, wie sie vom Arm abgenommen werden, denen der Hirndurchblutung stets parallel gehen, ist durchaus nicht sicher. (E. WEBER läßt z. B. beim Schreck die Blutfülle im Hirn und Splanchnicusgebiet zunehmen, während die der äußeren Kopfteile und Extremitäten abnimmt. Unlustgefühle führen nach WEBER hingegen zu Abnahme der Blutfülle im Hirn wie in den äußeren Kopfteilen und den Gliedern; bei einer stärkeren Blutfülle der Bauchorgane.) Schon LOMBARD (1879) glaubte aus direkten Temperaturmessungen an der Kopfhaut auf eine vermehrte bzw. verminderte intracerebrale Durchblutung unter dem Einfluß gefühlsmäßiger oder geistiger Vorgänge schließen zu können. Zugunsten dieser gemutmaßten Parallelität der Durchblutung im Carotis externa- bzw. interna-Gebiet sprach eine Beobachtung von J. F. FULTON, der mittels Auskultation über einem arteriovenösen Aneurysma im Bereich des Occipitallappens feststellen konnte, daß aufmerksames Lesen zu einer deutlichen Verstärkung des Strömungsgeräusches führte. Von REIN und seinen Mitarbeitern FREY und SCHNEIDER wurde erst jüngst nachgewiesen, daß die Weite der Hirngefäße sich gleichsinnig mit jener der Gesichtsgefäße ändert. Eine künstliche Durchwärmung des Gesichtsschädels — wie sie u. a. auch bei der therapeutischen Schädeldiathermie erfolgt — hat eine deutlich nachweisbar vermehrte Hirndurchblutung zur Folge.

Nach der tabellarischen Zusammenstellung von E. KÜPPERS ist auf Grund der übereinstimmenden experimentellen Ergebnisse fast aller Autoren zu schließen, daß Aufmerksamkeit auf visuelle und akustische Reize, Schreck, seelische Spannung und Unlustgefühle zu einer Verdrängung des Blutes in die Eingeweide führen. Die Wirkung der Gefühle (Lust und Unlust) äußerte sich verschieden. Immerhin scheinen Lustgefühle eher mit einer erhöhten, Unlust — vor allem intellektuelle — mehr mit verringerter Hirndurchblutung einherzugehen. BICKEL bestätigte die allgemeine Erfahrung, daß psychische Vorgänge im allgemeinen den Blutdruck erhöhen. W. C. LENNOX hat O_2- und CO_2-Bestimmungen im Jugularisblut bei 15 Menschen vor, während und nach geistiger Anstrengung entnommen und fand, daß in zwei Dritteln der Fälle die geistige Tätigkeit mit einer Zunahme des O_2-Gehalts des venösen Blutes einherging. Er schloß daraus auf eine Hirngefäßerweiterung bei geistiger Tätigkeit. Im *Schlaf*, den wir als eine Periode biologischen Aufbaues betrachten müssen, soll eine Blutverschiebung nach „außen“ mit Erweiterung der Hirngefäße bei allgemeiner Blutdrucksenkung auftreten. BRODMANN hat am Hirnplethysmogramm gezeigt, daß gerade bei ruhigerem und tieferem Schlaf gewaltige Volumenschwankungen entstehen.

Wie diese Regulationen der Hirndurchblutung im einzelnen Fall erfolgen, ob naheliegenderweise über reflektorisch-nervöse Impulse auf die Arterien und Arteriolen des Hirns oder aber mittels einer direkt auf die Capillaren und präcapillaren Gefäße wirkenden histiogenen, gefäßdilatierenden Substanz oder vorwiegend passiv durch Schwankungen des Blutdrucks, ist uns noch völlig unbekannt. Möglich sind alle diese Wege und werden gewiss in wechselnder Weise unter verschiedenen Umständen beschritten. Indirekt wird die Hirndurchblutung natürlich am stärksten durch das Verhalten der Eingeweidedurchblutung beeinflußt. Die Folgen der Verdauungstätigkeit mit ihrer Ableitung großer Blutmengen zum Splanchnicusgebiet für die Hirntätigkeit sind ja allgemein bekannt. Die Grenzen zum Pathologischen sind hier fließend.

Die cerebralen Reaktionen auf eine Abnahme des O_2-Partialdruckes, wie er uns in größeren Höhen begegnet, die Erscheinungen der sog. Bergkrankheit, wie auch andere Eigenarten der nervösen Reaktionen auf eine O_2-arme Atmosphäre verdienen ein spezielles Interesse und brauchen uns hier nicht näher zu beschäftigen. Manche Untersuchungsbefunde sprechen dafür, daß infolge der schon normalerweise viel vollkommeneren Ausnutzung des Blut-O_2 im Hirn, Verminderungen der O_2-Spannung der Atemluft sich besonders intensiv in cerebralen Erscheinungen äußern. — Schließlich seien noch experimentelle Untersuchungen HORIUCHIS erwähnt, die den Nachweis erbringen sollten, daß verminderte Hirndurchblutung die Ermüdung bei der Arbeit eindeutig steigert.

III. Die extracerebral verursachten funktionellen Störungen der Hirnzirkulation.

Wenn der Darlegung des Verhaltens der Hirnstrombahn unter physiologischen Bedingungen und im Experiment nunmehr die Besprechung der funktionellen cerebralen Zirkulationsstörungen, d. h. jener Ernährungsstörungen des Hirnparenchyms, die nicht durch organische cerebrale Gefäßprozesse verursacht sind, folgt, so fußt dies auf der Erfahrung, daß *sowohl die Abhängigkeit der Hirndurchströmung vom Verhalten des Gesamtkreislaufs als auch ihre Beeinflussung von funktionellen Vorgängen, die sich direkt an der Hirnstrombahn abspielen, unter anormalen Bedingungen zu Störungen der Hirnfunktion führen kann.* Angesichts der in ihren einzelnen Faktoren noch nicht übersehbaren Regulation des Gesamtkreislaufs, sowie des Ineinandergreifens von Einflüssen extra- und intracerebraler Natur auf die Hirndurchblutung kann von einer strengen Scheidung der funktionellen cerebralen Zirkulationsstörungen in solche, die vom Allgemeinkreislauf und solche, die durch Abwegigkeiten des cerebralen Gefäßverhaltens verursacht werden, nicht gut die Rede sein. Immerhin können die verschiedenartig bedingten funktionellen cerebralen Durchblutungsstörungen gewissermaßen in eine Reihe geordnet werden, an deren Anfang jene Störungen stehen, bei denen das cerebrale Geschehen lediglich passiv von Störungen im Gesamtkreislauf abhängig ist, und an deren Ende diejenigen cerebralen Erscheinungen zu nennen wären, welche die Folge eines primären abnormen funktionellen Verhaltens der Hirngefäße selbst sind. Hinsichtlich der bei diesen verschiedenen Durchblutungsstörungen auftretenden *cerebralen Symptome* ergibt sich schon aus dem Wesen dieser Dinge, daß in der ersten Kategorie der Störungen *cerebrale Allgemeinsymptome* vorherrschen dürften, während in der letzteren *cerebrale Lokalsymptome* auftreten sollten. Aber auch das trifft nur auf einen Teil der Fälle zu; denn in Wirklichkeit ist ja das Gehirn gegenüber ischämischen Zuständen nicht gleichmäßig empfindlich; auch komplizieren — wie wir sehen werden — allerhand akzidentelle Einflüsse das pathologische Kreislaufgeschehen. — Von der Besprechung *ausnehmen* müssen wir hier alle jene Störungen der Hirnzirkulation, die man als *symptomatische Zirkulationsstörungen* bezeichnen könnte. Hierzu gehören die krankhaften Befunde am Hirngefäßapparat, wie sie unter anderem bei *entzündlichen* Erkrankungen des Hirns und seiner Häute mit großer Regelmäßigkeit auftreten. Auch die, allerdings sehr zweifelhafte Möglichkeit, daß diese Art von Zirkulationsstörungen im Sinne von RICKER und seiner Schule keine Begleiterscheinung darstellt, sondern daß ein primäres Geschehen am Gefäßnervenapparat das Wesen auch entzündlicher Vorgänge ausmacht, soll an der Beschränkung des Stoffes nichts ändern. Auf die *rein toxisch* verursachten Störungen an der Hirnzirkulation kann hier gleichfalls nur unvollkommen eingegangen werden. Sowie man sich etwas eingehender mit den krankhaften Vorgängen am Hirngefäßapparat beschäftigt, erkennt man die mannigfachen Überschneidungen mit Fragestellungen aus anderen Gebieten. Angesichts der natürlichen Koppelung der Gewebsfunktion an die Gewebsernährung ist das ja auch nicht anders zu erwarten.

Schon jetzt wird krankhaften zentralen Vorgängen infolge von Zirkulationsstörungen — sog. vasculär bedingten Hirngewebsläsionen — ein viel breiterer Raum eingeräumt wie früher. Als ein besonders lehrreiches Beispiel für die Bedeutung von Zirkulationsstörungen vor allem funktioneller Natur für Hirnschädigungen sei die Arbeit G. BODECHTELs über die Gehirnveränderungen bei Herzkrankheiten genannt. Wir entnehmen der Darstellung dieses Autors, daß unter anderem auch Hirnläsionen bei der Chorea minor, beim Typhus, bei der Cocain-, Morphium- und Knollenblätterschwammvergiftung als unmittelbar vasal bedingt aufzufassen sind. In vielen wesentlichen Punkten decken sich allerdings die dabei erhobenen pathologischen Befunde mit jenen, die erstmalig von HILLER als sicher zirkulatorisch bedingte Folgen der CO-Vergiftung im Gehirn beschrieben worden sind und die dann in der Folgezeit von MEYER, WEIMANN u. a. bestätigt werden konnten. Die Annahme vasal bedingter Ernährungsstörungen für so viele ursächlich verschiedenartige Hirnstörungen muß überraschen und erfordert auch eine kritische Stellungnahme. Wir werden uns deshalb mit diesen Dingen näher beschäftigen müssen.

Klinische Erscheinungen von Hirnanämie begegnen dem Arzt unter sehr verschiedenen Bedingungen. Das Bewußtsein kann dabei in ganz wechselndem

Grade gestört sein. In leichten Fällen mag nur ein leichtes Unbehagen, ein Gefühl der Blutleere im Kopf, Auftreten von Schwindel, Schwarzwerden vor den Augen, ein Schweißausbruch namentlich an der Stirn und leichte Übelkeit auftreten. In anderen Fällen sieht man das typische Bild der *Ohnmacht* mit noch vorhandener Reflexerregbarkeit; während bedrohliche Hirnanämien zum *Shock* und *Kollaps* und tiefem *Koma* führen können. Bekannt sind die cerebralen Erscheinungen bei großen und rasch erfolgenden *Blutverlusten*. Häufiger haben wir mit Zuständen *abnormer Blutverteilung* im Körper oder mit einer *mangelhaften Anpassungsfähigkeit des Herzens* (CH. ACHARD) an zumal rasch sich ändernde Zirkulationsbedingungen zu tun. Bei mangelhafter Anpassungsfähigkeit des Herzens oder aber auch bei einer bereits organisch geschädigten Blutversorgung des Gehirns kann schon eine womöglich *übermäßige Füllung des Splanchnicusgebietes* zu unangenehmen und auch gefährlichen Zuständen von Hirnanämie führen. Wir werden hierüber noch bei der Hirnarteriosklerose zu sprechen haben.

Der *Shock* und *Kollaps*, wie wir ihn nach Operationen (vor allem in der Bauchhöhle), nach Narkosen und anderen Vergiftungen, nach Verletzungen, Verbrennungen, bei Infektionen, im Bild der schweren anaphylaktischen Reaktion, unter Einwirkung von Histamin, Pepton usw. sehen, ist nach den Untersuchungen v. ROMBERGS und seiner Schüler ein Zeichen allgemeiner Gefäßinsuffizienz. EWIG hat über unsere Kenntnisse vom Shock und Kollaps, im besonderen über die grundlegenden Arbeiten von EPPINGER und seiner Schüler eine gute Übersicht mit Hinweisen auf die wichtigste Literatur gegeben. Die Arbeiten von EPPINGER, SCHÜRMEYER, LASZLO, EWIG und KLOTZ zeigen übereinstimmend, daß im Kollaps die zirkulierende Blutmenge erheblich reduziert ist. Schon die alten Kliniker sprachen ja dabei von einem „Verbluten in die Bauchgefäße“. Neuere Untersuchungen zeigten allerdings, daß die Verhältnisse doch komplizierter sind und daß durchaus nicht immer eine Auffüllung der sog. Blutdepots — vor allem der Leber und Milz — für die Abnahme der zirkulierenden Blutmenge verantwortlich zu machen ist.

Wie die Untersuchungen und Erfahrungen gelehrt haben, tritt ein Ausweichen großer Blutmengen vor allem in die Gefäße des Splanchnicusgebietes ein beim psychogen bedingten Kollaps vasolabiler Menschen, beim Kollaps nach Äther-, Chloroform- und Avertinnarkosen und bei abnorm schlaffen Bauchdecken, so z. B. kurz nach Schwangerschaften. Dementgegen versackt das Blut beim sog. „statischen Kollaps“, d. h. den gelegentlich sehr unangenehmen Zuständen, welche in der Regel vasolabile Astheniker und auch Rekonvaleszenten bei längerem Aufrechtstehen oder auch raschem Aufrichten befallen, vor allem in die Extremitäten. LEWIS hat 1932 dieses Syndrom als „vasovagal Syncope“ beschrieben. Man bezeichnet solche Zustände als *arterielle orthostatische Ischämie* des Gehirns (Näheres findet der Leser bei ASK-UPMARK). Bei diesen Menschen, denen es bei längerem Stehen übel wird, kann die zirkulierende Blutmenge bis zu 26% (SECKEL) abnehmen und der Blutdruck um 20—75 mm Hg und mehr sinken. Mir ist eine sonst gesunde aber ausgesprochene Asthenikerfamilie bekannt, in der alle Mitglieder an diesem Syndrom mehr oder minder stark leiden.

In den Extremitäten sammelt sich das Blut in den subpapillären Plexus und in großer Menge auch in Varicen. Die Erscheinungen äußern sich meist in abnormem Müdigkeitsgefühl, Gähnen, leichtem Schwindel und den bereits genannten, für leichte Ohnmachten typischen Prodromalerscheinungen. Das Gähnen scheint dabei die Funktion einer der Störung entgegenwirkenden reflektorischen Maßnahme zu haben, indem durch die damit verbundene starke Erweiterung des Brustkorbs und gleichzeitige Kompression der Bauchhöhle durch das herabrückende Zwerchfell die V. cava gefüllt und mehr Blut dem Herzen zugeführt wird. In gleicher Weise wirken auch körperliche Bewegungen, die mittels einer Verdrängung des in den Extremitäten stagnierenden Blutes die zirkulierende Blutmenge erhöhen und so den unangenehmen Zustand der Hirnanämie beenden. EWIG ist durchaus beizustimmen, wenn er sagt, daß die statischen Kollapse und besonders die Präkollapse mit ihren Schwindelerscheinungen, Flimmern vor den Augen, Ermüdungsgefühl, unmotiviertem Gähnen, Übelkeit usw. klinisch oft verkannt werden. Auch bei diesen Zuständen abnormer Blutverteilung zeigt sich übrigens — wie ich oft feststellen konnte — die uns schon bekannte Parallelität im Verhalten der Hirn- und Coronargefäße. Die so häufig geklagten und gelegentlich sehr unangenehmen Sensationen in der Brust, vor allem in der Herzgegend

— welche fälschlicherweise gern auf Angiospasmen bezogen werden — finden sich mit Vorliebe gerade unter jenen eben geschilderten Bedingungen, welche auch Erscheinungen von Hirnanämie hervorrufen. Ich zweifle nicht, daß diese Klagen, welche oft mit einem bedeutenden Gefühl der Leistungsschwäche und abnormer Müdigkeit einhergehen, auf einer mangelhaften Durchblutung des Herzens infolge abnormer Blutverteilung beruhen. Der gute Effekt körperlicher Tätigkeit spricht ganz in diesem Sinn.

Die an der Peripherie angreifenden toxischen Kollapsformen, für die EWIG den *Histaminshock* als Beispiel nimmt, sind durch starke Bluteindickung infolge Plasmaverlust gekennzeichnet. Das Plasma tritt infolge Endothelschädigung aus den toxisch erweiterten Capillaren in das Gewebe aus. Daneben spielt eine Blutversackung in die Leber noch eine gewisse Rolle (MAUTNER und PICK). Ähnlich wirken die spezifischen *Capillargifte* wie die Schwermetalle, das Arsen und zum Teil auch das Veronal, die ja bekanntlich auch im Hirn capilläre Schädigungen, mitunter auch mit diapedetischen Blutungen — vgl. das über die Polioencephalitis haemorrhagica superior Gesagte — verursachen können. Der Kollaps ist auch bei diesen Schädigungen der Gesamtzirkulation eine Folge des gefährlich herabgesetzten Schlagvolumens des Herzens. — Die *chirurgischen Kollapsformen* sind nicht einheitlicher Natur. Bald überwiegt die Schädigung durch die Narkose, wobei direkte toxische Einwirkungen auf die Gefäße und eine Störung der zentralen Gefäßregulation sich miteinander verbinden (die einschlägige Literatur hat letzthin BODECHTEL zusammengestellt), bald jene durch die besonderen operativen Maßnahmen. Beim sogenannten Wundshock, bei dem im Experiment sich die zirkulierende Blutmenge um 30—40% vermindert erwies, spielt die Bluteindickung durch Plasmaverlust infolge toxischer Wirkung von Gewebsabbaustoffen die Hauptrolle. Das gleiche gilt für den Eingeweideshock und den Verbrennungsshock. Beim Narkoseshock erwiesen sich Maßnahmen zur Steigerung der Blutmenge erfolgreich, während beim Operationsshock eine Traubenzuckerdauerinfusion und die Verabreichung von Sympatol geboten erscheinen. — Die *bakteriologischen Kollapse,* wie sie uns vor allem bei schweren Infektionskrankheiten begegnen, gehen mit Bluteindickung und Plasmaverlust einher. Dazu kommen bei chronischen Zuständen die Folgen einer toxischen Anämie. Wie F. LANGE kürzlich zeigen konnte, verlieren die Arterien bei schweren septischen Zuständen, in denen wir gelegentlich das Bild eines therapeutisch unbeeinflußbaren Kollapses sehen, die Fähigkeit sich auf Reize verschiedenster Art zu kontrahieren.

Eine gute Zusammenstellung über das Wesen des Shocks stammt auch von Frau GOLLWITZER-MEIER. Hier findet man auch die therapeutischen Maßnahmen wie zentrale Erregungsmittel und periphere Gefäßmittel, mit der kreislauffördernden Kohlensäure, Herzmittel, physikalische Anwendungen und Infusionen beschrieben.

Cerebrale Zirkulationsstörungen infolge ungenügender oder gar völlig versagender Herztätigkeit werden wir erwarten können in Fällen, bei denen das *Herz für eine längere Zeit völlig stillgestanden hat.* Dergleichen ereignet sich gelegentlich bei Operationen.

So hat WESTPHAL über den Fall einer Patientin berichtet, bei der das Herz erst nach 15 Min. dauerndem Stillstand wieder zum Schlagen gebracht werden konnte. Die Patientin blieb auch dann noch bewußtlos und bot bis zum Ende tonische Krampfstellung und klonische Zuckungen der Extremitäten. — BODECHTEL schilderte einen Herzstillstand von 10 bis 15 Min. gleichfalls bei einer Operation. Unmittelbar nach schließlich erfolgter Beendigung der Operation waren halbseitige schwere Krämpfe und tiefe Bewußtlosigkeit bis zum Exitus aufgetreten.

Sind dergleichen Zufälle glücklicherweise selten, so gibt es doch andere, relativ häufige Störungen der Herztätigkeit, die mit gewisser Regelmäßigkeit zu cerebralen Erscheinungen führen. Am bekanntesten ist da wohl das Syndrom der ADAMS-STOKESschen Krankheit.

Infolge einer organischen Erkrankung im Bereich des HIS'schen Bündels kommt es hierbei zu einer mehr oder minder vollständigen Dissoziation der Aktion von Herzvorhöfen und Kammern, wobei die Herzkammern schließlich in dem ihnen eigenen Rhythmus von etwa 35mal in der Minute sich kontrahieren. Bei inkompletten Dissoziationen kommt auf je zwei oder drei Vorhofkontraktionen je eine Ventrikelkontraktion, so daß der Arterienpuls sehr verlangsamt ist und im Verhältnis zum Vorhofs- und Jugularispuls im Rhythmus von 1:2 schlägt. Es gibt da Fälle von Bradykardie, bei denen der Puls bis auf 12, ja oder 1:3 selbst auf 7 in der Minute heruntergehen kann.

Bei diesen Anfällen extremer Pulsverlangsamung pflegt sich häufig eine vorübergehende Bewußtseinsstörung infolge Hirnanämie einzustellen. Daneben sieht man auch oft Atembeschwerden und gelegentlich typische Krampfanfälle, wie sie ja auch bei Unterbindung der Carotis und Hirnanämien infolge hochgradiger

Blutverluste beobachtet werden. Der Zustand der Kranken kann in solchen Anfällen äußerst bedrohlich sein. Das Gesicht wird leichenblaß, die Atmung kann unregelmäßig sein und bei ungenügender Blutversorgung der Medulla oblongata die typischen Kennzeichen des prognostisch bedenklichen periodischen, sog. CHEYNE-STOKESschen Atmens bieten.

Unter diesem Phänomen verstehen wir eine Art der Atmung, bei welcher Perioden vollständigen Atmungsstillstandes (Apnoe) abwechseln mit Perioden langsam anschwellender und immer tiefer werdender und dann wieder abschwellender Atembewegungen.

GREELEY und GREELEY haben dieses Syndrom in seiner Abhängigkeit von der Hirndurchblutung experimentell an Hunden untersucht. Sie stellten dabei unter anderem fest, daß gruppenweises Auftreten von Atemzügen mit der Abnahme von Blutströmung und Blutdruck einsetzte. Das Nachlassen der Blutströmung führt dabei offenbar zu verlangsamtem Abtransport angehäufter Säuren und Abnahme der Oxydationsvorgänge und damit zur Überventilation. Abnehmender Blutdruck regt die Atmung an. *Die periodischen Atemschwankungen hängen demnach ab von periodischen zirkulatorischen Schwankungen,* wobei periodische chemische Veränderungen im Respirationszentrum von ursächlicher Bedeutung sein können. Wir werden dem CHEYNE-STOKESschen Atmen noch einmal begegnen bei Besprechung der Hirnsymptome bei kardialer Insuffizienz und den arteriosklerotischen Hirnveränderungen.

Wacht der Kranke aus solchen komatösen Zuständen nicht binnen weniger Minuten auf, so ist er verloren. Ganz ähnliche Anfälle können, wie A. WEBER hervorhebt, auch durch das meist tödliche *Kammerflattern* oder *-flimmern* hervorgerufen werden. Die Behandlung dieser schlimmen Zustände muß natürlich am Herzen angreifen. — Cerebrale Symptome kennzeichnen auch viele Fälle von sog. *paroxysmaler Tachykardie.* Der Patient klagt dabei über unangenehme Sensationen — manchmal das Gefühl des Herzaussetzens — in der linken Brust, anfallsweises Herzklopfen, Angst, Schwächegefühl, Schwindel, Übelsein bis zum Erbrechen. Das Bewußtsein kann dabei leicht getrübt bis erloschen sein. Therapeutisch pflegt in vielen Fällen erzwungenes Erbrechen — sei es mechanisch oder durch Darreichung von z. B. 1% Kupfersulfatlösung teelöffelweise — die unangenehmen Zustände zu kupieren. — Nicht wenige Fälle von *Arrhythmia absoluta* beginnen mit rein cerebralen Symptomen. Die Kranken erleiden einen plötzlich eintretenden Schwindel, der sich rasch bis zur völligen Bewußtlosigkeit steigert, und ebenso plötzlich nach Sekunden oder wenigen Minuten ist alles wieder vorbei, zurück bleibt höchstens eine gewisse Schwäche, von der sich aber der Patient auch wieder rasch zu erholen pflegt. Solche Anfälle kommen in ganz unregelmäßigen Intervallen von Tagen bis Monaten, ja Jahren, wieder. In der Zwischenzeit kann der Patient subjektiv und objektiv gesund sein (A. WEBER). In solchen Fällen ist bei kompensiertem Herzen die Chinidinbehandlung indiziert.

Nicht so selten begegnet der Arzt auch bei der luischen Aortenerkrankung — dem *Aortenaneurysma* — plötzlichen Bewußtseinsstörungen, die gelegentlich mit sehr unangenehmen subjektiven Sensationen im Hals und Kopf, auch starken Schweißausbrüchen einhergehen. Die Möglichkeit, daß dabei angesichts der schweren organischen Veränderungen im Ursprungsgebiet der Carotiden vorübergehende Zuflußbehinderungen für die Kopfgefäße wirksam sind, ist vorhanden. Auch an vasomotorische, krisenartige Zustände im Gebiet der Carotiden wird man denken müssen.

HITZENBERGER hat über Bewußtseinsstörungen und gelegentlich auch epileptiforme Reizerscheinungen bei *chronisch Kreislaufkranken mit hochgradiger Cyanose,* jedoch mit geringfügiger Atemnot, mangelnder Orthopnöe, gutem Puls und normalem Blutdruck berichtet. Der Autor bezog diese Hirnsymptome auf die bei solchen Kranken gefundene hochgradige Verminderung des O_2- und Erhöhung des CO_2-Gehaltes des arteriellen Bluts. Die Herabsetzung der O_2-Spannung im Blut wirkt dabei ganz ähnlich auf das Gehirn wie die Verminderung der O_2-Aufnahme in der *Unterdruckkammer,* wo bekanntlich gleichfalls Ohnmachten beobachtet werden. Die bei den chronisch Kreislaufkranken zugleich vorhandene CO_2-Überladung des Blutes soll das Auftreten deutlicher Atemnot verhindern. Therapeutisch empfiehlt sich in solchen Fällen eine Kombination von Aderlaß und Atmung O_2-reicher Luft.

BODECHTEL, auf dessen Hirnuntersuchungen bei Kreislaufkranken wir bei der Besprechung der Angiospasmen noch einmal ausführlicher zurückkommen werden, hat die Hirne von Kindern mit *angeborenem Herzfehler* untersucht. Bei solchen Kranken kommen bekanntlich starke Kopfschmerzen, Schwindelanfälle, motorische Unruhe bis zu Konvulsionen, epileptische Anfälle, Hemiplegien usw. vor. Cerebrale Störungen sollen sogar einen wesentlichen Faktor bei der unmittelbaren Todesursache bilden. BODECHTEL meint nun freilich, daß die Kreislaufstörungen für die im Hirn gefundenen Ernährungsstörungen nicht allein verantwortlich sein können und möchte — außer der auch von HITZENBERGER gemutmaßten Bedeutung der O_2-Verarmung des Blutes — funktionelle Störungen an der Hirnstrombahn selbst (vgl. später!) verantwortlich machen. Er hat seine Untersuchungen auch auf chronisch Kreislaufkranke und plötzliches Kreislaufversagen ausgedehnt.

BODECHTELs Befunde beweisen jedenfalls, daß Ernährungsstörungen des Hirns *ohne* eine organische Erkrankung der Hirngefäße bei Versagen des Allgemeinkreislaufs vorkommen und sogar zum Teil anatomisch nachgewiesen werden können. Viele dieser ischämischen Hirnläsionen dürften freilich erst agonal entstehen und entziehen sich infolge der Schwere des Allgemeinzustandes dieser Kranken der klinischen Feststellung.

Unsere Kenntnisse von der Bedeutung des *Sinus caroticus* für die Hirndurchblutung haben das Verständnis für eine Reihe extracerebral verursachter Störungen der Hirnzirkulation erleichtert. ASK-UPMARK hat diese Zusammenhänge auf Grund der nicht unbedeutenden Literatur (vgl. dort!) eingehend besprochen. In besonderen Fällen kann ein Reiz auf den Sinus caroticus — wie er z. B. bei dem sog. „*Vagusdruckversuch*" ausgeübt, gelegentlich sogar durch einen zu engen, hohen Kragen vermittelt wird — zu sehr unangenehmen Folgen führen. Die Herzaktion wird verlangsamt, und der Blutdruck sinkt, worauf Symptome von *Hirnanämie* erscheinen. Vor allem scheint ein so verursachter *rascher* Blutdruckabfall (WEISS und BAKER) bei bereits geschädigten Blutgefäßen — Arteriosklerose! — besonders leicht zu *Ohnmachten* führen zu können. In dergleichen Fällen treten gelegentlich auch Lokalsymptome von der homolateralen Hemisphäre her auf. Die Auslösung gefährlicher Erscheinungen wird offenbar besonders begünstigt, wenn der Druck einen Sinus trifft, bei welchem die Reizung der in der Adventitia befindlichen nervösen Zentralstätten durch eine in den inneren Gefäßanteilen vorhandene arteriosklerotische Veränderung begünstigt wird. HERING konnte dies in einem autoptisch kontrollierten Fall bestätigen. Bei jungen Individuen dürfte eine funktionelle Steigerung der Empfindlichkeit des Sinus oder anatomische Veränderungen der Carotis — fusiforme Erweiterung in dem Fall CATTELs — bedeutsam sein (vgl. ASK-UPMARK) —. HERING wies darauf hin, daß *Hirnstörungen beim Erwürgen und Boxen* vom Sinus her ausgelöst werden können. Auch die Kopfhaltung und der Druck unter den Kieferwinkel, wie er bei der *Narkose* angewandt wird, können nach MCKEAN, DOWNS und PISTOCCHI (nach ASK-UPMARK) sehr unangenehme reflektorische Folgen für die Hirnzirkulation haben. Bei *Operationen* in der Nähe des Sinus, z. B. auch bei der *Thyreoidektomie,* können zumal in Anbetracht der funktionellen Beziehungen zwischen Schilddrüse und Sinus (REIN, LIEBERMEISTER und SCHNEIDER) Ohnmachten, ja sogar Todesfälle durch Störung der Hirndurchblutung auftreten. Hier sei auch vor den operativen Manipulationen an der Carotis, wie sie — bei mangelnder Sorgfalt — im Gefolge der *Arteriographie* (MONIZ, LÖHR und JACOBI) gelegentlich angewandt werden, gewarnt. Über die Gefahren der Carotisligatur vgl. S. 305f. — Schließlich sind cerebrale Störungen auch bei *entzündlichen und geschwulstartigen Veränderungen um die Carotis*

(PUTNAM, vgl. WEISS und BAKER) und vor allem *Tumoren des Glomus caroticum* beobachtet worden. H. H. STEWART hat über die Symptomatologie dieser Tumoren 1931 eingehend referiert. ASK-UPMARK berichtet über die in der Literatur niedergelegten cerebralen Symptome bei diesen Tumoren, die sich bei Druck auf den Tumor einstellten und nach seiner operativen Entfernung verschwanden. G. W. BOOT beschrieb solch einen Fall mit ADAMS-STOKESschem Syndrom und den zugehörigen cerebralen Erscheinungen.

Schon seit langen Zeiten sind *psychotische Zustände* mit Zirkulationsstörungen des Gehirns in Zusammenhang gebracht worden. (Bekannt sind die alten Theorien MEYNERTS, welcher die Grunderscheinungen der Manie und Melancholie auf Änderungen der Blutversorgung des Vorderhirns infolge von Erweiterung und Verengung der Hirngefäße zurückführen wollte.) Während nach unseren derzeitigen Kenntnissen die endogenen Psychosen aus einer solchen Betrachtung auszuschalten sind, verdient die Frage nach der *ursächlichen Bedeutung cerebraler Durchblutungsstörungen für die Genese exogener Psychosen* eine kurze Besprechung. Die Annahme, daß ein Versagen der Hirndurchblutung psychotische Zustände verursachen könnte, wird um so näher gerückt, wenn sich solche Psychosen bei Kranken mit den typischen Symptomen eines dekompensierten Kreislaufs finden.

Das Kapitel *Kreislaufstörungen* und *Psychosen* war Gegenstand zweier ausführlicher Referate auf der Jahresversammlung des deutschen Vereins für Psychiatrie in Danzig im Mai 1929. THIELE behandelte damals den klinischen Teil. Er wies darauf hin, wie man in der letzten Zeit versucht hatte, sich darüber klar zu werden, in welcher Weise Störungen des Gesamtkreislaufs sich wohl am Hirn auswirken könnten. Mit Recht hebt THIELE hervor, daß das Problem nicht nur den beschränkten Einfluß einer gestörten Herztätigkeit auf die Hirnfunktion betrifft, sondern daß hier allgemeiner nach den Zusammenhängen zwischen *Kreislaufinsuffizienz* und *Psychose* gefragt wird, worunter psychische Syndrome bei Erkrankungen des Herzens selbst nur eine besondere Gruppe der Fälle betreffen.

Was schon in den einleitenden Worten zu diesem Abschnitt gesagt wurde, gilt auch für die Frage der Psychosen: daß nämlich hier mit Störungen der Hirndurchblutung zu rechnen sein wird, bei denen einmal das Gehirn nur einen Teil der ausgedehnten Kreislaufperipherie bedeutet, und mit anderen, bei denen sich spezielle Kreislaufstörungen im Hirn — vielfach auf dem Boden einer allgemeinen Kreislaufstörung — entwickelt haben.

Seit den grundlegenden Arbeiten BONHOEFFERS werden die bei Kreislaufinsuffizienz beobachteten Psychosen in die Gruppe der *exogenen Reaktionstypen* eingeordnet. Während die Aufstellung bestimmter Typen für diese Psychosen sich nicht hat verwirklichen lassen, wurde die *Angst* als ein kennzeichnendes Merkmal der „Kreislaufpsychose“ überhaupt bestätigt.

Nach BONHOEFFER sind ängstlich gefärbte psychotische Zustandsbilder — Delirien mit ängstlicher Färbung, Angstzustände mit Desorientierung — bei Herzdekompensationen besonders häufig. THIELE hebt hervor, daß fast generell bei diesen Patienten „eine dauernd leicht ängstlich gefärbte Stimmungslage mit spontanen Steigerungen des Angstaffekts und Neigung zu ängstlichen Reaktionen bei jedweder Inanspruchnahme, oft schon beim bloßen Herannahen an das Bett“ bestehe. THIELE definiert diese Angst kreislaufkranker Menschen als ein „elementares Erlebnis, das in die Reihe der Hemmungsgefühle gehört und in seiner engen Gebundenheit an Zustandsänderungen der Organe unmittelbar erfaßt wird.“ Als das kennzeichnende psychische Merkmal findet sich die Angst bei der *Angina pectoris* — vor allem ihrer echten organischen Form. In dieser Angst reflektiert sich das krankhafte Geschehen am Herzen selbst in der Psyche. LUDWIG BRAUN bezeichnet „die Angst geradezu als die spezifische Empfindung, den spezifischen Sinn des Herzens“. Die Angsterregungen Angina pectoris-Kranker können sich ins Psychotische steigern, zumal wenn das Herzleiden mit einer schweren Dekompensation des Kreislaufs verbunden ist. Nach mehrfacher Wiederholung solcher Angstattacken kann sich bei diesen Kranken eine eigenartige Dauerveränderung der ganzen psychischen Persönlichkeit ausbilden, die wiederum durch ihre ängstliche Färbung gekennzeichnet ist (BRAUN). Auf diese Zustände mehr einzugehen ist hier nicht der Ort. Ihre Symptomatologie und Beurteilung vom Standpunkt des Psychiaters findet der Leser in dem eingehenden Referat von THIELE. Weitere Literatur hat SEELERT in einem Referat 1933 zusammengestellt.

In der WENCKEBACHschen Klinik wurde von S. WASSERMANN die bemerkenswerte Beobachtung gemacht, daß offenbar zwischen dem Auftreten der CHEYNE-STOKESschen Atmung und psychotischen Symptomen oft ängstlicher Färbung ein innerer Zusammenhang besteht. Dafür würde auch sprechen, daß bei diesen Kranken mit Verschwinden der asphyktischen medullären Symptome infolge ausgiebiger Kreislaufbehandlung auch die psychotischen Erscheinungen sich verlieren. — Nach der WASSERMANNschen Darstellung bestehen ganz entsprechende Beziehungen auch zu den als *Asthma cerebrale* bezeichneten Zuständen. Unter cerebralem Asthma versteht man bekanntlich nach E. v. ROMBERG Zustände von Atemnot, deren Ursache mangels einer Lungenstauung und anderer für ein Asthma cardiale oder auch bronchiale charakteristischer Befunde in einer ungenügenden Durchblutung der Medulla oblongata zu suchen ist. In der Mehrzahl der Fälle handelt es sich unseren Erfahrungen nach um Zustände sog. *chronischer Pseudourämie* mit schweren sklerotischen Gefäßveränderungen im Augenhintergrund und dem Gehirn, vor allem dem Hirnstamm (vgl. S. 269 u. 376).

In der WENCKEBACHschen Klinik hat man beobachtet, daß psychische Anomalien wie erhöhte Reizbarkeit, intensive Schlaflosigkeit, Ängstlichkeit, unstetes Verhalten, namentlich nachts, Unorientiertheit beim Erwachen oft monatelang den ersten manifesten Insuffizienzerscheinungen vorausgehen können. Die schwersten Psychosen wurden durchaus nicht bei den schwersten Insuffizienzen gefunden. Nach WASSERMANN sind es zumeist die leichten bis mittelschweren dekompensierten Aorteninsuffizienzen, die mit den heftigsten Störungen einhergehen können. Überhaupt sollen in der Verursachung psychotischer Bilder die Insuffizienzen des *linken* Herzens jene des rechten, welche in der Regel mit Lungenstauung und Ödem einhergehen, weit übertreffen. Bei diesen letzten Fällen treten psychotische Störungen vor allem in Form von Delirien meist erst sub finem auf, auch hier, wie WASSERMANN meint, infolge schließlichen Versagens auch des linken Ventrikels.

Daß psychotische Krankheitserscheinungen bei Kreislaufkranken durchaus nicht stets die einfache Folge einer mangelhaften Hirndurchblutung sein müssen, geht wohl daraus hervor, daß derartige klinische Bilder sich gelegentlich geradezu gegensätzlich zum Zustand des Kreislaufs verhalten. So sieht man bisweilen eine Psychose bei Herzkranken im Zustand der Ausschwemmung von Ödemen auftreten. Es liegt nahe, in solchen Fällen dann doch wieder an den *Einfluß toxischer Stoffwechselprodukte* auf das Hirn zu denken. Man darf ja auch nicht vergessen, daß das Blut des dekompensierten Kreislaufkranken sich vom Normalblut nicht nur durch seinen Sauerstoffmangel und Kohlensäurereichtum unterscheidet, sondern daß die physikalisch-chemischen Veränderungen des Blutes bei Stauungen und mangelhafter Beatmung viel tiefer gehen, daß im Blut von Kreislaufkranken Stoffe auftreten können, die toxisch auf das Hirnparenchym wirken können, ohne direkt die Hirndurchblutung zu gefährden.

Die *pathologische Anatomie* der extracerebral verursachten funktionellen Zirkulationsstörungen im Gehirn werden wir im Zusammenhang mit den Veränderungen infolge intracerebral entstandener funktioneller Kreislaufstörungen besprechen, von denen sie sich prinzipiell nicht unterscheidet. — Über die *spezielle pathologische Anatomie* der *Kreislaufpsychosen* wissen wir herzlich wenig. A. JAKOB hat zwar Zellveränderungen im Hirn bei Psychosen beschrieben, ohne jedoch Merkmale von Zirkulationsstörungen am Hirnparenchym aufdecken zu können. Auch die erwähnten sehr gründlichen Untersuchungen G. BODECHTELS geben gerade über das anatomische Substrat der Kreislaufpsychosen keinen Aufschluß. SPIELMEYER hat 1930 in seinem Danziger Referat zu dieser Frage Stellung genommen und darauf hingewiesen, wie außerordentlich schwierig es ist, allenfallsige zirkulatorisch bedingte Hirnläsionen vom Charakter mehr oder weniger umschriebener herdförmiger Schädigungen in der Großhirnrinde nun auch mit dem Auftreten von Psychosen in kausale Beziehung zu bringen. Erfahrungsgemäß finden sich solche meist inkomplette ischämische Veränderungen, auf die wir später noch genauer eingehen werden, bei Kreislaufkranken auch ohne jede Spur psychotischer Reaktionen. Darüber hinaus können sie auch sehr wohl in der Agone entstehen; sagen also für die Pathogenese des klinischen Syndroms gar nichts aus. — Die Tatsache der Rückbildungsfähigkeit der meisten dieser symptomatischen Psychosen macht es ja überhaupt nicht gerade wahrscheinlich, daß wir gröbere organische Hirnveränderungen bei ihnen finden werden.

IV. Cerebrale Störungen bei abnormer Blutbeschaffenheit.

Bisher haben wir gesehen, daß eine mangelhafte Blutversorgung des Gehirns zu cerebralen Störungen führt, und nur im Fall bestimmter chronischer Kreislaufstörungen mit starker Cyanose war offensichtlich nicht so sehr die ungenügende Durchblutung als vielmehr die O_2-Armut des arteriellen Blutes direkt die Ursache cerebraler Funktionsstörungen. Es gibt nun aber auch Ernährungsstörungen des Gehirns unter Bedingungen, bei denen Störungen der Herztätigkeit und des allgemeinen Kreislaufs ganz in den Hintergrund treten und die *Beschaffenheit des Blutes selbst in seiner physikalischen und chemischen Zusammensetzung die genügende O_2-Versorgung des Gehirns gefährdet.* Dies gilt für die bei der *Polycythämie rubra vera* beobachteten cerebralen Symptome.

Dieses Leiden, dessen Erkenntnis an die Namen von VAQUEZ und GEISBÖCK geknüpft ist, ist vor allem charakterisiert durch eine mitunter außerordentliche Vermehrung der roten Blutkörperchen — gelegentlich bis über 15 Millionen — und eine deutliche Erhöhung des Hämoglobingehalts. Ohne auf die weiteren klinischen Merkmale deses Leidens eingehen zu wollen, sei nur vermerkt, daß die GEISBÖCKsche Form dieses Leidens durch eine starke Erhöhung des Blutdrucks kompliziert ist. Die Blutveränderung geht einher mit einer stark erhöhten Viscosität des Blutes, die entgegen einer 5mal höheren Viscosität des Normalblutes gegenüber Wasser bei der Polyglobulie Werte von 21, ja bis zu 40 (UMBER und JACOBS) erreicht. Eine Vermehrung der Gesamtblutmenge ist dabei kein gesetzmäßiger Befund. Untersuchungen über die O_2-Kapazität des Blutes und den respiratorischen Gaswechsel bei diesen Kranken haben gleichfalls ungefähr normale Werte ergeben. Daraus ist zu schließen, daß die organischen Symptome in erster Linie aus einer Erschwerung der Organdurchblutung resultieren dürften.

In einer größeren Zahl der Fälle stehen von Anbeginn *cerebrale Erscheinungen* — Kopfschmerzen, Erbrechen, Blutandrang zum Kopf, Schlaflosigkeit, Schwindelgefühl, Ohnmachten, Ohrensausen — so im Vordergrund, daß die Kranken oft dieser Beschwerden wegen den Arzt aufsuchen. Nach ED. MÜLLER sieht man bei der Erkrankung auch psychische Erregbarkeit und Erschöpfbarkeit sowie Depressionszustände, Gedächtnisstörungen, Geruchstäuschungen usw. Ein Fall von CASSIRER und BAMBERGER bot eigenartige Zwangsvorstellungen. KOCH und ROTHMANN sowie BIELING berichteten über MÉNIÈREschen Schwindel, der in dem einen Fall auf eine medulläre, im anderen auf eine labyrinthäre Affektion zu beziehen war. Auch der erste von VAQUEZ beschriebene Fall litt an einem typischen MÉNIÈREschen Syndrom. In vorgeschrittenen Fällen, aber auch relativ früh (ein Fall von ELSCHNIG und NONNENBRUCH) kommen dann auch schwere cerebrale Läsionen zustande, die sich in Sensibilitäts- und Motilitätsstörungen, gelegentlich von typisch mono- oder hemiplegischer Ausbreitung, Hemianopsie, Aphasien und anderen Sprachstörungen, Doppelsehen, auch extrapyramidalmotorischen Störungen, kurz den Erscheinungen organischer Hirnläsionen, äußern können. L. H. SLOANE hat letzthin eine gute Literaturübersicht über die neurologischen Symptome bei der Polycythämie gegeben, auf die hier verwiesen sei. Die außerordentliche Mannigfaltigkeit der cerebralen Symptome bei diesem Leiden geht auch aus einer Zusammenstellung eines sehr umfangreichen Materials der MAYO-Klinik von BROCKBANK hervor. Hingewiesen sei schließlich auch auf die Dissertation von ZOTZ, der besonders die gelegentlichen psychischen Störungen vom Typ epileptiformer Dämmerzustände, die auch in forensischer Hinsicht Bedeutung gewinnen können, erwähnt. Der Arzt muß mit der Tatsache einer ersten Manifestation dieses Leidens in Gestalt cerebraler Symptome vertraut sein, um sich vor Fehldiagnosen, zumal wenn es sich um cerebrale Zirkulationsstörungen bei jüngeren Individuen handelt, zu hüten. Die Blutuntersuchung muß dabei durchaus nicht so exzessiv hohe Erythrocytenwerte ergeben. Schon Zahlen um 6 Millionen können da zum mindesten höchst verdächtig sein und bei längerer Beobachtung und weiterem Anstieg die Diagnose rechtfertigen. Sehr wichtig zur Deutung cerebraler Prozesse sind *Veränderungen am Augenhintergrund,* die sich nach UHTHOFF vor allem als starke Füllung und abnorm dunkle Färbung der Retinavenen verraten. Embolien der A. centralis retinae sind dabei sehr selten; ein Fall wurde von MYLIUS, der andere von ELSCHNIG und NONNENBRUCH beschrieben. (Dass diese beiden Forscher hierbei die Wirkung hypothetischer Angiospasmen in den Vordergrund rücken, ist verwunderlich.) Gelegentlich ist auch ein Ödem der Retina und selbst Stauungspapille beobachtet worden. — Die *pathologisch-anatomischen Hirnveränderungen* sind recht mannigfacher Art. Es finden sich ischämische Prozesse verschiedener Intensität — unvollkommene und vollkommene Erweichungen —, Hirnvenen- und Sinusthrombosen mitunter mit ausgedehnten hämorrhagischen Infarkten. Über die Pathogenese all dieser zirkulatorischen Gewebsläsionen braucht wohl nicht viel gesagt zu werden. Sie beruhen alle letzten Endes auf einer starken Strömungsverlangsamung des Blutes, welche gemeinsam mit den anderen Blutveränderungen die Entstehung prästatischer Zustände und kompletter *Stase* evtl. auch echter Thrombenbildung begünstigt.

Die *Therapie* wird natürlich am Grundleiden anzugreifen haben. EPPINGER empfahl das salzsaure Phenylhydrazin, das mitunter Erfolg hat. Schon seit jeher verwendet man zur vorübergehenden Besserung den Aderlaß. Die Benzolbehandlung ist nicht ungefährlich. Die Röntgenbestrahlung der Knochen in schweren Fällen ist auf alle Fälle zu versuchen. Auch diätetisch, z. B. mittels überreicher Fettdarreichung, eisenarmer Kost, Trinkkuren, hat man mit zweifelhaftem Erfolg versucht, auf das in seiner Ätiologie ja noch ganz unklare Leiden einzuwirken. Milzextrakte oder Milzpulver sollen dann und wann Erfolg gehabt haben. Näheres findet der Leser in den einschlägigen Kapiteln der medizinischen Handbücher.

Die bei krankhafter Vermehrung der weißen Blutkörperchen — den *Leukämien* — vorkommenden Komplikationen seitens des Nervensystems finden sich in Bd. XIII dieses Handbuchs beschrieben. Die für die *perniziöse Anämie* charakteristischen Veränderungen der nervösen Substanz beruhen auf genetisch ganz andersartigen, jedenfalls sicherlich nicht rein zirkulatorisch bedingten krankhaften Vorgängen und werden gleichfalls in Bd. XIII dieses Handbuches behandelt.

V. Cerebrale Erscheinungen infolge funktioneller Störungen an der Hirnstrombahn.

Abnorm funktionelle Vorgänge an der Hirnstrombahn selbst sind schon seit längerem bekannt. Das Interesse an diesen Dingen und damit die Bedeutung, welche man den Vorgängen beimißt, ist jedoch in der jüngsten Zeit in dem gleichen Maße gewachsen, als sich in der gesamten Medizin überhaupt eine gewisse Abkehr von einer morphologisch-starren zu einer funktionell-dynamischen Betrachtungsweise durchgesetzt hat. Für die Erklärung cerebraler Störungen als Folgen funktionell bedingter Durchblutungsstörungen hat natürlich auch unsere wachsende Kenntnis über die Innervation der Hirngefäße und deren Verhalten im Experiment (vgl. S. 231f.) einen nachhaltigen Einfluß ausgeübt. Veränderungen des Gefäßlumens, vor allem der Capillaren, sind freilich auch am nichtinnervierten Gefäß vorstellbar. W. SCHMIDTs Versuche an den nervenlosen Gefäßen der Placenta und F. LANGEs Experimente an den nervenfreien Dottergefäßen des Hühnerembryos haben hierfür ja sehr schöne Belege geliefert. Immerhin gibt die Gewißheit, daß die Hirngefäße sich bezüglich ihrer Abhängigkeit von nervalen Reizen ähnlich wie die übrigen Körpergefäße verhalten, uns eine größere Berechtigung zu der Annahme, daß ein abnorm funktionelles Verhalten der Gefäße, wie wir es aus der Körperperipherie her kennen, sich auch im Gehirn ereignen kann.

Die Vorstellung von *krampfartigen Vorgängen an den Hirngefäßen* — sog. *Angiospasmen* — geht schon auf PEABODY, CHARCOT, GRASSET, DÉJERINE, GORDON, RUSSEL, BROWN-SÉQUARD, JACKSON, KUSSMAUL und TENNER, NOTHNAGEL und andere zurück. WILDER sagt mit Recht, daß Angiospasmen schon wiederholt „Mode" gewesen sind. PAL vor allem hat 1905 mit seiner Lehre von den *Gefäßkrisen* erneut die Aufmerksamkeit auf solche Störungen auch im Gehirn gelenkt. „In einer Reihe von Krankheiten greifen die Gefäße in paroxysmaler Weise in den Gang der Ereignisse ein"; mit diesen Worten beginnt PALs bekannte Monographie. Nach seiner Definition gehören zu den Gefäßkrisen „alle akuten Gefäßvorgänge, also ebenso angiospastische wie angiodilatorische, ebenso örtlich regionäre oder allgemeine, gleichgültig ob sie im Blutdruck Ausdruck finden oder nicht". — In jüngerer Zeit sind es besonders die Feststellungen von pathologischen Anatomen — zu erwähnen ist da an erster Stelle SPIELMEYER und seine Schule — gewesen, welche der Neigung des Arztes unserer Zeit, funktionelles Geschehen gegenüber organischen Veränderungen in den Vordergrund zu rücken, einen starken Antrieb gegeben haben. Der Befund ganz offensichtlich ischämisch verursachter Schädigungen des nervösen Parenchyms bei intakten Gefäßen bzw. das Fehlen jedweden anatomischen Befundes bei klinisch einwandfrei kreislaufbedingten cerebralen Funktionsstörungen, erforderte eine Erklärung, die mangels organischer Beeinträchtigung der Gefäßweite in einer funktionellen Verengerung der Strombahn an umschriebenen Orten — also Angiospasmen — gesehen wurde.

In sehr eigenwilliger und besonderer Weise ist der pathologische Anatom G. RICKER diesen Problemen nachgegangen. Die Lehren RICKERs formulieren die von ihm und seine Schule angenommenen und auch experimentell aufgezeigten strengen Gesetzmäßigkeiten, welche im Verhalten der innervierten Strombahn unter verschiedenen, am Gefäßnervensystem angreifenden Reizen erkennbar sind. Wir müssen uns kurz und kritisch mit diesen prinzipiell wichtigen Dingen befassen.

RICKERs Lehre gipfelt in seinem sog. „Stufengesetz", dem alle krankhaften Vorgänge am peripheren Kreislauf untergeordnet sein sollen. Nach der letzten Formulierung von RICKER und REGENDANZ lautet dieses Gesetz: 1. Schwache Reizung bewirkt durch *Dilatatorenreizung* Erweiterung der Gefäße und Beschleunigung des Blutstroms *(Fluxion)*; die Constrictoren bleiben erregbar. 2. *Mittlere Reizung* ruft durch *Constrictorenerregung* Verengerung der Arterien und Capillaren mit Verlangsamung des Capillar- und Venenstroms hervor; stärkere Reizung dieser Art verschließt die kleinen Arterien und Capillaren und läßt den Venenstrom stillstehen *(Ischämie)*. 3. *Starke Reizung hebt die Erregbarkeit der Constrictoren auf und erregt die länger erregbar bleibenden,* zuletzt aber ebenfalls der Lähmung verfallenden *Dilatatoren.* Hierdurch entsteht zunächst (kurze) Erweiterung und Strömungsbeschleunigung, doch macht sich ein hinzutretender Einfluß, nämlich vorgeschaltete Arterienverengerung geltend, die aus der Beschleunigung eine *(prästatische)* Verlangsamung hervorbringt, welche sich zur *Stase* steigern kann.

Die *Fluxion* entspricht dem bekannten Bild der aktiven Hyperämie. Die *Ischämie* soll bei längerer Dauer zu Nekrose oder über eine weitere Schädigung der Strombahnnerven zu Stase mit folgender Nekrose führen können. Mit Annäherung an den Zustand der *Stase* kommt es auch zum Auftreten petechialer Blutungen. Bei rasch eintretender Stase, die sich auch wieder lösen kann, agglutinieren die corpusculären Blutelemente ohne vorhergehende prästatische Symptome. Diese letzteren sollen z. B. das Geschehen bei der Entzündung beherrschen, wobei es zur Leukocytenanhäufung und Durchtritt durch die Wände kleinster Venen vor allem aber zu reichlichem Serumdurchtritt kommt. Die Serumexsudation soll bei der kompletten Stase fehlen. — Die *Prästase* als Dauerzustand entspräche dem bekannten Bild der chronischen Entzündung, wobei ein langsamer Parenchymuntergang sich mit einer hyperplastischen Reaktion am Stütz- und Gefäßapparat vergesellschaftet findet. Die *Stase* führt zur *Nekrose* des umgebenden Gewebes, wobei eine Diapedese von

Erythrocyten davon abhängt, ob benachbarte Capillaren sich noch in einem prästatischen Zustand befinden.

Im Gehirn — meint RICKER — *entstehe jede Erweichung oder Verflüssigung, soweit sie nicht durch eine arterielle Thrombose oder Embolie verursacht ist, durch Stase!*

RICKER hat diese seine Lehre in konsequenter Weise auf die *Spätfolgen* der *Commotio cerebri* angewandt. Hatte man bisher die im erweichten Hirngewebe nach einer Commotion beobachtete plasmatische Durchtränkung des Gewebes auf eine mechanisch-traumatische Störung der Lymphzirkulation bezogen (SCHMAUS und JACOB), so deutete RICKER sie als ein Symptom der Prästase, die sich postmortal noch an dem erhöhten Füllungszustand der Gefäße, welche sich mangels constrictorischer Reaktion nicht in die Venen entleeren, verrate. Treten in diesem Zustand noch Diapedesisblutungen in großer Menge auf, so sehen wir das anatomische Bild der von BOLLINGER beschriebenen *traumatischen Spätblutung.* Neben diesen grobanatomischen Veränderungen hätten wir nach RICKER als Folgen einer Commotio eine noch mehr diffusere, jedoch leichtere Schädigung des Gefäßnervenapparates anzunehmen, die sich auf die Funktion der Hirnstrombahn unheilvoll auswirke und zu einer Beeinträchtigung der physiologischen und psychischen Hirntätigkeit führe und damit das Syndrom der Commotionsneurose verursache. RICKER formuliert seine Deutung dieser Commotionsfolgen, indem er sagt: „Die nach einer Commotio auftretenden Funktionsstörungen der Hirntätigkeit haben keine anatomische Grundlage, sondern umgekehrt; die vorkommenden anatomischen Hirnveränderungen beruhen auf funktionellen Vorgängen, nämlich an den Gefäßnerven und Gefäßen."

Die auf den ersten Blick bestechende Lehre RICKERs ist nicht unwidersprochen geblieben. Vor allem haben FISCHER-WASELS und TANNENBERG in verschiedenen Experimenten und Veröffentlichungen die schwachen Punkte des RICKERschen Dogmas aufgezeigt. Um ein Dogma handelt es sich nämlich bei RICKER, und das ist das mißliche an seiner Lehre. Der Versuch, *alles* pathologische Geschehen gewissermaßen auf eine Grundformel zu bringen, ist ja wohl doch schon in seiner ersten Konzeption zum Scheitern bestimmt. Für unsere Betrachtungen ist freilich nicht zu vergessen, daß auch FISCHER-WASELS bei all seiner scharfen Kritik an RICKERs Anschauungen zu dem Schluß kommt, daß die großen Verdienste RICKERs für die Kreislaufforschung nicht verkannt werden dürfen. Er sagt wörtlich: „Wenn man die Schlüsse RICKERs aus seinen Versuchen nicht als ein *Naturgesetz,* sondern als eine *häufig* zutreffende *Regel* aufstellen würde, so wäre dagegen nichts einzuwenden." Die Regel trifft nicht ausnahmslos zu, und von allem ist sie nicht in der einfachen Weise zu formulieren, wie RICKER es tut. „Jede lokale Schädigung oder Reizeinwirkung auf den Organismus wirkt in dreifacher Weise auf den Körper ein. Durch die direkte Einwirkung auf das lebende Gewebe, durch die Einwirkung auf das Blut in den Gefäßen, durch die Einwirkung auf die nervösen Endapparate des Gewebes und der Gefäßwand. Je nach Reizquantität und -qualität kann jeder dieser drei Faktoren im Vordergrund der Reaktionsart stehen."

Für die Pathogenese der funktionellen cerebralen Zirkulationsstörungen stehen prinzipiell zwei krankhafte Gefäßverhaltensweisen im Brennpunkt des Interesses: Die Ischämie durch Angiospasmen und die Stase durch Gefäßlähmung. Im ersten Fall werden wir die funktionelle Störung — sei es primär oder auch sekundär — vorwiegend in den Arterien und Arteriolen (vielleicht auch in den Venen) zu suchen haben; während im Falle der Gewebsnekrose durch Stase sich das Wesentliche der Kreislaufstörung in der Capillarbahn abspielen dürfte.

1. Funktionelle cerebrale Zirkulationsstörungen durch Stase.

Diejenige organische Hirnschädigung, bei welcher eine *Stase* mit den von RICKER geschilderten Folgeerscheinungen mit größter Wahrscheinlichkeit angenommen werden muß, ist die *Kohlenoxydvergiftung* (vgl. Bd. XIII dieses Handbuches). Die durch CO verursachten Hirnschädigungen sind in ihrer Eigenart in gewissem Sinn der Ausgangspunkt für die weitere Erforschung der funktionell bedingten cerebralen Zirkulationsstörungen — auch der ischämischen und durch Angiospasmen hervorgerufenen — geworden. Die CO-Vergiftung nimmt unter den zirkulatorisch bedingten Hirnstörungen insofern allerdings eine besondere Stellung ein, weil das CO bekanntlich ein Gift ist, welches einerseits eine allgemein und cerebral gefäßlähmende Wirkung hat und außerdem durch seine Bindung an das Hämoglobin die sauerstoffübertragende Funktion des Blutes schädigt. So kommt es, daß es in kombinierter Weise zu Ernährungsstörungen des Gehirns befähigt ist.

Hiller hat 1924 in seiner Arbeit „Über die krankhaften Veränderungen im Zentralnervensystem nach Kohlenoxydvergiftung" die durch die Gifte verursachte *Funktionsschädigung* der Hirngefäße als das Wesentlichste erkannt und die für die CO-Vergiftung typischen nekrobiotischen Prozesse im Pallidum aber auch im Ammonshorn und anderen Hirngebieten als die Folge einer *Stase* des Blutes in erweiterter Strombahn erklärt. Spätere Arbeiten von A. Meyer und Weimann haben die Hillersche Auffassung bestätigt. Von Meyer wurde der ungenügende O_2-Austausch des CO-vergifteten Blutes als ein wichtiger pathogenetischer Faktor neben der gefäßlähmenden Eigenschaft des CO betont. Weimann hat besonders auf die durch Vasomotorenlähmung — schwerste Gefäßatonie — verursachte enorme Erweiterung sämtlicher Hirngefäße hingewiesen.

Nach der Arbeit von W. Weimann dürften auch die akuten Vergiftungen mit *Morphium* und *Pantopon* im wesentlichen auf schweren cerebralen Zirkulationsstörungen vom Typ der Stase beruhen. Das gleiche gilt gewiß auch von manchen schweren *Alkoholvergiftungen*, bei denen nach Bonhoeffer Zirkulationsstörungen von großer Bedeutung sind.

Auf die für die Kenntnis der Folgen funktioneller Zirkulationsstörungen für das Hirngewebe prinzipiell wichtigen pathologisch-anatomischen Details dieser Arbeiten werden wir am Ende dieses Abschnittes noch ausführlicher zu sprechen kommen.

2. Angiospasmen im Gehirn.

Wenden wir uns nun denjenigen Hirnstörungen zu, welche durch Angiospasmen verursacht sein sollen, so wollen wir uns erinnern, daß Pal schon vor 30 Jahren auf die verschiedenartigen Umstände hingewiesen hat, unter denen im Hirn Angiospasmen anzunehmen seien. In dem Palschen Material nehmen die bei den verschiedenartigsten, mit *Blutdruckerhöhung* einhergehenden Erkrankungen vorkommenden Gefäßkrisen eine bevorzugte Stellung ein; doch hat schon Pal darauf hingewiesen, daß lokale Ischämien durch Arterienkrampf völlig unabhängig von einer generellen Tonuserhöhung der Blutgefäße vorkommen. Indessen ist die Literatur über diese Fragen ganz ungeheuerlich angewachsen.

Funktionelle Gefäßverschlüsse organisch intakter Arterien *allein* können nun aber — wie es unter anderem auch Fischer-Wasels auf Grund seiner experimentellen Erfahrungen behauptet — nicht zu organischen Gewebsveränderungen führen und gehen auch nicht in der von Ricker angenommenen Weise in Prästase und Stase über. Dieser zur Gewebsnekrose führende Blutstillstand sei vielmehr im wesentlichen von dem die Capillaren umgebenden Gewebe abhängig. Der Gewebsfaktor, d. h. vor allem kolloidchemische Zustandsänderungen im Gewebe wirken auf die Plasmastabilität des Blutes in den Capillaren und kleinsten Venen, bewirken ein Zusammenballen der roten Blutkörperchen, führen zu starker Wasserabgabe an das Parenchym und schließlich zum Gewebstod. Wie Tannenberg feststellen konnte, ist die Stase überhaupt unabhängig von der Weite bzw. Enge der Capillaren. Voraussetzung ist immer nur die Einwirkung abnormer Gewebsprodukte auf das Blut. Auch scheint die Verengerung der vorgeschalteten Arterien, die nach RICKER aus der Prästase die Stase entstehen läßt, nicht Ursache, sondern nur die Folge der Stase, d. h. eine lokale arterielle Kontraktion als Reaktion auf den in der Arterie zunehmenden Innendruck bei stagnierendem Blut im Capillargebiet zu sein. — Damit ein arterieller Spasmus zum Gewebstod führen kann, ist nach FISCHER-WASELS stets die Kombination eines Arterienspasmus und einer toxischen Schädigung von Gewebe und Capillaren erforderlich. Zum mindesten müsse noch eine andere, oft allerdings schwer erkennbare Hilfsursache zum Krampf hinzukommen. „Eine gleichzeitig bestehende schwere Anämie, eine allgemeine toxische Einwirkung oder eine lokale Schädigung aus anderen Ursachen, eine funktionelle Überanstrengung müssen sofort die Auswirkung eines Arterienkrampfes fundamental beeinflussen.“ Auch die häufige Wiederholung der Gefäßkrämpfe könne dadurch deletär wirken, „daß aus einer leichten reparablen, eine immer schwerere und schließlich irreparable Schädigung wird“.

RICKER und FISCHER-WASELS stimmen in diesem ganz besonders wichtigen Punkt für unsere Vorstellungen von den Folgen funktioneller Kreislaufstörungen überein, daß *ein Gefäßspasmus, ein Arterienkrampf an sich nicht zur Gewebsnekrose führt, sondern sich — falls nicht noch weitere Schädlichkeiten hinzukommen — löst, bevor das Gewebe erstickt ist.*

Aus alledem ist zu folgern, daß der anscheinend so einleuchtenden Vorstellung, nach welcher abnorme Kontraktionen der Hirnarterien zu Läsionen der Hirnsubstanz führen sollen, doch sehr gewichtige Bedenken entgegenstehen. Auf der anderen Seite ist die Annahme, daß eine Menge Hirnstörungen durch Angiospasmen verursacht werden, so weitverbreitet, daß wir uns mit dieser Frage eingehend beschäftigen müssen. Im besonderen wird zu prüfen sein, welche Art von cerebralen Symptomen als die Folgen nachgewiesener Angiospasmen anzusehen sind, ob *Angiospasmen* gemäß ihrer behaupteten Eigenart nur flüchtiger Vorgänge lediglich transitorische Hirnstörungen verursachen, oder ob wir das Recht haben, auch *Dauersymptome* infolge nunmehr eingetretener *anatomischer Hirnläsionen* auf *Angiospasmen* zurückzuführen. Im letzteren Falle wird zu entscheiden sein, ob nicht doch — mit FISCHER-WASELS zu sprechen — andere Hilfsursachen für die Dauerwirkung von Angiospasmen aufzufinden sind.

Diagnose von cerebralen Angiospasmen.

Daß Angiospasmen der peripheren Arterien beim Menschen vorkommen, bedarf keiner besonderen Belege. Ein jeder kennt sie z. B. als die Folgen von Kälteeinwirkung auf die Finger. Dem Chirurgen sind sie bekannt als gelegentlich beobachtete Reaktion verletzter Arterien oder als krampfhafte Wandkontraktion einer durch einen Embolus verschlossenen Arterie. LÉRICHE hat über diese Dinge erst jüngst sehr interessante Beobachtungen mitgeteilt.

Die Zurückführung cerebraler Symptome auf Angiospasmen wird für *den Arzt* anderen Erwägungen unterliegen als für den pathologischen Anatomen. Das für angiospastisch verursachte Hirnstörungen am meisten in die Augen springende klinische Symptom ist ihr *vorübergehender oder intermittierender Charakter*. Und doch muß man sich unbedingt davor hüten, über diese Zusammenhänge in „Kurzschlüssen“ zu denken. Wie wir in dem Abschnitte über die Hirnarteriosklerose noch sehen werden, können zweifellos organisch bedingte cerebrale Ernährungsstörungen für geraume Zeit einen ganz ähnlichen transitorischen und intermittierenden Ablauf zeigen. Viel wichtiger für die Deutung passagerer Symptome als Folgen von Angiospasmen ist die Beobachtung, daß sie bei Individuen auftreten, welche auch in anderweitigen Körpergebieten als solche erkennbare Gefäßspasmen bieten. Die Extremitäten und die Retina sind dabei ein besonders geeignetes Studienobjekt. Überhaupt muß der betreffende Mensch als ein Ganzes in die Diagnose einbezogen werden; gehört doch eine Menge dieser Fälle in die Gruppe der sog. „*vegetativ Stigmatisierten*", welche nicht nur an der glatten Muskulatur der Gefäße, sondern auch am Intestinaltraktus, den Schweißdrüsen, dem und jenem anderen Organ und auch ihrem Stoffwechsel abnorme Reaktionen bieten. Diese neurotischen oder neuropathischen Symptome können sich in jedem Fall zu besonderen Syndromen kombinieren. J. Wilder betont mit Recht, daß angesichts der Vergesellschaftung verschiedener Symptome im einzelnen Fall eine strenge Einteilung in bestimmte Krankheitsbilder sehr mißlich ist. Cassirer hat versucht, die Vasoneurosen streng zu gruppieren. Treten aber Angiospasmen — wie so oft — in verschiedenen Gefäßgebieten auf, so ist es gelegentlich kaum mehr möglich zu sagen, welches Symptom dominiert und den Namen für das ganze Syndrom abgeben soll. Man sieht manchmal Kranke z. B. mit Urticaria, Quinckeschem Ödem, Akrocyanose und migränösen Anfällen, bei welchen sich diese funktionellen Störungen in so buntem Wechsel abspielen, daß man den Verhältnissen Gewalt antut, wollte man da etwa von einem Mikränekranken mit anderweitigen angiospastischen Symptomen sprechen. Selbst die sog. genuine Hypertension tritt gelegentlich nur wie ein Symptom einer *angioneuropathischen Diathese* auf. Solche Beobachtungen sprechen dafür, daß hierbei eine allgemeine gesteigerte Krampfbereitschaft der glatten Muskulatur — vorwiegend der Gefäße — vorhanden ist, die sich infolge bestimmter, wohl von Fall zu Fall wechselnder lokaler Faktoren auf ein umschriebenes Körpergebiet konzentriert. Es gibt natürlich auch Kranke, die verhältnismäßig reine Bilder lokal beschränkter angiospastischer Zustände bieten. Zur Erkennung angiospastisch verursachter cerebraler Erscheinungen dürften freilich Fälle von allgemeiner vegetativer Stigmatisierung bzw. angioneurotischer oder angioneuropathischer (Wilder) Diathese besonders gut geeignet sein. Im folgenden sollen deswegen unter anderem auch eine Anzahl solcher „Kombinationsfälle" mitgeteilt werden.

Angiospasmen im Hirn werden natürlich dort mit Recht diagnostiziert, wo sie bioptisch nachgewiesen werden können. Auf diese wichtigen Beobachtungen werden wir bei der Besprechung der Zusammenhänge des epileptischen Anfalls mit funktionellen Hirndurchblutungsstörungen noch zurückkommen.

Als ein weiteres Merkmal für die angiospastische Natur cerebraler Symptome wird gern ihre Beeinflußbarkeit durch antispasmodische Mittel angesehen. Das kann richtig und falsch sein. Verliert z. B. ein junger Mensch und starker Raucher seine beängstigenden Hirnsymptome unter der Wirkung von Luminal, Benzylbenzoat oder dergleichen und völliger Nicotinabstinenz, so berechtigt uns ein solcher therapeutischer Erfolg rein empirisch ein spastisches Gefäßverhalten als Ursache der Hirnerscheinungen anzunehmen; zumal, wenn womöglich Angiospasmen an den Retinagefäßen oder der sonstigen Körperperipherie uns die Diagnose erleichtern. Man darf aber nicht vergessen, daß allerhand Kreislaufmittel auch bei *organischen* Ernährungsstörungen des Gehirns z. B. der Cerebralsklerose gute Dienste leisten.

Wenn F. Bremer, der sich in mehreren Arbeiten mit den Angiospasmen im Gehirn beschäftigt hat, die Unmöglichkeit einer anderweitigen Deutung cerebraler Symptome als durch einen vorübergehenden arteriellen Verschluß als hinreichende Begründung für die Annahme eines Angiospasmus gelten läßt, so geht er darin wohl zu weit. Solche Schlüsse sind nur zulässig, wenn die bisher genannten Voraussetzungen für eine solche Diagnose auch vorliegen. Die Differentialdiagnose gegen Störungen der Hirndurchblutung infolge Versagens des Allgemeinkreislaufes, vor allem auch gegen echt embolisch bedingte cerebrale Ernährungsstörungen kann klinisch große Schwierigkeiten bereiten und auch anatomisch gelegentlich ungeklärt bleiben.

Auf der ehedem von F. v. MÜLLER geleiteten II. medizinischen Klinik in München wurde ein Fall einer jungen Frau beobachtet, die plötzlich an einer Hemiparese erkrankte, ohne daß zunächst am Nervensystem oder dem Kreislaufapparat die geringsten Anzeichen für eine organische Ursache der Lähmung aufgefunden werden konnten. Wenn auch das Fehlen jedweder anderweitiger angiospastischer Merkmale in der Vorgeschichte und am übrigen Körper sowie der im Grunde definitive Typ der Lähmung eigentlich die Annahme einer organischen Hirnstörung erforderte, so wäre doch vielleicht von mancher Seite in Ermangelung einer anderen Deutung eine mutmaßlich angiospastisch verursachte Hirnläsion angenommen worden. Erst eine im weiteren Krankheitsverlauf auftretende Embolie der A. centralis retinae entschied die Diagnose zugunsten einer echten Hirnembolie.

Man darf nicht vergessen, daß z. B. Mitralvitien mit Neigung zu Thrombenbildung im Herzen klinisch symptomlos bleiben können. Kleinste Embolien dieser Herkunft können sehr wohl im Beginn zu mehr oder minder transitorischen Hirnsymptomen führen, um schließlich vielleicht mit einer massiven Embolie zu enden (vgl. S. 326).

Der *pathologische Anatom* steht bei einer postmortalen Diagnose angiospastisch verursachter Hirnläsionen unter Umständen vor noch größeren Schwierigkeiten als der untersuchende und behandelnde Arzt. J. WILDER nennt als anatomische Belege für das Vorhandensein angiospastischer Hirnläsionen: 1. Abwesenheit eines wirklichen Gefäßverschlusses bei vorhandener Erweichung oder 2. Abwesenheit sowohl von Verschluß wie auch Erweichung bei vorhandenem Funktionsausfall. Schließlich gehört auch der SPIELMEYERsche Beweis (Gleichaltrigkeit multipler Nekrobiosen) dazu. WILDER führt eine relativ spärliche Anzahl solcher anatomischer Beobachtungen aus der Literatur an. F. BREMER hat mit Recht auf die Unsicherheit der postmortalen Diagnose von Angiospasmen in solchen Fällen hingewiesen. Dies gilt in ganz besonderem Maß für die Annahme von Angiospasmen bei organisch — etwa arteriosklerotisch, syphilitisch oder unspezifisch endarteriitisch — erkrankten Gefäßen. Wir werden darauf noch zurückkommen. Wenn BODECHTEL (vgl. S. 284) annimmt, daß die von ihm aufgezeigten, meist unvollkommenen Erweichungen (Erbleichungen) bei Kreislaufkranken wenigstens teilweise angiospastischer Natur sind, so kann er den Beweis hierfür sicherlich kaum erbringen. Für den pathologischen Anatomen gibt es da eben nur zirkulatorisch bedingte Hirnläsionen mit oder ohne sichtbare Veränderungen an den regionalen Gefäßen. WEGELIN hat darauf hingewiesen, daß Gefäßthromben resorbiert werden können und auf diese Weise die organische Natur eines Gefäßverschlusses verschleiert werden kann. Man darf nicht vergessen, daß der Anatom einer Gewebsveränderung lediglich absehen kann, ob sie zirkulatorisch oder anderswie verursacht ist. Darüber hinaus kann er noch rein deskriptiv ein Urteil über den Zustand der Blutgefäße im Herdbereich abgeben, so wie er sich ihm darbietet. Welche Art funktioneller Zirkulationsstörung sich aber in dem oder jenem Fall *zu Lebzeiten* abgespielt hat, wird er, ohne Kenntnis der Besonderheiten des Kreislaufverhaltens intra vitam, niemals festlegen können. Daraus geht hervor, daß zur Diagnose cerebraler Angiospasmen der pathologische Befund uns wohl eine sehr wertvolle Hilfe sein kann, daß jedoch prinzipiell eine Untersuchung über das Vorkommen angiospastischer cerebraler Ischämie vom lebenden Kranken auszugehen hat.

Hält man einen pathologisch-anatomischen Nachweis angiospastischer Vorgänge im Hirn für möglich, so nimmt man damit von vornherein an, daß Angiospasmen organische Parenchymläsionen verursachen können. Das ist ja aber durchaus nicht sicher. Einwände gegen eine solche Annahme wurden — wie bereits erwähnt — von FISCHER-WASELS erhoben. Wollen wir diese Dinge einer befriedigenden Klärung zuführen, so ist zu fordern, daß die Betrachtung funktionell verursachter organischer Zirkulationsstörungen im Hirn in jedem Fall der Frage nachgeht, ob nicht dabei andere den Kreislauf schädigende Vorgänge oder komplizierende Leiden mit im Spiel sind.

Ätiologie und Symptomatologie cerebraler Angiospasmen.

Bremer und Coppez haben 1926 den Versuch unternommen, eine Klassifizierung cerebraler Angiospasmen unter *ätiologischen* Gesichtspunkten aufzustellen. Nun wurde aber bereits darauf hingewiesen, daß die verschiedenen klinischen Syndrome durchaus nicht immer eigentliche Krankheitseinheiten darstellen, sondern daß recht häufig verschiedenartige Kombinationen angioneurotischer und allgemein vegetativer Störungen sich zu klinischen Bildern mit von Fall zu Fall wechselnder Symptomatik, welche sich einer strengen Klassifizierung entziehen, verbinden. Außerdem wäre zu bedenken, inwiefern eine *organische Erkrankung* der *Hirngefäße* schon an sich geeignet ist cerebrale Gefäßspasmen zu begünstigen. Wir stehen da hinsichtlich der Hirngefäße wieder einmal vor den gleichen Überlegungen wie sie für die Coronargefäße gelten, von denen viele Forscher ja auch meinen, daß sie einmal organisch erkrankt, eine Neigung zu spastischer Kontraktionen erwerben. Jeder, der sich mit der Pathogenese der Angina pectoris beschäftigt hat, weiß, daß diese Frage noch weit von einer Klärung entfernt ist. Sowohl für die Spasmen der erkrankten Coronar- wie der Hirngefäße ist zu erwägen, ob die primär organische Schädigung nicht nur bei Menschen mit einer schon vorhandenen angioneurotischen Veranlagung eine Disposition zu diesen regionären Spasmen schafft.

J. Wilder erinnert daran, daß in gewissen Fällen die organische Gefäßerkrankung einen mitbestimmenden Faktor bilden könnte, der erst bei Hinzutreten anderer Faktoren (Nicotin, Klimakterium) Gefäßkrämpfe bewirkt. Daß umgekehrt die organische Gefäßerkrankung nur die Folge häufiger vorhergegangener spastischer Gefäßkontraktionen sei, ist eine gleichfalls oft vertretene Ansicht. Es scheint aber, daß eine solche Auffassung das tatsächliche Geschehen gewaltsam vereinfacht. Die frühzeitige Arteriosklerose bei Kranken mit genuinem Hochdruck kann nicht als die Folge von lokalen Angiospasmen angesehen werden, sondern steht offensichtlich in Abhängigkeit von der für dieses Leiden charakteristischen abnormen *Tonus*lage der glatten Gefäßmuskulatur. Beim sekundär-nephritischen Hochdruck, bei der chronischen Pseudourämie und der Bleivergiftung, wo zweifellos eine Neigung zu Angiospasmen besteht, können wiederum diese Angiospasmen mit den späteren organischen Gefäßwandschädigungen nicht einfach kausal verknüpft werden. Hier stehen sicherlich toxische Einwirkungen auf die Gefäße — wie es schon die Bezeichnung toxogener Hochdruck ausspricht — im Vordergrund (vgl. S. 269). — In anderen Fällen dürften die nach gehäuften Angiospasmen gelegentlich auftretenden mehr oder minder irreparablen Störungen auf ein mit einer schweren Parenchymschädigung kombiniertes oder sogar von ihr abhängiges Versagen der capillären Durchblutung zurückzuführen sein und nicht die Folge einer organischen Gefäßwandschädigung am Ort der Spasmen sein. Wir werden bei der Besprechung der bei der *Hirnarteriosklerose* häufigen prämonitorischen und oft transitorischen Insulte, der sog. „claudicatio intermittens der cerebralen Zentren" von Déjérine und Grasset noch eingehend auf die Bedeutung organischer Hirngefäßschädigungen für das Zustandekommen von Angiospasmen zurückkommen. Dabei wird sich zeigen, daß hierbei noch ganz andere pathogenetische Momente in Betracht zu ziehen sind. Inwiefern organische Gefäßläsionen bei der essentiellen, *genuinen Hypertension* für lokale Gefäßspasmen verantwortlich sind, wird auch später besprochen werden. Auch der Bedeutung von Angiospasmen bei der *Thrombangiitis obliterans* wird noch zu gedenken sein.

Für die durch Angiospasmen gekennzeichneten klinischen Syndrome, denen wir uns jetzt zuwenden wollen, dürfen wir wohl annehmen, daß organische Gefäßwandschädigungen cerebraler Arterien vielleicht eine gewisse örtliche Disposition für funktionelle Zirkulationsstörungen schaffen sowie auch die Folgen der an sich reversiblen spastisch bedingten Ernährungsstörungen für das Hirngewebe ungünstig gestalten können. Beweise dafür haben wir freilich nicht! Die Vermutung liegt aber sehr nahe, daß zum mindesten bei einer gewissen Anzahl *organischer* Hirnläsionen, die anscheinend unter der Wirkung von Angiospasmen entstanden sind, *organische* Gefäßschäden mit eine Rolle spielen. Die kritische Betrachtung des oder jenes aus der Literatur mitgeteilten Falles unterstützt eine solche Annahme. Diese Überlegung gilt ganz allgemein für die Folgen cerebraler Angiospasmen in *höherem Alter*. Man vergesse nicht, daß jenseits der 50er Jahre arteriosklerosefreie Gefäße schon zu den Seltenheiten gehören!

a) Cerebrale Angiospasmen und RAYNAUD*sche Krankheit.*

Unter den klinischen Krankheitsbildern, bei denen wir Angiospasmen, vor allem in der Körperperipherie mit freiem Auge diagnostizieren können, ist die RAYNAUDsche Krankheit seit langem bekannt. Dieses Leiden ist in der Regel charakterisiert durch eine symmetrisch auftretende Störung der Blutversorgung der Extremitätenenden, meist der Finger und Zehen, gelegentlich auch der Nase und Ohren, wobei das Versagen der capillären Durchblutung im Vordergrund steht. In schweren Fällen kommt es bekanntlich zum Bild der symmetrischen Gangrän. Die Ursache dieses Leidens ist unbekannt. Assoziiert mit der capillären Kontraktion und schließlichen Lähmung findet sich meist ein Spasmus der vorgeschalteten arteriellen Gefäße. Bei diesem echten *Raynaud* kommt gelegentlich auch eine *spastische Kontraktion der A. centralis retinae* vor. M. RAYNAUD selbst und andere haben dies beschrieben. OSLER, OPPENHEIM, CASSIERER, RÜLF u. a. haben auch *flüchtige cerebrale Störungen* (Krämpfe und Paresen) beim Morbus *Raynaud* mitgeteilt, die man wohl auf Angiospasmen zurückführen muß. Im allgemeinen wird man aber wohl funktionelle cerebrale Durchblutungsstörungen beim echten *Raynaud* zu den Seltenheiten rechnen können. Die für das Leiden typischen vasokonstriktorischen und vasoparalytischen Ernährungsstörungen im Capillarbereich kommen meines Wissens im Hirn nicht vor. — Nun gibt es aber zweifellos neben diesem echten *Raynaud* auch *symptomatische Formen*. Hierzu gehört unter anderem das bekannte Bild des „doigt mort" des „Totenfingers", das pathogenetisch wohl auf Zirkulationsstörungen, welche mit jenem beim echten *Raynaud* identisch sind, beruhen, sich jedoch vom idiopathischen *Raynaud* schon dadurch unterscheidet, daß es nicht symmetrisch auftritt. Ätiologisch sind dabei verschiedene Dinge bedeutungsvoll; im jugendlichen Alter eine allgemeine angioneurotische Veranlagung — spezifische oder andersartige Endarteriitis? — oder später Leiden, die an sich mit einem abnormen funktionellen Verhalten der Gefäße einhergehen, wie z. B. der genuine und toxogene Hochdruck, auch vegetative Störungen z B. im Klimakterium u. a. m. Es ist daher nicht zu verwundern, daß das Sympt·om des „toten Fingers" sich auch mit anderweitigen Angiospasmen, auch im Hirn kombiniert findet; nur handelt es sich dabei eben nicht um einen echten *Raynaud*. J. WILDER hat solche *symptomatische* RAYNAUD-Erkrankungen, welche man am besten unter dem Begriff allgemein-angioneurotischer Syndrome subsummiert, geschildert; vgl. S. 263. Hier entstammt das Kriterium dafür, was Hauptkrankheit, was Komplikation oder Kombination ist, oft nur groben praktischen Erwägungen (WILDER).

Mit einigen Worten sei hier auch des QUINCKEschen Ödems als einer Angioneurose gedacht. Wenn hier zwar gelegentlich eine Verquickung dieser meist auf spezifischer Überempfindlichkeit beruhenden Reaktion mit allgemein zentralnervösen Beschwerden beobachtet wird, so sind doch eigentliche cerebrale Zirkulationsstörungen, die in ihrer Beschaffenheit mit einem echten umschriebenen Ödem verglichen werden könnten, sehr selten. Beschrieben wurde ein solcher Fall von ULLMANN. Dieser reagierte mit fokalen epileptischen Anfällen. Die Vermutung OPPENHEIMS, daß man bei dergleichen Störungen einmal Opticusveränderungen sehen müßte, würde später von F. KENNEDY durch eine solche Beobachtung bestätigt. Dieser Forscher berichtete über 3 Kranke mit QUINCKEschem Ödem, bei denen mit der Urticaria und dem Ödem cerebrale Symptome aufgetreten waren.

Die *Therapie* wird natürlich zwischen Formen echten und symptomatischen *Raynauds* unterscheiden müssen. Eigenartigerweise ergibt beim echten *Raynaud* eine antisyphilitische Behandlung oft überraschend gute Erfolge. Die Literatur berichtet über eine relativ sehr große Zahl RAYNAUDscher Erkrankungen, bei denen eine angeborene oder erworbene Lues im Spiel war. Wir müssen daraus schließen, daß vielleicht auch der oder jener Fall cerebraler Komplikationen beim *Raynaud* die Zeichen einer syphilitischen vasculären Hirnerkrankung und gar nicht unkomplizierter cerebraler Angiospasmen geboten hat. — Beim symptomatischen *Raynaud*, also jener generell angioneurotischen Veranlagung, bei welcher Hirnsymptome nicht zu den Seltenheiten gehören, muß das Grundleiden, also die essentielle Hypertension, die chronische Nephritis, die exogene Vergiftung, endokrine Störungen verschiedenster Art usw. behandelt werden. — Die Besprechung der Lokalbehandlung gehört nicht hierher. Es sei nur der für die Pathogenese dieser Störungen wichtigen Erfolge der periarteriellen Sympathektomie nach LERICHE wie auch von Eingriffen am cervicalen Sympathicus gedacht. (Näheres im Bd. XVII dieses Handbuchs.)

b) Die Bedeutung cerebraler Angiospasmen bei der Migräne.

Zu den angioneurotischen Erkrankungen wird auch die uns hier besonders interessierende *Migräne* gezählt. Auch die Kombination von Migräne mit andersartigen angioneurotischen Erscheinungen bei dem Kranken selbst wie auch anderen Familienmitgliedern sieht man nicht allzu selten.

Gute neuere Übersichten über die Pathogenese und Symptomatik der Migräne — die Bearbeitung FLATAUS stammt aus dem Jahre 1912 — verdanken wir unter anderem H. CURSCHMANN (1926), H. A. RILEY (1932) und VALLERY-RADOT. Vor allem sei aber auch auf das Kapitel H. RICHTERS in Bd. XVII dieses Handbuchs verwiesen. In Deutschland, England, Amerika und in Frankreich bekennt sich wohl die Mehrzahl der Neurologen zu der vasomotorischen bzw. Gefäßtheorie der Migräne, d. h. zu der Ansicht, daß letzthin vasomotorische Störungen für die Symptome verantwortlich sind, ohne daß damit natürlich das komplizierte Syndrom der Migräne geklärt wäre. Eine sehr gründliche Studie über die Migräne, die zu eben diesen Schlußfolgerungen kommt, hat LEO HAHN 1932 veröffentlicht.

DU BOIS-REYMOND hat den Gefäßkrampf bereits 1860 erwogen, als er an sich selbst die Beobachtung machte, daß im Migräneanfall die kranke Gesichtsseite blässer, die Temperatur im gleichseitigen äußeren Gehörgang niedriger, die Temporalarterie härter und die Pupille auf der schmerzenden Seite dilatiert sein kann, also Symptome auftreten können, die nach den Experimenten von CL. BERNARD auf eine Sympathicusreizung zurückzuführen waren. Der berühmte englische Arzt LAUDER BRUNTON berichtete, daß im an sich beobachteten Migräneanfall die Temporalarterie sich deutlich kontrahierte und schließlich pulslos wurde. H. CURSCHMANN meint, daß für die vasomotorische Genese des Migräneanfalls die Beobachtung spricht, daß einzelne Kranke im Anfall eine erhebliche Blutdrucksteigerung aufweisen, wie sie nur bei ausgedehnter visceraler Vasokonstriktion auftreten könne. — Im Gegensatz zur angiospastischen Theorie meinte MÖLLENDORF (1867), daß bei der Migräne eine abnorme *Gefäßerweiterung* vorliege, da im Anfall auf der Herdseite das Gesicht rot, die Temperatur im Gehörgang erhöht, die Temporalarterien erweitert, die Pupille verengt, die Konjunktiven injiziert und die Retinaarterien erweitert seien. Diese Meinungsverschiedenheiten wurden schließlich dadurch ausgeglichen, daß man feststellen zu können glaubte, daß bei der Migräne eine primäre vasoconstrictorische von einer sekundären vasodilatatorischen Phase abgelöst werde. Nach MÖLLENDORF und L. BRUNTON ist die Kompression der Carotis im Anfall unmittelbar von einem Aufhören des Schmerzes für etwa $1^1/_2$ Min. gefolgt. Andererseits fand ich eine Beobachtung von KÜTTNER und BARUCH, die bei einem Menschen mit einer Halswunde die Carotis in einer Länge von 3 cm gänsekieldünn kontrahiert fanden und bei diesem Kranken für die Dauer der Blutdruckbehinderung einen migräneähnlichen Zustand mit Kopfschmerzen und Flimmerskotom beobachteten. Das sind Feststellungen, die schwer auf einen Nenner zu bringen sind. — H. A. RILEY, dessen außerordentlich gründliche Studie besonders empfohlen sei, berichtet über die Beobachtungen von F. HARE, der Beweise dafür gefunden zu haben glaubt, daß im Migräneanfall die peripheren Gefäße im allgemeinen verengt, die *Hirngefäße* jedoch in der symptomgebenden Region *erweitert* seien. Der Schmerz sei nur die Folge einer abnormen Gefäßspannung und werde durch alle Maßnahmen, die diese Spannung herabsetzten, gemildert. So führt HARE eine ganze Reihe Beispiele an, aus denen man eine Stütze für seine Theorie herauslesen könnte. Die Hypothese ist im übrigen um so beachtenswerter, als ja bekannte Kliniker ähnliche Mechanismen auch für den Schmerz bei der Angina pectoris anzunehmen geneigt sind. Im gleichen Sinn äußert sich auch E. BRAMWELL, wenn er vermutet, daß zum mindesten gewisse Fälle der sog. ophthalmoplegischen Migräne sich damit erklären lassen, daß die im Migräneanfall sich miterweiternde A. cerebri post. bzw. die A. fossae lat. bulbi auf den unter ihr durchziehenden N. oculomotorius bzw. abducens einen starken Druck ausüben, wodurch es zu vorübergehenden Paresen komme.

Daß die migränösen cerebralen Durchblutungsstörungen vielleicht abhängig sind von *primären Angiospasmen im Gefäßgebiet der Carotis ext.*, wie sie ja auch in der Konstriktion der Temporalarterie zum Ausdruck kommt, wird nahegelegt durch die überraschend günstigen Erfolge der *Arteria meningea media-Ligatur*. Die Durchtrennung dieses Gefäßes ist fast unmittelbar und für längere Zeit von einem Sistieren des homolateralen Kopfschmerzes und der cerebralen Symptome gefolgt (OLDBERG).

Die *Lokalisation* der *Angiospasmen* bei der Migräne betrifft gewöhnlich, wie CHRISTIANSEN auf Grund seiner und allgemeiner Erfahrungen erst wieder hervorhob, das Gebiet der A. cerebri post. So erklären sich die in der Regel passageren Symptome der einfachen und sog. ophthalmischen Form der Migräne, für die das Scotoma scintillans und mehr oder minder komplette hemianopische Gesichtsfelddefekte kennzeichnend sind. Schon CHARCOT hat 1887 in seinen berühmten Verlesungen über andere Migräneformen berichtet, die er als „*Migraene accompagnée* oder *associée*“ bezeichnete, und die ganz offensichtlich auf ein Übergreifen der Angiospasmen auf andere Hirngefäßgebiete zurückzuführen sind. Am häufigsten finden sich dabei Störungen der Oberflächen- und Tiefensensibilität im Arm und Gesicht und je nach der befallenen Seite auch aphasische, apraktische und agnostische Erscheinungen. Die Symptomwahl spricht dafür, daß in solchen Fällen Zirkulationsstörungen in dem A. cerebri media-Gebiet vorliegen. Bekannt sind weiterhin auch eigenartige Formen der Migräne, die man angesichts des meist beobachteten Fehlens von Kopfschmerzen vielleicht besser als Migräneäquivalente (RICHTER) bezeichnen könnte, bei denen nur anfallsweise und flüchtige cerebellare Symptome auftreten. CHRISTIANSEN, ein sehr guter Kenner der Migräne vertritt die Ansicht, daß transitorische *motorische* Ausfälle bei der Migräne sehr selten seien. — Über die Zuordnung verschieden zusammengesetzter migränöser Krankheitsbilder zu bestimmten Gefäßterritorien haben ROGER und SARRADON neuere Beobachtungen mitgeteilt.

BOGAERT, HELMSMOORTEL und BAUWENS meinen, daß auch die sog. *ophthalmoplegische* Form der Migräne — wenigstens dann und wann — auf funktionellen Zirkulationsstörungen beruhen kann.

Sie berichteten über einen typischen Fall einer 44jährigen Frau ohne Blutdruckerhöhung, die bezüglich ihrer Migräne erblich belastet war, und bei der sich zunächst passagere, dann eine bleibende Lähmung des Abducens der von Hemikranie befallenen Seite und schließlich auch eine Internusparese eingestellt hatten. Eine konsequente Behandlung mit Luminal und Benzylbenzoat brachte die Lähmungen zum Verschwinden.

Vielleicht spielen in dergleichen Fällen — wie es BROUWER und DE LANGE vermuten — anatomische Gefäßanomalien im Kerngebiet der Augenmuskelnerven eine gewisse Rolle und begünstigen die eigenartige Lokalisation von Ernährungsstörungen, oder der Mechanismus der Lähmung ist doch so, wie BRAMWELL es vermutet, daß wechselnd starke Kompression des 3. und 4. Hirnnerven durch die in ihrem Kaliber verdickten Arterien, die über den Nerv hinwegkreuzen, die Schuld trägt.

Eine ganze Reihe solcher Migräneanfälle mit meist vorübergehenden und stets *gleichseitigen* Hirnnervenlähmungen teilte H. RICHTER mit. Das übliche Migräneerbrechen spricht nach RICHTER für eine Reizung des Vaguskerns, der gelegentlich auch gelähmt sein könne! Wie die Literatur über die Migräne zeigt, kommen motorische Paresen, also angiospastisch verursachte, vorübergehende Funktionsstörungen der Hirnrinde bei Migränekranken zweifellos vor, u. a. hat SCHOB über dergleichen berichtet. CLARK sah in einer typischen Migränikerfamilie das Auftreten von sogar doppelseitiger Hemiplegie mit Aphasie in der Aura (!) während eines Migräneanfalls.

Sehr eigenartigerweise wird jedoch von vielen Seiten das Auftreten von *Krämpfen* bei der Migräne in Abrede gestellt, selbst in Fällen, wo einmal motorisch-hemiplegische Ausfälle auftreten. Diese Beobachtung hat H. RICHTER dazu veranlaßt, eine Lokalisation der Angiospasmen in der Hirnrinde abzulehnen. Darüber hinaus beweist ihm das Fehlen des Bewußtseinsverlustes in den Anfällen, daß das Stirnhirn nicht Sitz der funktionellen Zirkulationsstörungen sein kann. Die Verlaufsform der meisten Migräneanfälle ist ihm ein Beweis dafür, daß sich die Angiospasmen in dem von den Aa. vertebrales ernährten Hirngebieten, welche ihre Versorgung mit sympathischen Geflechten aus dem Ggl. cervicale inf. erhalten, abspielen. — In dieser Formulierung dürfte die RICHTERsche Theorie nun allerdings den Tatsachen nicht gerecht werden. Beobachtungen verschiedener Herkunft und überhaupt die ärztliche Erfahrung sprechen dafür, daß auch die Irrigationsgebiete der Carotisäste Sitz der migränösen Symptome sein können. Es kann auch keine Rede davon sein, daß Stirnhirnsymptome bei der Migräne fehlen. Allgemeine psychische und intellektuelle Verlangsamung, Gedächtnisstörungen, Verwirrtheitszustände, die sich bis zu einer Art von Bewußtlosigkeit steigern können, usw. sind gar keine Seltenheit im Migräneanfall. Aber auch das Fehlen von Krämpfen ist durchaus kein Axiom für die Migräne. Örtlich begrenzte Muskelzuckungen, vor allem im Gesicht und in den Armen, gelegentlich mit Schmerzen verbunden, meist einseitig, kontralateral zur Seite des Kopfschmerzes und bisweilen von transitorischen Monoparesen gefolgt, kommen zweifellos vor. ROGER und SARRADON sprechen von sog. „epileptischer Migräne“, welcher gelegentlich Parästhesien, fast immer hemianopische Symptome vorausgehen, und bei der die Krämpfe in der Regel in der Hand beginnen und zum Gesicht aufsteigen. H. KRISCH hat Migränefälle mit choreiformen Zuckungen der Glieder beschrieben.

Der Gedanke, daß die *Lokalisation vasomotorischer Störungen* eines der wichtigsten Unterscheidungsmerkmale zwischen epileptiformer und migränöser Reaktion sei, ist also keinesfalls bewiesen und angesichts der tatsächlichen Verhältnisse recht unwahrscheinlich.

Daß die bei manchen Migränekranken beobachteten psychischen Störungen durch Anomalien der Hirndurchblutung, wenn auch nicht direkt verursacht, so doch vielleicht mit ausgelöst sein können, hat THIELE jüngst in einem ausführlichen Referat hervorgehoben. Unter anderem sagt THIELE: „Es sind „kongestive und angiospastische Dämmerzustände (ZIEHEN) beschrieben und manche Fälle der „Mania transitoria“ (GRIESINGER) der älteren Psychiatrie wohl mit Recht mit Störungen der vasomotorischen Regulation in Verbindung gebracht worden.“

Kombinationen von *Migräne* mit *Angiospasmen in anderen Körpergebieten* wurden von FLATAU, HELLWIG, OPPENHEIM, WIETING u. a. beschrieben. So kennt man auch das Auftreten eines mit oder vor dem Anfall erscheinenden „Totenfingers“, Abblassen eines Ohres, anginöser Schmerzen (H. CURSCHMANN) und vor allem von Spasmen der Retinagefäße (vgl. unter anderen PEMBERTON PEAKE, CURSCHMANN, WEISSMANN). Die Therapie der Migräne wird an anderem

Ort ausführlich besprochen. Im Rahmen dieser Ausführungen sei nur hervorgehoben, daß die Verwendung verschiedenartiger Mittel, welche gegen die Angiospasmen gerichtet sind, einen wichtigen Platz in der Migränebehandlung einnimmt. HAHN hat auf die entspannende Wirkung von intravenös appliziertem Papaverin hingewiesen.

Im großen ganzen darf man wohl sagen, daß *die echte Migräne*, die in essentieller Weise durch das Auftreten funktioneller cerebraler Zirkulationsstörungen gekennzeichnet ist, *so gut wie immer flüchtige cerebrale Funktionsstörungen bietet.* Nach BREMER und COPPEZ freilich sind *bleibende* homonyme Hemianopsien meist in Form von Quadrantenhemianopsien oder Skotomen keine Seltenheit.

1926 berichteten sie über eine 45jährige Frau, die aus einer Migränefamilie stammte und schon seit ihrer Jugend an Migräne gelitten hatte. Nachdem sie für einige Monate an einem Scotoma scintillans von hemianopischer Begrenzung mit vorausgehenden visuellen Halluzinationen, die offenbar aus der gleichen Sehrinde stammten, gelitten hatte, trat schließlich eine echte Hemianopsie ein. — Ein anderer Patient, ein 25jähriger kräftiger junger Mann hatte seit seinem 11. Lebensjahr an cerebralen Angiospasmen, und zwar Scotoma scintillans, flüchtigen Hemiparesen, dysarthrischen, aphasischen und akustischen Störungen gelitten. Zuletzt hatten sich diese Krisen bis auf 3 die Woche vermehrt. Nach einer der letzten Krisen, denen meist Kopfschmerz, aber keine Übelkeit vorausging, war eine Quadrantenhemianopsie zurückgeblieben. Eine Schwester des Patienten litt offenbar an ähnlichen Störungen.

Es entspricht wohl der allgemein geltenden Anschauung, solche Fälle zu den Ausnahmen zu zählen. Die meisten Fälle, bei denen Dauerausfälle beobachtet wurden, erwecken den Verdacht, daß es sich hierbei doch wohl um *komplexe* Syndrome gehandelt hat, in deren Rahmen die *Hemikranie nur als ein Symptom* zu werten war. Diesen Standpunkt vertritt auch HAHN. BEAUVIEUX und Mitarbeiter haben dergleichen Beobachtungen mitgeteilt. Es sind dies offenbar Fälle, bei denen sich unglückliche *Kombinationen angioneurotischer Veranlagung mit genuiner und toxogener Hypertension* (angiogene Pseudourämie!), *endokrinen (puerperalen) Störungen, exogenen Vergiftungen (Pb, Nicotin usw.) und schließlich auch organischen Hirngefäßstörungen (Arteriosklerose, spezifische und unspezifische Arteriitis, vor allem auch die meist verkannte Thrombangiitis obliterans usw.) zur Bildung einer gefährlichen Schädigung der Hirnzirkulation vereinten.* So wie wir zuvor von symptomatischem *Raynaud* sprachen, kann man eben auch von einer *symptomatischen Migräne* reden. Der erfahrene Arzt weiß, daß eine „Migräne" sich als erstes Symptom präsklerotischer Hirnstörungen — vgl. S. 421 —, eines Hirnaneurysmas usw. entpuppen kann. Solche Fälle von symptomatischer Migräne bei genuinem Hochdruck sind wenigstens im Beginn des Leidens gelegentlich gut therapeutisch beeinflußbar.

So berichteten BOGAERT, HELMSMOORTEL und BAUWENS über einen 29jährigen Mann, einen Hypertoniker mit einem Blutdruck von 200/110 Hg, der schon seit seiner Jugend an nervösen und im besonderen an vasoneurotischen Erscheinungen gelitten hatte und der seit 4 Jahren an anfallsweisen, einige Stunden dauernden Kopfschmerzen litt. Mit dem Auftreten der Attacken verschlechterte sich der Visus, und nach zwei solchen Anfällen hatte sich eine rechtsseitige Hemianopsie ausgebildet. Weitere Attacken, die mit sehr unangenehmen cochlearen und vestibulären Symptomen einhergingen, führten zu plötzlichem einseitigen Gehörverlust, spätere Anfälle zu ménièreartigen Erscheinungen auch am anderen Ohr. Eine den hohen Blutdruck allmählich senkende und antispasmodisch wirkende Therapie brachte die quälenden Innenohrsymptome und die migränösen Symptome zum Verschwinden. — Bei einem anderen 32jährigen Mann mit schwerer Hypertension (Blutdruck 270/150 Hg) waren seit 3 Jahren plötzlich schwerste Attacken von halbseitigem Kopfschmerz und Ménière aufgetreten. Nach einem Jahr erlitt er nach solch einem Anfall eine schwere rechtsseitige aber nur vorübergehende Hemiplegie mit aphasischen Symptomen. Ein Jahr später trat wieder während der Anfälle eine passagere Hemianästhesie an den Armen auf. Auch hier verloren sich die Anfälle und Hirnerscheinungen bei geeigneter Behandlung.

Inwieweit bei allen Fällen symptomatischer Migräne tatsächlich Angiospasmen wirksam sind, ist nur mit größter Vorsicht zu beurteilen. Darauf werden wir noch später bei Besprechung der Prodromalien und transitorischen Insulte bei dem genuinen Hochdruck und der Arteriosklerose zurückkommen. Gelegentlich wird dies durch die Kombination mit anderweitigen Angiospasmen wahrscheinlich gemacht. Aber auch in solchen Fällen muß der Arzt an andere ätiologische Möglichkeiten denken, schon um therapeutisch das Richtige zu treffen.

H. Coppez und F. Bremer haben einen gut beobachteten Fall eines 22jährigen Mannes mitgeteilt, dessen Vater an einer progressiven Paralyse gestorben war, und der selbst ein altes Mitralvitium hatte und nun seit zwei Jahren an flüchtigen, nur 3—4 Min. dauernden Lähmungen der rechten Körperseite litt, die abwechselten mit transitorischen Sehstörungen am linken Auge. Die Lähmung begann an der Hand, ging rasch auf das Bein und dann das Gesicht über. Zugleich bemerkte der Kranke, welcher während der Anfälle bei vollem Bewußtsein blieb, eine komplette rechtsseitige Astereognose. Die Sehstörungen, denen Kopfschmerz über dem linken Auge vorausging, bestanden in einem Gesichtsausfall entweder der ganzen unteren Hälfte oder nur eines Quadranten des Gesichtsfeldes des linken Auges und waren nach der Ansicht der Autoren auf retinelle Spasmen zurückzuführen. Eine Migräne möchten sie ausschließen und glauben, daß eine angeborene Lues als ätiologischer Faktor zu erwägen sei. Die Besserung des Zustandes sprach zugunsten dieser Diagnose; (obschon man natürlich auch in solch einem Falle die ursächliche Bedeutung des Mitralvitiums für die retinalen und cerebralen Ischämien nicht außer Betracht lassen sollte).

In der deutschen und auch ausländischen Literatur wird im Zusammenhang der uns hier interessierenden Dinge immer wieder auf eine Arbeit J. Wilders „Zur Klinik der cerebralen und peripheren Angiospasmen" Bezug genommen. Es seien deshalb die wichtigsten seiner Fälle in Kürze mitgeteilt:

Wilder schildert den Fall einer 50jährigen Frau, deren Vater einer Apoplexie und deren Mutter, die an einer Migräne gelitten hatte, einer Arteriosklerose erlegen war. Ein Bruder hatte bereits mit 48 Jahren einen Schlaganfall erlitten. Die Patientin selbst hatte seit einigen Jahren über intermittierendes Hinken, Acroparästhesien und *Raynaud*-artige Erscheinungen, die sich im Gesicht mit urtikariellen Schwellungen verbanden, geklagt. Daneben traten gelegentlich eigenartige Anfälle mit Schmerzen in den Augen, Nebelsehen und Schwindelgefühl für einige Minuten auf. Die Beendigung dieser Anfälle, die nie von Bewußtlosigkeit begleitet waren, mit Erbrechen ließ an migräneartige Zustände denken. Auch Angina pectoris-ähnliche Anfälle stellten sich ein. Späterhin traten 10 Min. bis Stunden dauernde hemiparetische Attacken mit Aphasie auf. Bei der ersten Untersuchung fanden sich schon geringere Seitendifferenzen und ein Blutdruck von 180 mm Hg, dazu ein positiver Urinbefund. Die peripheren und zentralen Störungen nahmen in der Folgezeit zu. Schließlich starb die Patientin, nachdem vorher noch einmal eine vorübergehende motorische Aphasie aufgetreten war, plötzlich unter Atemnot, Blässe, Kälte, Cyanose und kleinem Puls.

In einem anderen Fall handelt es sich um eine 52jährige Frau, die angeblich aus gesunder Familie stammte und schon seit dem Eintreten ihrer Periode (mit 13 Jahren) über vasoneurotische Erscheinungen klagte. In ihrem 14. Jahr erlitt sie nach Aufregung eine vorübergehende motorische Sprachstörung. Auch epileptiforme Anfälle vom Jackson-Typ, transitorische Skotome und Augenmuskelparesen sind dann und wann aufgetreten. Dazu litt sie an den typischen Erscheinungen des „toten Fingers", ohne daß es allerdings je zu dem Bild einer echten Raynaudschen Gangrän kam. Der Blutdruck neigte zu sehr starken Schwankungen (zwischen 95 und 175 mm Hg). Später traten öfters Schwindelanfälle auf, schließlich auch einmal mit einer nie ganz verschwindenden Parese im linken Bein verbunden. Es folgten Sprach-, Kau- und Schluckstörungen mit motorischen und sensiblen Störungen in der linken Gesichtsseite und im Oberarm, in dem vor allem eine schwere Störung der Tiefensensibilität zurückblieb. Wilder nimmt einen Zusammenhang der mannigfachen angiospastischen Erscheinungen mit einer ovariellen Dysfunktion an.

Bei einem 36jährigen, aus gesunder Familie stammenden Mann war vor einigen Jahren unter plötzlichem Drehschwindel „Erblindung" aufgetreten, die sich unter Salvarsanbehandlung innerhalb einiger Wochen zurückbildete. Nach zwei Jahren stellte sich eine zunehmende Sprachstörung, wieder Drehschwindel, dazu Doppeltsehen, Sehstörungen, Nystagmus und eine leichte Facialisparese ein. An den Acra fand sich eine deutliche Cyanose und über den Körper verteilt andere Störungen der Capillardurchblutung. Der Blutdruck betrug bis zu 194 mm Hg. In der Folge wurden Sensibilitätsstörungen in den Händen, Abducensparese, Ptosis und vor allem zunehmende vasomotorische Störungen in den Händen und Sprachstörungen und Apraxie beobachtet. Schließlich traten noch schwere Persönlichkeitsveränderungen auf. Wilder nimmt eine diffuse Gefäßschädigung unbekannter Ätiologie an, eine Endarteriitis, die sowohl die transitorischen bzw. intermittierenden wie auch die konstanten, aber an Intensität schwankenden Symptome verursacht habe.

Ein 48jähriger Mann, dessen Vater in diesem Alter einem Herzschlag erlegen war, und der selbst ein starker Raucher war, erkrankte mit 44 Jahren an intermittierendem Hinken. Ein halbes Jahr später trat eine plötzliche Erblindung, die sich auf Diuretin besserte, dann Acrocyanose und *Raynaud*-artige Symptome, einseitige VII. und VIII. Parese, Tiefensensibilitätsstörungen, Kopfschmerzen, Sprachstörungen, Merk- und Gedächtnisschwäche auf. Später mußte ein Bein wegen der Ernährungsstörungen amputiert werden. Der Blutdruck erwies sich in diesem Falle nicht erhöht. Die Diagnose lautete auf endarteriitischen Prozeß mit zeitweiligen Gefäßspasmen.

Es kann keinem Zweifel unterliegen, daß diese Fälle Wilders nie und nimmer einfache Migräne- noch Morbus *Raynaud* - Syndrome waren. Das hat ja auch Wilder — wie schon hervorgehoben — abgelehnt. Obschon es natürlich gewagt ist, ohne Kenntnis der Kranken selbst nachträgliche Diagnosen allein aus der Krankengeschichte zu verfertigen, scheint mir doch der Hinweis erlaubt, daß es sich wenigstens in dem und jenem Fall um eine *Thrombangiitis obliterans* (vgl. S. 386f.) gehandelt haben könnte. Dieses so wenig bekannte Leiden, auf das wir später noch zurückkommen werden, kann zweifellos mit Angiospasmen einhergehen, ohne daß wir jedoch die mindeste Berechtigung haben, in dem abnormen Kontraktionsverhalten der Gefäße mehr als ein Symptom zu sehen.

Ich habe die Besprechung dieser Syndrome an dieser Stelle eingefügt, um an Hand dieser Beispiele zu zeigen, wie *vorsichtig man mit der Beurteilung mutmaßlicher Angiospasmen als Ursache bleibender cerebraler Ausfälle sein muß.* Alles spricht dafür, daß auch in diesen Fällen *Angiospasmen* — soweit sie tatsächlich eine sichtbare Rolle im Verlauf des Leidens gespielt haben — *nur die transitorischen Erscheinungen verursacht haben, und daß die bleibenden Symptome die Folgen organischer Gefäßschädigungen gewesen sein dürften,* die sich vielleicht infolge der immer wiederkehrenden angiospastischen Zustände an prädilektiven Stellen frühzeitig entwickelt haben, genau so gut aber auf die gleiche Ursache wie die Angiospasmen selbst oder eine andere zurückgeführt werden können.

c) Cerebrale Angiospasmen und epileptische Reaktionen.

Schon seit langer Zeit sind die *Krämpfe epileptiformen Charakters* und auch die *Epilepsie* selbst in Zusammenhang mit cerebralen Zirkulationsstörungen gebracht worden. Der Gedanke einer vasomotorischen Krampfgenese ist schon oft erwogen und oft auch wieder verworfen worden.

Kussmaul und Tenner, die, wie bereits erwähnt wurde, den Einfluß der Anämisierung auf das Gehirn eingehend studierten, haben auch die Entstehung des epileptischen Krampfanfalls in ihre Untersuchungen einbezogen. Was diese Forscher bereits 1857 über diese Dinge schrieben, ist auch heute noch lesenswert. Nach ihrer Ansicht werden epileptische Anfälle nicht durch umschriebene anatomische Hirnveränderungen verursacht. Lokale Veränderungen des Hirns sind nur disponierende Momente, die auf dem Weg allmählicher nutritiver Umwandlung gewisser Hirnbezirke eine Krampfbereitschaft schaffen können. Die Hirnveränderung selbst bestehe in einer molekularen Veränderung der Hirnsubstanz, die aber nicht nur durch eine Anämie, sondern auch durch chemische, mechanische, entzündliche, nutritive und andere Einflüsse zustande kommen könne.

Neuerdings glaubt Pistocchi nachgewiesen zu haben, daß auch nervös-reflektorische Vorgänge vom Carotis-Sinus aus die Erregbarkeitsschwelle der nervösen Substanz beeinflussen können.

Der Schreck — so schreiben Kussmaul und Tenner —, der das Blut aus den Wangen treibt, könnte auch die kleinen Äste der Carotis int. zur Kontraktion bringen. Im Beginn eines epileptischen Anfalls finde sich oft ein blasses Gesicht, auch weise das verstärkte Pulsieren des Herzens auf eine Behinderung der Blutströmung hin. Im Tierversuch sei es auch gelungen, durch

Reizung des Halssympathicus einer Seite nach vorheriger Unterbindung der kontralateralen Carotis einen typischen epileptischen Anfall mit tonischem Initialstadium und Pupillenerweiterung zu erzielen. HOLST habe über einen außerordentlich interessanten Fall bei einem Menschen berichtet, der an einer arteriellen Anomalie der Art litt, daß seine linke A. brachialis aus einer Vertebralarterie entsprang und ihr Blut über die A. basilaris aus der Carotis erhielt. Bei diesem Menschen verschwand nun jedesmal im epileptischen Anfall der Puls im linken Arm. Ähnlichen Vorstellungen folgt auch DANIÉLOPOLU, wenn er meint, daß der Carotis-Sinus eine wichtige Rolle beim Zustandekommen epileptischer Anfälle spielt, und behauptet, in diesem Zusammenhang eine Indikation zu operativen Eingriffen am Sinus sehen zu können. ASK-UPMARK hat sich mit dieser Theorie eingehend auseinandergesetzt.

Es ist hier nicht der Ort, die ganze einschlägige Literatur über Epilepsie und Hirnkreislauf zu erörtern; der Leser sei auf Bd. XVII dieses Lehrbuches verwiesen. Nur mit den neueren Arbeiten über die uns hier beschäftigenden Zusammenhänge wollen wir uns kurz befassen. SPIELMEYER wies in seinem Referat auf der Neurologentagung 1927 auf die sehr aufschlußreichen Befunde hin, die am eröffneten Schädel von Operateuren während eines epileptischen Anfalls erhoben worden sind, und erwähnt, daß *Erbleichung* und *Volumenverminderung des Gehirns* unmittelbar *vor* dem Anfall von HORSLEY, HARTWELL und KENNEDY, LÉRICHE, HORRAX, O. FOERSTER u. a. beobachtet worden ist. Er schreibt: „FOERSTER, KENNEDY u. a. schließen daraus auf *vasokonstriktorische* Vorgänge an den *Hirngefäßen* in der Entstehung des *epileptischen Krampfes*. Ich habe dieses Phänomen jetzt bei experimentellen Krämpfen durch Pantopon und durch suboccipitale Einführung von Natrium citricum beobachtet.“ — KENNEDY stellte bei einem Epileptiker fest, daß die anfängliche Vasokonstriktion von einer bis zu 20 Minuten dauernden enormen Dilatation abgelöst wurde, ein Befund, der die bereits 1863 von H. JACKSON am Augenhintergrund eines Epileptikers gemachte Beobachtung einer vor dem Anfall auftretenden Blässe und im Anfall entstehenden venösen Blutfülle bestätigte.

Indessen (1933) ist eine sehr schöne Studie von W. PENFIELD über den Nachweis cerebralvasculärer Vorgänge bei der Epilepsie erschienen. PENFIELD hat bei 30 Patienten fokalepileptische Anfälle auf dem Operationstisch an der freigelegten Hemisphäre beobachtet, und zwar hat er diese Beobachtung auf 1 bis 2 Stunden ausgedehnt. Zur genauen Identifizierung des Fokus wurde die Hirnrinde an verschiedenen Stellen elektrisch gereizt. Da zeigte sich nun, daß in den Fällen, bei denen die Reizung einen Anfall auslöste, *nach Einsetzen des Anfalls die arterielle Pulsation über ein großes Hirngebiet hinweg zu völligem Stillstand gelangte, wobei die Arterien eine venenartige Beschaffenheit annahmen.* Aus dem Verhalten der Gefäße war zu schließen, daß während des Anfalls nur wenig Blut durch die Capillaren strömte. *Nach* dem Krampfanfall nahm die arterielle Pulsation eine übermäßige Stärke an, so daß das arterielle Blut sogar teilweise die Venen füllte. *Gelegentlich fanden sich aber* auch — und zwar selbst ohne vorausgegangene elektrische Reizung — *herdförmige anämische arterielle Bezirke*, wofür Abb. 44 von PENFIELD einen Beleg gibt. Sechsmal gelang es dem Autor, *spastische Gefäßverschlüsse* an einer oder mehreren größeren Piaarterien von 15—20 Minuten Dauer (!) nach Anfällen zu beobachten. Aus all dem schließt PENFIELD mit Recht, daß das Hirn des Epileptikers lokalvasomotorischen Reflexen unterworfen ist, wie sie bei normalen Personen und auch am Versuchstier nicht zu beobachten sind. Interessanterweise erwies sich die Durchschneidung des Sympathicus ohne Einfluß auf dieses Gefäßverhalten. PENFIELD meint, daß die vasculären Nervenplexus der Hirngefäße selbst den Ausgangspunkt für dieses abnorme Verhalten der Piagefäße beim Epileptiker darstellen.

Was lehren uns die bioptischen Beobachtungen über den Zusammenhang zwischen Krämpfen und cerebralen Zirkulationsstörungen? Offenbar doch nur, daß einmal Veränderungen der Hirnzirkulation — Blässe der Hirnrinde, Behinderung des Blutzuflusses zum Kopf *vor* Anfällen — imstande sind, bei einer bestehenden Krampfveranlagung Konvulsionen auszulösen; daß ferner die in der Hirnsubstanz *während* der Konvulsion sich abspielenden Vorgänge von einem abnormen Verhalten der Hirndurchblutung begleitet werden, und daß schließlich wieder die Konvulsionen — meist *nach* ihrem Abklingen — von Vasokonstriktionen von ganz abnormer Dauer begleitet sein können. Diese arteriellen Spasmen treten — wie PENFIELD es beschreibt — vor allem in der Nachbarschaft des epileptogenen Fokus auf und können gelegentlich weit über diesen hinaus ausstrahlen. Die Tatsache, daß die Unterbindung dieser krampfenden Gefäße das Aufhören fokaler epileptischer Anfälle zur Folge hat, beweist natürlich durchaus nicht, daß der epileptische Anfall als solcher lediglich ein zirkulatorisch bedingtes Ereignis ist. Andererseits sprechen die histologischen Hirnbefunde in Epileptikerhirnen dafür, daß *diese in ihrem Wesen akzidentellen, funktionellen Zirkulationsstörungen im Zusammenhang mit Konvulsionen für das Gehirn durchaus nicht gleichgültig sind.* PENFIELD hat Beweise dafür erbracht, daß bei symptomatischen (traumatischen) Epilepsien *durch diese Zirkulationsstörungen schwere progrediente Hirnparenchymläsionen verursacht werden können.* Ob freilich seine Ansicht, daß Fälle von genuiner Epilepsie ohne geistige Veränderung solche Patienten betreffen, bei welchen diese akzidentellen Spasmen *nicht* in Erscheinung treten, richtig ist, bedarf wohl noch weiterer Untersuchungen. Immerhin erlauben die Befunde an Epileptikerhirnen wohl die Schlußfolgerung, daß *unter besonderen Bedingungen,* welche wahrscheinlich im Stoffwechsel des „epileptischen Gehirns" zu suchen sein dürften, *an sich transitorische, funktio-*

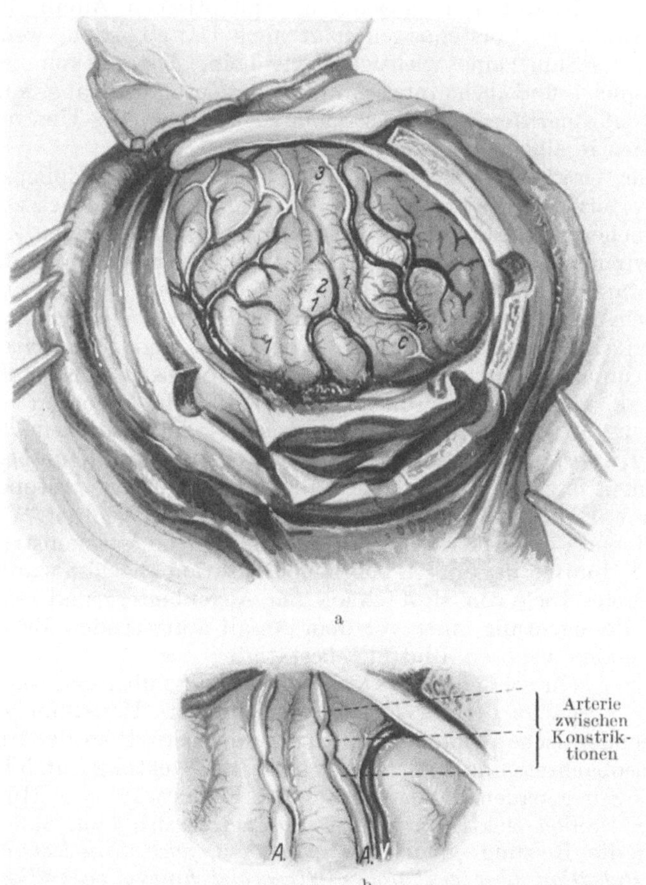

Abb. 44a u. b. Osteoplastische Schädeleröffnung. Mittels faradischer Reizung an Punkt C war ein epileptischer Anfall hervorgerufen worden. Darauf wurden an zwei arteriellen Ästen der A. cerebri media die in der Abb. 44b deutlich sichtbaren Konstriktionen gesehen. (Nach W. PENFIELD.)

nelle Zirkulationsstörungen abnorm lange aufrecht erhalten werden können. Vielleicht ist die diese Angiospasmen begünstigende „Stoffwechselstörung" auch nicht nur auf das Hirn beschränkt, sondern viel allgemeinerer Natur. Es kommen nämlich bei Epileptikern — ganz ähnlich wie bei Migränekranken — funktionelle Zirkulationsstörungen in anderen Kreislaufgebieten gelegentlich vor. Die bisweilen Anfällen vorgeschaltete *vasomotorische Aura* wäre da zu nennen. FRISCH hat auf die häufige Kombination der Epilepsie mit Vasoneurosen (Acroparästhesie, Acrocaynose und Raynaud) aufmerksam gemacht und glaubt, daß die sog. epileptoiden Zustände GRIESINGERs auf angioneurotischen Innervationsstörungen beruhen. Erythema fugax, Urticaria, QUINCKEs Ödem und andere Erscheinungen übermäßiger vasomotorischer Reizbarkeit finden sich oft bei Epileptikern. GRUBER und LANG haben ischämische Veränderungen am Herzmuskel gefunden, die sie auf Coronarspasmen beziehen. NEUBÜRGER hat in systematischen Untersuchungen Nekrosen im Herzmuskel bei Epileptikern in so großer Zahl gefunden, daß man damit rechnen muß, daß abnorm lang anhaltende funktionelle Zirkulationsstörungen bei Epileptikern durchaus nicht auf das Hirn beschränkt sind. HILLER und STEMMER haben daraufhin bei 56 Epileptikern Nachforschungen nach Beschwerden angestellt, die in Form anginöser Zustände auf vorübergehende Durchblutungsstörungen des Herzmuskels hinwiesen. Das Ergebnis dieser Untersuchungen war, daß in 19 Fällen typische Herzbeschwerden vorlagen, wovon in 13 Fällen ein sicherer zeitlicher Zusammenhang der anginösen Zustände mit dem epileptischen Anfall nachzuweisen war. In einigen Fällen schienen die schmerzhaften Herzzustände geradezu als Äquivalente epileptischer Anfälle aufzutreten.

Erwähnt seien noch einige gute Beobachtungen ETIENNEs. Er berichtet über eine 32jährige Frau, die regelmäßig am 1. Tage ihrer Periode einen großen epileptischen Anfall erlitt, und bei der kurz vor dem Anfall eine deutliche Übererregbarkeit der Brachialarterien festzustellen war, die sich darin äußerte, daß bei wiederholten Versuchen der Radialispuls nach vorübergehender Abschnürung des Oberarms für eine geraume Zeit unfühlbar blieb. — Bei einem 51jährigen Epileptiker beobachtete ETIENNE, daß die Anfälle stets auf der Höhe einer starken Blutdrucksteigerung begannen, und daß im Anfall bei leisem, aber regelmäßigem Herzschlag der periphere Puls verschwand. — In der französischen Literatur finden sich übrigens eine ganze Anzahl statistischer Aufzeichnungen über gelegentlich sehr erhebliche Blutdrucksteigerungen, Stunden, ja sogar Tage vor einem epileptischen Anfall.

Klinisch nachweisbare *neurologische Dauersymptome* sind bei der genuinen Epilepsie bekanntlich eine Seltenheit. Daß bei der Beurteilung von restierenden Lähmungen bei symptomatischen Epilepsien — z. B. bei der Arteriosklerose mit und ohne Hochdruck — hinsichtlich ihrer Verursachung durch funktionelle Zirkulationsstörungen größte Vorsicht am Platz ist, versteht sich nach den früheren Ausführungen von selbst.

Man muß sich nach alledem darüber im klaren sein, daß mit dem Hinweis auf die cerebralen Durchblutungsstörungen im epileptischen Anfall nicht daran gedacht wird, „die Pathogenese der Epilepsie" mit dergleichen relativ einfachen Vorgängen gleichzusetzen. *Nur der Krampfanfall als solcher scheint mit einer Durchblutungsstörung des Gehirns verbunden zu sein.* Wir können auch nur die Hirnoberfläche beobachten und wissen nicht, was in tieferen Hirnabschnitten vor sich geht. Die bioptisch sichergestellte Zirkulationsstörung vor und im epileptischen Anfall ist auch nicht etwa etwas Spezifisches für die genuine Epilepsie, sondern scheint mehr oder minder bei allen Hirnkrämpfen vorzuliegen.

Für die Bedeutung des vasculären Geschehens im epileptischen Anfall spricht auch bis zu einem gewissen Grad der Erfolg der *Therapie*. Spasmenlösende Mittel, zu denen ja auch das Luminal gehört, erweisen sich oft als erfolgreich. Mittels eines von F. LANGE und K. FELIX gewonnenen Gewebsstoffes, der eine nachgewiesene gefäßerweiternde Wirkung hat, gelang es in jüngster Zeit — die Versuche sind noch nicht veröffentlicht — auch schwere Krampfanfälle zu verhüten.

Den *pathologisch-anatomischen, vasculär bedingten Hirnläsionen bei Epileptikern* kommt für unsere Vorstellungen von den Auswirkungen funktioneller Zirkulationsstörungen auf das Hirngewebe die allergrößte Bedeutung zu. Sie werden im größeren Zusammenhang am Ende dieses Abschnitts besprochen werden.

Über die Bedeutung cerebraler Zirkulationsstörung bei der *puerperalen Eklampsie* haben in den letzten Jahren unter anderem Haselhorst und Mylius, de Vries, sowie v. Braunmühl gearbeitet. Mylius konnte am Augenhintergrund, dessen Gefäße ja ein sehr wichtiges Studienobjekt für gemutmaßte cerebrale Zirkulationsstörungen abgeben, deutliche und umschriebene Gefäßkontraktionen bei der Eklampsie beobachten.

So sah er bei einer 25jährigen Frau im präeklamptischen Zustand bei einem Blutdruck von 190 mm Hg und pathologischem Nierenbefund an den Ästen der Zentralarterien schnell wechselnde, umschriebene Kontraktionen. Mit Verschlechterung des Krankheitsbildes nahmen die Spasmen nach Dauer und Ausdehnung erheblich zu. Dazu kamen Ödem und weißliche Flecke zwischen den arteriellen Ästen, schließlich auch Blutungen in Gefäßnähe. Die Retina sah im allgemeinen cyanotisch aus und in den Capillaren zeigten sich Prästasen und Stasen. — Der Befund, welcher de Vries bei einer 42jährigen Schwangeren, die 50 Stunden nach Beginn der Kopfschmerzen ihrer Eklampsie erlegen war, erheben konnte, spiegelt geradezu den Myliusschen Retinabefund in der *grauen Hirnrinde* wieder. Da fanden sich in Abhängigkeit von kleinen ischämischen Nekrosen Blutungen und außerdem hyaline Thromben in wandgeschädigten Gefäßen.

Schon Pal hat die bei der Eklampsie obligate Blutdruckerhöhung als pressorische Gefäßkrise, charakterisiert durch „temporäre Kontraktionsstürme aller Arteriolen“ (Müller und Hübener), die mit cerebralen Angiospasmen einhergehen, gedeutet. Volhard, der die typischen Augenhintergrundsveränderungen als eine „*Retinitis angiospastica*“ auffaßt, spricht von einem Schwangerschaftsangiospasmus. Er meint, daß hier — wie bei der Krampfurämie bei akuter Nephritis — eine Hirnanämie infolge angiospastisch bedingten Hirnödems und Hirndrucks entstehe. Die eigentlichen Krämpfe entsprächen Extrasteigerungen des Blutdrucks. Hinselmann und Nevermann konnten capillarmikroskopisch in der Haut intermittierende Angiospasmen nachweisen und Nevermann erhob die gleichen Befunde auch am Uterus. Neubürger wies darauf hin, daß die cerebralen Befunde bei der Eklampsie Parallelvorgänge zu den, wie er meint, angiospastisch verursachten Nekrosen in den Nieren und der Leber darstellen.

v. Braunmühl schließt aus den klinischen Beobachtungen wohl mit Recht, „daß sich bei der Eklampsie namentlich im Bereich des terminalen Strombahngebiets (Ricker) krankhafte Veränderungen abspielen, die sich vielleicht von einer abnormen Einstellung der Gefäßinnervation herleiten“. Er fand eine „ganz ausgesprochene Anämie der Häute und des nervösen Parenchyms“ und dazu diffuse und mehr herdförmige, zirkulatorisch bedingte ischämische Läsionen in der Hirnsubstanz. Wir werden auf die feinere Histologie dieser Veränderungen noch zu sprechen kommen. Der Autor meint, daß bei dem so labilen Gefäßsystem Eklamptischer Ischämie, Stase und ein peristatischer Zustand *fluktuieren* könnten; daß also auch im Hirn wie in der Retina abnorme Schwankungen im terminalen Strombahngebiet, wobei stärkste Hyperämie und Ödem nicht von Gehirnanämie zu trennen seien, vorliegen. Der eklamptische Anfall selbst — meint v. Braunmühl — gehe mit einer Vasokonstriktion einher. Er ist sich aber andererseits im klaren, daß „mit dem Hinweis auf die Bedeutung funktioneller Gefäßstörungen im Verlauf der puerperalen Eklampsie nur *eine Komponente* im komplizierten pathogenetischen Geschehen aufgezeigt“ worden ist.

Klaften hat sich bemüht, dem Gefäßverhalten bei Eklamptischen je nach den verschiedenen Typen einer Hypertension in der Schwangerschaft gerecht zu werden. Er meint, daß in gleicher Weise eine genuine wie toxogene Hypertension, anatomische Gefäßveränderungen namentlich bei älteren Frauen, eine konstitutionelle Gefäßhypoplasie oft kombiniert mit einer Dickwandigkeit der Arterien und schließlich auch ein noch nicht völlig ausgereiftes Gefäßsystem bei jugendlichen Schwangeren ein abnormes Verhalten der Zirkulation in der Schwangerschaft verursachen könne. Relativ häufig käme es zu einer Eklampsie bei Gefäßhypoplasie und bei zu jugendlichen Gefäßen mit einer abnormen Vasolabilität. Der Hinweis auf diese im Grunde ja doch sehr verschiedenen und für die Folgen eklamptischer Zirkulationsstörungen durchaus nicht gleichgültigen primären krankhaften Zustände der Gefäße und der Gesamtzirkulation ist um so berechtigter, als bei der Eklampsie ja nicht nur passagere Hirnsymptome in Gesalt von Krämpfen und Bewußtseinsstörungen auftreten, sondern gelegentlich auch schwere bleibende und auch tödliche Hirnläsionen beobachtet werden. Wie wir bei der Besprechung der Apoplexie noch sehen werden, wird da die Frage, was durch reine funktionelle Zirkulationsstörungen und was durch organische Schädigungen anderer Art verursacht sein dürfte, akut.

Über die vasculär bedingten Hirnschädigungen bei den verschiedenen Formen der *Urämie* hat B. Hechst 1932 eine ausführliche Arbeit veröffentlicht, in der auch die ganze große Literatur über diese Dinge angeführt wurde. Bodechtel hat dann unter Weiterführung der Ideen Spielmeyers in einer sehr kritischen Untersuchung den Versuch unternommen, den Typ der jeweiligen Hirnschädigungen mit dem klinischen Bild der verschiedenen Fälle — insgesamt 41 — in Beziehung zu setzen. Er hat gefunden, daß zirkulatorisch verursachte Läsionen sich nur bei der *eklamptischen* und *chronischen Pseudourämie* (nach Volhard) finden, während die cerebralen Veränderungen bei der echten Urämie den Charakter toxischer Parenchymschäden aufweisen. Während Volhard jene bereits von Traube als Hirnödem bezeichnete Hirnschwellung und eine „passive Hirnischämie“ für das eklamptische Syndrom in den Vordergrund rückt, sieht Bodechtel in den gefäßabhängigen, aber doch wieder ohne organische Gefäßveränderung einhergehenden, also anscheinend rein angiospastisch verursachten mehr diffusen Zirkulationsstörungen bzw. den kleinen Parenchymausfällen das Substrat sowohl der Bewußtseinsstörungen und großen epileptischen Anfälle wie auch der herdförmigen, meist transitorischen cerebralen Reiz- und Ausfallserscheinungen, der bald deliranten, bald dämmerzustandsartigen oder amentiellen Psychosen, welche vor oder nach den Krampfanfällen oder freistehend als eklamptische Äquivalente beobachtet werden. Demnach würde der nach Volhard gleichen Pathogenese der Symptome der eklamptischen Pseudourämie und der Schwangerschaftseklampsie nach Bodechtel auch das gleiche anatomische Substrat entsprechen. Allerdings fand Bodechtel bei gleicher Qualität der Veränderungen doch bei der Schwangerschaftseklampsie viel schwerere und ausgedehntere Läsionen. — Bekanntlich ist ja auch das Bild der Netzhautveränderungen bei den beiden Formen toxischer Eklampsie einander sehr ähnlich.

Komplizierter liegen nun zweifellos die Dinge bei der sog. *chronischen Pseudourämie,* die vor allem durch das Auftreten zunächst meist flüchtiger, später aber bleibender Lähmungen und psychischer Veränderungen, welche denen bei der Cerebralsklerose gleichen, gekennzeichnet ist. Bei diesen Kranken, die ja in der Regel auch älter sind als jene mit der eklamptischen Form, spielt die *Kombination offenbar funktioneller cerebraler Zirkulationsstörungen mit den Folgen organischer angiosklerotischer Gefäßveränderungen* die ausschlaggebende Rolle. Dabei sind wir durchaus nicht berechtigt anzunehmen, daß die schweren organischen Gefäßveränderungen älterer chronischer Fälle etwa die Folge von Angiospasmen sind. Viel wahrscheinlicher ist, daß ein und *dieselbe Ursache* — offenbar ein giftig wirkendes, im Blut kreisendes *intermediäres Stoffwechselprodukt* — sowohl das Auftreten von *Angiospasmen* begünstigt als auch *frühzeitige* und abnorm *schwere arteriosklerotische Gefäßveränderungen hervorruft.* Wir haben es hier mit dem eigentlichen *toxogenen Hochdruck* zu tun. Die für dieses Leiden kennzeichnenden Veränderungen am Augenhintergrund — organische degenerative Veränderungen der insgesamt hochgradig verengten Retinagefäße mit Ernährungsstörungen und Blutungen in ihre Umgebung, kurz das Bild einer *Retinitis angiopathica et angiospastica* — verkörpern offensichtlich auch die Art der intracerebralen Gefäß- und Parenchymschädigungen. Die erhebliche Bedeutung, welche Angiospasmen, zum Teil im Rahmen pressorischer Krisen bei diesem Leiden haben, geht nicht nur aus den pathologischen Befunden (Bodechtel), sondern noch eindrucksvoller aus dem klinischen Verlauf vieler Fälle hervor. Unter anderem haben Riser und Mitarbeiter über solche Fälle berichtet. Dem Hinweis der Autoren, daß natürlich nicht alle transitorischen Lähmungen und Verschlechterungen des Zustandes auf Angiospasmen zurückgeführt werden dürfen, sondern daß angesichts der schweren organischen Gefäßveränderungen im Hirn auch akzedenten *allgemeinen Kreislaufstörungen* — Abfall des Blutdrucks, Störung der Herztätigkeit usw. — eine entscheidende Bedeutung zukommen kann, muß ganz und gar zugestimmt werden. In der Art, wie sich cerebrale Kreislaufschäden ereignen, steht die chronische Pseudourämie gewissermaßen zwischen der eklamptischen Pseudourämie und der unkomplizierten Arteriosklerose des Gehirns. Von der genuinen, essentiellen Hypertension muß sie ihrem Wesen nach getrennt werden. Massenblutungen gehören dementsprechend nicht zum typischen Bild der chronischen Pseudourämie, obschon sie natürlich auch gelegentlich einmal vorkommen.

Schließlich sei noch kurz der *eklamptischen Anfälle beim Keuchhusten* gedacht. Husler und Spatz sowie Neubürger haben darüber berichtet und versucht, die Pathogenese dieser so außerordentlich gefährlichen Komplikation (72% Mortalität) zu erklären. Auf die früheren Theorien kann hier nicht eingegangen werden. Auch die von Husler und Spatz vermutete toxische Genese wie Neubürgers Erklärung, daß die offensichtlich zirkulatorisch bedingten Hirnläsionen die Folgen einer Luftembolie seien, können nicht ganz befriedigen. Die Vermutung liegt nahe, daß auch hier funktionelle Zirkulationsstörungen vor allem wieder in der grauen Hirnrinde zum mindesten mitbeteiligt sind. Andererseits zwingt doch gerade der besonders deletäre Verlauf des Leidens zur Vorsicht gegenüber der Annahme rein funktioneller Störungen der Blutversorgung. Schließlich gibt es auch bei Fehlen organischer Gefäßwandveränderungen ja immer noch andere Möglichkeiten als Angiospasmen zur Deutung gefäßbedingter Parenchymschädigungen. E. H. Starling z. B., der der Annahme lang dauernder Gefäßspasmen im Hirn sehr ernste Bedenken entgegensetzt, stellt sich vor, daß unter gewissen Bedingungen eine Überfüllung der pericapillären Lymphräume die Hirnzirkulation bis zum Auftreten schwerer neurologischer Symptome behindern könne. Dies käme also mehr darauf hinaus, daß ein Hirnödem sekundär die Ernährungsstörungen verursache.

Außerdem wäre ja noch zu erwägen, in welcher Weise sich funktionelle zirkulatorische Störungen mit anderen schädigenden Einflüssen vor allem toxischer Art zu einer besonders unheilvollen Wirkung auf das Hirn kombinieren könnten. Dies gilt nun aber überhaupt für alle drei Arten der erwähnten eklamptischen Krämpfe. Sowohl bei der Schwangerschafts-, der pseudourämischen wie auch der Pertussiseklampsie steht der ganze Körper unter dem Einfluß toxischer Substanzen. Daß diese das contractile Verhalten der Blutgefäße stören, ist ja doch wohl nur ein Teil ihrer Wirkung. Daneben wird sich ihr schädigender Einfluß sowohl auf das Blut wie auf mehr oder minder alle Körperzellen bemerkbar machen. Fahr vermutet bei der Eklampsie ein toxisches Agens mit gerinnungserregenden, hämolytischen und vasoconstrictorischen Eigenschaften. Gerade der Ausgang der Pseudourämie — bei welcher bekanntlich klinisch

Zirkulationsstörungen vor allem im Gehirn im Vordergrund stehen — in schwere degenerative, also arteriosklerotische Gefäßveränderungen, zwingt meines Erachtens zu der Annahme, daß in akuten Stadien dieser Erkrankung, welche mit Krämpfen einhergehen, bereits schwere toxische Einwirkungen auf die Gefäße — die Endothelien? — vorliegen. Hier bestehen sichtlich auch Parallelen zur *chronischen Bleivergiftung* (vgl. S. 273).

So groß auch der Zuwachs unserer Kenntnisse ist, welche wir den bewußt auf die Wiedererweckung funktionellen Kreislaufverhaltens gerichteten pathologisch-anatomischen Untersuchungen und einer vorwiegend dynamischen Betrachtungsweise klinischer Probleme verdanken, so sollte man doch bei alledem nicht alte wissenschaftliche Forschungsergebnisse ganz vergessen. Hinsichtlich der Eklampsie sei nur auf die immer wieder lehrreichen Darlegungen SCHMORLs verwiesen, in denen uns die Schwere des *toxischen* Vorgangs sehr deutlich klargemacht wird und nach deren Lektüre man in den vasomotorischen Gehirnläsionen eben doch nur *einen* Faktor in einem recht komplexen Geschehen sehen möchte. SIOLI, dem wir sehr eingehende Studien an Eklampsiegehirnen verdanken, fand nicht nur ischämische Parenchymschädigungen, sondern in all seinen Fällen Verfettungen in der Gefäßwand, besonders der Endothelien, wie sie ja übrigens KONSTANTINIVITSCH in der Leber und FAHR und LÖHLEIN auch in der Niere bei der Eklampsie gefunden haben. DE CRINIS hat die SIOLIschen Befunde vollauf bestätigen können und meint in der Azidose des Blutes einen wesentlichen schädigenden Faktor sehen zu können.

VI. Funktionelle cerebrale Zirkulationsstörungen auf exogen-toxischer Grundlage.

Für diese durchaus nicht seltenen Formen funktioneller Störungen im Bereich der cerebralen Zirkulation sollen nur einige der markantesten Beispiele angeführt werden. Auch bei diesen Krankheitsbildern überwiegen ganz eindeutig die *vorübergehenden* cerebralen Symptome, unter denen wir wieder Allgemeinsymptome wie Kopfschmerz, Schwindel und Bewußtseinsstörungen neben lokalen Reiz- und Ausfallserscheinungen antreffen. Soweit Dauersymptome oder gar ein tödlicher Verlauf in Erscheinung treten, müssen wir ein komplexes pathogenetisches Geschehen vermuten, das in Form langanhaltender und nicht allein auf die Gefäße beschränkter Toxinwirkung, organischer Gefäßschädigung usw. eine funktionelle Zirkulationsstörung abnorm verlängert und verstärkt oder durch nicht mehr rein funktionell bedingte Läsionen des nervösen Parenchyms das Bild verhängnisvoll kompliziert.

Das Syndrom des durch *Insulin* hervorgerufenen *hypoglykämischen Shocks* war schon ZÜLZER und FORSCHBACH bei ihren frühen Versuchen mit Pankreasextrakt aufgefallen und hat diese Vorläufer der BANTING- und BESTschen Entdeckung an dem systematischen Ausbau der von ihnen vorgeahnten Insulinbehandlungsmethode verhindert. Die Shockerscheinungen nach Insulin, welche offensichtlich auf einer zu raschen und tiefen Senkung des Blutzuckers beruhen, sind in großen Zügen allgemein bekannt. Die cerebralen Symptome dieses Syndroms wurden von UMBER als herdförmige, welche an organische Hirnerkrankungen erinnern, und als psychotische Erscheinungen geschildert. Die Kasuistik der im hypoglykämischen Shock beobachteten Symptome ist groß genug, um uns ein ziemlich vollkommenes Bild dieses Zustandes zu vermitteln.

Außer den von BODECHTEL angeführten Literaturnachweisen fand ich Fälle von O. DEICKE (eine rasch vorübergehende Hemiparese bei einem 17jährigen mit einem im Shock gesteigerten Blutdruck), MILLER, LINDSAY und TRESCHER (vorübergehende Dysarthrie, Amnesie, darauf Konvulsionen und eine Hemiplegie), I. M. RAVID, der über den Fall eines 34jährigen mit gesundem Zirkulationsapparat berichtete, welcher *dreimal* in einem Insulinshock transitorische Hemiplegien (1mal rechts, 2mal links) für die Dauer von 3—7 Stunden erlitten hatte; Wolf, Hare und Riggs, die 2 Fälle, vorwiegend mit Krämpfen, Bewußtlosigkeit, schlecht reagierenden Pupillen und *Babinski* mitteilten. J. Wilder, der das Symptomenbild eingehend beschrieben hat, wies auf die charakteristischen vegetativen Störungen (Schweißausbrüche, vasomotorische Störungen) im Beginn des Shocks hin.

Nachdem Ehrmann und Jakoby bereits auf Blutungen im Hirn und anderen Organen bei im Shock Verstorbenen hingewiesen hatten, wurde von G. Bodechtel ein Hirnbefund erhoben, der in seiner Art die typischen Merkmale vasculär bedingter Schädigungen trägt. Die von Bodechtel als Stütze seiner Auffassung von der zirkulatorischen Genese der Hirnsymptome im hypoglykämischen Shock angeführten Beobachtungen Elias' und Goldsteins verdienen der Erwähnung. Diese hatten gesehen, „daß Patienten, die schon des öfteren einen hypoglykämischen Shock durchgemacht hatten, immer wieder dieselben Symptome an sich beobachteten. So kündet sich bei dem einen der Insulinshock immer mit Doppelbildern an, bei dem anderen mit dysarthrischen Symptomen oder mit gleichartigen Schwindelanfällen oder striären Erscheinungen". Es gelang diesen Autoren auch mittels Insulindarreichung latente oder schwer diagnostizierbare organische Läsionen des Zentralnervensystems gewissermaßen zu aktivieren. Bodechtel möchte dieses eigenartige Verhalten des Zentralnervensystems mit einer besonderen Hinfälligkeit bestimmter Gebiete gegenüber den dem Insulinshock eigenen Zirkulationsstörungen erklären.

Dünner, Ostertag und Thannhauser haben das Bild der chronischen Insulinvergiftung im Experiment an verschiedenen Tieren untersucht. Sie fanden typische neurologische Symptome wie Benommenheit, Harn- und Kotabgang, corticale Reizzustände mit epileptischen fokalen und allgemeinen Krämpfen, Schreien, anfallsweisem Strecktonus, Ataxie usw. Die Tiere starben schließlich unter cerebralen Erscheinungen mit *normalem* Blutzucker — anatomisch fand sich das Bild einer Hirnschwellung mit chronisch degenerativen diffusen Läsionen im Parenchym. „Das Hauptgewicht liegt jedoch in einer Veränderung der Gefäße und zwar in einer Art, die der Endarteriitis bei der sog. Wernickeschen Polioencephalitis haemorrh. sup. entspricht, nur daß sie wesentlich diffuser ausgebreitet ist." Also auch hier muß man organische Gefäßwandschädigungen auf toxischer Grundlage neben — oder vor? — rein funktionellen Zirkulationsschädigungen erwägen.

Den Verhältnissen beim Insulinshock nicht unähnlich scheint die Rolle funktioneller cerebraler Kreislaufstörungen beim *Hitzschlag* und *Sonnenstich* zu sein. Obwohl sicherlich toxische Vorgänge — Fleck und Hückel sprechen von einer autotoxischen Erkrankung — den oft deletären Verlauf zu bestimmen scheinen, so spricht doch sowohl das klinische Bild namentlich leichterer Fälle wie auch der pathologisch-anatomische Befund mit seiner starken Hyperämie, den meningealen und cerebralen Petechien und größeren diapedetischen Blutungen und auch Befunde an den Hirngefäßen selbst (vgl. K. Stern) für Störungen zirkulatorischer Art, die — wenigstens primär und bei geringerer Schädigung — funktioneller Natur sind. Auch de Vries äußerte sich in gleichem Sinn. Natürlich wird man bei dergleichen Läsionen mit der Annahme reiner Angiospasmen und Stase wieder sehr vorsichtig sein. Mit großer Wahrscheinlichkeit wirken hier — wie bei den geschilderten eklamptischen Anfällen — toxische Stoffe direkt auf die Gefäßwände, wofür ja auch die bei genauer Untersuchung häufig gefundenen sichtbaren Endothelschädigungen und typischen Ringblutungen (E. Ruppanner) zeugen. Die Übergänge zwischen echten funktionellen Zirkulationsstörungen — vor allem Stase — und auf toxischer Basis entstehenden Hirnschädigungen, bei denen zweifelsfreie *organische* Gefäßläsionen die Parenchymschädigung verursachen — immer drängt sich die Polioencephalitis sup.

haemorrhagica zum Vergleich auf! —, sind eben fließend! Daß übermäßige Hitze bzw. Besonnung in Zusammenhang mit Nicotin zu recht üblen cerebralen Erscheinungen führen kann, hat VAN WULFFTEN-PALTHE aus Niederländisch-Indien berichtet. Er sah dort bei 20—30jährigen Europäern transitorische Hemiplegien, Aphasien und Hemianopsien, welche seines Erachtens als die Folge cerebraler Angiospasmen anzusehen waren.

Das *Nicotin* ist ja als Kreislaufgift allgemein anerkannt. Die Erfahrung lehrt, daß Nicotin bei dafür empfindlichen Personen Angiospasmen verursachen und bei entsprechender Veranlagung vasoneurotische Symptome stark verschlimmern kann. Daß Nicotinabusus — ein sehr relativer Begriff — außer zu unangenehmen Erscheinungen seitens der glatten Muskulatur des Intestinaltrakts, der peripheren Blutgefäße (Blässe der Haut, kalte Extremitäten evtl. Claudicatio intermittens), der Coronargefäße (Angina pectoris vasomotorica) auch zu spastischen Konstriktionen der Retinaarterien und zu den Erscheinungen einer mangelhaften Hirndurchblutung — Kopfschmerz, Ohnmacht, Schwindelzustände, Gedächtnisschwäche — führen kann, ist eine fast alltägliche Erfahrung. Man darf aber wohl auch annehmen, daß fortgesetzter Nicotinabusus das Eintreten organischer arteriosklerotischer Gefäßerkrankungen zum mindesten beschleunigt, und vielleicht auch für die Entwicklung mancher Fälle von Thrombangiitis obliterans (WINNIWARTER, BÜRGER) bedeutungsvoll ist.

WILDER berichtet über einen 48jährigen Mann, dessen Vater bereits mit 48 Jahren einem ,,Herzschlag" erlegen war, der selbst ein starker Raucher an Akrocyanose mit Spontangangrän, intermittierendem Hinken und transitorischer Amaurose gelitten hatte, bei dem sich schließlich schwere cerebrale Ausfallssymptome — (eine Hemiparese) — eingestellt hatten. Über ,,vorübergehende Hemiplegien durch Nicotin" hat KÜLBS 1931 eine sehr interessante Mitteilung veröffentlicht. H. CURSCHMANN hatte bereits auf das nicht seltene Alterieren von Parästhesien und Angina pectoris bei Nicotinabusus hingewiesen. KÜLBS berichtete über 4 Fälle, 3 Männer zwischen 21 und 38 Jahren, bei denen transitorische Hemiplegien und Sprachstörungen, und eine 40jährige Frau, bei der eine motorische Aphasie infolge Tabakmißbrauchs aufgetreten waren. Das Bemerkenswerte — vor allem bei zwei der männlichen Patienten — war die Schwere der Lähmung, die einmal sogar mit völligem Bewußtseinsverlust einherging, und trotzdem die völlige rasche Wiederherstellung und das Ausbleiben späterer Rezidive bei völliger Nicotinabstinenz. BREMER und COPPEZ haben einen ganz ähnlichen Fall bei einem 23jährigen Mann beschrieben, dessen hemiplegische Symptome gleichfalls untergefäßerweiternden Mitteln und Tabakentzug rasch verschwanden.

Auch vom *Chinin,* das ja in hohen Dosen eine lähmende Wirkung auf alle organischen Vorgänge hat, wissen wir, daß es den Kreislauf schädigt und dadurch auch cerebrale Erscheinungen hervorrufen kann. Leichtere Chininvergiftungen äußern sich unter anderem in Kopfschmerz, Aufregung, Schwindel und dem als Chininrausch bekannten Trübung des Bewußtseins. Wenn auch gröbere cerebrale Störungen wohl vorwiegend die Folge des Darniederliegens des Allgemeinkreislaufs sein dürften, so sprechen doch die am Augenhintergrund sichtbaren Veränderungen zugunsten auch von funktionellen, und zwar spastischen Kontraktionen der Retina- und Hirngefäße. Immerhin muß man sich natürlich hüten die Folgen eines so exquisiten Protoplasmagiftes zu einseitig auf die Schädigung etwa nur des Zirkulationsapparates zu beziehen.

Bekannt sind die Schädigungen des Gefäßsystems durch *Blei,* hat doch von unserem Wissen über die durch Blei erfolgten Schädigungen der Gefäße die Lehre von den Gefäßkrankheiten überhaupt erst ihren Ausgang genommen. Hier seien vor allem die bei der chronischen Vergiftung beobachteten Angiospasmen erwähnt, deren Ursache allerdings kaum allein durch eine veränderte Reizbarkeit der Gefäße zu erklären sein dürfte, sondern wohl schon das erste Merkmal einer beginnenden, durch Blei hervorgerufenen organischen Gefäßschädigung ist. Krankhafte Kontraktionen der glatten Muskulatur gehören zu den frühesten Merkmalen der Pb-Vergiftung. Die typische Bleikolik scheint nicht nur durch krankhafte Darm-, sondern auch Gefäßkontraktionen im Leib hervorgerufen werden. Auch für die Pathogenese der Bleiniere werden angiospastische Vorgänge angeschuldigt (VOLHARD). Angiospasmen der Retinaarterien bei chronischer Pb-Vergiftung wurden wohl zum erstenmal von ELSCHNIG 1897 gesehen und eingehend beschrieben. Unter anderem erwähnt auch TH. EVANS bei einem Fall chronischer Pb-Vergiftung mit schweren Krampfanfällen, daß im Anfall die Retinaarterien verengt waren. Auf die transitorischen Hirnerscheinungen hat PAL 1905 bereits hingewiesen. Epileptiforme Krämpfe, vorübergehende Hemianopsien, Aphasien, Parästhesien, sensible und motorische centrale Lähmungen, gelegentlich auch passagere Amaurosen und schließlich psychotische Zustände werden als Folgen chronischer Pb-Schädigung immer wieder einmal berichtet und gehören mit den uns hier nicht interessierenden schweren cerebralen Ausfallserscheinungen infolge degenerativer — im Wesen arteriosklerotischer — Hirngefäßerkrankung zum Bild der *Encephalitis saturnina*. Gelegentlich sind die cerebralen Symptome recht foudroyant. PAL spricht von „Bleieklampsie", was ihm berechtigt erscheint, da diese Kranken in der Regel einen krankhaften Nierenbefund und stark erhöhte Blutdruckwerte aufweisen. Wahrscheinlich betrifft dies aber doch Kranke mit Bleischrumpfniere, sekundärem Hochdruck und organischen Gefäßveränderungen im Gehirn wie auch sonst im Körper. In dergleichen Fällen können natürlich die verschiedensten zirkulatorisch bedingten Hirnläsionen mit den ihnen entsprechenden Syndromen auftreten. Wie bei der chronischen Pseudourämie (vgl. S. 269) sind auch bei der Pb-Vergiftung die Folgen rein funktioneller Zirkulationsstörungen von organisch bedingten nicht immer so einfach zu trennen. Wie auch sonst sind *Dauerläsionen* wohl in der Regel ein Hinweis auf *organische* Gefäßwandschädigung (vgl. S. 254). Auch bei der Bleivergiftung — wie bei der chronischen Pseudourämie — entstehen an den Gefäßen vor allem des Gehirns schließlich schwerste arteriosklerotische Veränderungen. RÜHL veröffentlichte 1929 solch einen typischen Fall. Beruhen also nicht doch vielleicht die schweren Angiospasmen in früheren Stadien des Leidens schon zum Teil wenigstens auf organischen, nur schwer sichtbaren Gefäßwandschädigungen?

Schließlich sei aus der Zahl der gefäßaktiven Gifte noch das *Mutterkorn* genannt, dessen constrictorische krampferzeugende Wirkung ja auch therapeutisch benutzt wird und an das *Ergotoxin* gebunden zu sein scheint. Der sog. *Ergotismus convulsivus* mit seinen Parästhesien, Krämpfen, psychotischen Störungen und Zirkulationsstörungen in der Körperperipherie beruht auf Gefäßkonstriktionen, deren lange Dauer bald auftretende degenerative und sekundär-thrombotische Veränderungen der Gefäße zur Folge hat.

VII. Die Therapie cerebraler Angiospasmen.

Die Behandlung der cerebralen Zirkulationsstörungen deckt sich im Einzelfall mit der für ein einheitliches klinisches Syndrom — Migräne, Epilepsie, Eklampsie, exogene Vergiftung usw. — gebräuchlichen Anwendung bestimmter und erfahrungsgemäß erfolgreicher Mittel. Hier soll nur ein allgemeiner Überblick über diejenigen Anwendungen gegeben werden, welche generaliter geeignet sind auf die glatte Muskulatur der Gefäße beruhigend zu wirken. Wir nehmen dabei gleich sehr wesentliche Forderungen für die Behandlung des *genuinen*

Hochdrucks vorweg, der pathogenetisch zwar in einer mehr oder minder dauernden *tonischen Engerstellung* bestimmter Gefäßgebiete beruht, bei dem jedoch lokal beschränkte Angiospasmen gleichfalls eine gewisse Rolle spielen und dessen gesamtes Syndrom eine Behandlung erfordert, welche auf eine Verminderung der Reizbarkeit der glatten Muskulatur und eine „Beruhigung" des Gesamtindividuums abgestellt ist. VOLHARD hat ja des öfteren ganz konkrete Behandlungsvorschriften der genuinen Hypertension formuliert. Ich möchte da vor allem auf die für *alle* mit hohem Blutdruck einhergehenden Zustände abnormer Gefäßerregbarkeit geltende Vorschrift das Kochsalz aus der Nahrung ganz fortzulassen oder zum mindesten stark zu beschränken (ALLEN, VOLHARD) und durch Citrofin, Hosal oder entsprechende Salzsurrogate zu ersetzen, hinweisen. Überhaupt spielt die Ernährungstherapie sowohl zur Behandlung toxogener wie auch konstitutioneller Störungen im vegetativen System eine große Rolle. Man vergesse auch nicht nach Überempfindlichkeitsreaktionen gegen bestimmte Nahrungsbestandteile — z. B. Eier, Käse, Schweinefleisch usw. — zu fahnden. In geeigneten Fällen wird man zu rein vegetarischer und Rohkostdiät mit großem Nutzen für den Kranken greifen. Eine Kombination einer solchen Diät mit peroral oder per injektionem verabreichtem Calcium — zumal auf lange Dauer gegeben — hat sich bei Störungen im vegetativen System und vor allem bei krampfhaften Zuständen verschiedener Art, sowie Zeichen von Überempfindlichkeit der Gewebe gut bewährt. Mittel, welche Angiospasmen günstig beeinflussen, sind unter anderem das Papaverin, von dem man nicht zu niedrige Dosen — bis 0,1 und darüber — verabreichen sollte; das Luminal, das am besten in der Form der Luminaletten über den Tag verteilt oder mit Theobromin als Theominal gegeben wird; Brom, welches bekanntlich am besten bei kochsalzfreier Kost wirkt und dann z. B. als Bromhosal zur Nahrung zugesetzt werden kann. (Zu länger dauernder Darreichung hat sich mir das Brosedan bestens bewährt.) Nicht vergessen sollte man den Baldrian, der in Form des althergebrachten, frisch bereiteten, heißen und stark gesüßten Baldriantees vielleicht noch immer am besten wirkt. Die Nitrite mit ihrer relativ flüchtigen Wirkung werden vor allem im akuten Anfall angezeigt sein. Eine protrahierte Wirkung kann man unter anderem mit einer der L. BRUNTONschen Mischung ähnlichen Lösung, welche täglich auf nüchternen Magen genommen wird, erreichen (Kal. nitric., Na. bicarb. āā 24,0, Na. nitros. 0,3, Aqua dest. ad 300,0 einen Eßlöffel in einem Glas Wasser langsam innerhalb einer halben Stunde zu trinken). F. BREMER lobt das Benzylbenzoat, das ich in 10% alkoholischer Lösung dreimal täglich 20 Tropfen gebe. K. WESTPHAL empfiehlt in Anlehnung an die auch von PAL gegebenen Vorschriften Rhodan-Calcium-Diuretin dreimal 1 Tablette in langsam abnehmender Dosis. Cholin, das vor allem von der französischen Schule als Acethylcholin bevorzugt wird, kann in Form der Pacyltabletten verordnet werden; F. H. LEVY hat darüber eigene Erfahrungen mitgeteilt. Über den Erfolg mit Kreislaufhormonpräparaten wie Padutin, Lacarnol, Myotrat usw. lauten die Urteile noch recht widerspruchsvoll. Vom Eutonon habe ich gelegentlich gutes gesehen. Endokrine Präparate werden dort in Erwägung zu ziehen sein, wo — wie z. B. bei angiospastischen Beschwerden im Klimakterium — der dringende Verdacht auf Störungen im endokrinen System besteht. Wer nach einer großen Auswahl antispasmodischer Präparate verlangt, sei auf die recht erschöpfende Zusammenstellung in der „Modernen Therapie" von R. FRANCK (3. Aufl. Berlin: F. C. W. Vogel, 1934) verwiesen.

Unter den physikalischen Behandlungsmethoden sei die allgemein günstige Wirkung der Wärme hervorgehoben. Die von W. RAAB zur Hochdruckbehandlung empfohlene Diathermie des Schädels kann heute mittels der Kurzwellentherapie noch intensiver — aber mit der nötigen Vorsicht! — betrieben werden.

In jedem Fall wird stets erst zu untersuchen sein, wie der Kranke auf Wärmebehandlung des Kopfes reagiert. Auch Wasserprozeduren, wie z. B. die altbekannten heißen Fußbäder und Wechselbäder, auch CO_2-Bäder haben sicher in einzelnen Fällen einen günstigen Einfluß. — Vor allem wichtig ist aber die Regelung der Gesamtlebensweise des Kranken. Wie bei allen vegetativ Stigmatisierten (v. BERGMANN) muß auch der Angiospastiker einer „natürlichen“ Lebensweise zugeführt werden; d. h. es muß sein abnormer innerer Spannungszustand, der immer wieder aufs neue durch psychische und emotionelle Belastungen erhöht wird und vor allem auch durch angestrengte geistige Arbeit, übermäßige Verantwortung und die Hast eines mangelhaft organisierten oder zu überladenen Berufslebens — das Leben so vieler Ärzte! — über das erträgliche Maß hinaus gesteigert wird, ausgeglichen werden. Hierfür eignen sich wenige Maßnahmen so gut wie eine regelmäßige, natürlich in den Grenzen der organischen Leistungsfähigkeit bleibende körperliche Betätigung, für die unter anderem die verschiedenen Arten leichten Sports eine treffliche und an den einzelnen Fall anpassungsfähige Wahl bieten. Daß dergleichen Vorschriften nur mit größter Vorsicht für Kranke mit Hochdruck und gar organisch geschädigtem Gefäßsystem gelten, ist ja selbstverständlich! Hier wird man den Nachdruck ganz auf die Entspannung und den wohltätigen Einfluß auch einer psychischen Beruhigung legen müssen. Bei der Auswahl von Kurorten sollte man die 1000 m-Höhe-Grenze nicht wesentlich überschreiten! — Da Angiospasmen so häufig in einer krankhaften Konstitution verankert sind, wird der Arzt vielmehr als bei der Behandlung organisch bedingter Leiden individualisieren müssen. Mehr als Richtlinien kann eine geschriebene Therapie nicht gut geben.

VIII. Pathologisch-anatomische Hirnveränderungen bei funktionellen Zirkulationsstörungen.

In den vorhergehenden Abschnitten haben wir gesehen, daß funktionelle Zirkulationsstörungen sich im allgemeinen von organisch bedingten durch die Flüchtigkeit ihrer klinischen Erscheinungen unterscheiden. Andererseits konnte gezeigt werden, daß nicht nur unter dem Einfluß extracerebral gelegener Kreislaufstörungen, sondern auch bei intrakraniell und intracerebral sich abspielenden funktionellen Störungen der Zirkulation bleibende und irreparable cerebrale Ausfälle auftreten können. Von Fall zu Fall wird natürlich die Ursache, welche an sich reversible Zirkulationsstörungen so verstärkt, daß Parenchymschädigungen folgen, ganz verschieden sein. Bald wird eine funktionelle Kreislaufstörung ein Hirn treffen, dessen bereits organisch geschädigter Kreislauf der hinzukommenden funktionellen Störung nicht mehr gewachsen ist; das werden wir im Abschnitt über die cerebrale Arteriosklerose zu besprechen haben. Bald wird die Noxe, die sich an der Kontraktilität der cerebralen Blutgefäße auswirkt, eine so schwere oder so lang anhaltende Durchblutungsstörung zur Folge haben, daß das ungenügend mit Sauerstoff versorgte Hirn sich nicht mehr erholen kann. Dies sehen wir z. B. bei den schweren Vergiftungen mit CO und anderen auf die lebende Substanz giftig wirkenden Noxen. Auch ein mit der funktionellen Zirkulationsstörung auftretendes Hirnödem kann die Rückkehr normaler Kreislaufverhältnisse verhindern, wie es z. B. bei der Eklampsie der Fall zu sein scheint. Immer hat man aus dem klinischen Verhalten den Eindruck, daß gewöhnliche Angiospasmen nicht zu Dauerausfällen führen und daß vor allem die über den Gefäßnervenapparat wirkende Kontraktion der Blutgefäße stets ein reversibler Vorgang ist. Viele Tatsachen sprechen dafür, daß tatsächlich erst ein im RICKERschen Sinn *prästatischer Zustand oder eine komplette Stase des Bluts Parenchymuntergang verursacht.* Ob dabei freilich nach den Vorstellungen RICKERs der schädigende Faktor an den Gefäßnerven angreift, bleibt zum mindesten zweifelhaft. Die direkte Einwirkung von Noxen auf das Gefäßendothel und die gesamte Gefäßwand — z. B. bei der Eklampsie, Pseudourämie, Pb-Vergiftung — ist wahrscheinlicher. Obschon hier noch manches zu erforschen ist, hat doch die pathologisch-anatomische Forschung vielerlei geklärt, was bisher fälschlich gedeutet oder unklar war. Wir danken vor allem der Münchener Schule unter der Führung des so früh verstorbenen W. SPIELMEYER einen tiefen Einblick in das Wesen zirkulatorisch bedingter Hirnstörungen, Kenntnisse, die uns gestatten, in unklaren Fällen aus dem erstarrten Hirnbefund abzulesen, was für ein Vorgang sich zu Lebzeiten in dem Gehirn abgespielt hat.

Den Ausgangspunkt für eine große Zahl weiterer Arbeiten bildeten die Untersuchungen, welche an durch CO-geschädigten Hirnen angestellt wurden. Diesen Arbeiten über das Wesen und die Folgen der CO-Vergiftung kommt eine ganz prinzipielle Bedeutung zu. Es wurde am Beispiel dieser Vergiftung erstmalig der Versuch gemacht, die bekannten RICKERschen Lehren über die an der Vasomotorik angreifenden Reize und ihre Auswirkung an der Blutströmung auf die Gehirnpathologie anzuwenden. Wie MEYER hervorhebt wurde damit von HILLER zum erstenmal in synoptischen Untersuchungen des Zentralnervensystems Veränderungen an ganz verschiedenen Stellen des Gehirns —

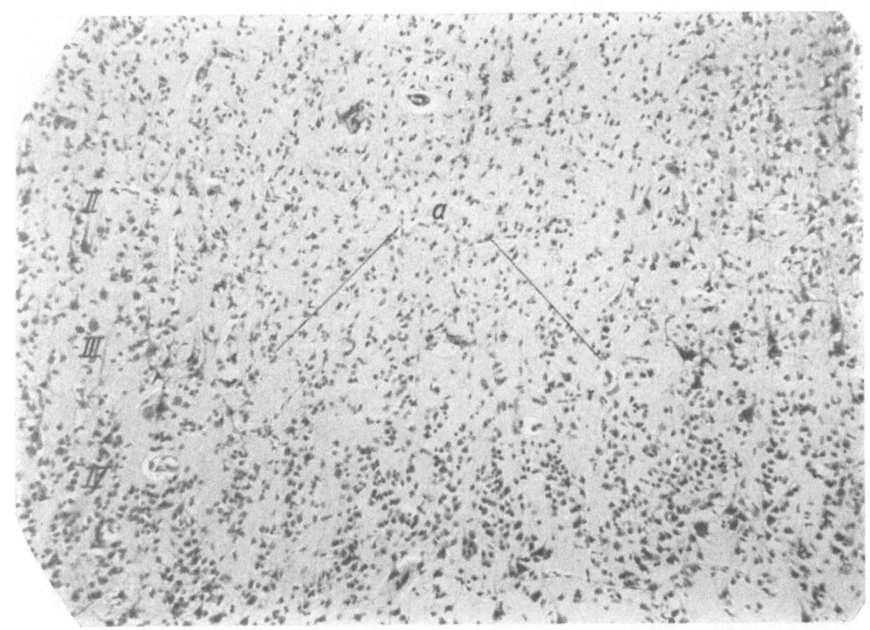

Abb. 45. „Lichtungsherd" (a) in der III. Schicht. Ausfall von Ganglienzellen; HORTEGA- und Gliazellwucherung mäßigen Grades. NISSL-Bild.

dem Ammonshorn, der Substantia nigra, dem Kleinhirn und in charakteristischer Ausbreitung in der Rinde — auf eine gemeinsame pathologische Basis gestellt.

HILLER fand in jenem Fall von CO-Vergiftung, der 14 Tage nach erfolgter Vergiftung gestorben war, in zahlreichen Hirngegenden, u. a. auch in der Hirnrinde, bald diffuse, bald herdförmige Läsionen des Parenchyms, die alle Übergänge von inkompletten Erweichungen — sog. Erbleichungen SPIELMEYERs — zu kompletten typischen Erweichungen erkennen ließen. Zwei Abbildungen aus meiner Arbeit, die solche corticale „Lichtungsherde" erkennen lassen — Abb. 45 und 46 — geben eine gute Vorstellung von diesen einwandfrei zirkulatorisch bedingten Hirnparenchymschädigungen. „Vor allem die II. und III. Rindenschicht ist bisweilen durch kleinste Lichtungsherde, d. h. Ausfälle von Ganglienzellen unterbrochen, die stellenweise dem Rindenzellbild ein etwas gescheckte Aussehen verleihen. Von den Ganglienzellen ist entweder kaum noch ein krümeliger, rosa getönter Schatten mit Kerntrümmern erhalten oder aber die Ganglienzellen weisen ein klein-vakuoliges, körniges Protoplasma mit „angenagten Konturen", einem blassen Kern mit exzentrischen kleinen pyknotischen Kernkörperchen auf; andernorts findet man schwer veränderte Ganglienzellen, umgeben bzw. konturiert durch „imprägnierte Golginetze" ... Ein großer Teil der schwer veränderten Ganglienzellen der V. Schicht ähnelt denen, die SPIELMEYER als *ischämische Zellerkrankung* abbildet (Abb. 47) und deutet. ... Die Gliazellen verhalten sich verschieden. Sie sind bald kaum vermehrt und fast normal, bald im Zustand der Proliferation. Ihr Protoplasma ist dann häufig deutlich sichtbar und ihr Kern aktiviert. Auch regressive

Erscheinungen, z. B. Wandhyperchromatose, treten in Erscheinung. Die Trabantzellen sind bisweilen vermehrt und zum Teil zu typischen Neuronophagen proliferiert. Die Gefäße verhalten sich, abgesehen von ihrer allgemeinen Erweiterung und kleinen Blutungen nicht einheitlich. Bald vermißt man krankhafte Veränderungen, bald sind Proliferationsvorgänge der Endothelien und Adventitiazellen selbst einzelne Rundzellen in Adventitialräumen zu sehen.... An anderer Stelle der tiefsten Rinde sieht man herdweise die Ganglienzellen in noch schwerer geschädigtem Zustand und Hand in Hand damit neben protoplasmatisch gewucherter Glia eine Menge in Wucherung begriffener Hortegazellen.“ Den Erweichungen in der Hirnrinde entsprachen die höchst charakteristischen Veränderungen beider Ammonshörner (Abb. 48). Auf beiden Seiten fand sich da eine Erweichung, die bis auf ein schmales Stück des „dichten Bandes“ das ganze Stratum pyramidale des Ammonshorns fast bis zum Subiculum und den Hilus des G. dentatus in sich einbezogen hat. Der

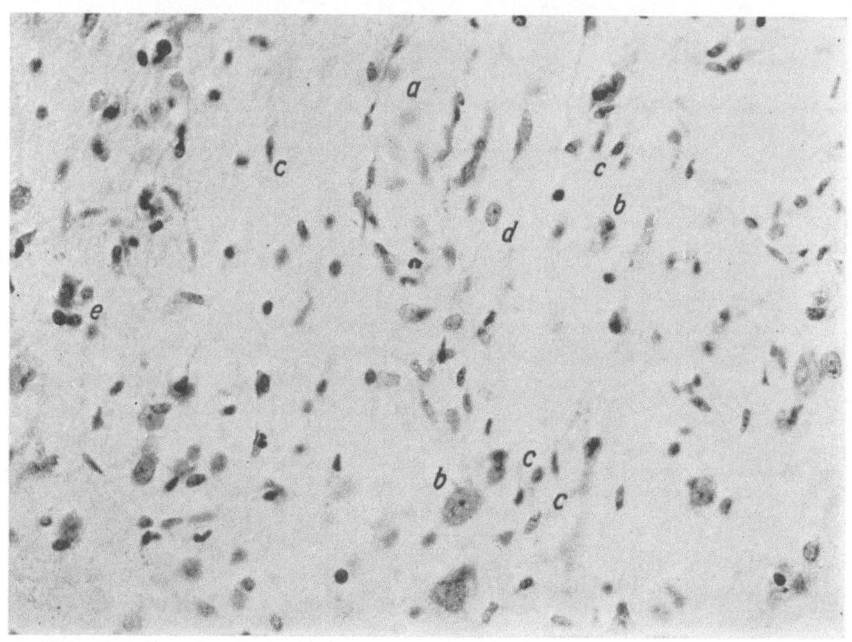

Abb. 46. Kleiner Herd an der Grenze der II. zur III. Schicht. Um ein erweitertes Gefäß (a) ausgedehnter Ganglienzellenuntergang (b), mäßige Wucherung von Hortega-Zellen (c) und Gliazellen (d). In der Nachbarschaft des Herdes (im Bilde links) etwas stärkere proliferative Reaktion der Glia; Vermehrung der Trabantzellen, Hortega-Zellen und der übrigen Glia um weniger intensiv geschädigte Ganglienzellen. Nissl-Bild.

sog. Sommersche Sektor war in erster Linie befallen. Ganz entsprechende Parenchymläsionen fanden sich im subcorticalen Mark, im Pallidum, der roten Zone der Subst. nigra, in der Kleinhirnrinde und seinen Kernen sowie da und dort um erweiterte Gefäße der Medulla oblongata.

Die Art der herdförmigen Veränderungen veranlaßte Hiller zu der zwingenden Schlußfolgerung, „daß diese Gewebsteile in ihrer Ernährung schweren Schaden gelitten haben“. Thrombosen oder Embolien wurden nicht gefunden. Die nachweisbaren Veränderungen vor allem am Gefäßendothel waren proliferativer Natur und fanden sich zwar inmitten kompletter Erweichungen, nicht aber in jenen besonders charakteristischen Erbleichungsherden. Hingegen ergab die Betrachtung der Hirngefäße Anhaltspunkte für eine schwere *Funktionsstörung* des *Gefäßsystems*. Gerade im Bereich der herdförmigen Veränderungen fand sich eine *Gefäßerweiterung*, die oft das Vielfache des normalen Durchmessers betrug und den Eindruck einer für die Ernährung des nervösen Parenchyms unmöglich gleichgültigen Erschlaffung der Gefäßwände machte. Ich schrieb damals: „Wir müssen uns vorstellen, daß das CO die Kontraktilität der Gefäßwände auf das schwerste geschädigt hat und daß sich jener Zustand entwickelt hat, den RICKER in überzeugender Weise als sog. „Prästase" formuliert hat." Dieser prästatische Zustand ist nun offenbar „stellenweise schließlich in seiner Wirkung einer völligen Stase gleich geworden". — Die Zirkulationsverhältnisse wurden weiterhin dadurch kompliziert, daß offensichtlich die gleiche Ursache sich am arteriellen wie venösen Gebiet des Kreislaufs ausgewirkt hatte und mit größter Wahrscheinlichkeit durch ein Erlahmen der motorischen Herzkraft ergänzt worden war. Jedenfalls erlaubten die Befunde die überzeugende Schlußfolgerung, „daß die durch das CO schwer geschädigte Capillarfunktion und die gleichsinnige schwere allgemeine Kreislaufstörung gewissermaßen die

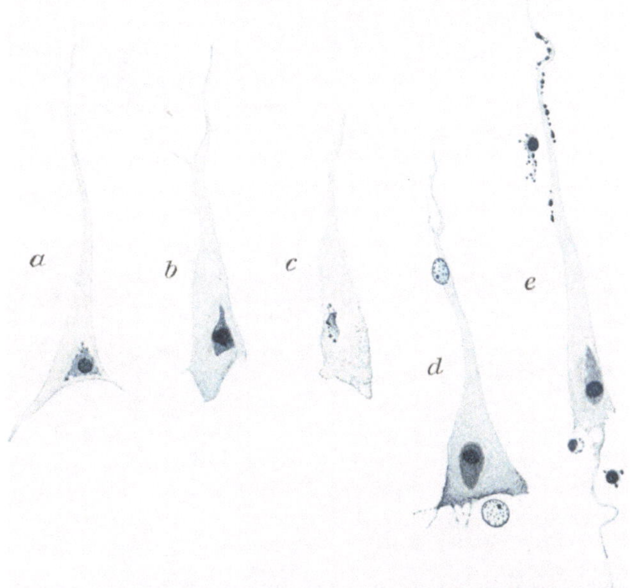

Abb. 47. Ischämische Zellerkrankung. a Völlig entfärbte homogen erscheinende, sehr stark verschmälerte Ganglienzelle mit dreieckigem, dunkel gefärbtem Kern und großem Kernkörperchen. b Geringere Entfärbung und geringere Schrumpfung, aber ebenfalls ausgesprochene Homogenisierung des Zellinhaltes. Kern wieder dreizipfelig und dunkel. c Zerfall einer solchen Zelle und ihres Kernes. Schwinden der Zellkonturen und Auftreten leicht imprägnierter Zerfallstoffe. d Dreieckige, scharfumrandete Zellgestalt. Stummelartige Fortsätze in der Basis; hier Imprägnation. e Starke Verschmälerung, Entfärbung und Homogenisierung der Zelle mit dreieckigem, tiefdunklem Kern. Dabei Imprägnationen der sog. GOLGI-Netze in Kokkenschnürenform am Spitzenfortsatz. Kernpyknose an den Gliaelementen und Auftreten abnorm imprägnierbarer Stoffe auch an bzw. in ihren Zelleibern. (Nach SPIELMEYER.)

Plattform sind, auf der sich die Hirnveränderungen bei der CO-Vergiftung entwickeln". Das verschieden starke Befallensein bestimmter Hirngebiete — so auch der tieferen Rindenschichten — erklärte ich bedingt durch die schon physiologischen Besonderheiten der Blutversorgung.

Schon zwei Jahre später konnte A. MEYER an Hand histologischer Untersuchungen von 4 Fällen von CO-Vergiftung meine früheren Befunde und Deutungen vollauf bestätigen. Vor allem verdanken wir MEYER die Darstellung des *Restzustandes* jener mehr oder minder kompletten Rindenerweichungen, wie ich sie beschrieben hatte. Abb. 49 gibt diese eindrucksvollen Befunde wieder.

MEYER schreibt darüber: Durch die fortwährenden narbigen Einbeziehungen der Oberflächen entsteht der schon makroskopisch aufgefallene Eindruck einer „Mikrogyrie", bzw. das Chagrinlederaussehen. Sehr häufig fehlen auf ganze Strecken hin die tiefen

(V. und VI.) Rindenschichten. Die untergegangene Rinde und auch das zerstörte oberflächliche Mark erwies sich durch eine gliöse Wucherung ersetzt. Die gliöse Ersatzwucherung ist auch in den Verödungsherden der III. Schicht vorhanden, ebenfalls in den keilförmigen Einziehungsherden, nur ist sie lange nicht so massiv und dicht wie die Wucherung der tiefen Rinde. Das Bindegewebe nimmt nach MEYER an der reparativen Wucherung einen erheblich geringeren Anteil.

Wieder fand E. MEYER auch im Ammonshorn der Kleinhirnrinde die gleichartigen Läsionen, die auch von ihm als zirkulatorisch bedingt angesehen wurden.

Die nunmehr als geradezu gesetzmäßig erwiesene Bevorzugung bestimmter Hirnareale bei eindeutigem Versagen des cerebralen Kreislaufs gab den Anlaß zu weiteren Forschungen auf diesem Gebiet. Vor allem wurde die Erkenntnis der typisch ischämisch verursachten Erkrankung des Ammonshorns bei der

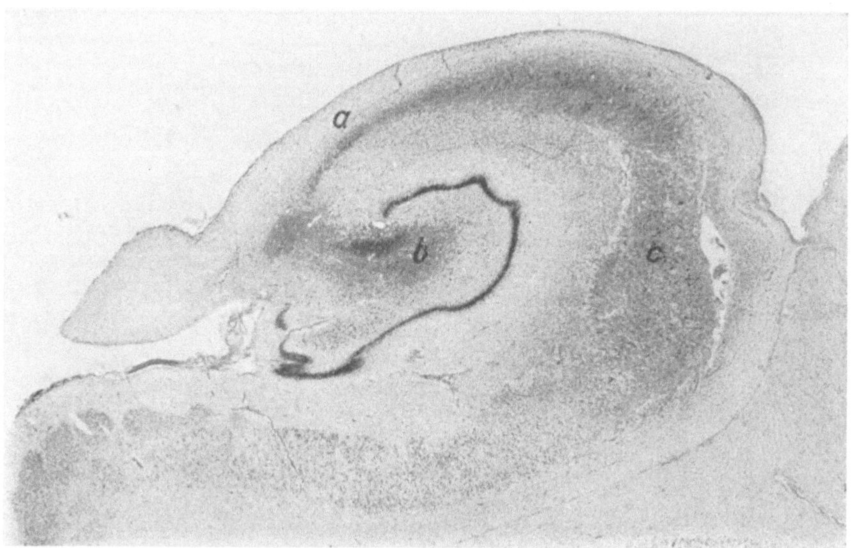

Abb. 48. Erweichung im Ammonshorn (c) und im Hilus der Fascia dentata (b); normales Stück des „dichten Bandes" (a). NISSL-Präparat.

CO-Vergiftung zum Ausgangspunkt für eine neue Betrachtung örtlich elektiver Hirnprozesse, deren Lokalisation man bisher gern mit den sehr dehnbaren Begriffen der *Pathoklise* (C. und O. VOGT) abzutun geneigt gewesen war. SPIELMEYER konnte in systematischen Untersuchungen zeigen, daß bei eindeutig vasculären Erkrankungen und sicheren Kreislaufstörungen, unter anderem auch bei tuberkulöser Meningitis, wo eine Peri- und Endarteriitis und Peri- und Endophlebitis bestand, die nekrobiotischen Vorgänge sich an das gleiche Gebiet — den sog. SOMMERschen Sektor des Ammonshorns — halten. Auch bei der Hirnarteriosklerose und schwerer allgemeinen Kreislaufstörungen kann ein gleich lokalisierter Ausfall zustande kommen. Die hierbei gefundene Ammonshornnekrose stimmt nun durchaus überein mit den schon seit langem bekannten histologischen Veränderungen in diesem Hirnteil bei der Epilepsie. SPIELMEYER folgerte aus derartigen Befunden mit Recht, daß sie offenbar an ein bestimmtes Gebiet geknüpft sind, dessen Besonderheit hinsichtlich seiner Gefäßversorgung bereits von HILLER hervorgehoben wurde und das dann UCHIMURA eingehend untersucht und beschrieben hat. UCHIMURA fand, daß die Blutversorgung in den verschiedenen Anteilen des Ammonshorns nicht gleich ist und daß vor allem der SOMMERsche Sektor spärlicher mit Blut versorgt und deshalb auch besonders empfindlich gegenüber Zirkulationsstörungen ist.

Aus diesem Einblick in ein bei den verschiedensten Erkrankungen immer wiederkehrendes krankhaftes Geschehen am gleichen Ort und von der gleichen Qualität gewann SPIELMEYER die Vorstellung von einem *vasalen Typ der Vulnerabilität* bestimmter Hirngegenden. Es leuchtet ein, daß diese Feststellungen für die Deutung pathologischer Hirnveränderungen ohne sichtbare Gefäßveränderungen von der größten Bedeutung waren. Damit wurde die pathologische Anatomie der sog. funktionellen Zirkulationsstörungen auf eine sichere Basis gestellt. SPIELMEYER sagt in seinem Referat über die Pathogenese des epileptischen Krampfes bezüglich dieser zirkulatorisch verursachten Hirnläsionen treffend: ,,Wir gewinnen von diesen sichtbaren anatomischen Zustandsbildern einen *Einblick* in den *Vorgang*.“ Worin im Einzelfall die funktionellen Zirkulationsstörungen bestehen, ist nun allerdings eine neue Frage; denn so eindeutig wie bei der CO-Vergiftung sind die patho-physiologischen Vorgänge durchaus nicht unter anderen Bedingungen. Nur relativ selten haben wir ja Gelegenheit das Hirn im Zustand des akuten, noch fortschreitenden Prozesses zu untersuchen. Viel häufiger sehen wir die Spätstadien, meist sogar nur den endgültigen Defekt. Da ist es nun ein großer Gewinn, daß mit wachsender Kenntnis dieser Dinge Analogieschlüsse uns gestatten, auch den residuären histologischen Defekt in seiner Pathogenese zu deuten.

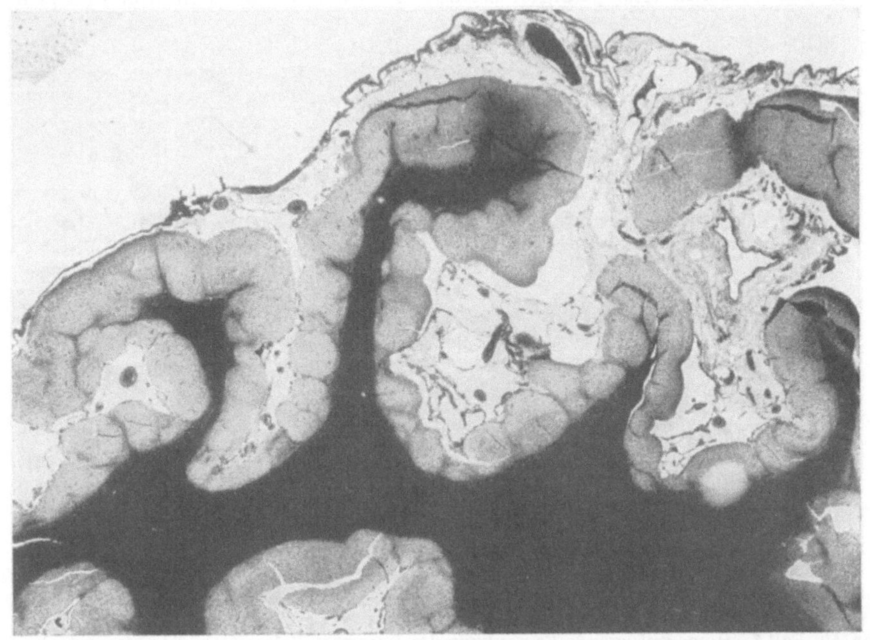

Abb. 49. Markscheidenbild aus der Frontalrinde des Falles Johann G. KULSCHITZKY-Färbung. Narbige Einziehung der Oberfläche, Atrophie der ganzen Windungen, fast totaler Ausfall der Rindenfaserung. Stellenweise erhaltene, senkrecht zur Oberfläche verlaufende Faserbündel (Plaques fibromyeliniques). (Nach A. MEYER.)

Die feinere Histologie der durch funktionelle Zirkulationsstörungen verursachten Parenchymläsionen ist Gegenstand einer ganzen Reihe von weiteren Arbeiten gewesen, die zum größten Teil von SPIELMEYER, SPATZ, NEUBÜRGER und ihren Mitarbeitern stammen.

Für die bei *Epileptikern* gefundenen, bisher in ihrer Pathogenese unklaren Veränderungen kam SPIELMEYER zu der Überzeugung, daß auch die typischen

Ausfälle der Purkinjezellen der Kleinhirnrinde, welche sich bei Häufung epileptischer Anfälle zu fleckförmigen Verödungen summieren und zu reparativer „strauchartiger Gliazellwucherung" Anlaß geben, ein Effekt funktioneller Kreislaufstörungen sind. SPIELMEYER sagt wörtlich: „*Im Zusammenhang mit epileptischen Krämpfen* treten .... *frische lokalisierte Ausfälle im Kleinhirn und im Ammonshorn auf.* Nach mehrtägigem Status und einige Tage dem Tode vorausgehenden Krämpfen können wir sie in der Mehrzahl der Fälle nachweisen.... An meinem Material fand ich Ammonshorn und Kleinhirn in 80% der Fälle in solcher Weise erkrankt. Daß diese *Ammonshorn-* und *Kleinhirnveränderungen* im *inneren Zusammenhang* mit den *Krämpfen* stehen, läßt sich noch aus verschiedenen Dingen schließen. *So sehr* die von uns untersuchten

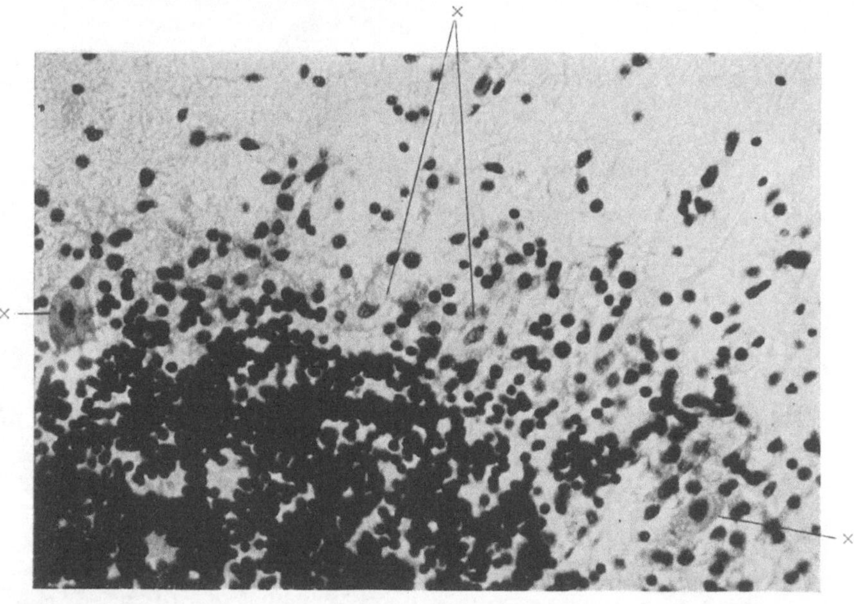

Abb. 50. Fall 7. Homogenisierende Erkrankung der PURKINJE-Zellen (×). Das blasse Protoplasma der beiden mittleren Zellen ist in der Abbildung eben noch erkennbar; die Kerne zeigen die charakteristische Schrumpfung, Deformierung und Aufhellung. (Nach W. SCHOLZ.)

Epilepsien *symptomatischer* und *genuiner* Art voneinander *verschieden* sind, so *stimmen* sie eben doch in *diesen Merkmalen überein. Dem gleichartigen klinischen Zeichen des Krampfes entspricht dieses seiner Art nach immer gleiche anatomische Merkmal, das nirgends* mit der *Besonderheit des Prozesses* etwas zu tun hat, sondern das bei den differentesten Erkrankungen immer *dasselbe unspezifische Gepräge* besitzt. Sofern *nicht andere Kreislaufstörungen* vorliegen, mit denen diese Ammonshorn- und Kleinhirnveränderungen.... die gleiche Pathogenese haben, können wir sie auf den *epileptischen Krampf* beziehen."

Die histologische Untersuchung ergibt in günstigen Fällen die typischen *ischämischen* Ganglienzellen im Ammonshorn, wie sie SPIELMEYER in einem Fall, der einem zweitägigem Status epilepticus erlag, abgebildet hat, bzw. die *homogenisierende* Form der ischämischen Ganglienzellenveränderung, wie sie mit Vorliebe die PURKINJE-Zellen des Kleinhirns aufweisen und wie sie in Abb. 50 von W. SCHOLZ schön zu erkennen ist. SCHOLZ hat die SPIELMEYERschen Untersuchungen an Epileptikerhirnen weiter fortgeführt. Es ist ihm gelungen, sowohl bei Fällen von genuiner wie auch bei traumatischer, also symptomatischer Epilepsie weitere Veränderungen auf Zirkulationsstörungen zurückzuführen. So fand er frische *herdförmige Erbleichungen* in der Großhirnrinde, die jenen „Lichtungsbezirken" bei der CO-Vergiftung und anderen sicher zirkulatorisch verursachten Ausfällen gleichen und dementsprechend charakterisiert sind „durch das massenhafte Vorkommen ischämischer

Ganglienzellveränderungen." Je nach dem Alter des Prozesses konnten auch reaktive Gliazellwucherungen festgestellt werden. WOHLWILL hat bei zwei Krampfkranken die gleichen Befunde erhoben. Daneben fand SCHOLZ aber auch „teils als generelle Veränderung der Ganglienzellen größerer Hirnabschnitte, teils als disseminierte Veränderung in einem unveränderten Ganglienzellbestand" ischämische und die schnell auftretenden schweren Zirkulationsstörungen eigene homogenisierende Ganglienzellerkrankung. Auch die von HILLER bei der CO-Vergiftung beschriebene schwere Zellveränderung wird da gelegentlich gefunden und von SCHOLZ in solchen Fällen mit Recht auch als ischämisch bedingt angesehen. Er fand sie auch in einem Fall von Spättod nach Erhängen! Nicht jede Zirkulationsstörung muß — das hat SPIELMEYER schon hervorgehoben — eine ischämische Zellveränderung nach sich ziehen. Es kommen nach SCHOLZ alle möglichen Untergänge und Veränderungen vor, darunter besonders häufig die schwere und oft die chronische Zellveränderung. In Spätstadien finden sich dann die untergegangenen Ganglienzellen oft durch gewucherte Glia (Neuronophagie) ersetzt (Abb. 51). Die akuten disseminierten Ganglienzelluntergänge

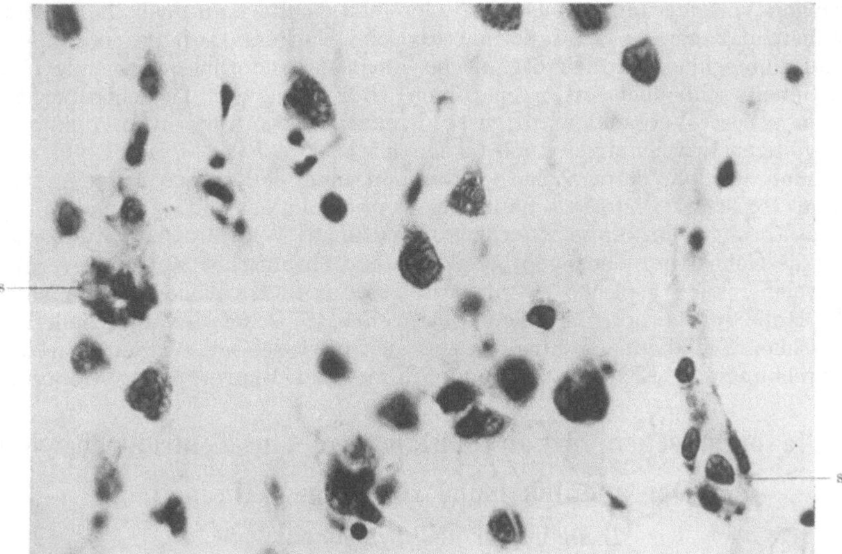

Abb. 51. Fall 9. Ganglienzellsubstitutionen bei stärkerer Vergrößerung (s). Hierbei ist aus Beschaffenheit und Form von Protoplasma und Kern noch die der gliösen Substitution bzw. Umklammerung zugrunde liegende ischämische Zellveränderung deutlich erkennbar. (Nach W. SCHOLZ.)

bilden nach SCHOLZ „die Grundlage für die in den Gehirnen alter Epileptiker vorhandenen von CHASLIN, BLEULER, ALZHEIMER, WEBER, BRATZ und anderen beschriebenen Defekte, und Narbenzustände, die bei genuiner und Narbenepilepsie die gleichen sind. Die *Hirngefäße* der Epileptiker sind nun allerdings durchaus nicht immer normal. L. W. WEBER hat schon 1901 auf die proliferativen Gefäßwandveränderungen der kleinen Rindenarterien und Präcapillaren in Gehirnen jugendlicher Epileptiker hingewiesen. SCHOLZ möchte diese Befunde für eine Hypertrophie der Gefäßwand auf oftmalige starke funktionelle Belastung (Spasmen, Dilatation in epileptischen Paroxysmen) halten und meint, daß solche Gefäße die Neigung zu funktionellen Störungen behalten könnten. Bewiesen ist das natürlich nicht.

Alle diese in Epileptikerhirnen erhobenen Befunde wären somit als *die Anatomie der epileptischen Krampfzustände,* gleich welcher Entstehung anzusehen und gleichen im Prinzip auch den Befunden bei den verschiedenen Formen der *Eklampsie.* SCHOLZ meint, daß in den Hirnveränderungen nur quantitative Unterschiede bestehen, zumal bei der Eklampsie viel schwerere zirkulatorische Störungen vorliegen. In der Tat, wenn man die Befunde von HUSLER und SPATZ wie NEUBÜRGER bei der *Keuchhusteneklampsie,* die von F. v. BRAUNMÜHL, DE VRIES und SIOLI bei der *Eklampsie der Schwangeren* und die von BODECHTEL bei der *eklamptischen* und *chronischen Pseudourämie* mit den SPIELMEYER- und SCHOLZschen Befunden bei der Epilepsie vergleicht, so kann man dieser Auffassung nur zustimmen. Und wenn BODECHTEL bei *Kreislaufkranken* und andere bei der *Fett-* und *Luftembolie* wieder den gleichen Veränderungen begegnen, so scheint wirklich der Kreis geschlossen und der Beweis der zirkulatorischen Genese dieser Läsionen des Hirnparenchyms erbracht.

Die Lektüre der BODECHTELschen Studie über „Hirnveränderungen bei den verschiedenen Formen der Urämie unter Berücksichtigung ihrer Pathogenese" mahnt nun allerdings daran, die „zum Teil hochgradigen Endothelproliferationen" für das Zustandekommen der Parenchymveränderungen im Auge zu behalten. BODECHTEL meint allerdings, daß diese organischen Prozesse an den Gefäßen, zu denen auch die nach VOLHARD an die Arteriolen gebundene Angiosklerose gehört, keine entscheidende Rolle beim Zustandekommen der herdförmigen Veränderungen spielen. Andererseits sollte man doch die Möglichkeit erwägen, daß gerade langdauernde toxische Einflüsse auf die cerebrale Blutzirkulation schließlich über organische, am Gefäßendothel beginnende Gewebsreaktionen schließlich zu irreparablen Störungen der Parenchymernährung führen. Dieser Verdacht wird um so dringender, wenn neben unvollkommenen und völligen Erweichungen auch Läsionen wie etwa *Ringblutungen* (vgl. später!) gefunden werden, deren Zustandekommen man heutzutage auf eine Kombination toxischer Endothelschädigungen mit lokalen und allgemeinen Zirkulationsstörungen im Sinne RICKERs zurückführt. WEIMANN hat in einer Arbeit über die Gehirnveränderungen bei akuter und chronischer Morphiumvergiftung, bei welcher auch typische zirkulatorisch bedingte Hirnläsionen eine beträchtliche Rolle spielen, auf das Ineinandergreifen toxischer und funktionell zirkulatorischer Schädigungen hingewiesen. Erinnert sei noch einmal an das bei Besprechung der Eklampsie, Pseudourämie und Bleivergiftung Gesagte!

D. Die organischen Zirkulationsstörungen im Zentralnervensystem.

I. Der apoplektische Insult im Allgemeinen.

1. Definition und Symptomatologie.

Der apoplektische Insult steht als sinnfälligste Erscheinung einer organischen cerebralen Zirkulationsstörung im Vordergrund der vielfachen Symptome, welche durch die verschiedenen gefäßabhängigen Läsionen im Zentralnervensystem ausgelöst werden können. Unter einem apoplektischen Insult — einer Apoplexie, einem cerebralen Insult, auch Ictus oder Gehirnschlag genannt —, verstehen wir ganz allgemein das klinische Syndrom, mit welchem das Gehirn auf eine mehr oder minder plötzliche Unterbrechung seiner Blutversorgung reagiert. Obwohl die Art der Zirkulationsstörung — apoplektische Blutung, Hirnembolie oder thrombotische Gefäßverlegung bei cerebraler Arteriosklerose — gewisse Eigenheiten des Insults bedingt, können wir doch im apoplektischen Insult eine im Wesen typische, gesetzmäßige und ziemlich konstante Reaktion sehen. Der große, schwere Insult, welcher das Hirn in seiner *Gesamtfunktion* betrifft, ist denn auch charakterisiert in erster Linie durch *Allgemeinsymptome,* welche die rein lokal bedingten, von Fall zu Fall wechselnden Herdsymptome zunächst überschatten. In der Störung und dem *Verlust des Bewustseins,* dessen Intaktheit ja an die Funktion weiter Gebiete, vor allem der Hirnrinde geknüpft ist, sehen wir das wichtigste Allgemeinsymptom des Hirnschlages. Dabei kann, muß jedoch nicht in allen Fällen, die *Plötzlichkeit* des Ereignisses ein wichtiges Merkmal sein. Wir haben es bei diesen schweren Insulten mit einem *„apoplektischen Shock"* zu tun, bei dem nach v. MONAKOW „die plötzliche rohe Änderung des anatomischen Zusammenhanges der nervösen Teile" die Störung bewirken soll.

v. MONAKOW stellte sich vor, daß sich hier eine reflektorische Rindenanämie entwickle, welche durch die Lokalisation des pathologischen Vorgangs in der Nähe des zentralen Höhlengraues und des Thalamus begünstigt werde. BERGER konnte hingegen in experimentellen Versuchen mittels Stichverletzungen und Embolisierung des Gehirns beobachten, daß nicht eine Volumenabnahme, wie sie bei Ischämie zu erwarten wäre, sondern vielmehr eine Zunahme mit Verminderung der Hirnpulsation erfolgte.

Wie auch bei anderen Shockformen beherrschen hier schwere, allgemein nervöse Erscheinungen, deren schwerste das *Koma* ist, das Bild. In den wahrhaft klassischen Fällen — z. B. einer plötzlichen massiven Hirnembolie — fällt der Kranke „vom Schlag getroffen" unmittelbar in eine tiefe Bewußtlosigkeit, in der kein äußerer Reiz eine Reaktion seiner Sinne hervorzurufen vermag. Das Gesicht solcher Kranker ist blaß, kann aber auch gerötet bzw. cyanotisch sein; die Atmung ist oft mühsam, schnarchend und kann — je nach Mitbeteiligung tieferer vegetativer Zentren — auch periodisch sein und den Typ des CHEYNE-STOCKESschen Atmens aufweisen. Nicht selten *erbrechen* die Kranken im Augenblick des Insults. Die Augen pflegen halbgeschlossen, die *Pupillen* fast oder ganz reaktionslos, bald eng, öfter weit, unter Umständen auch verschieden weit zu sein. Der Cornealreflex fehlt bald beidseitig, bald nur auf der gelähmten Seite (MILIAN). Eine *Stauungspapille* wurde von UHTHOFF in 11% einer größeren Anzahl von Hirnblutungen gegenüber nur 1,4% bei Erweichungen festgestellt. (Die entsprechenden Zahlen über eine gefundene Neuritis optica lauten 6,5 und 2,2%.) Diese Zahlen erscheinen ganz unverhältnismäßig hoch, obwohl natürlich zuzugeben ist, daß systematische Untersuchungen des Augenhintergrundes im frischen apoplektischen Insult doch nur selten vorgenommen worden sind. Jedenfalls ist damit zu rechnen, daß die mit einem schweren Insult, einer Blutung oder embolischen Erweichung einhergehende Hirnschwellung oder des Hirnödems gelegentlich zu einer Stauungspapille führt (NONNE, TRÖMNER, SAENGER, WILBRAND).

Der *Tonus der Muskulatur* ist — von bestimmten Ausnahmen abgesehen — in der Regel mehr oder minder aufgehoben, und die *Haut-* und *Sehnenreflexe* sind erloschen. Oft findet man einen doppelseitigen Babinski. Sensible auch schmerzhafte Reize bleiben unbeantwortet. Der Kranke läßt oft Urin und Stuhl unter sich, oder es kommt zu einer — nicht zu übersehenden — Harnretention in der überfüllten Blase. Im *Harn* können vorübergehend Eiweiß und Zucker erscheinen. Die *Körpertemperatur* kann normal, auch erniedrigt sein, steigt aber bei bestimmt lokalisierten Läsionen bis auf Fieberhöhe. Das Verhalten des *Pulses* ist schwankend, oft beschleunigt und der *Blutdruck* nicht selten erhöht; höher als er in gesunden Tagen gemessen wurde (vgl. S. 293).

Bietet der Anblick eines solchen tief komatösen Kranken an sich noch nicht die Gewißheit eines apoplektischen Insults, so pflegen doch alsbald die *ersten Merkmale von Herdläsionen* die Diagnose einer cerebralen Kreislaufstörung sehr wahrscheinlich zu machen. Eine meist transitorische *Erweiterung der herdgleichen Pupille,* auf deren Bedeutung BLUM in Zusammenhang mit traumatischen Hirnschädigungen hingewiesen hat, ermöglicht nach SCHUBERTH meist schon im Koma die Seitendiagnose der Läsion, ist aber kein unbedingt verläßliches Zeichen. Wohl aber gilt dies von der zuerst von BRÉVOST und VULPIAN in ihrer Bedeutung erkannten *Deviation der Augen und des Kopfes* zur Herdseite bei Großhirnläsionen. Stellen sich cerebrale *Reizerscheinungen* in Form *epileptiformer Anfälle,* die im Bereich der später gelähmten Glieder überwiegen, ein, so kann diese Deviation auch vom Herde fort auftreten. Der Ausgangspunkt dieser epileptiformen Anfälle wie auch der Deviation der Augen und des Kopfes samt der hiermit gelegentlich verbundenen Drehbewegung des Rumpfes zur Gegenseite sind nach O. FOERSTER die extrapyramidalmotorischen Rindenfelder, deren Reizung durch den Prozeß — bei unterbrochenem

Pyramiden-Stabkranz — derartige krampfhafte komplexe Bewegungen verursacht. — Am Gesicht zeigt oft die unter der forcierten Atmung stärker geblähte Wange die Seite der Lähmung. SIEMERLING hat auf ein Nachschleppen der Thoraxhälfte auf der gelähmten Seite als Frühsymptom hingewiesen. Obschon der Extremitätentonus im allgemeinen stark herabgesetzt zu sein pflegt, kann oft schon in diesem ersten Stadium eine *größere Schlaffheit der später gelähmten Glieder* nachgewiesen werden (LHERMITTE). Mit allmählich seichter werdendem Koma erscheinen auch alsbald *Seitendifferenzen der Reflexe,* zunächst in der Regel der Hautreflexe, welche auf der gelähmten Seite aufgehoben bleiben. Der zunächst oft beiderseitige Babinski verschwindet und macht auf der gesunden Seite einer normalen Plantarflexion Platz, wohingegen die Bestreichung der Fußsohle auf der kranken Seite reaktionslos bleibt oder die Form des BABINSKIschen Reflexes bewahrt.

Dies ist im großen ganzen das *gewöhnliche Bild* eines frischen, schweren apoplektischen Insults, bei dem die Allgemeinerscheinungen eines *Koma* den neurologischen Befund — meist eine *Hemiplegie* — verdecken.

Statistische Angaben über die unmittelbare *Letalitätsprognose* der *Apoplexie* fehlen — wie F. STERN mit Recht hervorhebt — bisher. Nach JAMES sterben binnen 24 Stunden 37,7%, binnen der ersten Woche 72,5%, binnen des ersten Monats 86,2%. Da in die Krankenhäuser immer nur ein gewisser Bruchteil und die schwersten Fälle von Apoplexie eingeliefert werden, kann eine statistische Ziffer, die mit einer 50%igen Mortalität rechnet, nicht als zuverlässig angesehen werden. Die ersten Tage entscheiden gewöhnlich über das weitere Schicksal, obschon sich der embolische bzw. arteriosklerotische Insult und die Hirnblutung nicht gleich verhalten. Die Tiefe des Komas, vegetative Störungen, welche auf direkte oder indirekte Mitschädigung der zentralen Apparate im Bereich des III. Ventrikels und der Medulla oblongata hinweisen, sowie schließlich komplizierende Erkrankungen vor allem seitens der Lunge (Pneumonie, Embolie) sind von übler prognostischer Bedeutung. „In einer Statistik KNAPPS über 206 Apoplexien starben 120 und von diesen zwei Drittel infolge von Lungenerscheinungen. Ähnliches beobachtete schon früher BROWN-SÉQUARD, CHARCOT, OLIVIER u. a. (zit. nach OPPENHEIM). Infolge derartiger Komplikationen ist außer den Todesfällen in den Anfällen selbst oder in ihrer unmittelbaren Folge der Spättod so häufig, daß LIPPMANN als Durchschnittserkrankungsdauer seiner sezierten Apoplektiker $10^1/_2$, bei den Encephalomalacikern $15^1/_2$ Tage errechnet“ (E. GUTTMANN). Gemeinhin sieht man in Fällen, die nicht absolut infaust sind, innerhalb von Stunden bis zu wenigen Tagen allmählich, gelegentlich unter Anstieg des Pulses wie auch der Temperatur und Auftreten starker Schweiße, das Bewußtsein zurückkehren und die übrigen Hirnfunktionen, sofern sie nicht durch die Läsion an sich geschädigt worden sind, wieder in Tätigkeit treten. Erst jetzt vermag die genaue neurologische und körperliche Untersuchung über die *Lokalisation, Ausdehnung* und *Ätiologie des Insults* Gewißheit zu verschaffen.

In diesem „*Reaktionsstadium*“ der Apoplexie finden sich außer den herdbedingten Ausfallserscheinungen oft Merkmale einer weitgehenden, sei es auf Diaschisis oder allgemeinen cerebralen Zirkulationsschädigungen beruhenden Hirnstörung. Hierzu sind vor allem die häufigen Erscheinungen einer sog. „*postapoplektischen Demenz*“ mit Störungen des Gedächtnisses für Worte, Substantive und Jüngstvergangenes zu zählen (vgl. S. 375). Man geht wohl nicht fehl, wenn man in diesen psychotischen Zuständen, in denen die Kranken bald eine hypomanische, bald hypochondrisch nörgelnde Stimmungslage zeigen, im wesentlichen eine durch den Insult verschlimmerte oder erst erweckte Reaktion auf den schon präapoplektischen Funktionszustand des *arteriosklerotisch* geschädigten Hirns sieht. Ich verweise auf die eingehende Darstellung F. STERNS. Bisweilen begegnet man auch transitorischen *Delirien* nach Apoplexien (WILHELMI), für deren Entstehung vielleicht auch reichlicher Potus eine gewisse Rolle spielt. Dabei kann es zu einem echten KORSAKOW-Syndrom kommen.

Im anatomischen Teil dieses Kapitels — S. 182f. — wurde bereits ausführlich die Zusammensetzung der *klinischen Syndrome bei Ernährungstörungen im Bereich der einzelnen Hirngefäße* besprochen. Das Überwiegen *hemiplegischer Lähmungstypen* erklärt sich nicht nur aus der Ausdehnung der Pyramidenbahnen, welche durch Hirnläsionen in verschiedenen Ebenen des Zentralnervensystems lädiert werden können, sondern vor alllem auch daraus, daß sowohl die embolischen wie arteriosklerotisch-thrombotischen Erweichungen, als auch die apoplektischen Massenblutungen mit entschiedener Prädilektion des Gebiets der A. cerebrie media befallen. Aus dem gleichen Grund sind auch *Sprachstörungen* ein sehr häufiges Attribut cerebraler Insulte, wozu dann noch die verständlicherweise fast obligaten, oft allerdings vorübergehenden Störungen amnestisch-aphasischer Art bei größeren Hirnläsionen (auch außerhalb des Gebietes der linken A. cer. media) kommen. Die allgemeine Symptomatik der klassischen Hemiplegie in ihren ja allbekannten, auch fast immer wiederkehrenden Details, ihrem Prädilektionstyp und Residualzuständen, den Störungen der Sprache und andeer komplizierter Hirnfunktionen erschöpfend zu behandeln, ist nicht der Zweck dieser Ausführungen. Der hemiplegische Lähmungstyp als der Repräsentant eines geradezu klassischen Syndroms bei einer bestimmten zentralen Läsion — nämlich der der Pyramidenbahn — findet sich in jedem guten Lehrbuch eingehend beschrieben. Ich darf da auch auf mein Kapitel im Lehrbuch der inneren Medizin, 3. Aufl., Bd. 2, S. 441 f. Berlin: Julius Springer 1936, verweisen. Auch vergleiche man Bd. VI dieses Handbuches. Hier soll nur auf eine Anzahl weniger bekannter wie auch noch umstrittener Erscheinungen im Syndrom der Hemiplegie eingegangen werden.

Das *Syndrom* der unter dem Bild einer Apoplexie auftretenden *Hemiplegie* ermöglicht an Hand besonderer klinischer Typen eine Einteilung in *corticale* bzw. *kapsuläre* bzw. *kapsulostriäre, kapsulothalamische, pedunkuläre, pontine* und *bulbäre Hemiplegien.*

Die *corticale Hemiplegie* verrät sich — soweit sie auf einer Zirkulationsstörung im A. cerebri media-Gebiet beruht — bekanntlich in der Regel durch ein Überwiegen der Gesichts- und Armlähmung. v. MONAKOW und BONHOEFFER haben auf die besonders markante, distal zunehmende Lähmung hingewiesen. MARINESCO meint, daß bei diesen Lähmungen die einzelnen Finger stärker betroffen seien als die Hand insgesamt. Reizerscheinungen in Form fokaler oder ausgebreiteter *epileptiformer Krämpfe* sind keine Seltenheit bei corticalen Hemiplegien. Dazu kommen die Eigenarten corticaler Sensibilitätsstörungen, wie sie schon von DÉJERINE beschrieben worden sind.

Bei den **kapsulären Hemiplegien** begegnen wir, wie O. FOERSTER mit Recht hervorhebt, wohl auch *gelegentlich* Lähmungen von überwiegend monoparetischem Typ, die Regel ist aber — auch bei den auf einen kleinen Bezirk beschränkten kleinen Erweichungen — die *totale motorische* und *sensible Halbseitenlähmung* (bei caudalster Lokalisation mit *Hemianopsie* und evtl. *Hemiakusis*), welche bei ausgedehnterer gleichmäßiger oder überwiegender Mitläsion des Striatums und Pallidums durch *extrapyramidal motorische Symptome* kompliziert werden kann.

Es ist — vor allem von SCHWARTZ und GOLDSTEIN — versucht worden, das *extrapyramidale* Moment in den Halbseitenlähmungen herauszuarbeiten. Nun werden zwar die SCHWARTZschen Ideen über die anatomischen Verhältnisse seiner sog. embolischen Striatumapoplexie den Tatsachen nicht gerecht, wenn der Autor meint, daß die innere Kapsel bei dieser ja sehr typischen Form einer embolischen Erweichung in der Regel verschont sei (vgl. S. 311). Andererseits sind tatsächlich die Zerstörungen extrapyramidal-motorischer Gebiete sowohl bei den embolischen und thrombotischen zentralen Sylviaerweichungen wie auch bei den Massenblutungen — besonders der Putamen-Claustrum-Apoplexie — so erheblich, daß hierauf bezügliche klinische Erscheinungen zu erwarten wären. Pathophysiologische Studien haben allerdings gezeigt, daß sich — wenigstens hinsichtlich der Hyperkinesen — eben doch fast nur doppelseitige Läsionen der Stammganglien klinisch manifestieren, wohingegen einseitige Läsionen bald symptomlos bleiben, bald — und dies gerade bei zirkulatorisch verursachten Halbseitenlähmungen — von den pyramidalen Symptomen überdeckt werden.

M. MINKOWSKI hat 1926 ausführlich über die auf CHARCOT zurückgehende „*posthemiplegische Chorea*" und verwandte Symptome berichtet. Die sog. Chorea hemiplegica kann ein Symptom des Thalamussyndroms sein. Solche Fälle wurden von LEWANDOWSKY und STADELMANN sowie GREIFF beschrieben. FISCHER fand einen Hemiballismus bei einer Blutung in das kontralaterale Corpus LUYS; auch JAKOB und v. ECONOMO, LLOYD und WINKELMANN haben ähnliche Befunde erhoben (zit. nach E. GUTTMANN). — Ein von GOLDSTEIN geschilderter Fall mit extrapyramidalmotorischen Störungen betrifft einen Kranken, welcher embolische Insulte in *beiden* Stammganglien erlitten und demgemäß unter anderem parkinsonartige Erscheinungen geboten hatte. BRZEZICKI hat zusammenfassend über den „*postapoplektischen Parkinsonismus*" berichtet. Im Vordergrund stehen extrapyramidalmotorische Symptome. Dergleichen sieht man vor allem bei den mehr diffusen arteriosklerotischen Läsionen, bei welchen typische Insulte ganz zurücktreten können. Auf sie werden wir bei Besprechung der Pseudobulbärparalyse, der progressiven Versteifung und arteriosklerotischen Muskelstarre zurückkommen.

Sog. *Frühkontrakturen,* wie wir sie unter anderem bei den noch zu besprechenden Ventrikelblutungen, aber auch gelegentlich bei schweren Hemiplegien finden, sind bald als Reizerscheinungen des pyramidalen Systems, bald auch als ein extrapyramidalmotorisches Symptom aufzufassen. BUSCAINO meint, daß frühzeitige Hypertonien die Folge von Striatumläsionen seien. Die echten pyramidalen, sog. Spätkontrakturen entwickeln sich bekanntlich allmählich. Inwieweit sie extrapyramidalmotorische Elemente enthalten, ist schwer zu sagen. Es liegt natürlich nahe, in definitiven Kontrakturen eine Mischung extrapyramidalmotorischer Mechanismen — BRAIN spricht von einer Freimachung phylogenetisch älterer Mechanismen durch eine Pyramidenbahnläsion — und enthemmter infrakapsulärer pyramidaler Apparate zu sehen. Das, was wir dabei beobachten, ist ja gerade das Merkmal der Funktion bestimmter Hirnteile und nicht ihres Ausfalls. Das gilt auch von den globalen, imitativen und koordinativen assoziierten Bewegungen auf der hemiparetischen Seite (CH. FOIX).

REICH hat in einer lesenswerten Analyse der hemiplegischen Kontraktur ausgeführt, daß nach Ausschaltung der Pyramidenbahnen ein Bewegungssystem erscheint, in dem alle Bewegungen ein unzertrennbares Ganzes bilden. Die Achse dieses Systems seien die Halsreflexe, die normalerweise durch die Pyramidenbahnen gehemmt seien. Mit Hilfe der die Halsreflexe modifizierenden Einflüsse der Augenreflexe, tonischer Reflexe und kinästhetischer Reize entstehen Bewegungskomplexe synergischer Art, Zielbewegungen, lokomotorische Prinzipalbewegungen usw. Die Frage ist nun, inwieweit die Bildung dieser primitiven Bewegungskomplexe gefördert wird durch eine gleichzeitige Läsion auch der extrapyramidalmotorischen Systeme, oder aber eine Enthemmung dieses Systems — durch Zerstörung der Pyramidenbahn — einer gewissen Funktionswiederherstellung förderlich ist. — AUSTREGESILO meint, daß die Kontraktur der hemiplegischen Hand extrapyramidalmotorischer Natur sei; denn sie könne in der Ruhe ganz verschwinden, eventuell auch willkürlich unterdrückt und passiv provoziert werden bei passiven Bewegungen des Arms. Auch die beim Gehen sich verstärkenden Kontrakturen seien extrapyramidalmotorisch bedingt.

Von den verschiedenen Autoren wird vor allem auf die Diskrepanz von Hypertonie und motorischer Lähmung als Zeichen einer Striatum-Pallidum-Läsion hingewiesen (FOERSTER, KLEIST, REZNICEK, QUENSEL u. a.). Zu erwähnen ist hier auch jenes erstmalig von v. BECHTEREW 1899 beschriebene, seltene Syndrom einer „*Hemitonia postapoplectica*", bei der eigentlich hemiplegische Symptome hinter einer halbseitigen mechanischen Übererregbarkeit der Muskulatur, tonischen Krämpfen bzw. tonischer mobiler Muskelspannung und einer funktionellen Hypertrophie einer Körperseite in den Hintergrund treten. A. BOETTIGER hat 1921 „über die extracapsuläre Hemiplegie, insbesondere über die Hemihypertonia postapoplectica" auf Grund von 31 Fällen eine zusammenfassende Arbeit unter Berücksichtigung der einschlägigen Literatur veröffentlicht. H. SPATZ hält mit Recht die Bezeichnung „Hemirigor apoplecticus" für angebrachter. In dem einen Fall mit Sektionsbefund fanden sich zwei Herde, je einer im kontralateralen Linsenkern und Thalamus.

Die namentlich bei schweren, massiven Hemiplegien so häufig beobachtete initiale *Schlaffheit* der Lähmung mit aufgehobenen Sehnenreflexen ist in ihrer Pathogenese noch immer nicht befriedigend geklärt. Man muß ja wohl annehmen, daß hierbei die autonome Reflextätigkeit subcorticaler, vor allem spinaler Zentren entweder im Sinn einer Diaschisis (v. MONAKOW) vorübergehend lahmgelegt ist, oder aber daß dieser normalerweise gehemmte Reflexapparat nach schweren Läsionen der Pyramidenbahn einige Zeit benötigt, um in Funktion zu treten. Die Gedanken, wie sie O. FOERSTER über die komplizierte Natur der Sehnenreflexe entwickelt, werden wohl den Tatsachen am besten gerecht.

Wenn tatsächlich eine kleine Rindenexcision im motorischen, ja sogar sensiblen Beinzentrum genügt, um eine zunächst schlaffe Lähmung zu erzeugen, wenn auch die Entfernung einer Kleinhirnhälfte einen homolateralen Reflexverlust für einige Zeit zur Folge hat und schließlich grobe spinale Läsionen unter Umständen die Sehnenreflexe für immer verschwinden lassen, dann liegt der Schluß nahe, daß der normale Sehnenreflex eben das Produkt einer recht komplizierten Zusammenarbeit physiologisch ineinander geschalteter Systemteile ist, und daß bei Ausfall eines Gliedes aus diesem System eine gewisse Zeit erforderlich ist, bis die übriggebliebenen Reste des Systems sich zu einer neuen Funktion eingespielt haben. — Die Ansicht GOLDSTEINS, daß die Schlaffheit einer Lähmung auf eine Mitschädigung des Striatums zu beziehen sei, dürfte in dieser Formulierung nicht den Tatsachen gerecht werden.

Die Literatur über schlaffe Lähmungen bei Hemiplegie haben J. WILHEIM und W. A. STARKES zusammengestellt.

Von Wichtigkeit sind auch die *vegetativen Störungen,* welche auf der gelähmten Seite häufig angetroffen werden, über deren Entstehung man sich aber erst in letzter Zeit gesicherte Vorstellungen zu machen beginnt. *Vasomotorische* Veränderungen an den Extremitäten bei Hemiplegien oder anders verteilten Lähmungen, wie sie sich bei cerebralen Ernährungsstörungen einzustellen pflegen, sind schon häufig der Gegenstand klinischer Untersuchungen und pathogenetischer Betrachtungen gewesen. CHEVALLIER hat bereits 1867 der Vasomotorenlähmung bei Hemiplegie eine ganze Monographie gewidmet. Diese vasomotorischen Störungen können sowohl das Kaliber der Gefäße, Veränderungen an Puls und Blutdruck, wie auch Veränderungen der Hauttemperatur betreffen. Der Untersucher begegnet nicht selten einer deutlichen Cyanose, ja selbst einem Ödem der gelähmten Glieder. Die auffälligsten vasomotorischen Störungen sind in der Regel kurz nach einem Insult zu bemerken, da mit der Zeit das Eintreten untergeordneter Zentren die Störungen auf dem höchsten Niveau mehr oder minder kompensiert. Im übrigen stört auch die Tatsache einer über lange Zeit bestehenden Unbeweglichkeit eines gelähmten Gliedes,

Veränderungen im Tonus und im Turgor der Gewebe die Beurteilung, inwieweit augenscheinlich vasomotorisch bedingte Störungen die Folge einer zentralen Läsion oder rein peripher verursacht sind. Zur Beurteilung vasomotorischer Störungen bei zentralen Lähmungen sollte man unterscheiden zwischen den Befunden bei frischen Fällen und residuären Hemiplegien; auch dürfen nur Differenzen, die das normale Maß überschreiten, in Betracht gezogen werden. Auch bei gesunden Menschen kann die Hauttemperatur wie auch der simultan gemessene Blutdruck auf beiden Seiten verschieden sein; besonders aber bei Kranken mit Hochdruck hat Fischer festgestellt, daß Differenzen bis zu 40 mm Hg bei anscheinend sonst normalem Befund auftreten können. Bei erkrankten, zumal arteriosklerotischen Gefäßen finden sich fast stets geringe bis mittlere Differenzen. Die Untersuchungen Kahlers an 55 Hemiplegikern legen offensichtlich zu großen Wert auf Blutdruckdifferenzen, die zum Teil wenigstens noch im Bereich der Norm liegen. — Meist wird der *arterielle Druck* auf der gelähmten Seite niedriger als auf der gesunden gefunden; jedoch ist die Zahl der Autoren, die das Gegenteil behaupten, beträchtlich. Bucy gibt einen guten Überblick über diese vielfach sich widersprechenden Feststellungen in der Literatur, auf deren Aufzählung deshalb gut verzichtet werden kann. Im übrigen hat Bucy über einen sehr eigenartigen Fall berichtet, bei welchem in einem transitorischen hemiplegischen Insult schwerste Gefäßkontraktionen auf der gelähmten Seite aufgetreten waren.

Die *Temperatur* auf der gelähmten Seite wird im allgemeinen im Anfang als höher, in älteren Fällen als niedriger gegenüber der gesunden Seite angegeben (vgl. Claus und Bingel). Dabei spielen natürlich sekundäre Momente (wie vermehrte Schweißbildung, dauernde Inaktivität) eine wichtige Rolle. Die *Schweißsekretion* findet sich oft auf der Lähmungsseite gesteigert. Chevalier sprach von einer „hémiplegie sudorale“. Die Literatur über diese Anomalien der Schweißsekretion haben Bikeles und Gerstmann zusammengestellt. Die *Farbe* gelähmter Extremitäten wird im allgemeinen als cyanotisch geschildert, wobei auch wieder zunächst offen bleibt, ob diese Cyanose die Folge einer verlangsamten und schlechten Blutströmung in erweiterter Strombahn oder etwa das Ergebnis einer vasomotorisch entstandenen Behinderung des venösen Abflusses bei allgemeiner Vasokonstriktion ist. — *Ödeme* auf der hemiplegischen Seite sind oft beschrieben worden und sind gewiß kein seltener Befund. Nothnagel hat schon 1876 unter dem Titel „Beteiligung des Sympathicus bei cerebraler Hemiplegie“ eingehend auch die Ödeme auf der gelähmten Seite gewürdigt. Er berichtete auch über einen sehr interessanten Fall eines Patienten mit Schrumpfniere, bei dem nur die hemiplegische Seite Ödeme aufwies, welche auch 3 Monate nach Beginn der Lähmung noch vorhanden waren. Es scheint, daß die Kombination der Hemiplegie mit schweren kardialen Störungen das Auftreten der Ödeme auf der gelähmten Seite begünstigt. Die Ansicht Pierre Maries, daß in seltenen Fällen die Ödeme wieder nur die Folge der Inaktivität seien, dürfte den Tatsachen nicht gerecht werden.

Unter den *trophischen Störungen* auf der gelähmten Seite verdienen auch *Arthropathien,* die sich nach Périsson, Decourt und Grégoire schon wenige Wochen nach Entstehen der Lähmung entwickeln können und die pathogenetische Beziehungen zu den Gelenkerkrankungen bei der Tabes und Syringomyelie aufweisen sollen, genannt zu werden. Auch arthritische Veränderungen an den kleinen distalen Extremitätengelenken sind keine Seltenheit. Andererseits scheint bisweilen auch die mit der Lähmung verbundene halbseitige Durchblutungsveränderung der Glieder allgemeine arthritische Veränderungen gerade auf der gelähmten Seite verhindern zu können. Forestier berichtete über 2 Fälle dieser Art.

Die vegetativen Halbseitenstörungen sind offenbar die Folge einer Enthemmung subcorticaler vegetativer Zentren bzw. visceraler Reflexmechanismen. ROGER und RECORDIER glauben in Übereinstimmung mit PÉRISSON halbseitige Reiz- und Lähmungszustände des sympathischen Systems bei der Hemiplegie unterscheiden zu können, wobei die Hyperthermie und die mit ihr vergesellschaftete Hypertension der Gefäße auf einem sympathischen Reizzustand — einem medullären vegetativen Automatismus — beruhen soll. Der Residualzustand wäre — vgl. auch MOREIRA DE FONSECA — die arterielle Hypotension und die Hypothermie. — Sehr eingehende Untersuchungen des „vasculären Automatismus" bei kapsulären Hemiplegien stammen von DANIÉLOPOLU und Mitarbeitern, die fanden, daß offenbar die Großhirnrinde zur Regulation des peripheren Gefäßtonus notwendig ist. Die Untersuchungen M. A. KENNARDS an Menschenaffen sprechen dafür, daß Zerstörung der präzentralen Rindenregion (Feld F_6 nach BRODMANN) kontralaterale Gefäßinnervationsstörungen zur Folge hat. Ob — wie BUCY meint — in diesen Störungen die ungehemmte Funktion des Hypothalamus als eines zentralen Ganglions des sympathischen Nervensystems wirksam wird, bleibt freilich erst noch zu beweisen. Ob die visceralen Reize mit den pyramidalen Impulsen die Leitungsbahn teilen, ist gleichfalls noch ungewiß.

Eine besondere *praktische* Bedeutung wurde schon seit langem den vegetativen Halbseitenstörungen von J. PAL beigemessen. Die des öfteren von PAL selbst wie von seinen Mitarbeitern (E. GOLDRINGER, T. HERMANN, L. POPPER) beschriebene erniedrigte Arterienwandspannung auf der hemiplegischen Seite soll bei transitorischen Insulten nicht so selten als einziges Lähmungssymptom zurückbleiben können; auch soll das Schwanken des Gefäßwandtonus und besonders die Veränderung der Wandhypotonie in eine Hypertonie ein Zeichen eines neuen cerebralen Schubes sein. Fortschreitende cerebrale Prozesse — also vor allem arteriosklerotische Hirnstörungen — weisen besonders häufig diese Tonusschwankung auf. J. PAL gibt an, daß die Palpation der Radialarterien zur Wandtonusbestimmung am besten bei ausgeschaltetem Blutdruck erfolgt.

Blasenstörungen, die, wie schon erwähnt, im akuten Stadium fast die Regel sind, beobachtet man später nur, wenn doppelseitige Parazentrallappenläsionen (KLEIST, FOERSTER) vorliegen oder die Brücke bzw. Medulla oblongata betroffen sind.

Nächst den Zirkulationsstörungen im Bereich der A. cerebri media sind es vor allem die arteriosklerotischen und embolischen Prozesse sowie die Blutungen im Bereich des Thalamus — also der *Aa. chorioideae* und vor allem der *A. cerebri post.*—, die unter dem Bild eines apoplektischen Insults zu hemiplegischen Erscheinungen, Hemianopsien und den übrigen Syndromen, welche durch eine Affektion der caudalen Großhirnpartien verursacht werden können, führen. Die sog. *kapsulothalamische Hemiplegie,* deren Symptomatologie vor allem von DÉJERINE, LONG und ROUSSY beschrieben wurde, haben wir auf S. 199 schon eingehend behandelt. PÖTZL meint, daß die bei Hemiplegien nicht seltene *Störung der Selbstwahrnehmung der Lähmung* sich mit Vorliebe bei Herden im rechten Thalamus und einer bestimmten Stelle des rechten Scheitellappens findet.

Die *pedunkulären, pontinen sowie bulbären, apoplektiformen Zirkulationsstörungen* verursachen jene meist kombinierten Syndrome von Para- und Hemiplegie und Hirnnervenlähmungen, wie wir sie auf S. 208f. kennengelernt haben. Im Hirnschenkel- und Bulbusbereich spielen embolische und vor allem arteriosklerotische Erweichungen die Hauptrolle für die Entstehung apoplektischer Insulte dieser Lokalisation, während sich in der Brücke häufig auch Blutungen ereignen. Wir werden auf diese Form akuter Hirnstörungen bei Besprechung der akuten Bulbärparalyse und der Hirnblutung noch einmal zurückkommen. Weniger umfangreiche Zirkulationsstörungen in diesem Bereich pflegen trotz der unmittelbaren Nachbarschaft lebenswichtiger Zentren nur relativ selten mit schweren Bewußtseinsstörungen einherzugehen. Ich verweise auf die Ausführungen auf S. 360 f.

Die *cerebellare Apoplexie* wird vorwiegend durch Blutungen in das Kleinhirnmark — vor allem im Bereich des Nucl. dentatus — verursacht (vgl. S. 402).

Der große, rasch zum Koma führende apoplektische Insult ist an sich nur der Ausdruck einer massiven, plötzlich einsetzenden cerebralen Zirkulationsstörung. Er wird an Häufigkeit bei weitem von weniger foudroyanten und schweren Insulten übertroffen. Die Erfahrung lehrt, daß eine klassische Apoplexie noch am häufigsten die Folge echter embolischer Gefäßverschlüsse ist, während *Hirnblutungen* und gar rein *arteriosklerotische* Hirnprozesse durchaus nicht immer diesen stürmischen und plötzlichen Verlauf zu nehmen pflegen. WERNICKE hat in diesen Fällen, welche BROADBENT als „ingravescent apoplexy" bezeichnet hat, von einem langsamen Insult gesprochen. v. MONAKOW hat auf die Eigenart z. B. auch vieler Hirnblutungen, *allmählich* sich bis zur schwersten Funktionsstörung mit Bewußtseinsverlust zu steigern, besonders hingewiesen. Gerade in letzter Zeit, da man den funktionellen Zirkulationsstörungen auch bei organischen cerebralen Zirkulationsstörungen besondere Aufmerksamkeit gewidmet hat, wurden die den schweren cerebralen Insulten vorausgehenden *Prodromalien* eingehend studiert.

Nun findet sich allerdings darüber, was man als *Prodrome* zu bezeichnen hat, durchaus keine allgemeine Übereinstimmung. Am eindeutigsten sind noch die *allgemeinen Vorboten drohender apoplektischer Insulte,* unter welchen der *Kopfschmerz* meist im Vordergrund steht. Wenn wir ihn auch durchaus *nicht als obligates Symptom* anzusehen haben — PÖTZL betont mit Recht, daß gar manche Hirnblutung aus vollstem Wohlbefinden heraus erfolgt! — so ist er doch eine sehr häufige Klage bei Kranken mit genuiner wie toxogener Hypertension und auch cerebraler Arteriosklerose. Über die besonderen Eigenarten dieses organisch bedingten Kopfschmerzes wie auch der mannigfachen anderen, z. B. pseudoneurasthenischen Symptome, der Schlafstörungen usw. werden wir bei der Besprechung des Verlaufes der Cerebralsklerose zu sprechen haben. — Auch der *Schwindel kann* als prodromales Allgemeinsymptom auftreten, wenn auch „Schwarzwerden vor den Augen", namentlich nach Anstrengungen, bei Aufrichten aus gebückter Stellung, nach Alkohol- und Nicotingenuß, bei schwüler Witterung, also unter Bedingungen, die auch für den Schwindel der echten traumatischen Encephalopathien charakteristisch sind (STERN), harmlosen funktionellen Störungen gleichermaßen eigen ist.

Von größerer Bedeutung sowohl für die Diagnose und Prognose als auch für unser therapeutisches Verhalten sind die *lokalen Prodromalsymptome* vor apoplektischen Insulten. A. PICK hat an die Möglichkeit gedacht, aus den Lokalzeichen solcher Prodromalien eine Voraussage für spätere apoplektische Insulte zu gewinnen. Er suchte — wie PÖTZL ausführt — Zusammenhänge zwischen gewissen cerebralen präsklerotischen Beschwerden und zwischen dem Vollbild der späteren Insulte; er dachte an Beziehungen, wie sie zwischen der Aura des epileptischen Anfalls und dem Anfall selbst bestehen. Bereits PICK hat — allerdings mit aller Skepsis — die Bedeutung der *Gefäßkrämpfe*, im besonderen lokaler Gefäßkrämpfe, des *„intermittierenden Hinkens der Hirnarterien"* (ERB, BRISSAUD, GRASSET) für die Erklärung gewisser präsklerotischer Hirnerscheinungen herangezogen. Bei der Besprechung der Pathogenese der Hirnblutung wie der arteriosklerotisch-ischämischen Hirnläsionen werden wir die Bedeutung *funktioneller* Zirkulationsstörungen noch eingehend erörtern und sehen, inwieweit wir berechtigt sind, hier das Vorkommen echter *Angiospasmen* oder mehr den Einfluß *allgemeiner Kreislaufstörungen* und ihre Auswirkung auf die Hirndurchblutung bei bereits geschädigten Hirngefäßen anzunehmen. A. PICK hat für das sog. „intermittierende Hinken der Hirnarterien" die eine *wie* die andere Erklärungsmöglichkeit erwogen. In der Tat, je mehr man sich mit diesen Dingen beschäftigt, um so bedenklicher wird man gegenüber einer strengen pathogenetischen Scheidung der vielfachen cerebralen Symptome bei diesen Kranken. Bei einer Reihe von Autoren — vor allem bei K. WESTPHAL und den anderen Vertretern einer primär angiospastischen Genese der massiven Hirnblutung — begegnen wir der Tendenz, die *Prodrome* vor apoplektischen Massenblutungen und verallgemeinernd bei Bestehen eines arteriellen Hochdrucks überhaupt *auf krampfhafte Gefäßkontraktionen zu beziehen.* Wir erleben aber auch die im Wesen gleichen prodromalen Beschwerden und Symptome bei *reinen* Arteriosklerotikern, bei denen weder das Verhalten des Allgemeinkreislaufs noch die näheren Umstände, unter welchen die cerebralen Störungen auftreten, Angiospasmen oder dgl. nahelegen. Schwere arteriosklerotische Gefäßveränderungen finden sich nun aber auch bei den meisten Hypertonikern, die schließlich einer Massenblutung erliegen. Die Beweise, welche K. WESTPHAL an seinen zahlreichen, auf ihre Prodromalsymptome untersuchten Hypertonikern für die angiospastische Genese ihrer Hirnstörungen findet, scheinen mir nicht überzeugend. Die Beobachtung eines kurz *nach* einem transitorischen oder auch irreparablen Insult auftretenden *Blutdruckanstiegs* beweist *nicht* die angiospastische Natur des Anfalls an sich. Gewiß können im Rahmen sog. Gefäßkrisen mit Blutdruckerhöhung (PAL) lokale Angiospasmen auftreten. Der bei cerebralen Insulten sehr häufig gefundene *Anstieg* des Blutdrucks kann genau so gut als *Folge* des Insults angesehen werden. Die nähere Überprüfung der WESTPHALschen Fälle, in denen transitorische Insulte gelegentlich auch im Schlaf aufgetreten waren, und bei denen die Obduktion die Merkmale einer schweren organischen Gefäßerkrankung, aber nicht die eines genuinen Hochdrucks aufdeckte, ist nur geeignet, eine solche Mutmaßung zu stützen. DE SEZE hat in einer ganz ausgezeichneten klinischen und experimentellen Studie über das Verhalten des Blutdrucks bei Hirnerweichungen zeigen können, daß der postapoplektische Blutdruckanstieg, der sich in einer großen Anzahl von Hemiplegien infolge einer Erweichung zeigt und bis zum 3. und 4. Tag sein Maximum erreicht, eine reflektorisch ausgelöste *Folge* des Verschlusses der Hirngefäße ist. Gerade bei Hypertonikern konnte DE SEZE entgegen WESTPHAL und BAER zeigen, daß neue Insulte sich an ein *Absinken* des Blutdrucks anschließen und daß die postapoplektische Blutdruckerhöhung sich geradezu als eine *Schutzmaßnahme des Organismus zur besseren Durchblutung des ischämisch geschädigten Hirns* erweist. Am ehesten ist mit angiospastischen cerebralen Ernährungsstörungen — allerdings ohne Gefahr gerade einer Hirnblutung! — bei den toxogenen Hochdruckformen zumal im Verlauf der Pseudourämie zu rechnen; vgl. S. 269. Fälle chronisch nephritischen Hochdrucks, wie sie RISER, MÉRIEL und PLANQUES zur Illustration spasmenbedingter Hirnstörungen veröffentlicht haben, sind zum Teil wenigstens sehr auf „spastisch ischämische Insulte" verdächtig, obschon auch hier wieder gerade im 3. Fall sich der Gedanke aufdrängt, daß die nächtliche Blutdrucksenkung (vgl. S. 351 f.) ausschlaggebender gewesen sein könnte als ein Spasmus. Drei der erwähnten Fälle seien hier in kurzem Auszug wiedergegeben:

1. Fall. Bei einem 38jährigen chronischen Nephritiker (Blutdruck etwa 200/100) entwickelt sich plötzlich beim Lesen eine komplette rechtsseitige Hemiplegie, beginnend mit Hemianopsie und Aphasie, zu Verlust des Bewußtseins führend, deren letzter Rest — eine Dysarthrie — nach 10 Stunden verschwunden ist und nur starken Kopfschmerz und Schwäche zurückläßt. „Im Anfall" betrug der Blutdruck 220/120, der Puls 120 und der Liquordruck 250 mm bei völlig klarem Liquor. Einem 2. Anfall gleicher Art am nächsten Tag erlag der Patient. Die sofort vorgenommene Freilegung des Hirns zeigte einen endarteriitischen Plaque im Stamm der A. cer. media, kein Blut in den Ästen distal davon, obwohl der Plaque das Lumen kaum verschloß. Das befallene Hirngewebe war geschwollen und zeigte die ersten Zeichen der Erweichung; jedoch keine Blutung. — 2. Fall. Bei einer 50jährigen Frau,

die vor einem Jahr eine akute Nephritis erworben hatte, entwickeln sich bei einem Blutdruck von 220/110 Retinablutungen. Der Blutdruck steigt bis zu 290/190. Nach einem sehr reichlichen Abendessen mitten bei Nacht rechtsseitige Krämpfe, Übelkeit, Parese des rechten Beines, dann des Armes, totale schlaffe Hemiplegie ohne Bewußtseinsverlust, ohne Hemianopsie; nach einigen Minuten Totalaphasie. Nach $^1/_4$ Stunde Symptome verschwunden. Nach weiterer $^1/_2$ Stunde gleiches Bild mit Ohnmacht. Nach 10 Min. nur noch ohnmächtig. Nach 1 Stunde 3. endgültiger Anfall. Tod nach einigen Wochen. Es fand sich eine Erweichung im Bereich der ascendierenden Äste der A. cer. media. Eine unter 10 cm Hg in die Arterie einfließende Flüssigkeit gelangte ohne Hindernis bis in die letzten Verzweigungen im Erweichungsgebiet. In der Arterienwand fanden sich arteriosklerotische Veränderungen.
3. Fall. Ein 50jähriger Nephritiker mit Blutdruck 190/70 erwacht überraschend um Mitternacht mit Kopfschmerz, einem rechtsseitigen Krampf, steht auf: plötzlich Ameisenlaufen, Taubheit und Lähmung der rechten Seite; etwas Dysarthrie. Dauer 5 Min. Patient legt sich wieder zu Bett. Nach 1 Stunde genau der gleiche Anfall, wieder von 5 Min. Dauer. Nach einer weiteren Stunde 3. Anfall für 20 Min. mit bleibender Schwäche der rechten Seite. Definitiver Anfall nach 1 Stunde.

Viele Fälle der Literatur, welche als Belege für lokale Prodromalerscheinungen dienen sollen, zeigen zum größten Teil überhaupt nicht die Art von Vorbotensymptomen, wie sie der Definition von A. PICK entsprechen. Wenn die so häufig beobachteten kleineren Insulte *vor* der endgültigen Apoplexie auch klinisch die Merkmale vorübergehender, anscheinend nur funktioneller Zirkulationsstörungen bieten, so beweisen doch eben gerade WESTPHALS eigene Aufzeichnungen über die pathologisch-anatomischen Befunde dieser Hirne, daß diese Art Prodromalien in Wirklichkeit bereits *kleine echte Insulte* mit organischen Parenchymläsionen, meist multiplen, selbständigen Charakters gewesen waren.

So berichtet dieser Autor z. B. über eine 50jährige Frau, die seit 1 Jahr an häufigen Kopfschmerzen gelitten und im Beginn ihrer Beschwerden eine transitorische, einige Stunden dauernde linksseitige Hemiplegie erlitten hatte. Ein halbes Jahr danach trat eine neue, diesmal rechtsseitige Hemiparese mit Aphasie von nur einhalbstündiger Dauer ein. 2 Tage später entstand eine nunmehr schwere Lähmung der rechten Seite, die sich nur leicht besserte und innerhalb von 4 Tagen von einem 4. Insult mit Koma und CHEYNE-STOKESschem Atmen gefolgt war. Nachdem auch dieser Anfall überwunden war und der Zustand sich leicht gebessert hatte, erlag die Frau schließlich nach weiteren 5 Tagen innerhalb 24 Stunden ihrem 5. Insult. — Die *Sektion* ergab die Merkmale einer Arteriosklerose und im Hirn viele kleine Erweichungen in der Brücke und den rechten Stammganglien sowie perivasculäre Auflockerungs- und Degenerationsprozesse im linken Putamen. Die Gefäße erwiesen sich zum Teil schwer verändert, obschon WESTPHAL die Erkrankung nicht als arteriosklerotisch bezeichnen möchte.

Diese Art von gehäuften leichteren und schwereren, klinisch oft so gut wie völlig rückbildungsfähigen Insulten sollte im allgemeinen *nicht* als Prodromalien bezeichnet werden. In ihnen erkennen wir vielmehr *Schübe des eigentlichen Gefäßleidens*, d. h. einer mit oder ohne arteriellen Hochdruck verlaufenden cerebralen Arteriosklerose bzw. kleiner Embolien in die Hirngefäße. — Etwas anderes ist es schon um jene oft kleinen Insulte, welche — sei es durch Parenchym- oder Gefäßwandschädigung — den Boden für einen großen Insult vorbereiten, wie es vor allem hinsichtlich der Entstehung von Lacunen für die Hirnblutungen gilt (vgl. S. 416f.). Hier wird der klinische Eindruck eines prodromalen Geschehens vermittelt, weil die Lokalisation der einzelnen Insulte im Kern übereinstimmt. Hier kann man von Vorstadien, welche einen späteren großen Insult einleiten, vielleicht oft überhaupt erst ermöglichen, sprechen.

Als echte Prodromalien bezeichnen wir mit PICK die sog. *präsklerotischen Beschwerden.* PÖTZL, dessen Beobachtungen wohl allgemeine Zustimmung erfahren dürften, zeigt, wie Symptome, denen wir in manchen Fällen als Auftakt schwerer apoplektischer Insulte begegnen, als *präsklerotische Lokalerscheinungen schon viele Jahre bestehen können, ohne daß sich ein apoplektischer Insult anschlösse.* Dies gilt z. B. von jenen *Parästhesien,* die im Zusammenhang mit anderen Merkmalen ein häufiges Attribut einer Präsklerose sind. Meist steigen diese Mißempfindungen von den Fingern proximalwärts unter Bevorzugung der ulnaren Hand- und Unterarmseite hinauf. PÖTZL fand sie bisweilen im rechten Ulnarisgebiet unter Begleitumständen, welche auf eine vorübergehende hypertonische Krise im Bereich der linken Carotis hinwiesen. PÖTZL meint, daß in solchen Fällen die Mißempfindungen durch *cerebral ausgelöste vasomotorische Innervationsstörungen* verursacht werden. BICKEL hat in Hinblick auf Fälle, bei denen zugleich ein Ansteigen des Armvolumens beobachtet wurde, von einer „psychasthenischen Kreislaufreaktion" gesprochen, wohingegen PÖTZL für die üblichen Parästhesien vorwiegend cerebral ausgelöste Angiospasmen verantwortlich machen möchte. Wir hätten somit in diesen Parästhesien vielleicht ein cortical ausgelöstes Reizsymptom gegenüber den nach corticalen bzw. pyramidalen Läsionen beobachteten Gefäßtonuserschlaffungen im gelähmten Glied vor uns. — Auch die *subjektiven Sehstörungen,* wie sie infolge funktioneller Zirkulationsstörungen im Bereich der A. cerebri post. vorkommen, sind als *langfristige* Prodrome keine eigentlichen Prodrome für spätere organische Ausfälle in der Sehsphäre. Hemianopisches Flimmern, Verdunkelungen usw. sind bei Präsklerosen nach PÖTZL nicht Vorboten von Anfällen im Bereich der cerebralen Sehsphäre, sondern bereits Teilerscheinungen solcher Anfälle. Hier bleiben Gesichtsfelddefekte bestehen. Werdende organische Läsionen in der Calcarina können zu prodromalen Kopfschmerzen mit spezieller Lokalisation längs der Sagittalnaht führen.

Die im Präsklerosestadium und bei Arteriosklerosen oft beobachteten *Schwindelanfälle* sind nach PÖTZL — vor allem als Attacken von *Augenschwindel* — gern Prodrome späterer parieto-occipitaler Erweichungen. Der *labyrinthäre Schwindel* und mit ihm das *Ohrensausen* und andere Sensationen vom labyrinthären Typ sind oft ein Frühsymptom der bekanntlich oft schon in jungen Jahren sich ausbildenden Arteriosklerose der Carotis int. PÖTZL fand sie als Symptom lokaler Angiospasmen, besonders häufig bei starkem Nicotinabusus. Der anfallsweise Drehschwindel kann auch mit im Vordergrund stehenden *Sehstörungen* (Metamorphopsie) einhergehen, die anfallsweise und krisenartig kommen und gehen. PÖTZL möchte sie auf Zirkulationsstörungen im Vestibulariskerngebiet beziehen, die schließlich zu Insulten mit dem bekannten Syndrom der A. cerebelli inf. post. — vgl. S. 214 — führen. Ursächlich kommen allerdings auch hier wieder *organische* arteriosklerotische oder luische Gefäßprozesse in Frage (vgl. S. 360).

Soweit also angiospastische Vorgänge Prodromalerscheinungen im präsklerotischen Stadium (vor allem im Verlauf eines genuinen Hochdrucks) verursachen, sind uns damit keine Lokalzeichen späterer Insulte gegeben. Aus jenen krisenartigen und flüchtigen Symptomen können keine prognostischen Schlüsse gezogen werden. Auch hier wie auf den S. 262 geschilderten und zum Teil auch hierher gehörigen angiospastischen Syndromen J. WILDERS, BOGAERTS, BREMERS u. a. bedarf es offenbar immer der organischen Gefäßerkrankung, um den organischen, bleibenden Insult — die Apoplexie — zu verursachen. Über die noch recht unklaren Zusammenhänge zwischen angiospastischen Vorgängen und Gefäßerkrankungen wurde schon früher gesprochen. PÖTZL sagt mit Recht: „Es scheint, als fehle hier ein Zwischenglied, das eigentliche, das hinzutreten muß, um aus der Präsklerose die manifeste Gefäßerkrankung zu erzeugen, die lokalen Krisen in eine dauernde lokale Veränderung umzuwandeln, aus der erst die Apoplexie entsteht." W. RUSSELL meint das gleiche, wenn er im Hinblick auf die Hirnblutung sagt: "There is no half way stage in haemorrhage".

Unter die Prodrome kann man auch die *präapoplektischen Symptome* rechnen, zum Teil Erscheinungen und Sensationen, welche den prognostisch nicht verwertbaren eben geschilderten „Vorboten" aufs Haar gleichen können, aber gerade in der fließenden Art, in welcher sie zum großen definitiven Insult überleiten, den Übergang zunächst funktioneller Zirkulationsstörungen in schließlich organische Parenchymläsionen verkörpern. Im präapoplektischen Stadium könnten — wenigstens gelegentlich — noch reversible Ernährungsstörungen vorliegen. In diesem Sinn wären gewisse therapeutische Erfolge in diesem Stadium zu verwerten, wenn es sicher wäre, daß der Arzt tatsächlich echte präapoplektische Erscheinungen vor sich gehabt hat. Solche Symptome werden recht häufig beobachtet und dies — wie wir noch sehen werden — gar nicht selten auch im Entstehen typischer Massenblutungen. K. WESTPHAL fand bei 50 Apoplektikern 18mal direkte Prodromalerscheinungen und zwar 5mal Kopfschmerz über der später befallenen Hemisphäre, 5mal Schwindel, 7mal eine depressive Verstimmung, Angst, Denkunfähigkeit, 7mal cerebrale Reizsymptome mit Erbrechen und auch Gähnkrämpfen. Über lautes, minutenlang dauerndes Lachen als seltenes erstes Symptom eines apoplektischen Insults hat B. BADT an Hand zweier Fälle berichtet. Nicht selten geben die Kranken an, daß sie mit oder ohne Allgemeinsymptome ganz allmählich das Entstehen von Parästhesien oder Zeichen muskulärer Schwäche in einer Extremität, vor allem dem Arm, beobachtet haben, daß sie noch imstande waren, eine Beschäftigung zu erledigen, bis schließlich die Bewußtseinsstörung einsetzte. Besonders gute Schilderungen hört man natürlich von Kranken, deren *Insult ohne Bewußtseinsverlust* einherging, vor allem also von Cerebralsklerotikern mit kleinen ischämischen Defekten.

Wohl die beste Beschreibung eines arteriosklerotischen hemiplegischen Insults ohne Bewußtseinsverlust stammt von A. FOREL. Diese mit einer rührenden Gewissenhaftigkeit und Strenge der Selbstbeobachtung niedergeschriebene Geschichte seiner Lähmung ist ein wertvolles Dokument für jeden, der sich für die Symptomatologie organischer cerebraler Zirkulationsstörungen interessiert.

2. Die Differentialdiagnose des apoplektischen Insults.

Der Arzt ist angesichts eines apoplektischen Insults immer vor die Frage gestellt, welcher Natur dieser Insult ist, d. h. ob es sich im jeweiligen Fall um einen *embolischen Verschluß eines größeren Hirngefäßes, eine massive Hirnblutung oder um einea Insult bei einem Arteriosklerotiker* handelt. (Die extracerebralen Blutungen (die sog. Meningealapoplexie) finden sich in Bd. X dieses Handbuchs beschrieben und sollen hier außer Betracht bleiben.) Jede der drei Formen des apoplektischen Insults ist durch bestimmte Eigenarten vor allem der Entstehung des Insults, des allgemeinen körperlichen Befundes und des gesamten Krankheitsverlaufes gekennzeichnet.

Wer sich mit der Familienanamnese seiner Apoplektiker beschäftigt, wird erstaunt sein, wie wichtig *ererbte konstitutionelle Momente* für die Art späterer allgemeiner und damit auch cerebraler Kreislaufstörungen sind. Man vgl. die Feststellungen GOLDSTEINS, GOWERS, V. MONAKOWS und OPPENHEIMS über die Vererbung von Schlaganfällen. Dies trifft in erster Linie zu auf die Hirnblutungen und arteriosklerotischen Insulte, die bisher gerade auch in ihrer konstitutionellen Bedingtheit viel zu wenig differenziert worden sind. NEUBÜRGER hat den Versuch unternommen, die arteriosklerotische Hirnerkrankung und somit auch die verschiedenen Formen apoplektischer Insulte nach umfassenderen, konstitutionellen Gesichtspunkten zu trennen, indem er sich bemühte, einen *senilen* und *hypertonischen Typ* seiner Kranken zu unterscheiden.

Er schreibt: „Es gelang einen Typ herauszuarbeiten, dessen charakteristische Vertreter kräftige, wohlbeleibte Leute von „apoplektischem Habitus“ waren, die keineswegs senil aussahen und vorwiegend im 6. Lebensjahrzehnt standen. Diesem Typ gehörten etwas mehr Männer als Frauen an. Ihm gegenüber standen dann ausgemergelte, dürftige, abgemagerte, anämische alte Leute, etwas mehr Frauen als Männer, vorwiegend im 8. bis 9. Lebensjahrzehnt.

Die NEUBÜRGERschen Untersuchungen stellen nur einen Anfang von Studien dar, die noch eines systematischen Ausbaues vor allem seitens der Kliniker bedürfen. Zur Differentialdiagnose der anatomisch verschiedenartigen Apoplexien ist die Berücksichtigung des Typs der Kranken sicherlich insofern wertvoll, als die Hirnblutung ganz vorwiegend den hypertonischen Typ — VOLHARDS „roten Hochdruck" — befällt, während allerdings auf arteriosklerotischen und auch embolischen Erweichungen beruhende Apoplexien eben doch bei beiden Kategorien vorkommen.

In vielen Fällen kann man sich davon überzeugen, wie in Familien bald mehr die mit Bluthochdruck einhergehenden, bald die rein arteriosklerotischen Kreislauf- und Hirnstörungen in auffallend gehäufter Weise vorkommen. Ohne diese notwendige feinere Scheidung zu berücksichtigen, fand M. J. GUTMAN in drei eng verwandten Familien eines württembergischen Städtchens 82 Todesfälle an Schlaganfall seit Mitte des 18. Jahrhunderts. Die hereditären Beziehungen der Hirnarteriosklerose hat B. SCHULTZ an den Familien von 50 Kranken, welche Symptome des Leidens boten, untersucht. Er fand in Übereinstimmung mit statistischen Angaben DONNERS, daß von den Eltern dieser Arteriosklerotiker etwa 21 bzw. 30% im 6. und 7. Jahrzehnt einem Gehirnschlag erlegen waren gegenüber nur etwa 10 bzw. 8% der Eltern von Vergleichspersonen. Unter den Geschwistern von Arteriosklerotikern fanden sich doppelt so viel Todesfälle an Arteriosklerose und Apoplexie, wie es dem Durchschnitt der Bevölkerung entsprach. — B. SCHULZ hat auch die Beziehungen zwischen manisch-depressivem Irresein bzw. Dementia praecox und Disposition zu Apoplexien erörtert. Während dieser Autor keine Beziehungen zur einfachen Arteriosklerose fand, konnte NEUBÜRGER doch gewisse Anhaltspunkte für Beziehungen seines hypertonischen Typs zum zirkulären Irresein einerseits und des senil-arteriosklerotischen Typs zur Schizophrenie andererseits finden. — Häufungen von Hirnblutungen in einer Familie sind keine Seltenheit. Veröffentlichungen darüber stammen von KISCH (der Vater und vier Söhne), BAUER u. a. WEITZ hat an Hand familiärer Erhebungen die Häufung der Apoplexie in Hypertonikerfamilien einwandfrei nachgewiesen. — Wohl der gründlichste Beitrag zur Frage der „Apoplexie und ihrer Vererbung" stammt von ARNI ARNASON, welcher unter besonders günstigen Umständen Sippenstudien in *Island* anstellte, wobei er zu ganz überraschenden Ergebnissen kam.

Die höchst eigenartige Häufung *jugendlicher* Apoplexien, wie sie in Island schon bei 20 und 30jährigen Individuen beiderlei Geschlechts beobachtet wurde, gestattet zwar nicht die Ergebnisse dieses Forschers einfach auf unsere Verhältnisse zu übertragen. Dazu kommt, daß diese gehäuften Apoplexien, von denen man nicht erfährt, ob sie wirklich Hirnblutungen waren, ätiologisch ganz ungeklärt bleiben. (Vielleicht spielen Thrombopenien dabei eine Rolle?) Immerhin darf aus den Ergebnissen wohl so viel gefolgert werden, daß hier eine *vererbbare Disposition zu cerebralen Zirkulationsstörungen wirksam ist.* Der Autor nimmt an, „daß eine erbliche Anomalie der Gehirngefäße mit oder ohne allgemeiner Gefäßschwäche vorliegt." Von 191 gestorbenen Mitgliedern der „kranken" Familien starben 41,3% (!) an Apoplexie, während von 173 gestorbenen Mitgliedern „gesunder" Familien nur 2,9% einer Apoplexie erlagen. Das Krankheitssymptom erwies sich „als dominant und monomer vererbbar". Das Symptom war heterozygot aufgetreten und die Vererbung war nicht geschlechtsgebunden.

Alle Arten anamnestischer Erhebungen sowie vor allem die Kenntnis der Pathogenese der verschiedenen cerebralen Zirkulationsstörungen tragen dazu bei, die richtige Diagnose der verschiedenen Apoplexieformen zu stellen, obschon hier gesagt werden muß, daß nach der Natur der Sache Irrtümer unvermeidlich sind. Nicht zuletzt ist es aber die Notwendigkeit richtigen therapeutischen Verhaltens und das Bedürfnis, prognostisch klarer zu sehen, welche diese Differentialdiagnose erfordert.

Über die *relative Häufigkeit der verschiedenen Formen apoplektischer Insulte* liegen eine Menge statistischer Angaben vor, deren Verwertbarkeit jedoch enge Grenzen gesetzt sind. Klinische Angaben allein sind ganz unzuverlässig und pathologisch-anatomische Befunde müssen mit Vorsicht beurteilt werden, da einmal durchaus nicht immer zwischen hämorrhagischen Erweichungen und Blutungen unterschieden wird und auch die Pathogenese vorliegender Erweichungen — ob lokal thrombotischer bzw. arteriosklerotischer Natur oder embolisch bedingt — nicht genügend geklärt ist. Nur sehr sorgfältige anatomische Untersuchungen möglichst unter genauer Kenntnis der jeweiligen klinischen Befunde könnten diesem Mangel abhelfen. Statistische Studien auch an großem Material — wie sie z. B. von A. ROZENBOJM vorgenommen wurden — sind, wenn 278 klinischen Fällen nur 12 Sektionen gegenüberstehen, nur mit Einschränkungen verwertbar. Die Anwendung strengster diagnostischer Kautelen ergibt, daß eine nicht geringe Anzahl großer Hirnerweichungen bei Arteriosklerotikern auf embolische Apoplexien zurückzuführen sein dürften. Angesichts der bei schwerer generalisierter Arteriosklerose fast obligaten degenerativen Herzmuskelerkrankung, welche sich klinisch in einer Erweiterung des Herzens, einer Herzinsuffizienz oft mit Arrhythmia perpetua äußert und die eine Thrombenbildung im Herzen begünstigt, ist dies ja nicht zu verwundern. Dazu kommt, daß auch von der arteriosklerotischen Aorta und Carotis sich leicht thrombotisches Material loslösen und in die Hirngefäße gelangen kann. Der Befund embolischer Gefäßverschlüsse bzw. ihrer Residuen in anderen Organen, vor allem in den Nieren, aber auch den Extremitätengefäßen erleichtert in solchen Fällen die Diagnose. Unter möglichst strenger Anwendung differentialdiagnostischer Gesichtspunkte hat HILLER unter 59 Apoplexien, welche in der Klinik F. v. MÜLLERs zur Beobachtung gelangten, 15 embolische, 16 arteriosklerotische Insulte gegenüber 28 Massenblutungen feststellen können. Die folgende Tabelle gibt eine vergleichende Übersicht der klinischen und pathologisch-anatomischen Befunde bei diesem Material.

Die meisten Statistiken der Literatur beschränken sich auf die Angabe der *relativen Häufigkeit von Hirnblutungen und Hirnerweichungen.*

A. LIPPMANN hat über 229 Fälle mit Sektionsbefunden berichtet, worunter sich 163 Blutungen und 66 Erweichungen fanden. Ausreichende klinische Angaben fanden sich bei 84 Blutungen und 52 Erweichungen. Das Verhältnis von Blutungen zu Erweichungen beträgt bei diesem Material 2,6:1, verhält sich also fast umgekehrt wir die von VOLHARD angegebene Relation. Auch R. BAER fand bei seinem großen Material ein Überwiegen der Hirnblutungen, die 63% der Apoplexien ausmachten. Hingegen konnten FOIX und LEY an ihrem offenbar doch anders zusammengesetzten Material unter 124 Fällen 100 Erweichungen gegenüber nur 24 Blutungen feststellen. Auch in dem von GUILLAIN und DE SÈZE mitgeteilten Material standen 148 Fällen von Erweichung nur 56 Fälle von Hirnblutung gegenüber. PALLASSE und SCOURAS fanden bei 56 Fällen autoptisch kontrollierter Hemiplegien 27 Blutungen und 29 Erweichungen.

Die Hirnblutungen wären nach den LIPPMANNschen Befunden gegenüber den Erweichungen gekennzeichnet durch ein erhebliches Überwiegen des männlichen Geschlechts und die so gut wie obligate Erhöhung des Blutdrucks. Dies entspricht sicher der allgemeinen Erfahrung. Der Autor meint, daß auf Grund der klinischen Befunde in 50% der Fälle mit Erweichung die Differentialdiagnose gegen Blutung nicht zu stellen gewesen sei. Dies betrifft die Erweichungen bei Kranken mit genuinem Hochdruck. PALLASSE und SCOURAS glauben an Hand eines gut durchuntersuchten Materials in vielen zweifelhaften Fällen vor allem im *Liquorbefund,* der sich bei 11 Hirnblutungen achtmal deutlich blutig bzw. xanthochrom erwies, ein Unterscheidungsmerkmal gegenüber Erweichungen sehen zu können. Auch SCICLOUNOFF konnte an 43 Fällen von Massenblutungen, die außerordentliche Häufigkeit blutigen Liquors feststellen. — Der immer wieder einmal (unter anderem von V. DE FILIPPIS, J. WILDER) empfohlene Nachweis

Klinische und pathologisch-anatomische tabellarische Übersicht.

	Embolien	Arteriosklerosen	Massenblutungen
Zahl und Geschlecht der Fälle	15 (9 ♂ und 6 ♀)	16 (10 ♂ und 6 ♀)	28 (18 ♂ und 10 ♀)
Alter (minimales, maximales, Durschschnitt)	48–76, Durchschnitt 63	55–81, Durchschnitt 70	21–80, Durchschnitt 59
Anzahl der apoplektischen Insulte	6×1, 7×2, 1×3	3×1, 5×2, 5×3 und mehr	12×1, 8×2, 3×3 und mehr
Eintritt des letzten Insults	11× tags, 4× nachts	2× tags, 3× nachts (11× ?)	24× tags, 4× ?
Rascher Bewußtseinsverlust	10 von 15	4 von 16	25 von 28
Allgemeine cerebralsklerotische Symptome	1 von 15	11 von 16	20 von 28
Klinische kardiale Symptome	10 von 15	7 von 16	7 (12 ?) von 28
Blutdruck in mm Hg	100/45 bis 195/100, Durchschnitt 140/90	125/70 bis 240/130, Durchschnitt 165/85	160/110 bis 260/120, Durchschnitt 200/100
Eintritt des Todes	Im Durchschnitt nach etwa 8 Tagen	Im Durchschnitt nach 5 Tagen	Im Durchschnitt nach 3 Tagen
Todesursache	5 cerebral, 5 kardial, 5 embolisch	6 cerebral, 5 kardial, 5 Pneumonien	26 cerebral, 1 kardial, 1 Pneumonie
Zahl, größere Erweichungen im Hirn	12×1, 3× mehr	7×1, 3×2	6×1, 1×2
Typische Massenblutungen	Ø	Ø	26 (16× ventrikulärer Durchbruch, 4× Konvexitäts-Durchbruch)
Verteilung größerer Erweichungen und Massenblutungen auf Gefäßgebiete	3× linke A. c. m., 10× rechte A. c. m.	3× linke A. c. m., 1× rechte A. c. p., 2× rechte A. c. m., 1× rechte A. c. a.	8× linkes Mark, 4× linker Thalamus 5× link. Put. Cl., 2× recht. Put. Cl., 5× recht. Thalamus, 1× Kleinhirnmark
Narben- und Cystenbefunde	1× (hämorrhagisch)	13× (8 hämorrhagische)	14× (12 hämor-) rhagische)
Zustand des Hirns im ganzen	9× Ödem, 4× erweiterte Ventrikel	13× St. lacun., 2× erweiterte Ventrikel	13× St. lacun., 5× erweiterte Ventrikel
Makroskopische Sklerose der Hirngefäße	10 Ø, 2 ±, 1 +, 2 ++	16 ++	2 ±, 12 +, 13 ++
Arteriosklerose der Aorta und anderen Arterien	3 Ø, 4 ±, 5 +, 3 ++	3 +, 13 ++	6 Ø, 3 ±, 12 +, 7 +
Anatomischer Herzbefund	8× vergrößert, 6× Thromben, 4× Endokarditis	8× vergrößert, 1× Endokarditis	23× vergrößert (hypertrophisch)
Thrombosen bzw. Infarkte in anderen Organen	5× Infarkte, 1× Carotisthrombose, 4× Lungenembolie	1× Infarkt, 1× arterielle Thrombose	1× Infarkt, 1× Carotisthrombose
Anatomischer Nierenbefund	5× Infarkte, 5 genuine Sklerosen	1× Infarkte, 6 genuine Sklerosen, 3× arteriosklerotische Narben	19× genuine Sklerose, 2× hydronephrotische Sklerose, 1× entzündliche Sklerose

einer *Hyperbilirubinämie* als Symptom einer Hirnblutung dürfte weniger verläßlich sein, obschon sich WILDER an 50 Fällen von der Brauchbarkeit dieses Tests schon 24 Stunden nach dem Insult überzeugen konnte. Eine cerebral ausgelöste *Hyperglykämie* wird von B. KECHT als sehr verläßliches Kriterium für eine Hirnblutung angesehen.

Diese sehr schwierige Differentialdiagnose zwischen ischämischen Läsionen und Blutungen bei älteren Kranken mit arteriellem Hochdruck wird meines Erachtens erleichtert durch die Klärung der Ätiologie der Blutdruckerhöhung, nachdem ganz überwiegend nur die *genuine* Hypertension zu Hirnblutungen prädisponiert. — Ein weiteres Kriterium liegt sicherlich in dem *Eintritt des Insults* bei Tag bzw. bei Nacht (vgl. die Tabelle auf S. 299). Wir werden auf diese Eigenarten der Pathogenese noch zurückkommen. Einflüsse, welche zu *Blutdrucksteigerung* — womöglich plötzlicher und exzessiver Art — führen, verursachen bei geeigneten Vorbedingungen mit Vorliebe *Hirnblutungen*. Dabei darf freilich nicht die große Schwierigkeit den Blutdruck in seinem Verhältnis zur cerebralen Zirkulationsstörung richtig zu beurteilen, übersehen werden (vgl. S. 293 und 380). Der Befund eines hohen Blutdrucks beweist an sich — wie gerade die schönen Untersuchungen von de Seze gezeigt haben — durchaus *nicht seine kausale Bedeutung* für die Apoplexie. Oft ist er nur die reflektorische *Folgeerscheinung einer Hirnerweichung*. Diese ist — vgl. S. 351 — häufig die Folge des Abfalls eines normalen oder gar bis dahin erhöhten Blutdrucks.

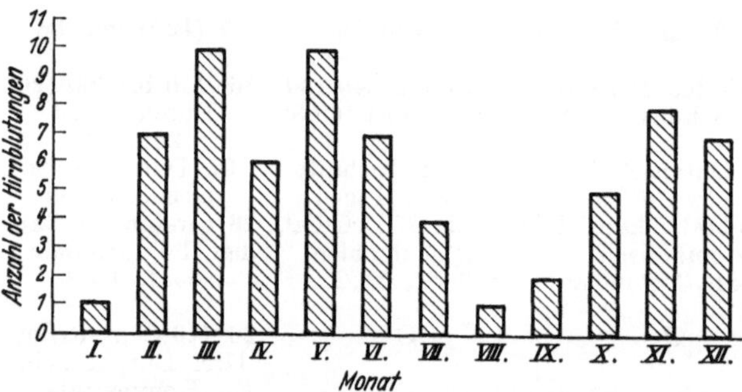

Abb. 52. Häufigkeit der Hirnblutungen, verteilt auf die einzelnen Monate des Jahres. (Nach F. Kauffmann.)

Inwieweit *Witterungseinflüsse* die eine oder andere Apoplexieentstehung vorzugsweise begünstigen, ist noch unklar. Wir wissen, daß Embolien zweifellos eine gewisse Abhängigkeit vom Wetter aufweisen, kennen aber auch die Empfindlichkeit von Arteriosklerotikern und Hypertonikern gegenüber solchen Momenten.

F. Kauffmann (vgl. Abb. 52), Hansen u. a. haben die Häufigkeit apoplektischer Insulte, vor allem bei Hypertonikern im Frühjahr und Herbst, als besonders „kritischen Zeiten" nachgewiesen. Stengel, der die schädlichen Witterungsbedingungen einer eingehenden Analyse unterzog, fand eine Häufung von Apoplexien bei zyklonalem Wetter („kämpfendes Wetter" Fritsches, „Unstetigkeitsschichten" de Rudders), insbesondere unter der Wirkung von Kaltluftfronten und Mittelmehrstörungen. L. Kohn glaubt an einem Material von 322 Hirnblutungen den Einfluß der Intensität und Schnelligkeit barometrischer Schwankungen gezeigt zu haben.

Mit aller Vorsicht kann schließlich auch die *Form der Rückbildung einer Lähmung* zur Unterscheidung der Apoplexien in pathogenetischer Hinsicht verwertet werden. Man erinnere sich an den alten Lehrsatz von Jaccoud, daß embolische Lähmungen schon nach Verlauf weniger Tage keine oder nur unbedeutende Besserung zu zeigen pflegen, während nach P. Marie Hirnblutungen zu einer *allgemeinen* Besserung der Lähmungen im ganzen und Hirnerweichungen arteriosklerotischer Art zu einer Rückbildung der Lähmung dem Grade, vor allem aber auch ihrer Ausdehnung nach neigen. *Verschlimmerung* der Lähmung *nach* einem typischen apoplektischen Insult kommt sowohl bei Blutungen wie arteriosklerotischen Erweichungen vor, während der „type à début graduel et à marche aigue" (Grasset) fast stets ein Zeichen progressiver arteriosklerotischer Hirnschädigung ist.

Auch der *Differentialdiagnose der Apoplexie gegen andersartige cerebrale Erkrankungen* muß in Kürze gedacht werden. G. Panning hat über die „Fehlerbreite und Fehlerbedingungen bei der klinischen Diagnose der Apoplexie" an Hand eines Sektionsmaterials von 2464 Fällen, worunter sich 325 (also $^1/_8$)

cerebrale Kreislaufstörungen fanden, eine lesenswerte Studie veröffentlicht. In 34,9% konnte die klinisch diagnostizierbare Apoplexie anatomisch nicht bestätigt werden, und in 14,3% war eine anatomisch vorgefundene Apoplexie klinisch nicht richtig diagnostiziert worden. — HERSCHMANN hat eine Zusammenstellung der häufigsten *Fehldiagnosen des Schlaganfalls* gegeben und dabei unter anderem auf die apoplektiformen Anfälle bei der progressiven Paralyse und der multiplen Sklerose sowie auf die Verwechslungsmöglichkeiten mit einem urämischen und diabetischen Koma, mit Alkohol- und Morphiumvergiftung, aber auch atypischen Formen von Encephalitis und Meningitis hingewiesen. Es braucht ja hier nicht des näheren begründet zu werden, inwieweit sonstige allgemeine und lokale Befunde und vor allem der weitere Verlauf in den einzelnen Fällen eben doch fast immer die richtige Diagnose ermöglichen. — Gar nicht so selten steht man von differentialdiagnostischen Erwägungen zwischen cerebralen Zirkulationsstörungen und einem *Hirntumor*. Hier sei besonders auf die aufschlußreiche Arbeit von RILEY und ELSBERG hingewiesen, die zeigten, wie schwierig die Diagnose namentlich in Fällen werden kann, wo größere Hirngefäße in den wachsenden Tumor mit einbezogen sind. Daß eine Blutung in einen Tumor zu akuter Verschlimmerung eines bis dahin wenig charakteristischen Leidens führen kann, ein Ereignis, das von einer echten Apoplexie kaum unterschieden werden kann, ist ja bekannt. Weniger verbreitet ist die Kenntnis von der Häufigkeit sekundär-zirkulatorischer Hirnstörungen bei Tumoren, die sich gelegentlich sogar bioptisch — bei der Operation — der richtigen Diagnose entziehen. CUSHINGs bekannte Statistik gibt einen lehrreichen Einblick in diese komplizierten Dinge. Es ist immer damit zu rechnen, daß ein gewisser Teil der Tumorsymptome, z. B. JACKSON-Anfälle, durch akzidentelle Kreislaufstörungen ausgelöst werden können. Die Stauungspapille ist, wie unter anderem GLOBUS und STRAUSS betonen, kein verläßliches Kriterium, obschon eine stärkere Schwellung und Blutungen in der Retina mehr für Tumor sprechen. In solchen Fällen muß meines Erachtens auch immer mit der Möglichkeit eines Schrumpfnierenleidens — Retinitis angiospastica — gerechnet werden (vgl. S. 285). Die Differentialdiagnose gegenüber cerebralen Zirkulationsstörungen *syphilitischer* Natur, die sich symptomatologisch ganz und gar wie arteriosklerotisch verursachte verhalten können, wird in der Regel durch die Blut- und Liquoruntersuchung zu stellen sein (vgl. Bd. XII dieses Handbuches).

3. Die Behandlung des Schlaganfalls.

In der Behandlung des cerebralen Insults hat sich im Laufe der letzten Jahrzehnte nicht viel geändert. Man begnügt sich in der Regel damit, den Kranken in jeder Beziehung ruhig zu stellen, ihn vernünftig zu lagern, womöglich eine Eisblase auf seinen Kopf zu legen, für Entleerung der Blase zu sorgen, bei längerem Koma eine künstliche Ernährung durchzuführen, wobei auf die Vermeidung von Aspiration flüssiger oder fester Nahrungsbestandteile besonders zu achten ist. Von vielen Seiten wird nun ohne große Überlegung am komatösen Kranken ein *Aderlaß* vorgenommen. Um diesen Aderlaß und die seiner Indikation notwendig zugrunde liegenden Vorstellungen von der Natur des jeweiligen apoplektischen Insults ist aber in den letzten Jahren eine sehr nützliche Diskussion entstanden.

Es besteht wohl kein Zweifel darüber, daß der Sinn eines Aderlasses nur in der *Entlastung* eines vermutlich überlasteten Hirnkreislaufs oder aber in der Verbesserung der Allgemeinzirkulation liegt. Dabei besteht über den eigentlich wirksamen Mechanismus des Aderlasses keine klare Vorstellung. Das wahrscheinlichste ist ja wohl eine primäre Entlastung des Venendrucks, worauf im allgemeinen ein Absinken auch des arteriellen Drucks folgen wird. In welcher Weise da reflektorische Mechanismen wirksam werden, wissen wir nicht. Jedenfalls ist sicherlich nicht das quantitative Moment der Blutentziehung allein entscheidend. Vor Anwendung eines Aderlasses *muß* der Arzt wissen, welche Art Störung im gegebenen Fall überhaupt vorliegt und in welcher Weise die Gesamt- bzw. Hirnzirkulation krankhaft verändert ist. Deswegen sind auch die zuvor geschilderten *differentialdiagnostischen* Erwägungen angesichts eines cerebralen Insults so wichtig!

Es ist wohl ziemlich sicher, daß der *Aderlaß* in vielen Fällen *eher schaden als nützen* kann. Hier verdient noch einmal jene ausgezeichnete Arbeit von de Seze genannt zu werden, der seine klinischen, pathologischen, anatomischen und experimentellen Befunde auch für die Therapie nutzbar zu machen versucht hat. Die von Cl. Vincent und Darquier 1923 und später von Autoren verschiedener Nationalität geäußerte *Warnung vor dem Aderlaß bei Arteriosklerotikern* hat de Seze durch seine Untersuchungen gut fundiert. Wo wir also eine Apoplexie bei *Arteriosklerose ohne Hochdruck* zu behandeln haben, welche aus den zuvor geschilderten Gründen aller Wahrscheinlichkeit nach *nicht die Folge einer Hirnblutung* ist, *unterlasse man den Aderlaß*. Angesichts eines *arteriosklerotischen*, nicht blutigen *Insults bei einem Hypertoniker* — im Zweifelsfall mache man lieber eine diagnostische Lumbalpunktion! — *sei man mit einem Aderlaß sehr zurückhaltend!*

de Seze u. a. m. haben zeigen können, daß eine Verbesserung der Hirndurchblutung unter *Extrasteigerung* selbst eines schon an sich erhöhten Blutdrucks von entscheidendem *Vorteil* für das Schicksal arteriosklerotisch-ischämischer Hirnläsionen sein kann. Die Mittel, welche zu diesem Zweck zur Verfügung stehen, sind einerseits Stoffe, welche hirngefäßerweiternd wirken und damit einen Zirkulationswiderstand vermindern; andererseits Mittel, welche die Herzkraft heben und ein günstigeres Minutenvolumen schaffen. (Auch eine künstliche Erhöhung des O_2-Gehaltes des arteriellen Blutes durch O_2-Atmung wäre des Versuchs wert.) Die einem Aderlaß konträre Maßnahme intravenöser Zuführung größerer Serummengen hat sich *nicht* bewährt, wohl nicht so sehr — wie de Seze vermutet —, weil durch das erhöhte Herzschlagvolumen Spasmen in den Hirngefäßen ausgelöst werden, sondern weil alte arteriosklerotische Herzen hierauf mit einer weiteren Leistungsabnahme reagieren oder bei noch gutem Herzen durch eine Erhöhung des venösen Drucks die günstige Wirkung einer arteriellen Druckzunahme vereitelt wird.

Betrachten wir zunächst die Fälle rein arteriosklerotischer Insulte, zumal alter Menschen, bei welchen das Auftreten des Insults im Schlaf, in der Ruhe, bei Versagen der Herzkraft, im Zustand einer irgendwie — auch toxischen oder infektiösen — Erschöpfung mit größter Wahrscheinlichkeit für eine ischämische Hirnläsion spricht, so wird man versuchen, mittels Digitalis, Strophantin, Coffein oder Sympatol das Schlagvolumen zu erhöhen. Blutdrucksteigerung mittels Seruminjektion (de Seze) und Eigenblutinjektionen (Codella und Pizzillo) sind aus den erwähnten Gründen keine so unbedenkliche Maßnahme. Ein anderer therapeutischer Weg liegt in der Erweiterung der cerebralen Strombahn. K. Westphal hat die Nitrite empfohlen in der Annahme, hierdurch vasculäre Spasmen zu lösen. Wie man auch zu dieser theoretischen Fundierung der vasodilatierenden Medikation stehen mag, so erreicht man doch erfahrungsmäßig gerade bei arteriosklerotischen cerebralen Ernährungsstörungen mit einer solchen Behandlung gelegentlich gute Erfolge. In romanischen Ländern bedient man sich hierzu mehr und mehr des Acetylcholins, das Villaret und L. Justin-Besançon sowie de Seze, Riser und Sorel u. a. m. hinsichtlich seines Nutzens und auch der damit möglicherweise verbundenen Gefahren eingehend geprüft haben.

0,2 ccm Acetylcholin führt zu einer deutlichen Vasodilatation der Retinaarterien (VILLARET und JUSTIN-BESANÇON). WOLFF konnte sich an den Piagefäßen von dem gleichen Erfolg überzeugen. DE SEZE hat über die schon recht erhebliche Literatur der Acetylcholinverwendung ausführlich und kritisch berichtet. Vor allem haben gute Beobachter einwandfrei den günstigen Einfluß subcutan gegebenen Acetylcholins — mehrfache Einzeldosen von 0,1 und mehr — auf den Verlauf arteriosklerotischer Insulte nachweisen können. Beachtung verdient auch das Ergebnis der DE SEZEschen Beobachtungen, daß die gebräuchliche Dosis Acetylcholin unschädlich ist und vor allem nie zu einem nennenswerten Abfall des allgemeinen Blutdrucks führt. S. WEISS hat die gleichen Erfahrungen auch bei vorsichtiger intravenöser Applikation machen können.

Zu erwähnen wäre hier auch die perorale Darreichung von Benzylbenzoat, die F. BREMER empfiehlt und von deren Nutzen ich mich des öfteren habe überzeugen können. Die gefäßerweiternden Mittel sind vor allem auch bei den kleinen Schlaganfällen angezeigt.

Inwiefern die mit den genannten Mitteln erreichbare Dilatation der *peripheren* Strombahn tatsächlich den nützlichen therapeutischen Effekt darstellt, ist übrigens meines Erachtens durchaus noch nicht geklärt. Die Feststellung HAVLIZEKs, welche die außerordentliche Bedeutung der arterio-venösen Anastomosen für die Organdurchblutung — vgl. S. 352 — gezeigt hat, verdient auch für die Störungen der Hirndurchblutung und ihre therapeutische Beeinflussung der allergrößten Beachtung. Gerade die Kombination von Sympatol und Acetylcholin scheint mir durchaus im Sinn der HAVLIZEKschen Anschauung eine Besserung der Hindurchblutung mittels Eröffnung der arterio-venösen, die Capillardurchblutung fördernden Strombahnen zu bewirken. Auf der anderen Seite würden solche Gedankengänge auch eine weitere Grundlage für die *Kontraindikation von Morphium* bei cerebralen Durchblutungsstörungen abgeben.

Wann darf nun mit Aussicht auf Erfolg ein Aderlaß — 300 bis 400 ccm — *angewandt werden?* In Fällen, bei denen nach Anamnese und Befund eine *Hirnblutung* vorliegt und sichtbare Erscheinungen für ein Weiterbestehen derjenigen Konstellation sprechen, welche für die Entstehung der Blutung ursächliche Bedeutung hatte, d. h. bei *Hypertonikern,* deren hoher Druck *nicht* abgefallen, sondern womöglich noch weiter erhöht ist, die — wie es ihr cyanotisches Aussehen zeigt — tatsächlich auch an den Folgen einer „cerebralen Kongestion" zu leiden scheinen, und bei denen cerebrale Druckerscheinungen und Symptome seitens der Medulla oblongata für einen erhöhten Hirndruck sprechen. Zunehmende medulläre Symptome und Reizerscheinungen, welche auf eine Ventrikelblutung zurückzuführen sind, bieten in der Regel keine Erfolgschancen für einen Aderlaß. Indiziert ist ein Aderlaß aber auch bei ausgesprochen polyzytämischen bzw. plethorischen Zuständen und bei akuten toxischen Blutdrucksteigerungen mit Hirnerscheinungen, besonders bei der Eklampsie. An Stelle des Aderlasses sollte man doch auch gelegentlich den Versuch mit lokalen Blutentziehungen am Nacken — mittels Schröpfköpfen oder vielleicht noch besser Blutegeln — machen. Diese Methode ist zu Unrecht in Vergessenheit geraten.

Man hat auch versucht auf andere Weise der „cerebralen Kongestion" entgegenzuwirken. Die Schädeltrepanation zur Dekompression wurde bereits von P. MARIE und WERNICKE über der gesunden Hirnhälfte empfohlen, hat aber keinen wirklichen Erfolg gezeitigt. GULEKE, der erst jüngst die operativen Möglichkeiten bei der Hirnblutung behandelt hat, war nicht in der Lage, die Chancen solch eines Eingriffs als günstig zu bezeichnen. Der operativen Entfernung des Blutkoagulums, wie sie unter anderem auch DE MARTEL versucht hat, ist kein Erfolg beschieden gewesen. Der Bericht STADELMANNs und LEWANDOWSKYs über die Heilung einer Hirnblutung durch Entleerung von 60 ccm Blut mittels Punktion steht meines Wissens immer noch vereinzelt da. Alle operativen Eingriffe — auch die Freilegung des IV. Ventrikels zum Zweck der Ableitung der Ventrikelblutung, wie sie z. B. BRUNSCHWEILER vorgeschlagen hat — sind bei dem schweren Zustand einer Apoplexie viel zu große Eingriffe, und ihr möglicher Erfolg steht in keinem Verhältnis zu der ihnen innewohnenden Gefahr. Zu warnen ist — außer bei starken meningealen Reizerscheinungen — auch vor der *therapeutischen Lumbalpunktion,* deren Gefahr bei vorliegender Hirnschwellung ja allgemein bekannt ist — TH. ALAJOUANINE hat jüngst zusammenfassend über die verschiedenen therapeutischen Möglichkeiten bei der Apoplexie ausführlich berichtet.

Die Behandlung des *embolischen Insults Jugendlicher* muß meines Erachtens nicht weniger als jener arteriosklerotischen Ischämien auf eine Verbesserung der Hirndurchblutung gerichtet sein. Freilich begegnet da die Anwendung von Herzmitteln — bei der Gefahr erneuter Embolien — prinzipieller Bedenken. Zu erwägen wäre die Beeinflussung des häufigen Hirnödems durch intravenöse Gaben hypertonischer Lösungen.

Die *Prophylaxe* der Apoplexie fällt zusammen mit der auf S. 428f. beschriebenen Behandlung der Arteriosklerose und der Hypertension.

Die *Nachbehandlung* des apoplektischen Insults richtet sich natürlich nach der Schwere des Insults. Die Forderung LEWANDOWSKYs, die Kranken, auch wenn sie wieder bewegungsfähig geworden sind, mindestens 3 Wochen im Bett zu lassen, wird wohl allgemein befolgt. Das gleiche gilt vom dem Rat alte Arteriosklerotiker zur Vermeidung pulmonaler Komplikationen frühzeitig aufsitzen zu lassen. In Spätstadien von Hirnblutungen stellt sich erneut die Frage einer Hirnpunktion. Hier können nur Herdsymptome — JACKSON-Anfälle oder tumorartige Symptome —, die von Fall zu Fall streng zu prüfende Indikation abgeben.

Die Behandlung der *restierenden Lähmungen* findet sich in Bd. VIII dieses Handbuches beschrieben. Hier seien nur noch Versuche erwähnt, die auf eine direkte Beeinflussung des geschädigten Hirns gerichtet sind. Über die *Röntgenbestrahlung* als Therapie cerebraler Erweichungen und Blutungen hat M. SILBERMANN berichtet, der bei 16 Erweichungen und 4 Blutungen durch kleine Röntgendosen (2—6 Tiefenbestrahlungen à $^1/_3$—$^1/_4$ HED) gelegentlich eine auffällige Besserung erreicht haben will. — Die *Diathermie* bzw. *Kurzwellenbehandlung* des Kopfes nach Hemiplegien, deren physiologische Begründung sich aus den Untersuchungen von FREY und SCHNEIDER (vgl. S. 241) ergibt, wurde von verschiedener Seite mit gelegentlich gutem Erfolg angewandt; unter anderem berichten MARTUCCI und Mitarbeiter über allerdings vorwiegend *subjektive* Besserungen bei ihren Kranken.

II. Die Hirnembolie.

1. Ihre Pathogenese, einschließlich der Luft- und Fettembolie.

Das Wesen der Hirnembolie besteht in einer Behinderung bzw. völligen Unterbrechung des Blutzuflusses zu einem mehr oder minder ausgedehnten Hirnbezirk infolge einer Gefäßverlegung durch einen *Embolus.* Die gröbste Störung dieser Art müssen wir in der embolischen Verlegung der *Carotis communis* bzw. *int.* sehen. Die Folgeerscheinungen eines solchen Geschehnisses werden prinzipiell jenen gleichen, die sich an eine *Ligatur,* schwere Verletzung und Kompression der Carotis anschließen. — Es ist nicht zu verwundern, daß gerade dieses Ereignis und seine Folgen auf die Gehirntätigkeit schon sehr frühzeitig das Interesse der Ärzte erweckt haben. Tatsächlich waren die Folgen der Carotidenkompression schon in der Antike bekannt. Dafür zeugt ja schon der Name „Carotis“, der von *Rufus von Ephesus* stammen soll und abgeleitet ist von ὁ κάρος = tiefer Schlaf, Bewußtlosigkeit und καρόω = betäuben. In der bekannten Arbeit von KUSSMAUL und TENNER findet sich die bis 1857 gesammelte Literatur über die Folgen eines Carotisverschlusses beim Menschen und bis 1868 konnte „PILCZ bereits 600 Fälle von Carotisunterbindung, die ja früher nicht nur aus Notwendigkeit, sondern auch zur Behandlung der Trigeminusneuralgie gemacht wurde" (M. LEWANDOWSKY) sammeln.

LEWANDOWSKY hat eigenartigerweise in der ersten Auflage dieses Handbuches den Verschluß der Carotis — ja sogar beider Carotiden — als ein wenig gefährliches Ereignis dargestellt. Als Regel ist das allerdings nicht zu betrachten. Den O_2-Bedarf, den letzthin SCHNEIDER mittels der schönen von REIN stammenden Methode mit etwa 1 Liter pro Minute berechnete, ist viel zu hoch und die Empfindlichkeit des nervösen Parenchyms gegen Zirkulationsstörungen viel zu groß, als daß der — zumal rasche! — Ausfall einer Carotis so ohne weiteres mittels eines Kollateralkreislaufs kompensiert werden könnte.

KUSSMAUL und TENNER haben festgestellt, daß eine länger als eine Minute dauernde Anämisierung des Rückenmarks noch von einer langsamen Funktionswiederherstellung gefolgt ist, daß aber eine Kreislaufunterbrechung von 15 Minuten die Restitution ausschließt. Beim Hirn liegt die kritische Zeit bereits bei 10 Minuten, wobei natürlich mit partiellen Funktionsstörungen schon nach kürzerer Ischämisierung zu rechnen ist. Tier- und Menschengehirn verhalten sich gegenüber einer Carotisabbindung übrigens durchaus nicht gleich.

Hunde, deren Hirn — wie die wenigsten Experimentatoren zu wissen scheinen — nicht einmal zu 50% von den Carotiden gespeist wird, können ohne Nachteil eine vorsichtige Ligatur beider Carotiden überstehen. HORSLEY und SPENCER haben nachgewiesen, daß nach einseitiger Carotisunterbindung beim Affen die homolaterale A. cerebri media deutlich verschmälert erscheint und die elektrische Reizbarkeit der von ihr versorgten Hirnpartien erniedrigt ist. Beim Kaninchen führt einseitige Carotisunterbindung bei vertikaler Aufhängung des Tieres — eine Lage, welche das Kaninchen sehr schlecht verträgt — zu den typischen Merkmalen einer vorübergehenden kontralateralen Hemiparese.

Beim Menschen kann schon eine kurze *Carotiskompression* unangenehme Erscheinungen machen; vgl. das auf S. 246 über den Carotis-Sinusdruckversuch Gesagte! So berichtet HILL über einen Selbstversuch, wobei sich infolge starker Kompression der Carotis visuelle Sensationen und kontralaterale Parästhesien an Arm und Bein einstellten. Ähnliches kennen wir ja von den sog. *Carotiskrisen*, bei welchen offenbar infolge von funktionellen Durchblutungsstörungen in einer Carotis — Anomalien am Carotis-Sinus? — verschiedenartige sensible und motorische Störungen auf der Gegenseite auftreten können. Wenn nun auch vielleicht in dergleichen Fällen Komplikationen entweder mit einer Präsklerose der Hirngefäße vorliegen, wobei die krisenartigen Erscheinungen die elektive Reaktion präsklerotischer Hirnbezirke auf plötzliche Störungen der Blutverteilung im Sinn von PÖTZL (vgl. S. 292f.) darstellen, oder eine bereits geschädigte Hirnzirkulation das prompte Eintreten des Kollateralkreislaufs hintanhält, so spricht doch die Mehrzahl der vorliegenden Beobachtungen dafür, daß auch bei jungen und sonst gesunden Menschen eine Carotisausschaltung ein schwerer und gefährlicher Eingriff sein kann. Dabei soll ganz von den Hirnstörungen nach freiem Intervall abgesehen sein, die nach ZIMMERMANN und PERTHES in der Regel durch echte Embolien von einer Thrombose an der Ligaturstelle her verursacht werden. Solche von Carotisthrombosen ausgehende Embolien sind öfters auch nach Ligatur der Carotis ext. beschrieben worden (PETERMANN). Diese embolische Genese möchte ich übrigens auch wenigstens für einen Teil jener in Anfällen auftretenden, teils vorübergehenden, teils aber auch bleibenden cerebralen Ausfälle bei Carotisverengerung infolge Aortenaneurysmen annehmen.

Wenn PERTHES lehrt, daß bei anatomisch normalen Kreislaufverhältnissen im Hirn die kollaterale Blutversorgung stets gewährleistet ist, und daß Lähmungen *ohne* Intervall sich nur bei Operationen von Aneurysmen ereignen, wo sich durch den Eingriff Gerinnsel ablösen, so scheint dies wohl zu weit gegangen zu sein. R. MATAS meint auf Grund einer Erfahrung an 78 Carotisunterbindungen, daß man die Gefahren eines solchen Vorgehens nicht unterschätzen soll. Im allgemeinen scheint, soweit die Literaturangaben Rückschlüsse gestatten, fast immer die Carotis comm. und nur selten die Carotis int. unterbunden worden zu sein. Lediglich für die Behandlung des pulsierenden Exophthalmus (wobei früher meist die A. carotis comm. unterbunden wurde [SHIPLEY und LYNN]), der bekanntlich auf einer Kommunikation der Carotis int. mit dem Sinus cavernosus beruht, ist auf Grund der von LOCKE empfohlenen Unterbindung der Carotis int. bei 38 Patienten diese Arterie unterbunden worden. Die Mortalität betrug dabei 8% und die Heilung 21%. Hierbei ist allerdings zu bedenken, daß infolge der bereits längeren Dauer der Störung wahrscheinlich eine Verstärkung der kollateralen Blutversorgung seitens der anderen Carotis int. eingetreten war. LOCKE empfahl übrigens auch, vor einer endgültigen Abschnürung des Gefäßes das Gefäß zunächst einmal versuchsweise einzuengen und abzuklemmen. Von DANDY wurde deswegen auch eine inkomplette Einengung der Carotis int. durch einen Fascienstreifen für die Methode der Wahl erklärt. Auch PERTHES verwendet die Fascienligatur, die übrigens erstmalig von HALSTED 1913 angegeben worden ist.

PILCHER, COBB und THUSS sind unter Heranziehung eines sehr großen Literaturmaterials zu dem Ergebnis gelangt, daß Verschluß einer *Carotis comm.* in 20—30% von einwandfreien Lähmungen, allerdings nicht immer für die Dauer gefolgt ist, wohingegen der Tod nur selten erfolge. Mit zunehmendem Alter scheint die Carotis comm.-Unterbindung immer gefährlicher zu werden. Die exakte Prognose des Eingriffs wird natürlich dadurch beeinträchtigt, daß nicht in jedem Fall genaue Angaben darüber vorliegen, inwieweit bereits eine allmählich entstandene kompensatorische kollaterale Blutversorgung seitens der anderen Carotis die Operation auf der kranken Seite begünstigt hat. Bei jungen Individuen kann — bei ungestörten Anastomosen zwischen den beiden Carotid. ext. — durch Blutrückfluß aus der A. carotis ext. in die interna 50% der normalen Blutmenge dem Hirn zugeführt werden (DORRANCE). Bezüglich der Ligatur der *Carotis int.* stimmen die verschiedenen Forscher — Literatur findet sich unter anderen bei ALBRIGHT, G. MÜLLER, WHEELER — darin überein, daß eine rasche Ligatur meist von einer kontralateralen Hemiplegie mit schlechter Prognose gefolgt ist. Die ischämischen Hirnschädigungen finden sich dabei interessanterweise — sowie bei den eigentlichen embolischen Läsionen, auf die wir gleich zu sprechen kommen werden — ganz vorwiegend im Bereich des A. cerebri media-Gebiets.

Sehr beachtenswert ist für die Wahl des zu unterbindenden Gefäßes ein experimenteller Befund D. SCHNEIDERS aus dem REINschen Institut. Dieser fand, was PERTHES schon am Menschen beobachtet hatte, nun auch im Experiment, daß nämlich die Unterbindung der *Carotis comm.* weit weniger gefährlich ist wie die der Carotis int., weil — wie gezeigt werden konnte — die mitentstehende Ischämie der A. meningea media zu einer bis fast 100% betragenden reflektorischen Mehrdurchblutung der kontralateralen Carotis führt und auf diese Weise eine kollaterale Blutversorgung ermöglicht wird.

Wenden wir uns nun der Besprechung der *eigentlichen Hirnembolie* zu, so verdient erwähnt zu werden, daß nach den grundlegenden Untersuchungen VIRCHOWS (1846/47) über die Lehre der Embolie B. COHN die organischen Befunde embolischer Natur als erster eingehend studiert und beschrieben und mit Hilfe von Experimenten sich ein Urteil über das Zustandekommen embolischer Hirnläsionen angeeignet hat. Die erste und immer noch bedeutendste Kasuistik über Hirnembolien stammt von SAVELIEW (1894), einem Schüler VIRCHOWS. Nach den Arbeiten von WALLENBERG über die embolischen Verschlüsse der A. cerebelli inf. post. und Mitteilungen GOLDSCHEIDERS, MARBURGS u. a. über embolische pontine Schädigungen sind umfangreichere und eingehendere Veröffentlichungen bis zu der Monographie von PH. SCHWARTZ nicht erschienen. Auf diese Arbeit, in der die gesamte Literatur eine eingehende Berücksichtigung erfahren hat, sei besonders verwiesen.

Die übliche *Ursache* embolischer Ischämien im Gehirn ist der *embolische Pfropf*, der meist aus dem linken Herzen stammt. Nach SAVELIEW ist in 89% der Fälle von Hirnembolie ein Herzleiden der Ursprung; nach GERHARDT haben etwa 5% der Herzkranken Aussicht, eine Hirnembolie zu bekommen. So wird denn auch bei Hirnembolien mit ziemlicher Gesetzmäßigkeit, wenn nicht schon klinisch, so doch autoptisch ein Befund am Herzen erhoben, der die kardiale Herkunft der Thromben bestätigt. Bei 15 eingehend untersuchten Hirnembolien eigener Beobachtung, von denen in 10 Fällen intra vitam ein krankhafter Herzbefund erhoben worden war, fand der pathologische Anatom stets einen Herzbefund, der — wie postendokarditische Klappenveränderungen erhebliche Dilatation mit und ohne Thromben im Herzen — als Ursache der embolischen Hirnschädigungen anzusprechen war. Unter bestimmten Voraussetzungen scheint die Neigung zur Thrombenbildung im Herzen — offenbar vorwiegend infolge Besonderheiten der Blutbewegung im Herzen und der chemisch-physikalischen Beschaffenheit des Blutes selbst — stark erhöht zu sein. Dafür spricht der überraschend häufige Befund kurz nacheinander sich ereignender, voneinander *unabhängiger Hirn- und Lungenembolien* (HILLER). Zur Verschleppung thrombotischen Materials aus den Venen des großen Kreislaufs in das linke Herz, d. h. also zur Entstehung sog. paradoxer oder gekreuzter Embolien, ist bekanntlich ein offnes For. ovale und ein wenigstens gelegentlicher Überdruck im rechten Herzen — wie er z. B. bei Hustenstößen und Anwendung der Bauchpresse sowie bei körperlichen Anstrengungen mit vorübergehender Stauung im venösen Kreislauf zustande kommt — erforderlich. Angesichts der relativen Häufigkeit eines Offenbleibens des Foramen ovale — in über 20% einer HERXHEIMERschen Statistik — ist es nicht zu verwundern, daß die paradoxe Embolie keine Seltenheit darstellt (MERKEL). (Auf die Bedingungen, unter denen sich Thrombosen und Embolien zu entwickeln pflegen, kann hier nicht näher eingegangen werden. Verwiesen sei auf das Kapitel „Thrombose und Embolie" in LUBARSCH-OSTERTAG, Ergebnisse der allgemeinen Pathologie, Bd. 19, 2. Abtlg. 1921 von HANSER.) Embolische Nekrosen und Infarkte in anderen Gebieten des großen Kreislaufs sind bei Hirnembolien keine Seltenheit und erleichtern in zweifelhaften Fällen die Diagnose. — Das in Gestalt von Emboli verschleppte Thrombenmaterial ist in der Regel bland, d. h. nicht infektiös. Keimhaltige Gerinnsel erzeugen im Gehirn keine einfach embolisch-ischämischen Läsionen, sondern verursachen infektiöse encephalomyelitische Prozesse bzw. Hirnabscesse und eitrige Meningitiden, mit denen wir uns hier nicht zu beschäftigen haben. Betreffs der auf embolischem Wege entstandenen sog. *mykotischen Aneurysmen* vgl. S. 433.

Die Embolisierung der Hirnarterien folgt offenbar bestimmten Gesetzmäßigkeiten der cerebralen Blutströmung. Schon seit jeher war das *bevorzugte Befallensein der linken Großhirnhemisphäre* aufgefallen. SAVELIEW hatte an großem Material das Überwiegen der Embolisierung der linken A. cer. media festgestellt, und v. MONAKOW hatte diese Beobachtung bestätigt. Immerhin scheint die Bevorzugung der linken Hirnhälfte doch kein Axiom zu sein; denn an einem eigenen Material von 15 Embolien fand ich zehnmal die *rechte* A. cerebri media verlegt. Ziemlich gewiß scheint jedoch zu sein, daß bei an sich normal funktionierendem Hirnkreislauf korpuskuläre Emboli aus der Carotis weder in den Circulus Willisii noch in die kontralaterale Hemisphäre gelangen. Erst jüngst wurde von VILLARET und seinen Mitarbeitern diese klinische Erfahrung experimentell bestätigt. Im übrigen haben auch die Originalarbeiten von E. MONIZ und derer, die sich mit der *Arteriographie* beschäftigt haben, gezeigt, daß tatsächlich — immer normale Zirkulationsverhältnisse vorausgesetzt — eine erstaunliche Unabhängigkeit der Irrigationsgebiete, sowohl der beiden

Hirnhälften wie auch der oralen und caudalen Gefäßgebiete voneinander besteht.

Die Wirkung blander Emboli auf das Hirnparenchym besteht in einer durch einen organischen Gefäßverschluß erzeugten Ischämie des Versorgungsgebietes der betreffenden Arterie.

PH. SCHWARTZ meint, aus den Hirnbefunden einen viel komplizierteren Mechanismus des Entstehens embolischer Herde herauslesen zu können. Danach würde das Moment des Gefäßverschlusses selbst bzw. das Anprallen der Blutwellen auf das verschlossene Gefäß sich in funktionellen Störungen im Bereich des Terminalgebietes dieses Gefäßes kundtun. SCHWARTZ ist in Verfolgung solcher Gedankengänge zu sehr eigenartigen Auffassungen über das Wesen embolischer Hirnschädigungen gelangt, denen jedoch u. a. von BÖHNE und HILLER unter ausführlicher Begründung widersprochen worden ist.

Außer Thrombenemboli können *Fettemboli*, in größeren Mengen in die Blutbahn gelangt, schwere Hirnläsionen veranlassen. Eine gewöhnliche *Lipämie* führt wegen der feinen Emulgierung des Blutfetts normalerweise nicht zu Fettembolien; jedoch muß man, wie OPPOLZER hervorhebt, nach den Untersuchungen von LEHMANN und MOORE damit rechnen, daß bei Änderung der Oberflächenspannung (HÄBLER) das fein verteilte Fett zu größeren Fetttröpfchen zusammenfließen und embolisch wirken kann. Dergleichen wäre für die Pathogenese mancher eklamptischer Hirnveränderungen und des diabetischen Komas von großer Bedeutung. Auch das normale Blutfett kann nach größeren Operationen, bei Narkosen (BERCZELLER und REICHER) und Anämie (FEIGL, BOGGS und MORRIS, MORAWETZ und PRATT) Fettembolien erzeugen. Im Gegensatz zu echt korpuskulären Thrombenteilchen kann Fett — einmal in die großen Venen gelangt — den Lungenkreislauf passieren (sog. sekundäre transpulmonale Fettembolie des großen Kreislaufs), bedarf also zur Embolisierung im großen arteriellen Kreislauf *nicht* unbedingt der Persistenz eines offenen Foramen ovale. Bei geschädigtem Herzen freilich wird die Lunge das Fett zurückhalten und der Tod an sog. *respiratorischer Fettembolie* (PAYR) erfolgen. Eine cerebrale Fettembolie ist zwar stets von fettembolischen Herden in anderen Organen begleitet; sie entscheidet aber das Krankheitsbild. Die sehr charakteristischen fettembolisch verursachten Hautblutungen sind nach TOBLER in unklaren Fällen von beachtlichem differentialdiagnostischem Wert. H. STRAUSS hat in einem kritischen Sammelreferat, auf das besonders hingewiesen sei, unsere derzeitigen Kenntnisse über die Fettembolie zusammengestellt. Danach spielen *Traumen*, und zwar *Frakturen* meist der Ober- oder Unterschenkelknochen, die ausschlaggebende Rolle. Da das Knochenmark erst vom 20. Lebensjahr an Fettmarkbildung zeigt, sind traumatische Fettembolien bei Kindern eine Seltenheit. CEELEN und WIMMERT haben aber darauf hingewiesen, daß atrophische Knochen, die nicht in Funktion stehen, auch bei Kindern Fettmark enthalten können! Schwerere *Verbrennungen* und *Verletzungen* des *Unterhautzellgewebes* sind eine weitere Quelle von Fettembolien. Nach OPPOLZER muß auch bei abdominalen Operationen Fettleibiger mit dem Entstehen von Fettembolien gerechnet werden. Unter anderem können natürlich auch einmal versehentlich intravenöse Ölinjektionen die Ursache sein. — Die Wirkung von embolisierendem Fett auf das Hirngewebe zeigt sich nach den grundlegenden Untersuchungen von NEUBÜRGER vor allem an den Capillaren und Präcapillaren der Rinde. Schwere Gefäßveränderungen, massenhafte kleine Hirnblutungen mit und ohne Nekrose und das häufige Hirnödem haben, wie OPPOLZER ausführt, zu erwägen gegeben, ob nicht vielleicht eine primäre fettembolische Nieren- oder Leberstörung sekundär toxische Hirnschädigungen verursachen könnte. Die Untersuchungen an der *Retina des Auges* (OPPOLZER) haben nun freilich gezeigt, daß die weißen Degenerationsherde und lokale Ödembildungen so ganz im Bereich fettgefüllter Capillaren liegen, daß die kausale Verknüpfung dieser Befunde die natürlichste Lösung ist. Überdies hat ARMENTROUT die

Vorgänge bei der Fettembolie auch direkt durch ein Schädelfenster (COBBsche Methode) in den Piagefäßen beobachten können. Er fand, daß Eintreten eines Fetttropfens in ein kleines Piagefäß zu sofortiger völliger Verlegung führte. Noch 24 Stunden nach erfolgter Fettembolisierung fehlte jede lokale Thrombenbildung. Experimentelle Fettemboliestudien wurden auch von MERIWETHER und Mitarbeitern veröffentlicht. Weitere Literatur findet sich bei H. KILLIAN, E. BARTHELMES und H. STRAUSS.

Nicht minder gefährlich für das Hirn ist die *Luftembolie*. Die Luft kann sowohl aus den peripheren Venen durch ein offenes Foramen ovale bzw. den Lungenkreislauf in das linke Herz gelangen — vgl. die gerichtlich-medizinisch wichtigen Ausführungen H. MERKELs — oder direkt aus den Verzweigungen der Vv. pulmonales sich dem arteriellen Blut beimengen. PHOTAKIS hat das auch im Tierexperiment beweisen können. Das Wesentliche scheint der *rasche* Eintritt von Luft in die Blutstrombahn zu sein, da eine mäßige Menge *langsam* zugeführter Luft ohne Schaden vertragen werden kann. Man hat lange geglaubt, daß in der Regel der *Herztod* eine Luftembolie beendet, bis L. D. BRAUER gezeigt hat, daß das frühzeitige Auftreten cerebraler Symptome und der Tod an Atemlähmung bei noch schlagendem Herzen zugunsten des Hirntodes spricht. Luftembolien können sich ereignen bei unachtsamer oder traumatischer Eröffnung der großen Extremitäten- bzw. Eingeweidevenen. Auch intrauterine „Spülungen", zumal bei kriminellen Unterbrechungsversuchen einer Schwangerschaft, können zu Luftembolie führen. HANSER hat die Literatur über Luftembolien bei Abtreibungsversuchen zusammengestellt. Einen typischen Fall dieser Art hat NEUBÜRGER beschrieben. Luftembolien wurden ferner beschrieben bei Blasenspülung (MATTHÉ), Lufteinfüllung in die Kieferhöhlen (GORDING) und in das Peritoneum (BINGEL). Die Mehrzahl cerebraler Luftembolien freilich erfolgt wohl direkt aus dem Wurzelgebiet der Lungenvenen her. Vor allem bieten die verschiedenen Lungenoperationen — schon eine Punktion oder eine nicht sachgemäß durchgeführte oder an komplizierenden Verwachsungen bzw. bindegewebigen Veränderungen der Lunge (HAMILTON und ROTHSTEIN) scheiternde Pneumothoraxanlage (CASTEX und ROMANO) — die Möglichkeit von Luftübertritt in die Lungenvenen. Auch infolge zu intensiver Anwendung der sog. SCHULTZEschen Schwingungen bei Neugeborenen kann — zumal bei gleichzeitiger Lufteinblasung — eine Luftembolie entstehen (LINDBLOM). — Eine eigenartige Form der Luftembolie ist als sog. *Caisson-* oder *Preßluftkrankheit* bekannt. NORDMANN hat unter Hinweis auf die Massenbeobachtungen BORNSTEINs an den Arbeitern beim Bau des Elbtunnels über das Krankheitsbild berichtet. Das Wesen dieser übrigens relativ selten tödlichen Krankheit besteht darin, daß ein Mehr an Stickstoff, welcher während der oft viele Stunden dauernden Arbeit unter Überdruck von dem Blut und in den Körpergeweben aufgenommen worden ist, bei zu rascher Überführung des Arbeiters in die normale Atmosphäre in Blasenform frei wird und Luftembolien bewirkt. — Die Wirkung von Luftembolien auf die Piagefäße wurde von JACOBI und MAGNUS an den freigelegten Piagefäßen beim Kaninchen beobachtet. Die Forscher konnten dabei den sehr interessanten Befund erheben, daß sich *über den „Luftemboli" die Gefäße für längere Zeit kontrahieren,* also offenbar — wie auch NEUBÜRGER annahm — Spasmen auftraten, die ihrer Dauer nach genügen dürften, um ischämische Hirnschädigungen hervorzurufen.

Über die *mikroskopischen* Hirnbefunde nach Fett- und Luftembolie wird noch zu sprechen sein.

Von sonstigen Stoffen, die im Hirn zu embolischen Gefäßverlegungen Anlaß geben könnten, kommt wohl auch anderes körperfremdes Material in Betracht, das — heutzutage mehr denn je — in die menschliche Blutbahn injiziert wird.

Material dieser Art kann wohl gelegentlich selbst embolisch wirksam werden, wird aber meist über eine Schädigung der Gefäßwände und des Blutes die Entstehung von Thromben und einer Embolie begünstigen.

Injektionen in die Carotis, wie sie neuerdings zum Zwecke der *Arteriographie* (E. MONIZ) verwendet und zur Hirntumordiagnose herangezogen werden, haben schon schwerste, tödliche Hirnembolien verursacht. BODECHTEL und WICHMANN berichten über einen Fall, bei dem das Vorhandensein einer Thrombose des S. sagittalis als entscheidendes Moment für den unglücklichen Ausgang solch einer Arteriographie angesehen wurde, und über einen zweiten Fall, in dem sehr beachtlicherweise eine offenbar falsch gepufferte Kontrastlösung das Unheil verschuldet hatte. Gerade dieser letzte Fall, den man kaum mehr unter embolische Hirnstörungen sensu strictiori rechnen kann, beweist meines Erachtens, daß auch so manche sog. funktionell bedingte, zirkulatorische, anatomisch nachweisbare cerebrale Parenchymläsion einer direkten toxischen Wirkung auf die Gefäßwand und vielleicht indirekt ausgelösten Angiospasmen zuzuschreiben ist. Ich denke da vor allem an die histologisch ja ganz gleichen Hirnparenchymläsionen bei der Eklampsie und verwandten Zuständen.

Sehr ungewöhnlich ist ein Fall von LECÈNE und LHERMITTE, der eine Thrombose der A. cer. media infolge einer embolischen Verschleppung eines kleinen Granatsplitters aus der verwundeten Carotis erlitten hatte.

2. Die makroskopischen Hirnbefunde bei embolischen und thrombotischen Zirkulationsstörungen.

Durch embolische (bzw. thrombotische) Verlegung eines Hirngefäßes entsteht eine *ischämische Nekrose.* Die schon makroskopisch bald mehr dem Auge, bald dem tastenden Finger leicht erkennbare Folge einer solchen Hirngewebsnekrose ist allgemein unter dem Namen „*Erweichung*" bekannt. NEUBÜRGER schreibt: „Der frische, erst wenige Stunden alte Erweichungsherd ist sulzig gequollen, zerfließlich, manchmal mehr fleischig, unscharf begrenzt, voluminöser, als die betreffende Partie normalerweise wäre, weiß bis leicht gelb gefärbt; die gegen die gesunde Umgebung verminderte Konsistenz (‚Erweichung') ist immer festzustellen... Nach 2—3 Tagen... tritt vor allem eine Änderung in der Konsistenz ein, die Beschaffenheit wird noch weicher, dabei mehr brüchig und krümelig, klebrig, fettig... Nach 2—3 Wochen und mehr hat der Herd eine ‚kalkmilchähnliche' Beschaffenheit..."

Wir haben es also im Hirn in der Regel mit einer *Kolliquationsnekrose* zu tun, welche nach TENDELOO auf der Wirkung eines proteolytischen Enzyms beruhen soll. Die Zusammensetzung der Hirnsubstanz läßt freilich mit einiger Berechtigung an die Wirkung eines histolytischen Enzyms, das auf die Verflüssigung komplexer *Lipoide* und ihrer Verbindungen mit Proteinen eingestellt ist, denken. Auf alle Fälle handelt es sich bei diesen Verflüssigungsprozessen im Hirn um einen an die *lebende* Substanz gebundenen Vorgang. Über Tage ausgedehnte postmortale Selbstverdauungsversuche steril aufbewahrten Hirns ergaben — auch unter verschiedenem p_H — niemals eine Verflüssigung des Hirngewebes (HILLER).

Erweichungen zeigen bald die Merkmale einer *weißen Nekrose,* bald die einer *roten Infarzierung.* Abb. 53 zeigt den Hirnbefund einer weißen Erweichung, der in diesem Fall durch die embolische Verstopfung der tiefen Äste der A. cerebri media verursacht wurde. Infolge des vermehrten Flüssigkeitsgehaltes des erweichten Gewebes wird die befallene *Hemisphäre in der Regel voluminöser.* Die *Hirnwindungen* erscheinen daher über der erweichten Region *abgeplattet.* Auf dem Durchschnitt durch das Hirn sieht man — als Zeichen des Hirnödems — in vielen Fällen deutlich die Vergrößerung der erkrankten Hemisphäre und erkennt auch, daß sie über die Mittellinie hinüber die gesunde Hirnhälfte komprimiert. Aus gleichen Ursachen kommt es auch zu einer Verschmälerung der homolateralen, unter Umständen auch kontralateralen Ventrikelräume.

Daß es sich dabei um ein Ödem und nicht um eine sog. Hirnschwellung handelt, erkennt man einmal aus dem Befund der größeren Feuchtigkeit und Weiche des Hirngewebes bei der Erweichung gegenüber der vermehrten Konsistenz eines eher trockeneren Hirngewebes, z. B. in einem geschwollenen tumorkranken Hirn; zum anderen erscheint beim Ödem Rinde und Mark, soweit sie ischämisch sind, ziemlich gleichmäßig gequollen, während bei der echten Hirnschwellung zwar die weiße Marksubstanz eine ganz gewaltige Volumenvermehrung aufweist, die Rinde jedoch an dieser Reaktion viel weniger teilnimmt. Das ist natürlich ein wichtiger Befund, zeigt er doch, daß bei der Nekrose offenbar Flüssigkeit in die Gewebsspalten tritt, maßgeblich der Ausbreitung einer Störung, welche am Zirkulationsapparat angreift und deswegen graue und weiße Substanz gleichermaßen befällt; während bei der Hirnschwellung ganz offensichtlich die krankhaft veränderte Affinität *bestimmter* Gewebsteile — wahrscheinlich der Markscheiden — die erhöhte, offenbar chemische Bindung von Flüssigkeit an das Hirngewebe verursacht.

Das Bild einer typischen hämorrhagischen Erweichung zeigen Abb. 15 und 16, welche von einem Fall stammen, bei dem durch einen Verschluß der

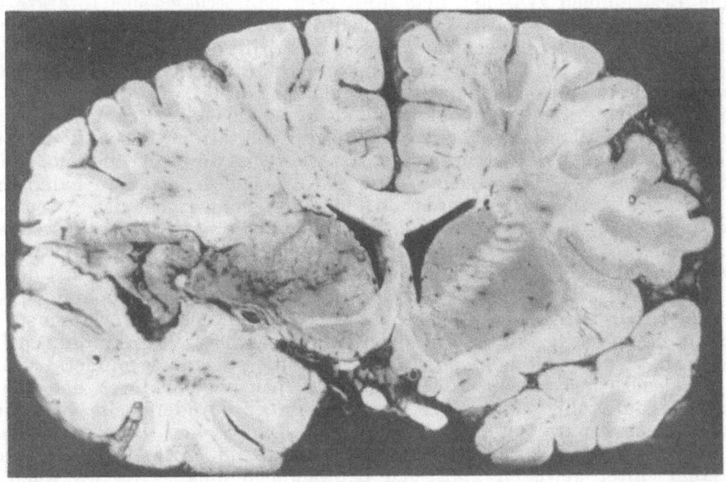

Abb. 53. Große, weiße Erweichung der linken A. cerebri media mit ödematöser Quellung der ischämischen Gebiete. (Die Rinde der Insel und ersten Schläfenwindung ist von der Marksubstanz abgebrochen.) Die erweichten Rindenpartien sind deutlich abgeplattet. An der Basis der Stammganglien erkennt man das durch einen Embolus unwegsam gewordene Gefäß.

ganzen A. cerebri media eine sog. Totalerweichung des Versorgungsgebietes dieser Arterie erfolgt war. Wir sehen, wie im wesentlichen die *graue Substanz* der Stammganglien und die Hirnrinde *blutig imbibiert* ist. Dasjenige Gebiet, welches die dichteste Capillarversorgung besitzt, kann also unter den Bedingungen einer ischämischen Nekrotisierung das Bild eines *hämorrhagischen Infarkts* bieten. Die Beschränkung der Blutungen auf die graue Substanz kann so ausgesprochen sein, daß die von grauen Massen umgebene innere Kapsel auf den ersten Blick weiß und wie ungeschädigt aussehen kann. SCHWARTZ schloß aus dergleichen Befunden zu Unrecht, daß die innere Kapsel nicht mitnekrotisiert sei. Schon C. BÖHNE hat diese irrtümliche Deutung richtiggestellt. Die weiße Substanz der inneren Kapsel befindet sich im Zustand einer weißen Erweichung und sieht daher neben der von Blutungen durchsetzten grauen Substanz relativ ungeschädigt aus. Die in frischen Fällen stets eindeutig auf das Grau beschränkten feinen petechialen Blutungen ,,verwischen sich bei älteren Herden, in denen die fortschreitende Auflösung eine mehr diffuse hämorrhagische Inbibition des Gesamtherdes bedingt. In der Herdmitte kommt es zunächst zu diffus fleckiger Rötung, die sich mehr und mehr mit fortschreitender Erweichung auch in die peripheren Partien ausdehnt. Das Blut imbibiert nicht die normale Umgebung des Herdes, auch hier bleibt die Grenze zur gesunden Hirnsubstanz scharf. In späteren Stadien ist die erweichte Hirnpartie in ihrer Gesamtheit so stark hämorrhagisch, daß auf den ersten Blick der Eindruck einer kompakten Blutung entsteht (vgl. Abb. 75). Der Endausgang der hämorrhagischen Erweichung ist die typisch gelagerte und geformte Cyste mit einer glatten dunkelbraun pigmentierten Wandung." Das also ist das Bild einer hämorrhagischen Erweichung, welche nach der Ansicht von BÖHNE, HILLER u. a. von einer Massenblutung grundsätzlich zu trennen ist.

Warum es in einem Fall zu einer weißen, im anderen zu einer hämorrhagischen Erweichung kommt, ist immer noch eine Streitfrage. SCHWARTZ ist an Hand der Literatur auf diese Dinge näher eingegangen.

Daß im Hirn — wie wir es in der Lunge anzunehmen gewohnt sind — die petechialen, infarzierenden Blutungen venösen Ursprungs sind, ist unwahrscheinlich. Jedenfalls finden sich keine Beziehungen zwischen dem Auftreten hämorrhagischer Infarkte und etwaiger venöser Stauungen im Jugularisgebiet. Auch die Prädilektion der blutigen Imbibition für die grauen Bezirke in der Erweichung spricht gegen die venöse Natur der Hämorrhagien. Daß blutige Hirninfarkte nur bei einem inkompletten Gefäßverschluß auftreten, der etwa die Blutversorgung eines bestimmten Hirngebiets soweit vermindert, daß das nervöse Parenchym abstirbt, aber noch genügend Blut in das der Erweichung anheimfallende Gewebe hinein läßt, damit ein stark verlangsamter Blutstrom die Capillaren füllt und über eine capilläre Stase zu Blutaustritten führt, ist deswegen unwahrscheinlich, weil einwandfrei komplette embolische Gefäßverschlüsse im Hirn genau so leicht zu hämorrhagischen Infarkten führen wie die oft inkompletten Gefäßverlegungen bei der Arteriosklerose. Die Beibehaltung der COHNHEIMschen Doktrin, welche die intracerebralen Gefäße als Endarterien beschreibt, würde eine andersartige Deutung hämorrhagischer Hirninfarkte schwerlich zulassen. Nun haben aber schon SPALTEHOLZ und, wie bereits S. 224 des näheren ausgeführt wurde, vor allem R. A. PFEIFER in überzeugenden Untersuchungen nachgewiesen, daß zwischen den Hirnarterien anastomotische Verbindungen vorkommen. Wir hatten auch bereits besprochen, daß die interarteriellen Anastomosen in kindlichen Gehirnen sich in großer Zahl finden, mit höherem Alter jedoch sich stark vermindern. So erklärt sich, warum in jugendlichen Hirnen auch totale Gefäßverschlüsse durch den anastomotischen Kollateralkreislauf völlig kompensiert werden können. Andererseits ermöglicht das Vorhandensein einer funktionell *ungenügenden* anastomotischen Blutversorgung im älteren Gehirn eine Deutung der hämorrhagischen Infarkte im Hirn. Die anastomotische Blutzufuhr langt unter gewissen günstigen Bedingungen lokaler Art wie auch des Gesamtkreislaufs offenbar gerade aus, um das dichte Capillarnetz der in seiner hauptsächlichen Blutversorgung mehr oder minder schwer geschädigten grauen Substanz noch genügend mit Blut zu füllen. Eine anastomotische Blutversorgung ist am leichtesten für die Hirnrinde und zwar von der Hirnoberfläche her, aus dem praktisch netzartigen Gebilde der Piaarterien gewährleistet. Aber auch die graue Substanz der Stammganglien scheint in viel höherem Maß als die Marksubstanz in kompensierender Weise von verschiedenen Arterien Zufluß erhalten zu können. Jedenfalls entspricht der dichteren Capillarversorgung der grauen Substanz offenbar auch eine leistungsfähigere Sicherung seiner Durchblutung durch den Anschluß an voneinander relativ unabhängige Stromgebiete, und zwar auch im höheren Alter. Aus Gründen, die entweder in der Zirkulation selbst liegen mögen — Stase als vasoparalytischer Vorgang? — oder durch die Veränderungen des absterbenden Parenchyms bedingt sind — Auftreten histiogener gefäßschädigender Stoffe? — kommt es dann zu den massenhaften capillären Blutungen im ischämischen Gewebe.

Wir hätten aus alledem zu folgern, daß mehr oder minder vollständige Gefäßverschlüsse im Hirn sehr wechselnde Folgen haben können. Daß sie — wohl nur bei Jugendlichen — ohne Schäden für das Parenchym verlaufen können (vgl. die noch zu besprechenden Beobachtungen von DE SEZE und die dort niedergelegten diesbezüglichen Angaben der Literatur); daß sie zu ischämischen Nekrosen mit partieller Infarzierung infolge *unvollständiger* kollateraler Blutversorgung führen können, und daß sie schließlich — „als ob wir es im Hirn mit Endarterien zu tun hätten" — scharf umgrenzte ischämische Nekrosen (weiße Erweichungen) verursachen können. — Warum nun bald das eine, bald das andere eintritt, hängt sicherlich von den Besonderheiten des einzelnen Falles ab. NEUBÜRGER glaubt bei dem von ihm als *„hypertonischer Typ"* gekennzeichneten Apoplektikermaterial häufiger hämorrhagische Infarkte gefunden zu haben als bei dem *„senilen Typ"*. Nach eigenen Erfahrungen möchte ich das nicht für allgemein zutreffend halten. Sicherlich wird das Verhalten des arteriellen Blutdrucks für den anastomotischen Blutzufluß zu anämisierten Hirnbezirken von Bedeutung sein. Entscheidend wäre aber dabei, wie der Blutdruck sich *im* und *kurz nach* dem Insult verhält. Es leuchtet ein, daß eine auf den Insult reaktive Blutdrucksteigerung, wie man sie nicht selten bei Hirnembolien namentlich Jugendlicher findet, und wie sie von VILLARET und seinen Mitarbeitern auch experimentell erzeugt werden konnte, von größerer Bedeutung sein dürfte als das Vorhandensein einer Hypertension schon vor dem Insult, die im und nach dem Insult bekanntlich stark vermindert sein kann. Zum Verhalten des Blutdruckes kommt der allgemeine Zustand der Blutgefäße sowie die Geschwindigkeit, mit der sich eine Anämisierung des Hirngewebes vollzieht, schließlich auch die Reaktion der gesamten Hirnzirkulation auf das lokal begrenzte Ereignis einer Blutstromunterbrechung — Ödem, vasomotorische Reaktionen usw.

Die *Topographie embolischer Hirnerweichungen* hat PH. SCHWARTZ sehr eingehend beschrieben. Wenn auch gegenüber manchen seiner Schlußfolgerungen wohlbegründete Einwände erhoben werden müssen, so bedeutet seine Arbeit doch eine Bereicherung unserer Kenntnisse. Die häufigste Folge embolischer Gefäßverschlüsse ist die sog. *obere Striatumapoplexie* (vgl. Abb. 15 und 53). Ein Vergleich der Ausdehnung des Erweichungsherdes mit den schematischen Abb. 5—11 zeigt, mit welcher Genauigkeit hier das Versorgungsgebiet der Stammganglienäste der A. cerebri media betroffen ist. Mit dieser Striatumapoplexie vergesellschaftet findet sich sehr oft eine Erweichung mehr oder minder ausgedehnter Bezirke der Hirnkonvexität, soweit sie gleichfalls von der A. cerebri media versorgt werden. Totalerweichungen des ganzen Terminalgebietes dieses Gefäßes, wie sie Abb. 15 und 16 zeigen, sind allerdings nicht die Regel. Meist sieht man die Inselrinde, die erste und zweite Schläfenwindung und nur Teile der Zentralwindungen mit ihrem zugehörigen Mark nekrotisiert. Der obturierende Embolus sitzt — wie BÖHNE angibt — meist an der Abgangsstelle des ersten großen Oberflächenastes der A. cerebri media und verschließt gleichzeitig die am meisten lateral vom Stamm der A. cerebri media entspringenden Aa. corp. striati med. — Von der oberen Striatumapoplexie unterscheidet SCHWARTZ die sog. *„untere Striatumapoplexie“* bei der das in Abb. 15 und 53 offensichtlich verschonte Gebiet des Striatums erweicht ist, ein Vorgang, der sich bei Embolien im Terminalgebiet der A. cerebri ant. findet. — *Massive embolische Erweichungen* können natürlich auch die *Hirnkonvexitätsgefäße* allein betreffen und zeigen dann nach BÖHNE die gleiche Regelmäßigkeit in Form und Lokalisation und die unmittelbare Abhängigkeit von der Gefäßversorgung. Solch ein Herd hat etwa die Form eines gleichseitigen Dreiecks, dessen Basis an der Peripherie und dessen Spitze unmittelbar an der Wand des Seitenventrikels gelegen ist. — Die Ausführungen im anatomischen Teil dieses Kapitels samt den dazugehörigen Abbildungen dürften hinreichen, um die mannigfachen Varietäten, welche größere Hirnerweichungen in den Verzweigungsgebieten *anderer* Hirnarterien bieten können, verständlich zu machen. Ein Lieblingssitz ausgedehnter Encephalomalacien ist auch das Hemisphärenmark (NEUBÜRGER). — *Kleine Emboli* werden bis in die präcapillären Aufzweigungen der Hirngefäße verschleppt und verursachen dementsprechend *kleine Erweichungsherdchen* vor allem im *Striatum*, dem *Großhirnmark*, dem *Thalamus*, der *Brücke* und *Medulla oblongata*, auch der *Hirnrinde*, wo besonders die Inselrinde und Occipitalrinde sich häufig befallen erweisen. — *Multiple embolische Erweichungen* sind durchaus keine Seltenheit. Manchmal sitzen sie sogar an symmetrischem Ort, vor allem im Striatum. Oft findet sich ein großer embolischer Erweichungsherd neben einer Anzahl kleinerer und meist älterer Herde.

Die an sich ziemlich seltenen *Embolien der Carotis int.* nehmen begreiflicherweise einen so rasch tödlichen Verlauf, daß sich meist keine typisch nekrotischen Hirnreaktionen entwickeln können. In einem Hirn eines solchen Falles fand ich lediglich eine sehr beträchtliche ödematöse Schwellung der ganzen Hemisphäre.

Soweit bestehen nun zwischen den makroskopischen Hirnbefunden und den ihnen zugrunde liegenden Gefäßverschlüssen keine anderen Beziehungen als sie aus der Embolisierung anderer Organgefäße von jeher abgeleitet worden sind. Schwierigkeiten tauchen jedoch sogleich auf, wenn — wie Schwartz es versucht hat — die *bei Embolien gelegentlich auftretenden Hirnblutungen*

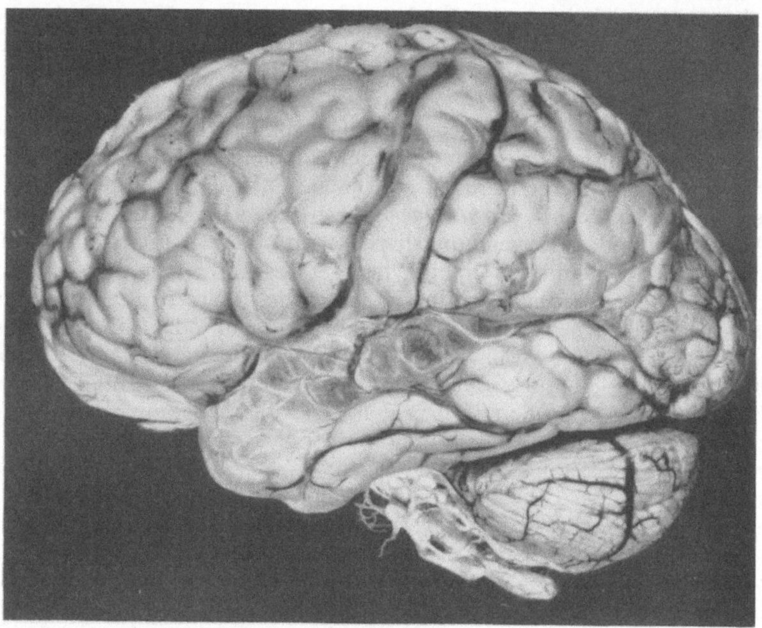

Abb. 54. Cystischer Ausheilungszustand einer Erweichung im Bereich der Temporaläste der A. cerebri media. (Aus dem anatomischen Laboratorium der psychiatrischen Klinik München; Prof. H. Spatz.)

auf den gleichen Nenner mit den Erweichungen gebracht werden sollen. Infizierte Emboli bzw. in den Hirnkreislauf verschleppte pathogene Keime können die Wände der Hirngefäße derart schädigen, daß mit und ohne Gefäßverschlüsse Blutungen in die Hirnsubstanz die Folge sind. Obschon sich nun also Blutungen bei embolischen Hirnprozessen neben Erweichungen finden können, so ist doch ihre Wirkung auf das Hirngewebe und vor allem die *Lokalisation größerer Massenblutungen von den Erweichungen ganz verschieden.* Der Kenner dieser Dinge sieht das in der Regel auf den ersten Blick und wird infolgedessen davor bewahrt, sein in den leider noch immer nicht überwundenen Irrtum zu verfallen, hämorrhagische Erweichungen mit echten Blutungen gleichsetzen zu wollen. Wir werden auf all diese Dinge noch ausführlich zurückkommen (vgl. S. 396f.).

Von den **Restzuständen** embolischer Hirnerweichungen wollen wir hier nur der Folgen *größerer* embolischer Gefäßverschlüsse gedenken, nachdem Residuen kleiner Nekrosen typischer für die Hirnarteriosklerose sind und auch in diesem Zusammenhang behandelt werden sollen. An dieser Stelle sei vorweggenommen, was gleichermaßen auch für die Folgen *ausgedehnter* arteriosklerotischer Ernährungsstörungen gilt. Wir sind zu einer solchen Verallgemeinerung um so mehr berechtigt, als der Nachweis einer Embolie — wie im folgenden gezeigt werden wird — in vielen Fällen nicht zu erbringen ist. NEUBÜRGER hat darauf hingewiesen, daß entgegen der geltenden Lehrmeinung die Pathogenese offenbar

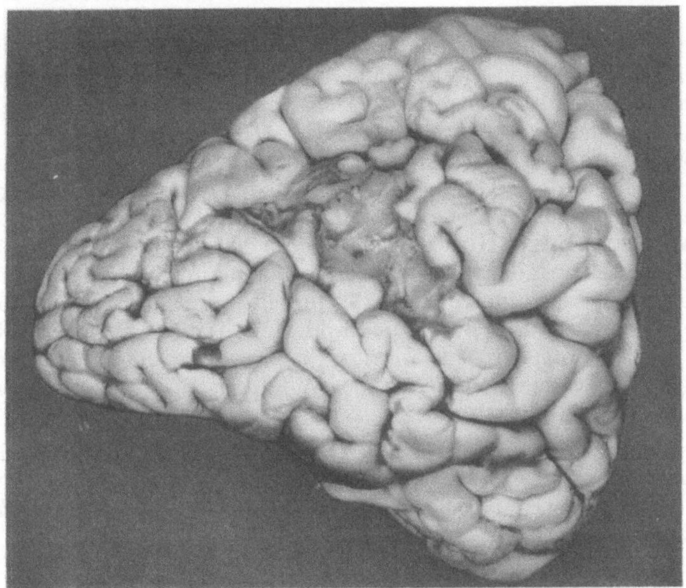

Abb. 55. Porusartige narbige Rindeneinziehung als Restzustand eines corticalen Erweichungsherdes. (Aus dem anatomischen Laboratorium der psychiatrischen Klinik München; Prof. H. SPATZ.)

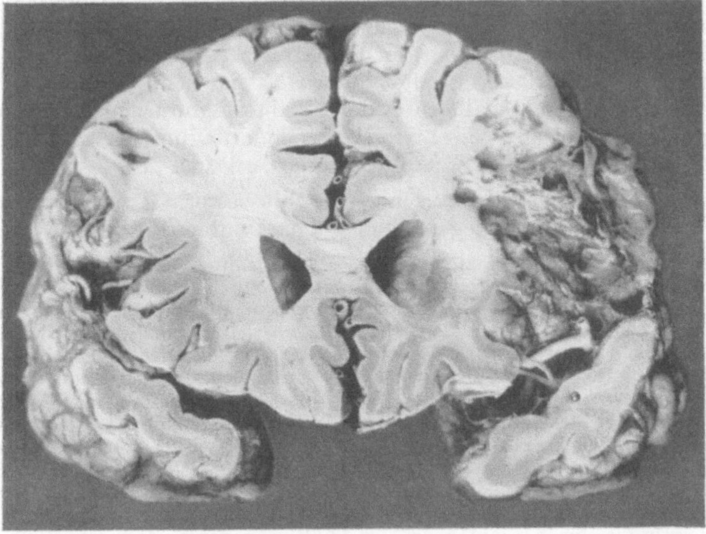

Abb. 56. Von dichtem Narbengewebe durchzogene Cyste als Restzustand einer großen, vorwiegend subcorticalen Encephalomalacie.

thrombotischer oder embolischer großer Erweichungen in arteriosklerotischen Hirnen nicht befriedigend geklärt werden kann. Allerdings sucht man eben auch bei *einwandfrei* embolischen Hirnläsionen junger Menschen gelegentlich vergebens nach einem Embolus (NEUBÜRGER).

Erweichungscysten mit meist klarem wäßrigen Inhalt, wie sie Abb. 54 wiedergibt, sind zwar sehr charakteristisch, werden jedoch bei Kranken, welche jahrelang ihren Insult überlebt haben, an Häufigkeit übertroffen von Endzuständen, welche den Charakter einer *Narbe* tragen. Bei corticalen Herden sieht man oft einen trichterförmigen Porus (vgl. Abb. 55, auch Abb. 19). Nach Neubürger sind solche Mulden und rindenförmigen Defekte als Endzustände ausgedehnter Markrindenerweichungen vor allem an der Basis des Temporal- und Occipitallappens anzutreffen. Die weichen Häute erweisen sich dabei verdickt, bisweilen bräunlich pigmentiert. Das Windungsrelief ist nicht mehr erkennbar. Haben die Erweichungen vorwiegend das subcorticale Mark betroffen, so sieht man auf dem Durchschnitt entweder mit Flüssigkeit gefüllte, von narbigem Gewebe durchzogene und abgekammerte Cysten — Abb. 56 — oder bei der Aufsicht auf das Hirn eine muldenförmige Einsenkung der anscheinend gut erhaltenen Hirnrinde, die sich jedoch auf dem Durchschnitt häufig als ein wiederum narbig veränderter, oft bräunlich pigmentierter Saum über dem Markdefekt erweist. Die zuvor geschilderten hämorrhagischen Rindenerweichungen werden mit der Zeit in *stark pigmentierte,* bisweilen *poröse Narben,* neben der sich verschmälerte derbe Windungszüge, sog. „*Plaques jaunes*", finden, umgewandelt (Neubürger).

Das *kindliche Gehirn* reagiert nach H. Spatz maßgeblich seiner viel rascheren Abräumungsvorgänge auf Ernährungsstörungen entweder mit restloser Resorption des erweichten Gewebes oder mit der Bildung *glatter Höhlen,* wie sie dem Bild der *Porencephalie* entsprechen.

3. Die histologischen Befunde bei der Hirnerweichung.

Der Nachweis des embolisierenden Materials gelingt oft, soweit es sich um größere corpusculäre Emboli, zumal bei Embolien Jugendlicher handelt, makroskopisch, und mikroskopisch bei Vorliegen kleiner corpusculärer und Fettemboli. Zur Identifizierung der letzteren bedient man sich mit Vorzug der Fettfärbung — Scharlachrot oder Sudan — im Schnittpräparat. Luftemboli können als solche nur alsbald nach dem Tode diagnostiziert werden, da einmal eingetretene Fäulnisprozesse sehr leicht zu Fehldiagnosen Anlaß geben. Mikroskopisch können Luftemboli nicht erkannt werden.

Der *negative* Nachweis embolischer Verschlüsse spricht nun allerdings durchaus noch nicht gegen das Vorliegen einer corpusculären Embolie.

Diese Frage hat besonders auch für die Deutung des Zustandekommens der „*Embolie der A. centralis retinae*" eine große Bedeutung gewonnen. Hier stehen sich ja bekanntlich die Ansichten — Angiospasmus gegenüber organischem Gefäßverschluß — fast diametral gegenüber. Ich verweise nur auf Scheerer, der überhaupt nur Spasmen gelten lassen will, und andererseits R. Hoffmann, der in der ganz überwiegenden Mehrzahl der Fälle echte Embolien annimmt. Da ist nun eine Arbeit von Schnabel und Sachs von besonderem Interesse, und zwar nicht nur für die Verhältnisse in der Retina, sondern auch die ganz analogen Umstände im Gehirn. Nach den Untersuchungen dieser Autoren löst das Einfahren eines Embolus in ein Netzhautgefäß eine spastische Kontraktion des betroffenen Stückes bis in die Peripherie aus, so daß dieses Gefäß vollständig blutleer wird und seine Zweige und auch die abführenden Venen sich zum größten Teil entleeren, oder wie in einzelnen Endästen der Arterien und in Venen, die Blutsäule segmentiert. Wird durch die Ernährungsstörung der Krampf gelöst, so stellt sich neben dem Embolus eine partielle Zirkulation wieder her und man kann dann bei langsamer Strömung die Verschiebung dieser Säulchen sehen. Nach Lösung des Krampfes kann man oft ophthalmoskopisch beobachten, daß der vorher sichtbare Embolus weiter getrieben oder zerteilt und unsichtbar in kleine Endarterien verschleppt wird. Das Freisein des Netzhautgefäßbaumes von sichtbarer Embolie bei späterer anatomischer Untersuchung solcher Fälle kann daher nicht die Ablehnung einer echten Embolie rechtfertigen (Elschnig und Nonnenbruch). Ausführliche Angaben über die Embolisierung der Retina, die ja mit der Hirnembolie so manche Gemeinsamkeiten aufweist, übrigens auch die linke A. centralis retinae häufiger befällt als die rechte, finden sich bei UHTHOFF.

Wir wollen aus solchen Beobachtungen auch für die Beurteilung ischämischer Hirnläsionen die notwendige Folgerung ziehen, daß *zur Diagnose einer embolischen Zirkulationsstörung die Umstände, unter welchen sich ein Insult ereignete und die Befunde am Herzen, Gesamtkreislauf und den übrigen Organen typisch-embolische Läsionen) gelegentlich bedeutungsvoller sind als der anatomische Nachweis eines embolischen Hirnarterienverschlusses.*

Das den *histologischen Befunden bei der Erweichung* zugrunde liegende Geschehen teilt SPATZ in *3 Phasen*: 1. Die *Nekrose*, 2. das *Abbau-* oder *Körnchenzellenstadium* und 3. die Phase der *Organisation* oder *Höhlen-* und *Narbenbildung*. Die lokale Ungleichmäßigkeit der Gewebsschädigung und demzufolge auch des reaktiven Gewebsverhaltens bringt es mit sich, daß in ein und demselben Herd an verschiedenen Stellen verschiedene Phasen des Erweichungsprozesses angetroffen werden.

Das Stadium der anämischen Nekrose ist gekennzeichnet durch Veränderungen vor allem der *Ganglienzellen*, welche als empfindlichster Parenchymbestandteil vor allen anderen Zellen schon innerhalb weniger Stunden auf die versagende oder eingeschränkte O_2-Zufuhr reagieren. Die sichtbaren ischämisch bedingten Ganglienzellenveränderungen wurden bereits auf S. 279 bei Besprechung der sog. funktionellen Zirkulationsstörungen geschildert. Wie schon an jener Stelle hervorgehoben wurde, ist durchaus nicht immer und überall im Zentralnervensystem die von SPIELMEYER als „*ischämische Zellveränderung*“ (vgl. Abb. 47) bezeichnete, für Ernährungsstörungen allerdings *typische* Reaktionsform der Ganglienzellen die einzige Art der Ganglienzellschädigung beim Versagen der Hirndurchblutung.

BODECHTEL und MÜLLER, die mit Hilfe experimenteller Embolien die Art der Parenchymreaktionen zu bestimmten Zeitpunkten nach Gefäßverlegungen aufs neue untersucht haben, konnten sich davon überzeugen, daß „bei jeder Art von Zellerkrankung nicht zuletzt die äußere Form und die Zellgröße eine entscheidende Rolle spielt“ ... und daß derselbe Prozeß jeweils ein anderes Bild einer Zellerkrankung hervorrufen kann. „Außerdem muß dabei die Intensität der Schädigung berücksichtigt werden, und so wird an einer Stelle z. B. das Gewebe in weit höherem Maße von der Zirkulation ausgeschlossen wie an einer anderen, was sich nicht allein darin äußert, daß der Zerfallsprozeß an der Zelle rascher und langsamer abläuft, sondern auch darin, daß sich die einzelnen Zellbestandteile (Kern, NISSL-Schollen usw.) dabei nicht immer gleich verhalten.“ — Die Verschiedenheit der Reaktion beschränkt sich nun aber nicht nur auf die gestaltlichen Veränderungen, welche die Ganglienzellen annehmen, sondern gilt für die ischämischen Hirngewebsbezirke in ihrer Gesamtheit.

Gewöhnlich geht auch die *Glia* im Bereich der Nekrose unter den üblichen regressiven Erscheinungen (vgl. SPIELMEYER u. a.) mit den Ganglienzellen zugrunde. Schließlich fällt auch das Gefäßnetz der Nekrose anheim. Im Lumen der *Gefäße* sammeln sich oft massenhaft Leukocyten an, die zum Teil auch noch jenseits der Gefäße im Gewebe anzutreffen, jedoch gleichfalls baldigem Untergang verfallen sind. Es handelt sich hier um eine reaktive Erscheinung, die von mancher Seite als *symptomatische Entzündung* angesehen wird, obschon sie mit einer eigentlichen Entzündung natürlich nichts zu tun hat.

Dieses Stadium der Nekrose bedeutet im Prozeß der Erweichung nur eine kurze Phase und ist an wenige Tage alten Herden vorwiegend im Zentrum deutlich erkennbar. Je weiter das Auge des Untersuchers vom eigentlichen Fokus der Nekrose nach dem umgebenden gesunden Gewebe gleitet, um so unterschiedlicher erscheint die Schädigung der einzelnen Elemente des Hirngewebes. Immer leiden die Ganglienzellen am schwersten. In den Randpartien, wo die Ganglienzellen fast noch durchwegs im Zerfall begriffen sind, halten sich an der Glia bereits progressive Erscheinungen mit regressiven die Waage. Noch resistenter zeigen sich die mesodermalen Elemente des Gefäßbindegewebes. Für die Endothelien der Capillaren hat meist nur die Ischämisierung im Zentrum des Herdes zu schwerer Schädigung ausgelangt. Dicht darum reagieren sie bereits eindeutig mit den typischen Merkmalen der Proliferation. In der Marksubstanz sehen wir die ersten und schwersten nekrotischen Erscheinungen an Markscheiden und Achsenzylindern, die einer raschen Auflösung verfallen. „In frühesten Stadien sieht man im Markscheidenbild eine starke Auflockerung des von Lücken durchsetzten Fasergeflechtes, dessen Bestandteile rarefiziert, teils gequollen, teils klumpig zerfallen sind" (NEUBÜRGER).

Das Stadium der Nekrose ist im wesentlichen gekennzeichnet durch einen Gerinnungsprozeß des Zellprotoplasmas. Wir können darum von ihm auch als von einer Phase der *Koagulation im Gesamtprozeß der Kolliquationsnekrose*

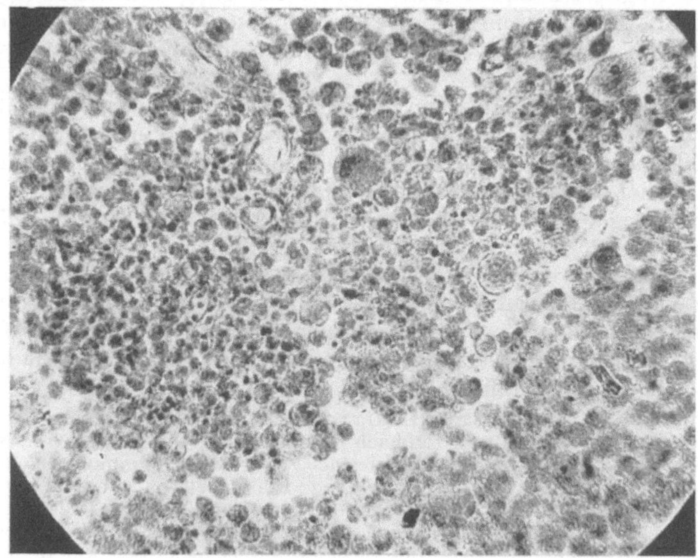

Abb. 57. Körnchenzellen (Gitterzellen). 2. Phase der Erweichung. NISSL-Bild. Stärkere Vergrößerung. (Nach H. SPATZ.)

sprechen. Ohne daß man scharfe Grenzen ziehen könnte — zumal ja auch das Geschehen im ischämischen Gewebe je nach der lokalen Intensität und auch dem Tempo des Prozesses stark variiert — geht die Nekrose über in die *Phase des Abbaues.* NISSL sah die ersten proliferativen Reaktionen bereits 8—26 Stunden nach der Schädigung. Am zellgefärbten Schnitt kann man schon makroskopisch die von den Randbezirken der Nekrose, also von der relativ weniger geschädigten Region her einsetzende Proliferation ektodermaler und vor allem mesodermaler Elemente erkennen.

BODECHTEL und MÜLLER fanden bei ihren experimentellen Embolien, allerdings im Hundehirn, schon 7—12 Stunden nach erfolgtem Gefäßverschluß deutliche reaktive Gliawucherungen besonders im Mark und sahen das für die ausgebildete Kolliquationsnekrose, d. h. eben die Erweichung typische Ausfüllung der Nekrose durch Körnchenzellen nach 3 Tagen. NEUBÜRGER beschreibt im menschlichen Gehirn Körnchenzellenbildung schon 24 Stunden nach der zur Herdbildung führenden Kreislaufstörung.

Die als *Körnchenzellen* bekannten, von NISSL auch als *Gitterzellen* bezeichneten phagocytären, mobilen Zellen sind durch ihren bei der Fettfärbung so charakteristischen Gehalt an Fettkörnchen in den Maschen ihres Gitters gekennzeichnet. Abb. 57 zeigt einen Erweichungsherd im Fettkörnchenzellenstadium. Die Herkunft dieser Gitterzellen ist nicht einheitlich. BIELSCHOWSKY hat im

Bd. I dieses Handbuches hierüber ausführlich berichtet. Die fettigen Substanzen in den Körnchenzellen stammen aus den hochmolekularen, komplexen Lipoidgemischen, aus denen die nervöse Substanz, vor allem die Markscheiden aufgebaut sind und die in den phagocytären Elementen gespalten und wieder zu Stoffen synthetisiert wurden, die schließlich die üblichen Fettreaktionen geben. Leukocyten oder andere Elemente des strömenden Blutes nehmen an dieser Phagocytose nicht teil. Soweit diese letzteren in dem ersten Nekrosestadium sich lokal angehäuft hatten, zerfallen sie rasch einer völligen Auflösung;

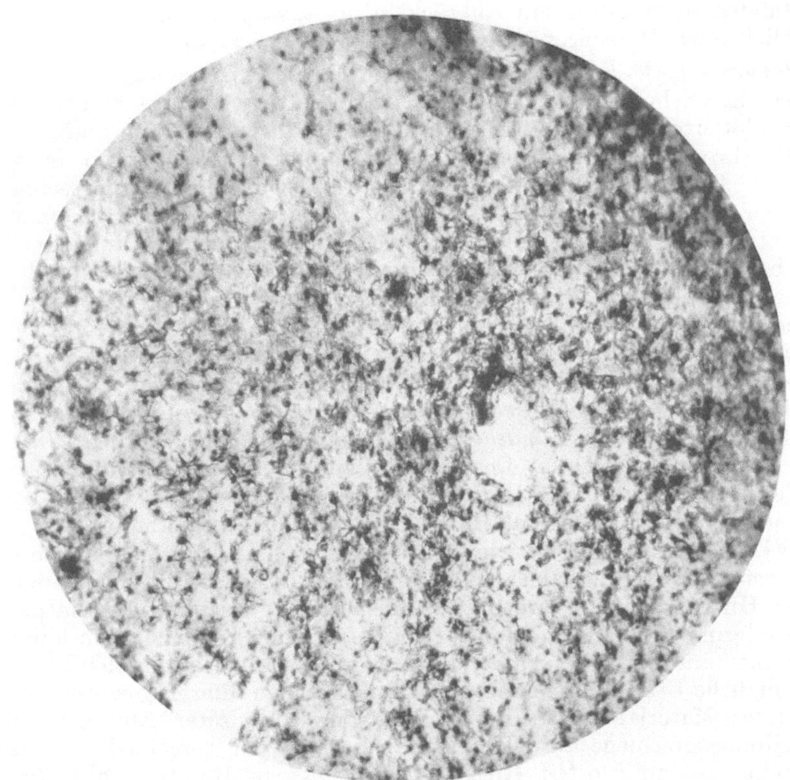

Abb. 58. Astrocytäre Proliferation mit beginnender Faserbildung in der Randzone eines Erweichungsherdes. (Gold-Sublimat-Imprägnierung nach CAJAL.)

vielleicht unter Freiwerden enzymatischer Produkte, die als solche wieder eine besondere Funktion in dem Erweichungsstadium haben könnten. Sicher beteiligen sich auch *fixe* gliöse Elemente — unter anderem auch die sog. „gemästeten" Gliazellen vor allem der Molekularschicht — an dem Abbau des nekrotischen Materials.

Erwähnt sei hier eine besondere Beobachtung von C. J. URECHIA, welche er als „Ramollissement cérébral à cellules géantes" bezeichnet und die bei einer postdiphtherischen Hirnerweichung bei einem 7jährigen Kind gefunden wurde. Im Erweichungsherd fanden sich 2—6kernige acidophile Riesenzellen histiogener Natur. Die Untersuchungen auch bei anderen kindlichen Hirnerweichungen sprechen dafür, daß es sich da um eine besondere kindliche Reaktionsform der Abraum- bzw. auch Infiltratzellen handelt.

Der Nachweis einer erheblich progressiven Tätigkeit astrocytärer Elemente in der Randzone mit Anzeichen beginnender Faserbildung in den verbreiterten und stark basophilen Fortsätzen dieser Gliazellen ist schon sehr bald zu erbringen (Abb. 58). Sie geht in typischen Erweichungen mit den Kennzeichen eines gemischt *gliös-mesodermalen Abbaues* Hand in Hand mit den schon zuvor erwähnten Wucherungserscheinungen am Gefäßbindegewebe.

Die Untersuchung von Erweichungen in diesem Stadium läßt öfters — meist in einem Zeitpunkt von wenigen Tagen nach dem Insult (Spatz) — eine Gliederung in 3 Schichten erkennen. So wie Ströbe es an traumatischen Herden im Rückenmark sah, begegnet man auch hier von innen nach außen einer Trümmerzone, einer Lückenzone und einer Wucherungszone. Die *Lückenzone* verrät sich gelegentlich makroskopisch durch eine scharfe Demarkation, unter Umständen sogar durch ein Abbröckeln des erweichten Gewebes von der sich anschließenden Wucherungszone (vgl. Abb. 16 und 53).

Hämorrhagische Erweichungen unterscheiden sich von den bisher geschilderten weißen Erweichungen eigentlich nur durch den vermehrten Blutgehalt der meist dilatierten Capillaren im Bereich der Ernährungsstörung und den Austritt von Erythrocyten aus den Gefäßen in das Gewebe. Die Capillaren sind — soweit nicht die Blutungen schon konfluiert sind — von bald mehr petechialen bald größeren, streifenförmigen, die Gefäße manchmal mantelartig umhüllenden Blutextravasaten, die auch die Merkmale sog. Ringblutungen aufweisen können, umgeben. Um größere Gefäße sieht man oft eine dichte Ausfüllung des adventitiellen Raumes mit Blut. *Das Bild der hämorrhagischen Erweichung embolischer oder arteriell-thrombotischer Art, unterscheidet sich nicht wesentlich von den blutigen Infarkten, wie wir sie nach Sinus- und Hirnvenenthrombosen beobachten können; nur daß die venöse Stauungsblutung kaum je mit einer echten Gewebserweichung einhergeht und eine viel geringere Prädilektion für die graue Substanz zeigt als die anastomotisch-kollaterale hämorrhagische Infarzierung bei der blutigen Erweichung.* Der Leser sei auf die ausführliche und mit reichlich Abbildungen ausgestattete Darstellung dieser Dinge in dem Neubürgerschen Kapitel „Arteriosklerose" im Handbuch der Geisteskrankheiten Bd. 11, spez. Teil VII, Berlin: Julius Springer 1930 hingewiesen. Hier finden sich auch die wichtigsten Literaturangaben. Im Verlauf zerfällt das Blut mitsamt dem nekrotischen Hirngewebe und wird mit abtransportiert. Eisenhaltiges Blutpigment — Hämosiderin — wie auch gelbliche eisenfreie Pigmente können sehr lange Zeit, ja für immer am Ort eines hämorrhagischen Infarktes liegen bleiben und seine ursprüngliche Beschaffenheit auch noch nach vielen Jahren verraten. Formalingehärtetes Material weist mit Vorliebe an Orten alter Blutaustritte dichte Formalinniederschläge auf. Der Abtransport all der verschiedenen Stoffe und Bausteine des aufgelösten Hirngewebes erfolgt in Richtung auf die Gefäße, in deren adventitiellen Scheiden bis hinauf zu dem Subarachnoidalraum reichliche Mengen phagocytärer, meist lipoidgefüllter Zellen zu finden sind. Über die Einzelheiten, wie der Abraum aus den Körnchenzellen in die Gefäßwände und vor allem auch das Blut gelangt, sei unter anderem auf die Spielmeyerschen und Spatzschen Darstellungen verwiesen. Der zur völligen Reinigung eines nekrotischen Hirnherdes notwendige Zeitbedarf ist ganz verschieden und kann bei größeren Herden viele Jahre betragen.

Komplikationen in Form einer *sekundären Infektion* sind bei Erweichungen ein sicherlich sehr seltenes Vorkommnis. Quednau hat über 2 Fälle dieser Art berichtet. Er meint, daß die Infektion von Erweichungsherden durch Pneumokokken vielleicht eine Erklärung für manche sog. *idiopathische Hirnabscesse* abgeben könne.

Allmählich geht unter ständig zunehmender Proliferation der Faserglia und der aus mesenchymalem Zellprotoplasma sich differenzierenden sog. Silberfibrillen — d. h. mesodermalem, aber nicht kollagenhaltigem Stützgewebe — die Phase des Abbaues in jene der *Organisation* über (Abb. 59). Inwieweit ektodermales bzw. mesodermales Faserwerk zur Abstützung des erweichten Hirngewebes herangezogen wird, richtet sich nach der Schwere der

Ernährungsstörung, der Größe der Herde und schließlich vor allem auch danach, ob der oder jener Hirnteil schon normalerweise reichlich faserbildende Glia enthält. *Kleine* Erweichungsherde können gänzlich von faseriger Glia substituiert werden. — Fibroblastische Netze und neue Gefäße beginnen schon am zweiten Tag vorwiegend vom Rande her gegen den nekrotischen Bezirk vorzusprossen. Über die feineren Modalitäten der Capillarsprossung und ihrer Neubildung bestehen verschiedene Ansichten (vgl. SPIELMEYER). Mit den Endothelien wuchern Fibroblasten in den Herd hinein und erfüllen ihn mehr oder minder völlig mit einem feinen tanninsilberimprägnierbaren Faserwerk. Später gewinnen in der Regel gliöse Faserwucherungen die Oberhand. Sie besorgen auch in der Herdperipherie eine wallartige Abgrenzung des Herdes gegen die gesunde Umgebung. SPIELMEYER sagt: „Der immer dichter werdende gliöse Filz um die vom Bindegewebe durchzogene Erweichungshöhle wird zu einer Gliarandschicht, welche sich gegen das Mesenchym endlich mit einer *neuen Membrana limitans* abschließt." Schon relativ früh erkennt man die Umwandlung der mit proliferierenden Astrocyten erfüllten Molekularzone der Hirnrinde zu dem schließlichen *Rindensaum* über den auf S. 316 geschilderten cystischen Restzuständen corticaler und subcorticaler Erweichungen (Abb. 60). (Näheres findet der Leser in der eben erschienenen Arbeit von LINDENBERG.) Der letzte Ausgang einer größeren Erweichung ist jedenfalls entweder eine von Bindegewebsbalken durchzogene Höhle mit bindegewebiger Wand und faserig-gliöser Außenzone, oder eine Narbe, welche in ihrem inneren bindegewebigen Teil mitunter noch zerklüftet ist (vgl. Abb. 56). Meist überwiegt in der Narbe die faserige Glia.

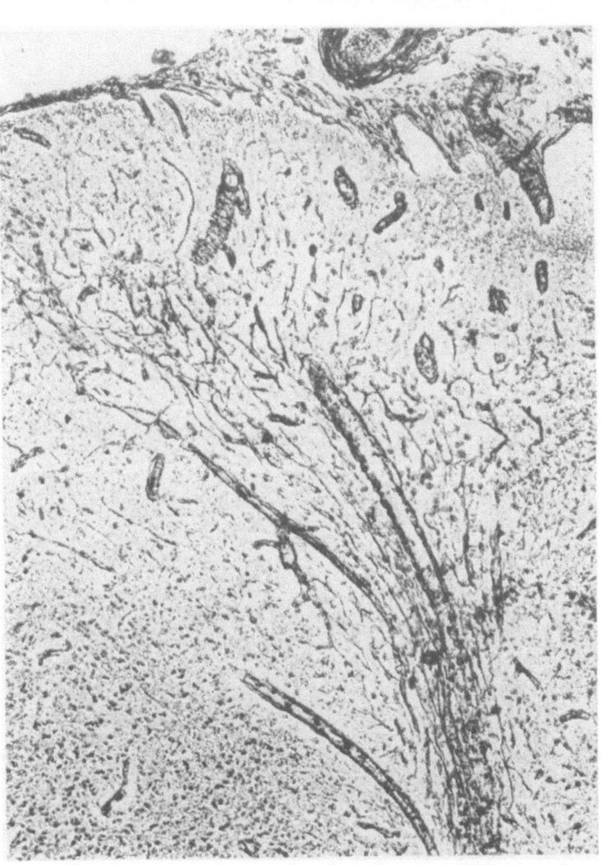

Abb 59. Mesenchymale Organisation eines Rindennekroseherdes („Silberfibrillen"). (Nach NEUBÜRGER.)

Den genauen *zeitlichen Verlauf* der genannten Reaktionen des nervösen Gewebes auf Unterbrechungen der Blutversorgung klarzustellen, stößt auf große Schwierigkeiten. Hier sei vor allem auf die grundlegenden Arbeiten von CL. B. FARRAR und A. DEVAUX hingewiesen. S. SAITO hat 1925 diese experimentellen Untersuchungen am Tier, welche eigentlich auf den Arbeiten FRIEDMANNS (1886) fußen, wieder aufgenommen. Unter Berücksichtigung der verschiedenen Herdzonen mit ihren unterschiedlichen Zellschädigungen hat SAITO an den einzelnen Zellarten das Erscheinen regressiver und progressiver Reaktionen zeitlich festzulegen versucht. — Im Lauf der Jahre hat man dann immer deutlicher erkannt, daß der *Zeitfaktor allein* bei biologischen Reaktionen *nicht* entscheidend ist. An geeignetem menschlichen Material fand G. Müller, daß Ganglienzellen bereits nach 3—4 Stunden das Bild der homogenisierenden und ischämischen, sogar das der sog. schweren Veränderung (Nissl) zeigen und Gliazellen, zumal die Oligodendroglia progressive Veränderungen aufweisen können. Auch Ringblutungen wurden schon nach so kurzer Zeit gefunden (Weimann) — 7 Stunden nach erfolgter Luftembolie sah Spielmeyer schon leichte regressive Kernveränderungen und beginnenden scholligen Zellzerfall. — 12—15 Stunden können, je nach der Schädigung und der Hirnregion, fettig degenerative Prozesse an den Ganglienzellen, aber auch deutliche ischämische und schwere Zellerkrankung, selbst sog. chronische Zellerkrankung und Ganglienzellenausfall gefunden werden. Die Glia erweist sich in dieser Zeit schon quantitativ vermehrt und deutlich proliferativ. In der Molekularschicht finden sich bereits typisch gewucherte Stäbchenzellen. Auch das Endothel zeigt die ersten Degenerationen. Deutliche leukocytäre Infiltrationen sind aufgetreten. — Nach 24—30 Stunden findet man große protoplasmatische Gliazellen, auch schon die ersten Körnchenzellen. An der Elastica der Gefäße machen sich Degenerationsprozesse und am Gefäßendothel deutlich proliferative Erscheinungen bemerkbar. — Nach 48 Stunden haben die degenerativen und proliferativen Prozesse deutlich zugenommen. Man findet außerdem eine beginnende Gliafaserwucherung, sichere Endothelsprossungen und in der Pia Makrophagen. — 3 Tage nach Einsetzen der Ischämie sind die Gefäße als resistentester Gewebsteil in vollem Untergang begriffen.

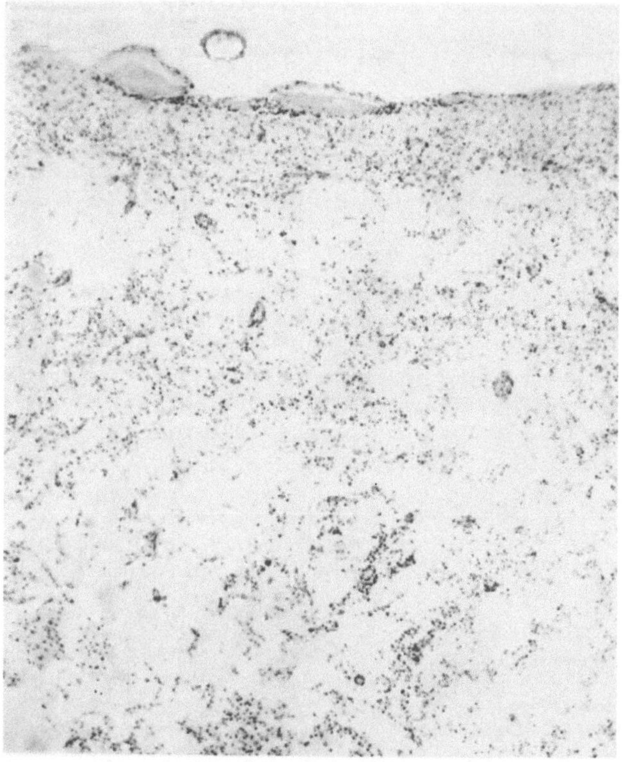

Abb. 60. Bildung des „Rindensaums“ über einem encephalomalacischen Herd. (Nissl-Färbung.)

Die anatomischen Hirnstudien der letzten 10 Jahre haben nun gezeigt, daß die klassische Form der Hirnerweichung durchaus nicht das einzige Merkmal zirkulatorisch bedingter Hirnläsionen ist. Wir hatten ja bereits bei Besprechung der bei allgemeinem Kreislaufversagen und Herzkrankheiten, ferner bei der Eklampsie und Epilepsie — also bei anscheinend funktionellen Störungen der Hirnzirkulation auftretenden histologischen Läsionen des Hirnparenchyms — jene Form von *unvollständigen Erweichungen* und *Erbleichungen*, namentlich der Hirnrinde beschrieben. Es hat sich gezeigt, daß gar manche jener sog. *Hemiplegien ohne anatomischen Befund* in Wirklichkeit auf unvollständigen Nekrosen des Hirnparenchyms und daher nur bei sehr genauer histologischer Untersuchung auffindbaren anatomischen Parenchymschädigungen beruhen. Gerade die Untersuchung der durch *Fett-* und *Luftembolien* verursachten Hirnschädigungen wie auch die früher besprochenen *Schädigungen durch CO* (Abb. 45) haben unsere Kenntnisse über diese Dinge außerordentlich vervollständigt.

NEUBÜRGER fand bei einem Fall von *Fettembolie* nach $6^1/_2$ Tage dauernder Erkrankung miliare Nekroseherde, die mit Vorliebe die tiefe Rinde einnehmen, gelegentlich auch auf das Mark übergreifen, und die vor allem durch das *Fehlen der Nervenzellen,* regressive und auch proliferative Veränderungen der Glia und des Gefäßendothels gekennzeichnet waren und eine deutliche Abhängigkeit von Fettthromben in kleinen Gefäßen erkennen ließen (vgl. Abb. 61). Entgegen den Befunden in typischen Erweichungsherden ist hier „weder die Glia völlig zugrunde gegangen, noch hat eine nennenswerte Wucherung seitens der umgebenden Glia und Gefäße stattgefunden, noch sieht man eine Ausfüllung

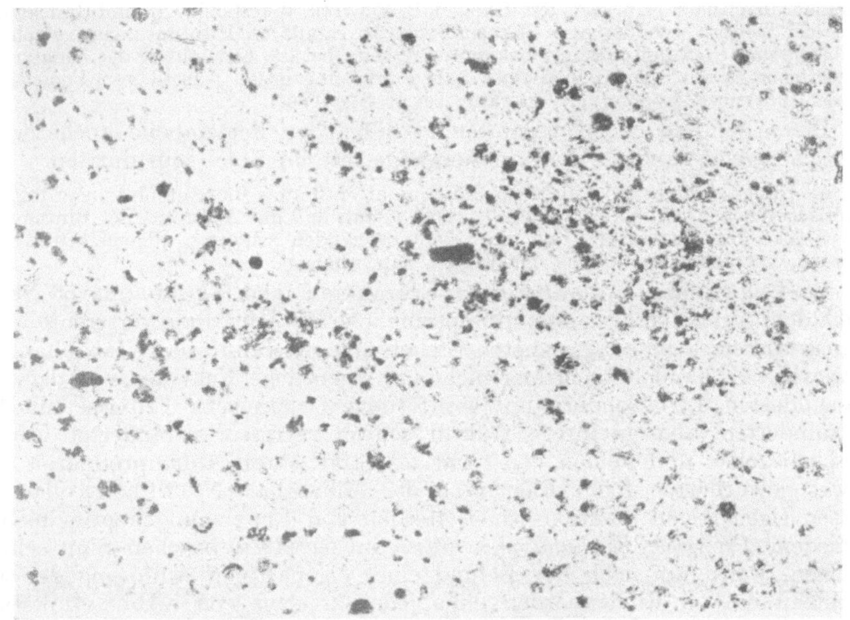

Abb. 61. Fettembolie. Nekroseherd im Fettpräparat. Verstopfte Gefäße und fettbeladene Gliazellen in der Umgebung. (Nach NEUBÜRGER.)

durch Gitterzellen. Es handelt sich vielmehr .... um *unvollständige* Erweichung." Solche Herde wurden vorwiegend in der Rinde der Zentralregion und sehr kennzeichnenderweise vor allem im Ammonshorn gefunden, obschon sich kleinste Fettembolien auch in anderen Hirngebieten reichlich fanden. Dies weist darauf hin, daß für die *topistische Auswahl gerade solcher minutiöser Ischämien lokale Besonderheiten der cerebralen Blutversorgung eine sehr wesentliche Rolle spielen.* Wir hatten das ja auch chon bei Erörterung der funktionellen Zirkulationsstörungen gesehen. — Noch weniger intensive Ernährungsstörungen finden nach NEUBÜRGERs Beschreibung in den bei Kreislaufstörungen üblichen Ganglienzellveränderungen und Wucherungen der HORTEGA-Zellen — Stäbchenzellen — ihren Ausdruck und lassen besonders im Ammonshorn und der Kleinhirnrinde Bilder entstehen, die ganz dem von SPIELMEYER beschriebenen Gliastrauchwerk der Kleinhirnrinde gleichen (BRATZ und GROSSMANN konnten gleichartige ischämische Ammonshornveränderungen bei unter Krämpfen gestorbenen Kindern feststellen!). — In der *Marksubstanz* fanden sich außer den kleinen Nekroseherden kleine diapedetische Blutungen, ferner auch typische *Ringblutungen* und schließlich *perivasculäre Lichtungsbezirke* mit rarefizierten und auseinander gedrängten Markscheiden ohne wesentliche Gliareaktion und ohne Blutungen.

Die Neubürgerschen Befunde wurden später von Weimann, Bodechtel und Müller bestätigt. Weimann wies darauf hin, daß — wie wir es ja bereits bei der Besprechung der Pathogenese der Fettembolie erörtert hatten — offenbar akzidentelle Momente auch für das Zustandekommen der histologischen Läsionen angenommen werden müssen. Besonders in der weißen Substanz fand Weimann außerhalb der lokalen Nekrosen jene schon 1894 von Ribbert beschriebenen *Blutaustritte* und vor allem *Ringblutungen,* welche — ohne daß an Ort und Stelle eine Fettembolie vorgelegen hätte — auf dem Boden von *Gefäßwandschädigungen* erfolgt sein müssen. Dazu fanden sich Fibrin und Leukocytenthromben in den Gefäßen sowie progressive Endothelwucherungen. Die Bilder entsprachen jenen, welche Gröndahl bereits in seinen Untersuchungen über Fettembolie, Ricker bei den Hirnveränderungen nach Kampfgasvergiftungen, B. Fischer, Wechselmann und Bielschowsky u. a. bei Salvarsanschädigungen, Kirschbaum bei capillären Hirnblutungen verschiedener Ätiologie und Dietrich in seiner bekannten Arbeit über die Entstehung der Ringblutungen beschrieben haben. Außer Weimann haben sich eine große Anzahl von Forschern mit diesen Blutungen befaßt (vgl. Literatur bei H. Strauss!).

Diese Befunde lassen vermuten, daß bei der Fettembolie doch vielleicht toxische, gefäßwandschädigende Vorgänge mit im Spiel sein dürften.

Allerdings steht Lindau auf dem Standpunkt, daß auch die Ringblutungen rein zirkulatorischer Natur sein können. Toenniessen meint, daß das Auftreten der Blutungen von der Stärke der Fettembolie und einer komplizierenden schweren allgemeinen Kreislaufstörung, vor allem im Bereich der V. cava sup. abhänge.

Im Gehirn eines an *Luftembolie* Erkrankten fand Neubürger 55 Stunden nach dem Auftreten der ersten Symptome über die Hirnrinde verstreute *zellarme Verödungsherde,* die an geeigneten Stellen eine einwandfreie Gefäßabhängigkeit erwiesen. Es handelte sich hier nicht um eigentliche Nekrosen von dem zuvor geschilderten Typ, sondern um herdförmige ischämische Prozesse mit kaum verminderten, aber in ihrer Struktur schwer regressiv veränderter Ganglien- und Gliazellen und Fehlen von scharlachrotfärbbaren Abbauprodukten in den etwas gewucherten fixen Elementen der Mikroglia. Neubürger glaubte in diesen eigenartigen reaktionsarmen Herden von Erweichungen prinzipiell verschiedene Prozesse, *Koagulationsnekrosen* im Spielmeyerschen Sinn sehen zu müssen, worin ihn noch der Befund einer eigenartigen Auflösung der Markscheiden in den Rindenherden ohne jedes Zeichen von „Abbau“ bestärkte. Nordmann beschrieb in einem selbstuntersuchten Fall außer den Verödungsherden kleine Blutungen, die er auf Stase zurückführte.

Wir sind heute nicht mehr geneigt die verschiedenen Formen ischämischer Reaktionen — *Kolliquations-* und *Koagulationsnekrosen, Erweichungen* und *Erbleichungen* — so scharf voneinander zu trennen und glauben annehmen zu dürfen, daß der Grad der Ernährungsstörung, sein Tempo und Einflüsse sekundärer Art Verschiedenheiten der histologischen Bilder verursachen, die an sich also nichts über die besondere Entstehungsursache vasculärer Parenchymläsionen aussagen. Die einzelnen Faktoren, welche entscheiden, ob lokale Ischämien mit einer primär makrogliösen bzw. mikrogliösen Reaktion beantwortet werden, sind uns in ihrer Gesamtkonstellation unbekannt; Környey hat darauf an Hand tierexperimenteller Emboliestudien hingewiesen. — Eine gleichfalls zurückhaltende Stellungnahme hat man ja auch gegenüber jener besonderen Lokalisation von Hirnläsionen, welche auf den ersten Blick an eine *Pathoklise* im Sinne von C. und O. Vogt denken lassen, eingenommen. Dies gilt ganz besonders von jenen sog. *laminären Rindenerkrankungen,* die auch bei der Luftembolie vorkommen und die Neubürger bereits als *pseudolaminäre* regionale, rein zirkulatorisch bedingte Rindenschädigungen erkannt hat.

E. de Vries ist es gelungen, an Hand von postmortalen Tuscheinjektionen nachzuweisen, daß man mittels multipler kleiner Lycopodiumembolien im Katzenhirn „laminäre Injektionen“ der Großhirnrinde erzielen kann. So konnte die I., II., und III. Schicht blutleere Capillaren aufweisen, während die tieferen Schichten gut durchblutet waren. Waren viele corticale Arterien verlegt, so traten capilläre Anastomosen in Funktion. DE VRIES fand, daß die Durchströmung der Hirncapillaren durch den *Gewebsdruck* stark beeinflußt wird (Experimente von Kombination künstlicher Embolien nach vorheriger Auswaschung des Hirns mit hypo- bzw. hypertonischer NaCl-Lösung). Dies spräche dafür, daß die Weite der Capillaren weniger von vasomotorischen Impulsen als vom Verhalten des Gewebsdrucks abhängt.

Die *Restzustände kleiner und kleinster embolischer, oft inkompletter Erweichungen* sind mehr oder minder rein gliöse Narben. Dies gilt wohl auch für die Residuen der Mehrzahl jener fett- bzw. luftembolisch entstandenen herdförmigen Rindennekrosen, Verödungsherde, Erbleichungen und Koagulationsnekrosen. A. MEYER hat (vgl. Abb. 49) solche Restzustände nach CO-Vergiftung beschrieben. Bei der Darstellung der Folgen arteriosklerotischer Ernährungsstörungen (S. 346 f.) werden wir gerade auf diese inkompletten Erweichungen und ihre Residuen näher einzugehen haben. Was da über die verschiedenartigen sog. „*Verödungsherde*" auszuführen sein wird, gilt auch für die embolisch entstandenen unvollständigen Nekrosen des Hirnparenchyms. Die erwähnten Residuen funktioneller cerebraler Zirkulationsstörungen nach CO-Vergiftung (Abb. 49) finden ihre Parallele in dem Befund der auf S. 347 geschilderten „granulären Atrophie der Großhirnrinde" (Abb. 65 und 66).

4. Die klinischen Erscheinungen der Hirnembolie, einschließlich der Luft- und Fettembolie.

Die Hirnembolie sensu strictiori, unter welcher wir hier nur jene apoplektischen Insulte verstehen wollen, welche Menschen betreffen, die ein im wesentlichen intaktes cerebrales Gefäßnetz besitzen — womit wir also die in bezug auf den großen Insult symptomatologisch gleiche, bei der Arteriosklerose häufige Embolie durch Thrombenmaterial von Orten schwerer atheromatös veränderter Gefäße unberücksichtigt lassen —, betrifft mehr als eine anderen Form cerebraler Zirkulationsstörungen relativ *jugendliche* Individuen.

SAVELIEW gibt folgende statistische Aufstellung über 144 Fälle. Es betrafen das 1. Jahrzehnt 4, das 2. 17, das 3. 33, das 4. 23, das 5. 25, das 6. 26 und das 7. und darüber 6 Hirnembolien. Dabei sollen Frauen häufiger als Männer befallen sein.

Der *embolische Insult* ist in der Regel ein überraschendes Ereignis; er tritt mit Vorliebe *tagsüber* auf und pflegt — soweit es sich um massive Embolien handelt — noch häufiger als die große Blutung mit *plötzlichem Bewußtseinsverlust* einherzugehen (vgl. Tabelle auf S. 299). E. A. JONES hat die Häufigkeit raschen Bewußtseinsverlustes bei embolischen Apoplexien eigener Beobachtung, wie auch gemäß den Angaben der Literatur auf 50—60% berechnet.

Soweit Emboli aus den Körpervenen durch ein offenes Foramen ovale oder direkt aus einem kranken Herzen in das Hirn gelangen, spielen dann und wann tiefgreifende Änderungen im Allgemeinkreislauf, wie sie sich bei hochgradigen Erregungen, mehr wohl körperlichen Überanstrengungen, vor allem aber auch bei der Entbindung ergeben, als *auslösende Ursachen* eine gewisse Rolle. Einige Male ist der Eintritt einer Hemiplegie in der Narkose beobachtet worden (PFEIFER). Nachdem wie auf S. 307 ausgeführt wurde — die linke A. cerebri media — seltener die rechte — weit häufiger als alle anderen Hirngefäße durch durch Emboli betroffen wird, begegnen wir mit großer Regelmäßigkeit der rechtsseitigen Hemiplegie, meist mit aphasischen Symptomen als unmittelbaren Folgen einer Embolie. Das Befallensein der corticalen Äste der A. cer. media verrät sich in den bei — zumal weniger massiven — Embolien durchaus nicht seltenen *epileptiformen Krämpfen* mit, häufiger ohne Bewußtseinsverlust. (JONES konnte in einem Drittel seiner Emboliefälle epileptiforme Krämpfe feststellen.)

Bei den schweren massiven Hemiplegien spielt — wie STRÜMPELL schon bemerkt hat — offenbar ein starkes Hirnödem eine beträchtliche Rolle. Wahrscheinlich ist dieser kollaterale Vorgang für das Entstehen der schweren Allgemeinsymptome des Bewußtseinsverlustes, des Erbrechens und vor allem der Reizerscheinungen, die bisweilen sich bis zu einem Status epilepticus steigern können, von Bedeutung.

Die Embolisierung einer Carotis int. kann zu dem Syndrom einer Hemiplegie mit gleichzeitiger Erblindung auf der Seite der Embolie infolge eines embolischen Verschlusses der A. centralis retinae führen. Diese Art von *gekreuzter Hemiplegie* ist aber gar nicht so selten auch das Ereignis multipler, weniger massiver Embolien. Infolge der bei Jugendlichen noch günstigen cerebralen Zirkulation und der deswegen vorhandenen Möglichkeit einer gewissen kollateralen Blutversorgung können selbst anfänglich schwere apoplektische Insulte sich nicht selten völlig oder bis auf einen residualen Defekt — meist in Gestalt einer Hemiparese mit vorwiegender Schädigung von Hand und Fuß — zurückbilden. Das Schicksal dieser Kranken ist natürlich weiterhin durch die Möglichkeit neuer Embolien bedroht. Bei 15 an Embolie Verstorbenen fand ich 7, die ihrem zweiten, und einen Kranken, der seinem dritten embolischen Insult erlegen war. Kleine embolische Insulte, welche gelegentlich nur zu ganz geringfügigen und transitorischen Paresen oder auch nur zu leichten Bewußtseinstrübungen führen, sind als Warnungszeichen eines drohenden schweren embolischen Insults keine Seltenheit. Auf die mannigfache Symptomatik der verschieden lokalisierten Hirnembolien soll hier nicht eingegangen werden. Der Leser sei verwiesen auf die Ausführungen auf S. 182 f. und das im Kapitel über die Apoplexie S. 287 f. Gesagte.

LE BLANC hat unter Benützung der neueren Literatur über die Hirnembolie und ihren verschiedenartigen Verlauf, unter besonderer Berücksichtigung der verschiedenen Formen von *Endokarditis* eingehend berichtet. — Neben der embolisierenden Wirkung von Thrombenmaterial aus kranken, muskulärdegenerierten oder klappenfehlerbehafteten Herzen spielt die Endokarditis als Quelle multipler Embolisierung im ganzen großen Kreislauf die Hauptrolle.

Wenn die Franzosen noch heute von einer *Hémiplégie pneumonique* und Hemiplegien beim Scharlach, bei der Influenza, den Pocken, beim Typhus usw. sprechen (vgl. das Kapitel „Les Hémiplégies" von M. KLIPPEL und R. MONIER-VINARD, Bd. 18 der Nouveau Traité de Médécine. Paris: Masson & Cie. 1928), so handelt es sich hier doch wohl in der überwiegenden Mehrzahl der Fälle um cerebrale Embolien *endokarditischer* Herkunft. Die im Verlauf einer *Diphtherie* in seltenen Fällen auftretenden Hemiplegien werden von Kinderärzten — z. B. BAGINSKY — letzten Endes auf die primäre Herzschädigung zurückgeführt. Beim Typhus sollen Apoplexien nach W. OSLER auf Thrombosen beruhen. Die von LAVERAN und KELSCH beschriebenen Lähmungen bei der *Malaria* sind in der Regel die Folge einer Verstopfung der Hirngefäße durch Schizonten der Tropica-Form. Die von französischen Forschern als *L'hémiplégie pleurétique* beschriebene Hirnaffektion scheint in der Mehrzahl der Fälle auf einer Luftembolie (bei operativen Eingriffen am Thorax) oder auf pyämischer Ursache zu beruhen.

Embolische Hirnprozesse komplizieren mit Vorliebe die sog. *Endocarditis lenta* wie auch die *rekurrierende Endokarditis*. In beiden Fällen handelt es sich um infizierte Partikelchen, welche von den Herzklappen ins Blut gelangen, die Viridans-Streptokokken ins Hirn verschleppen, ohne daß eine Abszeßbildung daraus erfolgte. Wohl aber können eben diese Emboli die Ursache *mykotischer Aneurysmen* sein, welche dann bald zu intracerebralen, bald meningealen Blutungen zu führen vermögen (vgl. S. 433). LE BLANC beschreibt 3 verschiedene Formen, unter welchen Hirnsymptome bei Endocarditis lenta auftreten: 1. Einfache embolische, apoplektische Insulte bzw. intracerebrale Blutungen mit normalem Liquorbefund; 2. apoplektische Insulte mit meningitischen Symptomen und Temperaturanstieg, wobei es sich um rupturierte Aneurysmen handle; 3. eine meningitische Form mit blutigem, lymphocytenreichem Liquor, welche auf einer hämorrhagischen Meningitis mit encephalomalazischen Herden beruhen soll. Hier ergeben sich wichtige differentialdiagnostische Erwägungen gegenüber einem *Hirnabsceß*.

Im folgenden sei zur praktischen Illustration in Kürze der recht charakteristische .und symptomatisch interessante Verlauf embolischer Insulte bei einem 23jährigen, in dessen Herz der Befund einer ,,Thrombendocarditis lenta mit weitgehender Zerstörung der Aortenklappen" erhoben werden konnte, mitgeteilt.

Das Herzleiden des Kranken ging zurück auf eine in der Kindheit überstandene Polyarthritis. Bei seiner Einlieferung ins Krankenhaus — 3. 2. 33 — klagte der Kranke über in Intervallen auftretende ,,rheumatische" Schmerzen in den Gliedern. Ohne daß es dem Kranken bewußt wurde, war schon 2 Tage vor der Aufnahme eine leichte Parese der linken Gesichtsseite aufgetreten. — Bei der Untersuchung machte der Kranke einen leicht benommenen Eindruck und zeigte außer der genannten Parese eine leichte Dysarthrie. Innerhalb weniger Stunden entstand eine diesmal rechtsseitige Hemiparese mit motorischer Aphasie. Die Pupillen waren während der Verschlechterung maximal weit und lichtstarr; der Kranke erbrach; die Temperatur war febril. Innerhalb von 12 Tagen gingen Lähmungen und Aphasie sowie die Pupillenstörung unter Abklingen der Temperatur fast völlig zurück. — Nach 4 Wochen erlitt der Kranke plötzlich unter Erbrechen einen neuen Insult. Er wird teilnahmslos, versteht nicht mehr, was man ihm sagt, redet wirr, wird schwer erregt. Es besteht eine leichte Nackensteifigkeit; die Pupillen werden wieder weit und reagieren schwach. Innerhalb weniger Tage wird aus der typischen sensorischen Aphasie mit Rededrang, Kauderwelsch usw. eine typische Seelentaubheit. Nach weiteren 5 Tagen erneuter Insult mit linksseitiger Hemiplegie. Der Zustand verschlechtert sich zusehends; auch pneumonische Erscheinungen treten auf. Unter CHEYNE-STOKESschem Atmen tritt etwa 12 Wochen nach der Aufnahme der Tod ein. — Die Hirnsektion erklärt den klinischen Verlauf durch den Befund mehrerer Erweichungsherde verschiedenen Alters, darunter je eines Herdes in der linken und rechten HESCHLschen Windung und außerdem einer nicht sehr erheblichen Subarachnoidalblutung, offenbar auf dem Boden mykotischer Gefäßwandschädigung.

Eine *Prognose* der Hirnembolie kann verallgemeinernderweise gar nicht gegeben werden. Dafür spielt das Alter, die Massigkeit und der Ursprung des Embolus eine von Fall zu Fall viel zu entscheidende Rolle. Bei den schweren ins Krankenhaus eingelieferten Fällen mit tiefem initialen Koma fand ich, daß der Tod gewöhnlich binnen einer Woche eintrat (vgl. die Tabelle auf S. 299). Nach den Erhebungen von E. A. JONES gingen 7% von 273 Embolien bereits innerhalb der ersten 24 Stunden zugrunde. Embolien der Carotis int. können nach LEWANDOWSKY schlagartig den Tod herbeiführen. Als Todesursache fand ich in gleicher Häufigkeit cerebrales und cardiales Versagen oder eine Lungenembolie. (Hierbei sind allerdings die Embolien bei Cerebralsklerotikern mitinbegriffen.) — In der Mehrzahl aller cerebralen Embolien sehen wir, wie sich allmählich das Bewußtsein wieder aufhellt. Hierüber können aber gelegentlich Tage vergehen. Der Grad der *Rückbildungsfähigkeit* einer embolischen Hirnfunktionsstörung ist bezüglich der gröberen Ausfälle nach Ablauf eines Monats zu erkennen, obschon bekanntlich — gerade bei jüngeren Individuen — das Hirn im Verlauf längerer Zeit zu ganz erstaunlichen Ersatzleistungen namentlich in der Überwindung psychischer Herdsymptome fähig ist.

Die *Diagnose* eines embolischen Hirninsults wird auf folgenden Erwägungen beruhen müssen:

Zunächst soll man eine Embolie stets in differentialdiagnostischen Betracht ziehen, gleichgültig wie alt der Patient ist, ob sein Blutdruck hoch oder niedrig, seine Lähmung die erste ist oder ihr schon eine oder selten mehrere andere vorausgegangen sind. Gegenüber arteriosklerotischen Prozessen spricht für Embolie: Eintreten des Insultes häufiger am Tag, oft — wenn auch durchaus nicht gesetzmäßig — mit Verlust des Bewußtseins, das *Fehlen* von schwereren cerebralsklerotischen Allgemeinsymptomen wie Kopfschmerz, Schwindel, Merkstörungen, Ohrensausen, emotionelle Störungen usw. sowie das *Vorhandensein* bestimmter kardialer Störungen wie Klappenfehler, besonders des linken Herzens, schwere Arrhythmien, vor allem eine absolute Arrhythmie, wie sie sich nicht nur bei Myodegeneration, sondern auch häufig bei Mitralstenosen einstellt; schließlich ein Allgemein- oder Herzbefund, der auf eine Endokarditis verdächtig ist. Kardiale Störungen, bei denen Anfälle von Angina pectoris im Vordergrund stehen, sprechen mehr zugunsten von arteriosklerotischen bzw. hypertonischen Hirnschädigungen. *Gelingt der Nachweis einer Embolie in einem anderen Organ, z. B. im Auge,* wo bei Verdacht auf Endocarditis lenta auch nach Netzhautblutungen zu fahnden ist, so ist damit für die Diagnose natürlich das meiste gewonnen. Die Niereninfarkte — wohl auch kleine Emboli in den Bauchorganen — scheinen in der Regel „stumm" zu verlaufen.

Angesichts des jugendlichen Alters so vieler Kranker mit embolischen Hirninsulten wird oft die differentialdiagnostisch wichtige Frage einer womöglich *syphilitischen* Gefäßerkrankung auftauchen, die jedoch durch die Anamnese, die serologischen Befunde und den weiteren Verlauf geklärt werden kann.

Die Luft- und Fettembolie.

Die Luftembolie hat zwar — wie H. MERKEL jüngst ausführte — besonderes Interesse für den gerichtlichen Mediziner, die Kenntnis ihrer auf S. 309 geschilderten Entstehungsmöglichkeiten und die große Gefahr, die mit ihr verbunden ist, erfordert aber doch in erster Linie die Aufmerksamkeit des Arztes, des Internisten, Chirurgen wie auch des Gynäkologen.

Der *klinische Verlauf* ist in der Regel sehr stürmisch. Die Kranken werden meist plötzlich blaß, dann rasch cyanotisch. In schweren Fällen treten Pulsverlangsamung, Bewußtseinsverlust, Konvulsionen, Herzunregelmäßigkeiten, Atemstillstand oder -erschwerung, allemeine Inkontinenz und Erbrechen auf. Neurologische Herdsymptome — meist Hemiplegien — können sofort oder nach wenigen Minuten erscheinen. Anderweitige Herdsymptome werden angesichts des bedrohlichen Allgemeinzustandes meist übersehen. Die *Augenhintergrundsuntersuchung* kann bisweilen eine retinale Luftembolie — Erblindung! — erkennen lassen. In der *Haut* sieht man mitunter weiße Flecke als Symptome einer peripheren Luftembolie. Überlebt der Kranke die ersten 10—15 Minuten, so pflegt die Gefahr — selbst bei tiefem Koma oder auch einer Lähmung — nicht mehr groß zu sein (HAMILTON und ROTHSTEIN). Wiederholte Luftembolien aus der gleichen Quelle kommen nicht so selten vor. LHERMITTE und CASSAIGNE beschrieben z. B. einen Fall, bei dem die Quelle einer zweimaligen, jedoch immer transitorischen embolischen Lähmung in einem operativ eröffneten Ast der V. jugularis bestand. Der zweite Insult — Halbseitenlähmung unter Bewußtseinsverlust — ereignete sich beim Verbandwechsel. Die Autoren besprechen auch einige ähnliche Fälle der Literatur. — MERKEL meint, daß vor allem diese *paradoxe* — also aus den Venen des großen Kreislaufs stammende — Luftembolie, wie sie ja auch gar nicht selten bei Abtreibungsversuchen *(Photakis)* beobachtet wird, *alsbald* zu schwersten funktionellen Störungen, zu Bewußtlosigkeit, zu Krämpfen tonischer und klonischer Art führe. Die Beobachtungen ergeben aber, daß Luftembolien aus dem *kleinen Kreislauf* mindestens so rasch verlaufen können.

So beschrieb SCHOTTMÜLLER solch einen Fall, bei dem anläßlich der Eröffnung eines postpneumonischen Empyems rasch völlige Bewußtlosigkeit, schwere Dyspnoe und Cyanose, eine spastische vorwiegend rechtsseitige Extremitätenlähmung mit positivem beiderseitigen *Babinski*, eine konjugierte Deviation der Augen nach links und weite, starre Pupillen auftraten. Der Kranke erholte sich zunächst, um 3 Tage später bei einem Verbandwechsel eine erneute Lähmung unter Bewußtseinsverlust und diesmal tödlichem Ausgang nach 10 Stunden zu erleiden. — LHERMITTE und CASSAIGNE erwähnen eine ganze Anzahl

Beobachtungen dieser Art, welche nach Auffassung dieser Autoren sich ganz und gar einfügen in die Mitteilungen BOUVERETS über die Komplikationen beim Empyem (1888).

Luftembolien bei Anlegung eines Pneumothorax ereignen sich mit Vorliebe in solchen Fällen, wo beim Einstich in die Lunge etwas Blut abgehustet wird, Blut in der Punktionsnadel erscheint und die physiologischen Manometerschwankungen fehlen (HAMILTON und ROTHSTEIN). Die Patienten klagen rasch über ein unheimliches Gefühl, auch einen akuten intrathorakalen Schmerz. Dann setzt eine starke Pulsbeschleunigung oder auch Pulsverlangsamung mit Cyanose ein, ein Schleier erscheint vor den Augen, Übelkeit mit starkem Schwindel tritt auf. Der Kranke verliert bisweilen unter Erbrechen und Krämpfen das Bewußtsein, und die übrigen schon genannten Symptome folgen.

LHERMITTE und CASSAIGNE haben auf den *Unterschied der Luftembolie gegenüber anderen apoplektischen Insulten* hingewiesen, den sie in der rasch auf tretenden Hypertonie, der Reflexsteigerung und dem plötzlichen Wechsel von Lähmungen und Kontraktionszuständen sehen. Auch die konjugierte Deviation kann rasch von einer Seite zur anderen wechseln. Bei der Luftembolie kann auch die allerschwerste Lähmung mit Erblindung innerhalb von Stunden und Tagen völlig zurückgehen. — Daß schwere Hemiplegien wieder ganz verschwinden können, beweist auch ein von BRAUER mitgeteilter Fall, desgleichen ein anderer von CASTEX und ROMANO, bei dem eine nach Durchtrennung pleuraler Adhäsionen aufgetretene Hemiplegie mit Aphasie innerhalb 14 Tagen völlig verschwand. — Die *Prognose* ist also durchaus nicht *so* infaust, wie es auf den ersten Blick erscheinen könnte. Nach HAMILTON und ROTHSTEIN beträgt die *Mortalität* nach den Angaben der Literatur freilich noch 15—50%. *Quoad sanationem* wird man auch bei anscheinend transitorischen Lähmungen vorsichtig sein müssen. Ein von LHERMITTE und BARRELET beobachteter Kranker genaß zwar augenscheinlich völlig von seinen Lähmungen, bot jedoch — nachdem er einige Wochen später einer Pneumonie erlegen war — typische organische Hirnläsionen als Residuen der Luftembolie. Die *Folgen* einer Luftembolie können als *neurologische* Defekte bestehen bleiben. Sie können aber — wie ein Fall von MERKEL zeigt — auch über längere Zeit allgemeine *psychische* Störungen und immer wieder erneute *Krampferscheinungen* bieten.

Die *Diagnose* der Luftembolie macht in der Regel keine Schwierigkeiten. Nur bei Operationen bzw. Eingriffen an der *Pleura* muß der sog. *Pleurashock* ausgeschlossen werden. Entgegen den Ansichten von WEBER ist daran festzuhalten, daß es sich hierbei um ein rein reflektorisches Geschehen, nicht aber um kleine Luftembolien handelt. — Die *Therapie* ist bei der Luftembolie ziemlich machtlos. Man muß sich mit der Darreichung von Exzitantien und Herzmitteln begnügen; eventuell kommt künstliche Atmung in Frage. In vielen Fällen von Luftembolie hätte dies Ereignis zweifellos vermieden werden können. HAMILTON und ROTHSTEIN meinen, daß die Luftembolie bei Pneumothoraxanlage sich fast stets nur in solchen Fällen ereignet, bei denen Verwachsungen die Anlage des Pneumothorax kontraindizierten.

Bezüglich der auf Luftembolie beruhenden CAISSON- oder *Preßluftkrankheit* sei auf die Schilderung eines solchen Falles durch NORDMANN verwiesen. Da der bei Austritt aus der Überdruckatmosphäre frei werdende Stickstoff besonders von den Gelenken und vom Hirngewebe zurückgehalten wird, kommt es hier zu charakteristischen und diagnostisch wichtigen Gelenkschmerzen und bald darauf zu schweren Hirnsymptomen. Auch hier scheinen die Lähmungen und die Bewußtlosigkeit meist rasch einzutreten. Gelegentlich sieht man dabei auch spinal bedingte Läsionen (ein Fall von LIE). Experimentelle Untersuchungen — v. LEYDEN — haben gezeigt, daß ausgesprochene Lähmungen durch Zurückbringung in die Überdruckkammer nicht mehr rückgängig gemacht werden können.

Die *Symptomatologie* der *cerebralen Fettembolie* und ihr Verlauf wurde in einem Referat von H. STRAUSS unter Berücksichtigung der großen einschlägigen

Literatur sehr eingehend behandelt. Sie schließt sich ganz überwiegend an Traumen an, wobei charakteristischerweise zwischen Trauma und Auftreten der ersten cerebralen Symptome ein Intervall besteht. (Daher die gelegentlich wichtige Differentialdiagnose gegenüber epi- bzw. subduralen Blutungen, wenn der Schädel von dem Trauma mitbetroffen war!) Das *freie Intervall* beträgt nach STRAUSS meist weniger als 24 Stunden und kann bis auf $^1/_2$ Stunde zurückgehen. HAHN berichtete über einen Fall mit 9tägigem Intervall, wohingegen in 2 Fällen KLAPPS — begreiflicherweise bei offenem Foramen ovale! — ein Intervall überhaupt gefehlt hatte. Das Intervall ist gelegentlich ausgefüllt von Erscheinungen einer bereits eingetretenen *pulmonalen Fettembolie*, die jedoch in einem Drittel der Fälle (selbst bei geschlossenem Foramen ovale) völlig vermißt werden oder sich erst später bei fettembolischen Nachschüben zeigen können. Die Erfahrung lehrt, daß die ersten cerebralen Erscheinungen meist in Kopfschmerz, Müdigkeit und Schläfrigkeit bestehen, worauf bald eine soporartige Bewußtseins trübung einsetzt, die über ein tiefes Koma zum Exitus führt. Massive Embolien können auch rasch ohne prämonitorische Symptome zum Exitus führen. Epileptische Krämpfe und abnorme Muskelspannungen teils mit fokalem Charakter, auch Streckkrämpfe, die an Enthirnungsstarre erinnern, wurden öfters berichtet. STRAUSS hebt hervor, daß Dauerspannungen der Muskulatur, die von verschiedener Seite mit Spasmen verwechselt worden sind, recht häufig vorkommen und gelegentlich auch auf einzelne Muskelgebiete (Masseteren, eine oder die andere Extremität) beschränkt sein können. Daß es sich hierbei tatsächlich um eine Art Enthirnungsstarre handelt, geht aus den fließenden Übergängen von Streckkrämpfen und Dauerspannungen (GRÖNDAHL, NEUBÜRGER) hervor. Manchmal werden auch delirante Zustände beobachtet. STRAUSS erwähnt Pulsbeschleunigung, erhöhte Atemfrequenz, Fieber, Erbrechen und Schwitzen als meist gesehene Symptome. Das Verhalten der Pupillen ist von Fall zu Fall verschieden. Von Lähmungen wurden beschrieben: seltene Augenmuskelparesen, Blicklähmungen, Hemianopsien, Facialisparesen, Halbseitenlähmungen mit gesteigerten oder aufgehobenen Reflexen — alles im bunten Wechsel, je nach Lokalisation und Ausdehnung der Embolie. Der von STRAUSS als besonders gut studierte Fall von SARBÓ verdient auch hier als Beispiel mitgeteilt zu werden.

„56jähriger Mann. Unfall am 18. 8. 24, mehrfacher offener Oberschenkelbruch. Zuerst völlig klar. Am nächsten Tage schwere Bewußtseinstrübung mit deliranter Unruhe. Parese im linken Mundfacialis. Kein Fieber. Dauer der deliranten Erregung etwa 6 Tage, dabei dauernder Singultus. Am 6. Tage Absetzung des rechten Oberschenkels zwecks Beseitigung der Quelle der diagnostizierten Fettembolie. Anschließend langsame Aufhellung der Bewußtseinstrübung, erkennt Angehörige. Rededrang mit „Silbenstolpern und Lippenunruhe". In den nächsten Tagen noch zeitweise sehr erregt, deutliche Witzelsucht. Ein Neurologe denkt an progressive Paralyse. Anfang September noch desorientiert, euphorisch, macht Pläne zu großen Reisen. Kann nicht schreiben, Paralexie, Silbenstolpern, erhebliche Rechenstörungen. Linksseitige Facialisparese. Linke Pupille reagiert träge auf Licht. Mitte September erregt, „verbigeriert". Weiter desorientiert. Keine Krankheitseinsicht, weiß nichts von Unfall. Linke Nasolabialfalte verstrichen. Auffallend blaß. Liquor völlig o. B. In den nächsten Tagen zunehmende Beruhigung. Am 20. 9. noch „hypomanisch", zeitlich desorientiert. Keine Facialisdifferenz, keine Sprachstörungen mehr. In der Folge weitere Besserung. Am 5. 11. völlig geheilt entlassen. Nimmt seinen Beruf ohne Störung wieder auf."

Die *Prognose* der Fettembolie ist im Gegensatz zu jener der Luftembolie meist schlecht (84,3% von 89 Fällen starben, nach der STRAUSSschen Zusammenstellung), obschon natürlich zu bedenken ist, daß leichtere Fälle meist weder mitgeteilt noch immer richtig diagnostiziert werden dürften. Überleben die Kranken den Insult, so scheinen die Symptome sich innerhalb von 14 Tagen zu verlieren. Die Erwägung von BEITZKE, BÜRGER, KALMUS, LANDOIS und SARBÓ, ob nicht manche posttraumatischen, gemeinhin als neurotisch angesprochenen Beschwerden, vielleicht restliche Symptome einer Fettembolie sein könnten, ist sicherlich berechtigt. Dieser Zusammenhang hat eine erhebliche

Bedeutung für die *Unfallbegutachtung*. Eine sichere Voraussage über den Ausgang einer Fettembolie ist auf Grund der Symptomatik der ersten Tage nicht möglich; doch erlaubt ein Überleben des Insults über den 4. Tag hinaus eine relativ gute Prognose. Die OPPOLZERschen Beobachtungen über *immer wieder erneute kleine Fettembolien in die Retinagefäße* über längere Zeit legt Rückschlüsse auf ein ähnliches Vorkommnis im Hirn nahe. — Nach STRAUSS trat bei 70 letal endenden Fällen der Tod 12mal am 1. Tag, 17mal am 2. Tag, 19mal am 3. Tag und 13mal am 4. Tage ein. Zwischen dem 6. und 11. Tage starben nur noch 9 weitere Kranke.

Über die *Diagnose der Fettembolie,* zu der sich in der Literatur zahlreiche Beiträge finden (vgl. STRAUSS) hat OPPOLZER sich dahin ausgesprochen, daß Verdacht auf ein solches Ereignis besteht, wenn Patienten mit schweren Frakturen das Bild auffallender Blässe, leichter Cyanose, Dyspnoe, Angst, Druck auf der Brust oder in der Magengrube neben subfebrilen Temperaturen bieten; zumal wenn andere Ursachen wie Thrombosen bzw. Embolien nicht nachweisbar sind. Nicht beweisend ist der Fettnachweis im Harn; doch geben die quantitativen Fettbestimmungen im Blut meist ein Bild von der Größe der eingeschwemmten Fettmenge. Der Nachweis fettembolischer *Retina*veränderungen glückt nach den sehr beachtenswerten Untersuchungen OPPOLZERS meist erst nach Tagen und Wochen. Der Spiegelbefund zeigt das Bild einer „Retinitis" mit Bildung weißer Herde und Blutungen. Die ersteren entsprechen einem Ödem der Nervenfaserschicht über fettembolisierten Capillaren. Sehstörungen treten meist nur auf, wenn die Herde im Bereich der Macula liegen. — Nach der ersten Beschreibung von FLOURNOY gelten die *petechialen Hautblutungen* als ein verläßliches Symptom der Fettembolie; doch kommen auch sie kaum vor dem 3. Tag vor. — Es ist also doch vorwiegend die Gesamtheit des Krankheitsverlaufs vor allem im Anschluß an Traumen und Operationen, die die Diagnose ermöglicht, oft schon bevor psychische oder neurologische Hirnsymptome auftreten. (Auf die gut beobachteten OPPOLZERschen Fälle sei besonders verwiesen.) Daß natürlich bei schwerem Kollaps und gar komplizierenden Schädelverletzungen diagnostische Schwierigkeiten entstehen können, ist sicher. — Die *Therapie* wird auch hier sich nur auf symptomatische Hilfen beschränken müssen.

III. Die Arteriosklerose des Zentralnervensystems.

1. Die pathologische Anatomie der Arteriosklerose (im besonderen der Hirngefäße).

Sowohl über die Arteriosklerose im allgemeinen wie auch die der Hirngefäße sind in den letzten Jahren eine ganze Anzahl zusammenfassender Arbeiten, auf welche in diesem Kapitel Bezug genommen wird, erschienen. Hierzu zähle ich vor allem den von L. JORES, dem verdienten Arterioskleroseforscher, geschriebenen Abschnitt „Arteriosklerose" in dem Handbuch der speziellen pathologischen Anatomie und Histologie von HENKE und LUBARSCH (1924), den gleichnamigen Abschnitt von B. FISCHER-WASELS und R. JAFFÉ im Handbuch der normalen und pathologischen Physiologie (1927), das Kapitel „Gefäßerkrankungen" in der Histopathologie des Nervensystems von W. SPIELMEYER (1922), das Gefäßkapitel von A. JAKOB in ASCHAFFENBURGS Handbuch der Psychiatrie (1927), „Die Arteriosklerose des Gehirns und Rückenmarks" von E. GUTTMANN in „Spezielle Pathologie und Therapie innerer Krankheiten" (Bd. 11. 1927) und den Abschnitt „Arteriosklerose" von K. NEUBÜRGER im „Handbuch der Geisteskrankheiten" von O. BUMKE (1930). F. STERN ist in seiner Besprechung der „arteriosklerotischen Psychosen" in Bd. 8, spezieller Teil IV des gleichen Handbuchs auf die Pathogenese der Arteriosklerose so ausführlich eingegangen, daß auf diesen die neueren Forschungen berücksichtigenden Abschnitt besonders hingewiesen sei.

Die frühesten arteriosklerotischen Veränderungen der *cerebralen Arterien* trifft man an dem noch außerhalb der Dura, im Knochen gelegenen Stück der Carotis int. und den Vertebralarterien, solange sie noch den Wirbelkörpern aufliegen (BÖHNE). Auch die Duragefäße sklerosieren immer zuerst und am stärksten an Dekubitaldruckstellen (LAUDA). Die vier Krümmungen, welche die Carotis im Knochen macht, sowie die Stellen, an denen die Gefäßwand dem Knochen aufliegt bzw. mit der Umgebung ganz fest verbunden ist, sind besondere Prädilektionsstellen der Arteriosklerose. Hier finden sich nach den DÖRFLERschen Untersuchungen mikroskopische Veränderungen schon im 2. Jahrzehnt und makroskopische stets nach dem 40. Lebensjahr. An den eigentlichen *Gehirnarterien* treten die Verdickungen und lipoiden Degenerationen wegen der Dünnwandigkeit der basalen Arterien schon an der Außenfläche durchscheinend hervor. Der charakteristische Anblick der sklerosierten Hirnbasisgefäße ist ja allgemein bekannt. Als Prädilektionsstellen für die Arteriosklerose gelten hier die Abgangsstellen der großen arteriellen Äste von der Carotis bzw. Basilaris und die Vereinigungsstelle der Aa. vertebrales zur A. basilaris. DÖRFLER gibt unter Benützung der SPATZschen Bezeichnung „Stämme“ und „Äste“ für extracerebrale und „Zweige“ für intracerebrale Gefäße folgende Reihenfolge für Beginn und Intensität, mit welcher die einzelnen Gefäße arteriosklerotisch erkranken, an: 1. Die Stämme, meist zuerst die Carotiden und dann die Vertebralarterien. 2. Die großen Äste an der Hirnbasis in der Reihenfolge: A. basilaris, A. cer. media, A. cer. post., A. cer. ant. 3. Die kleineren basalen Äste und die größeren basalen Zweige (Aa. striolenticulares). 4. Die Äste an der Konvexität des Großhirns. 5. Die Zweige an der Konvexität des Großhirns, also die kleineren Arterien der Großhirnrinde. An den an vierter und fünfter Stelle genannten Gefäßen finden sich gewöhnlich nur dann Veränderungen, wenn ein besonders hoher Grad von Hirnarteriosklerose vorliegt. Im *Rückenmark* ist die Atherosklerose nach SPIELMEYER eine Rarität.

Die arteriosklerotischen Veränderungen beeinflussen die Weite der einzelnen extracerebralen Arterien — wie BÖHNE im einzelnen ausgeführt hat — in sehr verschiedener Weise. „Die Arteriosklerose des Tr. basilaris geht teilweise mit umschriebener oder häufiger diffuser Ausweitung der Lichtung einher. Aber schon an der A. cer. media kommt es unter dem Einfluß des Prozesses zu Lumenverengerungen und zu eigenartig spiralig gewunden verlaufenden Spornbildungen, die zur Abscheidung von Thromben Veranlassung geben. Die diffusen Lumenverengerungen beginnen erst bei den kleineren Arterien, besonders bei denen der Großhirnkonvexität. Das Lumen der Arterien ist für die Form der arteriosklerotischen Veränderungen in erster Linie maßgebend.“

Die *intracerebrale* Arteriosklerose betrifft durchaus nicht alle Hirnteile gleichermaßen. KODAMA hat in 18 Fällen von ausgebildeter, cerebraler Arteriosklerose die prädilektive Häufigkeit arteriosklerotischer, intracerebraler Gefäßveränderungen untersucht und fand in 4 Fällen eine elektive, in 4 weiteren Fällen eine vorwiegende Erkrankung der Stammgangliengefäße, während sich nur dreimal elektiv die Großhirnmantelgefäße arteriosklerotisch verändert fanden (vgl. auch SPIELMEYER). In 7 Fällen betrafen die positiven Befunde gemischt beide Hirngebiete. In den Stammganglien waren die Striatumgefäße vor jenen des Pallidums, Claustrums und Thalamus befallen. In den Hemisphären war die Occipitalregion ein bevorzugter Sitz der Arteriosklerose, wobei die Markgefäße viel häufiger das Bild der Atherosklerose zeigten als die Rindengefäße, welche meist im Sinne einer *arteriolosklerotischen* Veränderung geschädigt waren.

Das Vorliegen einer cerebralen Arteriosklerose braucht durchaus nicht mit einer allgemeinen Arteriosklerose kombiniert zu sein. THOMA unterschied bekanntlich bei der Arteriosklerose eine zentrale und periphere Form. Mit arteriosklerotischen Veränderungen der Gefäße, vor allem der Hirnbasis, sieht man noch am häufigsten die Sklerose der Aorta und der Coronargefäße kombiniert, während die meist beim Hochdruck gefundene Arteriolosklerose der kleinen intracerebralen Gefäße gewöhnlich von einem entsprechenden Befund an den Nierengefäßen begleitet wird (HERXHEIMER und SCHULZ u. a. m.). Wenn

NEUBÜRGER das Zusammentreffen cerebraler Arteriosklerose mit hochgradiger allgemeiner Arterienverkalkung (Aortensklerose, Organgefäßverkalkung, Mediaverkalkung peripherer Gefäße) als eine Ausnahme bezeichnet und nur in etwa 10% der Fälle gesehen hat, so scheint mir das doch vielleicht in der Art seines Sektionsmaterials — Geisteskranke u. dgl. — begründet zu sein. An einem allgemeinen Krankenmaterial liegt nach meiner Erfahrung der Prozentsatz wesentlich höher. — Die Befunde am *Herzen* stehen insoweit mit den Hirngefäßbefunden in Beziehung, als einer vorwiegend arteriolosklerotischen Erkrankung ein hypertrophisches Herz entspricht, während bei der unkomplizierten Arteriosklerose vorwiegend der Basisgefäße myodegenerative Befunde am Herzen mit und ohne Infarktbildung und Herzerweiterung zur Beobachtung gelangen.

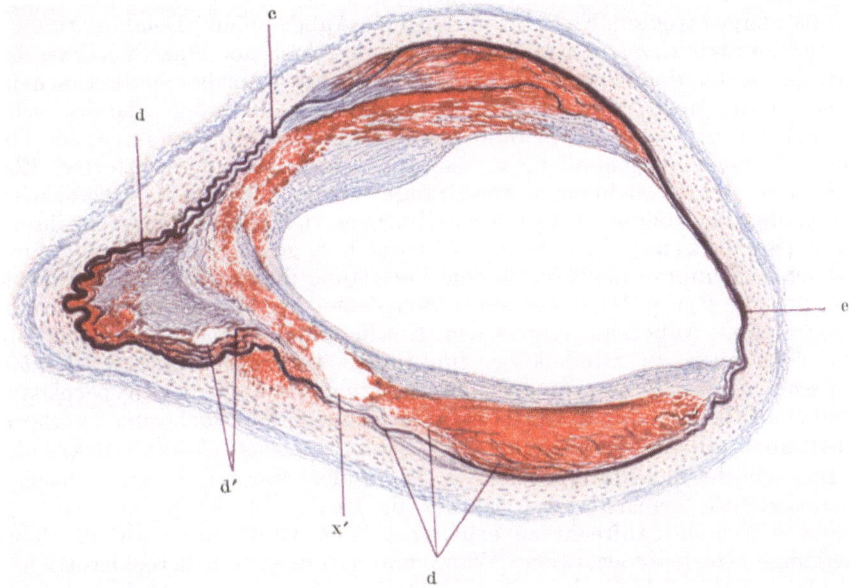

Abb. 62. Atherosklerose der Arteria basilaris. Die hyperplastische Intimawucherung in den beiden Hauptherden „atheromatös" zerfallen. e Elastica interna, bei d aufgespalten (Delamination), zwischen x' und d' Übergreifen der Verfettung von der Intima auf die Media. Elastica-Scharlachrot-Präparat. (Nach W. SPIELMEYER.)

Die **histologische Struktur arteriosklerotischer Hirngefäße,** wie sie sich am typischsten an den *Basisgefäßen* erkennen läßt, hat SPIELMEYER an einem guten Beispiel folgendermaßen beschrieben:

Abb. 62 „illustriert die Verunstaltung des Gefäßrohres durch die Erkrankung der Intima. Wie meistens ist eine Partie der Gefäßwand frei davon. Die Veränderung der Intima nimmt den größten Teil der Zirkumferenz ein und scheint sich aus zwei Atheromherden zusammenzusetzen, welche auf der einen Seite durch die gesunde Wandstrecke, auf der anderen Seite durch eine hinsichtlich ihres Kernreichtums auffallende, stark verdickte Partie getrennt sind. Das Fettpräparat zeigt zwei große, von Fettmassen erfüllte Herde, die gegen das Lumen zu durch eine mehr oder weniger breite Bindegewebswucherung abgedeckt erscheinen. ... In dem linken Winkel des Gefäßes tritt die Verfettung hinter dem hyperplastischen Produkt zurück. Der Endothelüberzug (welcher an diesem Übersichtsbilde nicht sichtbar wird), ist überall intakt."

Wir haben es nach der SPIELMEYERschen Formulierung bei der *Atherosklerose* mit der *engen Verknüpfung von Bindegewebshyperplasie und fettiger Degeneration* zu tun: an die fettige Degeneration schließt sich eine Bindegewebswucherung, und andererseits fällt das in der Intima auftretende hyperplastische Bindegewebsprodukt leicht einer fettigen Metamorphose anheim. Aber einer der beiden Faktoren allein macht noch keine Atherosklerose. Bei dem atherosklerotischen Prozeß betrifft die *Verfettung* sowohl die Zellen wie die eigentliche mesenchymale *Grundsubstanz*, die Matrix der Fasern. Mit der weiteren Entwicklung der Verfettung treten Fettkörnchenzellen auf; schließlich bilden sich kernlose, formlose Massen von Fettstoffen, welche Cholesterinnadeln führen. Dazu kommen nun die charakteristischen Veränderungen an der Elastica interna, wozu zu rechnen sind die sog. „*Desimprägnation*" und die *Aufsplitterung* der elastischen Membran, wobei die einzelnen Lamellen wieder sichtbar werden. Man hat hier oft fälschlich neugebildete Membranen und Netze vermutet, doch kann man sich an geeigneten Präparaten davon überzeugen, daß sich die Elastica tatsächlich aufblättert, die einzelnen Lamellen immer weiter auseinandertreten, sich dann aber wieder zu einer einheitlichen oder nur durch schmale Spalten auseinandergedrängten Elastica vereinigen. Außer einer „Delamination" kann die Desimprägnation auch zu einem Elastinverlust der einzelnen Faserbündel führen, es treten dann wieder die nackten Mesenchymfibrillen in die Erscheinung. Zwischen die noch resorcinfuchsinfärbbaren Lamellen der Elastica schieben sich Fettmassen, wucherndes Bindegewebe und auch Muskelfasern; die Grundsubstanz erscheint gequollen, so daß die Züge der aufgesplitterten Elastica mehr und mehr voneinander abgedrängt werden. Bei weit vorgeschrittenen Atheromherden kommt es zu queren Einrissen der Elastica bzw. zu ihrer Auflösung (SPIELMEYER). Wie ASCHOFF betont hat, geschieht die Vernichtung der elastischen Membran nicht durch eine Verfettung dieser selbst, sondern es spielt sich auch die fettige Degeneration in den Zellen und der schwammigen Grundsubstanz ab. Außer zu regressiven Erscheinungen an der Elastica interna kommt es auch zu zweifelloser, funktionell bedingter (HUECK) *Neubildung elastischer Lamellen* aus jungem Mesenchymgewebe in der hyperplastischen Intimaverdickung, zumal dort, wo die Bindegewebswucherung vorherrscht. Daher auch JORES Bezeichnung „*elastisch-hyperplastische Intimaverdickung*".

Die scharfe Scheidung, welche z. B. in der Niere zwischen *Arterio-* und *Arteriolosklerose* gemacht wird, ist für die Hirngefäße nach der Meinung von BÖHNE u. a. nicht aufrecht zu erhalten. Auch RÜHL weist auf die häufigen Übergänge arteriolosklerotischer Wandveränderungen in atherosklerotische Prozesse in den Hirngefäßen hin. An den striären Arterien, die ja frühzeitiger und stärker als andere intracerebrale Gefäße verändert zu sein pflegen, wie auch an den oberflächlichen Rindenarterien spielt sich der „arteriolosklerotische" Prozeß fast ausschließlich in der Intima ab. Die stärksten Veränderungen finden sich auch hier an den Verzweigungsstellen der Gefäße.

Die Intima ist verbreitert und bald herdförmig, bald mehr diffus erfüllt mit sudanfärbbarem Fett. Dazu kommt eine Endothelwucherung und eine lockere Bindegewebswucherung, welche die lipoiden Infiltrationsherde von der inneren Gefäßoberfläche abgrenzt. Hierdurch erfährt das Lumen eine mäßig starke Verengerung. Die Media erweist sich dabei in der Regel nur verdünnt, aber meist frei von Veränderungen, obschon die Grenze zwischen Intima und Media gelegentlich verwischt erscheint. Im Sudanpräparat erscheint die ganze Gefäßwand verbreitert und von fetthaltigen Massen erfüllt. Kerne sind nur noch an der Peripherie zu sehen, und die elastischen Fasern sind degeneriert und gequollen. In der Adventitia begegnet man oft lymphocytären und fettbeladenen histiocytären Elementen. Im Gegensatz zu den extracerebralen Gefäßen treten die Wucherungsvorgänge in diesen intracerebralen Gefäßen zurück.

Nach SPIELMEYER hätten wir als eigentliche *Arteriolosklerose* jene besonders die Präcapillaren betreffenden und vor allem in der Hirnrinde, den übrigen grauen Massen, aber auch sonst im Hirn anzutreffenden diffusen Durchtränkungen der Gefäßwand mit *Hyalin* anzusprechen.

Ob diese Art der Gefäßveränderung, welcher man im Hirn sehr oft begegnet, tatsächlich das Merkmal einer echten Arteriolosklerose ist, oder ob diese Hyalinisierung sich nicht sekundär auf sehr verschiedenartige Schädigungen hin entwickelt, muß nach neueren

Untersuchungen (vgl. u. a. PENTSCHEW) zweifelhaft erscheinen. KLISSUROW hat an größerem Vergleichsmaterial die Frage nach der Bedeutung der *hyalinen Entartung der Großhirncapillaren* und *Präcapillaren* studiert und ist zu dem Ergebnis gelangt, daß diese Veränderung, welche meist zu einer Lumenerweiterung und nicht zu einer Verengung führt, ein in erster Linie an das *Alter* gebundener Vorgang ist. Hingegen kennzeichnen Vermehrung des elastischen Gewebes und fibröse Hyperplasie, die sich auch auf die Adventitia erstrecken kann, wie sie u. a. KASHIDA als Zeichen der Gehirnarteriosklerose des frühen Alters beschreibt, den Prozeß wohl ziemlich sicher als arteriosklerotisch. — Nach ROTH beginnt die Arteriolosklerose in der inneren Wandschicht mit Quellung und hyaliner Degeneration, an die sich sekundär die Lipoidablagerung anschließt. Dabei gehe das Endothel aus seiner geschlossenen in eine syncytiale Anordnung über, so daß Blut in die inneren Schichten eintreten kann. Es entsteht eine Saftstauung und kolloid-chemische Desorganisation des Bindegewebes. Dies entspricht auch den Anschauungen HUECKS, der eine primäre Auflockerung der inneren Wandschichten annimmt und das Hyalin sich in den erweiterten Saftspalten des Mesenchymschwammes als eine zunächst flüssige, später erst gerinnende Materie ansammeln läßt. An den zentralen Arteriolen ist dieser Vorgang deutlich zu erkennen.

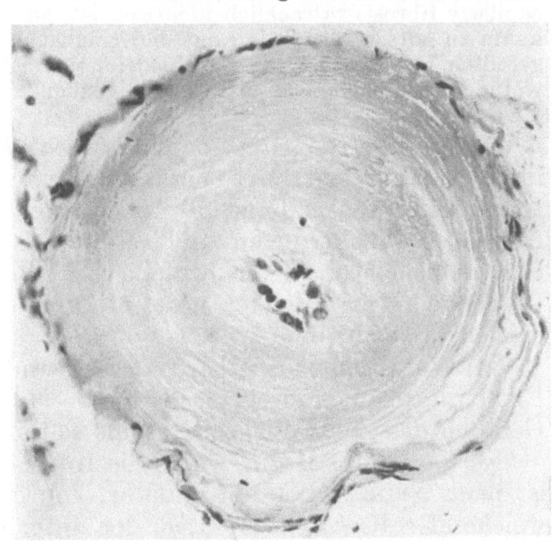

Abb. 63. Wandverdickung und hyaline Entartung eines kleinen pialen Gefäßes. Zwiebelartige Schichtung der „kollagen imprägnierten" Lamellen. Nur das Endothel und die Adventitia führen Zellkerne. — GIESON-Präparat. (Nach W. SPIELMEYER.)

Was Hyalin ist, wurde bislang nicht im einzelnen ermittelt. Man gebraucht das Wort eigentlich nur als Namen und meint damit jene Umwandlung, bei der die Gefäßwand im NISSL-Präparat ungefärbt und stark lichtbrechend erscheint, während sie nach der VAN GIESON-Färbung leuchtend rot aussieht, sich also wie die kollagene Substanz verhält, mit der die Gefäßwand „zu stark imprägniert" ist. — Die Hyalinisierung greift allmählich auf die äußeren Gefäßschichten über, so daß das Gefäß ganz *verquollen* und dickwandig aussieht. Wo die Arterien — wie in der Pia — eine Muscularis besitzen, wird auch diese in die hyaline Masse einbezogen. Abb. 63 zeigt ein solches hyalin entartetes, stark *verdicktes* und *verengertes* Piagefäß. „Hier sieht man auch bei der weit fortgeschrittenen Erkrankung die homogene, nahezu kernlose Masse in einzelne Lamellen und ringförmige Schalen gespalten. Die hyalin gequollene Masse selbst kann der Verfettung verfallen" (SPIELMEYER).

Die *Hirnvenen* nehmen an der Arteriosklerose insofern teil, als sich in ihrer Wandung häufig eine Quellung und regressive Veränderung der kollagenen Fasern mit wechselnd starker Lipoidinfiltration findet. Nur die größere Weite ihres Lumens und Dünnheit der Wandung unterscheidet solche Venen dann von arteriosklerotischen arteriellen Gefäßen (BÖHNE).

In der Arteriolosklerose geht nach manchen auch die *Capillarfibrosis* auf. Bei diesem Vorgang kommt es nicht eigentlich zur Quellung und zur Ablagerung von Hyalin, sondern zu einer *Wucherung* von *nackten Mesenchymfibrillen,* die nicht säurefuchsinfärbbar, wohl aber mittels BIELSCHOWSKY-Färbung oder einer ihrer Modifikationen (auch dem Tanninsilberverfahren) sehr schön darstellbar sind. Man findet diese Capillarfibrosis in auffallender Stärke in der Molekularzone der Großhirnrinde und im Mark, häufig auch im Rückenmark; in der übrigen Rinde und in anderen Abschnitten des Zentralnervensystems pflegt sie im Vergleich dazu eine geringe Ausbildung zu erreichen (Näheres findet der Leser im SPIELMEYERschen Lehrbuch).

Wir sehen, daß das zur Arteriosklerose führende Geschehen sich an Gefäßen von verschiedenem Kaliber und in verschiedenen Körperregionen durchaus nicht in der gleichen Weise auswirkt.

Aschoff hat auf die mitbestimmende Wirksamkeit des verschiedenen Baues der Arterien besonders hingewiesen. Nissl hat gezeigt, daß in Gehirnen mit typischer „Atheromatose" der kapsulären Gefäße die kleinen Rindengefäße sehr häufig das Bild der hyalinen Entartung bieten. Versé sah bei Tieren mit experimentell erzeugter „Atherosklerose" eine typische Arteriolosklerose in den *kleinen* Arterien. Spielmeyer empfiehlt also wohl mit Recht, „an der gemeinsamen Bezeichnung „Arteriosklerose" für all die verschiedenen Formen festzuhalten, auch wenn sie im einzelnen unterschieden werden müssen." Auch Fischer-Wasels, der in der Arteriosklerose einen komplexen Vorgang mit spezieller Abhängigkeit von dem jeweiligen Bau der Gefäße sieht, hält die verschiedenen Manifestationen der Arteriosklerose für im Wesen identisch und nur im Aussehen für verschieden.

Ob die von Rosenblath in einigen Fällen beschriebene *fibrilläre, aber auch hyaline Entartung der feinsten Hirngefäße* mit der von Gull und Sutton beschriebenen Arteriocapillary-fibrosis tatsächlich identisch ist, ist auf Grund der Beschreibungen Rosenblaths kaum zu entscheiden. Man hat den Eindruck, daß es sich bei den von diesem Autor mitgeteilten Fällen um recht verschiedenartige cerebrale Ernährungsstörungen gehandelt hat, wofür auch nach Rosenblaths eigenem Urteil die „fibrilläre Entartung" nicht die Ursache ist.

An den *Hirncapillaren* und *Präcapillaren* kommen verschiedenartige proliferative und regressive Veränderungen vor, die zum Teil in den Bereich der Arteriosklerose, andererseits aber auch nicht eigentlich arteriosklerotischer, fibrillärer Wucherungen und schließlich selbständiger Erkrankungen gehören, über deren Natur wir noch nicht recht Bescheid wissen. Toxische und infektiöse Ursachen — man denke an die Merkmale einer *serösen Entzündung* (Rössle) — spielen da wohl eine wichtige Rolle.

Im Vergleich zur Atherosklerose und zur Arteriolosklerose ist die für die Extremitätenarterien typische *reine Mediaerkrankung* (Mönckeberg) an den Gefäßen des Zentralnervensystems selten. Es handelt sich da um eine *Kalkablagerung in die Media,* wobei die Intima intakt befunden wird. — Viel häufiger ist nach Spielmeyer ein anderer, von der gewöhnlichen Mediaverkalkung abweichender *Verkalkungsprozeß,* der unter den Körperorganen gerade die Gehirngefäße — und diese oft isoliert — befallen kann. Hier wird der Kalk offenbar in der *Adventitia* abgelagert, erst später und bei ausgedehnter Erkrankung greift die Verkalkung auf die Media über. Für den Beginn des Prozesses in der Adventitia spricht, daß bei den hier häufig mitergriffenen Capillaren der Kalk zunächst jenseits der elastischen Lamellen zu sehen ist, also offensichtlich auch hier in dem Adventitiaspalt liegt. Die Kalkablagerung kann in offenbar langsamem Tempo bei chronischen Prozessen (Weimann) und in alten atrophischen Organteilen erfolgen. Sie tritt aber mitunter zweifellos auch ganz akut auf, schon eine Reihe von Tagen nach dem Einwirken der Noxe.

Herzog fand akute Kalkablagerungen im Linsenkern 4—11 Tage nach Kohlenoxydvergiftung. Bei der epidemischen Encephalitis fand Spielmeyer sie in den basalen Ganglien schon nach 8—12 Tagen. Man nimmt an, daß der Kalkablagerung die Ausfällung eines Schutzkolloids vorausgeht. In dieses erfolgt die Kalkabscheidung. Solche Verkalkung intracerebraler Gefäße hat auch Obersteiner in seinem Lehrbuch beschrieben. „Befunde wie die Schminckes, wonach die selbständige, adventitiell beginnende Verkalkung intracerebraler Gefäße am kindlichen Gehirn bei mehr oder weniger lokalisierten Prozessen auftritt, und weiter die Feststellung, daß dieser Prozeß an den Hirngefäßen auch im späteren Lebensalter unabhängig von „arteriosklerotischen" Veränderungen im Organismus sonst vorkommt, dürfte seiner Einordnung in den Formenkreis der *Arteriosklerose entgegenstehen*" (Spielmeyer).

Näheres findet der Leser in der Arbeit von H. Dürck „über die Verkalkung von Hirngefäßen bei der akuten Encephalitis lethargica".

2. Pathogenese und Ätiologie der Arteriosklerose.

Eine vollständige Darstellung der *Pathogenese* der Arteriosklerose entspricht nicht der Aufgabe dieses Handbuchs. F. Stern hat erst jüngst diese Frage zusammenfassend dargestellt. Jores, Aschoff, Beitzke, A. Dietrich, Fischer-Wasels und Jaffé, G. B. Gruber, Hueck, Munk, Ranke u. a. m. haben kritisch zu den immer noch recht uneinheitlichen Anschauungen Stellung genommen.

Die weitverbreitete Ansicht, daß die Arteriosklerose nichts als eine *Abnützungskrankheit* sei, weil sie sich, um mit v. ROMBERG zu sprechen, in Gefäßgebieten solcher Körperabschnitte lokalisiert, die am meisten angestrengt worden sind, trifft in dieser Formulierung, welche mehr oder minder *nur* funktionell-mechanische Gesichtspunkte betont, gewiß nicht zu. Freilich spielt die Beanspruchung für die Auswahl bestimmter prädilektiv erkrankender Gefäßgebiete eine gewisse Rolle. Man denke z. B. an die häufige und schwere periphere Arteriosklerose bei Schwerarbeitern! Auch mit der Annahme eines einfach *degenerativen* Prozesses wird man den Eigenheiten der Arteriosklerose nicht gerecht. NEUBÜRGER vermeidet mit Recht von einer „fettigen Degeneration" zu sprechen, nachdem nachgewiesenermaßen das Fett in der erkrankten Gefäßwand aus Cholesterinestern besteht, die nur auf *infiltrativem* Weg aus dem Blut in die Wand gelangt sein können (ASCHOFF). Ob die Intimahyperplasie nur ein reaktiver Vorgang auf primär degenerative Prozesse ist, wissen wir auch nicht. Es wäre sehr wohl möglich, daß die gleiche Schädigung, welche die Ablagerung von lipoiden Substanzen zur Folge hat, auch die Bindegewebshyperplasie verursachen könnte. Jedenfalls spricht die Erfahrung dafür, daß die verstärkte Ausbildung der Intimaschichten auch ohne Fettinfiltration in späteren Jahrzehnten des Lebens auf pathologische Einflüsse zurückzuführen ist (JORES). Neuerdings wird wieder, fußend auf der Lehre THOMAs eine *primäre Schädigung* der *Media* in den Vordergrund gestellt. THOMA erklärte die Arteriosklerose als den Folgezustand einer „*Angiomalacie*", worunter er eine Ernährungsstörung der Arterienwand versteht, die „zu einer Abnahme der Elastizität und des Tonus der Tunica media und zu einer Erweiterung der Arterienlichtung führt." Hierdurch käme infolge Verlangsamung der wandnahen Blutströmung eine Gewebsneubildung in der Intima zustande, in der sich dann bei fortschreitender Gefäßwanddehnung Ernährungsstörungen arteriosklerotischer Art entwickeln. F. LANGE hat in Weiterverfolgung der RICKERschen Gedankengänge wohl auf der THOMAschen Lehre aufgebaut, ist jedoch zu Vorstellungen gelangt, welche sich sowohl von den ursprünglich THOMAschen wie auch den von BEITZKE vertretenen Ideen unterscheiden. Nach ihm steht das Verhalten der *innervierten* Gefäßwandbestandteile — also der glatten Muskulatur — im Vordergrund des Geschehens. Durch veränderte Innervierung — nervale Parese der Muskulatur — käme es zu einer Schwächung der Media — nicht zu einer Ernährungsstörung oder gar Angiomalacie —, die zu einer Erweiterung des Gefäßrohres führt, an welche sich erst nach physikalischen Gesetzen die Herabsetzung der Elastizität der nichtinnervierten Teile der Wand anschließt. „Ernährungsstörungen bilden sich nur insoweit aus, als eine Veränderung der Saftströmung eintritt, die als solche wieder mit nervalen Vorgängen gekoppelt zu denken ist. Die Saftströmung in der Gefäßwand geschieht — je nach dem Bau der Arterien — bald mehr vom Lumen, bald von der adventitiellen Strombahn her. Auf die Saftströmung wirkt vermittels nervaler Reizung auch das Adrenalin. Immer wird durch nervale Reizung der Gewebsstoffwechsel in der Gefäßwand herabgesetzt. Die Intima steht bei der Sklerose deswegen im Vordergrund, weil sich in dieser, in den elastinösen Arterien dickeren Haut die Flüssigkeit nachweislich stark ansammelt, während dies in den muskulösen Arterien ... in der Media geschieht. — Die Mediaveränderungen fallen daher hier im allgemeinen stärker aus als dort ..."

Die *Ursache* der Arteriosklerose liegt nach dem heutigen Wissensstand sicherlich im *Zusammentreffen verschiedener Bedingungen.* Das Alter allein macht noch *keine* Arteriosklerose. Das zeigen gerade im Hirn die Befunde typischer *seniler Involution ohne nennenswerte Arteriosklerose.* Mit der Erkenntnis der offenbar infiltrativen Natur der atheromatösen Verfettung traten *Stoffwechselstörungen* vor allem des Cholesterins in den Vordergrund. In der Tat konnte bei Tieren durch Beeinflussung des Lipoidstoffwechsels Arteriosklerose erzeugt werden (SCHMIDTMANN, ANITSCHKOW). Auch JORES nahm das Vorhandensein einer Störung des Fett- und Cholesterinstoffwechsels bei der menschlichen Arteriosklerose an. Die begünstigende Wirkung der diabetischen Stoffwechselstörung auf eine frühzeitig sich entwickelnde Arteriosklerose ist ja allgemein bekannt.

Sehr eindrucksvoll ist da die JOSLINsche Statistik, wonach 48% aller Diabetiker an ihrer Arteriosklerose und 16% aller Fälle an Hirnsklerose sterben. JORDAN und WALLERS haben über 70 Diabetiker des JOSLINschen Materials, welche an arteriosklerotischen Hirnschädigungen litten, berichtet. Das weibliche Geschlecht überwog dabei erheblich das männliche. Die cerebralen Störungen setzten im Durchschnitt nach dem 62. Lebensjahr ein.

Die Einwirkung von Giften, auch solche infektiöser Art soll — wie vor allem seitens der französischen Schule schon seit langem behauptet wurde — diese Stoffwechselstörung verursachen können und könnte auf diese Weise eine vermittelnde Rolle in der Ätiologie der Arteriosklerose spielen. Andererseits ist es durchaus möglich, daß Infekte und Krankheiten direkt Schädigungen der Gefäßwand verursachen und somit den Boden für eine Arteriosklerose vorbereiten (MÖNCKEBERG). Unter anderem hat STOERK auf degenerative Gefäßerkrankungen bei der Influenza, LEMKE bei Diphtherie, Typhus usw. hingewiesen. Die schwere Arteriosklerose bei chronischer Bleivergiftung ist allgemein bekannt. Hingewiesen sei auf die frühzeitige und besonders schwere, vor allem cerebrale Arteriosklerose bei gewissen Formen eines chronischen Nierenleidens, welche zum Syndrom der Pseudourämie führen (vgl. S. 269). Auch von der *Lues* nimmt man an, daß sie das Bild einer echten Arteriosklerose verursachen könne (BOSTROEM, A. JACOB), obschon JAHNEL diese Frage noch nicht für geklärt hält. — Vor allem ist aber daran zu denken, daß nicht nur eine erworbene, sondern auch eine *angeborene Disposition* zur Arteriosklerose — sei es in Gestalt einer die Entstehung des Leidens vermittelnden Stoffwechsellage oder einer gewissen Minderwertigkeit der Gefäße — von ausschlaggebender Bedeutung ist. So viele verschiedene menschliche Konstitutionstypen von der und jener Seite als zur Arteriosklerose disponiert hingestellt worden sind (vgl. S. 296 f.), so scheint doch, wie STERN treffend hervorhebt, „nur die bekannte häufige Korrelation des pyknischen Habitus mit Diabetes, bestimmten chronischen arthritischen Erkrankungen und Arteriosklerose, die arthritische Konstitution der französischen Autoren, der Neuroarthritismus nach BAUER erwiesen zu sein". Die *Erblichkeit* der Arteriosklerose konnte in einer beträchtlichen Anzahl der Fälle nachgewiesen werden. Unter anderen hat E. GUTTMANN einen solchen Stammbaum mitgeteilt. MEGGENDORFER nimmt einen aus mehreren Faktoren bestehenden dominanten Erbgang für die Hirnarteriosklerose an. Auch RÜDIN bekennt sich zu einer erblichen Veranlagung zu Arteriosklerose. — Die Beziehungen zwischen den bereits frühzeitig und familiär auftretenden Arteriosklerosen und einer *Hypoplasie* der Gefäße bei konstitutioneller Gefäßschwäche wurden von BINSWANGER und SCHAXEL in eingehenden Untersuchungen aufgezeigt. Hypoplastische Arterien zeichnen sich besonders durch eine mangelhafte Entwicklung des elastischen Gewebes aus. Der Beginn der arteriosklerotischen Veränderungen in solchen Gefäßen sei gekennzeichnet durch einen Zerfall der schwächlichen Elastica und einen frühzeitigen Aufbrauch der Muscularis, woran sich die S. 333 f. geschilderten bindegewebig-proliferativen und regressiven Veränderungen anschließen.

Alle die verschiedenen Faktoren wirken nun wohl in der Hauptsache in dem Sinn, daß sie die Widerstands- und Anpassungsfähigkeit der Gefäßwände auf die schon normalerweise stark wechselnde funktionelle Belastung herabsetzen. Wir kommen also wieder auf die primäre Bedeutung einer Funktionsschwäche besonders der Media zurück und müssen konsequent weiter fragen, inwiefern *außer* den genannten exogenen und endogenen Faktoren eine *übermäßige Gefäßbeanspruchung* Arteriosklerose zu verursachen imstande ist. Wie verhält sich *Blutdruckerhöhung zu Arteriosklerose?* Daß die Blutdruckerhöhung — worunter wir hier das Syndrom der sog. *genuinen Hypertension* verstehen — sekundär, d. h. durch Arteriosklerose verursacht sei, wird heute fast allgemein abgelehnt. Unter anderem haben sich HUECK und MARCHAND, RANKE u. a. m. ganz eindeutig über diese Dinge geäußert. Über die Auffassung VOLHARDS, der eine primäre Angiosklerose als Ursache bestimmter Hochdruckformen annimmt, muß an anderer Stelle nachgelesen werden.

TENDELOO hat sich sehr treffend über die kausalen Zusammenhänge geäußert und die mit einer Blutdruckerhöhung einhergehende, oft wiederholte Erweiterung eines bestimmten Gefäßgebietes durch Ermüdung als den häufigsten Ursprung der Arteriosklerose bezeichnet. Dehnung und Zerrung der Gefäße durch abnorm wechselnden Innendruck würden dann einen locus minoris resistentiae für die Ausbildung arteriosklerotischer Veränderungen schaffen, ein Vorgang, welcher vielleicht auch das prädilektive Befallensein der Abgangsstellen von Seitenästen mit erklären hilft. Daran besteht jedenfalls kaum ein Zweifel, daß ein *langdauernder hoher Blutdruck nicht nur mit den als Arteriolosklerose bekannten Gefäßveränderungen einhergeht, sondern auch fast gesetzmäßig zu Arteriosklerose führt.*

Über die spezifischen Besonderheiten der Entwicklung der Arteriosklerose bei den *verschiedenen* Formen des arteriellen Hochdrucks sind wir allerdings noch sehr im Ungewissen. Soweit sog. *toxogene Hochdruck*formen in Frage stehen — also Hypertension bei akut und chronisch entzündlicher Nierenerkrankung, bei Pb-Vergiftung usw. — müssen wir wohl annehmen, daß die gleichen toxischen Stoffe (BOHN), welche primär zu einer zunächst funktionellen Engerstellung der Gefäße (Hypertonie mit und ohne Angiospasmen) führen, sekundär, sei es über eine funktionelle Erschöpfung der kontraktilen Elemente der Gefäßwand oder — wahrscheinlicher — vermittels einer toxischen Schädigung dieser gleichen Gefäßwandelemente (vielleicht unter gleichzeitiger Veränderung des Lipoidstoffwechsels), die typischen arteriosklerotischen Veränderungen verursachen können. — Bei dem sog. *genuinen Hochdruck* — vgl. auch S. 406f. und 418 — sind uns toxische, im Blut kreisende Stoffe unbekannt. Eher wäre an hormonale (Hypophyse, Nebenniere?) Einflüsse zu denken. Die Bedeutung dieser letzteren Hochdruckform für das Entstehen — einer oft frühzeitigen! — Arteriosklerose liegt wohl ziemlich sicher bei den ganz abnormen Blutdruckschwankungen und demgemäß unnatürlichen Belastungen der Gefäßwände. Die charakteristische Empfindlichkeit, mit der der Blutdruck dieser Kranken auf ganz verschiedenartige Einflüsse, vor allem aber emotionelle Schwankungen, geistige und körperliche Belastung reagiert, erklärt wohl auch, warum immer wieder dergleichen Einflüsse als die „Ursache" für die Arteriosklerose angeschuldigt werden. In Wirklichkeit muß man sich da wohl meist eine genuine Hypertension als Ausdruck einer vegetativen, vasomotorischen Stigmatisation als Bindeglied zwischen allerhand schädlichen Einflüssen und oft frühzeitiger und häufiger Arteriosklerose eingeschaltet denken. RÜHL hat 1929 in seinen Untersuchungen über „die Gangarten der Arteriosklerose" die Folgen des Hochdrucks für reaktive und degenerative Vorgänge in den Gefäßwänden aufgezeigt. Über die einfachen Beziehungen, welche zwischen *Hochdruck* und *Arteriosklerose* bestehen, haben uns außerdem Arbeiten wie die von FAHR, FISCHBERG, HERXHEIMER, ITO u. a. unterrichtet. Auch der von v. ROMBERG beobachtete Zusammenhang zwischen Neurosen und Arteriosklerose sowie die anscheinende Prädisposition gewisser Psychopathen, vor allem aus dem Formenkreis des manisch-depressiven Irreseins, für die Arteriosklerose (vgl. die Ausführungen F. STERNS) erweckt den Verdacht, daß da wieder vegetative oder endokrine Besonderheiten mit mehr oder minder ausgesprochenen Symptomen des genuinen Hochdrucks die vermittelnde Rolle spielen.

Von vielen Seiten hat man versucht, in einer erhöhten Adrenalinwirkung das Bindeglied zwischen Hochdruck und Arteriosklerose zu erblicken.

MÖNCKEBERG hat im Tierexperiment eine Mediaverkalkung nach Adrenalin gesehen, die FISCHER-WASELS den arteriosklerotischen Veränderungen in den muskulären Arterien des Menschen gleichsetzt. BIEBL und WICHELS beobachteten in einem Fall eines Paraganglions beider Nebennieren bei einem Patienten eine typische Arterio- und Arteriolosklerose. Andererseits ist mir in einigen, mit ganz exzessiven Adrenalinmengen für Jahre behandelten Kranken mit bronchialem Asthma aufgefallen, daß weder Zeichen von Hypertension noch Arteriosklerose auftraten. Wirkt das Adrenalin bei *disponierten* Kranken vielleicht über eine das Entstehen von Hochdruck und Arteriosklerose begünstigende Störung im Lipoid- bzw. Cholesterinstoffwechsel? Vergrößerung der Nebennieren, Cholesterinämie und Hochdruck wurde im *Klimakterium* von SCHICKELE und anderen (nach STERN) nachgewiesen. K. WESTPHAL fand bei 88 Hypertonikern 53mal einen erhöhten Blutcholesterinspiegel, und FISCHER-WASELS schließt daraus, daß die Erhöhung des Blutcholesterins nötig sei, um aus einer Hypertension eine Arteriosklerose entstehen zu lassen. Erwähnt seien auch die Arbeiten von M. SCHMIDTMANN über die sensibilisierende Wirkung von Cholesterin auf Adrenalin in saurem Milieu und die Bedeutung dieses Vorgangs für die Entstehung der Arteriosklerose. Man sieht, wie kompliziert die Dinge in Wirklichkeit liegen.

Dem Einfluß der *Ernährung* sowie dem ständigen Gebrauch von Genußgiften wird bekanntlich eine große Bedeutung für das Zustandekommen der Arteriosklerose beigemessen. STAEHELIN hat letzthin über sehr interessante, diesbezügliche statistische Erhebungen aus Niederländisch-Indien berichtet, wo die vergleichende Untersuchung auf Arteriosklerose bei einer hinsichtlich Rasse und Lebensgewohnheiten sehr gemischten Bevölkerung zuverlässigere Rückschlüsse erlaubt als bei Kranken in europäischen Ländern. STAEHELIN meint, daß es auf Grund der Arbeit von VAN DER PERK durchaus möglich sei, daß ein Überangebot an *Vitamin D* — antirachitische Substanz — die Entstehung der Arteriosklerose begünstige. Die Wirkung von übermäßig genossenem *fleischlichen Eiweiß* scheint sich besonders bei einer Veranlagung oder Bestehen eines genuinen Hochdrucks schädlich auszuwirken. Der *Alkoholismus* zeigt nach STAEHELIN keine eindeutigen Beziehungen zur Arteriosklerose. Wohl aber scheint dies nach japanischen Statistiken für den *Nicotinabusus* zu gelten, dessen gelegentlich unheilvolle toxische Schädigung der peripheren Arterien man ja aus den Bildern des intermittierenden Hinkens und der Angina pectoris kennt. Auch die auf S. 273 geschilderten cerebralen Symptome nach Nicotin sprechen ja im gleichen Sinn. STAEHELIN hebt hervor, daß auch die diabetische und arteriosklerotische Gangrän bei starken Rauchern entschieden häufiger als bei Nichtrauchern sei.

Über die Rolle von *Traumen* für das Entstehen einer vor allem *cerebralen* Arteriosklerose hat JAHNEL ausführlich referiert. Nach JAHNEL sind Unfälle nicht imstande, eine Ursache für die *Entstehung* der Hirnsklerose abzugeben. In zweifelhaften Fällen dürfte sich der Nachweis, daß ein Individuum ohne Unfall keine Arteriosklerose bekommen hätte, kaum führen lassen. Auch die mit einem Unfall zusammenhängenden und aus seinen Folgen sich ergebenden stärkeren oder anhaltenden Gemütsbewegungen werden als Ursache einer Hirnsklerose nur mit größter Vorsicht zu bewerten sein. „Man muß daran denken, daß angesichts der großen Verbreitung der Schlagaderverkalkung ihr Auftreten bei Traumatikern nicht einen kausalen Zusammenhang bedeuten muß.“ Die Beurteilung wird noch erschwert dadurch, daß die Arteriosklerose ohne erkennbaren Grund zuweilen auch junge Menschen befällt. Auch für die *Entstehung der Blutdruckerhöhung* darf man nach den STERNschen Untersuchungen dem Trauma keine wesentliche Bedeutung beimessen. — Eine *Verschlimmerung einer bereits bestehenden cerebralen Arteriosklerose durch ein Trauma ist allerdings durchaus möglich.* STERN sagt: „Nur das eine ist zuzugeben, daß Hirnarteriosklerotiker Kopfverletzungen viel schlechter als arteriengesunde Menschen vertragen.“ Allerdings sagt JAHNEL sehr mit Recht: „Auch bei der Arteriosklerose muß daran gedacht werden, daß ein Insult oder ein Schwindelanfall zu einem Hinstürzen Veranlassung geben, also einen Unfall verursachen kann. Daher wird in jedem Fall zu prüfen sein, wie der Unfall zustande gekommen ist.“ — Über die Verschlimmerung einer cerebralen Arteriosklerose durch Trauma berichten auch PH. KISSINGER und F. LEPPMANN unter Anführung eindrucksvoller Fälle. — Die genannten Erwägungen gelten auch für die Zusammenhänge zwischen Kriegsdienst und Arteriosklerose.

3. Die Wirkung der Arteriosklerose auf das Zentralnervensystem.
(Pathologisch-anatomischer Teil.)

Die Arteriosklerose der Hirngefäße — die an Häufigkeit nur von der Arteriosklerose der Coronargefäße übertroffen wird — ist in höherem Alter ein fast regelmäßiger Befund, ohne daß jedoch die Schlußfolgerung gestattet wäre, aus dem Vorhandensein der meist die Hirnbasisarterien befallenden, schon makroskopisch erkennbaren Gefäßveränderungen auf eine Schädigung des Parenchyms zu schließen. Greifen die arteriosklerotischen Veränderungen auf die der Hirnkonvexität sich zuwendenden und in die Hirnbasis sich einsenkenden arteriellen Äste und Zweige über, dann ist die Blutversorgung des Parenchyms oft wohl unmittelbar gefährdet. Andererseits hängt das Verhalten der Hirnzirkulation zumal bei geschädigten Hirngefäßen noch von so manchen anderen Faktoren, welche sowohl den allgemeinen Kreislauf als auch die Blutverteilung im Hirn selbst beeinflussen, ab, daß die kausalen Beziehungen zwischen arteriosklerotischen Gefäßveränderungen und Parenchymläsionen durchaus nicht immer so eindeutig sind. Wir werden auf diese namentlich von SPIELMEYER aufgezeigten Schwierigkeiten noch eingehender zu sprechen kommen. Soviel steht wohl fest, daß arteriosklerotisch verursachte Hirnläsionen zweifellos die häufigsten aller vasculär bedingten Hirnschädigungen sind und bei genauer Durchmusterung von Gehirnen alter Leute nur selten fehlen.

An einem Gesamtmaterial von 2258 Sektionen fand M. HESSE die Arteriosklerose in 11,2% als Todesursache. Bei Kranken über 50 Jahren stieg ihr prozentualer Anteil an der Vielheit der Todesursachen von 13,1 bis zu 52,6%, woran die Arteriosklerose des Gehirns mit und ohne die Erscheinungen einer allgemeinen Arteriosklerose den größten Anteil zeigte.

Die gewöhnliche Folge fortgeschrittener Arteriosklerose ist die Verengerung des Lumens der mittleren und kleineren Arterien, mit Vorliebe an den Abgangsstellen von größeren Gefäßen. Die Anlagerung von thrombotischem Material am geschädigten Endothel ist begünstigt und trägt zur Strömungsbehinderung bei. Je nachdem ob die daraus resultierende Behinderung — bzw. Unterbrechung — der Blutströmung einen ganzen größeren Arterienast oder nur etwa einen terminalen Arterienzweig betrifft, ergibt sich für das Hirn eine ausgedehnte oder nur auf einen kleinen Bezirk beschränkte Störung der Parenchymernährung. Die Vorliebe der Arteriosklerose für die Gefäße der Hirnbasis (und Stammganglien) mitsamt der Brücke und Medulla oblongata bewirkt, daß wir arteriosklerotische Ernährungsstörungen meist in diesen Gebieten antreffen. Die weite Verbreitung arteriosklerotischer Veränderungen über zahlreiche Hirngefäße ist die Ursache für die häufige *Multiplizität* so entstandener Parenchymläsionen. Die relative *Seltenheit* einer *völligen Verlegung größerer arteriosklerotischer Arterien* durch Gefäßthromben ist der Grund, weswegen wir in arteriosklerotischen Hirnen nicht so regelmäßig als bei Hirnembolien ischämischen Defekten und Erweichungen ausgedehntester Hirnpartien begegnen. C. BÖHNE erklärt die bei der Arteriosklerose so häufigen multiplen Nekrosen in umschriebenen Hirnbezirken aus der Unvollkommenheit thrombotischer Gefäßverschlüsse. Natürlich können bei der Arteriosklerose größerer *Thromben* aus den Basisgefäßen oder aus der Carotis, der Aorta und dem Herzen in die mittleren Hirnarterien gelangen und *ganz und gar das Bild einer typischen Hirnembolie verursachen.*

a) Die makroskopischen Hirnbefunde arteriosklerotischer Art und ihre Lokalisation im Gehirn.

Soweit die Erweichungsherde bei Arteriosklerotikern *embolischer* Natur sind — aus der arteriosklerotischen Aorta und den Carotiden und natürlich auch arteriosklerotischen, dilatierten Herzen gelangen gar nicht selten embolisierende Thrombusmassen ins Hirn — bzw. auf der Ausbildung *thrombotischer Verschlüsse bzw. Verengerung der größeren Äste* der Hirnbasisarterien beruhen, stimmt ihre Lokalisation und Ausdehnung mit den auf S. 313 f. geschilderten embolisch bedingten Erweichungsherden überein. Demgemäß bevorzugen große Erweichungen wieder das Gebiet der A. cerebri media, vor allem ihrer Striatumäste. Nächst häufig ist im Großhirn die A. cerebri post. befallen. Große Erweichungen im cerebri ant.-Bereich sind selten, während man kleineren gelegentlich auf den Balken übergreifenden Nekrosen dann und wann begegnet. Erweichungen im Gebiet der Aa. chorioideae sind meist nur klein und ein Nebenbefund neben anderen Erweichungen. Auch die *Restzustände* dieser Erweichungen entsprechen — soweit es sich um ausgedehnte Zerstörungen der Hirnsubstanz handelt — ganz jenen bereits S. 314 f. beschriebenen Residuen embolischer

Erweichungen. Vor allem in arteriosklerotischen Hirnen begegnen wir jenen von Charcot als „*Plaques jaunes*“ (vgl. Abb. 55) bezeichneten, gelbbraun pigmentierten, manchmal sich auf mehrere Windungen erstreckenden oberflächlichen Narben als Residuen hämorrhagischer Rindeninfarkte. Andere in der Regel weiße Erweichungen im Bereich der pialen Äste der Konvexitätsarterien lassen Narben zurück, deren Anblick an die typischen arteriosklerotischen Einziehungen in der Oberfläche der Niere erinnert. Oft sieht man in arteriosklerotischen Hirnen *narbige Einziehungen neben mehr oder minder frischen Erweichungen*.

Neben dem Großhirn ist mit Vorliebe die *Brücke,* selten die *Medulla oblongata* der Sitz schon makroskopisch erkennbarer, in der Regel *kleiner* Nekrosen und Cysten. Erinnert sei hier auch an jene auf S. 209 f. beschriebenen auch größeren ischämischen Herde infolge Verlegung größerer arterieller Äste der Aa. basilaris und vertebralis. So begegnet man ja auch im *Kleinhirn,* vor allem seiner Rinde gelegentlich ischämischen Nekrosen in allen Stadien. In allererster Linie sind die *Stammganglien* mitsamt der inneren Kapsel ein Prädilektionsort für kleine ischämische Gewebsdefekte. Gerade in diesen vielfachen, besonders die Stammganglien und die Brücke mit Vorliebe befallenden, *kleinen vasculären Läsionen* haben wir ein Merkmal jenes für die *Hirnsklerose so besonders charakteristischen von* Pierre Marie *beschriebenen Etat lacunaire* zu sehen. Dieser Status lacunaris ist wieder meist eine Teilerscheinung einer mehr *diffusen* und *generellen Ernährungsstörung* des nervösen Parenchyms, die wir mit ziemlicher Regelmäßigkeit bei schwerer Cerebralsklerose finden. Solche Hirne gleichen gelegentlich auf den ersten Blick einfach atrophischen Hirnen, wie sie bekanntlich der senilen Demenz zukommen können, aber durchaus nicht müssen. Das Vorhandensein schwerer arteriosklerotischer Gefäßveränderungen, sowie typischer herdförmiger arteriosklerotischer Parenchymdefekte und das Fehlen der für einfach senile Prozesse charakteristischen Befunde ermöglicht die Differentialdiagnose. Die Entstehung einer *Hirnatrophie auf arteriosklerotischer Grundlage* würde auch den Spielmeyerschen Gedanken entsprechen; denn er schrieb: „Es ist sehr plausibel, daß der gleiche Prozeß, welcher bei kleinen Arterien zu sektorenförmigen Verödungsherden führt, bei einem größeren Arterienrohr dessen ganzes Versorgungsgebiet in seiner Ernährung schädigt und damit den Schwund größerer Partien des Zentralorgans zur Folge hat.“ Ein typisches Bild dieser diffusen arteriosklerotischen Hirnschädigung mit lokalen Defekten sehen wir in der Abb. 64. Man erkennt hier deutlich die Verschmälerung der Hirnwindungen und die sehr kennzeichnende Erweiterung der Ventrikel, die sich übrigens bald mehr auf Kosten der geschrumpften Stammganglien, bald auf die des Großhirnmarkes mitsamt dem Balken entwickelt. Die Gefäße sind dabei schwer sklerotisch verändert. Außerdem erkennt man — vor allem im Putamen, aber auch im Nucl. caudatus, dem Thalamus und dem Hemisphärenmark deutlich jene Substanzdefekte, die sog. *Lacunen.*

Pierre Marie schrieb in seiner Originalarbeit, daß ihm bei seiner Tätigkeit in einem Altersheim aufgefallen sei, wie wenig große Erweichungen und Blutungen sich bei den alten Hemiplegikern finden, wohingegen der Befund der Lacunen in den Stammganglien und der Brücke fast regelmäßig erhoben werden konnte. Die Größe dieser Lacunen könne zwischen Hirsekorn und Erbsengröße wechseln. Ihre Zahl sei sehr verschieden und ihr Sitz meist das äußere Segment des Linsenkerns (45mal unter 50 Fällen). Gelegentlich, aber seltener fände man sie im Kopf des Nucl. caudatus, in der inneren Kapsel, dem Centrum semiovale, dem Balken; häufig im Thalamus und in den oberen zwei Dritteln der Brücke (je 17mal unter 50 Fällen). Im Kleinhirn seien sie selten. — Mikroskopisch handle es sich bei den Lacunen um teils kleine, weiße Erweichungen, teils Hämorrhagien um an sich meist noch durchlässige, wenn auch wandgeschädigte Gefäße. Daraus entständen später kleine, narbendurchzogene *Cystchen mit stets durchlässigen Gefäßen im Zentrum.* Die Gefäße seien in diesen Hirnen meist schwer sklerotisch und fast allgemein von einem erweiterten perivasculären Raum, gelegentlich auch rarefiziertem Hirngewebe umgeben. Diese letzteren Veränderungen betreffen vor allem die kleinen Stammgangliengefäße, aber auch die größeren und großen Striatumarterien. — Sonst fand PIERRE MARIE an diesen Hirnen bisweilen eine leichte milchige Trübung der Pia, vor allem über dem Stirnhirn, jedoch ohne Verwachsungen mit den Hirnwindungen, eine Atrophie der Gyri, stets eine Erweiterung der Ventrikel, meist mit Atrophie der Stammganglien, sowie des Balkens und cystischen Veränderungen in den Plexus.

Der Status lacunaris ist nach PIERRE MARIEs klassischen Untersuchungen durchaus nicht eine Erscheinung unkomplizierter Senilität: „si donc la sénilité est en jeu, ce n'est pas la sénilité seule, mais *la sénilité avec artériosclerose*". Atrophie, Ventrikelerweiterung und Verbreiterung der perivasculären Lymphspalten wären Zeichen allgemeiner Ernährungsstörungen, während die Lacunen durch Einrisse oder Verlegungen kleiner Seitenzweige zustande

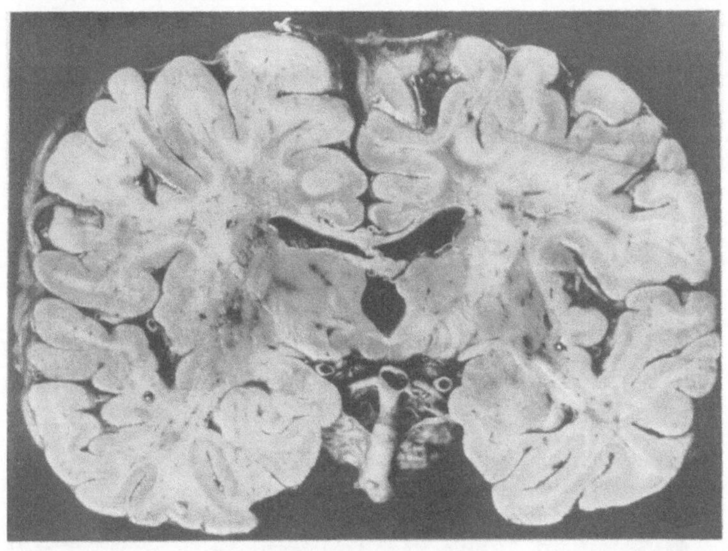

Abb. 64. „Status lacunaris" bei einem Arteriosklerotiker. Hochgradige Gefäßsklerose; verschmälerte Hirnwindungen und stark verdünnter Balken; erweiterte Ventrikel, atrophische Stammganglien, Lacunen und Kriblüren vor allem im Putamen, dem Zentrum semiovale und im Thalamus.

kämen. — Bei näherer Untersuchung erweisen sich nun die kleinen „lacunären" Defekte als recht verschiedenartige Läsionen. Schon LÉRI (1906) hatte gezeigt, daß nicht alle Lacunen einer „Vaginalitis destructiva" mit durchgängigem zentralen Blutgefäß entsprechen, sondern gelegentlich auch die Residuen echter kleiner Erweichungen sind. C. und O. VOGT haben 1920 unter dem Begriff *„Status desintegrationis"* die verschiedenen mit den Gefäßen vor allem der Stammganglien und des Hemisphärenmarkes in Beziehung stehenden kleinen Läsionen und Substanzdefekte des Hirngewebes beschrieben. Sie unterscheiden „kleine, durch Nekrobiose, Erweichung oder Hämorrhagie entstehende Lacunen (Etat lacunaire) und ferner eine Rarefizierung und daran sich eventuell anschließende mehr oder weniger vollständige Resorption des Gewebes um Blutgefäße herum: *Etat criblé (Status cribratus.)*" Die Resorption des Gewebes um die größeren Blutgefäße ist nach der VOGTschen Beschreibung eine der Formen, welche zu dem Etat lacunaire PIERRE MARIEs führt.

Auch NEUBÜRGER hat diese makroskopisch von den lacunären Erweichungen sich oft kaum unterscheidenden Kriblüren sehr genau geschildert. Er meint, daß die Kriblüren durch Lymphstauung entstehen und sich „vorwiegend an besonders atrophischen Gehirnen finden, bei denen die weichen Häute verdickt sind und somit Hindernisse für den Abfluß der Lymphe gegeben sind." Eigene Untersuchungen haben mich nicht davon überzeugt, daß Behinderung des Liquorabflusses bei der Entstehung der Kriblüren eine maßgebliche Rolle spielt; wohingegen der Eindruck sehr zu Recht besteht, daß die Kriblüren mit der Atrophie des Parenchyms Hand in Hand gehen. Die letzte gemeinsame Ursache der verschiedenen Befunde in diesen Gehirnen ist aber zweifellos die schwere Arteriosklerose der Hirngefäße, was sich auch darin ausdrückt, daß die Übergänge zwischen Kriblüren und echten Lacunen recht häufig sind. Auch NEUBÜRGER schreibt: „Sehr häufig besteht eine Kombination mit kleinen frischen und älteren Erweichungsherden, die auf Grund schwerer Veränderungen der Stammgangliengefäße entstanden sind."

Schon SPIELMEYER hat in seiner bekannten Histopathologie des Nervensystems den Versuch gemacht die arteriosklerotischen Hirnläsionen, vor allem

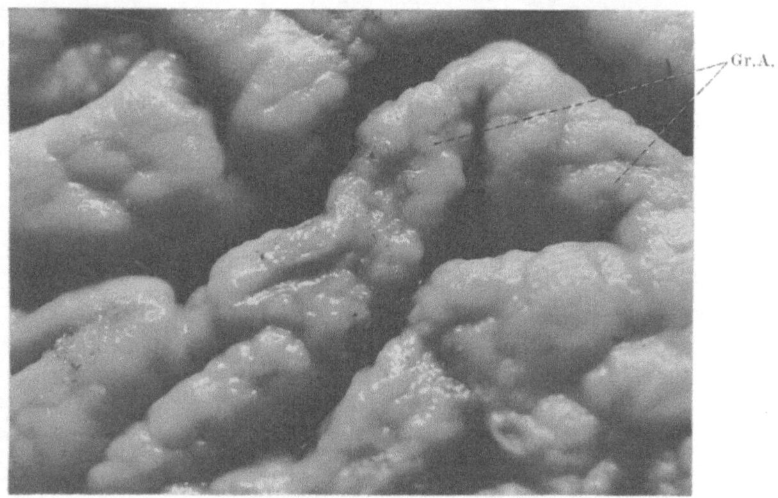

Abb. 65. Granuläre Atrophie (Gr.A.) aus dem Occipitallappen. Vergrößerung ungefähr 2,8 fach. (Nach A. PENTSCHEW.)

die der Hirnrinde mit jenen in der Niere in pathogenetischer Hinsicht zu vergleichen. SPATZ hat diesen Gedanken in die Tat umgesetzt, als er die Ernährungsstörungen in der Hirnrinde, die sich in Abhängigkeit von den kleinen corticalen arteriellen Zweigen — Arteriolen wie SPATZ sagt — entwickeln, das Bild einer *„granulären Atrophie der Großhirnrinde"* verursachen läßt. Es handelt sich in den schon makroskopisch erkennbaren typischen Fällen um massenhaftes Auftreten von *„Verödungsherden"*, jenen von ALZHEIMER beschriebenen sehr charakteristischen Veränderungen bei der Arteriosklerose, die man auch als *verruköse Atrophie* bezeichnet, auf deren mikroskopisches Bild wir noch zu sprechen kommen werden. Man sieht hier *gliöse Narben* in der Hirnrinde, welche ihr das Aussehen von *Chagrinleder* geben können (Abb. 65). Die kleinen gliösen Narben bilden an der Oberfläche der Windungen der Großhirnrinde Einziehungen, und die intakten Bezirke springen demzufolge als kleine Höcker oder Granula hervor. So entsteht eine Veränderung ähnlich dem Anblick einer arteriosklerotischen Niere. Die granuläre Atrophie der Großhirnrinde kommt jedoch nicht nur bei der Arteriosklerose vor, sondern sie findet sich auch bei anderen Schädigungen der Rindenarteriolen (SPATZ). Wir lernten sie auf S. 281 f. als die Folge funktioneller cerebraler Zirkulationsstörungen —

z. B. infolge CO-Vergiftung (vgl. Abb. 49) — kennen. A. PENTSCHEW hat der „granulären Atrophie“ eine Studie gewidmet, in welcher er auf die Veränderungen an den Gefäßen bei dieser Parenchymläsion eingeht, am Ende aber zu dem Schluß gelangt, daß die Gefäßbefunde eben doch nicht jenen bei der genuinen vasculären Schrumpfniere regelmäßig erhobenen Befunden entsprechen. Gerade das Vorkommen der *granulären Atrophie unabhängig von organischen Gefäßläsionen* bestimmt PENTSCHEW zu der Annahme, daß *funktionelle Kreislaufstörungen,* unter denen das zeitweise Versagen des allgemeinen Kreislaufes eine große Rolle spielt, für das Entstehen der granulären Atrophie bestimmend sind. Der unbefangene Betrachter gewinnt aus dem PENTSCHEWschen Material den Eindruck, daß der Befund einer „granulären Atrophie“ nur den Schluß zuläßt, daß hier an multiplen Stellen in dem feinen Gezweig der corticalen Arterien Ernährungsstörungen kleinsten Ausmaßes sich ereignet haben. Die eigentliche, von Fall zu Fall wohl verschiedene Pathogenese können erst die näheren Begleitumstände erhellen. Als schlechthin „arteriolosklerotische Narbenrinde“ ist die granuläre Atrophie jedenfalls *nicht* zu bezeichnen. Viel eher könnte man von „*Schrumpfrinde*“ sprechen, eine Bezeichnung, welche genau so wenig präjudiziert wie die der Schrumpfniere.

Von der granulären Atrophie bzw. Schrumpfrinde muß nach den SPATZschen Untersuchungen der sog. „*Etat vermoulu*“ (PIERRE MARIE) getrennt werden. Während die granuläre Atrophie den Windungsabhang und das Windungstal meist stärker befällt und dabei auch in der Regel einen subpialen Saum von Hirngewebe verschont, findet sich der état vermoulu im Bereich der Windungskuppen und stets an jenen Stellen der Hirnwindungen, welche dem Knochen dicht anliegen, also meist an der Hirnbasis und am Pol der Stirnlappen. Diese Veränderungen sind offenbar traumatischer Herkunft und werden, wenn sie wie ausgestanzt aussehen, von SPATZ auch als „*Hirngeschwür*“ bezeichnet.

Wieder eine andersartige Läsion müssen wir wohl in der früher als *Schizogyrie* bezeichneten *Spaltenbildung* im Bereich der Windungskuppen sehen. MITTELBACH hat über die Pathogenese und den Charakter dieser Läsionen gearbeitet.

Die *frischen Stadien multipler Verödungsherde* in der Hirnrinde, die sowohl in arteriosklerotischen Hirnen aber auch nach langdauernder Agone *ohne* Arteriosklerose gefunden werden, und den Anblick multipler kleiner „*Erbleichungen*“ bieten, sind makroskopisch am ungefärbten Präparat oft kaum zu erkennen. Nach SPIELMEYER sind gerade sie die Hauptgrundlage jener sog. „*Schlaganfälle ohne anatomischen Befund*“.

b) Die histologischen Befunde in arteriosklerotischen Hirnen.

Die auf S. 317 f. geschilderten histologischen Befunde, welche wir bei embolischen Erweichungen erheben können, gelten natürlich auch für die Erweichungsherde in arteriosklerotischen Hirnen. Während nun aber bei den echten Embolien die Bilder meist ausgedehnter typischer weißer bzw. hämorrhagischer Erweichungen im Vordergrund stehen, spielen bei der Arteriosklerose *unvollständige Erweichungen* eine sehr erhebliche Rolle. NEUBÜRGER fand sie in etwa der Hälfte seiner Fälle. Sowohl das Kaliber der verlegten Gefäße wie das Tempo des Prozesses und andere pathogenetische Faktoren (vgl. S. 324) entscheiden, ob echte Colliquationsnekrosen oder unvollständige Nekrosen entstehen. Vergleiche mit den eigenartigen unvollständigen Erweichungen z. B. bei der CO-Vergiftung, der Eklampsie, vor allem aber der Luft- und Fettembolie liegen auf der Hand und sind auch von NEUBÜRGER gezogen worden.

SPIELMEYER hat schon 1922 in seinem bekannten Lehrbuch auf Herde bei der cerebralen Arteriosklerose hingewiesen, die durch regressive, vorwiegend typisch *ischämische Veränderungen an den Ganglien- und auch Gliazellen* mit gelegentlich *hochgradigem Zellausfall* und *Ausbleiben des Abbaues und der Reparation* gekennzeichnet sind. Um solche Herde kann eine mäßige *reaktive*

Proliferation fixer Gliaelemente einsetzen, wie wir sie, nur viel ausgesprochener — vgl. Abb. 58 — bereits in der Randzone typischer Erweichungen gefunden hatten. Für SPIELMEYER liegt in der Langsamkeit und Unvollständigkeit der Ischämisierung die Eigenart dieser Rindenherde begründet. Es handelt sich hier wie bei den ganz entsprechenden Befunden z. B. bei der Luftembolie (vgl. S. 325) um *unvollständige Nekrosen,* die sich auszeichnen vor allem durch das *Fehlen der mesodermalen Reaktion und des mobilen Abbaues* und bei denen das Verhalten der Glia maßgeblich recht verschiedener Faktoren stark schwankt. Bevor ich auf einzelne Formen unvollständiger Erweichungen eingehe, möchte ich noch einmal auf die bereits früher gemachte Feststellung hinweisen, daß wir heute *nicht* mehr geneigt sind *prinzipielle Unterschiede* zwischen den verschiedenen Graden ischämischer Prozesse im Hirn zu machen.

SPIELMEYER, der bereits 1922 auf die sog. *Koagulationsnekrose* in arteriosklerotischen Hirnen hingewiesen hat, konnte solche anscheinend *reaktionslose Verödungsherde* neben typischen ausgebildeten ischämischen Herden mit Proliferationserscheinungen des mesodermalen Gewebes zeigen. Normalerweise ist die Koagulationsnekrose ein kurzes Durchgangsstadium jeder echten Erweichung — vgl. S. 318 — und nur ausnahmsweise verharren Nekrosen des Hirnparenchyms *längere* Zeit gewissermaßen erstarrt im Zustand einer Koagulation. BRINKMANN und NEUBÜRGER haben dergleichen *schichtförmige* Nekrosen beschrieben. TIMMER berichtete über einen Fall, wo eine ausgedehnte Encephalomalacie ein halben Jahr völlig reaktionslos verblieben war. Die Koagulationsherde brauchen nach SPIELMEYER durchaus nicht völlig verödet, d. h. nekrotisch zu sein. Häufig sind unvollständige koagulierende Nekrobiosen, die den Charakter eines allmählichen Verlöschens der Lebensvorgänge tragen. SPIELMEYER meinte, daß gerade langsame und unvollständige Gefäßverschlüsse zu solchen Parenchymschädigungen führen. Was freilich dadurch nicht erklärt wird, ist die Reaktionslosigkeit der offenbar stark mitgeschädigten Glia in den koagulierten Lichtungsbezirken. Ein Teil dieser sog. Koagulationsnekrosen erweicht wohl sicher schließlich doch. Wir sprechen in diesen Fällen von *Späterweichungen,* denen man noch nach Jahren nach einem Insult begegnen kann.

Weit häufiger als diese Koagulationsnekrosen sind *unvollständige Nekrosen,* wie wir sie bereits als Folgen funktioneller Zirkulationsstörungen (S. 277 f.) und bei der Luft- und Fettembolie (S. 323) kennen gelernt haben. In diesen Herden sind wohl die Ganglienzellen untergegangen; die *Glia* ist jedoch soweit ungeschädigt geblieben, daß sie *ohne Mithilfe des mesodermalen Gewebsanteils den Abbau besorgen kann.* Freilich sind die histologischen Unterschiede der Natur dieser Dinge gemäß fließend. Wie man eben doch ziemlich häufig im Randbereich der geschilderten sog. „Koagulationsherde" einer Proliferation der Makroglia begegnet, genau so beteiligt sich auch in diesen unvollständigen Erweichungen da und dort auch das *Mesenchym* am Abbau. Allerdings herrscht auch da der *fixe Abbau* mit Hilfe fettbeladener Mikroglia vor. Zu Körnchenzellbildung kommt es in der Regel nicht. Im gefärbten Schnitt imponieren diese unvollkommenen Erweichungen als meist *herdförmige corticale Erbleichungen.* — SPIELMEYER hat gezeigt, daß bei der Arteriosklerose auch diesen Erbleichungen sehr ähnliche *Lichtungsbezirke* — vorwiegend in der III. Rindenschicht (NEUBÜRGER) — vorkommen, in denen jedoch *nur ein Ausfall der Ganglienzellen* ohne reaktive Erscheinungen seitens der Glia stattgefunden hat.

Der *Ausgang* dieser unvollständigen Rindennekrosen und Erbleichungen haben wir in rein *gliösen Narbenbildungen* zu sehen, die — wie NEUBÜRGER wohl mit Recht meint — nur graduell verschieden sind von jener von ALZHEIMER beschriebenen *„perivasculären Gliose"* und der sog. *„senilen Rindenverödung"*, die NEUBÜRGER besser als *„einfache Verödung bei Arteriosklerose"* bezeichnet.

Bei diesen beiden letzteren Arten der Rindenläsion tritt offenbar der Abbau hinter mehr oder minder rein *atrophischen* Vorgängen am nervösen Parenchym — Verödung und Schrumpfung — und Wucherung der faserigen Glia stark zurück. Nach NEUBÜRGER besteht zwischen der perivasculären Gliose und Herden einfacher Verödung kein prinzipieller Unterschied. Für SPIELMEYER war die Erhaltung der Gewebsarchitektonik, wie sie vor allem in der Kleinhirnrinde gut verfolgbar ist, das kennzeichnende Merkmal der einfachen Verödungsherde. Er sprach hier von einem „*isomorphen Charakter der Gliose*". Die perivasculäre Gliose, in der sich übrigens nicht selten auch Netze von Mesenchymfasern finden und die sich an den Verlauf eines langen, von der Pia aus einstrahlenden Rindengefäßes hält, hat demgegenüber doch mehr den Charakter

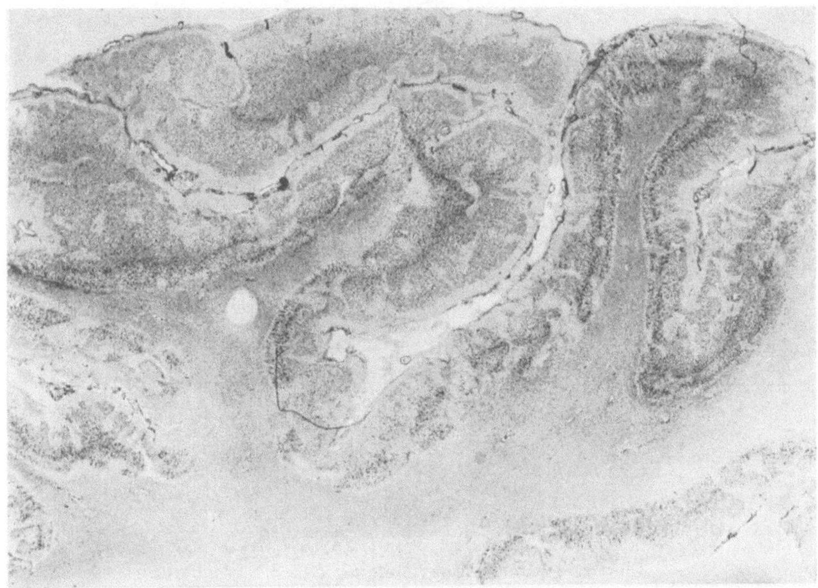

Abb. 66. Granuläre Atrophie im NISSL-Bild, bei 5,2facher Vergrößerung. Einziehungen an der Oberfläche. Die miliaren Ausfallsherde liegen sehr dicht. (Nach A. PENTSCHEW.)

einer *reparativen Gliawucherung von heteromorphem Typ.* In diesen perivasculären Gliosen finden sich auch regelmäßig Gefäßveränderungen, Hyalinisierung, Capillarverödung, Wucherung von Silberfibrillen usw.

RICKER, von dessen Lehre ja bereits auf S. 251 f. die Rede war, deutet die Summe dieser Veränderungen als die Folgen *funktioneller* Kreislaufstörungen. Seiner Ansicht nach ist eine bei Hypertonie entstehende lokale peristatische Hyperämie die Ursache der Hyalinisierung der Arteriolen und Gliafilzbildung. „Mit dem stärkeren Grad der Gliahyperplasie ist ein leichter Grad von Capillarneubildung verbunden, die Capillaren verschwinden dann zum Teil, soweit sie beim Sinken der Hyperämie nicht mehr durchströmt werden." „Eine Verengerung der Arteriolen sei nicht dazu angetan, die Vermehrungsvorgänge an Glia und Capillaren zu erklären" (zit. nach NEUBÜRGER: „Arteriosklerose" im Handbuch der Geisteskrankheiten, Bd. 11, spezieller Teil VII. Berlin: Julius Springer 1930, wo der Leser weitere Einzelheiten findet).

Die von SPATZ als *granuläre Atrophie* bezeichnete, auch als *verruköse Atrophie* bekannte Erkrankung der Hirnrinde (vgl. S. 325) ist in gewissen Fällen ja wohl nur eine massive Form der soeben beschriebenen Rindenverödung bzw. unvollkommener Rindennekrosen (Abb. 66). PENTSCHEW, der sich besonders eingehend mit dieser Form cerebraler Ernährungsstörungen beschäftigt hat, möchte gerade angesichts der Vielfältigkeit mehr oder minder vollkommener Erweichung, Erbleichungen, Verödungsherde, perivasculärer Gliosen usw. als Substrat der granulären Atrophie für all diese verschiedenen Rindenherde die Bezeichnung *„vasculäre miliare Ausfallsherde der Gehirnrinde“* vorschlagen. Untersucht man die Verödungsherde an markscheidengefärbten Schnitten, so begegnet man nicht selten sog. *„Plaques-fibromyeliniques“* (KAES und C. VOGT) (vgl. Abb. 67). Diese Markfasergeflechte kommen wohl teilweise durch ein Aneinanderrücken von markhaltigen Nervenfasern zustande, zum anderen

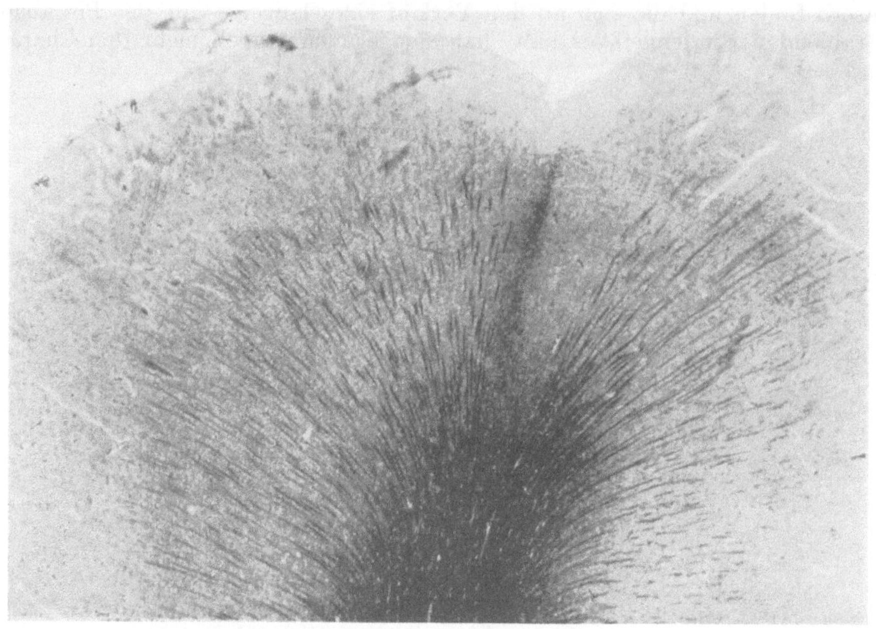

Abb. 67. Plaque fibromyelinique. (Nach NEUBÜRGER.)

scheint es sich dabei aber nach den SPATZschen Untersuchungen um den Ausdruck eines Regenerationsversuches zu handeln.

Befällt schließlich die nicht zur Erweichung genügende Zirkulationsstörung den Bereich der langen Markgefäße, so kann die von BINSWANGER als *Encephalitis subcorticalis chronica* bezeichnete Form einer arteriosklerotischen Enährungsstörung resultieren. A. JAKOB hat vorgeschlagen, die Veränderung *„Encephalomalacia subcorticalis chronica arteriosclerotica“* zu nennen; denn um einen Entzündungsprozeß handelt es sich dabei natürlich nicht. Die in der Regel im tiefen Mark unterhalb der noch von den Piagefäßen ernährten Fibrae arcuatae, häufig im Occipitallappen gefundenen, gelegentlich konfluierenden Herde erscheinen bei Markscheidenfärbung als mehr oder wenig scharf begrenzte Lichtungsherde — d. h. lokale Entmarkung — um hyalin veränderte Gefäße. SPIELMEYER hat darauf hingewiesen, daß diese Herde, welche oft nur auf die Marksubstanz beschränkt sind, oft ohne jede Erweichung und selbst echte Einschmelzung lediglich durch eine allmählich fortschreitende Lichtung des Gewebes und Entmarkung entstehen, woraus sich eine Sklerose mit Lücken- und Spaltbildung entwickelt.

Seit den diesbezüglichen Arbeiten von C. und O. VOGT hat man der sog. *laminären Schichtendegeneration* bei der Arteriosklerose größere Aufmerksamkeit geschenkt. Brinkmann und Neubürger haben Beispiele dafür veröffentlicht, daß gelegentlich die III. Rindenschicht, in der Calcarina nach Neubürger auch die IV. Schicht gegenüber ausgeprägten Erweichungs- aber auch nur Verödungsprozessen besonders anfällig seien. Je mehr man diese eigenartige Schichtbevorzugung studiert hat, um so wahrscheinlicher wurde es allerdings, daß hier Ausfälle von *pseudolaminärem* Charakter vorliegen und daß von einer streng gesetzmäßigen Bevorzugung bestimmter Rindenschichten für zirkulatorische Störungen im Sinne der Vogtschen Pathoklise nicht gut die Rede sein kann (vgl. auch das auf S. 324 hierüber Gesagte).

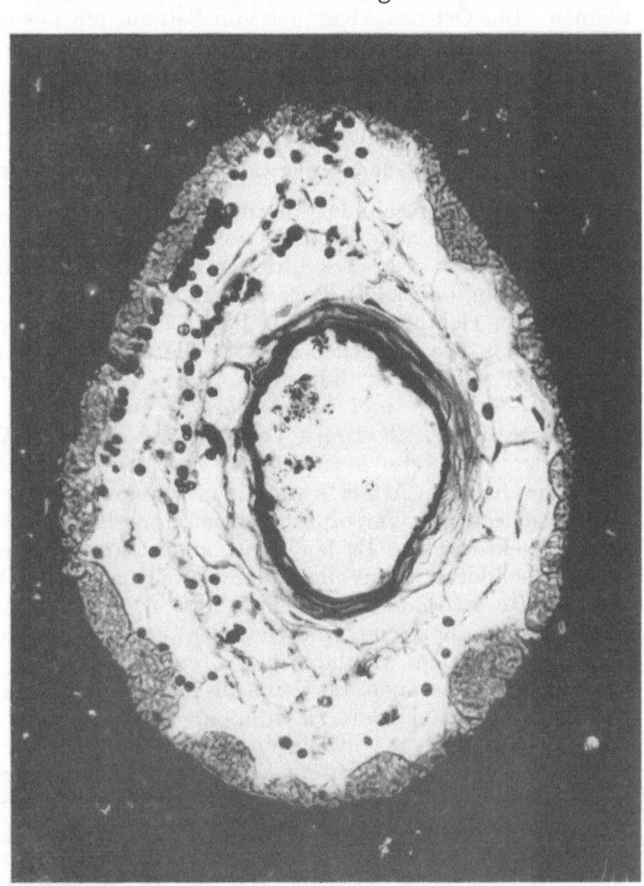

Abb. 68. Querschnitt eines Markgefäßes aus einem Paralytikergehirn in der marginalen Gliafärbung nach Held. Hirnsubstanz bis zur Gliarindenschicht dunkel gefärbt. Polster der Gliagrenzschicht heller im Ton. Die Zellanhäufung zwischen den Bälkchen und Septen des circumadventitiellen Lymphraumes stehen mit der Krankheit in unmittelbarem Zusammenhang. Vergrößerung linear 278,4fach. (Nach R. A. Pfeifer.)

Das mikroskopische Bild des *Status desintegrationis* bietet wenigstens teilweise das Bild kleinster Erweichungscysten – *Lacunen* – an den genannten Prädilektionsstellen. Je nach der Schwere der Zirkulationsstörung, die sich in dem mehr gliösen oder mehr mesodermalen Charakter der reparativen Stützgewebswucherung ausdrückt, unterscheidet Klarfeld einen Status reticularis von einem Status areolaris. Die *Kriblüren* sind sicher zum großen Teil nur krankhafte Erweiterungen des Virchow-Robinschen Baumes. Im Bereich der größeren Stammgangliengefäße entstehen sie offenbar auf dem Boden einer hierzu prädisponierenden Wandstruktur dieser Gefäße, welche schon normalerweise, wie es R. A. Pfeifer mit seiner vollendeten Injektionstechnik gezeigt hat, von einem weiten Virchow-Robinschen und einem ziemlich breiten capillarfreiem Saum von Hirngewebe umgeben sind. Mittels der Heldschen Methode kann man die periarteriellen Gewebsstrukturen im menschlichen Hirn sehr schön darstellen. Man sieht in Abb. 68 eine Arterie mit ihrem adventitiellen (nach Pfeifer circumadventitiellen) Raum und darum den sog. Gliakammerraum, ein Gewebe, das capillarfrei ist und wie ein Polster die Arterie umgibt. Durch den adventitiellen Raum gibt die Arterie ihre Zweige ab und empfängt

— wie PFEIFER meint — aus dem Capillarnetz des sie umgebenden Hirngewebes ihre sie ernährenden Vasa vasorum. Unter bestimmten Einwirkungen erweitert sich nun der adventitielle Raum in krankhafter Weise oder es leidet das Gewebe um die Gefäße selbst Schaden. Auf diese Weise bilden sich jene von PIERRE MARIE und VOGT beschriebenen Kriblüren oder Lacunen, in denen sich jenachdem echte Blutungen oder aber auch hämorrhagische Infarzierungen entwickeln können. Der Ort des Abganges von Seitenästen aus dem Arterienstamm durch den VIRCHOW-ROBINschen Raum bzw. die aus ihr entstandene Kriblüre scheint eine besondere Prädilektionsstelle für Gefäßrupturen darzustellen. Auch das konnte PFEIFER bei seinen Hirngefäßinjektionen bestätigen (vgl. S. 417).

4. Die Pathogenese der cerebralen Parenchymläsionen bei der Arteriosklerose.

Zwischen den geschilderten anatomischen, zirkulatorisch bedingten Gewebsläsionen und den arteriosklerotischen Gefäßveränderungen besteht durchaus nicht immer ein klar erkennbarer kausaler Zusammenhang. Während man früher glaubte, daß jeder Erweichungsherd auf einen organischen Verschluß des zuführenden Gefäßes zurückzuführen sei, haben zuverlässige Untersuchungen ergeben, daß dies eigentlich nur für die Minderzahl der Fälle zutrifft. SPIELMEYER hat schon vor Jahren auf die „*Inkongruenz zwischen Gefäßwandveränderung einerseits und Ausfallsherden andererseits*" hingewiesen. Darüber hinaus ergab sich, daß sogar „Veränderungen an den Arterien vollständig fehlen können trotz schwerer herdförmiger Zerstörung; die regionären Gefäße, sowohl die vorgeschalteten Arterien wie die terminalen Aufzweigungen sind in Ordnung, ein umschriebenes Versorgungsgebiet innerhalb der Rinde aber mehr oder weniger nekrotisch". Es lag nahe, angesichts solcher Befunde, vor allem der zuvor geschilderten unvollständigen Nekrosen und Verödungsherde, an eine „krankhafte Störung der Gefäßfunktion, eine vasomotorische Schädigung" zu denken, zumal jene von SPIELMEYER veröffentlichten Fälle klinisch das Bild des arteriellen Hochdrucks boten. Ob hierbei nun Angiospasmen oder staseähnliche Zustände im RICKERschen Sinn wirksam sind, meinte SPIELMEYER nicht entscheiden zu können. Auf alle Fälle schienen jedenfalls *vasomotorische Störungen* vorzuliegen, deren Vorkommen vielleicht auch eine Erklärung für jene bekannten „*Hemiplegien ohne anatomischen Befund*" und manche *transitorischen Hirnsymptome* bei der Arteriosklerose abgeben könnte.

An Hand eines eigenartigen Falles einer posttraumatischen Hirnerweichung bei einem 31jährigen, gesunden Mann mit normalen Hirngefäßen ist NEUBÜRGER auf die Frage der Bedeutung *funktioneller Gefäßstörungen* für das Zustandekommen der Hirnerweichung näher eingegangen und hat sich dahin geäußert, daß für dergleichen Fälle wie für die streifenförmigen Nekrosen und Erweichungen in der Hirnrinde bei der Arteriosklerose spastische Gefäßverschlüsse anzuschuldigen seien. (In einer anderen Arbeit hebt allerdings NEUBÜRGER ausdrücklich hervor, daß funktionelle Gefäßstörungen nicht einfach mit Angiospasmen gleichzusetzen seien.) — Gefäßspasmen bei cerebraler Arteriosklerose wurden — wenn auch nur in zweiter Linie — auch von FOIX und LEY in Erwägung gezogen.

FOIX und LEY, wie auch BRINKMANN, LHERMITTE, BÖHNE, HILLER u. a. m. haben jedoch den größeren Nachdruck auf *allgemeine Zirkulationsstörungen* und deren Auswirkung auf das arteriosklerotisch geschädigte cerebrale Gefäßsystem gelegt. Aus den Untersuchungen F. LANGEs und anderen sind wir ja über die veränderte Funktion der Blutstrombahn bei der Arteriosklerose und ihre schlechte Anpassungsfähigkeit unterrichtet.

LANGE hat die *verschlechterte Anpassung der geschädigten Hirngefäße gegenüber Störungen im Allgemeinkreislauf* überhaupt als *die* wesentliche Ursache der klinischen Symptome bei der cerebralen Arteriosklerose hingestellt. Unter 25 Hirnen klinisch cerebralsklerotischer Patienten fehlten in 4 Fällen, welche die typischen Allgemeinsymptome einer Hirnarteriosklerose geboten hatten, Gefäß- wie Parenchymveränderungen im Großhirn.

Auch die typischen *großen Erweichungen,* die makroskopisch ganz den embolisch bedingten gleichen können, sind nur in der Minderzahl durch eine völlige Obliteration des Gefäßlumens verursacht. FOIX und LEY fanden in 10 genau untersuchten Fällen von Erweichung 5mal relativ durchgängige Gefäße. In vielen derartigen Fällen, die ich zu untersuchen Gelegenheit hatte, schien mir der Herzbefund wie vor allem auch Befunde an anderen Organen — Niere, Milz, Lunge — dafür zu sprechen, daß es sich doch um *echte Embolien* bei Arteriosklerotikern gehandelt haben muß. Warum man freilich dann so häufig vergeblich nach einem Embolus sucht, bleibt vorderhand unentschieden. Andererseits liegt es nahe, diese Inkongruenz zwischen Lumenverlegung und peripherer Ernährungsstörung vor allem mit einer verschlechterten Blutströmung infolge Absinken des arteriellen Druckes — z. B. infolge Nachlassens der Kraft der linken Herzkammer — in Beziehung zu setzen. Unter anderem haben FLEMING und NAFFZIGER auf diesen außerordentlich wichtigen Faktor für das Zustandekommen arteriosklerotischer cerebraler Ernährungsstörungen hingewiesen. Eine systematische Klärung der Dinge versuchte ST. DE SEZE, der in unfixierten Hirnen die Arterien, in deren Bereich große ischämische Hirnläsionen aufgetreten waren, unter verschiedenem Druck injizierte. Er fand unter 13 Hirnen von Kranken, die *typische Hemiplegien* geboten hatten, 5mal *nur eine Lumenverengerung der zuführenden Arterien.* Wurden solche Arterien unter mittlerem Druck injiziert, so füllte sich ihr Verzweigungsgebiet nur mit Mühe und außerordentlich langsam. Wurde jedoch der Druck bis auf 200 mm Hg und darüber gesteigert, so ließ sich ohne Schwierigkeit eine komplette Injektion erzielen. DE SEZE bringt auch überzeugende Beweise dafür, daß ein *genügend hoher arterieller Druck* selbst in Hirnen alter Arteriosklerotiker imstande ist, mittels der ja auch von R. A. PFEIFER nachgewiesenen *Anastomosen* eine ausreichende Blutversorgung großer Gefäßgebiete — selbst das der A. cerebri media — zu gewährleisten, wenn das normale Zuflußgefäß *vollständig* obliteriert ist. An einigen sehr lehrreichen Beispielen zeigte DE SEZE, daß solch ein völliger anatomisch nachgewiesener Verschluß einer A. cerebri media mit lediglich transitorischen Lähmungen einhergehen kann, wenn bei genügender Herzkraft das Blut durch die A. cerebri ant. oder post. in das vorübergehend ischämisierte Gebiet der A. cerebri media geleitet wird.

Inwieweit über den Einfluß des arteriellen Blutdruckes hinaus noch ein besonderes lokales Gefäßverhalten im Bereich einer partiell verschlossenen Arterie das Schicksal des Parenchyms im Terminalgebiet des Gefäßes mitbestimmen kann, wissen wir nichts Sicheres. Die Annahme angiospastischer Vorgänge bleibt eine Hypothese. Die Beobachtung von DE SEZE, daß die anastomotische Blutversorgung bei Hochdruckkranken schlechter funktioniert als bei unkomplizierten Arteriosklerosen und Kranken mit sog. Altershochdruck und die hieraus gefolgerte Annahme eines angiospastischen Verhaltens der Hirngefäße beim Hypertoniker bedarf weiterer Prüfungen. Erwähnt sei ein experimenteller Befund von VILLARET und Mitarbeitern, die an den Retinagefäßen im Moment stärkster *Blutdrucksenkung* eine Vasokonstriktion der Arterien beobachten konnten. Dementgegen steht die theoretische Annahme PH. SCHWARTZ', der meint, daß ein plötzlich *gesteigerter* Binnendruck einen Gefäßspasmus verursacht.

Nach alledem, was wir auf S. 250 f. über die funktionellen Zirkulationsstörungen im Hirn besprochen haben, wird man besser mit der Annahme von Gefäßkontraktionen als Ursache von nekrotischen und nekrobiotischen Parenchymläsionen bei der cerebralen Arteriosklerose recht zurückhaltend sein. Für die Mehrzahl der typischen sog. transitorischen Insulte bei der Hirnsklerose ist meiner Erfahrung nach vor allem die Ausbildung des *Status lacunaris* mit seinen massenhaften kleinen Parenchymdefekten um geschädigte Gefäße vor allem im Stammganglienbereich verantwortlich. Die gelegentlich in Bewußtseinsstörungen oder transitorischen Monoparesen usw. sich verratenden Ernährungsstörungen in der Rinde dürften wohl am ehesten die *Folge allgemeiner Kreislaufstörungen* sein. Soweit aber nicht einfach eine ungenügende Funktion des Gesamtkreislaufes und damit eine mangelhafte allgemeine cerebrale Blutversorgung als Ursache dieser Gewebsnekrosen ohne Gefäßbefund in Frage kommt, sollte noch an andere Erklärungsmöglichkeiten gedacht werden.

Wir wissen, daß bei ungeschädigten Hirngefäßen und unter auch sonst normalen Bedingungen die Durchblutung des Gehirns sich streng an die gegebenen anatomischen Wege hält; daß also die eine Carotis das Verzweigungsgebiet ihrer Seite allein versorgt und sich auch nicht an der Ernährung des Bereichs der A. basilaris und ihrer Äste beteiligt. An Hand von intraarteriellen Injektionen mit Thorotrast (E. MONIZ) hat man sich von dieser aktiven Beteiligung der gesunden Hirnarterien an der Weiterbeförderung und Verteilung des in ihnen strömenden Blutes überzeugen können. Was wir da an den großen zuführenden Hirngefäßen wahrnehmen, gilt aber wohl für die ganze Hirnstrombahn überhaupt. In gesetzmäßiger Weise füllt sich nach bestimmter Zeit das Hirncapillargebiet und der venöse Kreislaufabschnitt mit dem Thorotrast enthaltenden Blut. Chirurgen, welche sich, wie vor allem LÖHR, dieser intraarteriellen Injektionsmethode zu diagnostischen Zwecken bedienen, ist es nun aufgefallen, daß Cerebralsklerotiker dieses normale Gefäßverhalten vermissen lassen. Bei ihnen tritt das Blut der einen Carotis durch den Circulus Willisii auch in das Versorgungsgebiet der gegenseitigen Carotis über.

Man muß also wohl annehmen, daß die organische Wandschädigung der Hirnbasisgefäße, welche bekanntlich zu einer abnormen Starre und oft auch Erweiterung der Gefäße führt, diese an der Ausübung einer physiologischen Funktion behindert, welche für die gehörige Hirndurchblutung notwendig zu sein scheint.

Der Hirnkreislauf könnte aber noch in anderer Weise gestört sein. R. A. PFEIFER hat bekanntlich zeigen können, daß sich im Gehirn, vor allem im Bereich der Piagefäße zahlreiche Anastomosen zwischen Arterien und Venen finden, welche eine physiologische Bedeutung besitzen *müssen,* die uns in ihrem ganzen Ausmaß noch nicht bekannt ist. Man darf annehmen — und eine solche Deutung schwebt auch PFEIFER vor —, daß die Funktion dieser arteriovenösen Anastomosen in einer die *Capillardurchströmung begünstigenden Saugwirkung* besteht. In der Haut sind diese arteriovenösen Anastomosen, denen man die Funktion „*peripherer Herzen*“ beigelegt hat, ja bekannt; ich verweise auf die Arbeiten von E. R. und C. R. CLARK sowie N. W. POPOFF. HAVLIZEK hat diesen in den inneren Organen bisher vernachlässigten Teil der Kreislaufperipherie durch seine aufschlußreichen Studien über die Thrombosenentstehung in den Vordergrund gerückt. Ich habe an anderer Stelle der Vermutung Ausdruck gegeben, daß diese arteriovenösen Anastomosen unter abnormen Bedingungen ein Ausweichen des Blutes zum Schaden der Capillardurchblutung ermöglichen könnten. In ganz ähnlicher Weise stellt sich POPOFF die Wirkung arteriosklerotischer Gefäßveränderungen bei der peripheren Gangrän vor. Dieser Autor meint, daß durch das Klaffen der rigid gewordenen arteriovenösen Anastomosen — der sog. *Glomus* — *dauernd* das arterielle Blut in die Venen abströmt, wodurch es zu einer Zunahme des venösen und einem Abfall des arteriellen Druckes sowie Strömungsverlangsamung, Stase und Erweiterung im Capillarbereich komme. Andererseits ist aber auch zu erwägen, ob nicht die Verödung dieser Anastomosen bzw. der Verlust ihrer eigentümlichen *contractilen Funktion* infolge krankhafter Zustände — seien es die arteriosklerotischen Gefäßschädigungen selbst oder der Zustand des Hirngewebes — *zu einer Schädigung ihrer physiologischen und notwendigen Funktion und auf diese Weise zu staseartigen Zuständen im Capillargebiet und somit Ernährungsstörungen im Hirngewebe führen.* Für die sog. funktionellen Ernährungsstörungen des Hirngewebes bei der Arteriosklerose scheinen mir solche Erwägungen weit näher liegend als jene der beliebten Angiospasmen.

Auch die Behinderung des Blutzuflusses zum Gehirn durch die frühzeitig einsetzende und gelegentlich abnorm hochgradige *Arteriosklerose der Carotis interna in ihrem extraduralen Verlauf* muß in Erwägung gezogen werden. DÖRFLER konnte in einem Fall, bei dem man angesichts der geringgradigen Arteriosklerose der sichtbaren cerebralen Gefäße Parenchymdefekte auf lokale funktionelle Zirkulationsstörungen zu beziehen geneigt gewesen wäre, zeigen, daß hier mit aller Wahrscheinlichkeit die verminderte Blutzufuhr zum Gehirn durch die hochgradig verengte extradurale Carotis anzuschuldigen war. Auf diese Dinge wird man in Zukunft achten müssen. — Dabei sollte man jedoch nicht allein an das mechanische Moment einer Durchströmungsbehinderung denken, sondern auch an *reflektorisch nervöse Störungen, welche von der arteriosklerotischen Carotis im Bereich des Carotissinus ausgelöst werden können.* Die *Gefährlichkeit* des *sog. Carotisdruckversuchs* ist durch eine ganze Reihe von Veröffentlichungen (z. B. KOCH, WEISS und BAKER, PRUSIK und HERLES) offenbar geworden. *Ask-Upmark,* bei dem sich die ganze einschlägige Literatur verzeichnet findet, betont, daß unangenehme Störungen in der Regel bei alten arteriosklerotischen Patienten erfolgen.

5. Die klinischen Erscheinungen der Arteriosklerose des Gehirns.

Unsere Kenntnisse von dem klinischen Syndrom, das unter dem Sammelbegriff der „cerebralen Arteriosklerose“ zusammengefaßt wird, sind verhältnismäßig jungen Datums. *Alzheimer* hat in seinen Arbeiten „über die arteriosklerotische Atrophie des Gehirns (1895)“, „über die auf atheromatöser Gefäßerkrankung basierenden Gehirnkrankheiten“ (1898) und „die Seelenstörungen auf arteriosklerotischer Grundlage“ (1902) die Grundlage zu der systematischen Erforschung dieses eines der wichtigsten Kapitel der Neurologie und Psychiatrie gelegt. Unter den mannigfachen Bearbeitungen, welche die Hirnarteriosklerose seitdem gefunden hat, sei vor allem der ausführliche Handbuchbeitrag F. STERNs erwähnt. Die tiefgreifenden Veränderungen, welche als Folgen der Hirnarteriosklerose uns sowohl in Gestalt *körperlicher wie psychischer Symptome* entgegentreten, verlangen die Ergänzung einer neurologisch orientierten Darstellung durch eine psychiatrische Betrachtungsweise. Hierfür sei auf das Studium des STERNschen Beitrages besonders hingewiesen.

a) Die psychischen Frühsymptome.

Die Gehirnarteriosklerose ist statistisch betrachtet ein viel häufiger pathologisch-anatomisch als klinisch diagnostizierter Befund. In einem jüngst gehaltenen Referat berichtete STAEHELIN, daß nur bei einer Minderzahl von 198 Fällen cerebraler Sklerose (aus einer Gesamtzahl von 400 sezierten Kranken, bei denen Gefäßveränderungen gefunden wurden) die Krankengeschichten Einträge über hirnarteriosklerotische Symptome enthielten. Bedenkt man mit welcher Häufigkeit jenseits der 40er Jahre die Carotis int. (DÖRFLER) und nach M. HESSE auch die Hirnbasisgefäße arteriosklerotische Veränderungen aufweisen, so wären von genaueren Untersuchungen eigentlich frühzeitigere und häufigere cerebralsklerotische Symptome zu erwarten. Wir haben aber bereits darauf hingewiesen, daß zwischen sichtbaren arteriosklerotischen Hirngefäßveränderungen und klinischen Symptomen einer Cerebralsklerose kein Parallelismus besteht. Und doch legen unsere Vorstellungen, welche wir uns über die Auswirkung der Arteriosklerose auf die Funktion der Organe machen, nahe, daß bei geeigneter Prüfung doch viel öfter Zeichen einer irgendwie geschädigten

Hirnfunktion zu finden sein müßten. F. LANGE schreibt in seinen Arteriosklerosestudien sicherlich sehr berechtigterweise, daß Organstörungen erst „bei gerade darauf gerichteten Versuchen nachweisbar sind oder im Leben bei stärkerer Belastung als Krankheitserscheinungen zutage treten". Das Charakteristikum der Funktionsstörungen arteriosklerotischer Gefäße ist nach F. LANGES Untersuchungen „die verringerte Funktion der Blutstrombahn mit ihrer verminderten Fähigkeit, sich den dauernd veränderten Anforderungen infolge physiologischer Reize durch Erweiterung und Verengerung richtig anzupassen..." Auf die Hirnarteriosklerose übertragen heißt dies, daß die *Frühsymptome* des Leidens für gewöhnlich nicht in Insulten, neurologischen Ausfallssymptomen oder schweren psychischen Störungen zu sehen sein werden, sondern in einer *Verminderung* cerebraler Leistungen, sei es im Bereich der Intelligenz, der Emotionen, der Psyche, der Körpersphäre, kurz jeglicher integraler Funktion des Zentralnervensystems; in Veränderungen, die sich vor allem bei langdauernder, sehr intensiver, ungewohnter oder rasch wechselnder Beanspruchung zeigen werden. Leistungsschwäche, Instabilität der Leistung, Veränderungen im Wesen, gestörtes Gleichgewicht zwischen Reiz und Reaktion u. a. m. werden die Anfangsstadien mancher cerebralen Arteriosklerose charakterisieren. Eine Anzahl Merkmale, welche wir noch zu den normalen psychischen Attributen des Alterns rechnen, sind vielleicht schon Zeichen einer gestörten Funktion, einer nicht mehr optimal elastischen Reaktion. Es ist anzunehmen, daß der Funktionsnachlaß die phylogenetisch jüngeren Hirngebiete, also vor allem die Großhirnhemisphären stärker betreffen wird als die palencephalen Hirnteile mit den vegetativen Zentren und ihrer schon rein anatomisch viel besser gesicherten Blutversorgung. Immerhin sprechen manche arteriosklerotische Frühsymptome für ein mangelhaftes Sichadaptieren auch der zentralen vegetativen Steuerung auf Umwelt- und Körpereinflüsse. — E. KRETSCHMER hat für diese Frühstörungen den treffenden Ausdruck *„cerebrale Gefäßschwäche"* geprägt und meint, daß es sich bei dieser „Dekompensation der Kopfgefäße" um eine zunächst rein funktionelle reparable Störung handelt, die mit der bekannten traumatischen Hirnschwäche und den häufigen klimakterischen Hirnstörungen identisch ist. Ich möchte dementgegen glauben, daß die frühsklerotische Gefäßschwäche wohl behandlungsfähig, aber nicht mehr reparabel ist und die Differentialdiagnose gegenüber rein nervösen bzw. neurotischen Erscheinungen dringend erforderlich ist.

DARROUX (1895) und RÉGIS (1896) (zit. nach STERN) haben als erste die Ähnlichkeit der nervösen Allgemeinerscheinungen mit der Neurasthenie betont. Man spricht seitdem auch von einem *„pseudoneurasthenischen Stadium"* der Cerebralsklerose, welches als sog. *leichte Form* der Hirnarteriosklerose (ALZHEIMER) 10 Jahre und länger dauern kann, um — wenn auch nicht immer — in die *schwere* Form überzugehen. *Es ist durchaus nicht gesagt, daß etwa jede Cerebralsklerose dieses pseudoneurasthenische Stadium durchläuft,* obschon gewisse Grundzüge dieser psychischen Allgemeinstörungen sich im hohen Alter und gar bei Vorhandensein anderer, z. B. neurologischer Merkmale einer Cerebralsklerose, sehr häufig finden. Hier wäre in erster Linie die charakteristische dem Kranken selbst auffallende *Gedächtnisschwäche* zu nennen, die sich vor allem in einem Abhandenkommen von Namen, Worten und Zahlen äußert. Man muß sich freilich hüten, dieses Symptom allein — welches sich ja gar nicht selten in geringerem Maß auch bei völlig leistungsfähigen noch jungen Menschen mit neuropathischer Veranlagung findet — zu hoch zu bewerten. Anders ist es, wenn ein bis dahin ausgezeichnetes Gedächtnis auffällig abnimmt, wenn ein Rückgang der geistigen Ansprechbarkeit und Regsamkeit, eine abnorme *geistige Ermüdbarkeit,* ein *zeitweiliges Versagen geistiger Leistungsfähigkeit über-*

haupt eintritt. F. STERN bestätigt eine oft gemachte Erfahrung, wenn er darauf hinweist, daß trotz solcher Anzeichen bereits gestörter Hirnfunktion doch noch bisweilen erhebliche Leistungen vollbracht werden können. In vielen Fällen erweist sich allerdings die schöpferische Leistungsfähigkeit und Produktivität zunehmend beschränkt (WINDSCHEID). PICK hat darauf hingewiesen, daß auch die *plötzliche Umstellung* auf neue *handliche* Leistungen Schwierigkeiten begegnet. E. GUTTMANN hat das Unvermögen dieser Kranken sich veränderten Lebensbedingungen zu adaptieren hervorgehoben. Wechseln im Beginn des Leidens noch Zeiten guter Leistungsfähigkeit mit Perioden von Leistungsschwäche ab, und gelingt es anfänglich noch vielen Kranken — je nach Temperament — mit vermehrter Willensanstrengung diese inneren Schwächen und Widerstände zu überwinden, so kommt es mit Fortschreiten der Erkrankung dann doch zu einem Versagen der Kranken gegenüber den täglichen Anforderungen. Sie empfinden selbst das Nachlassen ihrer Entschlußkraft, wohl auch die Verarmung an Interessen. Die *Merkfähigkeit* für jüngst Erlebtes läßt offenbar unter der Wirkung einer *Schwächung der Konzentration und Auffassungsfähigkeit* mehr und mehr nach, während *der alte Erinnerungsschatz intakt* zu bleiben pflegt. STERN fand, daß die Prüfung der Intellektualität solcher Kranken schwankende Resultate ergab. So können Kombinations- und Urteilsprüfungen ausgesprochen mangelhafte Ergebnisse zeitigen, während früher Erworbenes aber auch die Lösung schwieriger Leistungen, wie z. B. von Rechenaufgaben, ungestört erscheinen. Körperliche Schädigungen begegnen oft einer abnormen Empfindlichkeit, auch ist Alkoholintoleranz ein recht gewöhnlicher Befund. — Im Bereich des *Affekt-* und *Trieblebens* begegnet man oft einer abnormen *Reizbarkeit.* An sich unbedeutende Erlebnisse lösen leicht ungehemmte emotionelle Äußerungen, wie Zornesausbrüche aus, und die normalen kleinen Schwierigkeiten und Ärgerlichkeiten des täglichen Lebens verursachen dem Kranken abnorme Spannungs- und Unlustgefühle. Es besteht nicht selten eine auffällige Inkongruenz zwischen hemmungslosen Gefühlsäußerungen und den sie auslösenden unbedeutenden Anlässen. BLEULER hat besonders auf die Inkontinenz und Labilität der Affekte hingewiesen. Andere Kranke, zumal solche mit von Haus aus hypomanischer Stimmungslage, zeigen eine krankhafte Geschäftigkeit, so z. B. einen unüberwindlichen Drang, sich in alles, was um sie herum vor sich geht, einzumengen. Unbelehrbare Rechthaberei, Eigensinn, Nörgeln, Unzufriedenheit mit sich und aller Welt sind die häufigen Attribute der beginnenden Erkrankung. Wir werden bei der Besprechung ausgebildeter psychischer Störungen in vorgeschrittenen Stadien der Cerebralsklerose von diesen Dingen noch einmal zu sprechen haben. — Die *Grundstimmung* der Kranken ist oft wohl infolge der *Besorgnisse* und von *Insuffizienzgefühlen,* welche ihnen das Nachlassen ihrer geistigen Kräfte einflößt, in der Regel *depressiv.* Erst später entsteht mit zunehmender Interessenverarmung eine wachsende *Stumpfheit* und *Gleichgültigkeit,* gepaart mit Egoismus, Geiz, Rücksichtslosigkeit gegen die Umgebung, Haltlosigkeit im Trinken und in sexuellen Dingen (BUMKE). Die typische *Rührseligkeit* vieler Cerebralsklerotiker ist nicht mit dem oft ohne jeden Anlaß erfolgenden Zwangsweinen bei der Pseudobulbärparalyse zu verwechseln. — Der Kern der Persönlichkeit bleibt bei der Cerebralsklerose bis in fortgeschrittene Stadien hinein im großen ganzen erhalten.

b) Die neurologischen Frühsymptome.

Hier steht an erster Stelle der *Kopfschmerz,* welchen RAECKE in 60% seiner Fälle fand. Wir haben diesen Kopfschmerz ja schon als allgemeines Prodromalsymptom vor apoplektischen Insulten kennengelernt. Bei vielen Kranken kann er lange Zeit bestehen ohne daß aus seinem Vorhandensein eine unmittelbare Apoplexiegefahr abgeleitet werden könnte. Die Patienten klagen über ein Eingenommensein des Kopfes, einen Druck im Kopf, eine Art von Dösigkeit, die auch gelegentlich von ihrem müden, schläfrigen Blick abzulesen ist. Auch tief in den Kopf hinein lokalisierte bohrende oder blitzartige Schmerzen, ein Gefühl als platze etwas im Kopf oder Schmerzen, die vom Hinterkopf über den Schädel ziehen, werden geschildert. Bumke hält das „Kappengefühl" für nicht charakteristisch für die Hirnsklerose. Ich finde, daß die Kranken recht oft über einen „harten, lähmenden, auch kalten Druck auf dem Scheitel" klagen. Durchaus nicht immer ist dieser Kopfschmerz ständig vorhanden — dumpfer, arteriosklerotischer Dauerkopfschmerz (Marburg) —; häufig stellt er sich nur gerade nach gutem Schlaf am Morgen oder überraschend mitten in der Nacht ein (Pilcz). F. Stern fand gelegentliche Zunahme der Schmerzen gegen Abend. Es scheint ziemlich sicher, daß der arteriosklerotische Kopfschmerz in vielen Fällen von Schwankungen der cerebralen Blutversorgung ausgelöst wird. Dafür spricht sein Auftreten bzw. seine Zunahme bei körperlichen und geistigen Anstrengungen, beim Aufrichten aus gebückter Stellung, im Anschluß an Hustenparoxysmen und unter dem Einfluß von Alkohol, wie auch sein gar nicht seltenes Verschwinden auf Verabreichung von Mitteln, welche die allgemeine bzw. cerebrale Zirkulation verbessern. Als cerebrales *Lokalsymptom* — intrabulbäre Reizung des Trigeminus (Bonhoeffer) — spielt der arteriosklerotische Kopfschmerz nur eine bescheidene Rolle.

Der *Schwindel* bildet mit dem Kopfschmerz und der Gedächtnisschwäche die Windscheidsche *Trias* der cerebralsklerotischen Frühsymptome. Raecke fand ihn in 57%. Als Zeichen allgemeiner cerebraler Funktionsstörung wurde er bereits S. 242 und 292 erwähnt. Wir hatten an dieser Stelle auch bereits festgestellt, daß die Schwindelerscheinungen bei Arteriosklerotikern durchaus nicht einheitlicher Genese sind. Neben mehr uncharakteristischen Erscheinungen einer allgemeinen Unsicherheit, welche einer meiner Kranken so schilderte, daß er bisweilen das Gefühl habe, als ginge er auf Wolken, oder andere als schwindelartige Störungen bei Lageveränderungen des Kopfes — auch bisweilen im Schlaf — empfinden, begegnen uns auch echte vestibuläre Störungen mit Drehschwindel und objektiv nachweisbaren Vestibularisschädigungen, häufig kombiniert mit *Ohrensausen* und *objektiv nachweisbaren Störungen des Innenohrs*. Es handelt sich da um Erscheinungen, welche zu dem bekannten Ménièreschen Syndrom überleiten. F. Kobrak hat eine Differentialdiagnose „der *Angiopathia labyrinthica*" unternommen und versucht, die bei der Arteriosklerose (bzw. Embolie und Hirnsyphilis) vorkommende stenosierende und obliterierende Form von der eigentlichen hämorrhagischen Ménièreschen Krankheit und der vasomotorischen Form, die vor allem bei der Hypertension beobachtet wird, und der neurotischen Form abzugrenzen. Die *Arteriosklerose des Gehörorgans* — man vergleiche die erschöpfende Darstellung C. Steins im Handbuch der Neurologie des Ohres! — beruht auf einem degenerativen Zerfall der nervösen Bestandteile des Innenohrs, wobei der kochleare Anteil früher als der vestibuläre leidet. Man findet dabei eine Herabsetzung der Hörfähigkeit bei positivem Rinne, verkürzter Kopfknochenleitung und Einschränkung der oberen (später auch der unteren) Tongrenze. Der *Beginn mit subjektiven Ohrgeräuschen* und die *unaufhaltsame Progredienz der Schwerhörigkeit* macht eine arteriosklerotische Erkrankung wahrscheinlich, zumal wenn die Erscheinungen von anderen arteriosklerotischen Symptomen begleitet sind (G. Alexander). In späteren Stadien kündet ein plötzliches Absinken des Hörvermögens eine ernste arteriosklerotische Erkrankung im Bereich der A. auditiva an (C. Stein). Im Stadium der Frühsymptome klagen die Kranken meist über unangenehme Geräusche, Ohrensausen,

Knallen, Pfeifen, was im Anfang wie der Kopfschmerz oft von verschiedenartigen Belastungen des Kreislaufs abhängig ist, später aber dauernd wird.

Oft klagen die Kranken über schwer beeinflußbare *Schlafstörungen,* die sich anfänglich meist in vorzeitigem Erwachen, gelegentlich unter Angstgefühlen, später in einer krankhaften Schlafneigung verraten. Nach RAECKE geben 20 bis 25% der Kranken Einschlafstörungen und Schlafunruhe mit schreckhaften Träumen an. In vorgerückten Stadien sieht man intermittierende Schläfrigkeits- und Schlafzustände, die öfter am Tage auftreten (F. STERN). Hier bestehen Beziehungen zu anderen intermittierenden und periodischen cerebralen Funktionsstörungen, die im Anschluß an Ermüdung auch zu länger dauernden *Bewußtseinstrübungen* führen können. GRASSET sprach von einem *„intermittierenden Hinken der Zentralorgane“*, STERTZ von einem *„periodischen Schwanken der Hirnfunktion“*.

c) Die neurologischen Herderscheinungen.

Die Auswirkung der cerebralen Gefäßsklerose auf das Hirnparenchym — vgl. S. 340f. — läßt das Auftreten von *Herderscheinungen* fast in jedem wenigstens einigermaßen fortgeschrittenen Fall erwarten. Das soll jedoch *nicht* bedeuten, daß neurologische Herdsymptome sich etwa nur bei Kranken einstellen, die sich selbst und ihrer Umgebung schon durch psychische oder körperliche Allgemeinsymptome einer Cerebralsklerose auffällig geworden sind. In einer ganzen Anzahl von Fällen sind die neurologischen Störungen das erste, oft ganz unvermutet einsetzende, erschreckende Merkmal einer Sklerose der Gehirngefäße. Wie Menschen in ihrer vollen Schaffenskraft und Rüstigkeit solchermaßen zum erstenmal über ihr Leiden belehrt werden, zeigt wieder besonders eindringlich jene schon auf S. 296 erwähnte Selbstbeobachtung A. FORELS. Bis zu seinem 12 Jahre nach diesem ersten Insult erschienenen ergänzenden Bericht über seinen Zustand, ist FOREL frei von weiteren Schüben geblieben und war noch imstande, in weiser Beschränkung seiner verminderten Leistungsfähigkeit Werke von höchstem wissenschaftlichen Wert zu verfassen.

Im Mittelpunkt der neurologischen Herderscheinungen steht der *apoplektische Insult,* von dessen Symptomatologie usw. auf S. 284f. die Rede war. Wie bereits dargelegt wurde, spielen akzidentelle Faktoren, unter denen vor allem das Absinken eines normalen oder gar erhöhten Blutdrucks wohl am wichtigsten ist, für die transitorischen wie auch die bleibenden großen apoplektischen Insulte eine hervorragende Rolle.

DE SEZE bestätigte die Beobachtungen von ABRAMI und WORMS, die bei Arteriosklerotikern nach massiven Magenblutungen und Blutdruckabfall transitorische Lähmungen gesehen hatten. BINSWANGER konnte einen hemiplegischen Insult bei schweren uterinen Blutungen beobachten. Von besonderer Bedeutung sind vor allem apoplektische Insulte wenige Stunden nach einem *Aderlaß,* wie sie CL. VINCENT und DARQUIER mitgeteilt haben (zit. nach DE SEZE). Gelegentlich begleiten epileptiforme Anfälle und Pyramidenbahnsymptome den Abfall des Blutdrucks — ein eindrucksvoller Fall von E. BERNARD bei einer 6 Tage dauernden Epistaxis! Den Fällen der Literatur hat DE SEZE einige typische eigene Beobachtungen hinzugefügt. — Bekannt sind hemiplegische Insulte im Anschluß an einen raschen Blutdruckabfall bei Versagen des Herzens. Auf diese meist transitorischen Insulte bin ich bereits auf S. 244f. eingegangen. DE SEZE gibt auch darüber eine Anzahl Literaturangaben. Daß gerade bei alten arteriosklerotischen Hypertonikern schwere, unter Umständen tödliche Apoplexien sich unter dem Einfluß einer Blutdrucksenkung ereignen können, zeigen Beobachtungen von DUMAS, der auch gewisse Fälle „intermittierenden Hinkens“ der Hirnarterien in dieser Weise erklärt. LHERMITTE und DUPONT und DE SEZE (mit vier eigenen Fällen) haben an Kranken mit, teils ohne Hochdruck gleiche Beobachtungen machen können.

In dem und jenem dieser Fälle möchte man freilich an eine embolische Entstehung der Hirnerweichung denken; doch betont DE SEZE, daß es sich in den autoptisch kontrollierten Fällen um ein Versagen der Durchblutung schwer sklerotisch geschädigter Hirngefäße gehandelt hat.

Blutdrucksenkungen verschiedener Ursache — im Schlaf, beim oder nach dem Essen, infolge operativer Eingriffe, bei schwerer Kachexie und Erschöpfung, infolge zu weit getriebener Diurese oder bei profusen Durchfällen, Mißbrauch gefäßerweiternder Mittel — können namentlich bei alten gefäßkranken Menschen, zumal bei gleichzeitigem Vorliegen einer Herzschädigung die Voraussetzungen zu einem apoplektischen Insult ischämischer Art schaffen. Daneben ist immer mit dem Auftreten thrombotisch-embolischer Insulte — zumal bei geschädigtem Herzen — zu rechnen.

Ein nicht geringer Prozentsatz der Arteriosklerotiker erliegt zwar einer massiven Apoplexie; jedoch ist im Gegensatz zur Hirnembolie *der Verlauf der Hirnsklerose* nicht allein durch das Auftreten großer klassischer Apoplexien gekennzeichnet. Schon OPPENHEIM hat betont, daß im klinischen Bild der Hirnsklerose die Bewußtseinsstörungen hinter den Lähmungen zurücktreten. Die Hirnarteriosklerose führt — auch in neurologischer Hinsicht — meist zu einem *in kleineren Schüben erfolgenden Abbau der Hirnfunktion*, krankheitsmäßig also zum Bild eines *Siechtums*. Aus der Tabelle auf S. 299 ist ersichtlich, wie häufig die Krankengeschichte der Cerebralsklerotiker *mehrere Insulte* verzeichnet. Das intermittierende Hinken der Cerebralarterien mit den häufigen kleinen Insulten ist ein typisches Merkmal der Cerebralsklerose (W. RUSSELL). Dabei werden nicht einmal alle Insulte, die häufig nur als anscheinend vorübergehende Paresen oder insultmäßige Verschlimmerungen einer schon bestehenden Lähmung ohne Bewußtseinsverlust einhergehen, als solche empfunden, noch auch die anscheinend uncharakteristischen anfallsweisen Bewußtseinstrübungen von den Kranken als „Schlaganfälle" angesehen. Das Überwiegen der *nächtlichen* Entstehung der Hirnschädigungen trägt zu dem *wenig dramatischen Verlauf vieler Hirnarteriosklerosen* bei. Viele Kranke berichten, daß sie beim Aufstehen eine Schwäche einer Seite, in einem Gliede oder bei kleinen pontinen Herden auch in beiden Beinen verspürten, ohne daß sie das Wort Schlaganfall dafür gebrauchen. In anderen Fällen fühlen sich die Kranken freilich bereits durch Zunahme der allgemeinen körperlichen Symptome — vor allem des Kopfschmerzes — vor einer drohenden Hirnschädigung gewarnt.

Die *neurologische Untersuchung* von Cerebralsklerotikern — selbst solcher, welche ihres Wissens noch keine Insulte erlitten hatten — deckt in einem erheblichen Prozentsatz das Vorhandensein fokaler Läsionen auf. Die *Sehnenreflexe*, welche nach RAECKE in über 50% gesteigert zu sein pflegen, weisen nicht selten eine Seitendifferenz auf, wobei auf der Seite der Reflexsteigerung der Plantarreflex abgeschwächt, auch schon ein echter oder angedeuteter *Babinski* bzw. einer der ihm gleichwertigen Reflexe vorhanden sein kann. Auch einseitiges Fehlen der *Bauchdeckenreflexe* ist ganz gewöhnlich. Eine Arreflexie der Kniesehne fand RAECKE in 2,9% (nach STERN). Die *Sensibilität* zeigt in den Frühstadien meist keine groben Störungen, obschon bei feinerer Prüfung auf Ataxie, Diskrimination usw. doch schon Störungen — meist einseitig überwiegend — aufzudecken sind. Die Prüfung der Vibrationsempfindung mittels der Stimmgabel hat sich mir in vielen Fällen als recht brauchbares Hilfsmittel erwiesen. Die subjektiven Störungen der Sensibilität in Form von Parästhesien (vgl. S. 294f.) überwiegen im Anfang, doch führt die Neigung arteriosklerotischer Erweichungen zu umschriebener corticaler Lokalisation oft schon frühzeitig neben leichten *motorischen Monoparesen* auch zu *sensiblen Störungen* vor allem an der Hand, gelegentlich in Verbindung mit Sensibilitätsstörungen um den Mundwinkel oder am Fuß. Oft begegnet man Tiefensensibilitätsstörungen an den Fingern, die den Kranken besonders bei feineren Verrichtungen störend zum Bewußtsein kommen. — Eine genaue *Gesichtsfeldprüfung* sollte nie unterlassen werden, zeigt sie doch — in Übereinstimmung mit der Häufigkeit kleinerer und größerer Erweichungen im Posteriorgebiet — gar nicht selten *hemianopische* oder weniger regelmäßige und partielle Defekte auf. Hier sei auf die ausführliche Darstellung bei Wilbrand-Saenger verwiesen. In seltenen Fällen können Sehstörungen auch einmal die Folge arteriosklerotischer Herde im Chiasma (Henschen) oder in den Sehnerven (Fuchs) sein. — Die arteriosklerotisch verhärtete Carotis int. kann durch lokalen Druck zur Atrophie des Sehnerven führen, was meist keine völlige Erblindung bedingt. Gelegentlich wird der Nerv nur an der unteren, äußeren Seite abgeplattet oder ringförmig eingedrückt, wodurch es zum Verlust der nasalen Gesichtsfeldhälfte kommt. Neuere Untersuchungen über die Histopathologie des Sehnerven bei der Arteriosklerose hat von Stief angestellt. *Opticusatrophie* bzw. *Retrobulbärneuritis* beschrieben bei cerebraler Arteriosklerose auch Higier und Klieneberger (zit. nach E. Guttmann). — Auch Störungen der *Sprache* und der anderen höheren Funktionen sind etwas durchaus Gewöhnliches im Verlauf der Hirnsklerose. Leichte Insulte im Bereich der linken A. cer. media führen bei Rechtshändern sehr häufig zu vorübergehenden, namentlich motorisch-aphasischen und dysarthrischen Störungen und merklicher Behinderung der Wortfindung. Auch mehr oder minder passagere *Störungen* der *räumlichen Orientierung, agnostische, apraktische Phänomene* usw. kommen vor. Die eingehende neurologische Untersuchung — vgl. Bd. VI dieses Handbuches — läßt Residuen derartiger Hirnstörungen in fortgeschritteneren Fällen oft erkennen.

Das wechselvolle, bunte Bild der an immer wiederholte kleine und größere Insulte geknüpften neurologischen Störungen mit seinen typischen Schwankungen der Symptome (vgl. auch Grödel und Hubert) kann unmöglich vollkommen geschildert werden. Stellt man sich vor, in welcher Vielgestaltigkeit und Vielheit die größeren und kleineren Erweichungen wie auch die oft winzigen Defekte des für die Hirnarteriosklerose typischen *Status lacunaris* weite Gebiete des Gehirns betreffen, so wird man sich ein zutreffendes Bild von der symptomatischen Vielgestaltigkeit der Hirnsklerose machen können. Die neurologischen Symptome sind ja für den, welcher mit der Pathophysiologie des Gehirns vertraut ist, ein recht getreuer Spiegel der Lokalisation anatomischer Hirnläsionen, der Ausdruck eines Kausalitätsverhältnisses, wie er für die *psychischen* Störungen im weiteren Verlauf des Leidens nicht im entferntesten gilt (vgl. S. 382f.).

Die Multiplizität ischämischer Foci führt zur Entwicklung einer Reihe von *Krankheitsbildern,* welche zum Teil kleinere und größere Insulte der beschriebenen Art in ihrer allmählichen Entstehung enthalten, zum anderen aber sich von Anbeginn durch *Besonderheiten der Lokalisation* der ischämischen Hirnprozesse und wohl auch *eine vom insultmäßigen Verlauf verschiedene Entwicklung* auszeichnen. Von diesen Krankheitsbildern seien die akute *apoplektische Bulbärparalyse,* die *Pseudobulbärparalyse* und die *arteriosklerotische Muskelstarre* als besonders häufige und typische Verlaufsformen sowie andere *extrapyramidalmotorische* und schließlich *cerebellare Störungen* bei der Arteriosklerose geschildert.

Die akute apoplektische Bulbärparalyse. Wir können uns hier auf das Wesentlichste beschränken, nachdem bereits auf S. 208f. die spezielle Symptomatik ischämischer Läsionen in Brücke und Medulla oblongata beschrieben worden ist.

Die dichte Nachbarschaft wichtigster afferenter und efferenter Bahnensysteme und des Ursprungsgebiets einer Reihe von Hirnnerven bedingt, daß hier auch relativ kleine ischämische Herde schon zu schweren und recht komplexen klinischen Erscheinungen führen können. Die *Ursache* der apoplektischen Bulbärparalyse ist zwar meist die Arteriosklerose, doch können die gleichen Syndrome auch einmal durch luische Gefäßveränderungen, Embolien, Blutungen (vgl. S. 426) und auch durch eine Druckwirkung auf die Medulla durch Tumoren und Aneurysmen (vgl. S. 445) hervorgerufen werden. Daß Aneurysmen außer durch Druck vor allem auch durch die Verengerung und Verletzung des Lumens der in ihrem Bereich abzweigenden Gefäße wirken, ist ein oft bestätigter Befund.

Als *Prodrome* der bulbären Apoplexie treffen wir wieder auf die schon genannten allgemeinen psychischen und körperlichen Symptome; jedoch weisen nicht selten anfallsweise sich verstärkende *Druckerscheinungen im Hinterkopf* und vor allem Zeichen einer bereits bestehenden *Läsion vestibulärer Zentren* (Pötzl, vgl. S. 295), welche sich in oft anfallsweisen Gleichgewichtsstörungen und Schwindel zur Herdseite verraten, seltener deutliche Merkmale einer Innenohrschädigung auf Ernährungsstörungen in der hinteren Schädelgrube hin. — Der *Beginn* des apoplektischen Insults ist dann entweder schubweise, in einzelnen Attacken verlaufend (Brun, Goldstein, Marburg) oder auch plötzlich, von heftigstem Schwindel, Brechreiz und Erbrechen begleitet, *ohne* daß freilich im Gegensatz zu massiven Großhirnapoplexien immer ein *Bewußtseinsverlust* einzutreten pflegt. Unter den meist alsbald bemerkbaren Lähmungen steht die klassische *Glosso-Pharyngo-Labiallähmung* im Vordergrund. Georg Stiefler schildert das Bild der akuten Bulbärparalyse in treffender Weise.

„Es treten besonders markant hervor die so typische, leise, lallende („schmierende") bulbäre Sprache (Dysarthrie bis zu Anarthrie), die Heiserkeit bzw. Aphonie bei ein- oder doppelseitiger Kehlkopfmuskellähmung, der oft eine Kiefersperre infolge tonischer Anspannung der Kaumuskeln als Reizerscheinung im Masseter-Temporalis-Gebiet vorangeht." „Der bei der Bulbärparalyse häufige und so lästige Speichelfluß ist nur zum geringen Teil auf erhöhte Speichelsekretion, in erster Linie auf die durch die motorische Lähmung bedingte Speichelansammlung in der Mundhöhle zurückzuführen. Dyspnoe, Adams-Stockes kennzeichnen wohl immer ernste Fälle; sie treten meist — aber nicht immer — gegen Ende der Erkrankung ein."

Von den Einzelheiten dieses Syndroms und den verschiedenen Arten der *Körperlähmung* bei Bulbärherden war schon auf S. 213f. die Rede. Hier wurde auch auf das Wallenbergsche Syndrom des Verschlusses der A. cerebelli inf. post. als eine der typischsten Formen der akuten Bulbärparalyse eingegangen. Eine reiche Literaturzusammenstellung findet sich bei G. Stiefler. — Der weitere *Verlauf* zeigt in *günstigen Fällen* meist einen langsamen Rückgang der Lähmungen. Es ist überhaupt erstaunlich, wie relativ häufig sich hierbei initial schwere Lähmungen bis auf erträgliche Residuallähmungen zurückbilden und die Kranken noch Jahre lang leben bleiben, bis schließlich ein neuer Insult das Ende herbeiführt. — In *schweren Fällen* ist die Prognose freilich ernst, zumal wenn Lähmungen des Glossopharyngeus und Vagus die Entstehung einer Schluckpneumonie begünstigen und das Respirations- und Zirkulationszentrum mitgeschädigt ist. — Die *Diagnose* der akuten apoplektischen Bulbärparalyse macht in der Regel keine Schwierigkeiten, nachdem andere Leiden, die zu bulbären Erscheinungen führen können, dies entweder in ausgesprochen chronisch-progredienter Form — progressive Bulbärparalyse, Syringomyelie, Tumoren usw. — tun oder durch die Besonderheiten ihrer allgemeinen und sonstigen speziellen Symptomatik — Encephalitis, Poliomyelitis, multiple Sklerose usw. — abweichende Bilder zeigen. Auf Aneurysmen als Ursache eines der akuten Bulbärparalyse ähnlichen Syndroms werden wir auf S. 445 noch eingehen. Sehr wichtig ist — wie ja überhaupt bei den arteriosklerotischen Hirnprozessen — die Differentialdiagnose gegenüber syphilitischen Prozessen, schon um gegebenenfalls rechtzeitig eine spezifische Behandlung in Anwendung zu bringen.

In diesem Zusammenhang sei in Kürze auch auf die mehr *diffusen bulbären* Zirkulationsstörungen hingewiesen, wie sie beim sekundären Hochdruck als pseudourämisches Merkmal, seltener bei der einfachen Cerebralsklerose mit und ohne Hypertension und wohl auch bei syphilitischen Gefäßerkrankungen vorkommen. Der Kliniker kennt diese bulbären Durchblutungsstörungen, für die hier organische, meist arteriosklerotische Gefäßveränderungen mit Störungen im Gesamtkreislauf und gelegentlich auch ödematöse Vorgänge im Hirnparenchym verantwortlich sind, unter dem Namen des *Asthma cerebrale* (v. ROMBERG). Im Vordergrund stehen dabei die Störungen der Atmung, vor allem in Form des CHEYNE-STOKESschen Typs (vgl. S. 245), wechselnd schwere Bewußtseinsstörungen, Schwindelerscheinungen und Zustände schwerster Prostration. Das Krankheitsbild kann lange Zeit schwanken, ist prognostisch jedoch fast immer infaust.

In vielen Fällen sind *mit den Zeichen einer akuten Bulbärparalyse pseudobulbärparalytische Erscheinungen verbunden*, ein Hinweis darauf, daß Ernährungsstörungen — meist kleine Erweichungen und lacunäre Defekte — auch die corticopontinen, -bulbären und -spinalen Bahnen mitgeschädigt haben. Solche Kranke zeigen dann eine *Kombination nukleärer und supranukleärer Lähmungen.*

Die arteriosklerotische Pseudobulbärparalyse. OPPENHEIM und SILMERLING haben schon 1886 gezeigt, daß dieses Syndrom die Folge multipler ischämischer Läsionen ist, die vorwiegend in der *Brücke* lokalisiert sind. Ursprünglich meinte man (LÉPINE u. a.) nur cerebrale Herde als Ursache ansehen zu müssen. Tatsächlich sind die meisten Pseudobulbärparalysen das Resultat lacunärer pontiner Herde, zu denen sich multiple kleine Läsionen irgendwo im Verlauf der langen corticopontinen, -bulbären und -spinalen Bahnen zwischen Hirnrinde und Brücke, recht häufig auch kleine Erweichungen und Lacunen in den Stammganglien und bisweilen auch Schädigungen des Cerebellums bzw. seiner Arme hinzugesellen. So bietet die Pseudobulbärparalyse tatsächlich auch eine erhebliche *individuelle symptomatische Variabilität.* Ihren Charakter als im Grunde doch einheitliches Syndrom erhält sie vorwiegend durch die pontinen Läsionen. Die Großhirnschädigungen fügen zu dem im wesentlichen pontinen Syndrom gewisse charakteristische Eigenarten, schaffen Übergänge zu vorwiegend apoplektisch-hemiplegischen Formen der Arteriosklerose wie auch zu der noch zu besprechenden arteriosklerotischen Muskelstarre. Man vergleiche die Ausführungen auf S. 208f. über die verschiedenen pontinen Syndrome, und man wird a priori die Variationsmöglichkeit schon im Bild der rein pontinen Pseudobulbärparalyse verstehen. Die *Doppelseitigkeit* der meist kleinen, lacunären Brückenherde, welche in der Regel im Bereich der Aa. paramedianae liegen, *bestimmt den pseudobulbären Typ der Erkrankung.* Es vermischen sich also motorisch-hemiplegische und paraplegische Lähmungen mit Überwiegen der *spastischen Lähmung der Beine,* mit Neigung zu Beugekontraktur, *mit spastischen Paresen der doppelseitig innervierten Gesichts-, Zungen-, Schluck-* und *Sprachmuskulatur.* LEWANDOWSKY und STADELMANN haben einen schweren, rein pontinen Fall veröffentlicht (wobei die syphilitische Natur der Gefäßerkrankung nichts zur Sache tut). Hier fand sich neben den motorischen Extremitätenparesen eine völlige Unmöglichkeit willkürlicher Gesichtsinnervation, die sowohl die vom Facialis wie Trigeminus innervierten Muskeln betraf und mit hochgradiger Reflexsteigerung der Masseteren und den Zeichen einer supranukleären Facialislähmung einherging. Die Zunge konnte nicht bewegt, der Schluckakt nicht willkürlich in Gang gebracht werden. Reflektorisch und automatisch funktionierte der Schluckakt schlecht, Atmen und Husten normal. Das Sprechen war natürlich unmöglich. — Im Gegensatz zur apoplektischen Bulbärparalyse finden sich bei solchen Formen der Pseudobulbärparalyse *keine Atrophien* und keine Zeichen der Entartung in den für die Artikulation, Phonation, den Schluckakt und die Mimik benötigten Muskeln. Emotionell, also unwillkürlich erfolgende Innervationen können dabei gelegentlich noch wirksam werden. In seltenen Fällen findet sich sogar eine Störung der willkürlichen Einstellung der Bulbi; WERNICKE sprach von einer „Pseudoophthalmoplegie", wobei die reflektorische Zuwendung der Augen auf optische oder akustische Reize erhalten geblieben ist (GOLDSTEIN). Die gesteigerte Eigenreflexerregbarkeit kann mitunter mit aufgehobenen Schleimhautreflexen des Gaumens und Rachens verbunden sein (F. STERN). Als *motorischen Übererregbarkeitsphänomenen* begegnet man außer der maskenhaften Anspannung der mimischen Muskulatur auch Zähneknirschen (GOLDSTEIN), Kaumuskelkrämpfen (F. HARTMANN) und unmotivierten Saugbewegungen u. dgl. Daß in seltenen Fällen auch myoklonische Phänomene beobachtet werden, nimmt nach der Natur dieser Erscheinung — vgl. S. 212 — nicht Wunder. Weitere Einzelheiten der Symptomatik findet der Leser in der GOLDSTEINschen Darstellung dieses Themas im Lehrbuch der Nervenkrankheiten von H. OPPENHEIM.

Die Beteiligung des *Großhirns* an der Pseudobulbärparalyse zeitigt Symptomkombinationen, wie sie von CHARCOT, JOFFROY, LÉPINE, BARLOW und JOLLY u. a. beschrieben wurden. Zusammenfassende Arbeiten darüber stammen von URSTEIN, GOLDSTEIN, PERITZ, F. HARTMANN und JACOB. Es ist hier nicht der Ort, um auf die große Mannigfaltigkeit der pyramidal und extrapyramidal bedingten Großhirnsymptome im Syndrom der Pseudobulbärparalyse einzugehen. So haben LHERMITTE und MCALPINE dabei auch choreatische, athetotische und hemiballistische Erscheinungen mit und ohne Rigor beschrieben. (Verwiesen sei auf die pathophysiologische Abhandlung von H. SPATZ im Handbuch der normalen und pathologischen Physiologie, Bd. 10. Berlin. Julius Springer 1927.) Eines für die Pseudobulbärparalyse sehr charakteristischen Symptoms sei hier gedacht, jener typischen Ausbrüche von *Zwangsweinen* und *Zwangslachen*, wie sie erstmalig von SIEMERLING und OPPENHEIM 1886 beschrieben wurden. Man stellt sich vor, daß dieser krankhafte Vorgang in zwei Komponenten zerfällt, wovon wir die abnorm stark ansprechende, ungehemmte Tätigkeit der mimischen Muskulatur, z. B. beim Versuch zu sprechen, aber auch unter dem Einfluß anderer Reize schon erwähnt hatten. Dazu tritt nun anscheinend die *Enthemmung eines psychischen Reflexes*. Seit NOTHNAGEL bezog man dies auf eine Thalamusläsion, wohingegen neuere Untersuchungen (ROUSSY, HOLMES und HEAD) Schädigungen des Streifenhügels und benachbarter Basalganglienteile in den Vordergrund rückten (H. SPATZ). Hier sei auch die Annahme F. HARTMANNS erwähnt, daß „dem Ausfall zentripetaler Impulse eine Rolle in der Vermittlung dieser Erscheinungen zuzuschreiben sei" (zit. nach GOLDSTEIN). Schon SIEMERLING und OPPENHEIM haben auf tonische Krampfzustände der Respirationsmuskulatur beim Zwangsweinen bzw. -lachen aufmerksam gemacht. Daneben können auch bald spontane, bald an Bewegungsversuche oder psychische Erregungen geknüpfte, gelegentlich Stunden dauernde Paroxysmen von Dyspnoe, Pulsbeschleunigung usw., bisweilen vergesellschaftet mit Arrhythmie, CHEYNE-STOKESschem Atmen und Temperatursteigerungen vorkommen (GOLDSTEIN). Wie stark emotionelle Faktoren pseudobulbäre Symptome verschlimmern können, sieht man nicht selten an der Steigerung dysarthrischer und dysphagischer Erscheinungen bis zu völliger Anarthrie und Aphasie (OPPENHEIM). Im übrigen kann natürlich der und jener Fall von Pseudobulbärparalyse die gleichen Störungen höherer Hirnfunktionen, also aphasische, agnostische, apraktische, astereognostische, hemianopische (auch doppelseitige) Defekte bieten, wie sie bei nicht pseudobulbärparalytischen Hirnsklerotikern an der Tagesordnung sind. Auf die Bedeutung ideatorisch-apraktischer Störungen als Ursache öfters beobachteter Fehlhandlungen bei diesen Kranken haben LEWANDOWSKY und F. STERN besonders hingewiesen. Betreffs der psychischen Herderscheinungen der Pseudobulbärparalyse, die unter anderem auch in Form einer Worttaubheit (HALLIPRÉ und PICK) und optischer Aphasie (HARTMANN) beobachtet werden, sei auf die Darstellung F. STERNS und die Ausführungen in Bd. VI dieses Handbuches verwiesen.

LHERMITTE, CUEL und KYRIACO haben 1921 bzw. 1927 eine *pontocerebelläre Form* der Pseudobulbärparalyse beschrieben, die gekennzeichnet ist durch das Nebeneinanderbestehen von cerebellaren Erscheinungen (Inkoordination, Ataxie, Dysmetrie, Zittern usw.), vor allem an den Beinen und den genannten eigentlichen pseudobulbären pontinen Erscheinungen. Die letzteren ersticken allerdings meist im Verlauf des Leidens die cerebellaren Symptome. Die pontocerebellare Form ist nach VAN BOGAERT und BERTRAND nicht so selten und soll gelegentlich in eine eigenartige Form der Rigidität ausgehen. J. O. TRELLES hat über die Literatur und entsprechende eigene Beobachtungen mit LHERMITTE berichtet. Verwiesen sei auch auf die Ausführungen über das *Syndrom der A. cerebelli sup.* auf S. 207.

Die *Entwicklung* der Pseudobulbärparalyse erfolgt in der Regel in Schüben. Häufig schließen sich die ersten pseudobulbären Erscheinungen an einen banalen hemiplegischen Insult unter insultförmigem oder mehr allmählich schleichendem Übergreifen der Lähmung auf die andere Körperseite — meist das Bein — an. Bei den vorwiegend rein pontinen Formen können kleinste, kaum als solche bemerkte Insulte — häufig nach länger bestehendem Schwindel und Hinterkopfschmerz — in schleichender Weise das Syndrom im Lauf von Monaten und Jahren entstehen lassen (LEJONNE und LHERMITTE haben diese Verlaufsart besonders betont). Man bedenke, daß ja die meisten der pontinen Erweichungen (vgl. S. 208f.) schließlich zu Pseudobulbärparalysen werden. Dies gilt vor allem von jenen primär bzw. rasch sich entwickelnden bilateralen paramedianen Ponserweichungen, wobei klinisch das Bild einer *Paraplegie der Beine* im Vordergrund steht.

Im weiteren *Verlauf*, der Jahre dauern kann (J. O. TRELLES gibt als Durchschnitt 2—3 Jahre an), begegnet man mit ziemlicher Regelmäßigkeit Zeichen einer *arteriosklerotischen Demenz*. Dieser Demenzprozeß fehlt nach STERN nur selten und dann allein in Fällen, wo das Großhirn nur durch wenige Herde geschädigt war. HARTMANN hat die Demenz bei der Pseudobulbärparalyse, welche er als *„motorischen Blödsinn"* bezeichnet, und die STERN *„psychomotorische Akinese"* benennen möchte, in Beziehung gesetzt zu dem Ausfall des automatischen Spiels der ganzen Körpermuskulatur, wodurch es zu Verarmung der Denkarbeit und mangelhafter Apposition von Bewußtseinsmaterial bei noch vorhandener Denkarbeit komme. Für diese katatonieartigen Erscheinungen (denen wir bei Besprechung der arteriosklerotischen Muskelstarre wieder begegnen werden) kommen nach Mitteilungen von PILCZ und von STRANSKY auch lokalisierte Erweichungen im linken G. supramarginalis, im Schläfenlappen, dem Stirnhirn und im Striatum in Frage. In anderen Fällen bestehen nach STERN Beziehungen zu der parkinsonistischen Bradyphrenie. STERN meint, daß bei der Pseudobulbärparalyse ein weniger spezifischer Demenzprozeß vom Charakter der arteriosklerotischen Demenz mitunter mit lang resistierender psychischer Agilität, schweren *Korssakow*-Erscheinungen, wohl auch optisch-akustischen Halluzinationen (JAKOB) häufiger sei.

Der *Tod* erfolgt bei der Pseudobulbärparalyse wie bei ähnlichen arteriosklerotischen Prozessen — vor allem auch der apoplektischen Bulbärparalyse und der arteriosklerotischen Muskelstarre — meist im Marasmus unter Hinzutreten interkurrenter Infektionen der Lungen bzw. der Harnwege und Nieren. Gelegentlich beendet wohl auch einmal noch eine neue Apoplexie das Leben.

Diesen Ausgang fand ich vor allem bei Arteriosklerotikern mit arteriellem Hochdruck.

Die *Diagnose* der Pseudobulbärparalyse macht in der Regel keine Schwierigkeiten, sowie man sich in richtiger Deutung der allgemeinen körperlichen und psychischen Symptome sowie der neurologischen Herderscheinungen des Prozesses als eines solchen arteriosklerotischer Natur und zum mindesten teilweise pontiner Lokalisation klar geworden ist. Gegenüber der multiplen Sklerose, die in der Vielfältigkeit ihrer Symptome auch pseudobulbäre Erscheinungen bieten kann (NAUNYN), entscheidet das Alter der Patienten, der klinische Verlauf mit seinen ziemlich konstanten symptomatischen Eigenarten wie auch der Liquorbefund. Der *Liquor* ist bei der Pseudobulbärparalyse — wie ja überhaupt bei den meisten arteriosklerotischen Prozessen — normal oder nur geringfügig und in uncharakteristischer Weise verändert (vgl. S. 380). Die amyotrophische Lateralsklerose macht kaum differentialdiagnostische Schwierigkeiten.

Schwierig kann die Abgrenzung gegen die *Encephalitis subcorticalis* BINSWANGERS (vgl. S. 348) sein. Tatsächlich finden sich bei diesem Leiden ja auch Mischbilder mit pseudobulbären und parkinsonartigen Zügen. Dieses klinisch sehr schwer diagnostizierbare Leiden, das von manchen Autoren (z. B. CRITCHLEY) als *subcorticale Paraplegie* beschrieben wird, zeigt einen schleichenden Verlauf, ist aber namentlich in späteren Stadien auch durch apoplektische Insulte gekennzeichnet. Auch Zwangsweinen und Schreianfälle werden beobachtet. Im Gegensatz zur Pseudobulbärparalyse sieht man hier aber öfters generalisierte *epileptische Anfälle.* Die Eigenart des pathologischen Prozesses bei der BINSWANGERschen Krankheit bedingt ein vorzeitiges Entstehen und Überwiegen von Erscheinungen *arteriosklerotischer Demenz* mit komplizierten, zum Teil corticalen psychischen Herderscheinungen. ALZHEIMER hat auf das frühe Auftreten von *Sprachstörungen* aufmerksam gemacht. NISSL hatte schubweise auftretende expansive *Psychosen* mit Größenideen, Schreien und mannigfachen Zeichen eines Betätigungsdrangs beschrieben. STERN erwähnt die „Stimmungsschwankungen mit Suicidversuchen abwechselnd mit Erregungen und Nörgeleien im Beginn des Leidens. Hierzu gesellen sich körperliche Erscheinungen, Paresen der Beine, gelegentlich auch Augenmuskellähmungen, Trägheit der Pupillenreaktion. In den Anfangsstadien sind Remissionen nicht selten". ALZHEIMER sah Schwierigkeiten der Augenkoordination ohne eigentliche Lähmungen. Die oft mit anderweitigen arteriosklerotischen Hirnprozessen kombinierte Erkrankung endet schließlich in tiefem Blödsinn.

Das lacunäre Syndrom und die arteriosklerotische Muskelstarre. Jeder Kenner der cerebralen Arteriosklerose weiß aus Erfahrung, daß zwischen dem ja durchaus nicht einheitlichen Syndrom der Pseudobulbärparalyse fließende Übergänge zur sog. *arteriosklerotischen Muskelstarre* bestehen. Das hat BRISSAUD schon 1894 betont. Die Qualität der Hirnveränderungen ist ja auch bei beiden klinischen Syndromen die gleiche und unterscheidet sich eigentlich nur durch die *vorwiegende Erkrankung des extrapyramidal-motorischen Systems beim arteriosklerotischen Parkinsonismus.* In der Mitte zwischen den beiden ausgesprochenen Krankheitstypen steht das von P. MARIE als **lacunäres Syndrom** bezeichnete außerordentlich häufige Krankheitsbild bei der Hirnsklerose, welches mit der Pseudobulbärparalyse die gelegentlichen dysarthrischen Störungen, auch Zwangslachen und -weinen, sowie die Anzeichen multipler kleiner Herderkrankungen da und dort im Großhirn, der Brücke und anderen Prädilektionsstellen von Lacunen (vgl. S. 342f.) teilt, sich von ihr aber unterscheidet durch die ganz überwiegende Flüchtigkeit mono- und hemiparetischer Erscheinungen. Die Brücke zur arteriosklerotischen Muskelstarre schlägt das lacunäre

Syndrom mit einer besonders charakteristischen arteriosklerotischen Störung, der ihm eigenen Gangstörung, dem *typischen Gang der alten Leute,* der *marche à petits pas* DÉJERINEs.

Die klassischen Untersuchungen P. MARIEs über „*les lacunaires*" (1901), die nicht zuletzt gerade der Frage nach der Ursache dieses „Greisengangs" entsprangen, sind in gewissem Sinn schon eine erste Studie über nicht-pyramidale motorische Störungen bei der Arteriosklerose. E. v. MALAISÉ hat, auf den Studien P. MARIEs fußend, 1910 eine sehr gründliche Untersuchung über „Wesen und Grundlagen seniler Gehstörungen" veröffentlicht. Er schlug für den erwähnten charakteristischen Gang die Bezeichnung „*Brachybasie*" vor. Es ist interessant, bei v. MALAISÉ zu lesen, daß pyramidal bedingte Paraparesen, z. B. bei einer amyotrophischen Lateralsklerose, selbst bei höchsten Graden der Spastizität „noch keine so extrem geringen Schrittlängen erreichen, wie sie bei der Brachybasie an der Tagesordnung sind". Auch wird bei echten Spasmen die Fußspur infolge Kontrakturen in den Adductoren immer enger, wohingegen die echte Brachybasie mit einer Verbreiterung der Standbasis und damit der Fußspur einhergeht. v. MALAISÉ erwog ernsthaft, ob es sich dabei nicht um eine rein „psychisch bedingte Gehstörung" handle angesichts der Tatsache, daß „das Mißverhältnis in der Leistung von grober Kraft bei einzelnen Bewegungen der Beine, die meist noch ganz leidlich ist, einerseits und der paraplegischen Art zu gehen andererseits" so offensichtlich ist. Andererseits verkannte v. MALAISÉ nicht die Verwandtschaft zwischen dieser Gehstörung und jener infolge doppelseitiger Hemiplegie und Paraplegie bei Kranken mit Pseudobulbärparalyse. HALIPRÉ hatte ja mit Recht auch von diesen Kranken gesagt, daß sie, ohne eigentlich gelähmt zu sein, einen marche à petits pas aufweisen. Eine weitere Beziehung zur Pseudobulbärparalyse mit pontiner Paraparese schien in dem vorwiegenden Befallensein der Beine bei normaler Beweglichkeit der Arme und Hände zu bestehen. Obschon v. MALAISÉ die fast gesetzmäßige Konstanz, mit der sich bei diesen seinen Kranken mit Brachybasie Lacunen im Striatum und den Stammganglien überhaupt fanden, beeindruckt hat — CATOLA hatte schon 1914 die marche à petits pas auf Lacunen im Nucl. lentiformis zurückgeführt — und obgleich er auch die Arbeit ANTONs „Über die Beteiligung der großen basalen Hirnganglien bei Bewegungsstörungen" (1896) kannte, hat er doch die lentikulären Läsionen an sich als Ursache der Brachybasie strikt abgelehnt.

Die Beschreibung der *Symptomatik* dieser *Gehstörungen* geht am besten von der ausgezeichneten Darstellung P. MARIEs und seiner Schüler, vor allem v. MALAISÉs aus. Die Brachybasie kann sich bald akuter, bald langsam progredient aus kaum merkbaren Anfängen entwickeln. Die Kranken wissen meist von eigentlichen Insulten nichts anzugeben, sondern schildern ihre Gangstörung als eine zunehmende Schwere, Schwäche und Steifigkeit in den Beinen. In anderen Fällen freilich ist die Gangstörung als unmittelbare Folge eines typischen apoplektischen Insults zurückgeblieben und verschlimmert sich wohl auch sprungweise unter dem Bild immer neuer Insulte. Soweit anderweitige Paresen in Erscheinung treten, pflegen sie fast völlig abzuklingen, obschon eine Ungeschicklichkeit in der Hand mit leichter Schwäche, auch dysarthrische und andere pseudobulbäre Erscheinungen gern zurückbleiben.

Die Brachybasie ist nach v. MALAISÉs Auffassung nicht eine einfache Steigerung der dem Greisengang *ohne* pathologische Krankheitssymptome eigenen Erscheinungen. Alte Leute, die an sich noch recht leistungsfähig sein können, zeigen an ihrem Gang Merkmale, die auf eine Erschwerung der Gleichgewichtshaltung schließen lassen: „Schwanken bzw. Unmöglichkeit des Ganges beim Blick nach der Decke; bei anderen Fixieren des Bodens beim Gehen, häufig beim Zug nach hinten ein mehr oder minder ausgesprochener Grad von Retropulsion." An objektiven Symptomen finden sich bei solchen Leuten meist die Zeichen einer peripheren Arteriosklerose, gesteigerte, seltener stark abgeschwächte bis aufgehobene Patellarreflexe, häufiges Fehlen der Achillessehnen- und Hautreflexe und ungleichmäßige Oberflächensensibilitätsstörungen an den Beinen. M. CRITCHLEY vertritt wohl eine heute allgemein geteilte Meinung, wenn er schreibt, daß dieser Greisengang mit seinem Verlust an Elastizität, seiner Kurzschrittigkeit und der Verbreiterung der Standbasis, wie man ihn im hohen Alter fast noch als normal bezeichnen möchte, in typisch *krankhaften*

Fällen eine Steigerung seiner Merkmale erfährt. In der leichten Gleichgewichtsstörung, der Pro- und Retropulsion, der ängstlichen Kontrolle der Schritte drücken sich eben doch schon cerebrale Funktionsstörungen aus, die ihre Ursache in — wenn auch noch leichten — Läsionen des Cerebellums, den Stammganglien, der sensiblen Schleife usw. haben mögen. Manche dieser Kranken — zumal solche mit schon deutlichen Zügen einer arteriosklerotischen Demenz — zeigen einen auffälligen Antriebsmangel und stellen das Laufen immer mehr ein. Gelegentlich „verlernen" die Kranken das Gehen vollkommen (v. MALAISÉ).

So wird z. B. ein kleinschrittig gehender alter Mann, der bisher noch täglich seine gewohnten Gänge absolviert hatte, durch irgendeinen an sich vielleicht ganz unbedeutenden Anlaß für einige Zeit ans Bett gefesselt. Seitdem erhebt er sich nicht mehr, zeigt die Merkmale einer kompletten *Astasie* und *Abasie*. Auf die Füße gestellt klammert er sich an, streckt die in Hüfte und Knien flektierten oder auch gestreckten Beine von sich und würde sich selbst überlassen nach hinten fallen. Die Zehen sind oft krampfhaft flektiert. Beim Versuch zu gehen, macht er ganz ungeschickte Bewegungen, die unter Willensanstrengung allmählich besser werden, jedoch die normale Koordination — vor allem des Rumpfes — ganz vermissen lassen. Gewinnen auch solche Kranke mit Mühe und fremder Hilfe bis zu einem gewissen Grad ihre Gehfähigkeit zurück, so ist dies doch nur für ganz kurze Zeit. Bald liegen sie wieder hilflos im Bett.

Eigentlich spastische Erscheinungen, wie Zirkumduktion eines paretischen Beines, fehlen bei den reinen Fällen vollkommen. Auch erweist die Untersuchung im Liegen, daß die Kraft und Bewegungsfähigkeit der Beine im Gegensatz zu dem schwergestörten Gang so gut wie normal sein kann. HARTMANN hat als erster darauf hingewiesen, daß bei der Pseudobulbärparalyse, bei der sich ja ganz die gleichen Gangstörungen finden können, diejenigen Muskelgruppen, welche einförmigeren Funktionen dienen, am schwersten betroffen zu sein pflegen. Spätere Untersuchungen (z. B. EISENLOHRS) zeigten, daß bei diesen Kranken das pyramidale System sich ganz intakt erweisen kann, hingegen typische lacunäre Veränderungen im Striatum und dem Thalamus zu finden sind.

PETRÉN hat noch eine andere seltenere Gangstörung beschrieben, die gekennzeichnet ist durch eine außerordentliche Antriebshemmung, Bewegungsarmut und die genannten Symptome einer Brachybasie. Solche Kranke können immer nur ein paar Schritte tun, um dann, sei es ohne ersichtlichen Grund oder auch durch irgendetwas abgelenkt, stillzustehen. Namentlich auch die Überwindung des letzten Zwischenraumes vor dem Ziel macht ihnen die größten Schwierigkeiten. Gelegentlich finden sich auch an den Armen kataleptische Symptome.

Kein Zweifel, daß das Gros all dieser arteriosklerotischen Gangstörungen — soweit nicht Pyramidenbahnsymptome und andere Begleiterscheinungen sowie ein vorwiegend apoplektiformer Verlauf auf doppelseitige Hemiparesen oder eine pontine Paraparese verdächtig sind — *extrapyramidaler* Natur ist und verursacht wird durch Läsionen im Striatum, eventuell kombiniert mit solchen im Stirnhirn und Cerebellum. So ist denn auch der Greisengang mit seinen Störungen globaler, automatisch ablaufender Bewegungen eine Teilerscheinung der arteriosklerotischen Muskelstarre.

Wenden wir uns der *arteriosklerotischen Muskelstarre* zu, so scheint mir die Bedeutung jener ersten klassischen Beschreibung dieses Krankheitsbildes durch O. FOERSTER eine besondere Berücksichtigung in unserer Darstellung zu erfordern. O. FOERSTER hat seine ersten Mitteilungen aus den Jahren 1906, 1909 und 1916 in einer größeren Arbeit 1921 ergänzt. Näheres findet der Leser in Bd. V dieses Handbuchs. Die arteriosklerotische Muskelstarre wurde schon von FOERSTER den „striären Bewegungsstörungen" zugeordnet und repräsentiert mit ihrem hervorstechendsten Merkmal — den *Parkinsonismus* — ein typisches Beispiel des *„hypokinetisch-rigiden Pallidumsyndroms"*.

Die Muskelstarre läßt sich in vorgeschrittenen Fällen, vor allem an der Härte und dem Vorspringen solcher Muskeln, wie dem Quadriceps, Gastrocnemius,

Tibialis anticus und den Muskeln der oberen Extremitäten erkennen. FOERSTER lenkte alsbald das Augenmerk auf die Unterschiede, welche diese Starrezustände gegenüber den echten spastischen Kontrakturen bei Pyramidenbahnerkrankung aufweisen. Der *wächserne* Charakter des *Widerstandes*, das Hinzutreten einer Schrumpfungskontraktur der Muskeln und Sehnen bei länger dauernden Starrezuständen gibt der Erkrankung einen eigenen Charakter. Auch sind in vorgeschrittenen Fällen die Kontrakturen nicht nur an den Extremitäten, sondern auch am Hals, Kopf, Gesicht, Kiefern und den Augen vorhanden. Dabei befinden sich die Füße meist in Equinus-, aber auch in anderen Kontrakturstellungen. Die Knie und die Oberschenkel pflegen mit der Zeit in Beugekontraktur zu gehen (Abb. 69). Die *Wirbelsäule* ist stark *kyphotisch*. In weit fortgeschrittenen Fällen wird gelegentlich infolge dieser „Versteifung“ der Wirbelsäule (oder wohl auch als Ausdruck eines kataleptischen Innervationsverhaltens) in Rückenlage den Kopf frei in der Luft

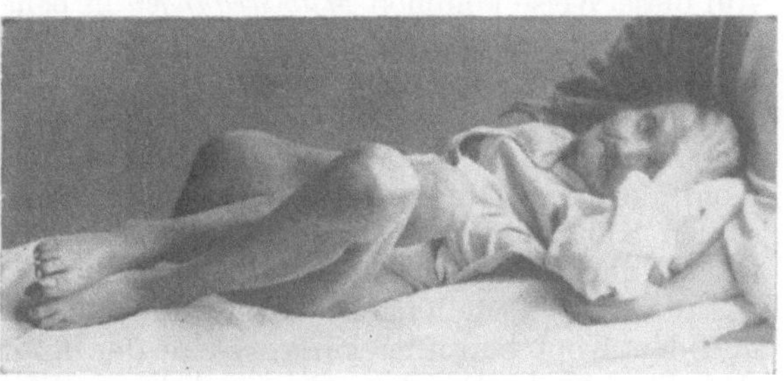

Abb. 69. Arteriosklerotische Muskelstarre, starke Beugekontraktur in Knie und Hüfte. (Nach O. FOERSTER.)

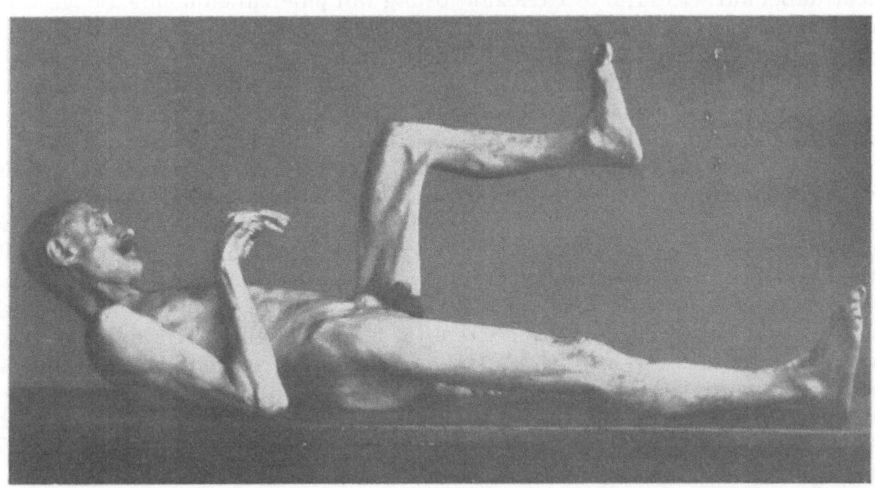

Abb. 70. Arteriosklerotische Muskelstarre, ausgesprochenes kataleptisches Verhalten der Glieder, der rechte Arm und das linke Bein verharren beliebig lange in den ihnen künstlich erteilten Stellungen, der Kopf bleibt von der Unterlage abgehoben. (Nach O. FOERSTER.)

gehalten (vgl. Abb. 70), „on a psychical pillow“, wie die Engländer sagen (CRITCHLEY). An den *Händen* weisen Muskelgruppen, die bei Pyramidenspasmen in der Regel verschont sind — die Fingerextensoren, die Handstrecker und die Supinatoren der Hand — einen deutlichen Widerstand gegen passive Bewegung auf. In vielen Fällen sieht man die Hände in Beugestellung, wobei die Finger sich in die Hohlhand einkrallen, bald aber auch überstreckt fest an die Hohlhand gepreßt werden („Fakirhand“, CRITCHLEY). Der *Unterarm* steht meistens in einer Beuge-, der Oberarm in einer Adduktions- oder Innenrotationsstellung.

Bei *passiven Dehnungsversuchen* zeigen diejenigen Muskeln den *größten Widerstand,* deren *Insertionspunkte einander am meisten genähert* waren. Im Gegensatz zu den spastischen Kontrakturen genügt kurze Annäherung der Insertionspunkte, um eine deutliche Tonuszunahme zu verursachen. Auf die passive Annäherung der Insertionspunkte folgt alsbald die aktive Anspannung. Auf diese Weise kommen *Mitbewegungen* in benachbarten Gelenken bei passiven Bewegungen zustande. Die *Unmittelbarkeit der Spannungsentwicklung* der Muskulatur und die *Ausdehnung der Kontrakturen* auf alle möglichen Muskelgruppen unter Umständen den *ganzen Körper* überhaupt, ist ein wesentliches Unterscheidungsmerkmal zwischen der Muskelstarre und den pyramidalen Kontrakturen. Der ganze Körper kann tatsächlich einen mehr oder weniger steifen Klotz bilden. Das abnorm rasche Entstehen aktiver Spannungen verursacht auch jenes charakteristische Merkmal einer unwillkürlichen Beibehaltung passiv erteilter Stellungen, welches die Glieder genau so gut wie den Rumpf und den Kopf betreffen kann. Diese der *Katalepsie* ähnlichen Zustände (vgl. Abb. 70) können Minuten, aber auch bis zu einer halben Stunde lang andauern. Dem Wesen der Störung entsprechend zeigt sich die Tendenz zu *verharrenden tonischen Kontraktionen bei aktiver wie reflektorischer Bewegung,* selbst bei mechanischer und elektrischer Muskelreizung. Bei faradischer Reizung findet sich ein verlangsamter Anstieg der Kontraktion mit verlangsamtem lokomotorischem Effekt, jedoch eindeutiger *Kontraktionsnachdauer.* So erklärt sich auch jenes auffällige Verhalten des Fußsohlenreflexes in vielen Fällen. Man sieht dabei auf wiederholte Reflexauslösung hin eine zunehmende Beugestellung in Hüfte, Knie und Fußgelenk, die schließlich in einer fixierten Haltung des ganzen Beines in dieser Stellung über geraume Zeit endigt.

Weiterhin ist charakteristisch für die arteriosklerotische Muskelstarre die unwillkürliche *Nachdauer der Affekt- und Ausdrucksbewegungen,* welche sich vor allem im Gesicht *(Maskengesicht!),* beim Lachen oder Weinen zeigt. *Immer ist es das Beharren willkürlich oder unwillkürlich innervierter Muskeln in ihrem jeweiligen Kontraktionszustand,* welches das motorische Verhalten charakterisiert. Die Faust, die der Kranke willkürlich geschlossen hat, bleibt geschlossen, die willkürlich gezeigte Zunge bleibt unwillkürlich vorgestreckt, die seitwärts gestellten Augen bleiben unwillkürlich zur Seite gewandt. Die normalerweise entstehende Entspannung kontrahierter Muskelgruppen bei Ausführung einer neuen Muskelaktion bleibt aus. Eine bewegte Extremität bleibt unwillkürlich in ihrer Stellung, während bereits die folgenden Aufträge ausgeführt werden. Jede willkürliche Bewegung wird durch den spastischen Widerstand, den die antagonistische Muskelgruppe schafft, verlangsamt, durch Saccaden unterbrochen und in ihrer Exkursionsbreite verkleinert. Schnelle Bewegungen werden auf diese Weise unmöglich. So kommt es zu der charakteristischen *Langsamkeit* und *Unausgiebigkeit* aller motorischen Verrichtungen. Immer ist es der Kontrakturzustand der Antagonisten, nicht aber der Mangel an willkürlicher Innervierbarkeit, der eine Lähmung auf den ersten Blick vortäuscht. *Die passive Beseitigung der Kontraktur gibt die Innervierbarkeit frei.* (Wo echte Paresen bestehen, ist die Muskelschwäche gleichmäßig auf Agonisten und Antagonisten eines Gliedes verteilt.)

Die geschilderte Starre kommt auch als *hemiplegische Starre* vor. Überhaupt ist es die Regel, daß die eine Körperseite stärker als die andere betroffen zu sein pflegt. In anderen Fällen sind die Beine stärker als die Arme betroffen *(paraplegische Starre).*

Der Rigor ist nicht allein die Ursache aller klinischen Manifestationen des Pallidumsyndroms. Die oft beobachtete *Bradykinese* findet sich gelegentlich, wenn auch seltener, *ohne Rigor.* A. J. HALL hat diese Bewegungsverlangsamung, die sich bekanntlich auch beim postencephalitischen Parkinsonismus findet, eingehend analysiert. Sie wird schon auffällig, bevor noch die Kranken selbst ihre Störungen verspüren. Sie betrifft die willkürlichen wie die automatischen Bewegungen und zeigt sich vor allem auch in der Verarmung an normalen Mitbewegungen. Auf dieses *gestörte Spiel normaler automatischer Bewegungsakte* haben u. a. K. WILSON und LHERMITTE die Aufmerksamkeit gelenkt. WILSON hat diese assoziierten Bewegungen geschieden in Synergien, kooperative Bewegungen, eigentliche assoziierte Bewegungen und Reaktions- bzw. Abwehrbewegungen. CRITCHLEY hat diese WILSONsche Differenzierung auf die Bewegungsstörungen beim arteriosklerotischen Parkinsonismus angewandt. K. KLEIST hat in seiner Studie über die „psychomotorischen Störungen und ihr Verhältnis zu den Motilitätsstörungen bei Erkrankung der Stammganglien" unter die *akinetischen* Erscheinungen außer der eigentlichen Akinese, den Mutismus, Bewegungs- und Sprechunfähigkeit mit Mitspannungen (psychomotorische Apraxie und Aphasie) sowie tonisch-kataleptische Erscheinungen gerechnet.

Er teilte auch einen recht instruktiven Fall von „arteriosklerotischer Muskelstarre mit kataleptischer Akinese" mit, bei dem nach seiner Ansicht ein pallidäre Starre verstärkt wurde durch die Läsion fronto-pontin-cerebellärer Bahnen. Man müßte sich nach KLEIST vorstellen, daß eine auf einer Enthemmung untergeordneter Apparate (z. B. des cerebellorubralen Haltungsreflexes) beruhende Starre, also eine Efferenzstörung kompliziert werden kann durch eine „Afferenzstörung", wie sie z. B. durch eine Thalamus-, aber auch Striatumläsion hervorgerufen werden kann, wodurch eine Akinese infolge Ausschaltung zufließender Reize entstehe.

Hyperkinetische Erscheinungen finden sich gleichfalls bei der arteriosklerotischen Muskelstarre. Schon FOERSTER hat darauf hingewiesen, daß auch bei der arteriosklerotischen Muskelstarre, ganz ähnlich wie bei der Paralysis agitans ein *Tremor* beobachtet wird. Das Zittern alter Leute fängt häufig am Kopf an und äußert sich im Anfang oft als eine *Unruhe des Unterkiefers und der Lippen*. Diese Art von Zittern wird häufig als „*seniler Tremor*" beschrieben und ist gekennzeichnet durch eine gewisse Langsamkeit und Geringfügigkeit der Ausschläge der Kopfbewegungen in der horizontalen, aber auch vertikalen Ebene. Dieser senile Tremor kann viele Jahre auf den Kopf beschränkt bleiben. Gelegentlich sieht man Fälle, bei denen der Tremor nur *eine Hand* oder beide befallen hat. Oft zittert die Hand nur in der Ruhe bzw. noch vor der beabsichtigten Bewegung, um im Moment der Aktion selbst — zumal wenn die Hand eine Stütze gefunden hat — sofort zu verschwinden.

Bei der echten arteriosklerotischen Muskelstarre pflegt der Tremor *zuerst* in den Händen zu erscheinen, und das ganze Krankheitsbild zeigt eine unverkennbare *Progredienz*. Dabei kann sich der Tremor völlig unabhängig von einem Rigor entwickeln. Überhaupt sind *unvollständige Syndrome bei dem Leiden viel häufiger als etwa die klassischen Bilder der Lehrbücher*. Mancher Kranke leidet nur an einer Bewegungsarmut oder Fehlen koordinativer Mitbewegungen mit einer gewissen mimischen Starre; andere fallen durch ihren Mangel an Spontaneität auf; wieder andere zeigen nur in dem oder jenem Körpergebiet einen mehr oder minder starken Rigor mit oder ohne Tremor.

Fassen wir mit FOERSTER noch einmal die Kardinalsymptome der arteriosklerotischen Muskelstarre zusammen:

1. Tremor in der Ruhe, der nicht selten fehlen kann;
2. Erhöhung des plastischen, formgebenden Muskeltonus;
3. Erhöhung des passiven Dehnungswiderstandes der Muskeln (Rigor);
4. Spannungsentwicklung der Muskeln bei passiver Annäherung ihrer Insertionspunkte (Adaptationsspannung, Fixationsspannung, kataleptisches Verhalten der Glieder);
5. Tonische Nachdauer der Kontraktion bei elektrischer Reizung;
6. Fehlen der Irradiation bei Reflexbewegungen, Fehlen der für das Pyramidenbahnsyndrom charakteristischen Reflexsynergien, Fehlen des Reflexrückschlages (rebound reaction), tonische Nachdauer der Reflexbewegung;

7. Fehlen der Reaktivbewegungen, Fehlen der Ausdrucksbewegungen, eventuell tonische Nachdauer derselben;

8. Einschränkung der willkürlichen Spontan- und Initiativbewegungen (Bewegungsarmut), verlangsamter Bewegungsbeginn, verlangsamter Bewegungsablauf, geringe Bewegungsexkursion. Ermüdbarkeit und Abschwächung der groben Muskelkraft bei Willkürbewegungen (bei apoplektischer Entstehung vorübergehende totale Lähmung), tonische Nachdauer ausgeführter Willkürbewegungen, Fehlen normaler Mitbewegungen bei zusammengesetzten willkürlichen Bewegungsakten, mangelnde Verstärkung normaler Mitbewegungen, Fehlen der für das Pyramidenbahnsyndrom charakteristischen Bewegungssynergien, daher Erhaltenbleiben isolierter Willkürbewegungen einzelner Glieder und Gliedteile.

Diese Foerstersche Aufstellung ist freilich mehr ein Idealbild des Pallidumsyndroms als die getreue Wiedergabe der Befunde bei der arteriosklerotischen Muskelstarre. Hier ist kaum ein Fall wie der andere. Ob man freilich die vielfach möglichen Symptomgruppierungen des arteriosklerotischen Parkinsonismus gemäß häufiger Syndrome voneinander trennen soll, ist eigentlich mehr eine Angelegenheit didaktischer Überlegungen und analytischer Denkart überhaupt. Critchley, welcher sich in diese Dinge besonders vertieft hat, hat solch eine *Typenaufstellung* versucht. Danach gäbe es einen Grundtyp, welcher sich durch Rigor, Maskengesicht und Bradybasie auszeichnet und besondere Untertypen bildet, je nachdem pseudobulbäre, pyramidale und cerebellare Symptome oder eine Demenz das Syndrom bereichern. Mischfälle sind dabei natürlich recht häufig. Critchley hat selbst einen guten Fall eines arteriosklerotischen Parkinsonismus mit cerebellaren Symptomen (Inkoordination, Intentionstremor, Nystagmus, Propulsion und allgemeiner Inkontenenz) mitgeteilt, der wie so häufig fließende Übergänge zum Syndrom der Pseudobulbärparalyse zeigte (vgl. hier auch die einschlägige Literatur). — Freund und Rotter haben (vgl. S. 383) einen Einteilungsversuch auf der Basis vergleichender klinisch-pathologisch-anatomischer Studien unternommen.

Die Zuordnung gewisser Fälle zur arteriosklerotischen Muskelstarre *oder* zur Pseudobulbärparalyse ist in praxi gar nicht möglich. Auch Mischbilder eines *Parkinsonismus* mit *pseudobulbären und pyramidalen* Störungen sind häufig. Critchley meint, daß diese gelegentlich als „*doppelte Hemiplegien*" bezeichneten Krankheitsbilder sich gewöhnlich allmählich und ohne typische Insulte entwickeln. Eine *Demenz* entstehe bei diesen Formen entweder nicht oder erst in vorgeschrittenen Fällen. Die Kombination eines Parkinsonismus mit Pyramidenbahnsymptomen wurde von Lhermitte als „*progressive pyramido-pallidäre Degeneration*" bezeichnet und folgendermaßen — zit. nach Critchley — charakterisiert: Allmählicher Beginn und langsames Fortschreiten, Hypertonie von stärkerem Ausmaß, als man es bei der Pseudobulbärparalyse sieht und ein Rigor, der die Eigenschaften einer pyramidalen und extrapyramidalen Erkrankung miteinander verbindet; Verhalten der Hände wie beim Parkinsonismus; verlangsamte Bewegungen bei gut erhaltener Muskelkraft. — Solche Fälle enden oft in völlige Versteifung mit völliger Anarthrie und schwerer Dysphagie, jedoch ohne wesentliche Bewußtseinsstörungen. Rein neurologisch ähneln die Kranken solchen mit jener seltenen „*Encephalitis subcorticalis*", doch sind sie von diesen vor allem durch das Zurücktreten frühzeitiger Demenz verschieden.

An dem Verhalten der *Reflexe* lassen sich manche Kombinationsformen der arteriosklerotischen Muskelstarre erkennen. Wie überhaupt im Senium können bei alten Leuten mit arteriosklerotischer Muskelstarre die Sehnenreflexe, namentlich die Achillessehnenreflexe, wie auch die Bauchdeckenreflexe stark abgeschwächt bis aufgehoben sein. Mischformen mit Läsion der Pyramidenbahnen zeigen die pathognomische Steigerung der Sehnenreflexe, positiven Babinski usw., wobei, wie schon erwähnt wurde, der Effekt der Reflexauslösung durch den Rigor verändert zu sein pflegt. Ein typischer *Klonus* wird in der

Regel *nicht* erhalten. Nicht zu vergessen ist auch der Einfluß sekundärer, wie auch primär *arthritischer Kontrakturen* auf die Reflexe.

Im Rahmen des Syndroms der arteriosklerotischen Muskelstarre, aber häufiger ohne die genannten Merkmale des Pallidumsyndroms begegnet man bei Arteriosklerotikern nicht so selten außer dem Tremor *anderen hyperkinetischen Erscheinungen*. Gelegentlich schließen sich diese Hyperkinesen an apoplektische Insulte (vgl. S. 288) an. KLEIST hat eine pathophysiologische Analyse dieser Hyperkinesen versucht.

Nach KLEIST ist das quantitative Ausmaß der Stammganglienläsion für den Charakter der Hyperkinesen von Bedeutung. Doppelseitige geringfügige Läsionen beider Striata — wie sie dem anatomischen Substrat der arteriosklerotischen Muskelstarre entsprechen — führen nach KLEIST zu doppelseitiger Hyperkinese. Wir dürfen in solchen Fällen *athetotische, choreatische* und *psychomotorische Hyperkinesen* erwarten. Das entscheidende ist dabei der Wegfall von übergeordneten Hemmungen und Regulierungen.

JAKOB hat zwei Fälle veröffentlicht, bei denen sich im Verlauf einer Arteriosklerose Hyperkinesen einstellten. *Athetotische* Bewegungen wurden von A. WESTPHAL und v. MONAKOW und STECK beschrieben (zit. nach SPATZ). Auch CRITCHLEY hat ein gutes Beispiel solch einer bilateralen Athethose bei arteriosklerotischem Parkinsonismus mitgeteilt. Weitere Fälle stammen von STERLING („Syndrome dystonique de la vieillesse"). Im allgemeinen kann man feststellen, daß Athetose oder auch Torsionsbewegungen sich *meist an gröbere* gefäßabhängige *Hirnschädigungen* anschließen. KASHIDA meint, daß sie auf eine doppelseitige Schädigung der Linsenkernschlinge zu beziehen seien.

Choreatische Symptome beim Parkinsonismus sind ein recht seltenes Vorkommnis. Über die Beziehungen einer arteriosklerotischen Chorea zur sog. „senilen Chorea" vgl. S. 381. Die klinischen Erscheinungen können namentlich im Beginn der SYDENHAMschen Chorea völlig gleichen, während im späteren Verlauf die anfängliche Hypotonie einer Hypertonie Platz macht (CRITCHLEY).

A. WEIL glaubt, daß mit choreatischen Erscheinungen zu rechnen sei, wenn Striatumherde mit generalisierten Veränderungen im Striatum, Pallidum, Thalamus oder Corpus LUYS verbunden sind.

Psychomotorische Hyperkinesen, die nach KLEIST charakterisiert sind durch ihre Abhängigkeit von psychischen Vorgängen der gedanklichen und Gefühlssphäre und Beziehungen zu parakinetischen Bewegungsstörungen (Neigung zu Iteration, Stereotypien usw.) aufweisen und meist den Charakter pseudospontaner Handlungen aufweisen, sind in vielen Fällen Begleiterscheinungen einer *senilen Demenz.*

CRITCHLEY gibt von diesen Hyperkinesen eine recht gute Schilderung. Nicht selten sieht man Kranke, die in die Hände klatschen, die Hände reiben, immerfort nach Gegenständen in ihrer Nachbarschaft greifen. Manchmal schließen sich diese Stereotypien an eine Willkürhandlung an. Die bettlägerigen Kranken strecken bisweilen die Hände aus, als suchten sie nach irgendetwas, langen auch nach der Hand oder der Kleidung der Personen, die sich ihnen nähern oder verkrampfen die Hände in die Bettdecke, um sie auch auf gutes Zureden nicht loszulassen. Diese extrapyramidalen Bewegungsstörungen bei der senilen Demenz waren der Gegenstand einer eingehenden Studie von A. v. STIEF. In fortgeschrittenen Fällen scheinen die Kranken sich mit allerhand Gegenständen ihrer Einbildung zu beschäftigen, führen alles zum Mund, was man ihnen reicht, reagieren auf Berührung der Lippen oder des Gaumens mit Saug- und Schluckbewegungen. Man hat das Verhalten mit Recht oder Unrecht in Beziehung zu frühkindlichen Verhaltungsweisen gebracht.

Die *psychischen* Veränderungen sind beim arteriosklerotischen Parkinsonismus oft stark ausgeprägt und machen sich gelegentlich schon *vor* den körperlichen Symptomen bemerkbar. Es gibt aber auch Fälle, die bis in späte Stadien unauffällig bleiben. Der Charakter der psychischen Störungen entspricht den auf S. 353 f. geschilderten psychischen Allgemein- und Frühsymptomen der Hirnsklerose überhaupt und kann sich bis zu ausgeprägten Formen *arteriosklerotischer*

Demenz steigern. Daneben begegnet man begreiflicherweise auch rein senilen Störungen (FREUND und ROTTER). CRITCHLEY weist darauf hin, daß die Differentialdiagnose einer arteriosklerotischen von einer senilen Demenz beim arteriosklerotischen Parkinsonismus recht schwierig sein kann. „Charakteristische hypertonisch-hypokinetische Symptome unterscheiden diese Fälle gewöhnlich von anderen degenerativen Psychosen, wie man sie bei der PICKschen und ALZHEIMERschen Krankheit und der *Presbyophrenie* sieht."

Der *Beginn* und *Verlauf* der arteriosklerotischen Muskelstarre pflegt meist ganz allmählich und langsam progressiv zu sein. Gelegentlich beginnt das Leiden mit einem apoplektischen Insult und verschlimmert sich, indem in kürzeren oder längeren Intervallen auftretende neue, meist kleine und transitorische Insulte eine Zunahme des Parkinsonismus hinterlassen. In seltenen Fällen beginnt das Leiden als „extrakapsuläre" Hemiplegie, als „Hemihypertonia apoplectica", vgl. S. 289. Der *Ausgang* ist schließlich hier wie bei der Pseudobulbärparalyse ein oft langes Siechtum, dem schließlich interkurrente Leiden — vor allem eine Pneumonie — ein Ende machen. DENY und LHERMITTE haben den Endzustand meines Erachtens nicht sehr zutreffenderweise als „démence paraplégique" beschrieben. CRITCHLEY weist darauf hin, daß bei gleichzeitigem Bestehen einer essentiellen Hypertension der Tod — namentlich bei jüngeren Individuen — auch einmal rasch infolge einer Hirnblutung eintreten kann.

Die *Diagnose* der arteriosklerotischen Muskelstarre begegnet in fortgeschrittenen Fällen von Cerebralsklerose keinen Schwierigkeiten. Anders steht es um Frühfälle, zumal wenn es sich um noch relativ junge Individuen handelt. Man bedenke immer, daß der *Parkinsonismus* schließlich nur ein Syndrom ist. KINNIER WILSON und COBB haben ein sehr ähnliches Syndrom als *Mesencephalitis syphilitica* beschrieben. Hier werden die serologischen Befunde sowie die Begleiterscheinungen einer arteriosklerotischen Hirnerkrankung meist die Diagnose ermöglichen. Freilich können bekanntlich bei der vasculären Hirnlues die Blut- und Liquorbefunde im Stich lassen. — Auch *toxisch* verursachte parkinsonartige Zustände sind gelegentlich differentialdiagnostisch in Betracht zu ziehen. Bezüglich der Besonderheiten der Parkinsonsyndrome verschiedener Ätiologie sei auf die erschöpfende Zusammenstellung F. LOTMARs besonders hingewiesen. — Erhebliche differentialdiagnostische Schwierigkeiten können gegenüber einem *postencephalitischen Parkinsonismus*, vor allem aber der echten *Paralysis agitans* entstehen. Im ersten Fall handelt es sich ja meist um jüngere Individuen bzw. um Kranke, die eine positive Anamnese einer Encephalitis von ECONOMO haben. Unter anderen haben KESCHNER und SLOANE über diese Differentialdiagnose gearbeitet. Einzelheiten findet der Leser auch in Bd. XIII dieses Handbuches. — Die Differentialdiagnose gegen die *Paralysis agitans* hat CRITCHLEY an Hand eines großen Materials besprochen. Die Diagnose zugunsten eines arteriosklerotischen Parkinsonismus wird erleichtert durch einen Leidensbeginn oder Verlauf mit apoplektischen Insulten, rascherem sprunghaften Verlauf, meist doppelseitigen Erscheinungen, geringerer „Gesichtsglätte" und „Salbengesicht", Zurücktreten der eigenartigen für Paralysis agitans so typischen Fingerunruhe, des sog. „Pillendrehens", stärkere Ausbildung von Kontrakturen und Versteifungen, katatones Verhalten, pseudobulbäre und andere neurologische Herderscheinungen arteriosklerotischer Hirnerkrankung eventuell mit Inkontinenz, die bei der echten Paralysis agitans kaum vorkommt und bei arteriosklerotischen Hirnerkrankungen häufig ist. CRITCHLEY meint auch in dem Beginn in sehr frühem Alter (bei Hypertonikern) oder aber in sehr hohem Alter — jenseits des 65. Lebensjahres — einen Unterschied gegenüber der Paralysis agitans mit ihrem Einsetzen in den 50er Jahren sehen zu können. — Die Unterscheidung einer arteriosklerotischen Muskelstarre von dem sog. *senilen Parkinsonismus* ist nach FREUND und ROTTER durchaus nicht immer möglich. Zuvor wurde bereits auf die Mischung seniler und arteriosklerotischer Prozesse hingewiesen.

Auf die *Therapie* der extrapyramidalen Störungen bei der Arteriosklerose braucht hier nicht eingegangen zu werden. Soweit sie sich gegen den Rigor und Tremor richtet, sei auf die diesbezüglichen Ausführungen in Bd. VIII und XIII dieses Handbuches verwiesen.

Cerebellare Störungen bei der Arteriosklerose. Cerebellare arteriosklerotische Läsionen sind auf dem Sektionstisch ein viel häufigerer Befund als eindeutige cerebellare Störungen im Leben bei Hirnsklerotikern. Kleine Herde machen — was schon NOTHNAGEL betont hat — oft überhaupt keine Lokalsymptome. Nicht selten werden cerebellare Ausfallserscheinungen unter anderen neurologischen Symptomen verborgen. In Gemeinschaft mit pseudobulbären Symptomen (vgl. S. 361 f.) sieht man cerebellare Erscheinungen öfters (RAYMOND und ALQUIER). In vielen Fällen wird es intra vitam freilich nicht möglich sein, eine Schädigung der *cerebellaren Bahnen* von einer *eigentlichen cerebellaren Läsion* zu trennen. Da helfen dann begleitende Symptome seitens des Mittelhirns (NOTHNAGELs Syndrom einer cerebellaren Ataxie mit Oculomotoriusparese), der Brücke bzw. der Medulla oblongata (vgl. S. 208 f.) zur genaueren Lokaldiagnose. Über die Kleinhirnsymptome beim Verschluß der einzelnen das Cerebellum versorgenden Arterien (MINGAZZINI) wurde bereits auf S. 207 und 216 berichtet.

Besonders hingewiesen sei auf die GOLDSTEINsche Darstellung der Kleinhirnsymptome in dem Kapitel dieses Autors im Handbuch der normalen und pathologischen Physiologie, Bd. 10, S. 222 und das Kapitel über „Die Symptomatologie der Erkrankungen des Kleinhirns“ von O. MARBURG in Bd. V dieses Handbuches.

Ein sehr eingehendes Referat über die Folgen von Kleinhirnerweichungen stammt von A. THOMAS.

Der Autor analysiert da unter anderem einen Fall von MILIAN und SCHULMANN, bei dem eine markstückgroße Rindenerweichung des linken L. Quadratus zu Störungen des Gleichgewichts, Adiadochokinese, Dysmetrie, Verlangsamung des Bewegungsablaufs, Störungen der Sprache und Schrift und zu einer Asynergie geführt hatte.

Nach THOMAS ist der *Beginn* cerebellarer auf Erweichungen beruhender Apoplexien gelegentlich brüsk und mit Bewußtseinsverlust verbunden, während sich in anderen Fällen das Krankheitsbild langsam innerhalb von Tagen und Wochen (CLAUDE und JOSUÉ) entwickeln kann. Hinterkopfschmerz, Schwindel, zwangsweises Abweichen beim Gehen, auch Abweichen der Augen zur gesunden Seite sollen auf eine sich entwickelnde Kleinhirnschädigung verdächtig sein. Die Vielheit arteriosklerotischer Läsionen bei alten Leuten verursacht im weiteren *Verlauf* meist eine allmähliche Zunahme der klinischen Symptome. In Fällen geringfügiger corticaler Kleinhirnschädigungen gehen die klinischen Erscheinungen — vor allem Gleichgewichtsstörungen — allmählich zurück. Tiefere, das Kleinhirnmark betreffende Erweichungen lassen hingegen oft residuale Funktionsstörungen zurück. THOMAS hat — unter Beifügung einiger überzeugender Beispiele — gezeigt, wie vorsichtig man gerade bei Zirkulationsstörungen mit der Beziehung verschiedener Symptome auf cerebellare Schädigungen sein muß. — Die *Diagnose* und Differentialdiagnose cerebellarer Insulte hat vor allem das Vorhandensein eines *Tumors* in der hinteren Schädelgrube zu berücksichtigen, dessen Erscheinungen bekanntlich auch ziemlich plötzlich einsetzen können. GLOBUS und STRAUSS haben auf die gelegentliche Schwierigkeit der Differentialdiagnose cerebellarer Zirkulationsstörungen gegenüber *Tumoren* hingewiesen. In beiden Fällen kann es zu Stauungspapille und Symptomen eines Hydrocephalus kommen. Der weitere Verlauf bringt allerdings in der Regel die Entscheidung. — Vor einer Verwechslung mit *Kleinhirnblutungen* (vgl. S. 427) schützt meist der Liquorbefund, der im Fall einer Blutung in der

Regel sanguinolent ist. — Auch an *syphilitische* Gefäßveränderungen wird man zu denken haben und in Zweifelsfällen zur spezifischen Behandlung greifen müssen. — *Embolische* Prozesse sind hier selten und schädigen das Kleinhirn meist zusammen mit dem übrigen Irrigationsgebiet der Äste der A. basilaris bzw. der Aa. vertebrales.

d) Die arteriosklerotischen Geistesstörungen.

Die arteriosklerotische Demenz entwickelt sich meist allmählich aus den psychischen Früherscheinungen der Cerebralsklerose. Nur in Fällen mit typischen apoplektischen Insulten kann die Demenz auch schnell, sprunghaft in Erscheinung treten. Eine arteriosklerotische Demenz *ohne* neurologische Herderscheinungen ist selten und wird eigentlich nur bei milderen Fällen beobachtet. „Schwere Demenzprozesse sind in der großen Mehrzahl der Fälle mit groben Herdsymptomen und zwar nicht nur aphasischen, agnostischen usw. Herderscheinungen, sondern auch körperlichen Ausfalls- und Reizerscheinungen verbunden" (zit. nach F. STERN, der hierfür auch Literaturnachweise gibt). War bei Besprechung der Frühstadien noch von einem charakteristischen Schwanken der Symptome die Rede, so kommt es in späteren Stadien zu einer *ständigen Abnahme der Merkfähigkeit und des Gedächtnisses,* die große Ähnlichkeit mit der Gedächtnisschwäche *seniler* Kranker haben kann. Freilich können manchmal — auch bis in die Stadien fortgeschrittener Demenz hinein — noch ganz auffällige vorübergehende Besserungen des Gedächtnisses, der allgemeinen Abstumpfung und somit gelegentlich einmal überraschend gute intellektuelle Leistungen vorkommen. GRÜNTHAL hat das auffällige Schwanken gedächtnismäßiger Leistungen, das mitten in einer Unterhaltung auffallen kann, analysiert und bisweilen eine Einstellungsstörung gefunden. Die zunehmende arteriosklerotische Gedächtnisstörung braucht nicht allgemein zu sein, sondern zeigt gelegentlich vorwiegende Schädigung von *Partialgedächtnissen,* des optischen oder akustischen. Auch vermißt man — entgegen den schweren presbyophrenen Gedächtnisstörungen — bei ähnlichen Zuständen arteriosklerotischer Natur die absurden Konfabulationen Presbyophrener (STERN). Mitunter freilich kommt es zu einem ausgesprochenen KORSSAKOWschen Syndrom mit besonders hochgradiger Merkunfähigkeit mit *Desorientierung* und *Ersatzkonfabulation.* Orientierungsstörungen, bei denen unter Ausschließung agnostischer und apraktischer oder andersartiger cerebraler Herderscheinungen die generelle Erschwerung aller psychischen Funktionen — „die in der gar nicht seltenen habitualen Benommenheit vieler arteriosklerotischer Dementer zum Ausdruck kommt" (STERN) — von ursächlicher Bedeutung ist, sind ein häufiges und früh erscheinendes Symptom der arteriosklerotischen Demenz. — Der *Kern der Persönlichkeit,* dessen Erhaltensein gemeinsam mit den starren Schwankungen der Leistungsfähigkeit wir als ein Hauptkriterium der Initialstadien der arteriosklerotischen Geistesstörungen kennen gelernt hatten, bleibt in der vollentwickelten arteriosklerotischen Demenz *nur insofern erhalten, als die Kranken noch sehr lange sich ihres Leidens bewußt sind und darüber klagen.* Schon relativ früh begegnet man, wie gesagt, einer gesteigerten egozentrischen *Rücksichtslosigkeit* wie auch einem Herabsinken des ethischen Niveaus und einer zunehmenden *Gefühlsabstumpfung.* So kommen diese Kranken auch nicht selten — vor allem bezüglich ihres ungehemmten sexuellen Verhaltens — mit dem Strafgesetzbuch in Konflikt. Die Unterschiede zwischen einer *lacunären Demenz* — wie sie für die Arteriosklerose typisch ist — und einer globalen Demenz (wie bei der progressiven Paralyse) bleiben wohl in gewissem Sinn meist bis zuletzt bestehen, doch sind sie in dem Endzustand tiefer Verblödung kaum mehr charakteristisch.

Der *Verlauf* und *Ausgang* der arteriosklerotischen Demenz erfährt nun häufig eine verschiedenartige Färbung durch das Hinzutreten *psychotischer Erscheinungen,* welche teils durch den Verlauf und die Art der arteriosklerotischen Hirnerkrankung bestimmt sind, teils aber ihre Wurzel in *endogenen Faktoren* des betreffenden Individuums haben, also im wesentlichen die durch die Arteriosklerose manifest gewordene Veranlagung zu bestimmten psychotischen Reaktionen und Krankheitstypen darstellen.

Die psychotischen arteriosklerotischen Syndrome der ersten Kategorie haben das größere neurologische Interesse, weil hier Zusammenhänge mit besonderen, auch allgemein klinisch und speziell neurologisch erkennbaren Verlaufsformen der Arteriosklerose im Vordergrund stehen.

Postapoplektische Psychosen. Die an schwere cerebrale Insulte, vor allem massive Hemiplegien sich häufig unmittelbar anschließenden psychischen Störungen (vgl. auch S. 286) haben an sich mit der Hirnsklerose nichts zu tun und sind als die Folge der plötzlichen Ausschaltung großer Hirnpartien aus der Zirkulation oder als Symptome einer Diaschisis zu werten. Andererseits führen z. B. embolische Insulte bei Jugendlichen, selbst wenn schwere Lähmungen die Folge sind, durchaus nicht zu auffälligen, besonderen psychischen Veränderungen. Anders beim cerebralsklerotischen Insult. Hier begegnet man nicht allein der uncharakteristischen postapoplektischen Benommenheit, Verwirrtheit, Denk- und Konzentrationsschwäche, schneller Ermüdbarkeit usw., sondern hier kann sich in mehr oder minder akuter Weise das Syndrom der arteriosklerotischen Demenz anschließen, von da aus sich *allmählich* verschlimmern oder auch schubweise — mitunter sehr rasch infolge erneuter Insulte — zur Verblödung führen. Das *Charakteristische* der postapoplektischen Psychosen ist die *plötzliche Entstehung* bzw. *Verschlimmerung eines Syndroms einer arteriosklerotischen Geistesstörung,* wobei bald mehr auffällig *akute Störungen des Gedächtnisses* oder auch der *Stimmungslage* — euphorisch betontes Tätigkeitsbedürfnis mit hypomanischen Zügen oder auch Gehemmtheit bei bedrücktem, hypomanischem Verhalten — das Bild beherrschen. LUYS und BALL wollen die postapoplektischen Zustände arteriosklerotischer Demenz vor allem bei linksseitigen Hirnläsionen beobachtet haben. — *Delirante Zustände* mit psychomotorischer Unruhe nach Apoplexien sind öfters, u. a. von WILHELMI beschrieben worden. *Verwirrtheitszustände deliranter Art* sind nach STERN im Verlauf arteriosklerotischer Psychosen, zumal bei Kranken jenseits des 70. Lebensjahres, wo also offenbar diffuse arteriosklerotische Rindenveränderungen vorliegen oder *senile* Veränderungen mit hineinspielen, ziemlich häufig. Die *Verwirrtheit* als solche bedarf in jedem Fall einer genauen Analyse, sieht man doch immer wieder, wie aphasische, agnostische und apraktische, kurz psychische Herderscheinungen eine nicht herdbedingte Verwirrtheit vortäuschen oder leichtere Verwirrtheitszustände stark verschlimmern können. Bei fortgeschrittener Cerebralsklerose oder bei Syndromen, welche wie die Pseudobulbärparalyse und verwandte Syndrome über das ganze Hirn verstreute Herde aufweisen und in typischer Weise mit einer zunehmenden arteriosklerotischen Demenz einhergehen, wird die Analyse so allgemeiner Symptome wie einer Verwirrtheit nicht selten erheblichen Schwierigkeiten begegnen.

Mit kurzen Worten sei an dieser Stelle auch einer Form der arteriosklerotischen Demenz gedacht, welche sich durch ihre *expansiven Begleitsymptome,* die von Anfang an bestehenden *ethischen Defekterscheinungen,* die frühzeitigen *Charakterveränderungen,* wobei Gereiztheit, Empfindlichkeit, Heftigkeit, Erregungszustände, welche zu sinnlosen Handlungen führen, im Vordergrund stehen, und ihren Ausgang in einen Zustand *apathischer Demenz* mit völliger Kritiklosigkeit von der gewöhnlichen arteriosklerotischen Demenz unterscheidet und als *arteriosklerotische Pseudoparalyse* bezeichnet wird. Auch dieses Syndrom tritt öfters im Anschluß an apoplektische Insulte auf (Literaturangaben und weitere Einzelheiten hierüber finden sich bei STERN). Insulte können aber auch ganz fehlen. Das Vorkommen dieser Psychose bei Personen „höherer Stände" mit „degenerativem" Charakter schon in den 30er Jahren, aber häufiger im 5. und 6. Dezennium (WEBER, zit. nach STERN) legt den Gedanken nahe, daß es sich hier um Menschen mit einem besonders diffizilen cerebralen Gefäßsystem handelt, das auf arteriosklerotische Ernährungsstörungen, selbst wenn sie nicht in Insultform verlaufen, mit besonderer Schwere reagiert.

Allgemein zirkulatorisch bedingte psychotische Erscheinungen bei der Arteriosklerose und die arteriosklerotische Spätepilepsie. Bei Arteriosklerotikern begegnet man psychotischen Erscheinungen gar nicht selten unter Umständen, welche die ursächliche oder zum mindesten mitbestimmende Bedeutung einer vorübergehend ungenügenden allgemeinen cerebralen Durchblutung sehr nahelegen. So sieht man in den *terminalen* Stadien der arteriosklerotischen Demenz *Verwirrtheitszustände* mit den Merkmalen eines schweren KORSSAKOWschen Syndroms, hochgradiger *Desorientiertheit,* auch *Verfolgungsideen* und *Gehörshalluzinationen.* Das Bewußtsein pflegt dabei mindestens leicht getrübt zu sein. Die Kranken schreien, schimpfen, reden unverständlich, drängen aus dem Bett, wollen alles mögliche erledigen, werden unter Umständen auch sich und ihrer Umgebung gefährlich. Solche Zustände bilden einen der häufigsten Anlässe der *Anstaltsaufnahme* von Cerebralsklerotikern. — Die Übergänge zu episodisch auftretenden Delirien mit ängstlichen Wahnvorstellungen und Halluzinationen, Bildern, welche nach SIEMERLING an das echte Delirium tremens erinnern sollen, und die offenbar von *Herzinsuffizienzzuständen* abhängig sind (C. WILHELMI, zit. nach STERN) sind fließend. — Das Auftreten akuter *psychotischer Bilder* bei Cerebralsklerotikern *unter dem Einfluß* von *infektiösen* und *toxischen Erkrankungen* ist meines Erachtens gleichfalls mitbedingt durch mangelhafte Hirndurchblutung infolge Erlahmen des Herzens bzw. Schädigung des peripheren Kreislaufs. PILCZ hat darauf hingewiesen, daß diese deliranten Zustände solchen epileptischer Art ähneln können. Nun spielen aber auch bei der sog. *arteriosklerotischen Spätepilepsie allgemeine Durchblutungsstörungen* des Hirns *vor* herdförmigen Hirnschädigungen offenbar eine erhebliche Rolle. Ob man freilich so weit gehen will wie E. KRAPF, diese Form der Epilepsie ganz in der genuinen Hypertension und den diesem Leiden eigenen Störungen der Organdurchblutung aufgehen zu lassen, ist eine andere Frage. Ich verweise auf die Darstellung in Bd. XVII dieses Handbuchs. Viel wahrscheinlicher ist, daß — wie E. GUTTMANN sich ausdrückt — eine konstitutionelle bzw. *konditionelle Epilepsiebereitschaft durch die Arteriosklerose manifestiert* wird. Die von KRAPF angeführten Fälle beweisen meines Erachtens nicht die ausschlaggebende Rolle der Hypertension. DE SEZE hat in seinen schon erwähnten Beobachtungen über Fälle berichtet, bei denen eine Erlahmung der Herzkraft zu epileptiformen Anfällen führte. Offenbar handelt es sich um cerebrale Kreislaufstörungen, welche die Hirnzirkulation da oder dort nicht völlig lahmlegen, sondern nur verschlechtern. Die relative Häufigkeit epileptischer Erscheinungen bei der Hirnembolie läßt übrigens auch an die ursächliche Bedeutung eines Hirnödems denken.

Psychotische und verwandte Erscheinungen beim toxogenen Hochdruck. Wir hatten schon auf S. 248 und 269 erwähnt, in welcher Weise die sog. toxogenen Hochdruckformen sich an der Hirnzirkulation auswirken. Obwohl in den meisten Veröffentlichungen über cerebralsklerotische Erscheinungen dem ätiologischen Moment einer chronischen entzündlichen bzw. toxischen Nierenerkrankung und dem damit verbundenen Hochdruck leider nicht die gebührende Beachtung geschenkt wird, hat man doch in den letzten Jahren — vor allem dank der VOLHARDschen Arbeiten — immer mehr die Bedeutung der sog. *Pseudourämie* für cerebralsklerotische Erscheinungen kennengelernt. Näheres findet der Leser in Bd. XIII dieses Handbuchs. F. STERN schildert diese pseudourämischen Anfälle als eine fließende Reihe zwischen transitorischen Anfällen mit Erbrechen und Krämpfen und protrahierten Zuständen einer traumhaften Benommenheit und Verdöstheit, in welcher alle motorischen und sensorischen Reaktionen stark verlangsamt sind und mitunter völlige Desorientiertheit eintritt. Solche Benommenheitszustände, die in Schlafsucht übergehen können und ganz unabhängig von Insulten auftreten können, imponieren gelegentlich wie Bilder einer Encephalitis von ECONOMO. Hier muß natürlich streng zwischen pseudourämischen und echt urämischen Zuständen mit Reststickstofferhöhung unterschieden werden. Ich verweise auf die schöne Arbeit BODECHTELs über die ganz verschiedenen Hirnbefunde bei den beiden Erkrankungen.

Die Akzidentalpsychosen bei der Cerebralsklerose. Unter dieser Bezeichnung werden jene verschiedenartigen Psychosen zusammengefaßt, welche im wesentlichen *durch die Arteriosklerose provozierte endogene Psychosen* darstellen. F. STERN, dessen sachkundiger Darstellung dieses überwiegend *psychiatrischen* Kapitels ich folgen möchte, sieht den Unterschied dieser Syndrome von der arteriosklerotischen Demenz darin, daß hierbei die arteriosklerotischen Hirnveränderungen „nicht die topischen Bedingungen dafür abgeben, daß nun gerade eine *depressive* oder *manische* oder *paranoische* Erkrankung ausbricht. Vielmehr müssen wir ein besonderes Gewicht ... auf die *spezifische* Veranlagung des Patienten legen.“ DE MONCHY hat sich in der Analyse von Hirnarteriosklerotikern bezüglich ihrer endogen-psychotischen Veranlagung besondere Verdienste erworben. Freilich darf die Bedeutung des arteriosklerotischen Hirnprozesses hier auch *nicht unterschätzt* werden; schafft doch die organische Hirnerkrankung psychische und körperliche Symptome, die nur je nach Veranlagung des Individuums eine subjektiv verschiedene Tönung erfahren oder wichtige Bausteine in einer erst sekundär sich entwickelnden Psychose darstellen. Dies gilt besonders für die Verwertung jener ängstlich gefärbten Mißempfindungen in der Herzgegend und der subjektiven Störungen der cerebralen Blutversorgung für den Aufbau der sog. Angstpsychosen; vgl. S. 247.

Die Frage, weshalb in dem oder jenem Fall gerade die Cerebralsklerose als auslösender oder begünstigender Faktor eines endogen psychotischen Syndroms anzusehen sei, wird stets nur aus dem Vorhandensein wirklich cerebralsklerotischer Erscheinungen im Augenblick oder Verlauf zu beantworten sein. Daß die rein symptomatische Bewertung psychotischer Züge als Zeichen eines arteriosklerotischen Prozesses *oder* einer depressiven Psychose große Schwierigkeiten macht, nimmt ja bei den psychischen Symptomen der Hirnsklerose — den hypochondrischen Beschwerden, dem depressiv gefärbten Krankheitsgefühl, den Phasen ängstlicher Verstimmung, den erheblichen Affektschwankungen, den Zuständen emotioneller Inkontinenz, den katatonieartigen Zuständen usw. — nicht wunder. Unter manischen Symptomen sind Angstgefühle — wie F. STERN richtig sagt: „ein häufiges Begleitsymptom *aller* in höherem Alter auftretenden Depressionszustände“ — euphorische Stimmungslage, Wahnideen (arteriosklerotische Pseudoparalyse), delirante Zustände usw. kein seltenes Symptom bei der arteriosklerotischen Demenz. Depressive Zustände im Verlauf der Arteriosklerose sind sehr häufig. STERN fand bei 70 Fällen schwerer Cerebralsklerose 12mal länger dauernde Depressionen. Er kommt in einem Überblick über die vielfältigen von GAUPP zusammengestellten Krankheitsbilder, welche auch die *manischen* Syndrome mitberücksichtigt, zu einer Aufstellung verschiedenartiger Symptomengruppen. Unter diesen sind vor allem die nicht seltenen „*hypochondrischen* Beschwerden, nörgliches Wesen, oft Ängstlichkeit oder stärkere Angstmißempfindungen, gleichzeitig aber erhebliche Schwankungen des Affekts“ bei Cerebralsklerotikern im Frühstadium ihrer Erkrankung zu nennen. In ansprechender Umgebung können diese Kranken — wie STERN fand — ganz lustig sein. Die Hemmung ist nicht dauernd vorhanden. Auch *melancholieartige* Störungen mit Symptomen einer nicht genügend erklärbaren Angst, Unruhe, Jammern, Verfolgungsideen, nihilistische Ideen (BUMKE), Versündigungs- und Verarmungsideen, Halluzinationen, hypochondrische Vorstellungen ohne eigentliche Wahnideen kommen vor. Erst der weitere *Verlauf* bestätigt hier den Charakter einer organischen arteriosklerotischen Psychose. — Zu den endogenen, arteriosklerotisch ausgelösten oder durch Arteriosklerose komplizierten endogenen Psychosen gehören schließlich auch gewisse tiefgehende affektive Störungen mit Neigung zu Zwangsvorstellungen, auch Suicidgefahr.

Der Beginn dieser Psychosen ist gelegentlich auf ein bestimmtes psychisches Erlebnis, den Kranken stark beanspruchende oder erschütternde Ereignisse zurückzuführen. Auch an Apoplexien schließen sich unter Umständen solche Depressionszustände an. Statt des Übergangs in arteriosklerotische Demenz enden manche dieser akuter verlaufenden Psychosen in Verworrenheit und Bewußtseinsverfall. „Die Angst, der depressive Wahn bestehen weiter fort, aber es tritt eine Benommenheit hinzu, die Gedanken werden inkohärent, unverständliche Ideen werden geäußert. ... Wenn solche Zustände in höherem Alter auftreten und sonstige exogene Faktoren ausgeschlossen werden können, sind sie durchaus darauf verdächtig, daß ein arteriosklerotischer oder (nur sehr schwer davon zu trennender) seniler

Krankheitsprozeß zugrunde liegt" (zit. nach STERN). — Nicht alle Fälle nehmen den gewöhnlichen ungünstigen *Verlauf* in eine Demenz. Namentlich postapoplektische Depressionen können wieder abklingen.

Erschwert wird die Beurteilung der kausalen Bedeutung einer Cerebralsklerose noch dadurch, daß *konstitutionelle Eigenarten Manisch-Depressiver die Ausbildung bzw. Verschlimmerung einer Cerebralsklerose begünstigen* (vgl. S. 296 und 338), und weiterhin durch das nicht seltene Vorkommen von *Involutionsmelancholien*, welche keine direkten Beziehungen zur Arteriosklerose aufweisen. Das gelegentliche Auftreten „hyperthymischer Affektstörungen", vor allem die Entstehung „maniformer Attacken mit ausgesprochenen Größenideen", wie sie uns schon bei der arteriosklerotischen Pseudoparalyse begegnet sind, läßt schon weit weniger daran zweifeln, daß hier konstitutionelle Faktoren symptombildend das Grundleiden variiert haben.

Die Rolle, welche die Cerebralsklerose bei der Entstehung von *Wahnkrankheiten — paranoischen Syndromen* — spielt, ist nach der kritischen Auseinandersetzung STERNs mit der einschlägigen Literatur recht ungewiß. Hier macht die Abgrenzung gegen senil-involutive Vorgänge noch größere Schwierigkeiten. Das gilt z. B. von dem Eifersuchtswahn, den RAECKE bei arteriosklerotischen Wahnkranken so häufig gefunden hat. In der Literatur — SEELERT — sind „Psychosen, die mit Halluzinationen, Eigenbeziehungen, Erinnerungsfälschung, einem Wahn der Belästigung und Verfolgungsideen verbunden sind, auf einen organischen Krankheitsprozeß, in welchem jedenfalls die Arteriosklerose eine erhebliche Bedeutung hat", zurückgeführt worden. „Nach SEELERT kann man eine wahnhafte Umdeutung arteriosklerotischer Mißempfindungen annehmen; sonst sind diese Wahnkrankheiten wohl nur durch ihre Mischung mit intellektuellen Defekterscheinungen arteriosklerotischer Natur einigermaßen charakterisiert" (zit. nach STERN).

Werfen wir noch einen kurzen Blick auf *katatone* Erscheinungen in ihrem Zusammenhang mit der Cerebralsklerose (oder dem Senium ?), so sei der Untersuchungen J. LANGEs gedacht. Der Autor zeigte, daß katatonische Züge in manisch-depressiven Syndromen — mit Halluzinationen, Stereotypien, Negativismus, Stupor usw. — nicht so selten sind, meist aber nur sporadisch auftreten und deswegen keine größeren diagnostischen Schwierigkeiten verursachen. Inwieweit im einzelnen Fall da neurologische Herdsymptome, konstitutionelle endogene Faktoren oder — wie LANGE meint — an das Alter geknüpfte Bedingungen ausschlaggebend sind, kann nur eine Analyse von Fall zu Fall entscheiden.

e) Die Diagnose und Differentialdiagnose der Cerebralsklerose.

Die Anamnese und körperliche Untersuchung von Kranken im Frühstadium der Arteriosklerose verrät bei einem nicht geringen Prozentsatz der Kranken jene Störungen, welche wir als psychische Frühsymptome kennen gelernt haben, oder solche, die auf zunächst meist noch *flüchtige* oder wenigstens *milde lokale Zirkulationsstörungen* im Hirn verdächtig sind. Es wäre jedoch nicht richtig, wollte man erwarten, daß etwa alle „Pseudoneurastheniker" nun auch die körperlichen Frühsymptome der Cerebralsklerose und umgekehrt aufweisen müßten. Die von WINDSCHEID als nervöse Form der Cerebralsklerose bezeichnete Hirnerkrankung mit leichten psychischen und neurologischen Störungen kann über lange Zeit stationär bleiben oder nur eine allmähliche und schleichende Progredienz aufweisen. In anderen Fällen sieht man von Anbeginn einen ausgesprochen *apoplektiformen* Verlauf mit vorwiegend *neurologischen* Störungen, worunter wieder besondere Untergruppen je nach der Lokalisation der Hirnschädigungen unterschieden werden können. Mancher Arteriosklerotiker, der in relativ jungen Jahren eine auch schwere Hemiplegie erlitten hat, bleibt mit mehr oder minder starken Residualsymptomen seiner Lähmung viele Jahre von stärkeren Störungen verschont und auch beruflich relativ leistungsfähig. Selbst akute bulbäre Lähmungen können für geraume Zeit ein singuläres Ereignis bleiben. In anderen Fällen ist mit dem ersten, wenn auch leichten Insult der Anfang eines unaufhaltsam, sei es in neuen insultmäßigen Schüben oder schleichend fortschreitenden Hirnleidens gemacht, welches je nach individuellen Besonderheiten die Eigenart einer Pseudobulbärparalyse, einer arteriosklerotischen Muskelstarre aufweist oder zu weniger „syndromhaften" Typen einer arteriosklerotischen Hirnerkrankung mit neurologischen und psychischen Störungen führt. — Obschon die *„psychiatrische"* Form der Hirnsklerose sich meist in Zusammenhang mit neurologischen Störungen entwickelt, begegnen dem Arzt doch immer Fälle, bei denen psychische Störungen allein vorliegen. Da taucht dann die Frage auf, ob anderweitige arteriosklerotische Befunde die Diagnose der psychischen Erscheinungen als arteriosklerotischer Natur rechtfertigen. Wir vermögen dies zu entscheiden in Fällen *typisch* arteriosklerotischer psychischer Störungen oder dann, wenn unter Ausschluß eines anderen Hirnleidens das Alter des Kranken, die Schwere seiner allgemeinen Arteriosklerose und vor allem der weitere Verlauf unsere Diagnose stützt.

Die *allgemeine Körperuntersuchung* auf Arteriosklerose pflegt in einem größeren Teil der Fälle negativ zu sein, obschon in anderen Fällen zumal vorgerückten Alters auch an den peripheren Arterien und vor allem am Herzen gelegentlich gleichfalls die Erscheinungen einer arteriosklerotischen Erkrankung nachweisbar sind. Bald ist es die der Mediaverkalkung entsprechende Rigidität oder eine röntgenologisch nachweisbare Verkalkung der Aorta oder Schattengebung der *Extremitätenarterien,* deren Bedeutung als diagnostischer Wegweiser letzthin von Aronowitsch hervorgehoben wurde, welche den Verdacht auf eine mehr universelle Arteriosklerose stützen; bald begegnet man den bekannten Erscheinungen der Claudicatio intermittens; bald sind es die Merkmale einer arteriosklerotischen Herzerkrankung, welche sich mit cerebralen Beschwerden kombinieren. F. Lange hat darauf hingewiesen, daß das *Herz* und die Gefäße — wenn auch mit segmentaler Auswahl — als eine Einheit arteriosklerotisch erkranken, und daß die Schädigung des Herzens im Wesen nicht verschieden ist von der bekannten, röntgenologisch schon frühzeitig erkennbaren arteriosklerotischen Veränderung der Aorta. Die neue kymographische Untersuchungsmethode (P. Stumpf) ermöglicht schon in relativ frühen Stadien die Erkennung der Herzmuskeltonusstörungen und die Anfänge der Herzerweiterung bei der Arteriosklerose. Nicht selten werden *Schmerzen* von der Art der Angina pectoris geklagt. Da ist es nun wichtig, daß weder die auf periphere Gefäß- noch eine Coronarerkrankung verdächtigen Beschwerden ihre Ursache in einer lokalen Arteriosklerose dieser Gefäßbezirke zu haben brauchen. Schmerzen und oft schwer definierbare Sensationen in den Extremitäten, der Brust und den Eingeweiden finden sich recht häufig als Frühsymptome einer *cerebralen* Arteriosklerose (Pick, Raecke), ohne daß man im Einzelfall immer imstande wäre, diese schwer therapierbaren Beschwerden pathogenetisch zu erklären. Bald scheint es sich mehr um polyneuritische oder radikulitische (O. Foerster), bald aber mehr um psychogene Störungen zu handeln. Häufig, sowohl in Verbindung mit endokrinen Schwankungen im Klimakterium als auch unabhängig davon in späteren Jahren, klagen die Kranken über schmerzhafte Sensationen in den Finger- und Zehenspitzen, gelegentlich auch unter den Nägeln, ohne daß — z. B. an den Fußpulsen oder der Haut — irgendwelche lokale, periphere Gefäßstörungen nachweisbar wären. — E. Moniz hat gefunden, daß bisweilen die Palpation der *Carotiden* bei Hirnsklerose eine Seitendifferenz erkennen lasse, wobei das stärkere rigide oder auch erweiterte Gefäß der schwerer befallenen Hirnseite entspräche. — Von verschiedener Seite, so auch von E. Kretschmer, wurde auf die *Instabilität* bzw. Dekompensation auch der *Gesichtsschädelgefäße* als Frühsymptom der intrakraniellen Arteriosklerose verwiesen (vgl. S. 354). M. Löwy meint, in einer Steigerung des Blutdrucks in der Temporalarterie beim Vornüberneigen des Kopfes — gemessen mit dem Sphygmomanometer von Basch — ein Symptom cerebraler Arteriosklerose sehen zu können. — Der *Blutdruck* kann die Merkmale einer einfachen *arteriosklerotischen* Gefäßerkrankung haben, wobei sein *Maximum durchaus nicht erhöht sein braucht.* Charakteristisch ist hier in der Regel die *Erhöhung der Blutdruckamplitude* bei einem Mitteldruck unter 100 mm Hg. Freilich ist bei alten Leuten mit einer noch physiologischen mäßigen *Blutdruckerhöhung* zu rechnen. Hiervon zu trennen sind die Kranken mit einwandfreier Hypertension, wobei nun aber die genaue klinische Untersuchung zwischen den *verschiedenen Formen* der *Blutdruckerhöhung* zu unterscheiden hat. Sowohl die toxogene wie die endogene Hypertension *begünstigt* die Entstehung einer Cerebralsklerose, die letztere im besonderen die Entstehung von Hirnblutungen (vgl. S. 404f.). Bei Vorhandensein einer Blutdruckerhöhung wird daher in einem durchschnittlich nicht unbeträchtlich jüngeren Alter mit dem Vorhandensein einer organischen Hirngefäßerkrankung zu rechnen sein. Gerade die früh einsetzenden und stürmischen Formen der apoplektiformen Cerebralsklerose mit rasch fortschreitender arteriosklerotischer Demenz sehen wir ja bei Hochdruckkranken.

Die *direkte Untersuchung der Hirnarterien,* wie sie heute mittels der Arteriographie (E. MONIZ, LOEHR u. a.) möglich ist, sei hier nur erwähnt, da man sich dieses diagnostischen Hilfsmittels eigentlich nur zur Tumordiagnose und wegen der damit verbundenen Gefahren nicht bei vasculären Hirnstörungen bedienen wird.

Die *Augenhintergrundsbefunde* bei der reinen Cerebralsklerose pflegen hinsichtlich des Arterienbefundes normal zu sein. Insofern ist also das Auge *nicht,* wie VOLHARD meint, „der Spiegel des Gehirns". J. und F. LANGE fanden, daß die bisher auf Arteriosklerose bezogenen Hämorrhagien in der Retina fast ausschließlich nur bei Hypertonikern angetroffen werden. Die klare Scheidung rein arteriosklerotischer und hypertonischer Kranker scheitert allerdings gelegentlich an der Nichtnachweisbarkeit einer Blutdruckerhöhung, weil das Ungenügen des Allgemeinkreislaufs oder des Herzens die Entstehung einer Hypertension verhindert oder ihr tatsächliches Vorhandensein maskiert oder schließlich, weil in bestimmten Lebensphasen — z. B. im Klimakterium — vorhanden gewesene Symptome einer genuinen Hypertension abgeklungen sein können. — Über die Augenhintergrundsbefunde beim arteriellen Hochdruck sei auf die Ausführungen auf S. 422 hingewiesen. Sie sind von besonderer Wichtigkeit auch für die Differentialdiagnose der Hypertension.

Die *Papillenbefunde* bei der Cerebralsklerose sind recht umstritten; und doch ist der Befund einer *Stauungspapille* einer der wichtigsten Anlässe für differentialdiagnostische Erwägungen gegenüber einem *Hirntumor* (vgl. S. 285 und 301). Abgesehen von arteriosklerotisch-ischämischen Prozessen in der hinteren Schädelgrube, die sekundär zu Liquorstauung führen können, gehört nach meinen Erfahrungen die Stauungspapille *nicht* zu den Symptomen einer Hirnsklerose. Wohl aber findet man sie gelegentlich bei Fällen *massiver embolischer Hirnerweichung mit Hirnödem* und vor allem bei *Hochdruckkranken,* worunter Kranke mit *Pseudourämie* — offenbar wieder mit Hirnödem — an erster Stelle stehen dürften. S. ENGEL hat letzthin die Literatur über diese Dinge kritisch besprochen. Danach hat HERMANN die Literatur über Stauungspapille bei Apoplexie aufgeführt und sich gleichfalls für die große Seltenheit einer Stauungspapille bei Apoplexie ausgesprochen und nur durchgebrochene Ventrikel- und Subarachnoidalblutungen häufiger mit Papillenschwellung einhergehen sehen. — Gerade die außerordentlich kritische Studie ENGELs zeigt, wie weit es bisher an einer genauen pathogenetischen Deutung des Gesamtkrankheitsbildes und der cerebralen Störungen in den Fällen der Literatur, wo über Stauungspapille berichtet wurde, gefehlt hat. ENGEL selbst weist mit Recht darauf hin, daß man bei Fällen mit genuiner Hypertension z. B. auch an eine Polycytämie zu denken hat.

Das Verhalten der *Pupillen* ist bei der Cerebralsklerose nicht charakteristisch, wenn man von der dem höheren Alter an sich eigenen Enge und der *allgemein* trägen Reaktion absieht. Die reflektorische Pupillenstarre gehört jedenfalls *nicht* zum Syndrom der Cerebralsklerose (BUMKE).

Der *Liquor cerebrospinalis* — vgl. auch Bd. VII dieses Handbuches! — kann bei der Cerebralsklerose völlig normal sein. Gelegentlich sieht man —

vor allem natürlich kurze Zeit nach größeren Insulten —eine uncharakteristische Eiweißvermehrung bzw. Kolloidflockung. Bei arteriellem Hochdruck und besonders den auch mit Papillenschwellung einhergehenden Zuständen einer toxischen Hirnschwellung bzw. einem Hirnödem können nicht unerhebliche Drucksteigerungen bei der Lumbalpunktion gefunden werden. DECOURT, KAPLAN und BONNARD wollen bei Erweichungen Polypeptide, die im Liquor normalerweise praktisch fehlen, in größerer Menge gefunden haben und vermuten, daß durch sie toxische Einwirkungen auf das Hirn ausgeübt werden können.

Bezüglich der *Differentialdiagnose* der Cerebralsklerose gegenüber *Tumoren* sei auf die Ausführungen auf S. 301 und Bd. XIV dieses Handbuches verwiesen. Die Unterscheidung kann gelegentlich so schwierig sein, daß man ohne Encephalographie nicht weiter kommt. Selbst dann werden noch Irrtümer unterlaufen, welche erst der bioptische Befund klärt. In Zweifelsfällen wird der *Verlauf* oft eine bessere Einsicht in das Leiden ermöglichen als der symptomatologische Querschnitt durch das jeweilige Syndrom in einem gegebenen Zeitpunkt.

Die Abgrenzung arteriosklerotischer Hirnstörungen gegen *syphilitische* Prozesse macht vor allem bei dem Vorliegen vasculär-syphilitischer Läsionen bisweilen nicht geringe Schwierigkeiten. Die große Ähnlichkeit in der Symptomatologie der beiden Hirnprozesse wird noch verstärkt dadurch, daß gerade bei der vasculären Hirnlues die *serologischen* Befunde, die sonst — bei der meningitischen und gummösen Form wie bei der Paralyse — die Entscheidung ermöglichen, im Stich lassen können. Die Anamnese, der Verlauf und wohl auch der Erfolg einer spezifischen Therapie, welche in Zweifelsfällen stets zu versuchen ist, können da weiterhelfen.

Weitere differentialdiagnostische Erwägungen wurden bereits auf S. 296 f. besprochen. Bleibt noch die Frage, inwiefern die *psychischen Initialerscheinungen* der Cerebralsklerose wie die arteriosklerotische Demenz zu diagnostischen Irrtümern Anlaß geben können. Die sog. *neurasthenischen* Früherscheinungen der Hirnsklerose werden in einem erheblichen Prozentsatz *fälschlich gedeutet.* Offenbar sind viel zu wenig Ärzte mit diesen Erscheinungen vertraut. Viele Symptome, welche in der Zeit des Klimakteriums bzw. den um die 50er Jahre beim Mann so oft beobachteten Störungen (WENCKEBACH) eigen sind, *können* schon die echten Merkmale einer Cerebralsklerose sein. Späte nervöse Erscheinungen bei Menschen dieses Alters, die weder als Symptome einer schon zuvor bestandenen neuropathischen Anlage noch exogener Einflüsse gedeutet werden können, müssen *Verdacht* erwecken. Dieser wird zur *Gewißheit, wenn deutliche körperliche Symptome oder gar neurologische Herderscheinungen das Bild vervollständigen* oder sich *progrediente Störungen des Gedächtnisses,* der *Stimmungslage* usw. einstellen. Die Feststellung eines *Hochdrucks* mit den ihm eigenen sog. *präsklerotischen Beschwerden* (vgl. S. 294 f.) und die Erhebung etwa einer *chronischen Bleischädigung* oder eines *Nicotinabusus* in der Anamnese werden die Diagnose eines arteriosklerotischen Hirnprozesses selbst in *jüngeren* Jahren rechtfertigen. Hier sei auch der S. 386 f. besprochenen *Thrombangiitis obliterans* als Ursache organisch-vasculärer Hirnstörungen gedacht.

Die Differentialdiagnose zwischen *senilen* Hirnprozessen und der arteriosklerotischen Demenz kann erhebliche Schwierigkeiten bieten. F. STERN ist auf diese rein psychiatrischen Fragen in aller Ausführlichkeit eingegangen. Die Schwierigkeit liegt ja vor allem in der tatsächlich so häufigen Verbindung seniler, involutiver Veränderungen mit arteriosklerotischen Hirnschädigungen. KLIPPEL, BINSWANGER und ALZHEIMER (zit. nach STERN) haben das große Verdienst, die arteriosklerotische Demenz von ähnlichen Prozessen im hohen Alter losgelöst zu haben. Das Hauptunterscheidungsmerkmal der arteriosklerotischen von der senilen Demenz bleibt das im wesentlichen Erhaltensein des Kerns der

Persönlichkeit bei der Cerebralsklerose und ihr schleichender und schwankender Beginn mit „neurasthenischen" Erscheinungen und vor allem immer wieder das Vorhandensein neurologischer Symptome. Besondere Schwierigkeiten machen — wie STERN näher begründet — gewisse psychische Herderscheinungen vom Typ „höchst komplexer transcorticaler Störungen, die ideatorisch-agnostischen und apraktischen Symptome". In solchen Fällen muß man an eine ALZHEIMERsche oder auch eine PICKsche Krankheit denken.

6. Die Beziehungen der klinischen Erscheinungen der Arteriosklerose zu den verschiedenartigen arteriosklerotischen Hirnveränderungen.

Unsere Kenntnisse über die Zugehörigkeit bestimmter klinischer Syndrome zu Ernährungsstörungen im Bereich bestimmter arterieller Gefäße haben in der letzten Zeit ganz erhebliche Fortschritte gemacht. Der Leser findet das Wesentlichste über diese Zusammenhänge auf S. 182f. meines Kapitels. Dies betrifft freilich vorwiegend das *Kausalitätsverhältnis von motorischen, sensiblen, sensorischen und psychischen Herdsymptomen zu ischämischen Läsionen in gewissen Irrigationsgebieten.* Viel weniger klar sehen wir in der Frage *extrapyramidalmotorischer* und ähnlicher Störungen und vor allem *allgemein geistiger und psychischer Krankheitssymptome bei der Arteriosklerose.* Auf die unüberwindlichen Schwierigkeiten, vor allem in Hinblick auf die *psychischen Störungen,* hat vor allem SPIELMEYER hingewiesen. Im allgemeinen kann man wohl sagen, daß das Überwiegen *dementer Erscheinungen mit schweren Rindenveränderungen einhergeht.* RHEIN, WINKELMAN und PATTEN haben die Zusammenhänge *geistiger* Veränderungen im Alter mit pathologisch-anatomischen Hirnveränderungen an Hand von 100 eingehend untersuchten Fällen bearbeitet.

Sie kamen zu folgenden Ergebnissen: Eine uncharakteristische „mental deterioration" fanden sie dort, wo apoplektiform einsetzende große Erweichungen entstanden waren. Attackenweise einsetzende und partiell rückbildungsfähige geistige Veränderungen — „mental storm" — fanden sie in Fällen mit vorwiegender Erkrankung der kleinen Hirngefäße. Hier traten größere apoplektische Insulte zurück. Die Autoren möchten diese Gruppe als „progressive arteriosklerotische Psychosen" bezeichnen. Eine echte arteriosklerotische Demenz, gemischt mit allgemein psychischen Veränderungen, betraf die dritte Gruppe von Fällen mit einer generellen Erkrankung der größeren wie kleineren Hirngefäße. Hirne, welche nur eine Gefäßfibrose zeigen, sollen sich bei Kranken ohne schwere psychische Symptome finden. Bei diesen zeige sich eine mehr involutive quantitative und qualitative Abnahme der geistigen Fähigkeiten vom rein senilen Typ.

NEUBÜRGER hat die sehr bedeutsame Frage aufgeworfen, „ob sich nicht das klinische Bild der „arteriosklerotischen" Demenz verschieden verhält, einerseits bei Leuten mit ausgesprochener Hypertonie, andererseits bei solchen mit gewöhnlicher, nicht mit Hypertonie vergesellschafteter Arteriosklerose." „Manche Fälle, die als „arteriosklerotische Demenz" zur Sektion kommen, bieten anatomisch sehr auffällige Unterschiedsmerkmale." — Bevor wir in diesen Dingen klarer sehen können, ist eine viel systematischere mikroskopische Bearbeitung einer größeren Anzahl von Gehirnen erforderlich. So wie die Kenntnis der „*Verödungsherde*" (und der „granulären Atrophie") manchen Fall sog. *Apoplexie ohne anatomischen Befund* hat aufklären helfen, so könnten derartige Befunde auch von großer Bedeutung für die *Pathologie psychischer Störungen* bei der Arteriosklerose sein. A. PENTSCHEW hat auf das *symmetrische* Befallensein besonders der beiden mittleren Frontalwindungen gerade bei *Hypertonikern,* die ausgesprochen zur Entstehung „vasculärer miliarer Ausfallsherde der Gehirnrinde" neigen, als einen wichtigen Befund, der sehr wohl ein „*Stirnhirnsyndrom*" auslösen könnte, hingewiesen.

Über die *Lokaldiagnose der mannigfachen neurologischen Symptome* der Hirnsklerose hat CRITCHLEY eine sehr lesenswerte, auch die Literatur referierende Studie veröffentlicht, wo er auch auf die *psychomotorischen Hyperkinesen* (KLEIST) und die mit und ohne *Parkinsonerscheinungen* einhergehenden *Hypo-* und *Hyperkinesen* eingeht.

All die neueren Arbeiten, welche sich mit den Beziehungen vor allem pseudobulbärer und motorischer Störungen zu bestimmten Hirngebieten beschäftigen, gehen auf die grundlegenden Untersuchungen P. MARIEs über den Status lacunaris zurück. Es ist wohl heute allgemein anerkannt, daß jene multiplen kleinen Ernährungsstörungen mit ihrem prädilektiven Sitz in den Stammganglien das Substrat mannigfacher, vor allem auch extrapyramidalmotorischer Erscheinungen bei der Arteriosklerose sein dürften.

Die *pathophysiologische Deutung* dieser *extrapyramidalen* Syndrome ist bereits von O. FOERSTER in Angriff genommen worden. In Band V dieses Handbuches ist auf diese Dinge ausführlich eingegangen worden. FREUND und ROTTER haben aufschlußreiche klinisch-anatomische Untersuchungen über extrapyramidale Störungen vorwiegend arteriosklerotischer Art angestellt. Sie fanden, daß in Fällen mit hochgradiger *Akinese*, *Rigor*, Erschwerung der Willkürbewegungen bei fehlendem Zittern vor allem sich das *Putamen* geschädigt erwies, dagegen das Pallidum geringer betroffen zeigte. Man dürfte hier also eigentlich nicht von einem „Pallidumsyndrom" (vgl. S. 370) sprechen. — Bei Fällen eines „parkinsonähnlichen Syndroms mit *cerebellaren* Erscheinungen", das sich durch eine Kombination extrapyramidaler Hypertonie und von Hypotonie auszeichnete, fanden sie striopallidäre Veränderungen neben solchen des *Dentatum-Bindearmsystems.* — Bei Kranken mit ausgesprochenen psychischen Krankheitsbildern mit extrapyramidalen Störungen wurden neben Läsionen im extrapyramidalmotorischen System ausgesprochene senile Rindenveränderungen gefunden (zit. nach LOTMAR). — CRITCHLEY hat eine *pathologische Differentialdiagnose* der zum Bild des *Parkinsonismus* führenden verschiedenartigen Hirnveränderungen versucht. SPATZ hat über die histologischen Unterschiede vor allem beim postencephalitischen und arteriosklerotischen Parkinsonismus gearbeitet.

Nach CRITCHLEY zeigt das Hirn bei der letzteren Form folgende Befunde: In den basalen Ganglien und dem Mittelhirn schon makroskopisch sichtbare kleine Blutungen, Erweichungen, Lacunen, den *état criblé*; ausgesprochene Gefäßwandveränderungen, Gliawucherung, perivasculäre Blutungen. Dabei findet man Veränderungen auch sonst im Zentralnervensystem (der Hirnrinde, der Brücke und im Cerebellum). Unter Anführung gut beobachteter Fälle der Literatur weist CRITCHLEY jedoch auf die häufige Diskrepanz des klinischen und pathologischen Befunds hin, eine Feststellung, die jeder erfahrene Neuropathologe nur bestätigen kann. — CRITCHLEY möchte auch für den arteriosklerotischen Parkinsonismus einen Schwund der großen Striatumzellen für besonders kennzeichnend halten, obschon er betont, daß die arteriosklerotische Muskelstarre nicht einfach als die Folge einer Striatumschädigung anzusehen sei.

C. und O. VOGT sind der Ansicht, daß man einen état lacunaire als prävalierendes Moment des Status desintegrationis dort annehmen kann, wo 1. das Krankheitsbild sehr akut in Erscheinung getreten ist, 2. sehr starke Pseudobulbärerscheinungen und gleichzeitig leichte Insulte aufgetreten sind, 3. leichte Insulte sich gezeigt haben und nur einzelne Symptome der Paralysis agitans in mehr oder weniger prononzierten Pseudobulbärerscheinungen nachweisbar sind. Die Lacunen im Linsenkern seien das anatomische Substrat für senile Erscheinungen wie Taperhaftigkeit, Kurzschrittigkeit, Steifheit, Stumpfheit des Gesichtsausdrucks, seniles Zittern usw.

Kleine, oft nur lacunäre Defekte im Hemisphärenmark (seltener Erweichungsherde in der Rinde), der inneren Kapsel und im Fuß der Brücke sind in erster Linie verantwortlich für die klinischen Erscheinungen der *Pseudobulbärparalyse.* JAKOB konnte zeigen, daß in vielen Fällen bilaterale, oft symmetrisch angeordnete Herde die aus der Operkulargegend stammenden Projektionsfasern zur Brücke und Medulla zerstören. Zweifellos spielen aber auch Schädigungen des extrapyramidalmotorischen Systems — vor allem des Striatums — bei der Erzeugung des Syndroms eine gewisse Rolle.

Die große Schwierigkeit der Zuordnung klinischer Syndrome mit Erscheinungen sowohl einer Demenz wie progressiven neurologischen, vor allem extrapyramidalen Symptomen liegt zweifellos auch in der *Mischung*, welche *arteriosklerotische und rein senile Hirnveränderungen* eingehen. JAKOB hat auf diese gemischten Erkrankungstypen besonders hingewiesen. Man muß ja wohl auch annehmen (M. LIEBERS), daß an sich senile Prozesse bei gleichzeitiger cerebraler Arteriosklerose rascher und schwerer verlaufen.

7. Arteriosklerotische (und embolische) Zirkulationsstörungen im Rückenmark.

Die *Arteriosklerose* der *Rückenmarksgefäße* hat vor allem in der älteren Literatur Beachtung gefunden. v. MALAISÉ hat bei 13 Kranken, die im hohen Alter die dem zuerst von BRISSAUD und DÉJERINE beschriebenen Greisengang entsprechenden Störungen boten, das Rückenmark genau untersucht und meinte zunächst feststellen zu können, daß die Arteriosklerose der Spinalgefäße bei Kranken, in deren Gehirn sich die Merkmale des *Status lacunaris* (PIERRE MARIE) fanden, ein sehr häufiger Befund ist. v. MALAISÉ beschrieb unter anderem auch die von NONNE gefundenen gliösen und mesodermalen Wucherungen, welche von der Pia, ihren Septen und dem Gefäßbindegewebe im Rückenmark ausgehen, und die sich vor allem im Bereich der Hinterstränge finden. „Die Gefäße der Rückenmarkshäute, besonders die kleinen und kleinsten, sind meist in ihren Wandungen verdickt, und zwar betrifft diese Verdickung in erster Linie die Intima. Die Elastica zeigt häufig Aufsplitterung und scheinbare, aber auch tatsächliche Verbreiterung. Das Gewebe in unmittelbarer Nähe eines Gefäßes zeigt gelegentlich eine etwas schwächere Tinktion.“ Die Bedeutung dieser im senilen Rückenmark sehr gewöhnlichen Befunde als Ursache klinisch erkennbarer Funktionsstörungen wurde bald von anderer Seite bestritten. FÜRSTNER konnte an klinisch-pathologisch-anatomischen Vergleichsuntersuchungen einwandfrei zeigen, daß die beobachteten Lähmungen und Funktionsstörungen nichts mit den Rückenmarksbefunden zu tun haben. Dies stimmte auch mit den NONNEschen Untersuchungen überein. v. MALAISÉ kam denn auch zu der Schlußfolgerung, daß die spinale Arteriosklerose als Ursache z. B. paraplegischer Symptome oder typischer Gangstörungen nur in den seltensten Fällen anzusprechen sei. Die im hohen Alter so häufig gefundene allgemeine Verschmälerung des Rückenmarks mit seiner schlechteren Markscheidenimprägnation besonders in den marginalen Partien, den Wucherungen des Stützgewebes und den arteriosklerotischen Prozessen sehr ähnlichen Veränderungen der spinalen Gefäße ist ganz überwiegend ein *senil involutiver Vorgang* (LAFORA).

Die Ursache der Seltenheit arteriosklerotisch bedingter Rückenmarksschädigungen könnte einmal — gemäß den OBERNDORFERschen Anschauungen über die Pathogenese der Arteriosklerose — in der relativ freien Beweglichkeit der Rückenmarksgefäße gesehen werden. Andererseits scheint sie nach den ROTHMANNschen Untersuchungen wenigstens zum Teil darauf zu beruhen, daß eine Behinderung der Blutversorgung durch die A. spinalis ant. weitgehend durch die Intercostalgefäße kompensiert werden kann und wiederum die A. spinalis ant. auch bei Verlegung einer Intercostalarterie genügend Blut herbeizubringen vermag. Jedenfalls ist aus einem lehrreichen Fall REITTERS zu schließen, daß erst bei Ausfall mehrerer Intercostalarterien Ernährungsstörungen im Rückenmark auftreten.

LHERMITTE hat einen „myelopathischen Typ der Greisenparaplegie“ aufgestellt, CROUZON beschrieb das Syndrom einer „Sclérose combinée sénile“ und NAUNYN das Bild einer „Pseudosclerosis multiplex arteriosclerotica.“ Die Abhängigkeit der hier beschriebenen klinischen Symptome von arteriosklerotischen Rückenmarksschädigungen scheint allerdings nur gelegentlich erwiesen. Darauf hat auch SPIELMEYER hingewiesen. Dies gilt auch von den Mitteilungen FLUEGELS, MAGLIULOS, CRITCHLEYS u. a. m. Im Grunde stützen sich diese Autoren noch immer auf die alten Darlegungen DEMANGES (1885). In vielen Fällen dieser Art handelte es sich aber wohl um Paraplegien bei arteriosklerotisch-ischämischen, doppelseitigen Brückenherden oder aber um myelomalazische Prozesse nichtarteriosklerotischer Natur. O. THILL hat 1924 „*über anämische Erweichungen des Rückenmarks*" berichtet. Auf Grund von Literaturangaben und eigenen Erfahrungen meint THILL, daß ischämische Rückenmarkserweichungen sich auf verschiedene Weise ereignen können: 1. durch arteriosklerotische Veränderungen der kleinen Rückenmarksgefäße selbst. Hierfür bringt er einen eigenen Fall bei, wo eine 67jährige Frau nach unbedeutenden Prodromalerscheinungen infolge einer körperlichen Anstrengung eine Paraplegie beider Beine mit den Erscheinungen einer Myelomalacie der untersten Rückenmarkssegmente erlitten hatte und sich post mortem neben einer schweren Arteriosklerose der Aorta und Hirnbasisgefäße hochgradige degenerative Gefäßwandveränderungen mit Thrombosierung im Bereich der Rückenmarkserweichung fanden. 2. Durch multiple Erkrankung der segmentalen intercostalen bzw. lumbalen Gefäße. 3. Durch eine Arteriosklerose der Aa. spin. ant. bzw. post. über eine größere Strecke (ein Fall von SCHOTT veröffentlicht). 4. Durch Verschluß oder Abriß von Intercostal- bzw. Lumbalarterien, wie REITTER es in einem Fall eines Aneurysma dissecans der Aorta beschrieben hat. 5. Infolge Thrombose der Aorta, wie HEILIGENTHAL es beschrieb. 6. Durch eine Gasembolie (Caissonkrankheit). 7. Infolge reflektorischer Gefäßkrämpfe bei operativen Eingriffen.

Eine gute Zusammenstellung zirkulatorisch bedingter Rückenmarksläsionen verdanken wir VEDSMAND. Das Resultat dieser Arbeit bestätigt die Erfahrungstatsache, daß spinale Thrombosen weitaus häufiger die Folge syphilitisch-endarteriitischer als arteriosklerotischer Prozesse sind. So befanden sich unter den VEDSMANDschen 8 einschlägigen Fällen 6 mit syphilitischen Gefäßverschlüssen, von denen interessanterweise 5 eine negative Wa.R. im Liquor, jedoch alle eine einwandfreie positive Anamnese boten.

Der einzige — wie angenommen — echt arteriosklerotische Fall, den der Verf. beschreibt, betraf einen 71jährigen Mann, der nach mehrwöchentlichen, ständig zunehmenden rheumatischen Schmerzen in beiden Beinen ziemlich plötzlich eine Paraplegie beider Beine und eine völlige Lähmung aller Bauchmuskeln mit Arreflexie, völliger Anästhesie von der Brust abwärts und Blasen-Mastdarmlähmung erlitt. Der Tod trat — wie meist in solchen Fällen — infolge einer sekundären Infektion bald ein, und die Sektion ergab das Bild einer Myelomalacie am vermuteten Ort. Über den Zustand der Gefäße wird nichts mitgeteilt. — Ich habe einen durchaus ähnlichen Fall klinisch verfolgt und anatomisch untersucht und mich nicht für berechtigt gehalten, ihn als arteriosklerotisch-thrombotische Myelomalacie anzusprechen, weil die Arteriosklerose der Rückenmarksgefäße unauffindbar war. Vielleicht handelt es sich bei dergleichen Fällen wirklich dann und wann um eigenartig streng lokalisierte und deshalb schwer diagnostizierbare, arteriosklerotische Gefäßverschlüsse, oder aber es liegen Embolien oder unklare, toxisch bedingte myelomalacische Rückenmarksprozesse vor.

Einige weitere Literaturangaben finden sich bei OPPENHEIM, der auch darauf hinweist, wie schwer die Differentialdiagnose gegen myelitische Prozesse in der Regel ist. Entzündliche und primär myelomalacische Prozesse scheinen jedenfalls gefäßabhängige Erweichungen bei weitem zu überwiegen (BASTIAN). KESCHNER und DAVISON, die an einem Material von 200 Hirnsklerosen nur zweimal eine Sklerose der Rückenmarksgefäße fanden, haben letzthin 2 solche Fälle mitgeteilt, bei denen die Schwierigkeit selbst der anatomischen Diagnose klar wird, die objektive Beurteilung aber doch wieder mehr einer nicht gefäßabhängigen Myelomalacie zuneigt.

Eine gesonderte Betrachtung verdient die Ernährungsstörung des Rückenmarkes als Folge einer *Aortenthrombose* bzw. eines *Aneurysma dissecans* der Aorta. Auf Grund der Veröffentlichung von REITTER und FREISTADT darf man vermuten, daß infolge eines Aneurysma dissecans einige Intercostalarterien „abgerissen" werden können und auf diese Weise eine ischämische Rückenmarksläsion entstehen kann. Die herrschende Ansicht ist ja auch hinsichtlich der Aortenthrombose, daß die hierbei auftretenden Erscheinungen spinaler

Herkunft sind. Bekanntlich zeigt die klinische Beobachtung solcher Fälle entweder eine plötzlich auftretende Paraplegie oder einen mehr allmählichen Beginn mit einer Claudicatio intermittens, Sensibilitäts- und Reflexverlust, Blasen- und Mastdarmlähmung, Cyanose und bei längerer Lebensdauer Gangrän der unteren Extremitäten.

DRAGESCU und Mitarbeiter haben die in der Literatur beschriebenen 37 Fälle von Aortenthrombose, bei denen nur 7mal eine Paraplegie beobachtet wurde, überprüft und glauben — auf Grund der Befunde an einem selbstbeobachteten Fall —, daß die Lähmung überhaupt peripher-muskulär bedingt sei. Rein symptomatisch gesehen ist das ja nun sehr unwahrscheinlich.

Sehr eigenartig sind schließlich Ernährungsstörungen im Rückenmark, wie sie sich gelegentlich an *Traumen,* vor allem leichte Luxationen der Wirbelsäule anschließen. SCHOTT beschrieb einen solchen Fall, bei dem eine Distorsion der Lendenwirbelsäule zu einem Abriß einer Lumbalarterie und konsekutiver Embolie der A. spin. ant. geführt und so eine schwere umschriebene Erweichung der ventralen Rückenmarkshälfte verursacht hatte. Weitere Fälle dieser Art wurden von SPILLER, GRINKER und GUY (letzterer eine lokale Thrombose der A. spin. ant. mit ausgedehnter Rückenmarkserweichung nach vorübergehender Luxation des 5. Halswirbels bei einem 15jährigen gesunden Jungen!) beschrieben.

Die sog. *Apoplexia spinalis* ist nach OPPENHEIM ein sehr seltenes Geschehen und hat fast niemals etwas mit Arteriosklerose und Hypertonie zu tun. Verwiesen sei auf das Kapitel *Hämatomyelie* in diesem Band des Handbuchs.

Anhang.

Die Thromboendangiitis obliterans der Hirngefäße.

Diese bisher für sehr selten gehaltene Gefäßerkrankung, welche erstmalig von F. v. WINIWARTER (1879) beschrieben und in letzter Zeit durch L. BUERGER an Hand eines großen Materials weiteren Kreisen bekannt gemacht worden ist, kann auch die Hirngefäße befallen. Mitteilungen dieser Art sind bisher zwar recht spärlich gewesen — unter anderen haben FOERSTER und GUTTMANN dieses Krankheitsbild an 2 Männern geschildert —; erst die wirklich erschöpfende Mitteilung von H. SPATZ, in welcher auch die gesamte wichtige Literatur zu finden ist, hat sowohl vom klinischem wie auch vom pathologisch-anatomischen Standpunkt die Beteiligung des Gehirns an diesem Leiden klargestellt. — Die Pathogenese der WINIWARTERschen Erkrankung ist noch gänzlich ungeklärt. Wenn auch konstitutionelle Momente als besonders wichtig angesehen werden, so scheinen mir doch im Gegensatz zu anderen konstitutionell verankerten Leiden erworbene Störungen des Gefäßverhaltens nicht weniger bedeutungsvoll zu sein als angeborene. Die von BUERGER in den Vordergrund gerückte Prädisposition von Juden für dieses Leiden erklärt sich zum großen Teil einfach aus der Art des Menschenmaterials, das BUERGER für seine Untersuchungen zur Verfügung stand. Die Fälle häufen sich immer mehr, in denen von einer solchen rassischen Gebundenheit der Erkrankung gar keine Rede sein kann. — Welcher Art die konstitutionelle Disposition ist, ob vielleicht eine Art von Überempfindlichkeitsreaktion hier eine Rolle spielt, ist gänzlich unklar. Bei vorhandener Disposition können jedenfalls die verschiedensten äußeren Bedingungen — wie Nicotin, Verletzungen, Kälte und unspezifische Entzündungsreize schon bei geringer Stärke (zit. nach SPATZ) — das krankhafte Gefäßverhalten und die anatomischen Gefäßveränderungen auslösen. Die Beziehung zum *Raynaud* sind ungeklärt. Ein abnorm spastisches Verhalten der erkrankten Gefäße kommt namentlich in den Anfangsstadien der Thromboendangiitis obliterans zweifellos vor, spielt aber nach der überwiegenden Ansicht wie auch meiner eigenen Erfahrung für die Entstehung der Gefäßerkrankung keine ausschlaggebende

Rolle. Daß trotzdem *funktionelle, d. h. reversible Veränderungen der Gefäße,* wie SPATZ sich ausdrückt, das Geschehen einleiten, ist schon mehr als wahrscheinlich; doch scheint es mir etwas gezwungen, diese dem Anatomen nicht sichtbaren Veränderungen immer nur in einem anormalen physikalischen Verhalten der Gefäßwand und nicht in krankhaft physikalisch-chemischen Zustandsänderungen der Gewebe suchen zu wollen.

Die *Lokalisation* der Erkrankung ist im Gegensatz zu der früher geltenden Anschauung nicht auf die peripheren Gefäße allein beschränkt. SPATZ hat zweifellos recht, wenn er vermutet, daß „viele Fälle, welche früher zur Arteriosklerose bei Jugendlichen gerechnet wurden", zur v. WINIWARTER- bzw. BUERGERschen Krankheit gehören. Der von SPATZ veröffentlichte Fall ist der erste, bei dem die anatomischen Gehirnbefunde bei dieser Krankheit genau beschrieben worden sind. Es handelt sich hier um einen Fall, bei dem die cerebralen Funktionsstörungen ganz im Vordergrund standen.

Es würde zu weit führen die sehr genauen Angaben SPATZs eingehend zu referieren. Festgestellt seien nur die wichtigsten *typischen Befunde.* Am schwersten erkrankt erwiesen sich im vorliegenden Fall die beiden inneren Carotiden (völliger Verschluß der linken) und die linke A. cerebri media. Die Erkrankung befällt nicht die ganzen Gefäße, sondern nur bestimmte Abschnitte und läßt dazwischenliegende Stücke mehr oder minder frei. Die Lumenverengerung bzw. -verlegung kann sowohl die Folge einer Endothelwucherung bzw. einer Thrombenbildung mit völliger Organisation als auch einer Kombination beider Prozesse neben und miteinander sein. Entzündliche Erscheinungen finden sich nur in frischen Stadien. Auch die Meningen beteiligen sich in Form von leukocytären und lymphocytären Exsudaten und Auftreten von Infiltratzellen an der entzündlichen Reaktion. Diese Entzündung kann auf Arterien und Venen der Hirnoberfläche übergreifen. Von den kleinen Hirnarterien erwiesen sich hier vor allem die Äste der Konvexitätsarterien erkrankt, während die intracerebralen Arterien und die Venen nur geringe Veränderungen aufwiesen. — Die cerebralen Parenchymschädigungen wechseln zwischen kleinen Verödungsherden, dem Bild der granulären Atrophie (vgl. S. 347) bis zu größeren Erweichungsherden, je nachdem, welche arteriellen Gefäße und in welcher Stärke sie befallen waren.

Gegenüber der cerebralen Arteriosklerose bot dieser Fall bereits makroskopische Besonderheiten, wie man sie bei Arteriosklerose nie sieht. Abb. 71 zeigt das auffällige Bild leerer, d. h. fast völlig lumenverlegter arterieller Konvexitätsäste. Es fehlen hingegen die typischen herdförmigen atherosklerotischen Wandveränderungen und die Prädilektion an den Hirnbasisgefäßen. Die Unterschiede im mikroskopischen Bild sind ja allgemein bekannt. Abgesehen von der Eigenart der Endothelwucherung und Thrombenbildung ist es ja vor allem das Erhaltenbleiben der Elastica int., welches das histologische Bild charakterisiert.

Das *klinische Bild* wies bereits 6—7 Jahre vor dem Ende „Anfälle von Augenflimmern mit Schwindel und kurzdauerndem Stirnkopfschmerz" auf. 5 Jahre vor dem Tode wurden Sprachstörungen, bald darauf psychische Störungen von remittierendem Verlauf beobachtet. Zuletzt wurde die Sprache völlig unverständlich. Die immer zunehmende Merkfähigkeitsstörung führte schließlich zu völliger Arbeitsunfähigkeit. Die Stimmung schwankte zwischen Weinerlichkeit und grundloser Heiterkeit; auch Zwangsweinen und Zwangslachen sowie Erregungsanfälle kamen zur Beobachtung. Lähmungssymptome traten erst ziemlich spät auf. Sie bestanden in einer allmählich zunehmenden rechtsseitigen Hemiparese mit Hemianopsie, wozu sich später noch eine linksseitige Parese gesellte.

Die *Diagnose* einer cerebralen Thromboendangiitis obliterans wird wahrscheinlich öfters zu stellen sein als es bisher der Fall gewesen ist. Daß sie doch schwierig ist, beweist der SPATZsche Fall, bei dem das im Vordergrundstehen der psychischen Erscheinungen und der chronische Verlauf mit auffälligen Remissionen im jugendlichen Alter immer die Annahme einer gefäßbedingten Erkrankung verdrängt hatte. Man wird bei dem Verdacht auf die Erkrankung vor allem auf das Verhalten der peripheren Gefäße evtl. auch im mikroskopischen Bild, Störungen im Pulsverhalten, vasomotorische Anomalien, trophische Störungen, Symptome vom Charakter der Claudicatio intermittens achten müssen. Auch abdominelle bzw. kardiale Zirkulationsstörungen (HANSER) werden gelegentlich die Diagnose erleichtern. Von besonderer Wichtigkeit scheint mir die durch die Untersuchungen MARCHESANIS ins rechte Licht gerückte *Erkrankung der Retinagefäße* bei diesem Leiden für die Diagnose der cerebralen Lokalisation der Erkrankung zu sein. Nach MARCHESANI ist es sehr

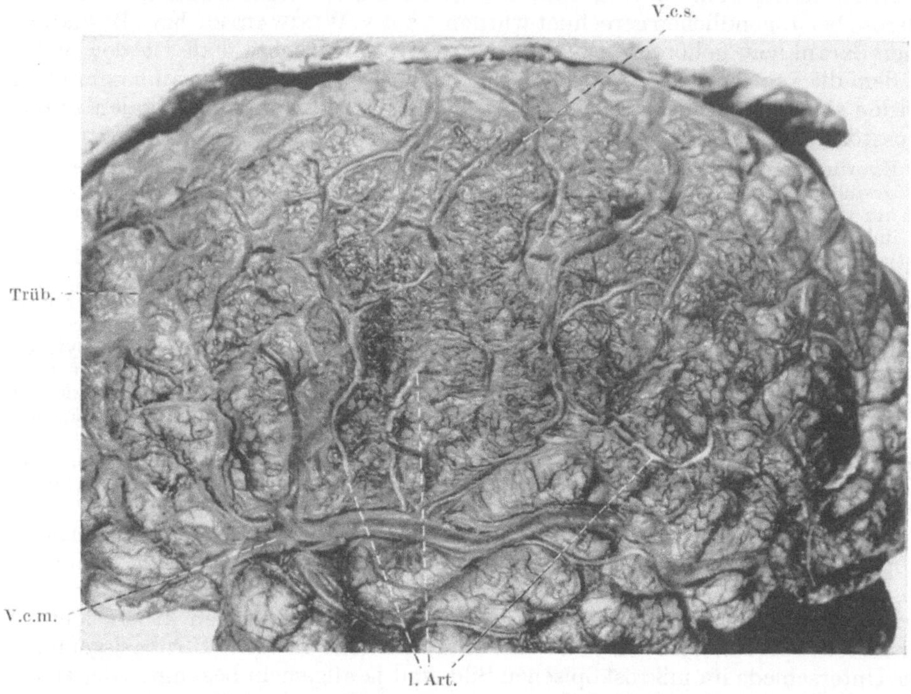

Abb. 71. Ausbreitungsgebiet der Arteria cerebri media links. l.Art. leere Arterien (schwer verändert); V.c.m. Vena cerebri media geschwollen; V.c.s. Vena cerebri superior; Trüb. Trübung der weichen Häute. (Nach H. SPATZ.)

wahrscheinlich, daß auch das Bild der juvenilen rezidivierenden Glaskörperblutung als Symptom der Thromboendangiitis obliterans auftreten kann. In einigen beobachteten Fällen fand sich eine typische Periphlebitis retinae.

Die *Differentialdiagnose* des Leidens wird dort keine große Schwierigkeiten machen, wo erst einmal überhaupt an das Leiden gedacht worden ist. MARCHESANI weist auf Ähnlichkeiten im Verlauf mit einer atypischen multiplen Sklerose hin. Fälle, die in der Literatur als Ophthalmoencephalomyelitis (TER BRAAK und v. HERWAARDEN, zit. nach MARCHESANI) beschrieben worden sind, sind sehr verdächtig auf Thromboendangiitis obliterans.

Die *Therapie* des Leidens kann natürlich nur das Grundleiden bekämpfen, Soweit cerebrale Erscheinungen Gegenstand der Behandlung sind, wird man alle diejenigen Mittel versuchen, welche, wie auf S. 274 und S. 428 ausgeführt, sich als nützlich zur Bekämpfung angiospastischer bzw. hypertonischer Zustände erwiesen haben. Bekanntlich ist aber die Erkrankung progressiv und unser Eingreifen durch den Mangel unseres Wissens über die Ätiologie der Erkrankung auf das schwerste behindert.

IV. Die apoplektische Hirnblutung.

1. Pathogenese und pathologische Anatomie; die genuine Hypertension.

Unter den mannigfachen noch ungelösten Problemen, denen wir auf dem Gebiet der organischen Erkrankungen des Zentralnervensystems begegnen, hat die apoplektische Hirnblutung im Verlauf der letzten 10—20 Jahre eine ganz besondere Beachtung gefunden. Unter dem Gesichtswinkel neuerer Betrachtungsweisen ist es ja auch nur zu natürlich, daß das Ereignis einer massiven Blutung im Hirn dringlicher als mancher andere krankhafte Vorgang das „Funktionelle“ dieses Geschehens in den Vordergrund rückte gegenüber rein morphologisch-anatomischen Tatsachen. Die Ansicht von einer mehr oder minder zufälligen Ruptur einer arteriosklerotisch geschädigten Arterie konnte nicht mehr befriedigen, nachdem man festgestellt hatte, daß in der weitaus größten Anzahl der Fälle die Massenblutung eine Begleiterscheinung einer bestimmten Form des *arteriellen Hochdrucks* ist. In demselben Maß, in dem man in dem klinischen Bild der sog. *essentiellen Hypertonie* das Walten abnormer *funktioneller* Reaktionen der Gefäße erkannte, versuchte man auch in der cerebralen Massenblutung die Wirkung eines krankhaften funktionellen Verhaltens bestimmter Bezirke der Hirnstrombahn zu erkennen.

Die noch heute zur Diskussion stehenden Anschauungen von der Pathogenese der Hirnblutung bewegen sich nun im Grunde alle zwischen zwei Polen: Da *Rupturblutung eines sichtbar geschädigten Gefäßes*; dort *konfluierende diapedetische Blutung!* Die Wichtigkeit des hier zur Diskussion stehenden Problems erfordert, daß wir uns wenigstens mit den wesentlichen Arbeiten über dies Gebiet beschäftigen. Ziemlich vollständige Literaturangaben finden sich vor allem in der Monographie von Ph. Schwartz sowie den Arbeiten von Rosenblath, Westphal, Bär und G. Ricker und in der „die funktionellen Störungen des peripheren Kreislaufs“ behandelnden Arbeit jüngsten Datums von B. Fischer-Wasels.

Die Durchsicht des außerordentlich umfangreichen Schrifttums ergibt, daß die Ansichten über die Entstehung der Hirnblutung im Laufe der Jahrzehnte, fast Jahrhunderte, vielfältigen und höchst interessanten Schwankungen unterworfen gewesen sind. Wenn auch zu Morgagnis Zeiten und danach — wie aus den Schriften Abercrombies hervorgeht — die Gefäßruptur schlechthin allgemein als Ursache der Hirnblutung angeschuldigt wurde, so vertrat doch schon 1811 Rochoux und nach ihm Durand-Fardel recht modern anmutende Vorstellungen von einer Blutung in eine primär desorganisierte Hirnsubstanz, wobei nach Durand-Fardel einer cerebralen Kongestion sowohl für die Prodromalerscheinungen als auch die Entstehung der Blutung eine essentielle Bedeutung beizumessen sei. Späterhin traten die sichtbaren Veränderungen an den Arterien wieder ganz in den Vordergrund der Forschung nach der Herkunft der Blutung: sei es, daß den atheromatösen Veränderungen der kleinen Arterien (Hasse, Paget), den durch die Intima hindurch erfolgenden intramuralen Blutungen (Köllicker und Pestalozzi), der „dissezierenden Ektasie“ Virchows oder schließlich den miliaren Aneurysmen Charcots und Bouchards die Hauptaufmerksamkeit geschenkt wurde. Die Befunde und Lehren dieser beiden letzten Forscher haben für lange Zeit entscheidend auf die Anschauungen über die Entstehung der Hirnblutungen eingewirkt; und doch besteht kein Zweifel, daß ihre sog. miliaren Aneurysmen nichts anderes waren als die dissezierenden Aneurysmen Virchows. Auch Löwenfeld ist dieser irrtümlichen Auffassung noch gefolgt, und erst Eppinger hat in seinen 1887 und 1888 erschienenen Studien diese „Aneurysmen“ als das beschrieben, was sie sind. *Die ursächliche Beziehung dieser nunmehr als vorwiegend intramural bzw. intraadventitiell erkannten Blutansammlungen zu den Massenblutungen blieb freilich unerschüttert.* Die vorbildlichen Untersuchungen von Ellis und L. Pick (1909 und 1910), die mit ihrem, leider zu wenig angewandten Ausschüttelungsverfahren diese „Aneurysmen“ darstellen konnten, haben da etwas mehr Klarheit geschafft. Die kleinen miliaren Aneurysmen wurden als Quelle der Blutung abgelehnt; hingegen beschuldigte man Rupturen von größeren Aneurysmata spuria neben Rupturen von aneurysmenfreien arteriosklerotischen Gefäßen als Ursache der Blutung. Daneben dachte man sich Blutungen auch aus wahren Aneurysmen von größerem Umfang entstanden. Pick *hat unter 11 Fällen 8mal die Quelle der Blutung demonstrieren können.* Die *miliaren falschen* Aneurysmen fand Pick nur in der mit der

Blutung gleichseitigen Hemisphäre, und da er um sie herum noch keine Gewebsreaktion fand, erwog er, ob sie nicht erst kurz vor der großen Blutung oder gleichzeitig mit ihr entstanden sein könnten. Für PICK haben die arteriosklerotischen Gefäßveränderungen als anatomisches Substrat für die Gefäßruptur die größte Bedeutung, wozu allerdings die Hypertonie als zweiter, gleichwichtiger Faktor kommt.

Den ersten großen Angriff auf diese Erklärungsweise der apoplektischen Blutung hat ROSENBLATH 1918 unternommen. Er hat auch eine ausgezeichnete historische Zusammenfassung der Entwicklung der Anschauungen über die Apoplexie gegeben. Seines Erachtens sprechen Form, Ausdehnung und vor allem das anatomische Bild des Gewebes innerhalb der Blutung wie in ihren Randpartien gegen die Annahme einer massiven Rupturblutung, gegen eine einfache mechanische Gewebsschädigung und gegen die pathogenetisch ausschlaggebende Rolle von Arteriosklerose und Hypertonie. ROSENBLATH postulierte eine *primäre Parenchymschädigung* durch einen fermentativen Prozeß, der seinerseits wieder auf Stoffwechselstörungen — bei der Schrumpfniere — beruhen sollte. Die LOTMARschen Experimente mit Dysenterietoxin wurden zum Vergleich herangezogen. Fermentativ würde dann ein ganzer Hirnbezirk schwer geschädigt werden, und zwar samt seinen Gefäßen, und eine massenhafte Blutung aus Capillaren und Venen eintreten. Damit wurde wieder jene von ROCHOUX vertretene Anschauung aufgenommen, wonach infolge einer molekularen Desorganisation die Hirngefäße ihres Haltes durch das umgebende Gewebe beraubt und ihre Wandungen selbst geschädigt und blutungsreif gemacht würden. ROSENBLATH gewann seine Theorie auf Grund der anatomischen Betrachtung der *Randpartien* apoplektischer Blutungen. Es verdient hier jedoch erwähnt zu werden, daß schon ROCHOUX die Hirnparenchymveränderung um große Blutungen — zumal in typischen, rasch verlaufenden Fällen! — als verschieden von dem Zustand einer einfachen Erweichung erkannt hatte.

Die Methode, den Vorgang einer großen Hirnblutung aus dem Verhalten des Gewebes in ihrer *Umgebung* zu deuten, ist von prinzipieller Wichtigkeit für alle späteren Arbeiten auf diesem Gebiete geworden. Von einer beträchtlichen Anzahl der späteren Autoren wurde die Anschauung ROSENBLATHS übernommen, daß die *große Blutung nicht in ein normales, sondern in ein irgendwie geschädigtes Hirngewebe erfolgt.* Die Fermenttheorie ROSENBLATHS hat jedoch keine Anhänger gefunden, sondern wurde als bisher unbewiesene Hypothese betrachtet. Anstatt dieser Theorie hat man feststellen zu können geglaubt, daß das der Blutung anheimfallende Gewebe *primär zirkulatorisch* geschädigt ist, und zwar entweder infolge einer organisch oder einer funktionell bedingten Kreislaufstörung. Für die erstere ist BÖHNE 1926 und 1929 eingetreten. Danach wäre die Genese der apoplektischen Blutung nur zu verstehen auf Grund der Vorstellungen, die man sich von einer der Blutung vorausgehenden primären Erweichung macht. Für das Zustandekommen dieser wurden als wesentlich arteriosklerotische Gefäßprozesse angeschuldigt, wozu allenfalls noch spastische Zustände der großen Basis- und Pia-Arterien und vor allem Störungen der Capillarfunktion (Erweiterung, Stase) kommen können. *Bei arteriellem Hochdruck und venöser Stase kommt es dann in dem primär erweichten Gewebe zu Diapedese von Blut infolge des gestörten Gewebsgleichgewichts oder zu einer Rhexisblutung aus einem im erweichten Milieu geschädigten Gefäß.* In späteren Arbeiten hat dann BÖHNE wieder die Rupturblutung aus einem arteriosklerotischen Gefäß bei bestehender Hypertonie in den Vordergrund gerückt.

Zu präziseren Formulierungen über die Pathogenese der Hirnblutung gelangten 1926 WESTPHAL und BÄR, deren Veröffentlichungen den Arbeiten vieler Forscher des In- und Auslandes zum Gegenstand der Zustimmung aber auch der Ablehnung wurden. Auch WESTPHAL und BÄR sind vom Verhalten des Gewebes *um* die Hirnblutung ausgegangen, um die Genese dieser zu deuten. Sie beschreiben eine „*Angionekrose*“ von Arterien, Capillaren und Venen *am Rand der Blutung*, die zur Blutung führt, ein Gefäßverhalten, von dem die CHARCOTschen Miliaraneurysmen nur unwesentliche Besonderheiten darstellen, und das *mit Arteriosklerose nichts zu tun* hat. Da sie die gleiche „Angionekrose“ auch um und in Erweichungen fanden, schließen sie für die *apoplektische Blutung und Erweichung* — die ja auch kombiniert sein können — auf einen beiden Prozessen zugrunde liegenden *identischen Vorgang*, den sie in *lokaler Anämie* sehen. Diese wieder denken sie bedingt durch *arteriellen Spasmus*, der zur Ernährungsstörung des Hirngewebes, Säuerung des Gewebes mit folgender Nekrose aller Gewebsbestandteile, auch der mesodermalen, führt. Der Grund, warum es einmal zur weißen Erweichung, das andere Mal zur apoplektischen Blutung kommt, liegt für WESTPHAL und BÄR in der bei der Blutung eintretenden sekundären reaktiven Hyperämie im Bereich des primär anämisierten Herdes nach Lösung des arteriellen Spasmus. Beim Entstehen einer weißen Erweichung verhindere der von der Erweichung zentral gelegene Gefäßverschluß den Nachstoß des Blutes. Die Blutung, d. h. die *große apoplektische Blutung erfolge* in der Regel *analog den Randblutungen* — denen das Studium des histologischen Gefäßverhaltens in erster Linie galt — nach Ansicht von WESTPHAL und BÄR *aus „angionekrotisch“ gewordenen kleinen Arterien, Capillaren und Venen*, aber *nicht* etwa *durch Ruptur* eines großen Gefäßes. Ein übermäßiger arterieller Druck, selbst in Kombination mit Arteriosklerose der Hirngefäße, bietet den Verfassern keine zureichende

Unterlage für eine apoplektische Blutung. Sie beziehen sich da auch auf das Experiment LAMPERTs und MÜLLERs, denen es bei 10 Hypertonikerleichen nur zweimal gelang, Hirngefäße, und zwar unter dem enormen Druck von 1520 mm Hg, zum Platzen zu bringen.

Eine eingehende Kritik fanden diese Anschauungen durch RICKER (1927), der sich mit guten Gründen gegen die WESTPHALschen Hypothesen von primärem Angiospasmus und die dabei „ungeheuer schnell" eintretende Gewebssäuerung — als eine unhaltbare Behauptung — wendet. Statt dessen weist RICKER auf die „Disposition zu Kreislaufeigentümlichkeiten beliebiger Art in den terminalen Gebieten bei der Hypertonie" hin. Unter bestimmten Bedingungen kann nach RICKER bei der Hypertonie eine noch stärkere Verengerung der kleinen Arterien verbunden mit einer abnormen Erweiterung der terminalen Strombahn — der sog. *peristatische* Zustand — eintreten. Hierbei können Bestandteile des stark verlangsamt fließenden Bluts aus den Capillaren in das Gewebe treten. Auf die Hirnblutung übertragen meint RICKER, daß eine „Diapedesisblutung aus dem ganzen Capillargebiet einer Region einen Bluterguß liefert, der die Hirnsubstanz, die vom Blut durch Stase getrennt und von ihm in Trümmer zerlegt wird, der Sequestrationsnekrose überliefert" und „von den Folgen einer Rhexisblutung nicht ohne weiteres unterschieden werden kann". RICKER sagt wörtlich: „Das Ergebnis unserer Ausführungen über die *Hirnblutung* bei Arteriohypertonie (neben der wir eine Hirnblutung aus geborstenen sklerotischen Arterien unterscheiden) ist also kurz das, daß zur Arteriohypertonie als Kreislaufänderung in terminalen Gebieten die stärkste Form derselben tritt, die auf Grund von stärkster nervaler Reizung Diapedesis- und Diairesisblutung als diejenige Exsudation, die dem stärksten Grad des peristatischen Zustands zugeordnet ist, entstehen läßt. Liegt dies im Rahmen dessen, was wir von anderen Organen als akzedente Kreislaufstörungen angegeben haben, so ist als neu hinzugekommen die akzedente Nekrose der Muscularis von Arterienstrecken; Wirkung einer vollständige Lähmung herbeiführenden nervalen Reizung." Die Rolle von Blutdrucksteigerungen sieht RICKER darin, daß „der emporgeschnellte Blutdruck da, wo er auf eine gelähmte und auf Grund der Lähmung mit nekrotisierter Media versehene Arterie wirkt, das Blut durchpreßt oder ihm durch Zerreißung einen Weg bahnt: dies würde eine direkte Wirkung sein; zum zweiten so, daß der Anfall von Blutdrucksteigerung bei bestehender Arteriohypertonie das Hinzutreten der Kreislaufsänderungen in den terminalen Gebieten begünstigt. ..."

Von seiten ausländischer Autoren seien GLOBUS und STRAUSS genannt, die unter Ablehnung der Möglichkeit, daß normales Hirngewebe durch eine Blutung so rasch zerstört werden könne (vgl. hierüber auch NEUBÜRGER), und auf Grund mikroskopischer Untersuchungen an einigen Hirnen zu dem Schluß kommen, daß nur eine primäre Erweichung des Hirngewebes die Voraussetzung für eine Massenblutung bei Hypertonie und Erkrankung der Gefäßwände abgibt. — In eingehenden Studien haben sich POLLAK und REŽEK (1927 und 1928) mit dem Entstehen der Massenblutung beschäftigt. Sie sprechen — offensichtlich beeinflußt durch RICKERsche Gedankengänge — von einer „intramuralen Dissoziation" der arteriellen Gefäßwände, die sich beim Hypertoniker mit seinen großen Druckschwankungen infolge einer Überlastung des vasomotorischen Regulationsapparats einstellt und begünstigt wird durch abnormes Funktionieren des Gefäßnervenapparates und eine krankhafte Beschaffenheit der Gefäßwand. Mit der WESTPHAL-BÄRschen Annahme pathogenetisch bedeutsamer Angiospasmen können auch diese Autoren sich nicht befreunden, zumal erfahrungsgemäß schwere Medianekrosen — analog der Angionekrose WESTPHAL und BÄRs — keine Neigung zu Blutungen aufweisen. Die auf einer Störung des vasomotorischen Gleichgewichts beruhenden partiellen Wandschädigungen bzw. Änderungen der Blutströmungsgeschwindigkeit infolge rein nervöser Regulationsstörungen ohne Gefäßwandschädigungen sind nach POLLAK und REŽEK die Voraussetzungen zu Hirnblutungen.

Anschauungen wie jene RICKERs, POLLAKs und REŽEKs neigten offenbar schon wieder mehr zur Idee der „Rupturblutung" zu, wenn man es zunächst auch vorzog — wie u. a. H. LINDEMANN — von Diaireseblutungen zu sprechen. RÜHL aus der ASCHOFFschen Schule sieht die Ursache für die Blutung unter Ablehnung aller spastischen Theorien einfach in einer Ruptur eines arteriosklerotisch veränderten Gefäßes unter der Wirkung hypertonischer Blutdrucksteigerung. Ganz ähnlichen Vorstellungen begegnen wir auch bei STÄMMLER, der gleichfalls die Bedeutung von Angiospasmen und Angionekrosen zu Gunsten von Rupturen arteriosklerotischer Arterien verneint.

1930 berichtete HILLER über seine vorwiegend experimentellen und pathologisch-anatomischen Untersuchungen zur Klärung der Pathogenese der Massenblutung. Unabhängig von den RÜHLschen und STÄMMLERschen Untersuchungen der Umgebung massiver Blutungen hatte HILLER mit Hilfe von intracerebralen Blutinjektionen beim Kaninchen die Einwirkung solcher artefizieller „Massenblutungen" auf das gesunde Hirngewebe studiert. Die Hirne wurden Stunden bis Tage nach der Blutinjektion mikroskopisch kontrolliert und dabei Befunde sowohl am Hirnparenchym wie vor allem auch an den Hirngefäßen erhoben, die weitgehendste Ähnlichkeit mit den perifokalen Läsionen im Bereich echter Massenblutungen beim Menschen aufwiesen. HILLER fand bereits im Lauf eines Tages nach der Injektion in der Umgebung einer künstlichen Blutung Veränderungen, die in allen Einzelheiten jenen um eine apoplektische Blutung glichen. Im wesentlichen handelt es sich um eine mehr oder minder totale Gewebsnekrose, von der Blutung weg an Intensität abnehmend, mit wechselnd zahlreichen Spontanblutungen aus oder um geschädigte Gefäße (Abb. 72).

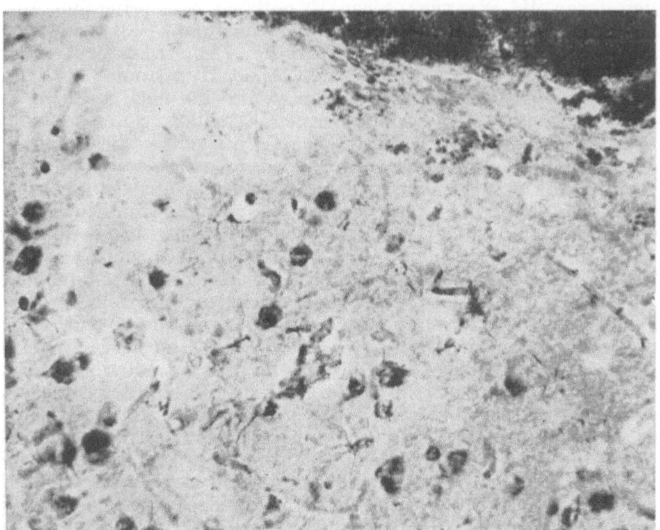

Abb. 72. Artefizielle Blutung in der Rinde des Kaninchenhirns. Nekrose und kleine diapedetische Blutungen um die Blutung innerhalb 24 Stunden nach Injektion des Blutes.

In diesem nekrotischen Gewebe findet man hie und da — wie WESTPHAL und BÄR es nennen würden — angionekrotische Gefäße mit obliteriertem Lumen, Wandnekrosen und capillären

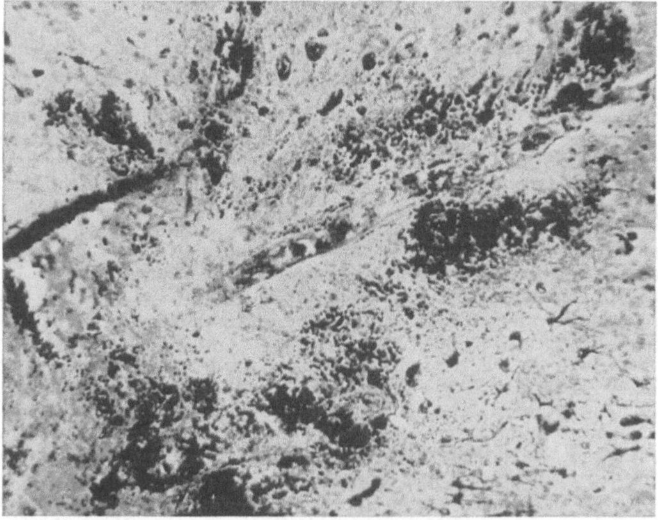

Abb. 73. Eine „angionekrotische" Arterie in dem nekrotischen Hirngewebe um eine artefizielle Blutung, umgeben von zahlreichen diapedetischen Blutungen aus Capillaren. 24 Stunden nach Injektion des Blutes.

diapedetischen Blutungen in der Umgebung (Abb. 73). Diese Blutungen können alle Übergänge von uncharakteristischen Blutaustritten zu echten *Ringblutungen* zeigen. Solche Ringblutungen können sehr rasch nach einer Hirnblutung auftreten, noch bevor das Parenchym schwerere nekrotische Veränderungen erfahren hat. Abb. 74, von einer experimentellen „Hirnblutung" gewonnen, zeigt solch einen Befund bereits 5 Stunden nach dem Eingriff.

Die bei diesen Experimenten gewonnenen Befunde lieferten HILLER jedenfalls den Beweis, daß bereits wenige Stunden nach einer Injektion von Blut ins Hirn *Reaktionen* des „die Blutung" umgebenden Hirngewebes samt seinen Gefäßen sich einstellen, die *identisch sind mit den Randveränderungen um apoplektische Blutungen.* So bestätigte auch das Experiment die von RÜHL und STÄMMLER und später auch von WOLFF gemachte Feststellung, daß *die Gewebsveränderungen um die apoplektische Blutung als sekundäre Reaktionen auf die Hirnblutung anzusehen sind.*

Einen weiteren Grund, weshalb das Gewebsverhalten um eine apoplektische Blutung so gar nicht geeignet erscheint, Schlußfolgerungen auf die Genese der großen Blutung zuzulassen, sah HILLER darin, daß wir Nekrosen mit diapedetischen Blutungen eben dieser Art auch unter so ganz verschieden anderen Bedingungen im Hirn finden, ohne daß selbst ihr massenhaftes Auftreten jemals das charakteristische Bild einer apoplektischen Blutung

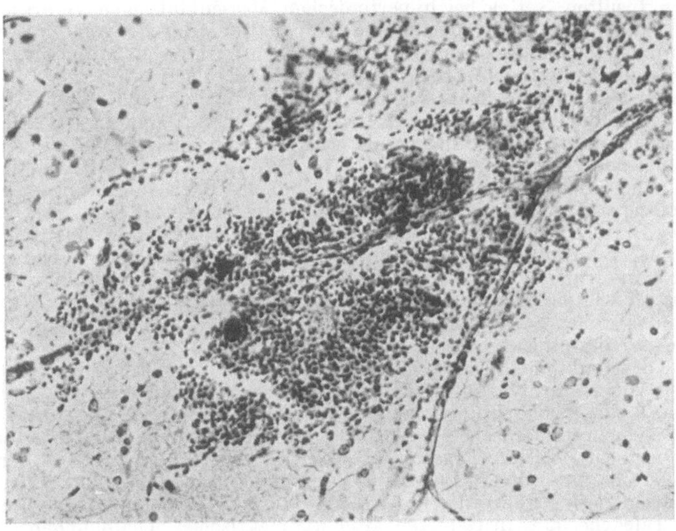

Abb. 74. „Angionekrose" und diapedetische Blutungen aus kleinen Gefäßen und Capillaren in beginnend nekrotischem Hirngewebe (vorwiegend Ödem) im Randbereich einer artefiziellen Blutung; 5 Stunden nach Injektion des Blutes.

ergäbe. Man sieht keinen Unterschied zwischen den Randblutungen und Nekrosen um eine apoplektische Blutung und vielen Fällen von Purpura bei Pseudoencephalitiden, von Spontanblutungen und Nekrosen um Hirntumoren oder Solitärtuberkel und besonders auch von den massenhaft diapedetischen Blutungen bei Hirnvenen- und Sinusthrombose. Sie mögen denkbarst dicht stehen, der ganze befallene Hirnabschnitt mag makroskopisch wie blutig infarziert aussehen; *niemals konfluieren sie zu „apoplektischen Blutungen"*, sie werden ihnen höchstens einmal ähnlich, wenn es aus größeren Venen blutet. Ganz analog sind die Verhältnisse in blutigen Erweichungen. Es können wohl einmal apoplektische Blutungen in weiße Erweichungen hinein erfolgen, obwohl dies nicht so sehr häufig ist, aber das, was wir rote Erweichung nennen, ist grundverschieden von einer apoplektischen Blutung. — Aus all dem ergab sich, daß die Beweise für eine primäre Gewebsschädigung am Ort einer apoplektischen Blutung zumindest sehr fraglich sind. Was an *Nekrosen und Blutungen in der Randzone* apoplektischer Blutungen zu sehen ist, kann unschwer als *sekundär* erklärt werden. HILLER stellte sich vor, daß infolge einer primären Massenblutung im Bereich eines größeren arteriellen Gefäßes eine sekundäre Störung der Blutversorgung des Hirngewebes in weiterem Umkreis um die primäre Blutung eintritt. Hierfür käme eine funktionell bedingte capilläre Stase ursächlich am ehesten in Betracht. Das auf diese Weise zirkulatorisch schwer geschädigte Hirngewebe verfällt dann der fermentativen Auflösung durch das ergossene Blut.

Im gleichen Jahr (1930) erschien dann jene umfassende Monographie von PH. SCHWARTZ „über die Arten der Schlaganfälle des Gehirns und ihre Entstehung". SCHWARTZ steht auf dem Standpunkt, daß es keinesfalls feststehe, daß die apoplektischen Blutungen durch „Spasmen" in dem Sinn vorbereitet werden, wie es von WESTPHAL angenommen wird. Ja, es liege nicht die geringste Veranlassung vor, den kompliziertern *Umweg* der WESTPHALschen Hypothesen zu benützen, wenn wir zu einer Klärung der hypertonischen Blutungen gelangen wollen. „Dieselben Mechanismen, die geeignet sind, im hypertonischen Kreislauf Gefäßkontraktionen, „Spasmen“ zu veranlassen, sind ja geeignet, auch die gewissermaßen höheren Stufen der funktionellen örtlichen Kreislaufstörungen hervorzurufen und während der Prästase und Stase in den terminalen Gefäßgebieten sämtliche Eigenarten des apoplektischen Insults unmittelbar zu erzeugen“. Wir erkennen hier wieder die zuvor skizzierten Gedankengänge RICKERS, die SCHWARTZ nur insofern nicht teilt, als er mit TANNENBERG die Stase im Terminalgebiet für unabhängig von einer Kontraktion der vorgeschalteten Arterie ansieht. SCHWARTZ meint, „daß gerade die nervösen Apparate der Gefäßwand und ihre Leistungsfähigkeit es ermöglichen könnten, daß Insulte, die die Arterie treffen und ihre nervösen Apparate lähmen, von hier aus sofort auch auf die sämtlichen Verzweigungen des zugehörigen Gefäßbaumes fortgeleitet würden und auch im terminalen Gebiet eine ähnliche Lähmung erzeugten.“ Nach SCHWARTZ wurden „*funktionelle Mechanismen*“, in folgender Weise die pathologisch-anatomischen Läsionen, sei es bei traumatischen oder embolischen Insulten, sei es bei hypertonischen Massenblutungen verursacht: Im ersten Fall ist es das Trauma z. B. einer Schädeltrepanation, das die „unter dem Einfluß des Traumas unmittelbar entstandene Reaktion auf entfernte Gefäßabschnitte“ in der Tiefe der Hirnsubstanz weiterleitete. Bei den embolisch bedingten weißen und hämorrhagischen Erweichungen glaubt SCHWARTZ annehmen zu dürfen, daß der Embolus, der in das Hirngefäß hineinschießt, nicht nur als Kreislaufsperre wirkt, sondern außerdem den Rumpf des Gefäßes wie ein traumatischer Insult trifft und „schon als solcher vielleicht geeignet ist — ähnlich den traumatischen Insulten in irgendwelchen Experimenten — im ganzen Baum des angegriffenen Gefäßes lokale, funktionelle Kreislaufstörungen hervorzurufen.“ Und mit bezug auf die Massenblutung bei der Hypertonie sagt SCHWARTZ, daß die kritisch aufgetretene Blutdruckerhöhung „Druckwellen in die Gefäßbahnen des Gehirns schleudert, die dann die Zerstörungen der hypertonischen Apoplexie durch ihre Einwirkung auf die Hirngefäße hervorrufen“. Diese Druckwellen seien „unter allen Umständen geeignet, auf die Gefäßwand wie ein traumatischer Schlag zu wirken und auf diese Art die natürlichen Folgen traumatischer Schädigungen der Gefäßwand .... auch in den terminalen Verzweigungen des betroffenen Gefäßbaumes hervorzurufen.“ Nach SCHWARTZ sind „wichtige Beweise für das funktionelle Entstehen auch großer hypertonischer Hirnblutungen“ 1. das Vorkommen von Massenblutungen ohne jede cerebrale Arteriosklerose, 2. das Fehlen von Gefäßrissen, 3. die Beobachtung multipler, häufig symmetrisch gelagerter Herde, 4. das Vorkommen von hypertonischen Insulten ohne Blutungen, 5. das Auftreten funktioneller Kreislaufstörungen bei der Hypertonie auch an anderen Organen, 6. der offensichtlich konfluierende Charakter der Blutungen in der Brücke, 7. die Notwendigkeit, in bestimmten Fällen multizentrisch gleichzeitig entstandene Blutungen annehmen zu müssen, und schließlich 8. die Tatsache, daß in Gebieten alter apoplektischer Schädigungen das die Blutung vermittelnde Gefäß noch intakt angetroffen wird.

Gegen die SCHWARTZsche Auffassung ist 1931 C. BÖHNE in einer eingehenden Arbeit aufgetreten. BÖHNE betont, daß sich praktisch in allen Hirnen mit Massenblutungen eine Arteriosklerose fände, und daß bei geeignetem Vorgehen in den Blutungsherden unschwer abgerissene Gefäße gefunden werden können. Vor allem weist dieser erfahrene Pathologe aber auf die *Verschiedenheit* der *Lokalisation* von ischämischen Hirnprozessen und großen Blutungen hin, ein Befund, der — wie NEUBÜRGER und HILLER immer wieder hervorgehoben haben — unbedingt eine Trennung der hämorrhagischen Erweichung von der Blutung erfordert und schon an sich geeignet ist, die von SCHWARTZ vertretene Ansicht einer prinzipiellen Übereinstimmung in der Pathogenese der beiden Prozesse zu entkräften.

1932 hat K. WOLFF aus dem JORESschen Institut unter kritischer Würdigung auch der SCHWARTZschen Arbeit noch einmal die Frage, was bei einer Massenblutung nun als primärer und was als sekundärer Vorgang im Gewebe zu betrachten sei, experimentell und pathologisch-anatomisch angegangen. Auch WOLFF kommt beim Vergleich traumatischer und hypertonisch-apoplektischer Hirnschädigungen zu den gleichen Ergebnissen wie vor ihm STÄMMLER und HILLER, daß wir nämlich „*aus der Feststellung von Kreislaufstörungen in der Umgebung einer Hirnblutung ... nicht das Geringste für ihre Entstehung ablesen können.* Alle diese Reaktionen im Gefäßapparat in der Peripherie eines hypertonischen Blutungsherdes finden sich in gleicher Weise bei den einfachsten traumatischen Hirnstörungen wieder, einfach als sekundäres Geschehen“, und weiter: „Wir halten es also für unbewiesen, daß die großen Blutungen bei der hypertonischen Apoplexie durch Zusammenfluß vieler keiner, punktförmiger Blutungen entstehen.“ Der ganze Komplex von Veränderungen in in der Randzone von spontanen Blutungen ist — wie es bereits STÄMMLER formulierte — „eine Folge der hämorrhagischen Zertrümmerung des Hirngewebes und des dadurch bedingten Freiwerdens histolytischer Fermente“. Die sog. „Angionekrose“ entsteht nach WOLFF durch Einwirkung proteolytischer und später leukocytärer Hirngewebs-Fermente auf die Gefäßwände. „Die Hochgradigkeit und Ausdehnung der Gefäßveränderungen geht parallel der Stärke der Gewebsschädigung“. *Der primäre Vorgang sei eine Rupturblutung arterieller Herkunft.*

NEUBÜRGER vertritt zwar den Standpunkt, daß viele sanguinöse Apoplexien auf Ruptur- und Diäresisblutungen aus Gefäßen, welche sich im Zustand einer beginnenden hyalinen Umwandlung befinden, erfolgen, meint aber doch, daß bei *allen* Apoplexien funktionelle Störungen an den kleinen und kleinsten Gefäßen — im RICKERschen und SCHWARTZschen Sinn — von größter Bedeutung seien. (NEUBÜRGER spricht sogar von einer Beschränkung der Massenblutung auf funktionelle Gefäßeinheiten, d. h. also lokal begrenzte Reaktionen wie sie u. a. bei der WILSONschen Erkrankung vorliegen.) Bezüglich der Verwertung der histologischen Befunde im *Randgebiet* großer Blutungen, insbesondere der sog. Angionekrose, stellt sich NEUBÜRGER ganz auf den Standpunkt von STAEMMLER und HILLER, die in diesen Befunden lediglich sekundäre Prozesse sehen. Auch die vermittels einer angiospastischen Anämie erfolgte Gefäßwandschädigung als Quelle der Blutung (WESTPHAL) lehnt NEUBÜRGER auf Grund des allgemein bekannten Befundes der relativen hohen Resistenz des Gefäßbindegewebes gegenüber Stoffwechselvorgängen im ischämisierten Hirn-

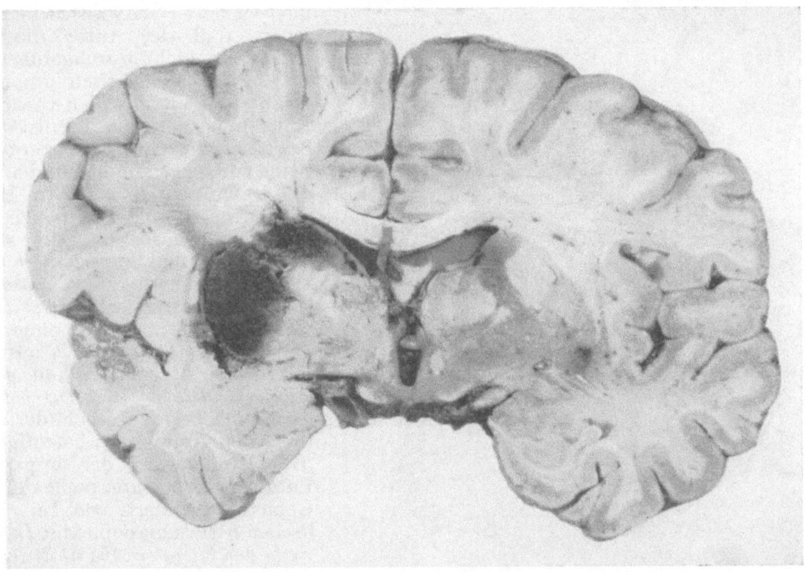

Abb. 75. Typische embolische hämorrhagische Striatumerweichung, wobei das nekrotische Versorgungsgebiet der Stammganglienäste der A. cer. media von diapedetischen Blutungen durchsetzt ist; nach PH. SCHWARTZ. Im histologischen Bild — meint SCHWARTZ — konfluieren diese Diapedesisblutungen vielfach zu einheitlichen Massen. Vgl. auch Abb. 15, S. 191.

gewebe ab. Im wesentlichen ist für NEUBÜRGER die Massenblutung das Resultat konfluierender Blutungen aus kleineren, schwer wandgeschädigten Gefäßen, wobei ihm allerdings die ganz ungewöhnlich *rasche Auflösung* des *umgebenden Hirngewebes* den dringenden Verdacht erweckt, daß dies Gewebe „während oder unmittelbar nach der Blutung irgendwelchen physikalisch-chemischen Veränderungen unterliegt." Hierzu sei freilich gleich bemerkt, daß — wie BÖHNE durch Volumenmessungen feststellen konnte — der Gewebsverlust bei frischen Hirnblutungen gar nicht erheblich zu sein braucht und die großen Höhlen, die nach Entfernung des Blutkoagulums erscheinen, nur die Folge einer Hirnverdrängung sein können.

Der Versuch, dem Leser dieses Hin und Her von immer wieder anders gedeuteten Befunden eine eigene Meinungsbildung zu erleichtern, ist außerordentlich schwierig. So ist es wohl am besten, wenn ich unter kritischer Würdigung der Ansichten anderer meinen eigenen Standpunkt präzisiere und so eingehend, wie es im Rahmen dieses Kapitels möglich ist, begründe. FISCHER-WASELS, der den gleichen Versuch erst letzthin (1933) gemacht, und LHERMITTE, welcher diese Ansichten im wesentlichen übernommen hat, kann ich mich nicht anschließen. Ich werde daher auch diese, die bisherigen Anschauungen über die Pathogenese der Massenblutung kritisch sichtenden Ausführungen wieder erneut in meine eigene Betrachtung einbeziehen.

Zunächst sollte einmal Übereinkunft darüber bestehen, daß man unter einer Massenblutung — der klassischen *Apoplexia sanguinea* — einzig und allein *jenen bekannten Befund freien, mehr oder minder flüssigen Bluts im Gehirn versteht,* wie er sich in typischer Weise als häufiges Substrat des Hirnschlags bei Menschen in mittleren bis höheren Jahren, welche an sog. essentieller Hypertonie leiden, findet.

Unter anderen haben BÖHNE, NEUBÜRGER und auch ich seit Jahren darauf hingewiesen, wieviel Verwirrung in die Diskussion über die Massenblutung getragen worden ist, indem man immer und immer wieder die Massenblutung mit der hämorrhagischen Erweichung vermengte. Wir müssen darin einen der größten Fehler der umfangreichen SCHWARTZschen Arbeit sehen, daß der Autor diese strenge Scheidung nicht durchgeführt hat und sie sogar offensichtlich um einer vorgefaßten Meinung willen vermieden hat. Eine hypothetische Identität, die zu beweisen gewesen wäre, wurde als Tatsache vorweggenommen und an sie Theorien geknüpft. Das ist am leichtesten nachzuweisen an der vergleichenden Betrachtung, wie sie SCHWARTZ seinen sog. *embolischen* und *hypertonisch-apoplektischen* Hirnschädigungen zuteil werden läßt. SCHWARTZ schreibt: „Der Vergleich ergibt nämlich ohne weiteres, daß die embolischen Veränderungen mit großer Regelmäßigkeit *genau dieselben Gebiete des Gehirns befallen,* die man auch bei den geschilderten hypertonischen Apoplexien betroffen findet." „Wir finden bei der hypertonischen Putamen-Claustrumapoplexie dieselben Gebiete verändert wie bei der embolischen Striatumapoplexie: *In allererster Reihe den lateralen Abschnitt des mittleren Putamenteils, das Claustrumgebiet und den Nucleus caudatus.*" Zur Illustration mögen zwei aus der SCHWARTZschen Arbeit entnommene Fotos (Abb. 75 und 76) und eine dritte, besonders aufschlußreiche Aufnahme von einem eigenen Fall (Abb. 77) dienen. Wenn SCHWARTZ die dann bestehende Differenz, daß im Fall der embolischen hämorrhagischen Erweichung (Abb. 75) die Blutung aus dicht nebeneinander stehenden *punktförmigen* Blutungen ... aus Capillaren besteht, während sich bei der hypertonischen Massenblutung die charakteristischen, ... *massigen, homogenen,* wie aus einem Stück gegossenen *Blutungen* finden, „nicht für geeignet hält, die prinzipiellen Übereinstimmungen der beiden Apoplexiearten zu verwischen" und „*die Befunde der hypertonischen Putamen-Claustrumapoplexien als plumpe, vergröberte, gewissermaßen verunstaltete Veränderungen der embolischen Striatumapoplexie* anspricht, so *kann* der vorurteilsfreie Betrachter dem nicht zustimmen. Ich habe die *prinzipiellen Unterschiede* zwischen weißer und hämorrhagischer Striatumerweichung einerseits und der Massenblutung im Putamen-Claustrumbereich wie folgt präzisiert:

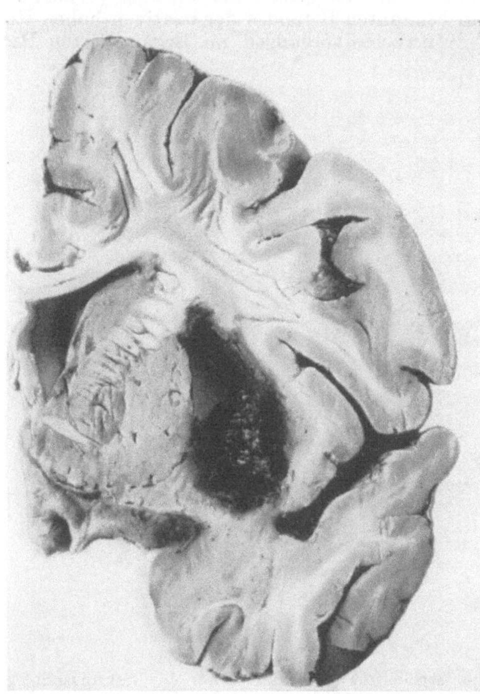

Abb. 76. Vorne liegende Schnittfläche bei einer typischen hypertonischen Apoplexie. Die Blutung zerstört das vorderste Claustrumgebiet. (Nach PH. SCHWARTZ.)

Während die durch Ischämierung des zentralen Sylviagebietes verursachte Striatumerweichung (Abb. 15 und 75) einer Nekrose des *gesamten* von den Capillaren (also der terminalen Strombahn) der verschlossenen Arterie versorgten Hirngewebes gleichkommt, ist hiervon bei der Massenblutung (Abb. 76 und 77) keine Rede. Vor allem ist der *Nucl. caudatus,* dessen Durchblutung von den das Putamen durchziehenden arteriellen Ästen gewährleistet wird, *erhalten!* Die Bedeutung dieses *gesetzmäßigen* Befundes liegt auf der Hand. Eine

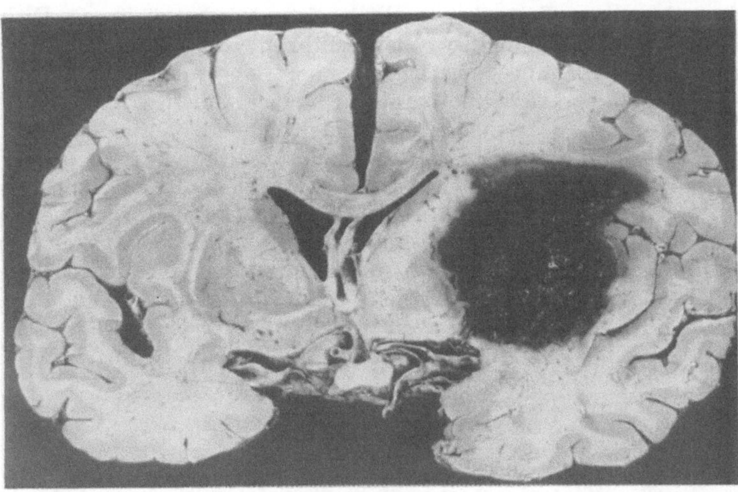

Abb. 77. Typische Putamen-Claustrumapoplexie. Man beachte das charakteristische Verschontsein des Nucleus caudatus, der Inselrinde und hier auch der inneren Kapsel, an der entlang sich die Blutung in das Zentrum semiovale hineingewühlt hat. Die mittleren und kleinen Arterien sind deutlich sklerotisch und die Ventrikel etwas erweitert. (In entfernteren Hirnpartien fanden sich typische kleine arteriosklerotische Erweichungen.)

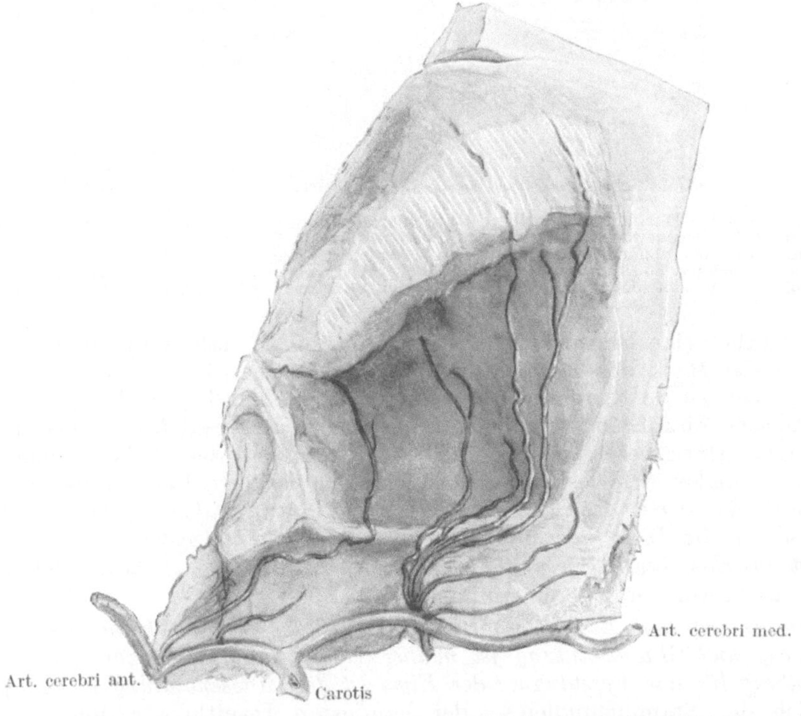

Abb. 78. Arteria cerebri media und anterior mit den striären Ästen. Man sieht die räumliche Verteilung der Gefäße. (Nach PH. SCHWARTZ.)

initiale primäre Ischämie im Sinn einer Striatumerweichung, in die dann diapedetisch oder auch per rhexin die Massenblutung hinein erfolgt ist, kann hier gar nicht vorgelegen haben. BÖHNE hat sich gleichfalls in der eindringlichsten

Weise bemüht, diese Tatsachen endlich einmal jeder weiteren Diskussion zu entrücken. Ich sehe gegen diese Beweisführung nur einen Einwand: daß die Massenblutung — hier die typische Putamen-Claustrumapoplexie — nicht aus einer das Putamen *und* den Nucl. caudatus versorgenden Arterie erfolgt, sondern aus dem lateralsten Stammganglienast der A. cerebri media (vgl. Abb. 78). Für einen Teil der Fälle trifft dies zweifellos zu (immer ist es sicherlich nicht der Fall; vgl. Abb. 77). Nehmen wir an, es sei dies im Hirn, von dem Abb. 76 stammt, der Fall gewesen, so wäre doch auch dann keineswegs die Ausdehnung der Blutung als konfluierende Diapedesisblutung zu erklären. Wie in dergleichen Fällen *diairetische Massenblutungen* unabhängig vom „terminalen Stromgebiet" der befallenen Arterie sich ausbreiten, zeigt besonders gut auch Abb. 79, wo

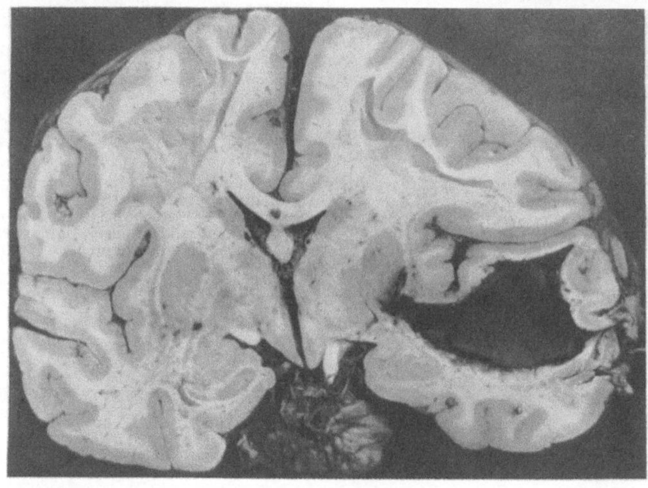

Abb. 79. Typische Markblutung in die erste Schläfenwindung mit starker Verdrängung und Komprimierung des Hirngewebes und schöner Rindenguirlande. Die Blutung stammt aus einer spaltförmigen rostbraun pigmentierten Lacune im lateralen Putamen, dem Prädilektionsort für Massenblutungen, und hat sich mit großer Gewalt ihren Weg in den Schläfenlappen gebahnt. Der Tod erfolgte wenige Stunden nach dem plötzlich eingetretenen schweren apoplektischen Insult.

offensichtlich eine Blutung aus dem Anfangsteil des lateralen Stammganglienasts in das Mark des Temporallappens eingebrochen ist. — Was könnte uns ferner auch zu der Annahme berechtigen, daß gerade bei Massenblutungen ischämische Zirkulationsstörungen im Bereich eines Gefäßes — das man als Claustrumarterie bezeichnen könnte — auftreten, in dessen Irrigationsbereich bei der banalen Arteriosklerose eigentlich nie isolierte Erweichungen gesehen werden! *Wo immer der Claustrumbereich von einer Ischämisierung betroffen ist, erweist sich die Inselrinde stets miterweicht! Der prinzipielle topistische Unterschied zwischen Blutungen und Erweichungen besteht also zu Recht.* Ich befinde mich da in völliger Übereinstimmung mit Böhne.

Die Anerkennung des prinzipiellen Unterschiedes zwischen hämorrhagischer Erweichung und Massenblutung ist meiner Überzeugung nach von grundlegender Bedeutung für das Verständnis der Eigenart der Massenblutung überhaupt. Im Bereich der Stammganglien — der häufigsten Insultlokalisation — ist der Unterschied wohl besonders eindringlich zu zeigen. Aber auch Massenblutungen in anderen Hirngebieten verhalten sich grundverschieden von hämorrhagischen Erweichungen im entsprechenden Hirnbereich. Eine nicht seltene Lokalisation der Massenblutung, die sog. *Markblutung* — wie sie Abb. 79 zeigt —, hat überhaupt keine Analogie unter den ischämisch entstandenen Hirnläsionen. Auf den prinzipiellen Unterschied von Markerweichungen, welche sich dem Irrigationsgebiet bestimmter Gefäße anpassen, und Massenblutungen in das Großhirnmark hat auch BÖHNE auf Grund seiner großen Erfahrung hingewiesen. Dieser Autor meint, daß die Markblutungen stets aus einem Striatumgefäß stammen, aus dem die Blutung sich nach dem Gesetz des geringsten Widerstands in das Hemisphärenmark eingewühlt hat (vgl. Abb. 79). Ich habe den Eindruck, daß kleinere Blutungen sicher primär im Mark entstehen können. Man sieht ja nicht so selten ihre Residuen (vgl. Abb. 87). Das Entscheidende ist, daß Erweichungen im Hemisphärenmark — wie man sie ziemlich häufig

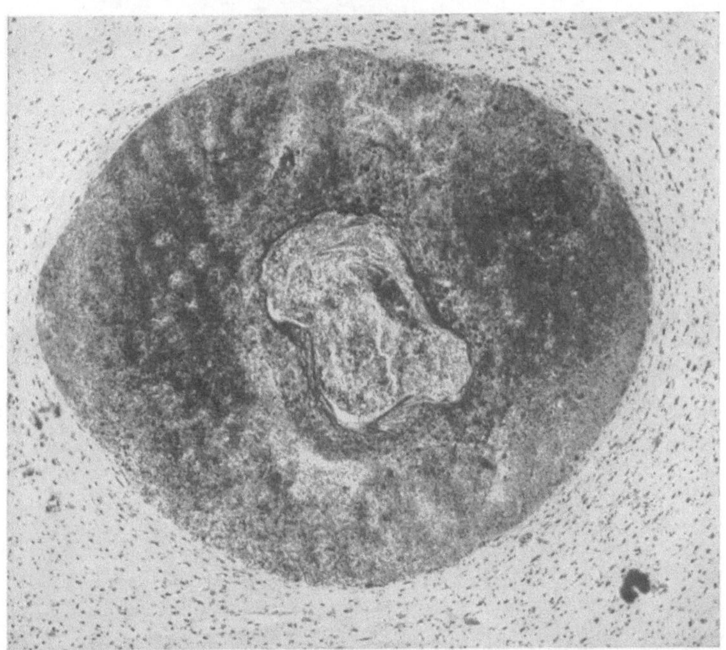

Abb. 80. Rindenapoplexie (Kugelblutung) in einem Fall schwerer Hypertonie mit Arteriosklerose. Beispiel für eine massive Blutung aus einem mittelgroßen arteriellen Rindengefäß.

bei der Arteriosklerose findet — niemals diese den Massenblutungen eigene typische Ausdehnung, die sich an keine Irrigationsgebiete hält (BÖHNE), aufweisen. *Hämorrhagisch erweicht die Marksubstnnz ja überhaupt nicht primär,* und wo in seltenen Fällen einmal sekundäre Blutungen in eine alte Markerweichung erfolgen, kommt es doch nicht zu der verdrängenden Wirkung einer echten Markblutung (vgl. S. 415). Die über den Markblutungen in der Regel erhaltene „*Rindenguirlande*" wird von Massenblutungen bisweilen durchbrochen, ein Vorgang, der der hämorrhagischen Erweichung ganz fremd ist. *Im Gegensatz* zu den Blutungen ist bei *hämorrhagischen Erweichungen,* welche Mark und Rinde befallen — Abb. 15 und 16 —, die *Rinde der Ort diapedetischer Blutungen.*

Ich kann mir nicht vorstellen, was die von WESTPHAL immer wieder in den Vordergrund gerückte hypothetische, ischämisch bedingte Gewebssäuerung — die nach ihm selbst im Grau früher eintritt und erheblicher ist als im Mark — mit dem Entstehen einer Massenblutung zu tun haben soll. Bei der Blutung müssen ganz andere pathogenetische Faktoren als bei der Erweichung am Werk sein. Treten in der grauen Rinde einmal Blutungen auf, die in Analogie zur Massenblutung zu bringen sind, so handelt es sich um jene schon öfters beschriebenen, aber doch relativ seltenen *Kugelblutungen* (vgl. Abb. 79). Auch diese verkörpern zweifellos einen besonderen Entstehungsmodus. Es handelt sich da beachtlicherweise *nicht um capilläre diapedetische Blutungen,* wie sie so häufig in primär ischämischem

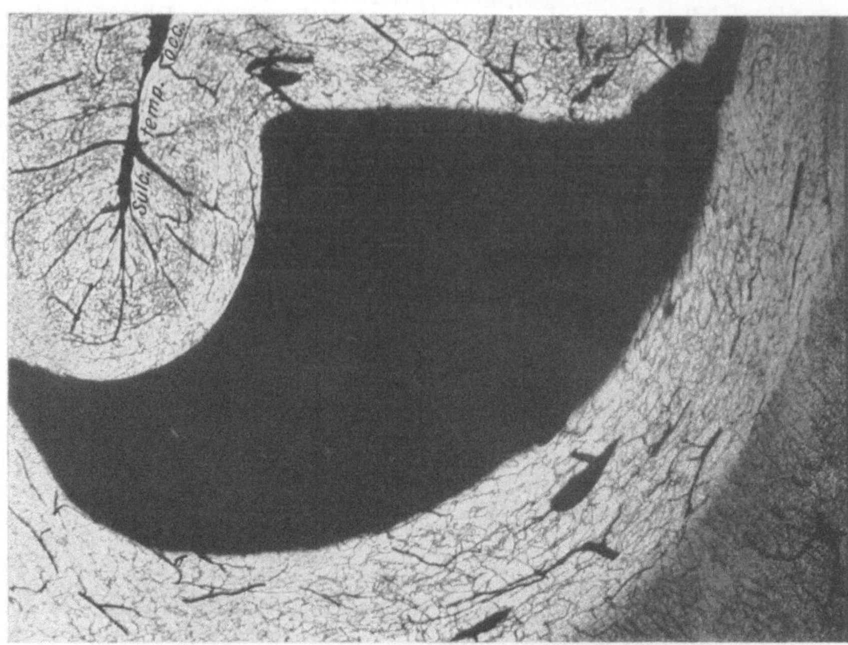

Abb. 81. Frontalschnitt aus dem menschlichen Gehirn in Höhe des Sulcus temporo-occipitalis. Vergrößerung linear 12,5fach. Gesetzmäßige Entstehung der Konturen subcorticaler Herde aus Besonderheiten des Gefäßverlaufs. („Artefizielle Blutung" bei Gefäßinjektion nach R. A. PFEIFER.)

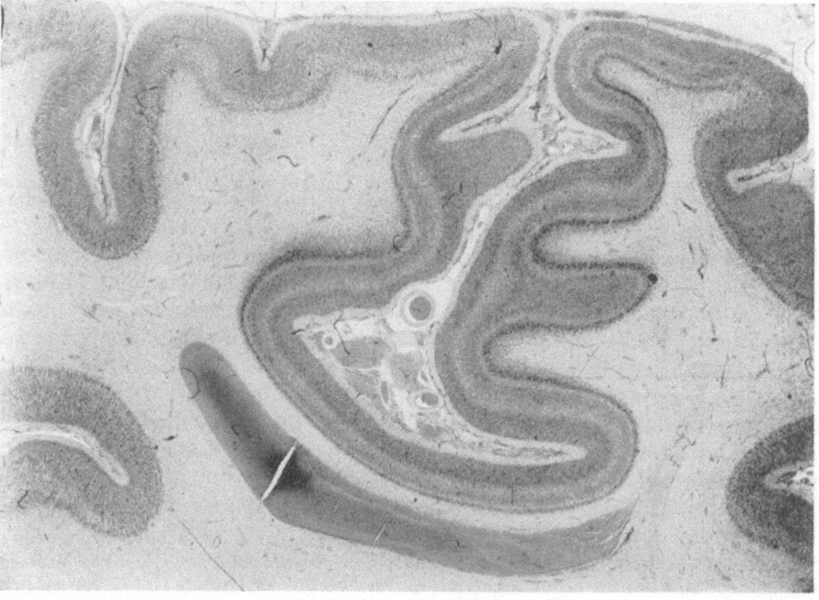

Abb. 82. Charakteristische Ausbreitung einer Markblutung in dem subcorticalen Mark des Occipitallappens.

oder anders geschädigtem Hirngewebe zu finden sind, sondern um *intramurale bzw. adventitielle Blutungen in und um kleine corticale Arterien,* also im wesentlichen um Veränderungen, die den *falschen Aneurysmen* der älteren Autoren entsprechen.

Ich habe schon 1930 darauf hingewiesen, daß diese pseudoaneurysmatischen arteriellen Kugelblutungen in der Rinde, die man gewissermaßen als Miniaturapoplexien ansprechen kann, für die Deutung der Pathogenese der großen Massenblutung sehr nützlich sind. Charakteristisch ist hierbei der regelmäßige Befund, daß das *umgebende Hirngewebe lediglich durch die Kugelblutung komprimiert,* aber sonst *intakt,* auch nicht von diapedetischenCapillarblutungen durchsetzt ist. Diese Kugelblutungen oder perivasculären Raumblutungen haben keine Tendenz zusammenzufließen. Ihre Kugelform wird genau wie die Ausdehnung der großen Blutungen im Hirninnern in erster Linie durch mechanische Verhältnisse, d. h. den Gewebswiderstand bedingt, der in der Hirnrinde nur die Bildung solcher Kugelblutungen zuläßt, während er im Mark — gemäß den Eigenarten der Faser- und Angioarchitektonik — das sich Einwühlen des Bluts in bestimmte Richtungen begünstigt. Ich habe auf die Ähnlichkeit der Ausbreitung von Markblutungen mit jener von artefiziellen Flüssigkeitsergüssen in das Großhirnmark hingewiesen, wie sie R. A. Pfeifer bei seinen ausgezeichneten Gefäßinjektionen ins Gehirn beobachtete. Man vergleiche Abb. 81, die der Pfeiferschen Darstellung entnommen ist, mit Abb. 82 von einem Fall typischer Markapoplexie! — Eine hämorrhagische Erweichung ist weder imstande, die beschriebenen typischen

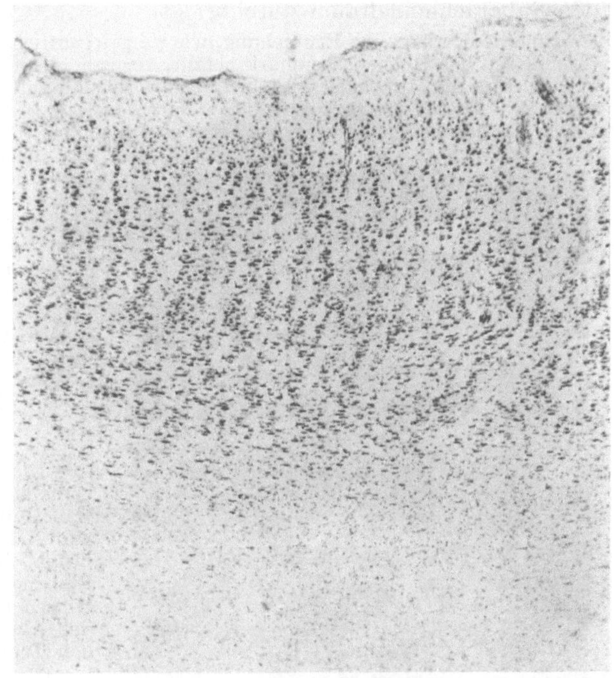

Abb. 83. Mikroskopisches Bild (Nissl-Färbung) eines Stückes einer sog. Rindenguirlande, die von einer Markblutung komprimiert war. Man erkennt an den eigenartig zusammengestauchten Ganglienzellen, wie stark das Gewebe zusammengepreßt sein muß.

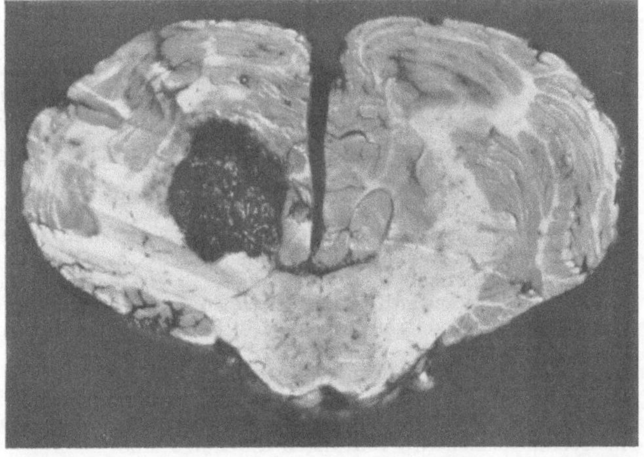

Abb. 84. Typische Kleinhirnapoplexie, die mit großer Regelmäßigkeit in das Kleinhirnmark im Bereich des Nucl. dentatus – A. cerebelli sup. – erfolgt.

Putamen-Claustrumapoplexien zu verursachen, noch kann sie — entgegen der Fischer-Waselsschen Argumentation! — die Gewalt erklären, mit welcher das *frei ergossene Blut* das Hirngewebe verdrängt und in die Ventrikel und den Subarachnoidalraum durchbricht.

Eine hämorrhagische Erweichung, wie sie gelegentlich in großer Ausdehnung bei Sinusthrombosen das Hemisphärenmark befällt, verursacht niemals eine derart komprimierende Wirkung auf die Hirnrinde, wie sie eine Markblutung auf die darüberliegende Rinde ausübt (Abb. 83). Auch Schwartz erkennt an, daß er sich in zahlreichen Fällen von einem gewaltsamen Druchbruch typischer apoplektischer Blutungen überzeugen konnte. Was bedeutet es daneben, daß bei oberflächlichen, z. B. subependymalen hämorrhagischen Erweichungen, wie sie namentlich im Thalamus vorkommen, einmal eine belanglose Quantität Blut in die Ventrikel gelangt? Der Vergleich mit den voluminösen parenchymatösen Blutungen in anderen Körpergebieten, z. B. im Darm, stimmt nicht für die typische Putamen-Claustrumapoplexie mit Durchbruch in den Ventrikel bei einer „hypertonischen Apoplexie".

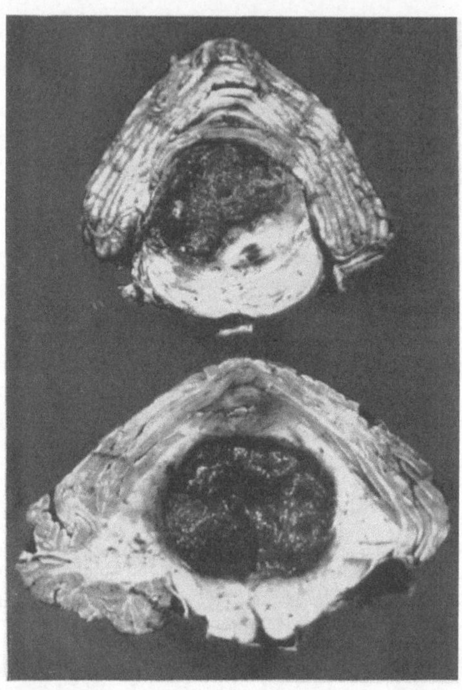

Abb. 85. Fortgeleitete Ponsblutung mit Durchbruch in den IV. Ventrikel und starker Kompression des Kleinhirns. („Tamponade" des IV. Ventrikels.)

Die bei Massenblutungen häufigen *Durchbrüche in das Ventrikelsystem* erfolgen nach Schwartz und Goldstein entweder am vorderen Pol der Seitenventrikel oder etwas weiter caudalwärts, wobei die innere Kapsel durchbrochen wird, oder schließlich als „hinterer Durchbruch" im Bereich einer subependymalen Blutung im Occipitallappen. Durch die Hirnrinde brechen Blutungen meist an der Umbiegungsstelle des Frontal- in den Temporallappen.

Es ist hier nicht der Ort, um die genannten fundamentalen Unterschiede zwischen hämorrhagischen Erweichungen und Massenblutungen in *allen* Hirngebieten zu beschreiben. Erwähnt sei lediglich — wie ich das an anderer Stelle eingehender ausgeführt habe —, daß auch die Blutungen im Thalamus, der Brücke und vor allem dem Kleinhirnmark — Abb. 84 — keine Analogie in entsprechend lokalisierten blutigen Erweichungen haben.

Die Lokalisation der *Kleinhirnblutungen* wurde von G. Stiefler an Hand von 46 Fällen der Literatur seit 1900 studiert. Von 38 verwertbaren Fällen fand dieser Autor 29mal den Sitz der Blutung in einer Kleinhirnhemisphäre, zweimal im Wurm allein. Ein Durchbruch in den IV. Ventrikel fand Stiefler in 3, in den Subarachnoidalraum in 2 Fällen. In 9 Fällen bestanden gleichzeitig Herde in den Großhirnhemisphären, in 4 im Pons und in der Oblongata; auch in sämtlichen 6 Fällen Wittes bestanden zugleich Herde in anderen Hirngebieten, und zwar 5 in der Hemisphäre, 1 im Pons. Der Ursprung der Blutung ist nach Mingazzini die A. nuclei dentati — (ein Ast der A. cerebelli sup.) und zwar ihr Hauptstamm. In diesen Fällen kommt es zu schweren Zerstörungen des Kleinhirnmarks mit letalem Ausgang, während bei Blutungen aus kleinen Ästen umschriebene, gelegentlich in Cysten ausheilbare Blutungen die Folge sind.

Die *Ponsblutungen,* über deren Pathogenese sich Böhne in einer der Schwartzschen Auffassung widersprechenden Weise klar geäußert hat, entstehen häufig als einfache Fortleitung einer ursprünglich im Zwischenhirn erfolgten Massenblutung. Jedoch sind selbständige apoplektische Blutungen in die Brücke keine Seltenheit. Schon Luce (1899) hat in Bestätigung der Befunde von Gowers und v. Monakow die Zugehörigkeit solcher eigentlicher Ponsblutungen zu bestimmten Brückengefäßen dargelegt. Die Gefäße selbst und die Faserbahnen der Brücke — vor allem die Raphe, die Brückenquerfasern, die mediale Schleife und die Pyramidenbahnen — bestimmen die Ausbreitung der Blutungen in der Brücke. Die Ausdehnung der Blutungen erfolgt somit sowohl in ventrodorsaler Richtung, dem Gefäßverlauf entsprechend, wie auch parallel der Achse des Hirnstamms, wie es die Bahnenrichtung vorschreibt. Große Brückenblutungen durchbrechen diese anatomischen Grenzen, dringen über die Mittellinie hinweg und brechen auch in das Ventrikelsystem ein. Dabei kann eine außerordentlich stark verdrängende Wirkung auf die Medulla oblongata und das Kleinhirn ausgeübt werden (Abb. 85). LUCE fand bei 17 Brückenblutungen dreimal eine massive Zerstörung der Brücke, viermal eine auf die rechte und dreimal auf die linke Brückenseite beschränkte Blutung. In 4 Fällen handelt es sich um multiple Blutungen. STIEFLER hat diese relative Verteilung der Blutungen an 22 Fällen der neueren Literatur im wesentlichen wiedergefunden. Auch in der Brücke verhalten sich die Blutungen mit ihrer Lokalisation in der Brückenmitte bzw. sogar in der *Haube* von den überwiegend im *Fuß* befindlichen Erweichungen verschieden (BÖHNE).

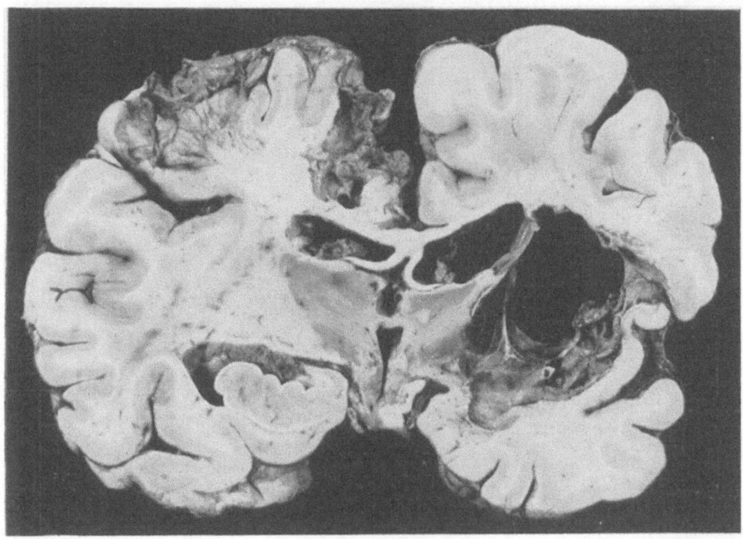

Abb. 86. Postapoplektische Cyste, wie sie SCHWARTZ abbildet (Abb. 82, S. 129 seiner Monographie), deren Genese nach Ansicht des Autors unklar ist. — Nach den Ausführungen im Text ist mit Sicherheit anzunehmen, daß es sich hier um das Residuum einer Massenblutung (Putamenclaustrum-Apoplexie) handelt.

So lehren denn die pathologisch-anatomischen Befunde gerade das Gegenteil von dem, was SCHWARTZ behauptet, daß die Lokalisation von Erweichungen und Blutungen eine absolute, starre Identität aufwiese.

Auch die *Residuen ehemaliger Blutungen* sind ungemein charakteristisch für die besondere Eigenart des Vorgangs einer Massenblutung. Man begegnet ihnen nicht so selten in Hirnen alter Hypertoniker, die schließlich in der Regel einer letzten großen Blutung zum Opfer gefallen sind. Das eigenartige dieser von altem Blutpigment braun gefärbten Narben oder Cysten — gleichgültig, ob sie sich im Putamen-Claustrum (Abb. 86), dem Rindenmark (Abb. 87) oder sonstwo im Hirn finden — ist, daß sie in ihrer Lokalisation und Gestalt noch immer die ehemalige Wirkung eines freien Blutergusses verraten. Wenn SCHWARTZ auch seine eigene Abbildung als die von einer „großen alten Erweichungshöhle nach apoplektischer Schädigung, nähere Genese unklar" bezeichnet, so besteht nach dem Gesagten doch kein Zweifel, daß es sich hier um die residuale Cyste einer schweren Putamen-Claustrumapoplexie handelt. Allein schon die erhaltene Rindenguirlande beweist dies. — Ganz anders verhalten sich dementgegen die Überreste alter Erweichungen, gleich ob wir ihnen als Rindennarben mit den charakteristischen Einziehungen, als cystischen Bildungen im Bereich kleinerer oder größerer Rindengebiete, als Cysten in den Stammganglien oder im Mark begegnen; vgl. S. 341 f.

Auf Grund all dieser, auf tatsächliche Befunde gestützten Tatsachen muß man meines Erachtens daran festhalten, daß die Massenblutung ein von der hämorrhagischen Erweichung im Wesen verschiedener Vorgang sein muß.

Nehmen wir erst einmal als feststehend, daß die typische Massenblutung sowohl auf Grund ihrer grob materiellen wie dynamischen Eigenheiten als auch in Anbetracht ihrer besonderen Lokalisation im Hirn einem Vorgang entsprechen muß, der grundverschieden ist von einer banalen Erweichung oder irgendeiner anderen organisch oder funktionell entstandenen Ernährungsstörung im Terminalgebiet gewisser Gefäße mit sekundärer Blutung wesentlich diapedetischer Natur,

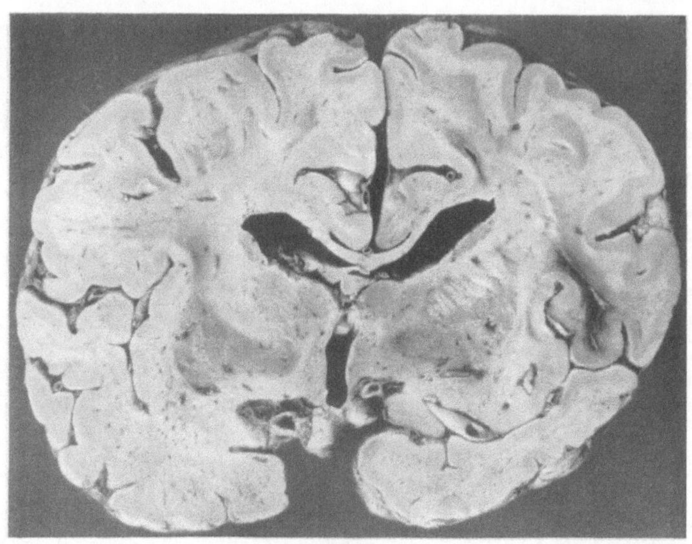

Abb. 87. Eine von einer kompakten Blutung herrührende, typisch spaltförmige cystische, blutig imprägnierte Narbe im Gyrus postcentralis und eine kleinere im Gyrus frontalis sup. Man beachte außerdem die deutlich sichtbare hochgradige Arteriosklerose aller Gefäße, die starke Verschmälerung des Balkens, die Atrophie der Stammganglien (vor allem des rechten Thalamus) und die Erweiterung der Ventrikel. In beiden Putamen finden sich typische Kriblüren und kleine, zum Teil blutig imbibierte Lacunen. Im Großhirnmark der Gegenseite sieht man kleine arteriosklerotische Substanzdefekte.

so wäre nun zu entscheiden, welche der so verschiedenen Ansichten über die Quelle und den Hergang einer großen Blutung den objektiven anatomischen Befunden wohl am ehesten gerecht wird. — Bevor wir diese wahrhaft zentrale Frage beantworten können, sei zunächst an die praktisch allgemein anerkannte Regel erinnert, *daß die typische Massenblutung fast stets an das Vorhandensein eines arteriellen Hochdrucks geknüpft ist.* (Außer Betracht seien hier gelassen jene doch recht seltenen *senilen sanguinösen Apoplexien* bzw. die noch selteneren Hirnblutungen in jüngeren Jahren auf rein arteriosklerotischer Basis, wie sie unter anderem NEUBÜRGER beschrieben hat.) Die Feststellung eines arteriellen Hochdrucks erheischt jedoch eine präzisere Formulierung. Die Erfahrung hat gelehrt, daß die bei chronisch entzündlicher, sog. sekundärer Schrumpfniere sich einstellende Blutdruckerhöhung in der Regel *nicht* die zur Entstehung von Massenblutungen erforderliche Voraussetzung abgibt. PAL, dessen große Erfahrung in diesen Dingen über jedem Zweifel steht, schreibt, daß als Ursache von Hirnblutungen toxogene (also sekundäre) Hypertonien ganz in den Hintergrund treten. Die cerebrale Blutung beim „renalen“, toxogenen, sog. blassen Hochdruck (der sog. chronischen Pseudourämie) ist eine Seltenheit. HERXHEIMER und

Schultz fanden unter 107 Fällen von Herzhypertrophie bei entzündlicher Nierenveränderung nur 4 Fälle mit Hirnblutung. Diese Feststellung deckt sich mit den Angaben anderer Autoren und auch unseren eigenen Befunden.

In der aufschlußreichen Statistik von Herxheimer und Schulz (1931), die auf einem Material von 7940 Sektionen fußt, finden sich 403 Fälle (= 5%) von „essentiellem" Bluthochdruck, wobei diese Diagnose vor allem auf dem Befund einer arteriolosklerotischen Nierenveränderung (in 97%) und einer Linkshypertrophie des Herzens (in 97,5%) beruhte. 179 von diesen Kranken, *also fast die Hälfte hat eine Hirnblutung erlitten!* Die zum Vergleich herangezogenen Angaben anderer Autoren — z. B. Baers — lauten übereinstimmend (98,9%). K. Westphal, bei dem auch über weitere Literaturangaben nachzulesen ist, konnte feststellen, daß von 60 Apoplektikern alle an Hochdruck litten, wobei interessanterweise sich nur zweimal ein erhöhter RN fand. In einer gemeinsamen Arbeit mit Baer wiesen alle beschriebenen 16 Fälle eine Herzhypertrophie auf. Es erscheint bemerkenswert, daß — wie ich mich in 2 Fällen überzeugen konnte — auch der bei *Hydronephrose* sich häufig einstellende Hochdruck zu cerebralen Blutungen führen kann. (Diese Tatsache ist um so bemerkenswerter, als Volhard geneigt ist, den Hochdruck bei diesen chronischen Stauungen im Nierenbecken für renal zu halten). Auch in einem Fall eines *Hypernephroms* mit Hypertension bei einem Mädchen in den 20er Jahren sah ich eine tödliche sanguinöse Apoplexie. — Ob der pyelonephritische Hochdruck zu Hirnblutungen führen kann, ist meines Wissens nicht sicher.

Daß auch *vorübergehende* Blutdrucksteigerungen zu Hirnblutungen führen können, zeigt die Apoplexie bei der *Eklampsie.* Wenn auch hier schwere Massenblutungen nicht gerade häufig sind, so sind sie doch jedem Pathologen bekannt. Verwiesen sei auf die in letzter Zeit erfolgten Mitteilungen von R. Jaffé, King und Rheindorf.

Sehen wir zunächst einmal von diesen seltenen Blutungen bei der Eklampsie ab, so ist wohl sicher, daß *besondere Eigenheiten des genuinen Hochdrucks ein wesentlicher Faktor für das Entstehen massiver Hirnblutungen sein müssen.* Natürlich liegt es nahe, da an „*funktionelle Zirkulationsstörungen*" zu denken, wie sie in Form von *Spasmen* gerade in den Vorstellungen von Westphal, Baer, Schwartz u. a. (vgl. das hierüber Gesagte!) eine erhebliche Rolle spielen. Wir haben auf S. 253f. ausführlich die Rolle funktioneller Zirkulationsstörungen erörtert und uns davon überzeugt, daß die Folgen dieser Behinderung der Hirndurchblutung in der Regel flüchtiger Natur sind, *organische Hirnläsionen hingegen wohl fast immer eine Komplikation funktioneller Kreislaufstörungen mit anderen Schädigungen voraussetzen.* Nun, *diese* Kombination findet sich anerkanntermaßen vor allem bei jenen nichtessentiellen, sog. *toxogenen Hochdruckformen,* unter anderem der chronischen Pseudourämie, von der bereits auf S. 269 und 376 die Rede war.

Lichtwitz hat letzthin auf die wahrscheinliche Identität des sog. „blassen Hochdrucks" (Volhard) mit dem zu Angiospasmen neigenden Hochdruck hingewiesen. Der arterielle Hochdruck kommt hier offenbar auf dem Boden einer primär toxischen Schädigung der gesamten Körpercapillaren und kleinen Gefäße zustande. (Kylin hat das Syndrom der Glomerulonephritis als *Capillaropathia universalis* zu benennen empfohlen!) Bei diesem Leiden, das zu einer an den Capillaren der Haut und Schleimhäute sowie der Retina deutlich erkennbaren Verengerung der feinsten Gefäße führt (vgl. die Arbeiten von O. Müller und seinen Schülern!), scheinen Angiospasmen mit Vorliebe aufzutreten. Volhard hat darauf hingewiesen, daß es zu diesen angiospastischen Zuständen kommt, sowie die Zeichen einer Niereninsuffizienz erscheinen. Offenbar enthält das Blut bei renaler Insuffizienz angiospastisch wirksame, toxische Substanzen. Für Volhard ist die *angiospastische Ischämie* das kennzeichnende Merkmal für alle Hochdruckformen mit Nierenveränderungen, gleichgültig ob der pathologisch-anatomische Befund der einer vaskulären arteriolosklerotischen oder chronisch-entzündlichen Schrumpfniere ist. Die Retinitis albuminurica ist für Volhard zur *Retinitis angiospastica* geworden. Dementsprechend erklärt dieser Forscher auch die cerebralen zirkulatorisch bedingten Erscheinungen, wie sie sich bei niereninsuffizienten Hochdruckkranken so häufig einstellen, vor allem also die in die Gruppe der Pseudourämie gehörigen Bilder als angiospastisch verursacht.

So viel ist ja ziemlich sicher, daß klinische Erscheinungen vermutlich angiospastischer Insulte bei dem toxogenen Hochdruck recht häufig sind. Von

RISER, MÉRIEL und PLANQUES wurden auf dem 2. französischen Oto-, Neuro- und Ophthalmologenkonkreß (1928), der sich mit der Frage nach den Gefäßspasmen in der Neurologie befaßte, drei besonders charakteristische Fälle dieser Art mitgeteilt (vgl. S. 293). Der Beweis der angiospastischen Entstehung solcher Insulte in jedem Fall wird freilich kaum zu erbringen sein. Selbst angesichts von Retinaveränderungen wird man ja auch an eine Kombination organischer Gefäßveränderungen mit vorübergehenden Störungen des Allgemeinkreislaufs zu denken haben. Nehmen wir an, daß tatsächlich eine Menge der bei Schrumpfnierenkranken beobachteten Zirkulationsstörungen auf Angiospasmen beruhen. Zu Massenblutungen kommt es hierbei — wie wir gesehen haben — aber nicht oder nur selten! Auf der andere Seite suchen wir bei den meisten unserer Kranken mit genuinem Hochdruck vergebens nach Zeichen einer nennenswerten Niereninsuffizienz. Man hat auch vergebens nach jenen toxischen, angiospastisch wirkenden Substanzen im Blut beim genuinen Hochdruck gefahndet. Komplizierte Fälle bedeuten da nichts; *das Entscheidene ist, daß Hirnblutungen sich bei Hochdruck ohne Nierenschädigung oft ereignen und bei schweren sekundären Schrumpfnieren eine Ausnahme sind. Was liegt da näher als die Schlußfolgerung, daß, wenn Angiospasmen das Krankheitsbild der Niereninsuffizienz kennzeichnen, ihre Bedeutung für die Pathogenese der Massenblutung bei dem genuinen Hochdruck nicht ausschlaggebend sein kann.*

Im Gegensatz zu unserem recht guten Einblick in das Wesen und die Begleiterscheinungen des nephritischen Hochdrucks sind unsere Kenntnisse von dem Körpergeschehen bei Kranken mit *genuinem Hochdruck* noch sehr lückenhaft.

Es ist hier nicht der Ort, auf die *Pathogenese des essentiellen Hochdrucks* ausführlich einzugehen. Innersekretorische Einflüsse (WESTPHAL), Anomalien im Cholesterin- und Lipoidstoffwechsel überhaupt (JAFFÉ, MÜHLMANN), reflektorische, zumal über den Karotissinus wirkende Momente und andere Theorien sind oft erwogen worden. Neurologisch von besonderem Interesse sind die Befunde, welche für einen zentral von der Medulla oblongata her ausgelösten Hochdruck sprechen. Die Befunde von BORDLEY und BAKER, welche, angeregt durch die Experimente L. HILLS, eine Abhängigkeit des Hochdrucks von einer prädilektiven Arteriosklerose der medullären Gefäße festgestellt haben wollten, wurden allerdings von CUTLER widerlegt. W. RAAB hat dann in mehreren Arbeiten die Theorie wieder aufgenommen und vertritt noch jetzt den Standpunkt, „daß die essentielle Hypertonie in der Mehrzahl der Fälle als der Ausdruck eines durch ischämische Säuerung bedingten abnormen Erregungs- und Erregbarkeitszustandes der cerebromedullären Vasokonstriktionszentren aufzufassen sei, wobei die ‚Ischämie' teils auf gewöhnliche cerebralvaskuläre Altersveränderungen verschiedenen Grades, teils auf ausgesprochene Atherosklerose der Hirngefäße (intra- oder extracerebral) zurückzuführen ist." — Drei interessante Fälle, bei denen die unerwartete Entstehung einer essentiellen Hypertension unter dem Einfluß hoch sitzender spinaler bzw. medullärer Läsionen beobachtet wurde, teilte F. SALUS mit. — Aller Wahrscheinlichkeit nach ist diese zentrale Art der Blutdruckerhöhung aber doch nur einer der vielen Wege, auf denen eine Steigerung des arteriellen Drucks — deswegen aber noch lange nicht eine echte genuine Hypertension! — entstehen kann. Nach den Experimenten von HOUSSAY und MOLINELLI, TOURNADE und seinen Mitarbeitern sowie jenen PI-SUNERS und RAVENTOS' u. a. m. wissen wir daß eine Ischämisierung der Medulla zu einer vermehrten Adrenalinausschüttung und so zu Blutdruckerhöhung führt. Das ist im Prinzip ja der gleiche Vorgang, den VILLARET u. a. m. mit eben diesem Erfolg bei experimenteller Hirnembolie erzeugt haben. Wir werden im klinischen Teil solchermaßen entstandenen Blutdruckerhöhungen bei cerebralen Zirkulationsstörungen noch begegnen.

Neuere ausführliche Darstellungen des Problems des essentiellen Hochdrucks finden sich unter anderem bei F. KAUFFMANN im Handbuch der normalen und pathologischen Physiologie, Bd. VII, S. 1403, 1927, in seinem Referat in den Verh. dtsch. Ges. Kreislaufforsch. **153** (1933), bei E. KYLIN in seinen „Hypertoniekrankheiten" (Berlin: Julius Springer 1926), bei J. PAL in seinen „Tonuskrankheiten des Herzens und der Gefäße" (Berlin: Julius Springer 1934) und in der sehr lesenswerten Artikelserie von A. DURIG in der Wien. klin. Wschr. **1932 I.**

Obwohl wir bis heute die eigentliche Ursache der genuinen Hypertension nicht kennen — in allerletzter Zeit ist vor allem auf Grund CUSHINGscher Arbeiten die Hypophyse bzw. das Zwischenhirn in den Vordergrund des Interesses getreten —, besteht wohl kaum mehr ein Zweifel, daß wir es hier mit einem in der Konstitution verankerten (BRAUN), wahrscheinlich auf einem abnormen Verhalten des vegetativen Systems beruhendem Leiden zu tun haben, das wie alle diese Funktionsanomalien eine ausgesprochene Tendenz zu familiärer Häufung, also erblicher Gebundenheit aufweist (vgl. S. 297).

Die geradezu schicksalshafte Art, mit der diese konstitutionelle oder genuine Hochdruckkrankheit ihren Verlauf nimmt, wie in typischer Weise psychisches, vegetatives und animales Körpergeschehen sowie die verschiedensten, den ganzen Organismus treffenden Umweltseinflüsse mit ganz ungewöhnlichen Blutdruckschwankungen und einer zunehmenden Tendenz zur Blutdruckerhöhung beantwortet werden, schließlich die Tatsache, daß die oder jene Erkrankungen einzelner Organe nur in akzidenteller Weise das klinische Syndrom beeinflussen, legt den Gedanken nahe, daß dieses Leiden durch eine Abwegigkeit eines den Gefäßtonus zentral regulierenden Mechanismus eingeleitet und aufrecht erhalten wird. So ist es denn auch begreiflich, daß man — allerdings bisher ohne sicheren Erfolg! — nach anatomisch nachweisbaren Veränderungen im Bereich des Vasomotorenzentrums wie auch des Zwischenhirns gesucht hat.

Von wo auch diese „dystonische Angioneurose" gesteuert werden mag, die oft gewaltigen Blutdruckschwankungen und die endgültige hochgradige und bleibende Erhöhung des Blutdrucks muß sich der zunächst funktionellen Engerstellung, also eines Gefäßwandhypertonus bestimmter Gefäßgebiete bedienen.

VOLHARDS Ansicht, daß vorzeitige Altersveränderungen (Schwund der Muscularis mit Einbau von elastischem kollagenen Gewebe in den Präarterien) die Abnahme der Weitbarkeit der Arterien bei diesem Leiden bewirken, hat keine allgemeine Zustimmung gefunden. Auch der Versuch der O. MÜLLERschen Schule, eine in der Haut und Schleimhaut nachgewiesene Verengerung des arteriellen Capillarschenkels als den wesentlichen primären funktionellen Vorgang voranzustellen, konnte nicht befriedigen, zumal von anderer Seite (vgl. KYLIN) jede Störung im Capillarverhalten bei dem genuinen Hochdruck in Abrede gestellt wurde. Immerhin haben die capillarmikroskopischen Untersuchungen unseren Einblick in das funktionelle Verhalten beim genuinen Hochdruck doch vertieft. Die Tatsache der auffälligen Weite des venösen Capillarschenkels bei dieser Hochdruckform, der VOLHARD angesichts der häufigen roten, vollblütigen Gesichtsfarbe ihrer Träger die Bezeichnung „*roter Hochdruck*" gegeben hat, ist zweifellos ein wichtiger Befund und muß bei der Erörterung der Pathogenese der Folgeerscheinungen dieses Leidens in Betracht gezogen werden. Dies um so mehr, als dieser eigenartige Capillarbefund ganz im Gegensatz zu dem Capillarverhalten beim toxogenen Hochdruck — z. B. bei chronisch-entzündlicher Schrumpfniere — steht. Daß man überhaupt aus den Capillarstudien allein die Genese des genuinen Hochdrucks erfassen kann, ist mehr als zweifelhaft. Weit besseren Erfolg versprechen die Versuche, wie sie unter anderem von LANGE durchgeführt wurden, aus dem Capillarbild das Verhalten der an sich unsichtbar vorgeschalteten kleinen Arterien und Arteriolen zu erschließen. Bei dem ausgebildeten genuinen Hochdruck reagiert die Gefäßwandmuskulatur der kleinen arteriellen Gefäße abnorm, d. h. übermäßig, aber auch gelegentlich in paradoxer Weise auf nervale und humorale Reize sowie auf passive Dehnung usw.

Eine Engerstellung der bei allen diesen Untersuchungen studierten Gefäße der Körperoberfläche und der Extremitäten *allein* ist aber bestimmt nicht in der Lage, die Besonderheiten des Blutdruckverhaltens zu erklären. Zeitweilige, selbst völlige Ausschaltung der Extremitäten aus dem Gesamtkreislauf führt bekanntlich nur zu vorübergehender und mäßiger Erhöhung des Blutdrucks. Schwere Thrombangiitis obliterans kann ohne die geringste Steigerung des Blutdrucks einhergehen. Nur eine arterielle Gefäßwiderstandserhöhung in Gebieten, die dazu geschaffen sind, unter normalen Verhältnissen den Ausgleich gewaltiger Butverschiebungen im Körper so zu regulieren, daß der Zirkulationsapparat im ganzen und hinsichtlich der Blutversorgung der einzelnen Organe ungestört weiter funktionieren kann, nur ein arterieller Hypertonus in einem Körpergebiet mit einer solchen funktionellen Bestimmung könnte das Blutdruckverhalten beim genuinen Hochdruck erklären. Und da kommt in erster Linie außer dem Muskelgefäßgebiet (REIN und HEYMANS) *das Splanchnicusgebiet* in Frage. Wir wissen, daß zwischen der Körperperipherie mitsamt dem Gehirn und dem enorm großen Gefäßgebiet der Eingeweide eine Art funktioneller, physiologischer Antagonismus besteht, daß bei Erweiterung der Haut- und Muskelgefäße sich die

Eingeweidegefäße kontrahieren, und daß bei Verengerung der peripheren Gefäße die Erweiterung der abdominalen Strombahn eine sonst unvermeidliche Zunahme des Strombahnwiderstands und somit eine Erhöhung des Blutdrucks verhindert. So sehr wir in diesen Dingen noch auf Vermutungen angewiesen sind, so bestechend ist doch die Annahme, daß diese, man könnte sagen „Pufferfunktion" des Splanchnicusgebietes beim genuinen Hochdruck nicht mehr richtig arbeitet. So könnte man sich die im Beginn des genuinen Hochdrucks charakteristische erstaunliche Veränderlichkeit des arteriellen Drucks erklären, der auf alle möglichen, vor allem auch psychische und vegetative Einflüsse mit abnormen Steigerungen reagiert, andererseits durch Ablenkung und vor allem Bettruhe anfänglich leicht zur Norm zurückzuführen ist. Im Anfang liegt dabei offenbar nur ein rein funktioneller Hypertonus der kleinen Arterien und Arteriolen vor. So lange ist auch das Leiden therapeutisch beeinflußbar. Im weiteren Verlauf treten dann jene bekannten sekundären organischen Gefäßveränderungen auf, welche unter der Bezeichnung Arteriolosklerose zusammengefaßt werden. Untersuchungen von Brogsitter aus der Klinik von F. v. Müller haben gezeigt, daß beim genuinen Hochdruck die abdominalen Gefäße vor allen anderen arteriolosklerotisch verändert sind. Von den Nierengefäßen hat man das ja schon immer behauptet und in der Form, wie es geschah, wahrscheinlich nicht einmal mit Recht; denn in den frühen Stadien des Leidens können die Nieren anatomisch noch völlig intakt sein. Sind die Nierengefäße erst einmal arteriolosklerotisch verändert, dann pflegt das Leiden bereits das Stadium einer vorwiegend abdominell lokalisierten, funktionellen Zirkulationsstörung überschritten zu haben; dann ist aus dem krankhaft variablen Blutdruck der konstant hohe Druck geworden; dann finden sich aber auch bereits in der Regel organische Gefäßveränderungen im Gehirn und anderen Bezirken der Kreislaufperipherie. In einer gewissen Anzahl von Fällen mag dann infolge sekundärer Einflüsse wirklich eine „maligne Nephrosklerose" entstehen und der Hochdruck Merkmale einer toxogenen Hypertension mit Neigung zu Gefäßspasmen (Retinitis angiospastica) annehmen. In der größeren Zahl der Fälle ausgedehnter Arteriolosklerose bleibt aber die Nierenfunktionsstörung im Hintergrund, und *der Tod* erfolgt nicht unter urämischen oder pseudourämischen Erscheinungen, sondern infolge Versagen des Herzens, oder schweren organischen vasculären Hirnläsionen, vor allem *infolge einer Hirnblutung.*

Die Einsicht in die Besonderheiten des genuinen Hochdruckes macht die Annahme mehr als wahrscheinlich, daß die Gefahr dieser Krankheit für das Gehirn in jenen *durch plötzliche Blutdrucksteigerung verursachten gefährlichen Überlastungen des cerebralen Kreislaufs* besteht. *In dieser besonderen Eigenart des Kreislaufverhaltens beim genuinen Hochdruck, nicht aber in jenen hypothetischen Angiospasmen — mit ihrer prädilektiven Lokalisation an anderen Hirnstellen und ihrer vorzugsweisen Gebundenheit an die Besonderheiten des toxogenen Hochdruckes — müssen wir die Bedingungen für das Entstehen der Hirnblutungen suchen.* Auch Pal stellt die Bedeutung solcher „*pressorischer Krisen*" für die Entstehung der Hirnblutung in den Vordergrund und bezweifelt sehr ernsthaft die Rolle, welche Angiospasmen dabei spielen sollen. Daran ist wohl nicht zu zweifeln, daß im Moment der Entstehung einer großen Blutung im Hirn sich offenbar ein ganz unphysiologisches Geschehen in der Blutdurchströmung des Hirns abspielen muß.

Es darf für erwiesen gelten, daß für die Durchströmung der Hirngefäße, welche ihr Blut ja unter kaum vermindertem Druck aus der herznahen Carotis erhalten, der *Carotissinus ein Reflexzentrum darstellt, welches für die Gehirndurchblutung in ganz besonderem Maße als ein Sicherungsmechanismus funktionieren dürfte;* man vergleiche das hierüber auf S. 237 f. Gesagte. *Bleibt bei steigen-*

dem Carotisbinnendruck die physiologische Entlastung durch periphere reflektorische Dilatation aus, so kann ein kritischer Zustand in der Hirnstrombahn entstehen. (Schon normalerweise sind ja die Hirngefäße nicht in der Lage, mittels aktiver Wandkontraktion einem vermehrten Blutstrom unter stark erhöhtem Druck Widerstand zu leisten. Das zeigen unter anderem die Tierexperimente mit Adrenalin, wobei es zu einer passiven Hirngefäßerweiterung und Mehrdurchblutung des Gehirns kommt.) Ein solches Ausbleiben einer reflektorischen Entlastung könnte begründet sein einerseits in einer mangelhaften Reaktion der Peripherie (Splanchnicus- und Muskulaturgefäße), welche in ihrer hypertonischen Engstellung bzw. bereits erfolgten arteriolosklerotischen Wandveränderung sich nicht mehr genügend dilatieren können, andererseits in einem mangelhaften Funktionieren des cerebralen Vasomotorenzentrums (vgl. S. 239) oder schließlich in einer mangelhaften Auslösung des Carotis-Sinusreflexes selbst. Mit allen drei Eventualitäten ist zu rechnen, wohl auch mit Kombinationen dieser Regulationsstörungen. Die häufige prädilektive, arteriosklerotische Erkrankung der Carotis (Beneke, Sunder Plasmann, Keele u. a. m.) macht es durchaus wahrscheinlich, daß in gewissen Fällen der Sinus auf gesteigerten Binnendruck ungenügend anspricht. Regniers und Koch haben von einer Art von „Block" zwischen dem normalen Reiz des Binnendrucks und den nervösen Receptoren in der Adventitia geprochen (Ask-Upmark). Mir sind beim Studium der Literatur einige Fälle von Hypertonikern begegnet, bei denen sich Hirnblutungen bei weitgehender *Thrombose der Carotiden* auf arteriosklerotischer Basis ereignet haben. Darüber hinaus untersuchte ich einen Fall eines jungen Menschen mit akut-nephritischem Hochdruck, bei dem offenbar allmählich eine doppelseitige mehr oder minder völlige Thrombose beider Carotiden entstanden war, und der — ganz und gar ungewöhnlich bei akuter bzw. subakuter Nephritis! — einer typischen Massenblutung ins Hirn erlegen war. (Hier hat der enorm erhöhte Blutdruck bei fast ausschließlicher cerebraler Blutversorgung durch die Vertebrales offenbar genügt, um bei ausgeschaltetem Carotis-Sinusreflex eine cerebrale Rupturblutung durch passive Überlastung der Hirngefäße herbeizuführen.) Zukünftige Untersuchungen bei Massenblutungen sollten den Befunden am Carotis-Sinus erhöhte Aufmerksamkeit schenken. — Schon jetzt darf man so viel sagen, daß *die krisenhaften Blutdrucksteigerungen beim genuinen Hochdruck zu Hirnblutungen mangels ausgleichender Wirkung physiologischer Entlastungsmechanismen führen können.*

Das gelegentliche Auftreten cerebraler Blutungen *nach* körperlichen Anstrengungen ist schon darum nicht geklärt, weil die erforderlichen Blutdruckmessungen fehlen. Sollten hier auf einen primären allgemeinen Blutdruckabfall einsetzende reflektorische Drucksteigerungen maßgeblich sein, so müßte man eine normale Sinusfunktion voraussetzen und eine mangelhafte Druckregulation zentraler Natur (Übermüdung?) oder peripherer Genese annehmen.

Die abnormen Belastungen, welchen die Hirngefäße vor allem zu Zeiten der oft gewaltigen *Blutdruckschwankungen* bei dem essentiellen Hochdruck ausgesetzt sind, können wohl auch zu *Angiospasmen* und andersartigen funktionellen Zirkulationsstörungen an den Hirngefäßen Anlaß geben. Tatsächlich begegnet man derartigen Gefäßstörungen im Rahmen *pressorischer Krisen* ja auch gelegentlich in anderen Gebieten der Körperperipherie, beim Hypertoniker häufiger als beim Gesunden. Die auf S. 263 angeführten Beispiele Wilders für *angiospastische Syndrome* betreffen vorzugsweise Kranke mit essentieller Hypertonie. Im Gehirn sehen wir ihre Folgen — wie schon des öfteren gezeigt wurde — begreiflicherweise in Gebieten, welche gegen Ischämisierung besonders empfindlich sind, d. h. in der grauen Rinde, verschiedenen grauen Kernen, besonders dem Nucl. dentatus und der Olive und vor allem mit großer Regelmäßigkeit wieder im Sommerschen Sektor des Ammonshorns (Neubürger). Wir denken da auch an die von SPATZ und PENTSCHEW beschriebene *granuläre Rindenatrophie* — freilich mit gewissen Einschränkungen! (vgl. S. 347) —, die sich mit Vorliebe bei Hypertonikern findet. Auch der letzthin von KRAPF bei Arteriosklerotikern mit Hochdruck vorkommenden epileptiformen Anfälle (S. 376) sei in diesem Zusammenhang gedacht. Schließlich werden von mancher Seite auch die bekannten von GUNN (1898) und später MOORE, GUIST u. a. beschriebenen Zirkulationsstörungen an der Retina als die Folgen von Angiospasmen angesprochen. Diese „Retinitis angiospastica" wird allerdings vorwiegend bei Hochdruckkranken gefunden — O'HARE und WALKER fanden schwere Gefäßveränderungen am Augenhintergrund in 68% bei Hypertonie gegenüber nur 2% unkomplizierter Arteriosklerose —; sie ist jedoch viel häufiger und auch stärker ausgeprägt bei nephrogenem als bei essentiellem Hochdruck. Eine vergleichende histologische Studie an Hirnen von Kranken mit toxogenem und essentiellem Hochdruck dürfte mit großer Wahrscheinlichkeit diese relative Häufigkeit „angiospastischer" Läsionen, wie sie an der Retina beim toxischen bzw. essentiellen Hochdruck finden, bestätigen. Hier wäre noch eine recht empfindliche Lücke unserer Kenntnisse auszufüllen.

Für die uns hier interessierende Frage nach der Pathogenese der Massenblutung sind freilich diese vorwiegend in letzter Zeit gewonnenen Kenntnisse von den Folgen angiospastischer oder ähnlicher funktioneller Vorgänge für das Gehirn nicht entscheidend. Denn abgesehen davon, daß, wie gesagt, derartige Läsionen vor allem beim toxogenen Hochdruck gefunden werden, dessen Neigung zu Angiospasmen von PAL, VOLHARD und vielen anderen immer wieder betont wird, bei dem jedoch massive Hirnblutungen zu den Seltenheiten gehören, ist so viel sicher: *Die Schäden, die wir Gefäßspasmen mit einigem Recht zuschreiben dürfen, finden sich ganz überwiegend in der Retina des Auges und im terminalen Verzweigungsgebiet kleiner Piaarterien, in der gegen Ernährungsstörungen besonders empfindlichen Hirnrinde, im Hirn also dort, wo die große Blutung ihren Sitz gerade nicht hat.*

Der „Angiospasmus" — bzw. die funktionelle Zirkulationsstörung —, welche bei Kranken mit Blutdruckerhöhung auftreten kann, mag wohl ischämische Gewebsläsionen im Terminalgebiet der befallenen Gefäße erzeugen. Je empfindlicher das Parenchym gegen solche Ernährungsstörungen ist, um so häufiger werden sich lokale Läsionen — unvollkommene bis vollkommene Erweichungen — mit und ohne diapedetische Blutaustritte finden. Die Vergröberung — um einen SCHWARTZschen Ausdruck zu gebrauchen — dieser Läsionen könnte wohl zu quantitativ ausgedehnteren, vielleicht auch stärker hämorrhagischen ischämischen Läsionen führen, nicht aber zu eigentlichen Massenblutungen, die sich — wie wir sahen — ja gerade *nicht* im Terminalgebiet bestimmter Arterien entwickeln. So betrachtet, könnten diese mehr oder minder funktionell entstandenen Läsionen vielleicht das *anatomische Substrat der vielfachen präsklerotischen Erscheinungen* sein, die — und das ist bezeichnend — auch vom. klinischen Standpunkt den Übergang in den eigentlichen apoplektischen Insult für gewöhnlich vermissen lassen (vgl. S. 294f.).

Besteht diese Auffassung zu Recht, so wäre damit die Unhaltbarkeit der Ansichten von WESTPHAL und BAER sowie SCHWARTZ erwiesen. Nachdem — wie es unter anderem auch BÖHNE einwandfrei an der Putamen-Claustrum-apoplexie demonstriert hat — *die Massenblutung nicht in ein primär ischämisiertes Terminalgebiet hinein erfolgt, ist sie offensichtlich auch das Produkt eines anderen Vorganges als das einer diapedetischen Blutung.* RICKER, POLLAK und REŽEK und auch NEUBÜRGER haben schon mit Recht neben den funktionellen Störungen im Terminalgebiet den Befunden an den *größeren arteriellen Gefäßen* im Prädilektionsgebiet der Blutungen ihre Aufmerksamkeit geschenkt. Die

Lokalisation, die Massigkeit wie die dynamischen Qualitäten der Blutungen weisen gebieterisch darauf hin, daß sie *arterieller* Herkunft sind. Wir sahen, daß RICKER nekrotische Schädigungen in der Media der krampfenden, vorgeschalteten Arterie, POLLAK und REŽEK eine intramurale Dissoziation ihrer Wandung unter dem Einfluß der Belastung bei der Hypertonie und NEUBÜRGER hyaline, präsklerotische Wandveränderungen gefunden bzw. auf sie geschlossen haben.

Angesichts der *Schwierigkeit des tatsächlichen Nachweises rupturierter wandgeschädigter Arterien als Quelle einer massiven Hirnblutung* verdienen positive

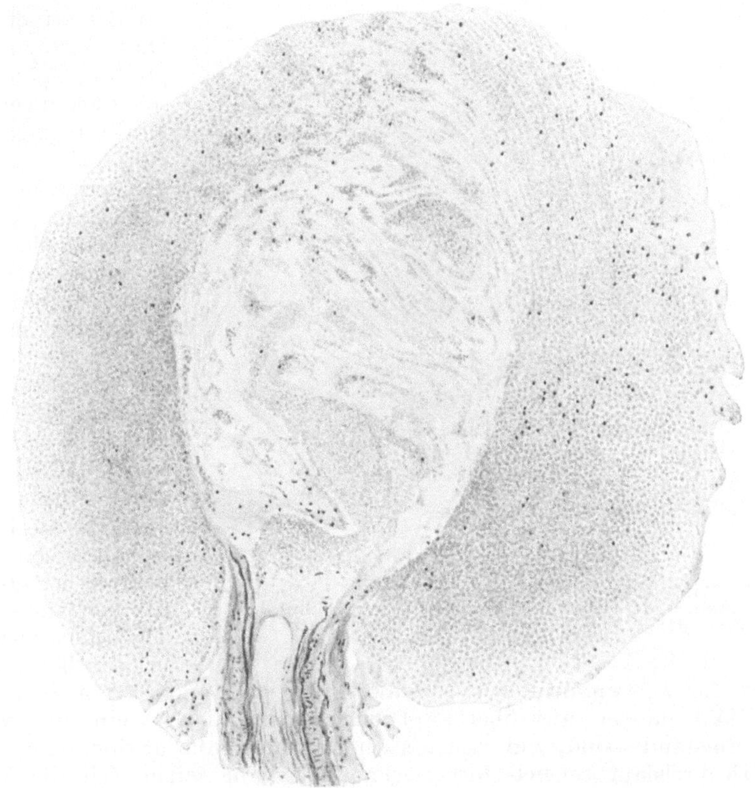

Abb. 88. „Rupturiertes Hirnarterienaneurysma." (Nach H. BEITZKE.)

Befunde eine besondere Beachtung. H. BEITZKE berichtet, daß er bei geeigneter Behandlung frischer Hirnblutungen — vorsichtiges Auswaschen! — in 7 Fällen Aneurysmen gefunden hat. Abb. 88, welche der BEITZKEschen Arbeit entstammt, gibt ein solches „geborstenes Aneurysma", also ein echtes Hirnarterienaneurysma, wie CHARCOT und BOUCHARD sie erstmalig beschrieben haben, wieder. Schließlich sei erwähnt, daß bei gründlichster Untersuchung in Serienschnitten auch mikroskopisch der *Nachweis rupturierter arteriosklerotischer Hirngefäße* erbracht worden ist. Dafür diene Abb. 89 von A. RÜHL als ein schöner Beleg.

Die großen Blutdruckschwankungen beim genuinen Hochdruck (und bei der akuten Eklampsie) tun sich nicht nur in funktionellen Zirkulationsstörungen im Terminalgebiet kund, sondern bedeuten außerdem eine *übermäßige Beanspruchung größerer arterieller Gefäße vorwiegend in ganz bestimmten Hirngebieten.*

Ob diese zweifache Art „funktioneller Störungen" organisch aneinander gebunden ist, ist fraglich. Dagegen spricht zweifellos, daß gerade bei der klassischen Putamen-Claustrumapoplexie das Terminalgebiet der betroffenen Arterien — im Nucl. caudatus — ganz intakt zu sein pflegt und nicht die von RICKER postulierte Schädigung durch einen „prästatischen Zustand" aufweist. Bei den Markblutungen, welche sich bis an die graue Rinde heran fortsetzen, könnte man schon eher daran denken, daß ein prästatischer Zustand oder ein primär spastisch-ischämischer Vorgang mit diapedetischen Blutungen die Massenblutung eingeleitet hat und anschließend unter dem somit gesteigerten Widerstand in der Peripherie eine Rupturblutung aus einem größeren Markgefäß stattgefunden hat. Die kleinen, inkompletten, später in typischer Form vernarbenden Markblutungen — vgl. Abb. 87 —, bei denen wir vergebens nach den Zeichen typischer hämorrhagischer Erweichungen suchen, sprechen jedoch nicht zugunsten einer solchen Annahme. Viel wahrscheinlicher erscheint auch da die von BÖHNE, WOLFF und mir vertretene Ansicht, daß die diapedetischen Blutungen wie auch die Merkmale einer ischämischen Gewebsnekrose *akzidentell* sind. Ähnlich steht es um die Thalamusblutungen, die bekanntlich als Studienobjekt für Massenblutungen besonders schwierig und darum auch ungünstig sind. Wir müssen uns überhaupt darüber im klaren sein, daß wir einfach nicht imstande sind, bei den Massenblutungen alle akzidentellen Ereignisse am Hirnkreislauf zeitlich festzulegen. Ich habe seiner Zeit die Möglichkeit erwogen, daß die große Blutung an sich wie ein traumatischer Insult auf den sie umgebenden Hirnbezirk, der mit dem blutenden größeren Gefäß eine funktionelle zirkulatorische Einheit bildet, einwirken und so auch diapedetische, perifokale Blutungen erzeugen kann.

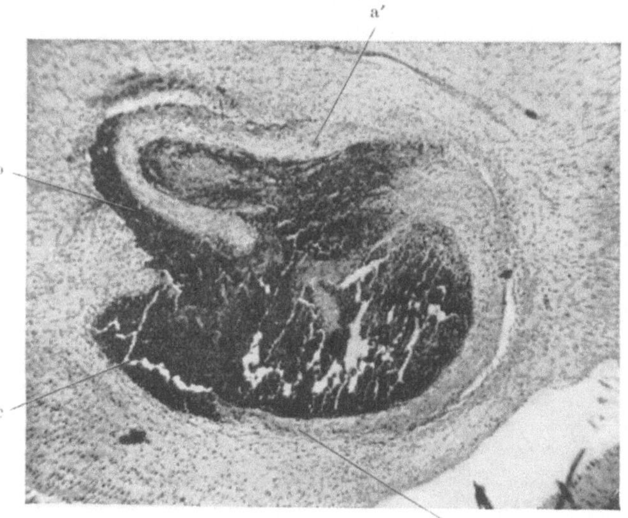

Abb. 89. Rupturierte arteriosklerotische Arterie im Putamen. a—a' Trümmer der arteriellen Wandstruktur; b Blut in der Gefäßscheide; c in das Hirngewebe eingebrochenes Blut. (Nach A. RÜHL.)

Eine besondere, von den übrigen abweichende Ansicht über die Apoplexiegenese vertritt PAL, der nicht ohne Berechtigung die Aufmerksamkeit vor allem auf das *venöse* Stromgebiet lenkt. Wir hatten ja schon die bei der capillarmikroskopischen Untersuchung (O. MÜLLER u. a.) gefundene auffällige Weite des venösen Schenkels erwähnt, die GUIST auch am Augenhintergrund festgestellt hat. PAL nimmt an, daß in der postarteriellen Strecke eine bereits „den Insult vorbereitende Verfassung der venösen Gefäße" bestehe. Er meint, daß in einem großen Teil der Fälle „die Blutung aus venösen Strecken, sei es zunächst als Diapedese und dann in umfangreicheren Mengen auch aus den Arterien sekundär erfolgt". Daneben könne bei bereits sklerotischem Zustand der feinen cerebralen Arterien ein primärer Durchbruch der Arterienwand zustande kommen. „Die großen Zerstörungen, die wir bei den Massenblutungen im Gehirn mit dem so häufigen Durchbruch in die Seitenventrikel sehen, können nicht rein venöse Blutungen sein. Sie müssen nach ihrer Auswirkung unter dem Arteriendruck entstanden sein." *Andererseits spricht tatsächlich viel dafür, daß ein Teil der anscheinend simultan mit einer Massenblutung auftretenden, über das Hirn verstreuten kleinen Blutungen, die gelegentlich den Eindruck diapedetischer Blutungen machen, aus kleinen Venen erfolgt.* Es wäre wohl möglich, daß die krisenartig in die Hirnstrombahn einflutende Blutwelle die Blutströmung in den Capillaren und kleinen Venen stört und vielleicht in der von RICKER angenommenen Weise vermittels einer Prästase oder Stase zu Blutaustritten Anlaß gibt. Dies wird sicherlich *um so eher der Fall sein, wenn zugleich der Venendruck erhöht ist.* Dies wiederum kann sowohl die Folge extracerebraler, im Verhalten des Herzens bzw. Gesamtkreislaufs gelegener Umstände sein als auch durch die Erhöhung des intracerebralen Druckes — mit dem der Hirnvenendruck ja ungefähr parallel geht — verursacht sein. Man sollte auch erwägen, ob nicht unter diesen abnormen Umständen die für die Capillardurchblutung notwendige Durchströmung der *arteriovenösen Anastomosen* (vgl. S. 352) behindert wird. Dies würde die Ausbildung einer Stase im Capillarbereich und damit die Entstehung von Ernährungsstörungen des Parenchyms wie auch von diapedetischen Blutungen außerordentlich begünstigen.

Es ist nun aber doch sehr fraglich, ob die zahlreichen kleineren Blutungen, welche eine Massenblutung gelegentlich begleiten, in ihrer Gesamtheit wirklich simultan mit der großen Blutung entstanden sind, oder *ob nicht doch eine kurze Zeitspanne zwischen dem Ereignis der Massenblutung und dem Auftreten wenigstens eines Teils dieser Begleitblutungen vergangen war*; eine Zeit, die genügen würde, um bei hochbleibendem oder gar durch die Blutung noch mehr erhöhtem allgemeinen Blutdruck und zugleich erhöhtem intrakraniellen und damit Venendruck die Voraussetzung zu diesen venösen (bzw. capillären) Diapedesisblutungen zu schaffen. Solche Hirne weisen ja auch gar nicht selten eine recht erhebliche Hyperämie auf! Diese diapedetischen capillären und venösen Blutungen möchte ich also mehr für sekundäre bzw. *mit dem Shock der Massenblutung einhergehende Ereignisse* halten, mit anderen Worten, sie wenigstens teilweise auf ganz ähnliche Weise entstanden denken, wie ich die diapedetischen Randblutungen um den Kern einer großen Massenblutung gedeutet habe. *Daneben sieht man immer wieder multiple, offenbar gleichzeitig, natürlich gelegentlich auch nacheinander entstandene Hirnblutungen, die genau so wie die große Massenblutung aus arteriellen Gefäßen entstanden sind.*

Wir sehen also, daß im Zeitpunkt einer massiven Blutung sicherlich eine recht komplizierte Konstellation von Fall zu Fall wechselnder verschiedener Faktoren vorliegt. Damit freilich, daß man die Dinge nivelliert und Begleiterscheinungen — wie etwa die von diapedetischen Blutungen und mehr oder minder funktionell entstandenen umschriebenen Ischämien — auf den gleichen Nenner mit dem Entstehen der massiven Blutung an sich setzt, kommt man der Lösung des Problems nicht näher. Es kommt mir so vor, als ob manche der modernen Forscher im Grunde nur die alten, etwas naturphilosophischen Vorstellungen DURAND-FARDELs von der *cerebralen Kongestion* als Bindeglied der verschiedensten Zirkulationsstörungen im Hirn wieder erstehen ließen.

Nach dem, was hier ausgeführt wurde, müssen wir annehmen, daß *die typische Apoplexia sanguinea in ihrem Wesen eine Rupturblutung ist. Freilich ist es kein einfaches Zerreißen eines arteriosklerotischen Gefäßes, auch nicht das Platzen eines zufällig da oder dort entstandenen intracerebralen Aneurysmas, das gewöhnlich die Blutung verursacht, sondern ein Vorgang mit ganz besonderen funktionellen Gesetzmäßigkeiten und damit besonderen Beanspruchungen auch an die arteriellen Gefäße, wie sie eben ganz überwiegend nur dem genuinen Hochdruck eigen sind. Dabei treten schließlich im Bereich wandgeschädigter arterieller Gefäße in bestimmten Hirnbezirken diäretische Blutungen auf, ein Vorgang, der — offenbar akzidentell oder auch sekundär — von diapedetischen Blutungen capillärer und venöser Herkunft als Symptom einer ausgedehnten cerebralen Durchblutungsstörung begleitet ist.*

Durch die gesamte Apoplexieliteratur geht ferner die Frage, *ob arteriosklerotische Hirngefäßveränderungen mit der Entstehung der Blutung etwas zu tun haben.* Diese Frage ist um so berechtigter, als — wie wir sehen — andersartige Gefäßwandschädigungen (Medianekrosen, intramurale Dissoziation, präsklerotische Hyalinisierung) ja als Voraussetzungen für das Entstehen arterieller Blutungen angenommen worden sind. Genügt nun die Arteriosklerose für sich allein in der Regel gewiß nicht zur Entstehung von Massenblutungen, so könnte sie — im Grunde wie jede andere Art organischer Gefäßwandschädigungen! — *doch eine sehr wesentliche Bedingung für das Ereignis einer Blutung sein.* Auch ist zu bedenken, daß gerade auch die eben genannten besonderen Arterienwandveränderungen, wie sie sich in Hypertonikerhirnen finden, ihrem Wesen nach als Zwischenstufen in der Entwicklung einer Arteriosklerose aufgefaßt werden können.

Zuverlässige Statistiken haben ergeben, daß in der Mehrzahl aller Hirne von Menschen — vor allem auch Jugendlicher! —, die Massenblutungen erlegen sind, eine Arteriosklerose festgestellt wurde.

RÜHL — aus dem ASCHOFFschen Institut — will sie nie vermißt haben. H. LINDEMANN hat sie als die ursächliche Gefäßerkrankung bei der Apoplexie angesprochen. Für BÖHNE ist sie ein regelmäßiger und konstanter Befund, wenn er auch keine gesetzmäßigen Abhängigkeiten zwischen dem Grad der Veränderungen und der Größe des Blutungsherdes noch zwischen ihrer Lokalisation und jener der Blutungen selbst sehen zu können glaubte. LIPPMANN fand sie in 77%, HERXHEIMER und SCHULZ in 80%. NEUBÜRGER meint zwar, daß die Arteriosklerose keine conditio sine qua non bei der Apoplexia sanguinea sei, ja daß „sie an sich für deren Entstehung außerordentlich wenig zu besagen" habe ... „Reine Atherosklerose der größeren Gefäßäste *ohne* schwere Mediaschädigung schafft keinesfalls die rechte Grundlage für eine Ruptur." Doch besagt dies nicht etwa, daß NEUBÜRGER organische Gefäßschädigungen bei der Hirnblutung gering einschätzt; denn er betont selbst, wie gerade in den Stammgangliengefäßen der Apoplektikergehirne „immer wieder die außerordentlich schwere Schädigung der Media zu erkennen" war, welcher er „eine ganz besonders große Bedeutung zuzuschreiben geneigt ist". „Ödematöse Aufquellung, Nekrose, Kernverlust, hyaline Entartung, Verfettung — Bilder, die man seit langem der Arteriolosklerose zuzuordnen pflegt, fanden sich sehr häufig, in den Basalganglien eher reichlicher als in anderen Hirnabschnitten, bald mit, bald ohne stärkere Sklerose der großen Hirngefäße." In der von NEUBÜRGER gewählten Klassifikation der Hirnsklerotiker in einen *senilen* und einen *hypertonischen Typ,* wovon der letztere zu Hirnblutungen disponiert, findet sich folgende Gegenüberstellung: beim senilen Typ basale Hirnsklerose in 80%, hyaline Entartung in 70% gegenüber 60% bzw. 100% beim hypertonischen Typ. — Auch WOLFF, der vor allem die Gefäße in dem besonders gefährdeten Putamen-Claustrumgebiet studierte, kommt zu dem Schluß, daß hier schwere intracerebrale Gefäßveränderungen namentlich in höheren Jahren sehr häufig sind. Er beschreibt Arterien, deren mittlere Schichten kernlos geworden sind, und deren faserige Bestandteile zu einer homogenen, hyalinen Masse verwandelt und wie kolloidal degeneriert sind. Wesentlich ist, daß die kollagenen und elastischen Fasern in diesen Arterien fehlen, daß damit die Widerstandsfähigkeit dieser Gefäße vermindert ist, und daß infolgedessen Blut aus dem Lumen in die Gefäßwand eindringen und unter besonderen Umständen ein solches Gefäß auch rupturieren könne. — HILLER hat eine Serie von 28 Massenblutungen klinisch und pathologisch-anatomisch genau untersucht. Er fand in über der Hälfte der Fälle einen *ausgeprägten Status lacunaris* — so wie wir ihn als ein sehr typisches Merkmal arteriosklerotischer Hirnschädigungen kennen —, aber auch in den restlichen Fällen fast ohne Ausnahme die Zeichen einer cerebralen Arterio- bzw. Arteriolosklerose.

Besondere Aufmerksamkeit verdienen natürlich die Hirngefäßbefunde bei *jugendlichen* Apoplektikern; denn die Arteriosklerose ist ja ein in höherem

Alter viel zu verbreitetes Leiden, als daß man mit ihrer Diagnose bei Blutungen in alten Gehirnen irgendwelche charakteristische Besonderheit feststellte.

Ich konnte letzthin an 6 Apoplektikergehirnen von Menschen zwischen 35 bis 55 Jahren zeigen, daß auch hier fast ausnahmslos sklerotische Hirngefäßveränderungen anzutreffen waren. Die großen Basisgefäße können dabei — wie z. B. im Fall eines 35-, 42-, 52- und 55jährigen — eine ungewöhnlich hochgradige Sklerose aufweisen, müssen es aber nicht. Fast stets sieht man jedoch wandverdickte und klaffende intracerebrale Gefäße, also die Merkmale einer Arteriolosklerose. HILLER schließt aus seinen Befunden, „daß organische Gefäßprozesse und dem Syndrom der Arteriosklerose zugehörige Hirnveränderungen in einem ganz überwiegenden Prozentsatz im Hirn der Hypertoniker gefunden werden."

So viel scheint also gewiß zu sein, daß, rein statistisch betrachtet, arterio- und arteriolosklerotische Gefäßveränderungen — sog. präsklerotische degenerative Veränderungen inbegriffen — sich so regelmäßig in Hirnen mit „hypertonischen Blutungen" finden, daß eine Begünstigung des Entstehens dieser Blutungen durch eine Arteriosklerose denkbarst wahrscheinlich ist.

Ich bin diesen Beziehungen arteriosklerotischer Hirnveränderungen zur Genese der Massenblutungen noch weiter nachgegangen mit dem Ziel: *Kausalzusammenhänge zwischen der Lokalisation arteriosklerotischer Hirnschädigungen und der noch immer nicht gedeuteten Gesetzmäßigkeit der Lokalisation großer Massenblutungen aufzudecken.* Das ist ja schon seit jeher aufgefallen, daß sich Massenblutungen immer wieder an den gleichen Stellen im Gehirn ereignen.

SCHWARTZ bespricht mit Recht die Putamen-Claustrum-, Großhirnmark-, Thalamus-, Brücken- und Kleinhirnapoplexien als „Typen" der Hirnblutung. GUILLAIN und DE SÈZE haben an dem Material der Salpêtrière über den Zeitraum von 1923—1933 die Lokalisation von 56 Hirnblutungen statistisch festgelegt und fanden ein typisches Überwiegen der Putamen-Claustrumapoplexien über alle anderen Formen. HILLER stellte bei 28 Massenblutungen 9 Thalamus-, 8 Mark-, 7 Putamen-Claustrum- und 1 Kleinhirnmarkapoplexien fest. Der größere Teil der Markapoplexien betraf dabei Blutungen, welche sich aus dem Bereich der lateralsten Striatumarterien in das Mark eingewühlt hatten. Alle Untersucher stimmen darin überein, daß Blutungen die *linke Hirnhemisphäre bevorzugen.*

Nach alledem, was wir bisher über den wahrscheinlichen Ursprung typischer Massenblutungen festgestellt haben, muß man annehmen, daß *die gesetzmäßige Lokalisation apoplektischer Blutungen ihren Grund in einer prädilektiven Blutungsbereitschaft bestimmter arterieller Gefäße hat.* Die Frage liegt daher nahe, ob sich nicht vielleicht im Bereich jener Arterien, die wir mit großer Regelmäßigkeit als Quelle von Massenblutungen anzusehen haben, schon bevor es zu großen Blutungen kommt, Veränderungen, welche die Massenblutungen einleiten können, finden. Um dies zu erklären, müßte man sich davon überzeugen, ob nicht in Hirnen mit Massenblutungen, sei es an identischem Ort der Gegenseite der Blutung oder an anderen Prädilektionsstellen von Massenblutungen, solche Befunde zu erheben sind. NEUBÜRGER ist bereits so verfahren und konnte präsklerotische Gefäßveränderungen auch im kontralateralen Striatum beschreiben. Man müßte auch *„inkomplette Massenblutungen"*, die vor allem bei Patienten mit prämonitorischen Schlaganfällen vor der endgültigen Blutung zu finden sein dürften, genauer untersuchen. Ihre Identifizierung begegnet ja keinen erheblichen Schwierigkeiten; vgl. S. 403. Narben in der Groß- oder Kleinhirnrinde wie auch größere, meist als Cysten imponierende Substanzdefekte an der Hirnoberfläche können unschwer als Residuen ischämischer Infarzierung gedeutet werden. Schwieriger ist dies bei pigmentierten Narben oder Cysten im Markbereich, die meines Erachtens auf Reste kleiner Blutungen mehr als verdächtig sind. Nachdem *hämorrhagische* Erweichungen arteriellen Ursprungs im Mark allein für gewöhnlich nicht vorkommen, kann eigentlich eine pigmentierte Cyste oder Narbe im Mark nur von einer Blutung herrühren (vgl. Abb. 87). Natürlich *kann* einmal eine Blutung in eine primäre Hirnerweichung hinein erfolgen. Aber das ist sowohl bereits makroskopisch und dann auch mikroskopisch zu erkennen. C. Böhne hat solche Fälle veröffentlicht und mit Recht auf die Bedeutung des gestörten Gewebsgegendruckes für die Entstehung dieser Massenblutungen hingewiesen. Aber man soll dergleichen Befunde *nicht verallgemeinern!* Auch hat das Böhne betont.

In Gehirnen mit apoplektischen Blutungen finden sich bisweilen *mehrere Blutungen,* unter Umständen sogar an symmetrischen Stellen (vgl. Abb. 90) und vor allem, und dies recht häufig, multiple, *kleine vasculär bedingte Läsionen.* Schwartz hat sie „*kleine Insulteinheiten*" genannt. Zweifellos handelt es sich dabei um recht verschiedenartige Dinge, die von Schwartz sicher zu Unrecht allgemein als „funktionelle Zirkulationsstörungen in terminalen Gefäßgebieten"

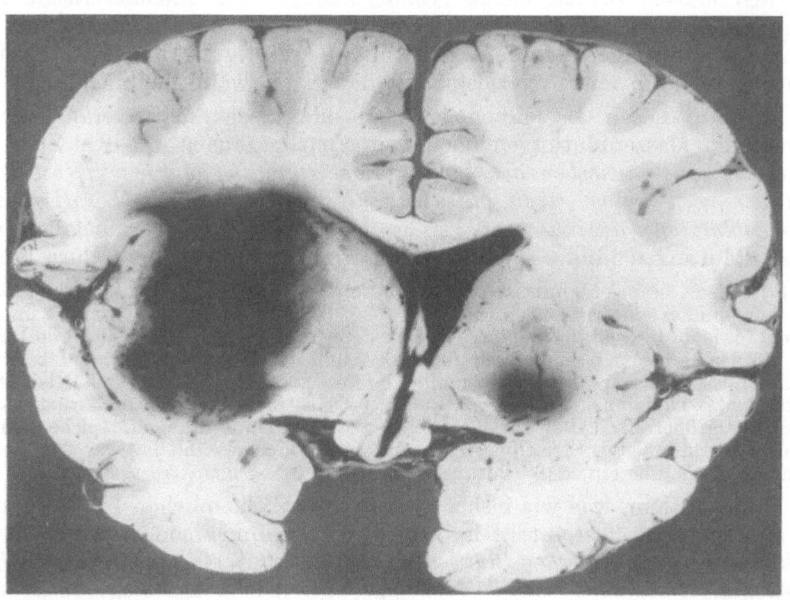

Abb. 90. Zwei typische Massenblutungen, die von symmetrischen Stellen des Putamens ausgegangen sind. Die große Blutung drängt die Inselrinde wie eine „Guirlande" von den Stammganglien ab. Dorsal über der kleinen Blutung erkennt man deutlich einen bluterfüllten Spalt um eine aufsteigende Putamenarterie. Die Stammganglien sind etwas reduziert, die Ventrikel erweitert. Präparat von H. Spatz (anat. Laboratorium der psychiatrischen und Nervenklinik München).

bezeichnet werden. Diejenigen kleinen Läsionen, die meist im Bereich der Stammganglien oder des Großhirnmarks, bisweilen an symmetrischen Stellen in der zur Blutung gegenseitigen Hemisphäre (vgl. Abb. 90) gefunden werden, betreffen durchaus nicht immer terminale Gefäßgebiete, sondern finden sich oft *in der Umgebung der größeren Stammganglien- und Markgefäße. Die Lokalisation dieser Läsionen zeigt weitgehende Übereinstimmung mit dem offensichtlichen Ausgangspunkt der massiven Hirnblutungen.* Der Gedanke liegt nahe, daß *diese „kleinen Insulteinheiten" die anatomische Basis für spätere Massenblutungen bilden könnten. Sie wären dann gewissermaßen in der Ein- oder Mehrzahl ein locus minoris resistentiae in engster Nachbarschaft größerer arterieller Gefäße. Die Lokalisation dieser „kleinen Insulteinheiten" deckt sich nun mit jenen kleinen Substanzdefekten, die* Pierre Marie *als Lacunen bezeichnet hat, und denen wir bei der Besprechung arteriosklerotischen Hirnveränderungen bereits begegnet sind* (S. 342 f.).

Die Bedeutung des Status lacunaris für die Pathogenese der Massenblutung liegt sicherlich in der Qualität der Lacunen. Auf S. 349 wurde darauf hingewiesen, daß man hier zwischen Lacunen und sog. Kriblüren unterscheiden muß. *Entscheidend* hinsichtlich der Pathogenese der Massenblutung ist nach meiner Überzeugung, *ob der als „Lacune" bezeichnete Substanzdefekt von einem durchgängigen arteriellen Gefäß durchzogen wird, bzw. an ein solches grenzt. In diesem Fall können größere arterielle, ihrer Wandstützung beraubte und dazu noch von einer degenerativen Wandschädigung befallene Gefäße bei gleichzeitigem Bestehen eines genuinen Hochdrucks Rupturen erleiden. Die uns hier interessierenden Lacunen sind dadurch gekennzeichnet, daß sie meist die Zirkumferenz stärkerer Gefäße, vor allem der Stammganglien* (vgl. Abb. 91) *und des Großhirnmarks einnehmen. Der Ort des Abgangs von Seitenästen aus dem Arterienstamm durch den* VIRCHOW-ROBIN*schen Raum bzw. durch die aus ihm entstandene Kriblüre scheint eine besondere*

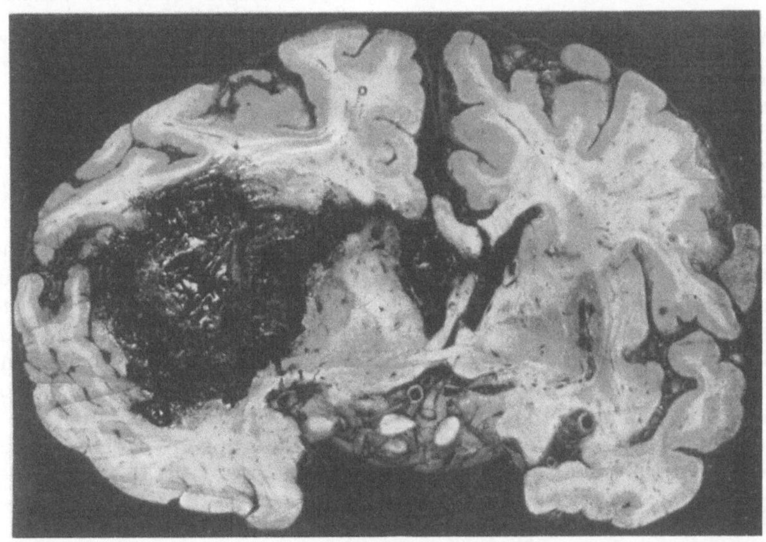

Abb. 91. Typische linksseitige Putamenclaustrum-Apoplexie mit Durchbruch in den Seitenventrikel und durch die Konvexität. Man beachte die enorme Verdrängung des zum Teil zerstörten Hirngewebes. Die übrigen Teile der befallenen Hemisphäre sind stärkst komprimiert. — Es besteht eine schwere Hirngefäßsklerose mit den Eigenheiten des Status lacunaris. In dem der Blutung entgegengesetzten Putamen finden sich am Prädilektionsort der Massenblutung typische Lacunen und Kriblüren um arteriosklerotische, noch durchgängige Arterien.

Prädilektionsstelle für Gefäßrupturen darzustellen. Dies konnte PFEIFER bei seinen Hirngefäßinjektionen bestätigen.

Der Etat lacunaire bzw. das Vorkommen von Lacunen und Kriblüren konnte von mir in einem ganz überwiegenden Prozentsatz der Hirne mit Massenblutungen festgestellt werden. In einigen Hirnen war es sogar möglich, den Zusammenhang der letzten Hirnblutung mit einer alten, blutig imbibierten Lacune, offenbar einer früheren „inkompletten Massenblutung", aufzudecken; ähnlich wie es sich im Fall, von dem Abb. 79 stammt, verhielt. *Die örtliche Übereinstimmung von lacunären Defekten und Massenblutungen ist zweifellos vorhanden.*

Gewiß ist nun weder Lacune noch Kriblüre für sich allein eine zureichende Ursache einer Massenblutung. Vielmehr kann man nur sagen, daß der Status lacunaris — somit die cerebrale Arteriosklerose — für den Hypertoniker die Gefahr einer Massenblutung vergrößert, und daß vor allem *die auffällige Übereinstimmung der Lokalisation dieser lacunären Defekte und der Massenblutungen* ein Hinweis darauf ist, daß *bestimmte organische vasculäre bzw. perivasculäre Schädigungen* der Blutung selbst vorausgehen. So erklärt sich auch die für uns besonders wichtige Feststellung Pierre Maries, daß 16 von seinen 23 Fällen mit Etat lacunaire an einer typischen Massenblutung zugrunde gingen.

Jener andere Typ der Lacunen, welcher offensichtlich besonders bei unkomplizierter Arteriosklerose gefunden wird und lediglich kleine, weiße oder hämorrhagische Erweichungen darstellt (vgl. S. 343), dürfte wahrscheinlich für das Entstehen von echten Blutungen nur eine untergeordnete Rolle spielen. Eine eingehende vergleichende histologische Untersuchung zwischen den lacunären Defekten bei reinen Arteriosklerosen und der Hypertension steht noch aus. Auch sollte geprüft werden, ob nicht der essentielle Hochdruck die Entstehung dieser Lacunen begünstigt, was nach unseren Anschauungen über die Bedeutung des Hochdrucks für die Arterioskleroseentstehung (Tendeloo) — vgl. S. 339 — nur zu wahrscheinlich ist. Die Prädilektion der Lacunen für bestimmte cerebrale Gefäßbezirke weist ja darauf hin, daß offensichtlich funktionelle zirkulatorisch-dynamische Momente, welche im Fall einer essentiellen Hypertonie krankhaft verändert sein dürften, zu ihrem Entstehen wesentlich beitragen. Die abnormen Belastungen und vor allem die Schwankungen, denen das Gefäßsystem des Hypertonikers ausgesetzt ist, werden sich gewiß in den Gefäßwänden nicht nur im Sinne einer Anpassung, sondern auch in schädlicher Weise auswirken. So entstehen wohl auch unter anderem jene Gefäßwandschädigungen, deren primäre Bedeutung für das Leiden Volhard annimmt, wenn er den roten Hochdruck als „*angiosklerotische Hypertension*“ bezeichnet.

Immer wieder erkennt man, daß gewisse Gefäßgebiete im Hirn sowohl in Anbetracht ihrer Nähe zur Carotis, ihrer muskelschwachen Gefäßwände als auch der mangelhaften Stützung der Gefäße durch das umgebende Gewebe offenbar besonders leicht allen möglichen Schädigungen ausgesetzt sind. Man muß auch bedenken, daß der von der Hirnoberfläche mit den Gefäßen sich einstülpende periadventitielle Raum eine lokal wechselnde, der Stärke der Gefäßäste entsprechende Ausbildung aufweist. So kommt es, daß *schon normalerweise die Wandstützung der starken Stammganglienäste infolge der sie umhüllenden, relativ voluminösen Liquorscheide zu wünschen übrig läßt.* Ob man bei dem pathologischen Geschehen auch Vorgänge wie solche einer „intramuralen Dissoziation“ der Gefäßwandelemente oder dergleichen annehmen will, ist nicht so wichtig. Die Ausbildung arteriosklerotischer Wandveränderungen ist beim Hypertoniker — wenn man nur nicht allein die Basisgefäße zum Maßstab nimmt — zweifellos begünstigt. Dafür sprechen die organischen Gefäßbefunde, die gelegentlich auch bei sehr jungen Hypertonikern erhoben werden.

So sah ich letzthin bei einer nur 22jährigen Patientin, die einer Hirnblutung erlegen war, und bei der sich eine tumoröse Hyperplasie einer Nebenniere fand, eine auffällig schwere Arteriosklerose der Hirn- und anderer Gefäße.

Frühzeitiges Auftreten arteriosklerotischer Gefäßveränderungen ist wohl nur *ein* Merkmal der abnormen Gefäßbeanspruchung beim genuinen Hochdruck. Die Widerstandskraft und Elastizität übermäßig stark belasteter Gefäße kann auch in anderer, unter Umständen anatomisch gar nicht nachweisbarer Weise geschädigt sein (Fischer-Wasels). Wenn wir sehen, daß *Massenblutungen bei Jugendlichen* ohne nennenswerte, sichtbare degenerative Gefäßwandschädigungen an der gleichen Stelle auftreten wie bei alten Hypertonikern mit deutlich geschwächten Gefäßwänden an den Prädilektionsstellen der Blutungen, so müssen wir damit rechnen, daß in solchen Fällen *lokale Ermüdungen,* vielleicht begleitet von Einrissen der Gefäßwand, auftreten, wodurch sich das Blut zunächst in die Wand einwühlt, um schließlich unter der Gewalt einer großen vis a tergo das Gefäß zu sprengen. (Daneben werden wohl auch andere die Gefäßwände schädigende Faktoren eine gewisse Rolle spielen.) Wir haben gesehen, daß die Hirngefäße — wenigstens die intracerebral gelegenen — schwächer innerviert sind als die übrigen Körpergefäße von gleichem Kaliber. Umsomehr ist mit ihrer funktionellen und später auch organischen Schädigung beim genuinen Hochdruck zu rechnen, und um so unwahrscheinlicher ist, daß — wie Durig treffend hervorhebt — an diesen Gefäßen etwa lokale Angiospasmen von einer Dauer und Verderblichkeit ihrer Wirkung für die Gefäßwand sich ereignen sollten, wie sie nirgendswo sonst in der Körperperipherie vorkommen. *Daß auch bei Jugendlichen mit kaum veränderten Hirngefäßen multiple Blutungen immer wieder die gleichen Gegenden bevorzugen, zeigt nur, wie elektiv diese Gefäßstellen unter der Belastung — zumal wenn sie so abnorm ist — leiden.*

Bei den Apoplexien Jugendlicher treffen offenbar entweder *besonders hohe Druckschwankungen* die Hirnstrombahn, oder aber — und das würde wieder auf eine das Geschehen komplizierende, gleichzeitige *Erschwerung des venösen Blutabflusses* hinauslaufen — es besteht ein Hirnödem oder eine Hirnschwellung *oder irgendein anderer, meist wohl toxischer Prozeß, der über die Belastung durch den hohen Blutdruck hinaus die Hirnzirkulation gefährdet.* Wie sich alles dies im einzelnen abspielt, wissen wir nicht. Hier kann nur das Experiment weiterhelfen, welches sich freilich nicht auf einfache Belastungsversuche der cerebralen Arterien wird beschränken dürfen, sondern von der Idee begleitet sein müßte, die bei dem Entstehen von Hirnblutungen wahrscheinlich vorliegenden Verhältnisse nachzubilden.

Ein ganz neues Moment bringen die Mitteilungen ARNI ARNASONS über gehäuftes familiäres Auftreten apoplektischer Insulte bei Jugendlichen in Island in die Diskussion. Leider liegen hier aber keine pathologisch-anatomischen Untersuchungen vor, noch genügen die klinischen Angaben, um sich von der Art dieser Insulte ein klares Bild zu machen. Sollte es sich tatsächlich dabei um Hirnblutungen handeln, so wären es anscheinend keine hypertonischen Formen. Handelt es sich um intracerebrale Aneurysmen auf dem Boden angeborener und vererbter Gefäßschwäche? um Blutungen bei Thrombopenie? Weiter ergänzende Untersuchungen sind da dringendst erforderlich.

Fasse ich die geschilderten Befunde und nach meiner Überzeugung wohlbegründeten Schlußfolgerungen zusammen, so muß man sich die Entstehung der Massenblutungen etwa folgendermaßen vorstellen:

Die massiven Blutungen in die Hirnsubstanz beginnen in der Regel als Blutungen in den abnorm erweiterten adventitiellen Raum größerer arterieller Gefäße oder in pathologische periarterielle Substanzdefekte, welche zum Teil auch zu einer Zerstörung des angrenzenden Gliakammerraumes geführt haben, d. h. in Kriblüren und Lacunen, im wesentlichen also arteriosklerotische Defekte. Dies geschieht an ganz konstanten Prädilektionsorten, an denen sich auch bei der einfachen cerebralen Arteriosklerose ähnliche Läsionen finden können. Ob die Massenblutung schon in ihrem ersten Beginn einer Ruptur dieser wandgeschwächten Gefäße entspricht, oder ob zunächst wie bei einem echten Aneurysma dissecans eine intramurale Blutung in die Arterienwand mit allmählichem Durchtritt des Blutes in den adventitiellen Raum bzw. den periarteriellen Gewebsdefekt die große Blutung einleitet, oder ob schließlich das periarterielle Hämatom aus Blutungen arterieller Zweige an ihrer Abgangsstslle von dem größeren Gefäß entsteht, ist wohl nur in besonders günstigen Fällen zu entscheiden. Das ist auch weniger wichtig. Massenblutungen in jugendlichen und arteriosklerotischen Gehirnen mögen in dieser Hinsicht gewisse Besonderheiten aufweisen. *Die für die genuine Hypertension typischen großen Blutdruckschwankungen* — bei welchen ein fehlerhaftes Verhalten des Carotis-Sinus-Reflex-Mechanismus (vor allem auch in seiner Funktion als druckausgleichender Regulator für die Hirndurchblutung) eine erhebliche Bedeutung haben dürfte — *spielen dabei offensichtlich eine viel entscheidendere Rolle als gemutmaßte Angiospasmen. — Neben diesen deutlich arteriellen Blutungen, welche gelegentlich multipel und zu gleicher Zeit mit der Hauptblutung entstanden sind, finden sich auch Blutungen capillärer und venöser Herkunft. Diese können gleichzeitig mit den arteriellen Blutungen entstanden sein, müssen es aber durchaus nicht.* Die venösen Blutungen, auf welche PAL das Hauptgewicht legt, entstehen — unter Umständen wohl auch einmal primär — auf der Grundlage der besonderen funktionellen Eigenarten des genuinen „roten" Hochdrucks mit der für ihn typischen Weite des venösen Capillarschenkels und der Venen. — *Vermutlich entstehen unter bestimmten Konstellationen im Gesamtkreislauf beim Hypertoniker krisenartige Anstiege des arteriellen Blutdrucks, welche kompliziert werden durch eine Behinderung des venösen Blutabflusses aus dem Gehirn. Die somit erzeugte Stauung trägt nicht nur die Gefahr venöser Blutungen in sich, sondern würde auch zu einer weiteren Steigerung des arteriellen Drucks führen und damit die Vorbedingungen zu einer arteriellen Massenblutung aus den wandgeschädigten Gefäßen an den oben geschilderten Prädilektionsorten begünstigen.* Diese Definition steht besonders hinsichtlich der anatomischen Feststellungen in guter Übereinstimmung mit den Anschauungen von ASCHOFF und seiner Schule.

Anhang.

Hirnblutungen anderer als hypertonischer Ursache.

Die Besprechung der Pathogenese der apoplektischen Massenblutung müßte, um vollständig zu sein, die gelegentlich unter anderen Bedingungen auftretenden Hirnblutungen mit in die Betrachtung einbeziehen. Wir kennen solche Blutungen bei der *Eklampsie*, bei der myeloischen *Leukäme*, der *Thrombopenie, Polycytämie* (alles nähere in Bd. XIII dieses Handbuchs). Das seltene Vorkommnis einer intracerebralen Blutung infolge Ruptur *echter nichtbakteriell entstandener Aneurysmen* wird noch auf S. 440 und 444 besprochen werden (Abb. 98). Gelegentlich sieht man cerebrale Blutungen infolge Platzens *mykotischer Aneurysmen,* die meist auf dem Boden einer *Endocarditis lenta* entstehen. SCHWARTZ (vgl. S. 314 und 436) hat in seiner Monographie ihre Eigenarten geschildert, freilich in einer Auffassung, die ich in völliger Übereinstimmung mit BÖHNE in vielem nicht teilen kann. Diese Form massiver Hirnblutungen — der übrigens bisher viel zu wenig Beachtung geschenkt worden ist — findet sich gemäß ihrer Ätiologie sehr häufig verbunden mit weißen oder hämorrhagischen Erweichungen. Da ist es nun besonders lehrreich zu sehen, wie — man vergleiche die SCHWARTZschen Abb. 13—27 — die Beschaffenheit, die Lokalisation, das ganze Verhalten der Blutung sich von den Erweichungsprozessen unterscheidet. Die Blutungen können ganz wie hypertonische Massenblutungen aussehen. In 2 Fällen mußte auch SCHWARTZ die Entstehung aus rupturierten Gefäßen zugeben. Daß bei der häufigen Multiplizität mykotischer Gefäßwandschädigungen im Hirn — wie ja auch in der Haut — auch multiple kleine Blutungen vorkommen, ist natürlich. Ich sah sie einige Male bei Endocarditis lenta in den *Meningen,* wodurch ein Nebeneinander embolischer intracerebraler Ischämien und einer *Subarachnoidalblutung* multiplen Ursprungs zustande kam. In seltenen Fällen kann auch einmal eine *tuberkulöse Gefäßerkrankung* (M. ASKANAZY, L. J. M. CASTLEDEN) zu typischen Hirnblutungen führen.

Die *posttraumatischen Hirnblutungen* — sei es in direktem Anschluß an ein Trauma oder nach Ablauf eines Intervalls — finden sich S. 30 f. dieses Bandes beschrieben.

Die klinischen Erscheinungen der Hirnblutung.

Nach alledem, was wir bei der Besprechung der Pathogenese der Massenblutung erörtert haben, brauchen wir uns mit dem klinischen Syndrom der Hirnblutung nicht lange aufzuhalten. Auch gelten die Ausführungen über die Apoplexie (S. 284 f.) in besonderem Maße gerade für die Hirnblutung.

Wir dürfen als sicher annehmen, daß die massive Hirnblutung fast ausschließlich Kranke mit *genuiner Hypertension* befällt. Die Familiengeschichte wie auch die Erfassung des konstitutionellen Typs dieser Kranken werden in Zukunft noch besser, als es heute möglich ist, eine Gruppe von Menschen mit besonderen Merkmalen identifizieren helfen, welche wir noch *vor* den ersten cerebralen Erscheinungen als apoplexiegefährdet ansprechen können. Seit altersher hat man den Typ dieser Kranken mit dem Begriff eines „*Habitus apoplecticus*" zu kennzeichnen versucht; vgl. die Ausführungen auf S. 296 und 338.

Wenn auch die Klagen Kranker, welche schließlich einer Massenblutung zum Opfer fallen, in vielem jenen bei der einfachen Cerebralsklerose ähneln, so geht doch ein Teil der Symptome auf den *genuinen Hochdruck* als solchen zurück. Man spricht dort, wo die genuine Hypertension noch nicht zu einem stabilen Hochdruck geworden ist und vor allem starke *Blutdruckschwankungen* — pressorische Krisen nach PAL — das Bild beherrschen, von *präsklerotischen Symptomen*. Oft klagen solche Kranke über allerhand schmerzhafte Sensationen ähnlich jenen, wie wir sie von Frauen im Klimakterium hören, daneben auch über Schwächezustände, Dyspnoe, Brustenge und andere Anzeichen eines überlasteten Kreislaufs. In einer systematischen Untersuchung fand S. WEISS bei 412 Hypertonikern: Schwindelgefühl in 3%, Kopfschmerz bisweilen mit Völlegefühl und „Pulsation" im Kopf, besonders bei Erregung und Ermüdung, in 34,2%, Ohrensausen in 11,6%, Nasenbluten in 5,3%.

Bei *Hypertonikern* zeigt der *Kopfschmerz* nicht selten einen *migränösen Typ* und ist gelegentlich auch mit Erbrechen verbunden. F. KAUFFMANN fand bei 48 Kranken mit genuinem Hochdruck 21mal diese Art von Kopfschmerzen. K. WESTPHAL konnte hochgradigen Kopfschmerz bei 21 von 50 Apoplektikern, davon 3mal von migränöser Art feststellen. So ist es nicht verwunderlich, daß sich gerade hinter der „*Spätmigräne*" gar nicht selten eine Cerebralsklerose bei Hypertension verbirgt. Eigenartigerweise sieht man häufig diese „Migräne" nach einem ersten cerebralen Insult *verschwinden*. Andere Hypertoniker klagen über einen allgemeinen dumpfen Kopfschmerz, vor allem nach zu langem Morgenschlaf (F. KAUFFMANN). Zu den migränösen Erscheinungen gehören auch die auf S. 259 f. bereits erwähnten *Carotiskrisen mit Parästhesien*, welche gelegentlich — wohl unter der Wirkung hinzutretender arteriosklerotischer Gefäßveränderungen — den Auftakt zu bald folgenden neurologischen Dauersymptomen bilden können. Bei solchen Carotiskrisen sah POETZL gelegentlich verbunden mit den aufsteigenden, mitunter auch auf den kontralateralen Mundwinkel und die Wange sowie den Fuß übergreifenden Gefühlsstörungen, ein kurzes Undeutlich- und Verschwommenwerden des Sehens, auch Feuer- und Funkenerscheinungen im homolateralen Auge. Solche Erscheinungen, deren Ähnlichkeit mit gewissen Formen der echten Migräne ja auffällt, fanden sich als hypertonische Krisen nach der POETZLschen Beobachtung meist am frühen Vormittag. Sie können sich bis zur Angst, bewußtlos zu werden, steigern und von einer Euphorie, wie sie postepileptischen Zuständen gleicht, gefolgt sein. Bei dieser Art von Carotiskrisen kommen auch auraartige Empfindungen vor. Einige gute Fälle krisenartiger cerebraler Störungen mit migränösen Begleitsymptomen, wobei jedoch ganz offensichtlich Ernährungsstörungen — spastischer Art bei bereits organisch erkrankten Gefäßen? — vorlagen, haben BEAUVIEUX, PIECHAUD und RUDEAU beschrieben.

Fall 1. 52jährige Frau; plötzlich nach vorübergehender leichter Parese im rechten Gesicht und leichten Kopfschmerzen furchtbarer Kopfschmerz; dann dichter Nebel im rechten Gesichtsfeld. Hochdruck 250/120. Augenhintergrund normal; desgleichen Gesichtsfeld für weiß, aber völlige Hemiachromatopsie und Lesestörungen nach rechts. Nach 4 Wochen sind Sehstörungen verschwunden und Kopfschmerzen gebessert, kommen aber in Attacken wieder. — Fall 2. 48jährige Frau; seit Jahren diffuse, anfallsweise Kopfschmerzen; Hochdruck 220/130. Plötzlich heftigster Migräneschmerz mit dichtem Schleier vor den Augen für einen Tag; allgemeine leichte Benommenheit; am folgenden Tag „Nebel" nur im rechten Gesichtsfeld; Hemianopsie rechts im unteren Quadranten; leichte sensorische Aphasie. Nach 3 Wochen nur noch Kopfschmerz und Hochdruck. — Fall 3: Hochdruck 200/140, starker allgemeiner Kopfschmerz. Asphyxien an den Extremitäten. Plötzlicher Bewußtseinsverlust, dann Funkensehen, auch bei geschlossenen Augen für einige Stunden; dann Nebel vor den Augen. Nach 2 Tagen rechts totale Hemianopsie mit zentraler Aussparung. Augen o. B. Nach 4 Wochen nur noch leichte Farbensinnstörung und Verschwinden der Kopfschmerzen.

Bezüglich der mannigfachen mehr oder minder „*spastischen Syndrome*“ bei der *essentiellen Hypertonie,* welche ja nicht nur auf das Hirn beschränkt sind, sondern sich auch an den Extremitäten und Coronargefäßen einstellen können, sei auf die ausführliche Darstellung dieser wichtigen Dinge auf S. 257 f. besonders verwiesen.

K. Westphal hat auf die diagnostische Bedeutung *vasculärer Phänomene an der Haut* bei Hypertonikern hingewiesen (Hämangiome, Teleangiektasien, Capillarektasien, kleine variköse Gefäße in den Konjunktiven, Capillarvaricen, vermehrter Dermographismus, Rumpel-Leedesches Phänomen) und sie in einen pathogenetischen Zusammenhang mit dem Entstehen von Hirnblutungen bringen wollen. — Das funktionelle Gefäßverhalten verrät oft die für die genuine Hypertension typische übermäßige auch paradoxe Reaktion (Literatur hierüber bei K. Westphal). Einzelheiten findet der Leser in der monographischen Darstellung der „Hypertoniekrankheiten“ von E. Kylin (1926).

Ein ganz besonderer Wert für die Diagnose zweifelhafter vasculärer bzw. arteriosklerotischer Hirnstörungen bei Hochdruckkranken kommt den *Augenhintergrundsbefunden* zu. Alle diese Arbeiten über Retinaveränderungen als Parallelerscheinungen einer Cerebralsklerose gehen auf die klassische Darstellung von Gunn (1898) zurück. Spätere, sehr lesenswerte Arbeiten stammen von R. F. Moore (1916/17) und P. Guist, der erstmalig den Versuch machte, auf Grund der Retinaveränderungen die toxogene von der essentiellen Hypertension zu trennen. Er fand, daß die Beschaffenheit der Gefäßwandungen und vor allem der Befund an den Venen die Unterscheidung ermöglichen.

Für die *primäre genuine Hypertension* ist nach Guist folgender Befund charakteristisch: Die größeren Arterien sind meist unverändert, nur bei vorgeschrittenen Fällen etwas verschmälert und geschlängelt und gelegentlich von sog. Begleitstreifen umgeben. Die kleinen Arterien erweisen sich bei normalem Verlauf hochgradig verdünnt. Die kleinen Venen sind korkzieherartig verändert, die großen Venen, die im Anfang noch unverändert sind, zeigen mit Fortschreiten der Erkrankung eine mäßige Schlängelung und Verbreiterung, die mit kolbigen Auftreibungen beginnt. Stauungspapille, Spritzer und Blutungen in der Retina sind dabei nebensächliche Befunde.

Beim *toxogenen Hochdruck* erweisen sich schon die größeren Arterien von Begleitstreifen, die auf die starke Wandverdickung zurückzuführen sind, umgeben. Ihr Lumen ist verschmälert. Die kleinen Arterien sind kaum sichtbar. An den Venen sieht man gleichfalls eine Lumenverengerung infolge Wandverdickung, einen welligen Verlauf, aber nicht die beim genuinen Hochdruck beobachtete korkzieherartige Schlängelung. Das sog. Gunnsche Phänomen, eine Blutstauung in Retinalvenen, wo sie von den stark wandverdickten Arterien überkreuzt werden, ist beim toxogenen Hochdruck stark ausgeprägt.

S. Engel hat die übrige Literatur bis 1934 kritisch gesichtet. — Für unsere Fragestellung ist von Bedeutung, daß anatomische Untersuchungen ergeben haben, daß der Augenhintergrund auch bei ausgesprochener Cerebralsklerose normal sein kann, wohingegen Fälle mit Hochdruck sehr häufig Retinagefäßveränderungen aufweisen (J. und F. Lange; vgl. S. 380).

O'Hare und Walker fanden bei 21 Fällen typischer Cerebralsklerose mit einem durchschnittlichen maximalen Blutdruck von 141 keine Retinaarterienveränderungen. Hingegen zeigten Paralleluntersuchungen an Hypertonikern und bemerkenswerterweise auch solchen Kranken, die *früher* eine Blutdruckerhöhung aufgewiesen hatten, in einem sehr hohen Prozentsatz schwere und in den restlichen Fällen wenigstens leichte Gefäßveränderungen.

Der *Eintritt einer Massenblutung* erfolgt in der Regel unter Umständen, die einer Extrablutdruckerhöhung — einer pressorischen Krise — günstig sind. Dabei können gelegentlich die schon zuvor geklagten Beschwerden, vor allem der Schwindel und Kopfschmerz in verstärkter Weise auftreten (K. Westphal). Auf S. 408 f. habe ich darzustellen versucht, wie man sich die Einwirkung einer solchen Druckerhöhung auf den Hirnkreislauf eines Kranken mit genuiner Hypertension vorstellen kann. Unter 26 selbstbeobachteten typischen Massenblutungen erfolgte der Insult nur ein *einziges* Mal bei Nacht. (Bei 60 Fällen

WESTPHALs 5mal bei Nacht.) In allen übrigen Fällen trat er nach oder bei der Arbeit, beim Essen und Trinken, im Gehen, auf dem Klosett auf. Die Hirnblutung unter der Wirkung einer großen Erregung, auch beim Coitus, ist ja allgemein bekannt. STIEFLER hat diese Tatsache durch einige neuere Beobachtungen — auch aus der Literatur — erhärtet.

Obwohl nicht selten die erste große Massenblutung der erste und letzte Insult ist, den ein Hypertoniker erleidet, so verrät doch die Vorgeschichte der meisten Patienten vorübergehende, oft transitorische neurologische Störungen, gelegentlich nur mit starkem Schwindel, Angst und Kopfschmerz einhergehende Ohnmachten (K. WESTPHAL). Diese Erscheinungen können — wie FAHRENKAMP an Hand von 3 Fällen (Kraftfahrer!) zeigte — auch eine forensische Bedeutung gewinnen. Häufig begegnet man auch kleinen inkompletten Insulten (vgl. die Tabelle auf S. 299). — Der *Beginn* einer echten Apoplexia sanguinea muß zwar durchaus nicht immer so dramatisch sein wie der einer massiven Embolie; doch ist ein mehr oder minder *rasches Eintreten eines tiefen Komas* bei der Hirnblutung doch die Regel. Aus diesem Koma erwachen die schweren Blutungen meist nicht mehr, sondern gehen in ihm unter dem Bild cerebraler Störungen in einer im Durchschnitt sehr kurzen Zeit — ich fand 3 Tage! — zugrunde. Nach JONES sterben infolge ihrer Hirnblutung in den ersten 24 Stunden 37,7%, etwa doppelt so viel bis zum Ende der ersten Woche. Wenn auch diese Statistik, welche nur das an sich ungünstige Krankenhausmaterial erfaßt, vielleicht etwas zu pessimistisch gefärbt ist, so bestätigen doch auch wieder die Angaben dieses Autors die um das Mehrfache erhöhte *rasche Mortalität* der Hirnblutungen gegenüber Embolien und Thrombosen. Günstigere Fälle nehmen — offenbar infolge der zunächst starken Verdrängung des Hirngewebes durch das freie Blut — einen insofern überraschend günstigen *Verlauf*, als die bedrohlichen Allgemeinerscheinungen und eine selbst schwere, schlaffe initiale Lähmung sich ziemlich rasch weitgehend zurückbilden. Immerhin sterben noch bis zum Ablauf eines Monats Kranke mit Hirnblutungen viel häufiger als andere Apoplexien. Eine vergleichende Zusammenstellung über die *Prognose der verschieden lokalisierten, massiven Hirnblutungen* haben WINKELMANN und ECKEL versucht. Dabei ergab sich die interessante Feststellung, daß von 30 von Anbeginn bis zum Ende komatösen Kranken jene mit Ponsblutungen am raschesten (1—3 Stunden nach dem Insult) starben, während Großhirnblutungen selbst mit Ventrikeldurchbruch gelegentlich 8—14 Tage am Leben bleiben können. Dies entspricht auch einer älteren Statistik von W. G. SPILLER.

Die *Symptomatik* der durch Massenblutungen hervorgerufenen Lähmungen entspricht der Schilderung auf S. 284f. und ähnelt den auf S. 182f. beschriebenen Syndromen bei ischämischen Insulten. Die Grundlage der mannigfachen klinischen Syndrome und ihrer Häufigkeit bildet die auf S. 395f. geschilderte Prädilektion der Blutung für bestimmte Hirngebiete. — Zu *besonderen klinischen Erscheinungen* führen der häufige Durchbruch massiver Blutungen in die Ventrikel und in den Subarachnoidalraum, die Blutungen in Mittelhirn und Brücke sowie die Kleinhirnblutungen.

Der **Ventrikeldurchbruch** — 16mal von 26 selbstbeobachteten Fällen — ist ein sehr häufiges und prognostisch denkbar ungünstiges Ereignis bei Massenblutungen. Die *Mortalität* in den ersten 24 Stunden bis zum Ende der ersten Woche wird durch diese Komplikation sehr erheblich erhöht. Die *Symptomatologie* der Ventrikelblutungen wurde 1933 von H. STRAUSS unter Berücksichtigung der wichtigsten Literatur einer kritischen Betrachtung unterzogen. Die Ventrikelblutungen sind ja in der Regel sog. *sekundäre* Blutungen, wobei das Blut durch die Hirnsubstanz in die Ventrikel durchbricht.

Mitteilungen über *primäre* Ventrikelblutungen, von denen SANDERS (1881) schon 94 Fälle mitteilen konnte (zit. nach STRAUSS), sind in neurerer Zeit sehr spärlich geworden. GORDON und O. FOERSTER haben dieses Syndrom beschrieben und auf die schweren tonischen Krampfzustände meist beider Körperhälften, des Rumpfes und des Kopfes hingewiesen. Die Anfälle *tonischer Streckstarre* wurde stets durch ein grobes Zittern eingeleitet. Auch im Intervall fand sich eine leichte tonische Anspannung der Muskeln, unterbrochen von leichten myoklonischen Zuckungen und Zittern. Atmung und Puls waren beschleunigt, die Haut gerötet, die Temperatur überstieg 40°; es bestand Ischuria paradoxa. — Die Blutungen erfolgen in der Regel aus dem Plexus. STRAUSS hat einen selbst beobachteten Fall einer langsam entstehenden Ventrikelblutung dieser Art beschrieben, bei dem die Blutung Pupillenstörungen, Ptosis, Hypertonie, pathologische Zehenphänomene, Fehlen der Bauchdeckenreflexe, aber keine Krämpfe u. dgl. verursachte. Ein Fehlen von Krämpfen kennzeichnet auch einen bemerkenswerten Fall, welcher von ROSENFELD beschrieben wurde, bei welchem die Blutung sich auf den IV. Ventrikel beschränkt hatte. Hier war die Bewußtlosigkeit mit Stuhldrang und Brechreiz, aber *nicht* mit Respirations- und Pulsstörungen verbunden. Es bestand eine vestibuläre Arreflexie. Eine Kopfbeugung nach hinten verursachte Atemstillstand. Die hier wie auch in anderen Fällen von Ventrikelblutungen fast stets beobachtete Bewußtlosigkeit ist allgemein als Oblongatasymptom anerkannt (bezüglich Literatur s. STRAUSS). Im Gegensatz zum agonalen Koma sind die Reflexe dabei nicht erloschen und eine größere Anzahl zum Teil sehr komplizierter Bewegungserscheinungen noch erhalten. Als Hirnstammsymptome werden auch die Krämpfe, welche O. FOERSTER als anfallsweise auftretende „*Enthirnungsstarre*" bezeichnet hat, die myoklonischen Erscheinungen, das Zittern, die Unruheerscheinungen, die Oculomotorius- und Pupillenstörungen und schließlich die Temperaturerhöhung und die Vasomotorenstörungen gedeutet. — Die mannigfachen *vegetativen* Störungen bei Ventrikelblutungen wurden von A. MOLITORIS in klinisch-anatomischer Hinsicht studiert. Beobachtet wurden Temperaturanstieg bis zur Hyperpyrexie, Leukocytose, oft auch Glykosurie und Polyurie mit Albuminurie. Dazu kommen gelegentlich rasch wechselnde Gesichtsfarbe, Blutdruckschwankungen, starke Schweißausbrüche, Störungen der Pupilleninnervation und der Herztätigkeit. (Dem Autor gelang es in histologischen Untersuchungen Veränderungen in den periventrikulären Kernen nachzuweisen, die er als Substrat dieser vegetativen Störungen anspricht.) Je brüsker die Blutung erfolgt, desto stärker werden diese Reiz- und Kompressionserscheinungen seitens des die Ventrikel umgebenden Hirngraus ausfallen.

In Fällen *sekundärer* Ventrikelblutung kombinieren sich die genannten Erscheinungen der Ventrikelblutung mit den Folgen der durch die intracerebrale Blutung verursachten Läsion. Charakteristisch ist wieder die plötzlich tiefe Bewußtlosigkeit mit den Erscheinungen einer „Enthirnungsstarre", diesmal aber in der Regel kombiniert mit einer Hemiplegie. Auf der gesunden Seite können unwillkürliche Bewegungen vom Charakter psychomotorischer Hyperkinesen usw. auftreten; gelegentlich sieht man auch tonische Halsreflexe (Literatur bei STRAUSS). Mit Recht weist STRAUSS an Hand selbstbeobachteter Fälle darauf hin, daß das Tempo und die Quantität des Blutergusses auch hier das Symptombild wandeln können. Das langsame Entstehen einer ziemlich geringen Blutung kann ohne Krampferscheinungen, Tonuserhöhung, Hyperkinesen und Unruheerscheinungen erfolgen. Es scheint, daß nach den Beobachtungen von WERNICKE und PASCHELES Starreerscheinungen und motorische Reizerscheinungen bei Blutungen, die *nur* in die Seitenventrikel erfolgen, fehlen können. Die iterativen Unruheerscheinungen konnten von STRAUSS in Bestätigung der KLEISTschen Vermutung in Zusammenhang mit Caudatumläsionen gebracht werden.

Die *Diagnose* der Ventrikelblutung ergibt sich in erster Linie aus dem Vorhandensein der sog. Hirnstammsymptome „Bewußtlosigkeit, tonische Krampferscheinungen, Enthirnungsstarre, Zittern, Myoklonie, komplizierte iterative Unruheerscheinungen, Greifreflexe, Festhalten und die von ROSENFELD betonte vestibuläre Arreflexie. Hierzu kommen Augenmuskel-, bzw. Pupillenstörungen und vegetative Störungen, initiales Erbrechen, Temperatur- und Vasomotorenstörungen" (zit. nach STRAUSS). Starreerscheinungen oder auch sog. Frühkontrakturen (vgl. S. 288) brauchen nicht immer vorhanden zu sein. L. LANGERON hat an Hand zweier Fälle darauf hingewiesen, daß sehr starker Anstieg des Liquordrucks — vielleicht vermittels einer hemmenden Wirkung auf das Rückenmark — auch zu einer *totalen Hypotonie* führen kann. Ein eigenartiger *Wechsel* von Hyper- und Hypotonie bei einer Ventrikelblutung wurde von DOSUŽKOV beschrieben. (Es handelte sich hier um das 1919 von DAVIDENKOFF als *Hormetonie* beschriebene Syndrom.)

Die 63jährige Patientin hatte eine Apoplexie mit Aufhebung des Bewußtseins erlitten und bot für eine halbe Stunde an Symptomen eine Miosis, Bradykardie, Erbrechen, Cyanose und eine beidseitige stärkste Rigidität der Muskulatur. Daran schloß sich unmittelbar eine allgemeine Hypotonie, die wieder von Hypertonie gefolgt war. So verlief dieser Tonuswechsel bis zu dem nach $2^1/_2$ Stunden eintretenden Tod.

Kombinieren sich derartige Symptome mit hemiplegischen Erscheinungen und erweist sich dann womöglich noch der Liquor bluthaltig, so kann an der Diagnose kaum mehr ein Zweifel bestehen.

Ähnliche Erscheinungen können auch bei *Blutungen in den Subarachnoidalraum* erfolgen. Dies Ereignis ist bei massiven Hirnblutungen nicht selten. Gelegentlich verrät dabei der *klonische* Charakter umschriebener Krampferscheinungen die Rindenschädigung. Die Kenntnis des in Bd. X dieses Handbuchs geschilderten Symdroms der akuten *Subarachnoidalblutung,* das nicht zuletzt durch meningitische Symptome ausgezeichnet ist, vereint mit den durch die cerebrale Blutung verursachten neurologischen Symptomen, wird die Diagnose dieser meist hoffnungslosen Fälle ermöglichen.

Ponsblutungen sind ein relativ häufiges Ereignis. Sie kommen für sich allein vor, sind aber öfter aus dem Zwischenhirn fortgeleitet — Abb. 85 — oder eine Lokalisation *multipler* Hirnblutungen. Die Lokalsymptome gehen meist in den Allgemeinerscheinungen des apoplektischen Insultes unter. Das gleiche ist auch der Fall, wenn die Blutung in den Aquädukt und den IV. Ventrikel durchbricht, wodurch die Symptome einer Ventrikelblutung und besonders schwere Druckerscheinungen auf die lebenswichtigen Zentren der Medulla oblongata — Bewußtlosigkeit, CHEYNE-STOKESsches Atmen usw. — entstehen. Kleine isolierte Brückenblutungen können fast symptomlos verlaufen (COHN); doch hängt dies von der Lokalisation der Blutung ab. G. STIEFLER beobachtete einen Fall mit einer etwa erbsengroßen Brückenblutung und daneben winzigen Blutungen in der Haube, welche bis in das Oculomotoriuskerngebiet reichten, wobei nach plötzlich einsetzendem Koma der Tod schon innerhalb 4 Stunden erfolgte. Größere Blutungen, zumal mit Durchbruch in das Ventrikelsystem, haben eine schlechte Prognose (S. 423). Fast unmittelbar tödliche Apoplexien bei Ponsblutungen wurden von GUMPRECHT beschrieben. Spezielle *Prodromalien* drohender Brückenblutungen kennen wir nicht. In einzelnen Fällen scheint Hinterkopfschmerz, Schwindel, Fallneigung zur Seite, Brechreiz oder Brechneigung dem Insult vorauszugehen. — Die *Allgemeinsymptome* einer größeren Blutung sind in der Regel stürmisch und gehen fast stets mit tiefer Bewußtlosigkeit einher. In eigenen Beobachtungen fiel mir außer den genannten Respirationsstörungen auch eine bemerkenswerte exzessive Temperatursteigerung auf. Erhebliche Blutdrucksteigerungen bei Blutungen in die Brückenhaube wurden von JOSUÉ, PAILLARD, NORDMANN und O. MÜLLER (zit. nach TOURNADE und ROCCHISANI) beschrieben. In einem sehr eindrucksvollen Fall L. DE GENNES' stieg der zuvor normale Blutdruck bis auf 300/200 und *blieb* auf dieser Höhe, bis unter Temperaturerhöhung und CHEYNE-STOKESscher Atmung der Tod eintrat. Eine eigenartige, die willkürliche Beeinflussung der Atmung aufhebende Respirationsstörung ist von LEWANDOWSKY und STADELMANN beschrieben worden. Eine halbseitige Atemstörung wurde von DAKAU gesehen. *Epileptiforme Krämpfe*, die von EUZIÈRE und GUIRAUD als pathognomonisch angesehen worden sind, dürften als Folge der Ventrikelblutung bzw. als Symptome eines allgemeinen Hirndrucks anzusprechen sein. M. L. RICHARDSON hat auf das Syndrom eines *akuten Hydrocephalus int.* bei einer in zwei Schüben verlaufenden Ponsblutung aufmerksam gemacht. — Bezüglich der *Herdsymptome* ähneln die Wirkungen einer Blutung weitgehend jenen auf S. 208 f. beschriebenen Symptomen beim Verschluß der einzelnen Brückenarterien. Neben den häufigen Merkmalen alternierender Lähmung kommt es gelegentlich zu isolierten *Hirnnervenlähmungen* vor allem des Abducens und Facialis. Auch Reizerscheinungen vom Trigeminus und Facialis (z. B. Trismus) sind beschrieben worden. Die *Pupillen* sind bei Ponsblutungen meist verengt oder auch erweitert, jedenfalls reaktionslos, ein Symptom, das nach PFEIFER schon im Koma einen wertvollen Hinweis auf den Sitz der Läsion abgibt. Auch die äußeren Augenmuskeln können Lähmungen aufweisen. Über die *konjugierte Deviation* bei Brückenherden, die von MARBURG eingehend bearbeitet wurde, vgl. Bd. V dieses Handbuches. Der bisweilen beobachtete *Nystagmus* ist offenbar die Folge einer Schädigung des DEITERSschen Kernes, der *Schwindel* ein Läsionssymptom der mittleren Kleinhirnarme, und die mitunter bei länger lebenden Kranken beobachteten *Störungen des Hörvermögens* können eine Folge der Läsion der lateralen Schleife sein.

In Verbindung mit Augenmuskellähmung und Gleichgewichtsstörung fand BOUCHAUD eine Herabsetzung des Hörvermögens als Folge einer sicherlich sehr seltenen Blutung im Bereich der Vierhügel (zit. nach PFEIFER). BOSTROEM hat einen anderen Fall einer Vierhügelblutung beschrieben, bei dem sich eine Trochlearis- und Abducenslähmung neben kontralateraler Sensibilitäts- und motorischer Parese fanden.

Ausgedehnte Brückenblutungen machen gelegentlich das Syndrom der *akuten apoplektischen Bulbärparalyse* (S. 359 f.). Völlige Zungenlähmung im Rahmen dieses Syndroms wurde von EICHHORST beschrieben. Kombinationen mit spastischen Extremitätenlähmungen, unter Umständen auch Innervationsstörungen der Blase (K. GOLDSTEIN), weisen auf einen Einbruch der Blutung in den Fuß der Brücke bzw. der Hirnschenkel hin. — *Vegetative* Störungen — vor allem eine herdseitige sympathische Ophthalmoplegie — sind meist nur gering ausgeprägt (im Gegensatz zu Herden in der Medulla oblongata); wohingegen trophische Trigeminusstörungen deutlicher sein können (MARBURG).

Diagnostische bzw. differentialdiagnostische Schwierigkeiten bestehen in schweren Fällen von Brückenblutung nicht. Für die Abgrenzung gegen ischämische Prozesse wie auch gegen Tumoren, die Lues usw. gelten die auf S. 296 f. und 381 dargelegten Gesichtspunkte.

Blutungen in die Medulla oblongata sind derart selten, daß wir uns mit ihrer Erwähnung begnügen können. Soweit sie bis in die Medulla reichende Ponsblutungen sind, komplizieren sie das geschilderte Syndrom. G. STIEFLER erwähnt das Vorkommen medullärer Blutungen gegenüber Erweichungen in einem Verhältnis von 1 : 20 und gibt auch einige Literaturangaben über die wenigen autoptisch verifizierten Blutungen.

Die **Kleinhirnblutung** ist zwar gegenüber Blutungen im Großhirn und der Brücke ein ziemlich seltenes Ereignis; doch sind ihre Symptome — im Gegensatz zu den so oft unerkannt bleibenden Kleinhirnrindenerweichungen — infolge der schweren Zerstörungen des Kleinhirnmarks meist deutlich ausgeprägt. Wie schon auf S. 216 erwähnt, hat sich besonders MINGAZZINI um die Klärung der *Symptome* vasculärer cerebellarer Läsionen verdient gemacht; vgl. auch Bd. V dieses Handbuches. Unter den *Prodromen* sind nach MINGAZZINI vor allem die oft schon für geraume Zeit bestehenden Hinterkopfschmerzen und eine hochgradige allgemeine Schwäche mit besonderer Bevorzugung der unteren Gliedmaßen zu nennen (zit. nach G. STIEFLER). Aus einer Studie F. C. MICHAELS über 10 Fälle von Kleinhirnblutung ist zu ersehen, daß der sog. fulminante Typ, wobei die Patienten tatsächlich mit einem Schrei tot umfallen können, doch recht selten ist. Er fand sich nur einmal.

Ich sah einen derartigen Fall, der sich bei einem Hypertoniker auf dem Klosett ereignete, wobei aber immerhin noch 24 Stunden bis zum Exitus vergingen. Bezeichnenderweise ergab die Autopsie eine völlige Blockade des IV. Ventrikels mit starker Kompression der Medulla infolge der Volumenvergrößerung des Kleinhirns.

MICHAEL erwähnt außer den genannten prodromalen Symptomen Drehschwindel, Übelkeit, Erbrechen, Pulsunregelmäßigkeit, Atemstörungen und Deviation der Augen vom Herde fort. Kein Zweifel, daß nur ein Teil der Symptome wirklich cerebellarer Herkunft ist. Überhaupt wird gerade bei cerebellaren Blutungen angesichts der dabei häufigen Subarachnoidal- und Ventrikelblutungen — 6mal bei den 10 Fällen MICHAELS —, der Behinderung des Liquorabflusses und schließlich der Druckwirkungen auf den Hirnstamm ein recht *gemischtes klinisches Syndrom* zu erwarten sein. In einem Falle BOLDTS kam z. B. durch Druck auf die Vierhügel eine Lähmung des Sphincter pupillae zustande. Druck auf die Oblongeta und Brücke kann bulbärparalytische, spastisch-paretische und vor allem vegetative Störungen am Respirations- und Zirkulationsapparat, auch Nystagmus und konjugierte Deviation machen. Die Folgen einer Ventrikelblutung wurden schon S. 423 f. beschrieben.

Recht typisch in ihrer *verschiedenen* Symptomatologie scheinen mir der 2. und 3. Fall MICHAELS. Im ersten handelte es sich um einen 51jährigen Mann, der nach länger bestehendem Hinterkopfschmerz eine allgemeine Schwäche und Zunahme seiner Kopfschmerzen mit Erbrechen klagte. Nach 5 Tagen konnte er nicht mehr sprechen und wurde benommen. Neurologisch fand sich nur eine beidseitige Reflexsteigerung. Die Sektion zeigte eine nicht durchgebrochene, kleinkirschgroße Blutung in der linken Kleinhirnhemisphäre. — Im anderen Fall handelt es sich um einen 73jährigen Hypertoniker, der schon einmal einen cerebralen Insult erlitten hatte und nun erkrankte mit allgemeinem Schwächegefühl, Unstetigkeit in den Beinen, alsbaldigem Auftreten von Erbrechen, völliger Anarthrie bei ungestörter Orientiertheit und Gebrauchsfähigkeit seiner Glieder. Allmählich verfiel er in ein zunehmend tiefes Koma. In diesem Zustand hustete der Kranke, der Puls wurde unregelmäßig. Die Pupillen wurden ungleich und reaktionslos. Im Liquor fand sich Drucksteigerung und Blut. Unter zunehmender Atemstörung trat nach 24 Stunden der Tod ein. Es fand sich eine große, zentral gelegene Kleinhirnblutung, die in den Ventrikel durchgebrochen war und das ganze innere Liquorsystem mit Blut erfüllte.

Über *Lokalsymptome* bei kleineren und länger beobachteten Kleinhirnblutungen hat G. STIEFLER an Hand der Literatur berichtet. Hierfür sind die gelegentlich jahrelang bestehenden Blutungscysten ein gutes Studienobjekt. Ihre bisweilen wenig dramatische Entstehung, der chronische Verlauf und die gelegentlich zunehmende Kompression des Liquorsystems kann da zu Erscheinungen führen, die nur schwer gegenüber einem *Kleinhirntumor* abgrenzbar sind. STIEFLER erwähnte einen solchen Fall, bei dem nach zweijähriger Krankheitsdauer der Tod plötzlich auf der Straße — vermutlich durch Druckwirkung auf die Medulla — erfolgte. — PINÉAS berichtete über 5 Fälle cerebellarer Blutungen, von denen er zweimal an Hand von Hypotonie, Wackeltremor, Dysmetrie, Adiadochokinese, Nystagmus, Abweichen der Arme und Falltendenz die Diagnose stellen konnte.

Müssen wir in der Mehrzahl der Fälle auch eine *ungünstige Prognose* stellen, so gibt es doch auch eine Menge leichterer Fälle, die sogar symptomlos (NOTHNAGEL) oder nur mit einem leichten Schwindel und Bewußtseinsstörungen (MINGAZZINI) verlaufen können. HILLAIRET und AYALA (zit. nach STIEFLER) haben diese verschiedenen Formen der Kleinhirnblutung ihrer Schwere nach gruppiert. — Die *Diagnose* ist angesichts der vielen Nachbarschaftssymptome zu Lebzeiten oft nicht zu stellen. Gegenüber andersartigen cerebellaren Prozessen entscheidet sowohl der für vasculäre Läsionen charakteristische Beginn wie der Verlauf, auch wohl das Ergebnis der Lumbalpunktion, die meist einen bluthaltigen Liquor ergibt. Man vergesse aber nicht die *Gefahr,* welche bei Fällen mit Verdacht auf Tumor in der hinteren Schädelgrube mit *einer Liquorentnahme* verbunden ist.

Die Behandlung der Cerebralsklerose einschließlich des genuinen Hochdrucks.

Auf S. 301 f. wurde die Behandlung des apoplektischen Insults, also gewissermaßen das fait accompli der Hypertension, der arteriosklerotischen und auch embolischen Hirnerkrankung besprochen. Auf S. 274 f. wurde die Therapie cerebraler Angiospasmen mit besonderer Berücksichtigung der Verhältnisse beim genuinen Hochdruck behandelt, worauf hier verwiesen sei. Dem Arzt obliegt aber auch die *Prophylaxe,* die er zum Schutz des Kranken vor dem Insult und den übrigen Folgen einer Hirnsklerose anwenden kann.

Die große Bedeutung der *genuinen Hypertension* für schon in relativ jungen Jahren auftretende organische Hirnschädigungen, welche an sich ja nur einen Teil jener infolge dieses Leidens invalid werdender und frühzeitig sterbender Menschen betrifft, zwingt uns zu der Fragestellung, ob es nicht möglich ist, die *Entstehung des genuinen Hochdrucks* an seiner Wurzel zu treffen. Die große Bedeutung, welche der *Vererbung* konstitutioneller Eigenarten, die mit der Neigung zur Entwicklung einer genuinen Hypertension einhergehen (vgl. S. 407) zukommt, läßt es geboten erscheinen, in vorbeugender Weise — durch Aufklärung und Beratung — darauf einzuwirken, daß diese verhängnisvolle Anlage nicht durch Heiraten zwischen Mitgliedern gleichbelasteter Familien in verstärkter Weise fortgezüchtet wird.

Familiär gehäuftes Auftreten von cerebralen Apoplexien bei Jugendlichen *nicht*-hypertonischer Art, wie es ARNI ARNASON in Island feststellen konnte und auf eine vererbbare *Gefäßschwäche* bezogen hat (vgl. S. 419) kennen wir — wenigstens in auffälligem Maß — bei uns nicht. Der Autor hat für die dortigen Verhältnisse aber zweifellos recht, wenn er Maßnahmen befürwortet, welche die Vererbung dieser Anlage zu Apoplexien verhindert.

Die Gesetze der Vererbung auf die unkomplizierte *Arteriosklerose* anzuwenden dürfte bei der außerordentlichen Häufigkeit dieser Erkrankung wohl kaum möglich sein.

Die anamnestisch sichergestellte familiäre Häufung hypertonischer bzw. arteriosklerotischer Insulte gebietet schon vor dem Auftreten manifester Störungen, das gefährdete Individuum durch Fernhalten verschlimmernd einwirkender Schädlichkeiten zu schützen. *Die Behandlung manifester präsklerotischer und cerebralsklerotischer Beschwerden Kranker mit genuinem Hochdruck muß den ganzen Menschen betreffen.* Die hervorragende Bedeutung, welche *Erregungen* mannigfacher Art, die Sorgen des Alltags, der Kampf um die Existenz für die Verschlimmerung und schließliche Fixierung des Hochdrucks und die krisenhaften, besonders für die Blutversorgung des Gehirns gefährlichen Blutdrucksteigerungen haben, stellen den Arzt vor eine sehr schwere Aufgabe. Ohne den Kranken unnötig zu ängstigen, wird man alles Einfühlungsvermögen in die Situation und die Reaktionsweise des Leidenden dazu benützen müssen, um ihm die Schädlichkeit seines Verhaltens klar zu machen. Die Erziehung des Kranken zu einer geregelten Lebensweise wurde bereits auf S. 276 als eines der wichtigsten therapeutischen Hilfsmittel dargestellt. Auch die Regelung der *Diät* wurde an dieser Stelle besprochen. Literatur hierüber findet der Leser in den Hand- und Lehrbüchern der inneren Medizin. Neben einer Verminderung des Fleischgenusses und der Kochsalzbeschränkung sorge man auch für Herabsetzung der Flüssigkeitsaufnahme, verbiete den Kaffee und starke alkoholische Getränke und verordne ein im ganzen vorwiegend vegetarisches (BIRCHER-BENNER) und lactovegetabiles Regime. Dazu kommt eine regelmäßige, nicht zu anstrengende körperliche Betätigung, vor allem Spaziergänge von steigender Dauer und schließlich Sorge für ausreichende Ruhe, vor allem während der Nacht. v. KREHL spricht im Sinne aller erfahrenen Ärzte, wenn er darauf hinweist, wie viele Hypertoniker „bei körperlicher und geistiger Ruhe mit nicht viel Salz, nicht viel Fleisch, ohne Tabak und Alkohol, mit viel Mehlspeise, Obst und Gemüse ihren arteriellen Druck schnell herabsetzen und so auch einen großen Teil ihrer Beschwerden verlieren." Der Ausschaltung toxischer Schädlichkeiten, Tabak, Alkohol, Blei, aber auch der Bekämpfung endogener Leiden wie einer uratischen Diathese, des Diabetes und schließlich chronisch infektiöser fokaler Erkrankungen (PÄSSLER) muß alle Beachtung geschenkt werden. Der Arzt soll sich davor hüten, durch immer erneute Blutdruckkontrollen und Hinwendung der Aufmerksamkeit des Kranken auf seinen erhöhten Blutdruck schädliche psychische Komplikationen zu schaffen. BUMKE hat gerade in bezug auf die cerebralen sklerotischen Symptome darauf hingewiesen, wie wichtig es ist, den Kranken, der ja zumeist unter seinen Symptomen leidet, nicht noch mehr zu verängstigen. Deshalb soll man diese Kranken auch nicht etwa ganz aus ihrer Arbeit herausreißen. Die schon erwähnte Krankengeschichte A. FORELs bietet ein ausgezeichnetes Beispiel dafür, wie günstig ein bewußtes Haushalten mit einer verminderten Leistungsfähigkeit für den weiteren Verlauf einer Cerebralsklerose ist.

Die *medikamentöse* Behandlung der auf Arteriosklerose mit und ohne Hypertonie beruhenden cerebralen Störungen tritt gegenüber allgemeinen Lebensvorschriften in den Hintergrund, obschon sie nicht unwesentlich zur Linderung der Beschwerden beitragen kann. Ich verweise wieder auf die Ausführungen auf S. 274 f., deren Nutzanwendung auch hier gegeben ist. *Jod,* das v. ROMBERG immer zur Behandlung der Arteriosklerose empfohlen hat, wird man überall dort anwenden, wo nicht — wie z. B. bei jugendlichen Hypertonikern, Blutdruckerhöhungen im Klimakterium usw. — der Verdacht auf thyreotoxische Komplikationen besteht. Daß Jod die experimentelle Erzeugung einer Arteriosklerose fast verhindern kann, ist nachgewiesen (H. LIEBIG). Auch der günstige Einfluß jodhaltiger Quellen (z. B. Wiessee und Tölz) auf arteriosklerotische Beschwerden ist unbestritten. Die Verbindung von Jod mit anderen, den Kreislauf beeinflussenden Mitteln wie Calcium und Diuretin hat sich bewährt. Die über lange Zeit fortgesetzte Verabreichung von 1—2 Tabletten Jodcalciumdiuretin oder das von K. WESTPHAL empfohlene Rhodancalciumdiuretin wirken sehr günstig (vgl. FAHRENKAMP u. a.). E. KYLIN hat die Behandlung der Hypertension mittels Calcium-Atropin empfohlen. Von unbestreitbarem Nutzen sind bei arteriosklerotischen Hypertonikern häufig Hypnotica und Sedativa mit oder ohne Zusatz von kreislaufanregenden Stoffen: Erwähnt seien Adalin, Lubrocal und vor allem das Luminal, das über lange Zeit in Form von Luminaletten nochmals täglich gegeben wird; Brom, das besonders in appetitanregender Form, z. B. als Brosedan zu nehmen ist; Theominal oder Coffeminal, die bei cerebralen

Störungen im Frühstadium recht nützlich sind. Auch das Theobromin allein leistet nicht selten, zumal bei reinen Cerebralsklerosen, gutes. Statt des Coffeins möchte ich doch in geeigneten Fällen mit niedrigem Blutdruck den guten Kaffee empfehlen, der gerade den zeitweisen Leistungsabfall und manche unangenehme cerebrale Sensation alter Hirnsklerotiker sehr gut beeinflußt. Viele der präsklerotischen, oft undefinierbaren Erscheinungen aber auch z. B. die lästigen peripheren Parästhesien und Organmißempfindungen reagieren auffällig gut auf Sympatol. Auch Cardiazol, Perichol und verwandte Präparate sind des Versuchs wert. Nicht vergessen seien die Baldrianpräparate vgl. S. 275, wo auch die modernen — mit Recht oder Unrecht — als Hormone bezeichneten Kreislaufmittel erwähnt wurden. Sie scheinen wenigstens zum Teil — infolge ihres Gehalts an Adenosinphosphorsäure gefäßerweiternd auf die Peripherie zu wirken und können immer an Stelle der Nitrite, die ja leider oft nur flüchtig wirken und auch nicht selten unangenehme Nebenerscheinungen machen, bei Hypertonikern versucht werden. Von den Nitriten hat sich mir in vielen Fällen arteriosklerotischer Kopfschmerzen wie auch anderer Initialsymptome die LAUDER-BRUNTONsche Salpetermixtur (Kal. nitric., Na. bicarb. āā 24,0, Aqu. dest. ad 300,0, Na. nitros. 0,3 morgens nüchtern 1 Eßlöffel in einem Glas Wasser langsam innerhalb $^1/_2$ Stunde zu trinken) bewährt. G. GANTER lobt das Pacyl — einen peroral darreichbaren Cholinkörper — zur Herabsetzung des Hochdrucks und der mit ihm verbundenen Beschwerden. Eine ausgesprochen drucksenkende Wirkung fand ich nach längerer Darreichung nicht. Die etwas gewaltsame Herabsetzung des Blutdrucks durch parenterale Eiweißinjektionen (Milchinjektionen, KYLIN) ist meines Erachtens bei cerebralen Erscheinungen doch recht eingreifend. Es kann ja überhaupt nicht eindringlich genug davor gewarnt werden, immer in der Blutdruckerhöhung das zu bekämpfende Symptom zu sehen. Viele, zumal alte Arteriosklerotiker brauchen ihren hohen Druck. Wie HOCHREIN und LAUTERBACH erst jüngst wieder hervorhoben, machen bei fixierter Hypertension „die an den Arterien hervorgerufenen Veränderungen zur Aufrechterhaltung des Kreislaufs einen bestimmten Hochdruck notwendig".

Physikalische und *klimatische* Behandlungsmethoden sind wertvolle Hilfsmittel zur Behandlung der Cerebralsklerose. Die neuerdings von LASZLO und WEISEL sowie von W. RAAB empfohlene Diathermie des Hirnstammes beim essentiellen Hochdruck ist freilich gerade bei Cerebralsklerotikern mit Vorsicht anzuwenden; sieht man doch den Blutdruck dabei gelegentlich schon in 20 Minuten um 50 mm Hg abfallen. v. KREHL empfiehlt zur Druckherabsetzung die SCHWENINGER-HAUFFEschen heißen Armbäder; 35—45°, in 25 Minuten steigend. — Die Anwendung von Umschlägen auf den Kopf hat den Vorzug der Ungefährlichkeit und eines gelegentlich zweifellos guten Erfolgs. Während bei präsklerotischen Beschwerden kühle Applikationen am Kopf — (und heiße Fußbäder) — angenehm empfunden werden, finde ich, daß bei einfach cerebralsklerotischen Beschwerden heiße Kompressen evtl. auch mit Kopftieflage besser wirken. — So gut der Einfluß von Kohlensäurebädern auf die Hypertension sein kann, so wenig Sicheres wird man doch über die Wirkungsweise solcher Badekuren — Nauheim, Kissingen, die schlesischen Bäder usw. — auf die eigentliche Cerebralsklerose aussagen können. Die unter der Wirkung indifferenter CO_2-Bäder beobachtete Beschleunigung der Capillarströmung (L. FISCHER) würde für einen günstigen Effekt bei organischen cerebralen Zirkulationsstörungen sprechen. Die überwiegende Ansicht geht wohl dahin, daß bei all diesen, oft sehr nützlichen Badekuren die Ausspannung, die Ruhe, die geordnete Lebensweise und allgemeine Schonung am besten wirken. — Höhen über 1000 m sind für Cerebralsklerotiker nicht empfehlenswert.

Die Indikation zur *Anstaltsbehandlung* schwerer Formen von Cerebralsklerose betrifft schwer depressive Kranke, bei denen Selbstmordgefahr vorliegt, und Erregte wegen der Gefahr der Selbstbeschädigung und der Gefahr für die Umgebung. Für ihre Behandlung gelten die Grundsätze wie für die Behandlung Geisteskranker überhaupt. Die psychiatrischen Lehr- und Handbücher geben über die Art der Anstaltsbehandlung nähere Auskunft.

Die Rolle, welche die Cerebralsklerose mit und ohne arteriellen Hochdruck im Rahmen der ärztlichen *Begutachtung* einnimmt, ist erheblich. Ich begnüge mich hier damit, auf die diesbezüglichen Darstellungen im Handbuch der ärztlichen Begutachtung von LINIGER, WEICHBRODT und FISCHER (Leipzig: Johann Ambrosius Barth 1930) hinzuweisen.

V. Das Aneurysma der Hirnarterien unter Berücksichtigung der arteriovenösen Aneurysmen und venösen Anomalien.

Das Aneurysma der Hirnarterien wird vom Arzt allgemein als eine seltene Erkrankung angesehen, obschon bereits MORGAGNI im Jahr 1714 auf sein Vorkommen hingewiesen hat und den pathologischen Anatomen seit jeher bekannt ist, daß gerade an den Hirngefäßen — und zwar den *extracerebralen Gefäßen der Hirnbasis* — Aneurysmen häufiger vorkommen als an irgendwelchen anderen Organgefäßen. W. BERGER möchte diese auffällige Tatsache auf die Nachgiebigkeit des umgebenden Gewebes, die relativ geringe Wandstärke der Gefäße und die besonderen Blutdruckverhältnisse in diesen dem Herzen so nahen Gefäßen zurückführen. Die linke Seite ist dabei vor der rechten bevorzugt.

Eine der ersten größeren Mitteilungen über Aneurysmen der Hirngefäße (62 Fälle) stammt von SIR WILLIAM GULL (1859); später berichtete PITT über 23 Aneurysmen unter 9000, FEARNSIDE über 55 unter 5432 und OSLER über 12 unter 800 Sektionen (zit. nach B. R. SHORE). BEADLES (1907) konnte nicht weniger als 555 klinische Beobachtungen aus der Literatur zusammenstellen. M. SCHMIDT hat die Häufigkeit von Hirnarterienaneurysmen auf $^1/_2$—$1^1/_2$% aller Autopsien geschätzt. Seitdem ist — nach der Darstellung gar mancher Autoren zu schließen — das Aneurysma der Hirnarterien oft „wiederentdeckt" worden.

Die Ursache der in den letzten Jahren gehäuften Mitteilungen über Aneurysmen hat offenbar einen zweifachen Grund, einmal das wachsende Interesse, welches man den *Subarachnoidalblutungen* — vgl. Bd. X dieses Handbuches —, deren Ursache ja wohl überwiegend in Aneurysmarupturen zu suchen ist, zugewandt hat, und andererseits der Ausbau der Hirntumordiagnostik, welcher wir die Erkenntnis verdanken, daß manche Tumorsymptome genau so gut Folgen der raumbeengenden Wirkung cerebraler Aneurysmen sein können.

1. Pathologische Anatomie und Pathogenese.

Die pathologische Anatomie der Hirnarterienaneurysmen hat zu unterscheiden zwischen *verschiedenen Typen von Hirnaneurysmen*, sowohl was die *Ätiologie* als ihre *Morphologie* anbetrifft.

Schon SYMONDS hat unter Hinweis auf die Arbeiten von BEADLES, WICHERN, REICHARDT, V. JAKSCH und TURNBULL festgestellt, daß die *Syphilis* unter den Ursachen eine sehr geringe Rolle spielt.

FEARNSIDE fand unter 44, F. H. K. GREEN unter 19 und BIEMOND und TER BRAAK unter 15 Aneurysmen der Hirnbasisgefäße keinen einzigen Fall syphilitischer Natur. SOSSMANN fand unter 8 Fällen einmal ein auf Lues verdächtiges Aneurysma. Andererseits enthält die Literatur eine Menge Mitteilungen über *syphilitisch* verursachte *Erweiterungen der Aa. vertebrales* und *basilaris*. SHORE weist auf die einschlägigen Berichte von BOINET, KRABBE und BACKER hin und teilt selbst einen bemerkenswerten Fall aneurysmatischer Erweiterung der beiden Carotiden und der A. basilaris bei einem 57jährigen Syphilitiker mit. W. BERGER meint, daß 10% aller Hirnaneurysmen syphilitischer Natur seien. JACOB ist der Ansicht, daß sich aneurysmatische Bildungen der Hirngefäße auf dem Boden einer Heubnerschen Endarteriitis entwickeln können; doch scheint diese Meinung keinen Anklang gefunden zu haben. Wahrscheinlicher ist das gelegentliche Übergreifen gummöser Prozesse auf die Gefäßwand, wie es u. a. von Saathoff, Reinhardt, Reiche und Esser — an den Aa. vertebrales, der A. basilaris bzw. cerebri post. — beschrieben worden ist.

Die *Arteriosklerose* kann zweifellos zu aneurysmatischen Bildungen führen, obgleich der von W. Berger angenommene Anteil von 65% reichlich hoch bemessen erscheint. Green fand 2 Fälle dieser Art bei Individuen im Alter von 56 bzw. 60 Jahren. Kerppola hat die histologische Struktur solcher Aneurysmen, welche sich in der Regel an der Abgangsstelle arterieller Äste von größeren Hirnbasisgefäßen finden, beschrieben. Die Wandveränderungen sind ohne Schwierigkeit als solche arteriosklerotischer Natur zu erkennen; obgleich natürlich oft nur schwer zu entscheiden sein wird, ob die arteriosklerotischen Veränderungen nicht nur sekundärer Art sind. — Es besteht keine Veranlassung, auf die andernorts (vgl. S. 331 f.) geschilderte pathologische Anatomie dieser arteriosklerotischen Wandveränderungen hier gesondert einzugehen.

Die *traumatische* Entstehung der Aneurysmen wird hinsichtlich ihrer Häufigkeit verschieden beurteilt. Traumen sind vor allem bei der Entstehung von Aneurysmen der Carotis int. — und zwar jenen seltenen im *extraduralen* Abschnitt des Gefäßes — beteiligt. Hofmann meint, daß dabei Zerrungen und Dehnungen der im Kanal fixierten Carotis — zumal wenn sie stark wandgeschädigt ist — ausschlaggebend seien. Da die Aneurysmen sich meist im Bereich der Pars cavernosa entwickeln, entstehen häufig *arteriovenöse* Aneurysmen (vgl. S. 437). Seyfarth, Sattler, Reinhardt und Friedrich (hier auch die Literatur) haben solche arteriovenöse Aneurysmen, letzterer sogar in beiden Carotiden beschrieben. Gelegentlich kommt es auch zu einer Kommunikation mit der V. ophthalmica. Daß *Schädelbrüche* gerade diese Art Aneurysmen verursachen können — Birley und Trotter, Fründ — ist leicht verständlich. Heard und Abramson haben auf ihr Vorkommen besonders nach Frakturen des Os sphenoidale hingewiesen. v. Bogaert, Helsmoortel und Nyssen haben einen eindrucksvollen Fall posttraumatischer Aneurysmaentstehung der A. cerebralis ant. veröffentlicht.

Über die pathologische Anatomie traumatischer Aneurysmen unterrichtet ein Referat von F. Harbitz (1932), welcher an Hand der einschlägigen Literatur die Schlußfolgerung gezogen hat, daß Kopftraumen auch ohne Schädelbruch zu arteriellen Blutungen in die Hirnhaut führen können, ohne daß eine Gefäßruptur nachweisbar wäre. Es ist damit zu rechnen, daß durch Traumen zunächst *partielle Gefäßrupturen* entstehen können, welche entweder ausheilen (Reuterwall) spricht von traumatisch entstandenen bindegewebig geheilten Rissen in der A. basilaris) oder aber die Quelle sich allmählich entwickelnder Aneurysmen werden können. Daß auf traumatischem Wege schon bei Kindern schließlich rupturierende Aneurysmen entstehen können, zeigt ein von Menschel beschriebener Fall eines 2jährigen Kindes, wie auch der eines 6jährigen Mädchens, welcher von Ortmann mitgeteilt und wohl unberechtigterweise als embolisch diagnostiziert wurde. Pawlowski mißt traumatisch entstandenen Einrissen in die Media oder Intima, deren Entstehung durch die Lage der Hirnbasisgefäße und Besonderheiten des Blutdrucks begünstigt werden, eine sehr wesentliche Bedeutung bei.

Der von Saathoff mitgeteilte Fall eines 36jährigen Mannes, der von einem Gerüst abgestürzt war und darauf hin einen 7 mm langen Längsriß durch die Intima und Media seiner A. basilaris bot, ist in der Tat sehr auffällig. Die Beweiskraft der von Pawlowski selbst geschilderten Fälle ist allerdings zweifelhaft. Als posttraumatisch entstanden und schließlich rupturierte Aneurysmen sind auch die Fälle von H. Steininger zu betrachten.

In einer neueren Untersuchung über die traumatische Entstehung extracerebraler Aneurysmen kommt K. Walcher zu dem Schluß, „daß gesunde

Basisarterien bei einem schweren Hirntrauma auch ohne Schädelbruch und ohne Contusio cerebri komplett und inkomplett zerreißen können". Die Vermutung WALCHERS, daß hierbei eine Hypertension als Hilfsursache wirksam sein könnte, trifft für die Mehrzahl der einschlägigen Fälle nicht zu, wohl aber ist sicher, daß Gefäßschädigungen verschiedenster Art prädisponierend für eine spätere traumatische Schädigung der Hirnbasisgefäße wirken können.

Der Umstand, daß mit einer traumatischen Entstehung von Aneurysmen gerechnet werden muß, hat auch eine *sozialrechtliche Bedeutung*. JUNGMICHEL und WALCHER haben hierüber gearbeitet. Die Schwierigkeit der rechtlichen Beurteilung liegen vor allem in dem langen Intervall, welches zwischen Entstehung eines Aneurysmas und der schließlich totalen Rupturblutung, die an sich spontan erfolgen kann, liegt. Der Nachweis eines Zusammenhangs zwischen Unfall und Aneurysma erfordert natürlich stets eine Autopsie. Finden sich bei der Sektion oder in der Krankengeschichte Anhaltspunkte für eine möglicherweise andersartige Entstehung eines Aneurysmas, so wird man mit der Annahme einer traumatischen Entstehung sehr zurückhaltend sein müssen. Von dem Unfall selbst ist zu fordern, daß dabei eine stumpfe Gewalt von erheblicher Stärke eine starke Erschütterung des Kopfes verursacht haben muß. Dabei muß das Trauma den Kopf direkt oder indirekt durch Vermittlung der Wirbelsäule getroffen haben. Kommotionserscheinungen müssen der Gewalteinwirkung folgen (JUNGMICHEL, zit. nach K. WALCHER).

Die Entstehung von Aneurysmen bei der *Endocarditis lenta* — den sog. *mykotischen Aneurysmen* — ist ein häufiges und schon lange bekanntes Ereignis. CHURCH konnte schon 1870 über 13 Fälle dieser Art bei Individuen unter 20 Jahren berichten. W. BERGER schätzt ihre Häufigkeit auf 15% aller Aneurysmen. In der GREENschen Zusammenstellung fanden sie sich in 4 Fällen bei Individuen von 13, 25, 26 und 36 Jahren. EPPINGER hat als erster diese Aneurysmen parasitärentzündlicher Genese, beruhend auf einer Zerstörung der Gefäßwand am Ort des Haftenbleibens infizierter Emboli beschrieben. BENDA hat gezeigt, daß solche Aneurysmen — zwar viel seltener — auch als metastatisch-mykotische Aneurysmen ohne Emboli, z. B. bei Sepsis, Scharlach (EICHHORST) und Influenza (A. FRAENKEL, V. LEYDEN, WARTBURG) vorkommen können. R. LEMKE (vgl. hier auch die Literatur), der sich mit den Arterienveränderungen bei Infektionskrankheiten beschäftigt hat, konnte zeigen, daß sich diese infektiösen Gefäßwandschädigungen der Hirnarterien ziemlich oft bei Influenza, zumal septischen Formen, selten beim Typhus und anderen Infektionskrankheiten aber fast regelmäßig bei Endokarditis finden (11mal unter 12 Fällen). Eine *Prädilektionsstelle* mykotischer Aneurysmen ist die *A. fossae Sylvii*. — *Histologisch* fand LEMKE die typischen Kennzeichen einer metastatischen, meist von außen nach innen fortschreitenden Arterienwanderkrankung, gelegentlich kombiniert mit einer Degeneration der Media und Elastica interna. FAHR hat diese Veränderungen, wozu auch die *Periarteriitis nodosa* als schwerster Grad einer metastatischen Arterienentzündung gehört, als *nekrotisierende Arteriitis* zusammengefaßt. Aneurysmen dieser Pathogenese sind oft *multipel* und können an den Hirnbasisgefäßen wie an den intracerebralen Gefäßen vorkommen. KAUFMANN meint allerdings, daß gerade *einzelne* bis erbsengroße Hirngefäßaneurysmen bei sonst normalen Gefäßen zugunsten eines *infektiös* entstandenen Aneurysmas sprechen.

Über die seltene Beteiligung der Hirngefäße an der *Periarteriitis nodosa* (9mal von 119 Fällen GRUBERS) haben WOHLWILL und M. RICHARDSON gearbeitet. Histologisch dokumentiert sich diese generalisierte Erkrankung zuerst in der Media der kleinsten Arterien und den mediaadventitiellen Bündeln der größeren Gefäße. Es kommt dabei zu einer lokalen Zerstörung der Muskularis und Adventitia mit Infiltration von polynucleären und lymphocytären Elementen, auch Plasmazellen, welche mit histiogenen Zellen von der Adventitia her in die Intima vordringen (RICHARDSON). WOHLWILL bezeichnet als charakteristisch für die Periarteriitis nodosa das Nebeneinander von Proliferation und Infiltration in der Adventitia, die Bildung homogener Massen, welche die Struktur der Media und Intima völlig auslöschen, die Kontinuitätsunterbrechung der Elastica, die endarteriitische Wucherung und die Diskontinuität des Prozesses. Während der Krankheitsprozeß in den kleineren

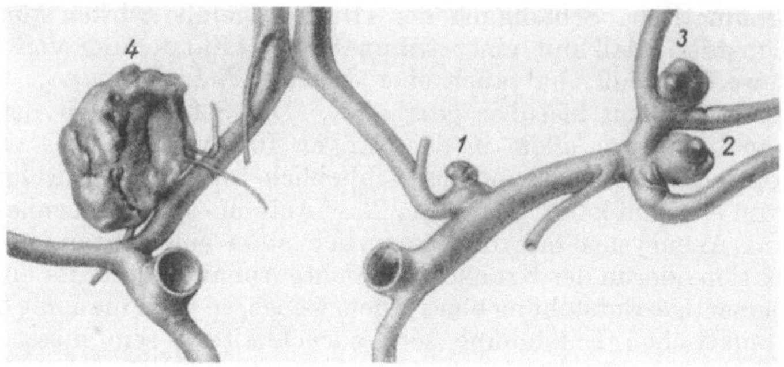

Abb. 92. Schematische Zeichnung zur Wiedergabe der Lokalisation von „kongenitalen" Aneurysmen, wie sie in 4 Fällen von W. D. FORBUS beobachtet wurden.

Gefäßen in der Regel durch die Lumenverengerung der Gefäße ischämische Läsionen des Hirngewebes zur Folge hat, kommt es an den größeren Hirngefäßen gelegentlich zur Bildung multipler Aneurysmen. Nach WOHLWILL hängt dies anscheinend ab vom Verhältnis der Mediaschädigung zur Intimawucherung. RICHARDSON weist im übrigen darauf hin, daß die

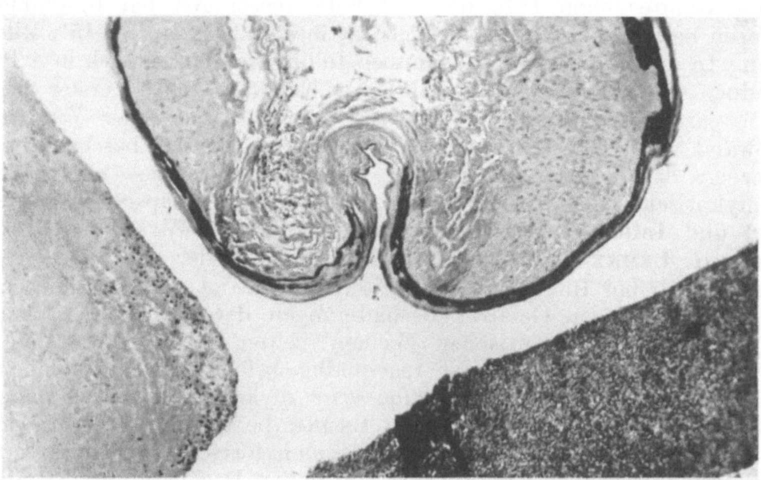

Abb. 93. Frühstadium eines kongenitalen Aneurysmas in dem spitzen Winkel, der durch die Aufzweigung der Arterie — hier der A. cer. media — gebildet wird. Man sieht die Degeneration der Elastica int. über einem Defekt in der Media. (Nach W. D. FORBUS.)

Arterien der unteren Rückenmarksabschnitte und der Nervenwurzeln empfänglicher für die Erkrankung seien als die des Gehirns. Es ist aber nicht zu vergessen, daß diese an sich ja noch ganz unklare Erkrankung außer den Gefäßen auch noch direkt an den Nerven und Muskeln angreift (WOHLWILL).

Über einen eigenartigen Fall eines rupturierten Aneurysma *dissecans* infektiöser Genese an einem Ast der linken A. cer. media bei einer 28jährigen, die mehrere Grippeerkrankungen durchgemacht hatte, hat J. JACOBI berichtet.

Bei weitem am häufigsten findet man Aneurysmen an den Hirnbasisgefäßen, und zwar am Circulus Willisii, welche seit den Untersuchungen H. EPPINGERS als *kongenitale Aneurysmen* bezeichnet werden. Unter den GREENschen Fällen waren 12 von dieser Art und zwar bei Menschen in einem Alter von 21 bis 63 Jahren. Nach WICHERN waren 24,5% einer von ihm zusammengestellten Anzahl von 222 Aneurysmen als sog. angeborene, d. h. auf einer lokalen Gefäßwandschwäche beruhende Aneurysmen anzusprechen. GOWERS und GREENFIELD haben auf die *familiäre Häufung* dieser Aneurysmen hingewiesen. Offenbar gehören auch die von BUSSE und EMRICH beschriebenen sog. *Dehnungsaneurysmen* in die gleiche Kategorie, obschon man in den Anfangsstadien dieser lokalen Ausweitungen der Arterienwand an den Bifurkationsstellen, vor allem im Bereich der A. commun. ant. nicht wohl von echten Aneurysmen sprechen kann. — Eine der gründlichsten Studien über die Pathogenese und pathologische Anatomie der kongenitalen Aneurysmen verdanken wir W. D. FORBUS. Die fast gesetzmäßige Multiplizität dieser Aneurysmen hat FORBUS veranlaßt, die Bezeichnung „kongenital“ und „multipel“ synonym zu verwenden. Mit Hinsicht auf die mykotischen Aneurysmen scheint das freilich etwas weitgegangen. Abb. 92 gibt ein sehr instruktives Bild von der Art, Größe und Lokalisation dieser Aneurysmen. FORBUS fand, daß die Teilungsstelle der Gefäße, und zwar gerade der spitze Winkel, in welchem sich mit größter Vorliebe die sog. kongenitalen Aneurysmen entwickeln, durch einen in der Gefäßentwicklung begründeten *Muskeldefekt* ausgezeichnet ist. Entscheidend für die Bildung eines Aneurysmas an dieser Stelle ist nun allerdings ein in seiner Ursache ungeklärter degenerativer Schwund der Elastica interna. In Abb. 93 erkennen wir das Anfangsstadium, in Abb. 94 das Endstadium eines kongenitalen Aneurysmas.

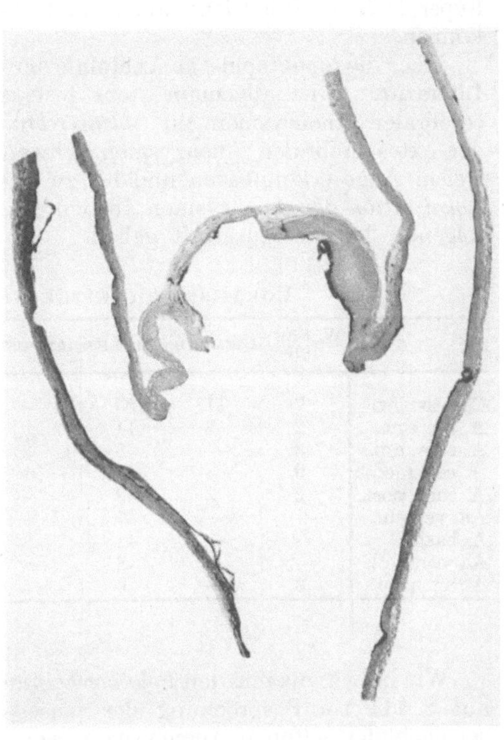

Abb. 94. Kongenitales Aneurysma im Verzweigungswinkel der A. cerebri media. (Nach W. D. FORBUS.)

FORBUS konnte im übrigen auch experimentell zeigen, daß der größte Blutstromdruck die Spitze der Bifurkation eines Gefäßes trifft. Schon physiologischerweise scheint es daher zu einer lokalen Erweiterung an dieser Bifurkationsstelle kommen zu können. Die Dehnung des Gefäßes oder auch seine Schädigung an der Bifurkation führt dann zu relativer Intimahyperplasie, Degeneration der Elastica int. und schließlich zu sackförmiger Ausweitung der Gefäßwand mit Thrombosierung, Organisation und evtl. Ruptur. Eine primäre Aplasie der Elastica int. ist nach FORBUS auszuschließen.

W. BERGER stellte eine ererbte Minderwertigkeit der elastischen Elemente der Gefäßwand (evtl. mit allgemeiner Gefäßhypoplasie und Tropfenherz oder auch Stenose des Aortenisthmus (WOLTMANN und SHELDEN) als Ursache kongenitaler Aneurysmen in den Vordergrund. Im übrigen rät er zur Vorsicht, da gerade die *ersten* Stadien der *Arteriosklerose* (vgl. S. 337), die nach THOMA schon in den 30er Jahren auftreten, zu aneurysmatischen Erweiterungen führen können. Auch TUTHILL glaubt bei der Nachprüfung der FORBUSschen Befunde doch wieder mehr Nachdruck auf die arteriosklerotischen Gefäßveränderungen besonders an den Abgangsstellen von Hirnbasisgefäßästen legen zu müssen. Er konnte keinen Unterschied zwischen arteriosklerotischen und sog. kongenitalen Aneurysmen finden. Die FORBUSschen Mediadefekte sind nach TUTHILL einfache *Artefakte*. — Mir scheint, daß TUTHILL in seiner Kritik doch erheblich über das Ziel hinausgeschossen ist. Das kongenitale Element — in seinen zuvor aufgezeigten Eigenheiten — ist sicherlich bei vielen, vor allem multiplen Aneurysmen wirksam, wozu dann allerdings gelegentlich arteriosklerotisch degenerative Prozesse — Schwund der Elastica interna, Intimahyperplasie — vielleicht auch infektiöse Wandschädigungen sich addieren können.

Über die **topographische Anatomie der Aneurysmen** besteht eine umfangreiche Literatur. Ganz allgemein steht fest, daß gegenüber der Häufigkeit extracerebraler Aneurysmen ihr *intracerebrales Vorkommen selten ist.* Die *Größe* der extracerebralen Aneurysmen schwankt zwischen oft winzigen, kaum mit freiem Auge erkennbaren und bis zu über apfelgroßen Exemplaren. Über die *Lokalisation* der Aneurysmen an den einzelnen *extracerebralen* Arterien soll die folgende Tabelle Auskunft geben.

Lokalisation intrakranieller Aneurysmen.

	W. BERGER	BIEMOND	GOWERS	HARBITZ	HEY	KREY	PAWLOWSKI	PEACOCK	Insgesamt
Carotis int.	7	11	23	—	50	23	—	12	126
A. cer. ant.	2	2	14	} 9	26	11	2	4	66
A. com. ant.	3	—	8		28	5	4	5	54
A. cer. media	9	—	44	6	86	38	1	27	211
A. com. post.	2	2	8	—	13	9	1	—	35
Aa. vertebr.	—	—	7	—	14	3	—	5	29
A. basil.	—	—	41	1	80	42	—	22	186
Aa. cerebell.	—	—	3	—	6	3	—	3	15
A. cer. post.	2	—	6	—	8	—	1	6	17
									739

Wir haben uns mit den *Folgeerscheinungen intracerebraler Aneurysmen* bereits auf S. 411 bei Besprechung der massiven Hirnblutungen beschäftigt. Hier sei noch der seltenen Aneurysmen, welche gelegentlich am *Plexus chorioideus* entstehen, gedacht. Sie können Teilerscheinungen multipler aneurysmatischer Bildungen bei *Endokarditis* sein. WÜLLENWEBER beschrieb einen solchen Fall. Hierher gehört offenbar auch ein sehr gründlich durchuntersuchter Fall von E. KATZENSTEIN, bei dem ein degenerativer sklerosierender und verkalkender Prozeß im Plexus eines Seitenventrikels zu einer aneurysmatischen Blutung bei einer 19jährigen geführt hatte.

Inwieweit die *primären Ventrikelblutungen* (vgl. S. 424), bei welcher also keine Blutung im Hirngewebe selbst für den Bluterguß verantwortlich gemacht werden kann, auf echten aneurysmatischen Bildungen in den Plexus beruht, ist schwer zu sagen, da begreiflicherweise die autoptische Identifizierung der Quelle der Blutung außerordentlich schwierig ist. Die Folgen der aneurysmatischen Blutungen aus den Plexus äußern sich nämlich nicht allein in massiven Blutausgüssen des Ventrikelsystems, sondern — je nach der Lage des Aneurysmas — auch in schweren destruktiven Zerstörungen der Hirnsubstanz. Dies gilt z. B. auch für den KATZENSTEINschen Fall, bei dem offensichtlich eine derartige Aneursymaruptur zu dem typischen Bild einer massiven Hirnblutung mit Durchbruch durch die Hirnkonvexität geführt hatte. So sehen wir auch gelegentlich, daß aneurysmatische Blutungen vor allem aus den Konvexitätsästen der A. fossae Sylvii schwere *sekundäre Hirnzertrümmerungen* im Bereich der Insel und des Temporallappens verursachen. — Syphilitische Aneurysmen können gleichfalls — wenn auch viel seltener als allemein angenommen wird (HEUBNER) — zu intracerebralen Blutungen führen.

Wenden wir uns noch einmal den bereits erwähnten sog. **arteriovenösen Aneurysmen** der Hirngefäße zu. Am häufigsten begegnet man ihnen — wie schon hervorgehoben wurde — zwischen Carotis int. und dem S. cavernosus. Die eigenartigen topographischen Beziehungen dieser beiden Gefäße — die Carotis int. durchzieht bekanntlich den S. cavernosus — erklären, warum ein traumatischer Einriß in die Carotiswand, wie er bei Schädelbrüchen entstehen kann, bzw. die Ruptur eines Aneurysmas der Carotis an dieser Stelle, zu dem Bild eines *traumatischen* bzw. *idiopathischen arteriovenösen Aneurysmas* führt. Eine recht gute Zusammenstellung der Literatur über 621 Fälle dieser Form des arteriovenösen Aneurysmas stammt von D. F. HARKNESS. Nach diesem Autor wären drei Viertel der Fälle traumatischen Ursprungs, während in einem Viertel Arteriosklerose und bisweilen Schwangerschaft (?) anzuschuldigen sei. F. WOHLWIL hat unter Benützung der Darstellung von SEYFARTH, SAIDLER, SATTLER eine klare topographische anatomische Darstellung dieses häufigsten Typs arteriovenöser Aneurysmen gegeben. Die Abb. 95 und 96 nach SEYFARTH zeigen, wie solch ein Aneurysma beschaffen ist und illustrieren seine Einwirkung auf die umgebenden Strukturen. WOHLWILL weist darauf hin, daß ein Aneurysma der Carotis im S. cavernosus diesen völlig verschließen und so — evtl. auch durch eine begleitende *Thrombose des Sinus* — zu Symptomen führen kann, wie sie noch beschrieben werden sollen. Der Druck und die Pulsation des Carotisaneurysmas schädigt außerdem die benachbarten Nerven, auch den N. opticus, wenn das Aneurysma weiter oralwärts reicht. Wie sich die *Ruptur eines Carotisaneurysmas in den Sinus auswirkt*, beschreibt WOHLWILL folgendermaßen:

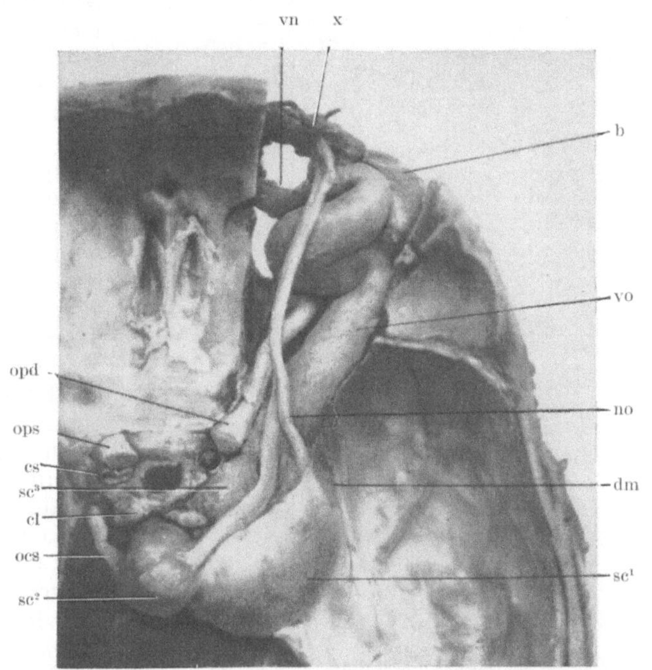

Abb. 95. Aneurysma arterio-venosum der Carotis interna und des Sinus cavernosus. (Nach CARLY SEYFARTH.)

„Durch diese Rißstellen ergießt sich das Arterienblut in den Sinus und verhindert dadurch das Einströmen des venösen Blutes aus der Orbita in diesen. Es kommt zu Rückstauung des Blutes in die der Klappen entbehrende V. ophthalmica und ihre Wurzeln, die sich stark erweitern und allmählich eine erhebliche Verdickung der Wand („Arterialisation" H. SATTLER) erfahren, weiterhin zu *Exophthalmus, Lidödem, Chemosis* und in den Fällen, in denen die V. centralis retinae nicht etwa abnormerweise in die V. ophthalmica inf. mündet, zu einseitiger *Stauungspapille* (SAIDLER). Allmählich gleicht sich die Drucksteigerung infolge von Erweiterung der Anastomosen mit den Gesichtsvenen wieder aus, und nunmehr dringt das arterielle Blut in die Orbitalvenen ein und führt so — oft erst einige Tage bis zu 3 Wochen nach der Ruptur — zum Auftreten eines *pulsierenden* Exophthalmus. Auch hier kann durch Vermittlung des *S. circularis Ridleyi* nach einem Intervall von wenigen Tagen bis zu mehreren Monaten *auf dem anderen Auge dieselbe* Affektion auftreten. Durch Wirbelbildungen wird die Entstehung einer meist von den Orbitalvenen ausgehenden Thrombose begünstigt, die die abnorme Kommunikation zwischen Arterie und Vene zu verlegen vermag, was eine Art Selbstheilung darstellt".

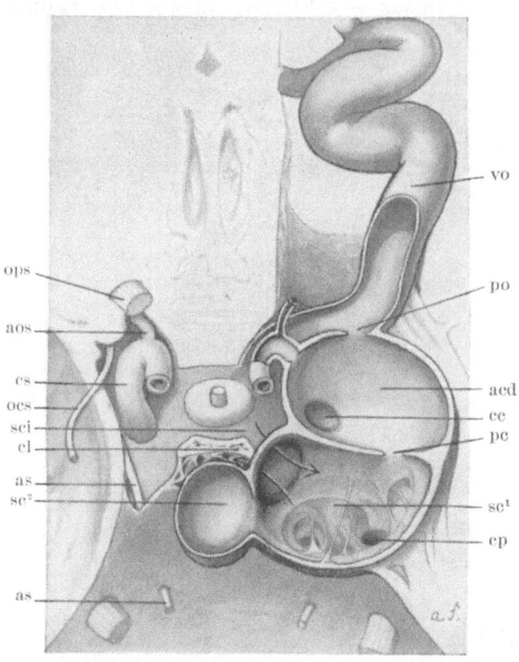

Abb. 96. Schematische Darstellung zu Abb. 27. (Nach CARLY SEYFARTH.)

Erklärung zu Abb. 95 und 96: sc^1 aneurysmatisch ausgedehnter Sinus cavernosus (in Abb. 95 unter der Dura). sc^2 kleiner Anhang des Sackes hinter dem Proc. clinoideus post. (cl). sc^3 Decke des vorderen Teils des ausgedehnten Sinus cavernosus. Vor demselben der Eingang in die Carotis int. sci Sinus circularis. cs Carotis int. sin. acd aneurysmatisch erweiterte Carotis int. dextra. po Kommunikation derselben mit der V. ophthalmica, pc mit dem erweiterten Sinus cavernosus. ec Einmündung der Carotis int. in ihren aneurysmatischen Sack. ep Einmündung des Sinus petrosus inf. in den erweiterten Sinus cavernosus. aos linke A. ophthalmica. vo V. ophthalmica sup. dextra, varicös erweitert und geschlängelt. vn nasaler Ast derselben. ops, opd linker und rechter N. opticus. ocs linker N. oculomotorius. as linker N. abducens. po N. ophthalmicus. b Bulbus dexter. x Weichteile im Arcus supraciliaris. dm strangförmige Verdickung der Dura mater.

Eine ganz **andere Art von Aneurysma arteriovenosum** sind jene zuerst von W. HUNTER beschriebenen und von VIRCHOW als *kongenitale Mißbildungen* erkannten Veränderungen, die in der Literatur unter sehr verschiedenen deskriptiven Bezeichnungen wie *Angioma cavernosum, racemosum, cirsoideum, serpentinum* usw. zu finden sind. Was hier über diese Form arteriovenöser Aneurysmen (wie auch die weiterhin genannten venösen Mißbildungen) gesagt sei, ist nur als Ergänzung der vorhergehenden Ausführungen gedacht. Der Grund, weswegen ich diese Gefäßmißbildungen hier überhaupt erwähne, ist hauptsächlich die Tatsache, daß sie gelegentlich im Fall einer Ruptur einmal auch *intracerebrale Blutungen* — vgl. Abb. 98 — bzw. *ischämische Hirnläsionen* verursachen können. Alles Nähere über sie findet der Leser im Kapitel über die Tumoren des Zentralnervensystems (Bd. XIV dieses Handbuchs), wo diese Mißbildungen ja auch hingehören. Im besonderen sei aber auch auf die jüngst (1936) erschienene monographische Bearbeitung der „Gefäßmißbildungen und Gefäßgeschwülste des Gehirns" von H. BERGSTRAND, H. OLIVECRONA und W. TÖNNIS hingewiesen. — YATES und PAINE sowie S. L. STREETER haben die *Entstehung dieser arteriovenösen Aneurysmen* des Gehirns an Hand des ontogenetischen Studiums der Gefäß-, besonders der Venenentwicklung des Gehirns erklärt. Wie DANDY in einer sehr eingehenden Studie gezeigt hat, sind durchaus nicht alle diese Mißbildungen arteriovenöser Art, sondern manche der als Rankenangiome und Aneurysma cirsoideum beschriebenen Bildungen sind rein *venöser* Natur. H. BERGSTRAND nennt das „arteriovenöse Aneurysma nur eine spezielle Form des Angioma racemosum venosum". Nach DANDY, der auch die gesamte einschlägige Literatur referiert hat, wie allen anderen Kennern dieser Mißbildung ist der Anblick eines arteriovenösen Aneurysmas — also einer *abnormen Kommunikation von Arterien und Venen unter Ausschaltung des normalen zwischengeschalteten Capillarbetts* — gekennzeichnet durch die auffällige Erweiterung der abführenden, pulsierenden arterielles Blut enthaltenden Venen und weiterhin die Erweiterung und Schlängelung der in das Gefäßkonvolut einmündenden Arterie.

Die Häufigkeit dieser Mißbildung ist nicht so gering, wie meist angenommen wird. DANDY beziffert sie auf 0,5—1% dort, wo neurologisches Material gesammelt wird. Zwischen zuführender Arterie und abführender Vene können

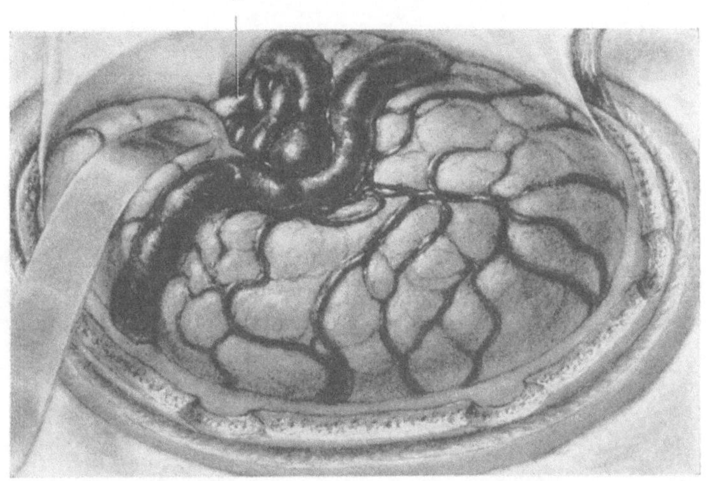

Abb. 97. Arteriovenöses Aneurysma zwischen der A. cerebri media und einer enorm erweiterten und pulsierenden SYLVIschen Vene. × Verbindung der Arterie und Vene. (Nach W. E. DANDY.)

sich als Angiome imponierende Erweiterungen auch Neubildungen der verbindenden Gefäße finden. Den arteriovenösen Aneurysmen kann man überall im Hirn — im Bereich des Großhirns wie des Kleinhirns, in der Ein- wie auch Mehrzahl — begegnen. Manchmal sieht man sie auch mit oder ohne intrakranielle Kommunikation im Bereich der A. carotis ext. in der Haut auf dem Schädel. Als abnorme Verbindung von Ästen der A. cerebri media mit Konvexitätsvenen finden sie sich meist in der Parazentralregion und zwar auf der Hirnoberfläche, wo sie ihrer charakteristischen Beschaffenheit und ihrem pulsierenden Verhalten wegen nach Eröffnung des Schädels zu diagnostizieren sind (Abb. 97; vgl. auch S. 447).

Histologisch kann man gewöhnlich die arterielle bzw. venöse Struktur des jeweiligen Abschnitts des Aneurysmas gut erkennen. Immer sieht man schwere Gefäßveränderungen, da und dort auch komplett thrombosierte Gefäße. Die Elastica pflegt schlecht entwickelt zu sein, desgleichen die Media, in der sich hyaline Degeneration und Verkalkungen finden. Die mangelhafte Struktur der Gefäßwand zusammen mit der Neigung zu Thrombosierung ist nach DANDY eine der Hauptursachen für das frühzeitige Auftreten von *Blutungen* und *Ernährungsstörungen im Bereich dieser Aneurysmen.*

In 22 Fällen der Literatur folgte neunmal der *Tod an Hirnblutungen* (Abb. 98). DANDY meint, daß überhaupt in der Mehrzahl von Hirnblutungen, wo andere

Ursachen — auch Tumoren — auszuschließen sind, der Tod die Folge der Ruptur solcher arteriovenöser Aneurysmen sei.

Auch **rein venöse Mißbildungen** kommen am Zentralnervensystem vor. Dabei finden sich neben solchen venösen Anomalien meist noch andere Anlage- oder Entwicklungsstörungen. Die Hirnvenen sind gelegentlich nur der Zahl und nicht der Größe nach vermehrt und unterscheiden sich dadurch wie durch das Fehlen einer Pulsation von den zuvor genannten arteriovenösen Mißbildungen. Im Bereich des S. longitudinalis findet man manchmal divertikelartige Bildungen, die — meist im Bereich des Scheitellappens — zu Knochenverdünnungen

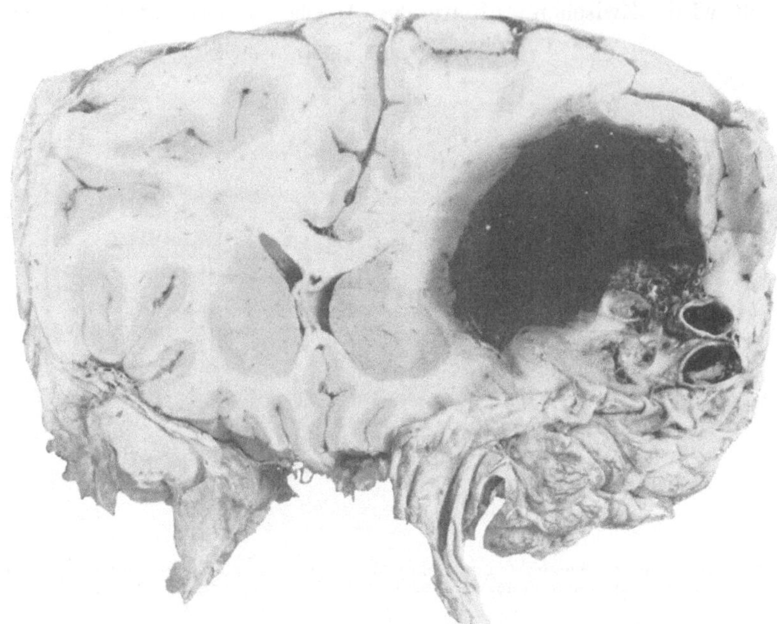

Abb. 98. Intracerebrale Massenblutung aus einem arteriovenösen Aneurysma. (Nach R. MÜHSAM.)

und Vorwölbung führen können (DANDY). BENDA hat Kombinationen von *Phlebektasien* und *Varicen* an den Häuten des Gehirns und Rückenmarks beschrieben. Gelegentlich sind sie mit arteriovenösen Aneurysmen kombiniert. ESSER hat 1925 9 Fälle von Varicen am Gehirn zusammengestellt (zit. nach SCHULTZ).

Eine eigenartige venöse Anomalie, die von E. V. HAHN wohl unberechtigterweise als arteriovenöser Natur angesehen wird, ist der sog. *Sinus pericranii*. In ausgeprägten Fällen handelt es sich bei dieser seltenen Erkrankung um ein sackartiges, dem Schädel aufliegendes, blutgefülltes Gebilde, das in Verbindung mit dem S. longitudinalis steht und keine Pulsation zeigt. Die ursprünglich von STROMEYER angenommene traumatische Entstehung muß abgelehnt werden. Es handelt sich in Wirklichkeit wieder um eine kongenitale Mißbildung, welche abnorme Verbindungen zwischen dem Sinus und oberflächlichen Schädelvenen mittels der Emissarien schafft, die lange unbemerkt bleiben, sich von selbst oder nicht selten auch durch Traumen verschlimmern und so im Lauf der Jahre Symptome machen können. E. MÜLLER bezeichnet den Sinus pericranii als ein venöses „Angiom“, während SUDHOFF von einem „genuinem Varix in Kommunikation mit einem Hirnsinus“ spricht.

Am *Rückenmark* sind venöse Gefäßanomalien keine Seltenheit. ELSBERG fand bei 130 Laminektomien sechsmal Varicen (zit. nach SCHULTZ). Zu ihnen gehört wohl auch das sog. Angioma plexiforme (der „Venous plexus“ der englischen und amerikanischen Autoren), das nach DANDY gar kein ungewöhnlicher Befund ist. L. FREY hat einen Fall eines Aneurysmas cirsoideum am Rückenmark beschrieben.

2. Klinische Erscheinungen.

Die klinisch diagnostizierten Hirngefäßaneurysmen stehen der Zahl nach in gar keinem Verhältnis zu der Häufigkeit ihres autoptischen Nachweises. Ihre Diagnose ist also demnach offenbar schwierig. BEADLES fand unter 555 verifizierten Fällen nur 7, wo die Diagnose intra vitam gestellt worden war.

C. P. SYMONDS hat in seiner vorbildlichen Studie über die klinischen Symptome der Hirnaneurysmen *drei Gruppen von klinischen Erscheinungen* zusammengestellt; 1. *Nachbarschaftssymptome* infolge der Druckwirkung des Aneurysmas auf nervöse Gebilde, die natürlich nur als Lokalsymptome, nicht aber ohne weiteres als Zeichen für die Natur des Krankheitsprozesses verwertbar sind; 2. Symptome, welche auf die Ätiologie eines vermuteten Aneurysmas hinweisen; 3. Symptome, die gerade Aneurysmen eigen sind.

Klinische Syndrome, welche *Verdacht* auf Aneurysmen werden, sind einerseits nur *Tumorsymptome* (Gruppe 1 nach SYMONDS) und andererseits Merkmale einer *Subarachnoidalblutung,* welche in der überwiegenden Mehrzahl der Fälle durch eine Aneurysmaruptur hervorgerufen wird (Gruppe 3 nach SYMONDS). Neben diesen beiden Syndromen spielen die Anzeichen der zweiten Gruppe erfahrungsgemäß nur die Rolle von Verdachtsmomenten. Wichtig ist da natürlich z. B. der Nachweis einer *Endokarditis* als Ursache eines vermuteten cerebralen Aneurysmas. Auch *Schädeltraumen,* zumal wenn es sich um Frakturen gehandelt hat, verdienen gebührende Beachtung. Eine *Syphilis* in der Anamnese und vorgeschrittenes Alter, in dem Aneurysmen *arteriosklerotischer* Natur vermutet werden können, mögen dann und wann im Einzelfall helfen. Der Gedanke an eine *kongenitale* Mißbildung jedoch wird bei dem üblichen Fehlen einwandfreier Aneurysmasymptome meist nur eine reine Hypothese bleiben müssen.

Die Symptome einer *Subarachnoidalblutung* werden in der Literatur in den allermeisten Fällen als *die ersten Kennzeichen* für das Vorhandensein eines Aneurysmas überhaupt beschrieben. Auch in den Fällen, bei welchen schon Nachbarschafts- oder allgemeine cerebrale Drucksymptome den *Verdacht* auf das Vorliegen eines Aneurysmas erweckten, ermöglicht doch meist erst die Blutung die Diagnose. In Bd. X dieses Handbuches findet sich das Syndrom der Subarachnoidalblutung eingehend beschrieben. In vielen Fällen sind die Zeichen *wiederholter Rupturblutungen,* welche im Anfang noch einmal zum Stillstand kommen und durch die Organisation der blutenden Stelle verstärkte Lokalsymptome hinterlassen können, *typisch.* WICHERN hat auf die bisweilen sehr *langen Intervalle* zwischen den einzelnen Blutungen, wie sie in den Fällen der Literatur immer wiederkehren, als diagnostisches Merkmal hingewiesen. FEARNSIDE fand diese Intervalle — einmal sogar 20 Jahre! — in fast der Hälfte der von ihm zusammengestellten 44 Fälle. Bisweilen geben die Patienten an, daß sie gefühlt hätten, daß sich etwas in ihrem Schädel ereignet habe („something snapping at the base of the skull") (P. SYMONDS).

LEMMEL hat über zwei intra vitam diagnostizierte Fälle berichtet, wobei der eine bei seiner ersten Blutung plötzlich starken *Druck im Kopf* und sofort einsetzende *heftigste Kopfschmerzen* verspürte, und gleich darauf *Schweißausbruch,* hochgradige *Blässe* und *Schwindelgefühl* eintraten. In einem zweiten Fall verspürte der Kranke beim Coitus — im Stehen — plötzlich einen reißenden Schmerz im Nacken und Kopf.

In der Regel tritt dann rasch, unter Umständen schlagartig *Bewußtlosigkeit* ein. Wenn die Kranken wieder zu sich kommen, so fühlen sie einen starken Schmerz meist im Hinterkopf und *Nackensteifigkeit.* Die *Lumbalpunktion* ergibt *blutigen Liquor.* Der *erhöhte Hirndruck* verrät sich nicht selten am Puls (*Bradykardie,* aber auch *Tachykardie*), *Temperatursteigerung* und in einer mäßigen *Stauungspapille,* auch können *Blutungen* in der *Retina* als Folge venöser Stase des V. centralis retinae (SANDS) oder als Zeichen der im N. opticus fortgeleiteten Meningealblutung erscheinen (PARKER, M. SCHMIDT). Oft fehlen die Sehnen- und Bauchdeckenreflexe (SANDS). — *Kleinere Blutungen* brauchen nicht immer so stürmisch zu verlaufen. Unter anderem haben KEEGAN und BENNETT Fälle beobachtet, bei denen über Wochen Kopfschmerzen, Erbrechen, Schwindel, vorübergehende Bewußtseinsstörungen, Krämpfe und passagere Reiz- und Lähmungssymptome einzelner Hirnnerven der großen Blutung gewissermaßen als *Prodrome* vorausgingen.

J. COLLIER berichtet von einem 30jährigen Mann, der 4 kleinere Anfälle gehabt hat, bevor die große Blutung eintrat. — LÖWY sah eine 29jährige Frau, die wochenlang über schwerste Stunden bis Tage dauernde Kopf- und Nackenschmerzen, dazu Ohrensausen, Dunkelwerden vor den Augen und Erbrechen geklagt hatte. — REID und GLEAVE berichten über eine 33jährige Frau, die mit Kopfschmerz und Erbrechen erkrankt war, sich 8 Tage schlecht fühlte, wieder 2 Ohnmachten mit Erbrechen erlitt, wonach Hinterkopfschmerz und Fiebergefühl zurückblieben, bis nach weiteren 8 Tagen die große Blutung erfolgte.

Auf die an „*ophthalmoplegische Migräne*" erinnernden Erscheinungen bei blutenden Aneurysmen werden wir noch zurückkommen. — SYMONDS meint, daß die aneurysmatischen Blutungen, welche plötzlich mit Kopfschmerz und tiefer Bewußtlosigkeit beginnen, rasch komatös werden und ihrem ersten Insult erliegen, sich meist bei Aneurysmen arteriosklerotischer Genese bei alten Leuten ereignen; wohingegen für kongenitale Aneurysmen der Verlauf in Intervallen mit meningitischen Symptomen kennzeichnend sei.

Der prädilektive Sitz kongenitaler Aneurysmen am Circulus Willisii führt, wenn die Subarachnoidalblutung auf einen kleineren Bezirk an der Schädelbasis beschränkt bleibt, zu anderen Erscheinungen (vor allem seitens der Hirnnerven!) als sie etwa bei einer blutenden mykotischen Aneurysma der A. fossae Sylvii auftreten. A. v. SARBO legt großen Wert auf das *gekreuzte Verhalten von Reiz- und Lähmungserscheinungen,* wie es bei Blutungen von Aneurysmen der letztgenannten Art bisweilen vorkommt. Die mit der Blutung gleichseitiger Reizerscheinungen an den Extremitäten sind die Folge der Kompression der gegenüberliegenden Hemisphäre. v. SARBO fand dies Syndrom außer bei hämorrhagischer Pachymeningitis bei aneurysmatischen Blutungen aus Konvexitätsarterien und mißt ihnen einen erheblichen diagnostischen Wert bei.

Nachbarschaftssymptome der Hirnaneurysmen sind bei *nicht* blutenden Aneurysmen zweifellos eine Seltenheit, obgleich der Ausspruch FEARNSIDES, daß Aneurysmen ohne Ruptur überhaupt keine Symptome machen, doch über das Ziel hinausschießt. Immerhin verdient die Erfahrung H. CUSHINGS, daß Hirnchirurgen doch nur ausnahmsweise statt eines vermuteten Tumors ein Aneurysma finden, die gebührende Beachtung. Die Drucksymptome der Aneurysmen auf benachbarte nervöse Strukturen werden wir also in der Regel *bei bereits blutenden* und mehr oder minder wieder *abgekapselten* oder aber bei *abnorm großen Aneurysmen* zu erwarten haben.

Die topographischen Verhältnisse der Arterien an der Hirnbasis empfehlen die Nachbarschaftssymptome in eine *vordere* und eine *hintere Gruppe* zu trennen, Bei der ersteren handelt es sich um Aneurysmen, welche von der A. cer. ant., commun. ant., carotis int., cer. media und commun. post. ausgehen, während die zweite Gruppe Druckerscheinungen von Aneurysmen der Aa. vertebrales, basilaris, cerebellares und A. cer. post. betrifft.

Vordere Gruppe: Aneurysmen der Carotis int. können lange Zeit symptomlos bleiben. Erst wenn sie die nötige Größe erreicht haben, womöglich thrombosiert oder verkalkt sind, verursachen sie Erscheinungen, welche oft mit dem Syndrom eines *Hypophysentumors* große Ähnlichkeit haben (J. COLLIER). Vor allem kommt es infolge der dichten Nähe des N. oculomotorius, welcher auf etwa 1 cm Länge der Carotis anliegt, oft zu Schädigungen dieses Nerven, seiner äußeren und inneren Äste. Der N. trochlearis und abducens liegen etwas tiefer und mehr nach außen; der N. abducens zwischen der Carotis und dem S. cavernosus. So können bei genügender Größe des Aneurysmas — zumal bei kleinen rezidivierenden Blutungen — *alle* Augennerven betroffen sein. ALBRIGHT fand in 32 Fällen den Oculomotorius stets schwerst geschädigt, den Trochlearis bald mehr, bald weniger betroffen, den Abducens oft verschont. In 6 Fällen fand sich auch der N. opticus geschädigt.

Einen typischen Fall dieser Art hat schon 1872 BARTHOLOW veröffentlicht. Hier fand sich bei einem Aneurysma der Carotis int. am Abgangsort der A. cer. media gleichseitige Ptosis, Mydriasis, Schielstellung nach aus- und abwärts, Erschwerung der Augenbewegung nach auf- und einwärts und dazu eine Opticusschädigung. — KEEGAN und BENNETT beschrieben einen Fall, wo das Aneurysma an der Abgangsstelle der A. commun. post. gefunden wurde und unter der Wirkung einer Blutung sich eine gleichseitige Ptosis, Internusparese, träge Pupillenreaktion und Papillenschwellung gezeigt hatten.

Häufig machen Carotisaneurysmen auch Druckerscheinungen am Trigeminus. ALBRIGHT fand V-Symptome sogar an zweiter Stelle nach III-Paresen. Am, häufigsten kommt es dabei zu einer Arreflexie der Cornea des paretischen Auges, gelegentlich zu Hyperästhesie, auch wohl einem Tic. douloureux (BARTHOLOW) und lokalen Hypästhesien. Der zweite und dritte Trigeminusast und gar der motorische Trigeminus sind nach ALBRIGHT nur bei sehr schweren Fällen betroffen. Die Druckwirkung auf den Trigeminus zusammen mit der Wirkung kleiner Blutungen ist sicherlich für die schmerzhaften Zustände, die fälschlicherweise gelegentlich als *Migräne* gedeutet werden, verantwortlich.

E. BRAMWELL hat darauf hingewiesen, daß manche Fälle von *periodischer Augenmuskellähmung* mit Schmerzen im Auge, aber auch von sog. *ophthalmoplegischer Migräne* durch aneurysmatische Blutungen oder die Druckwirkung von Aneurysmen hervorgerufen werden könnten. Vor ihm hat H. L. PARKER auf die mögliche kausale Bedeutung von Aneurysmen für die sog. „migraine-palsies", wobei unter heftigem migränösen Kopfschmerz eine Lähmung des III., seltener des IV. und VI. Hirnnerven auftritt, sich bessert oder in Tagen bis Monaten auch ausheilt, um meist in verschlimmerter Form wiederzukehren, hingewiesen. Ein autoptisch gesicherter Fall dieser Art ist von STRAUSS, GLOBUS und GINSBURG beschrieben worden. Der Schmerz hinter dem Auge bei blutenden Aneurysmen der Carotis ähnelt der von HARRIS beschriebenen *Ciliarneuralgie* und dürfte die Folge der Kompression *sympathischer* Nervenfasern sein. BRAMWELL fand, daß er sofort nach Ligatur der Carotis verschwindet.

Gerade die *Kombination einer Oculomotoriusparese mit Trigeminussymptomen* ist so *charakteristisch* für ein Aneurysma der Carotis int., daß CUSHING das Syndrom plötzlicher apoplektiformer Attacken, gefolgt von einseitiger Oculomotoriuslähmung mit Ptosis, Schmerzen über der gleichseitigen Kopfhälfte mit Hypästhesie im ersten Trigeminusast, Retinablutungen und blutigem bzw. xanthochromem Liquor als beweisend für ein Carotisaneurysma ansieht.

Aneurysmen, welche *von der A. cer. ant. bzw. commun. ant.* ausgehen, wirken sich begreiflicherweise stärker auf den Olfactorius und vor allem den Opticus aus. Wenn KEEGAN und BENNETT meinen auf Grund ihrer Studien an 10 Fällen Lokalsymptome bei Aneurysma der A. cer. ant. überhaupt verneinen zu können, so entspricht das sicherlich nicht den Tatsachen.

SYMONDS hat die Krankengeschichte eines 25jährigen mit einem mykotischen Aneurysma der A. cer. ant. mitgeteilt, der nach vorübergehendem Stirnkopfschmerz plötzlich rechtsseitig erblindete, eine rechtsseitige Oculomotoriusparese und linksseitige homonyme Hemianopsie bot. — v. BOGAERT, HELMSMOORTEL und NYSSEN fanden bei einem großen traumatischen Aneurysma im Teilungswinkel der A. cer. ant. und comm. ant. eine vorübergehende Erblindung, nach einem 2. Insult plötzliche einseitige Amaurose mit starkem Kopfschmerz, die nach 10 Tagen auch das andere Auge ergriff. Ophthalmologisch schien es sich um eine Neuritis n. optici zu handeln. Dazu entwickelte sich unter ansteigenden Temperaturen eine *Diabetes insipidus* und eigenartigerweise eine Extremitätengangrän. — HARRIS sah eine 46jährige Frau, die vor 7 Jahren über Kopfschmerz und Doppeltsehen geklagt hatte, bei der sich später eine konzentrische Gesichtsfeldeinengung sowie träg auf Licht reagierende Pupillen fanden und später unter Abblassung der Papille an einem Auge ein komplettes zentrales Skotom auftrat. Die letzte Blutung ereignete sich unter plötzlichem Aufschrei, völliger Erblindung und einem eigenartigen raschen Wechsel im Kontraktionszustand der Pupillen. Es fand sich ein offenbar kongenitales rupturiertes Aneurysma der A. cer. ant., welches das Chiasma und den einen Tr. opticus stark komprimiert hatte. — Einen Fall eines Aneurysma der A. comm. ant. hat FOUCHÉ mitgeteilt. Es handelte sich um einen 45jährigen Mann, der seit 13 Monaten an intermittierendem Scheitelkopfschmerz und seit 6 Monaten an einer zunehmenden Sehstörung gelitten hatte. Man fand ein großes zentrales Skotom an einem Auge mit Papillenabblassung und völliger Reaktionslosigkeit der Pupillen. 14 Tage später setzte plötzlich unter Krämpfen, Bewußtseinsverlust, einseitiger Ptosis und engen, reaktionslosen Pupillen die tödliche Blutung ein.

Eine ganz besondere Seltenheit ist ein *Aneurysma* der *A. ophthalmica*, wie es R. F. MOORE bei einem 35jährigen Mann mit schwerer Endocarditis beschrieben hat. Hier trat unter Stirnkopfschmerz eine plötzliche einseitige Erblindung bei normalem Augenhintergrund auf, welche Verf. auf eine durch die Blutung erfolgte Berstung des N. opticus zurückführt.

Aneurysmen der A. cer. media machen nach SANDS auch nur in etwa $^1/_5$ der Fälle Lokalsymptome. Bisweilen treten starke Schmerzen, wohl infolge Kompression des Trigeminus auf. Bricht das Aneurysma in den Schläfenlappen bzw. die Insel ein, so resultieren dementsprechende cerebrale Symptome.

LÖWY hat ein in das Unterhorn perforiertes Aneurysma der A. cer. media bei einer 29jährigen Frau beschrieben, die längere Zeit wechselnd an Kopf- und Nackenschmerzen, Erbrechen und Nackensteifigkeit litt. Die Schmerzen betrafen die eine Kopfhälfte und strahlten bis zum Nacken aus. Sie erlag ihrer letzten Blutung, nachdem zuvor noch plötzlich eine Anästhesie im Trigeminus einer Seite, schwere Gangbehinderung, Pyramidenbahnsymptome, Pulsverlangsamung und Temperaturanstieg aufgetreten waren. — LEMMEL sah eine 46jährige Frau, bei der ein Aneurysma der A. cer. media das erste Mal in das Centrum semiovale eingebrochen war und eine zweite Blutung sich in die gleiche Richtung eingewühlt hatte. Die klinischen Erscheinungen waren hier vor 6—7 Jahren u. a. Ohrensausen, Schwindel und ticartige Zuckungen an einem Mundwinkel mit Kopfschmerz. Die erste Blutung führte zu einer typischen Hemiplegie mit meningitischen Symptomen; die zweite führte rasch zum Tod.

Rein symptomatisch können *Rupturen aus Aneurysmen der A. cer. media also weitgehend intracerebralen Blutungen mit Ventrikeldurchbruch gleichen.* Entscheiden wird in der Regel der Verlauf und vielleicht auch der übrige Körperbefund.

SYMONDS berichtet u. a. über einen 19jährigen Mann, der bereits 3 Blutungsschübe überstanden hatte und im letzten Anfall eine Parese des rechten Oculomotorius (Ptose) mit linksseitiger Hemiparese erlitt, Symptome, welche SYMONDS wohl mit Recht auf ein blutendes Aneurysma im Bereich des rechten Hirnschenkelfußes zurückführte.

Nicht selten sieht man Aneurysmen am Abgang der *A. commun. post.* aus der Carotis. Wie die Carotisaneurysmen selbst, verursachen auch die der A. comm. post. fast in jedem Fall eine Schädigung des *Oculomotorius.* (STREULI hat über „Augenmuskellähmung und basales Aneurysma" eine Dissertation verfaßt.) — SYMONDS hat einen einschlägigen Fall bei einer 52jährigen Frau unter Vergleich mit ähnlichen Beobachtungen der Literatur sehr genau beobachtet und beschrieben. Er fand als Nachbarschaftssymptome solche, welche von jedem Tumor im Bereich bzw. an der Außenseite des S. cavernosus hervorgerufen werden könnten. Der Reihenfolge nach waren aufgetreten: Schmerzen im R. ophthalmicus des Trigeminus, Schwäche und schließlich Lähmung des R. oculomotorius, Exophthalmus, Herabsetzung des Sehvermögens, Lähmung des IV. und schließlich VI. Hirnnerven. In anderen Fällen der Literatur (vgl. SYMONDS) haben Aneurysmen dieser Lokalisation *hypophysäre Ausfallserscheinungen mit Opticusatrophie* und *Hemianopsie,* also typische *Hypophysentumorsymptome* verursacht. Wie schwer diese Differentialdiagnose ist, hat CUSHING an mehreren Beispielen gezeigt. Auch LODGE und J. COLLIER haben auf die Unmöglichkeit der Unterscheidung nichtblutender, thrombosierter bzw. verkalkter Aneurysmen dieser Gegend gegenüber Tumoren hingewiesen. — Daß Aneurysmen der A. comm. post. auch halbseitige motorische Reiz- und Lähmungssymptome machen können, geht aus mehrfachen solchen Berichten, auch der Mitteilung KEEGANs und BENNETTs hervor.

Hintere Gruppe: Die *Aneurysmen der A. cer. post* sind selten. Einen gut beobachteten Fall eines kongenitalen Aneurysmas bei einem 25jährigen hat E. L. GRAFF mitgeteilt. Hier wie bei den rupturierten Aneurysmen der A. cer. media können leicht cerebrale Läsionen, welche diesmal von einem *Einbruch der Blutung in den Thalamus, das Pallidum bis in die innere Kapsel und den Seitenventrikel* herrühren, das klinische Bild komplizieren und die Diagnose sehr erschweren. Dazu kommen evtl. schon in früheren Stadien ischämische Ernährungsstörungen im Bereich der kranken Arterie. In vorliegenden Fall war auch eine mehrmalige transitorische motorische und sensible Halbseitenlähmung mit Hemianopsie aufgetreten. Der terminale Insult bot dann das Bild einer *intracerebralen Läsion* kombiniert mit einer *meningealen Apoplexie.*

Die *Aneurysmen der Aa. vertebralis* und der *A. basilaris,* die bisweilen eine *sehr beachtliche Größe* erlangen können, machen Drucksymptome, welche im Bereich der Medulla oblongata das Syndrom einer *akuten Bulbärparalyse* (vgl. S. 359) imitieren können. Zweifellos sind nun eine große Zahl zentralnervöser Symptome gerade bei den Aneurysmen der Basilaris (und auch der Vertebralis) die Folge der Verlegung der aus diesen Gefäßen abgehenden Äste. Gerade die homo- und bilateralen paramedianen Erweichungen in der Brücke — vgl. S. 209f. — sind gar nicht selten die Folge solcher Aneurysmen (Literatur bei S. O. TRELLES). BORCHARDT hat auf den rezidivierenden Verlauf dieser aneurysmatisch bedingter Lähmungen hingewiesen (zit. nach STIEFLER). In einem Fall MARGARETTENs kam es zu einer Tetraplegie mit bulbären Symptomen. Die nicht seltene erhebliche Längsausdehnung dieser Aneurysmen macht auch die Druckschädigung einer ganzen Reihe der austretenden Hirnnerven verständlich. STIEFLER erwähnt ein von MORROW beschriebenes 3 cm langes und 2,3 cm breites „fusiformes" Aneurysma der rechten A. vertebralis. „Ähnliche Größenverhältnisse fanden sich bei einem Aneurysma der linken Vertebralis (34 : 30 : 35 mm), das einen Druck auf den VI.—IX. Hirnnerven ausübte, den Aquädukt komprimierte *(Hydrocephalus)* und auch die rechte Vertebralis. Klinisch bestanden seit Jahren wiederholte Anfälle mit Schwindel, Ohrensausen, Kopfschmerzen, Schweißausbruch, bis im Verlaufe eines Insults plötzliche Lähmung beider Beine, Inkontinenz, Dysarthrie, Schlucklähmung auftrat (WELLS)" (zit. nach G. STIEFLER).

Über *Aneurysmen der A. basilaris* hat J. H. W. RHEIN symptomatologische Untersuchungen an Hand von 24 Fällen der Literatur angestellt. Siebenmal kam es zu Hemi- bzw. Paraplegie, dreimal war Taubheit, zweimal Facialislähmung und einmal eine Oculomotorius- und Abducenslähmung verzeichnet. RHEIN meint, daß keine direkten Beziehungen zwischen der Größe eines Aneurysmas der Basilaris und den Symptomen bestehen. Im Gegensatz zu den zuvor beschriebenen Aneurysmen der „vorderen Gruppe" steht aber so viel fest, daß die Aneurysmen der Basilaris wie Vertebralis gar nicht selten *Nachbarschaftssymptome vor Auftreten einer Rupturblutung machen* (SANDS). Ohne Zweifel ist die durch die aneurysmatische Wandveränderung verursachte Verlegung angehender arterieller Äste und damit das Auftreten pontobulbärer Ernährungsstörungen der Grund für das frühe Erscheinen von „Herdsymptomen". — Für *Tumorsymptome,* wie sie durch Aneurysmen der A. basilaris hervorgerufen werden, hat H. CUSHING ein besonders gutes Beispiel veröffentlicht.

Das gewaltige Aneurysma der Abb. 99 hatte bei einem 47jährigen — mit negativer Wa.R. und normalem Blutdruck — 7 Jahre lang Hinterkopfschmerzen gemacht, welche bei jeder ruckweisen Bewegung auftraten und im Laufe der Zeit ärger wurden. 4 Jahre lang hatten in beiden Ohren störende Geräusche, Schluckstörungen, Spannungsgefühl in der rechten Gesichtsseite und Doppeltsehen beim Schauen nach links bestanden. Im Laufe des letzten Jahres war eine Ataxie in den Händen und Gleichgewichtsstörung beim Gehen aufgetreten, und in den letzten Monaten hatte sich schließlich eine rechtsseitige Gesichtslähmung, sowie Störungen der Blasen- und Mastdarmtätigkeit eingestellt. — Bei der Untersuchung fand sich leichte Stauungspapille, Nystagmus, Hypästhesie im rechten Trigeminus, Lähmung des rechten Facialis, leichte doppelseitige Taubheit, cerebellare Ataxie, fehlender

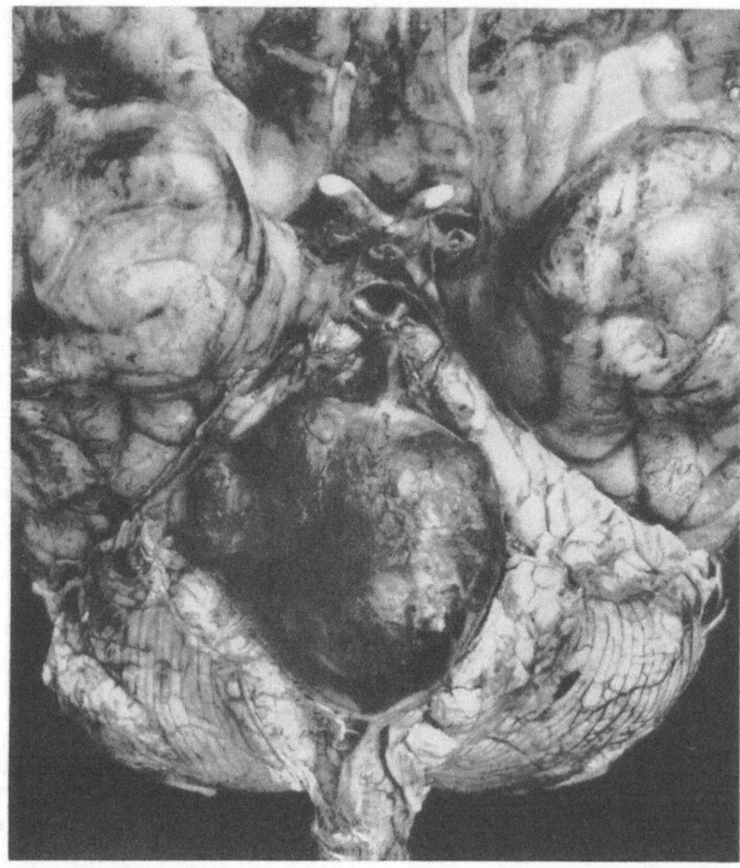

Abb. 99. Aneurysma der A. basilaris (natürliche Größe), das fälschlich als Tumor im rechten Recessus lateralis diagnostiziert worden war und zu schwerer Kompression des Hirnstammes geführt hatte. (Nach H. CUSHING.)

Würgreflex und eine mächtige Dysphagie und Dysarthrie — kein Wunder, daß die Diagnose auf einen Tumor im rechten Recessus lautete.

Vielleicht helfen in dem oder jenem Fall die von KRABBE und BACKER angegebenen *besonderen Merkmale eines Aneurysmas der Basilaris:* Lues in der Ätiologie, starker Wechsel der Symptome, das Gefühl und der Nachweis einer Pulsation im Hinterkopf und die Merkmale einer Ponskompression.

Die *Symptomatologie des Aneurysma arteriovenosum* zwischen der Carotis und dem S. cavernosum bedarf nach dem, was auf S. 437f. bereits ausgeführt wurde, keiner eingehenden Schilderung mehr. Zu den Nachbarschaftssymptomen des Carotisaneurysmas kommen die Symptome einer *venösen Stauung* im Bereich der Zuflüsse zum S. cavernosus und des *pulsierenden Einströmens arteriellen*

Bluts in den Sinus, evtl. auch die V. ophthalmica. D. F. HARKNESS hat 621 bis 1930 mitgeteilte Fälle von arteriovenösem Aneurysma mit *pulsierendem Exophthalmus* zählen können. Bei dieser Art von Aneurysmen hört der Kranke, aber auch oft der Arzt jenes typische Pulsieren, was rein arterielle Aneurysmen meist vermissen lassen. — Die arteriovenöse Kommunikation kann gelegentlich — offenbar durch Thrombosierung der Carotis — auf ihre ersten Symptome beschränkt bleiben.

Über solch einen Fall hat M. OLLOZ berichtet. Hier hatte sich bei einer 43jährigen binnen zweier Tage unter starken Kopfschmerzen und Erbrechen eine totale rechtsseitige Ophthalmoplegie mit Hypästhesie im Trigeminus und Ödem der Augenlider entwickelt. Autoptisch fand man nach $^3/_4$ Jahren einen von der thrombosierten Carotis ganz ausgefüllten Sinus cavernosus.

WOHLWILL betont die Gefährdung der Cornea in diesen Fällen arteriovenöser Aneurysmen, die bedingt ist sowohl durch den Exophthalmus, wie durch eine Keratitis neuroparalytica und endlich noch durch den Lagophthalmus als Folge der so oft gleichzeitig bestehenden Facialisparese. SAIDLER hat weiterhin auf die Gefahr einer Embolie der A. centralis retinae hingewiesen.

Die *Symptomatologie der nichttraumatischen auf Anlagestörung beruhenden arteriovenösen Aneurysmen* ist nach DANDY ziemlich gleichartig und typisch. Bei Aneurysmen in den Großhirnhemisphären sieht man meist JACKSON-Anfälle mit vorübergehender sensibler und motorischer Parese der betroffenen Glieder die später in eine progressive Hemiplegie überzugehen pflegen. Meist bestehen die Symptome schon seit Jahren, beginnen oft schon in der Kindheit, obschon die ersten Erscheinungen selten vor dem 13.—14. Jahr auftreten. Eigentlichen Hirntumorsymptomen begegnet man nur in der Minderzahl der Fälle. Die gewöhnliche Todesursache ist die Hirnblutung. Weitere Einzelheiten findet der Leser an den S. 438 angegebenen Orten.

Die Symptomatologie der *Varicen* und *angiomähnlichen Gebilde* im Bereich der *Rückenmarkshäute* ist gekennzeichnet durch Tumorsymptome. R. MÜHSAM, der über die Varicen und Angiome des Zentralnervensystems 1924 eine Studie veröffentlicht hat, erwähnt auch einen Fall von LINDEMANN, wo ein Varix ein Querschnittssyndrom verursacht hat. ELSBERG fand in 5% seiner Laminektomien erweiterte Venen auf der hinteren Fläche des Rückenmarks als Ursache spinaler Symptome mit segmentalem Charakter. GAUPP hat die schwierige Diagnose und die schlechten operativen Aussichten dieser „Hämorrhoiden des Rückenmarks“ betont (zit. nach MÜHSAM). Fälle, wie zum Beispiel ein von L. FREY mitgeteiltes Aneurysma cirsoideum des Rückenmarks (eine Mißbildung, welche sich in der Regel im Lumbalmark findet) illustrieren die Schwierigkeit der Diagnose, wie auch die Komplikationen mit denen bei einer Operation zu rechnen ist.

Die zur **Diagnose cerebraler Aneurysmen** wichtigen Befunde und anamnestischen Besonderheiten gehen aus den im Anfang und im ganzen überhaupt gemachten Ausführungen klar hervor. Man vergleiche vor allem die von SYMONDS formulierten Voraussetzungen zur Diagnose (S. 441). Es sind nicht die kleinsten Schwierigkeiten, welche auf der *verschiedenen Verlaufsform* des Leidens beruhen. v. BEADLES fand unter den von ihm gesammelten 555 Fällen 46,3%, die in ihrem ersten Anfall zugrunde gingen; 20,7%, bei denen vor der Rupturblutung Symptome bestanden hatten, die auf einem Hirntumor oder eine andere Hirnläsion verdächtig waren; 16,9%, wo überhaupt nur Tumorsymptome bestanden und schließlich 16,6%, die ihr Leben lang symptomlos geblieben waren. — Der auskultatorische Nachweis eines *pulsierenden Geräusches im Schädel* ist nur bei besonders großen arteriellen Aneurysmen, etwa im Bereich der A. basilaris zu erwarten. Bei arteriovenösen Aneurysmen treten diese Geräusche natürlich eher und viel öfter auf. BEADLES fand aber bemerkenswerterweise eine ganze Anzahl von Fällen, bei denen trotz objektiv angegebenen Gefäßgeräuschen sich autoptisch ganz andere Leiden fanden. *Subjektive pulsierende Sensationen* im Schädel sind nur mit Vorsicht zu verwerten. — Der *röntgenologische* Nachweis von Aneurysmen — zumal wenn sie Verkalkungen enthalten — wurde unter anderem von ODQUIST und M. SCHMIDT unter Hinweis auf solche Beobachtungen in der Literatur als diagnostisches Hilfmittel schon *vor* der Ruptur betont. Die Einführung der *Arteriographie* (MONIZ, LÖHR) in die Hirndiagnostik hat der Frühdiagnose gerade der Hirnaneurysmen neue Möglichkeiten erschlossen. Abb. 100 zeigt eine solche gelungene Darstellung eines Aneurysmas am Abgang der A. commun. post. aus der Carotis, die dem Autor — E. BRAMWELL — die sichere Diagnose und damit auch die in diesem Fall erfolgreiche Behandlung — Carotisligatur — ermöglichte. In der bereits erwähnten Monographie von BERGSTRAND, OLIVECRONA und TÖNNIS finden sich hervorragende Röntgenaufnahmen von arteriographierten arteriovenösen Aneurysmen. Bei den einfachen, womöglich bereits blutenden Aneurysmen — zumal älterer Leute! — kann diese Methode nur mit aller Vorsicht und von Fall zu Fall verschiedener Indikation herangezogen werden.— B. R. SHORE hat auf den diagnostischen Wert von sichtbaren *Knochenerosionen an der Sella turcica* durch ein pulsierendes Carotisaneurysma hingewiesen. SOSSMANN will in 25% der Fälle die Diagnose haben röntgenologisch stellen, in weiteren 25% die klinischen Befunde haben stützen können (zit. nach SHORE). — Die *Liquorbefunde,* welche an sich ja nur eine allenfalls stattgehabte Blutung erweisen, sind zur Diagnose besonders wichtig. Einzelheiten findet der Leser in Bd. VII dieses Handbuches.

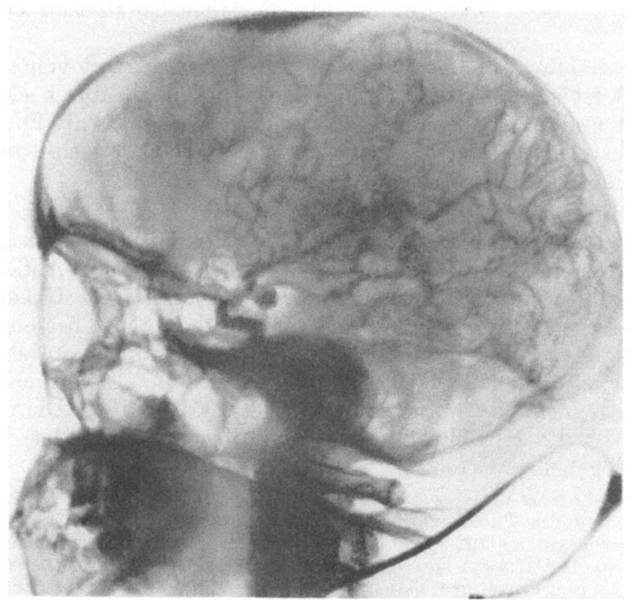

Abb. 100. Arteriographisch dargestelltes Aneurysma an der Abgangsstelle der A. commun. post. aus der Carotis. (Nach E. BRAMWELL.)

Die *Differentialdiagnose* steht oft vor ganz beträchtlichen Schwierigkeiten, und zwar gilt dies angesichts rupturierter Aneurysmen sowohl für die *meningitisartigen Allgemeinsymptome,* wie sie durch die Blutung hervorgerufen werden (vgl. Bd. X dieses Handbuches) als auch für die mehr oder minder streng lokalisierten Herdsymptome. Die Lumbalpunktion klärt da manchen symptomatisch unklaren Befund. Die Schwierigkeiten der Abgrenzung gegen *Tumoren* sind besonders groß (CUSHING). v. JAKSCH hat schon 1899 als differentialdiagnostische Merkmale *gegen* Hirntumor angeführt: 1. die relativ seltene Stauungspapille (nur in 10—12% der Fälle); 2. die doch ziemliche Gesetzmäßigkeit der Lokalisation an bestimmten Stellen, welche sehr ähnliche Syndrome immer wiederkehren läßt; 3. das plötzliche Einsetzen der Symptome; 4. unangenehme subjektive Sensationen im Kopf. — Sicher ist, daß die Rupturblutung die Aneurysmadiagnose erheblich erleichtert. Dies gilt vor allem auch für differentialdiagnostische Schwierigkeiten, welche durch das Syndrom von Benommenheit, Doppeltsehen, Pupillendifferenz, Reflex- und Hirnnervenstörungen gegenüber einer *Encephalitis* entstehen; ferner angesichts des Syndroms der Nackensteife, eines positiven *Kernig*, Temperatursteigerung und Leukocytose als fragliches Zeichen einer *Meningitis* und schließlich des Syndroms schwerster Kopfschmerzen, lokaler Druckempfindlichkeit und Fieber, wie sie ja auch u. a. eine *Sinusphlebitis* (SANDS) verursachen kann. — Daß Aneurysmen vor allem der A. cerebri media bzw. cerebri post. Symptome *cerebraler Ernährungsstörungen* bzw. Blutungen machen können, wurde auf S. 445 (Syndrom der *akuten Bulbärparalyse*) erwähnt. Daß schließlich ein Leiden, das so in Schüben und mit wechselnden Symptomen seitens von Hirnnerven oder der zentralnervösen Substanz selbst verläuft, auch einmal vorübergehend differentialdiagnostische Schwierigkeiten gegen die *multiple Sklerose* machen kann (GRAFF), ist nicht verwunderlich.

Die Differentialdiagnose gegenüber *traumatischen* Hirnschädigungen [subduralen, epiduralen Blutungen, Kontusionsfolgen usw. (BIRLEY und TROTTER)] kann gleichfalls Schwierigkeiten machen. Einzelheiten sind S. 19 f. in diesem Band nachzulesen.

Zur **Behandlung cerebraler Aneurysmen** — natürlich nur im nächsten Bereich der Carotis — ist seit einem solchen Eingriff von SIR VIKTOR HORSLEY des öfteren eine Ligatur der Carotis int. empfohlen und auch versucht worden. SOSSMANN hat über einen solchen Fall berichtet, der nach zunächst geglückter Operation 6 Monate später starb. In einem Fall von MAGNUS wurde Heilung mit Defekt erreicht. BIRLEY und TROTTER haben die gleichzeitige Ligatur der A. carotis comm. und externa empfohlen. Die geringen Aussichten, welche dieses operative Vorgehen für eine wirkliche Heilung bietet, wurden schon auf S. 304 f. besprochen. — Auch ein so erfahrener Hirnchirurg wie DANDY meint, daß die Carotisligatur wohl dann und wann eine Besserung, aber keine Heilung erreichen könne. Die kollaterale Blutversorgung durch den Circulus Willisii verhindert meist einen vollen Erfolg. — Zur Behandlung des pulsierenden Exophthalmus als Folge eines arteriovenösen Aneurysmas ist die gleichzeitige Unterbindung der Carotis int. und V. jugularis empfohlen worden. Es soll dadurch der bei arterieller Ligatur auftretenden Hirnanämie entgegengewirkt werden können (HENNIG). — Die Behandlung arteriovenöser Mißbildungen ist eingehendst von BERGSTRAND, OLIVECRONA und TÖNNIS bearbeitet worden. — Die *therapeutische Lumbalpunktion* nach einmal erfolgter Blutung wird verschieden beurteilt. Während z. B. J. COLLIER von einer reichlichen und wiederholten Liquordrainage — solange die Zeichen eines erhöhten Hirndrucks bestehen — gute Erfolge gesehen hat, warnen andere — z. B. KEEGAN und BENNETT — vor der Punktion und sehen in *absoluter Ruhe* die einzig mögliche Therapie. M. SCHMIDT empfiehlt *Gelatineinjektionen* zur Stillung der Blutung. — Es bedarf keiner besonderen Begründung, daß bei der Behandlung der Aneurysmen die jeweilige Ätiologie der Aneurysmen stets in Betracht gezogen werden muß; daß zufolgedessen embolische Fälle keiner Therapie zugänglich sind und bei Verdacht auf syphilitische Entstehung in erster Linie eine spezifische Behandlung angewandt werden muß.

VI. Die Thrombose der Venen und Sinus des Gehirns.

1. Die blande Form.

a) Definition, Pathologie, Ätiologie.

Die Bezeichnung „blande Sinusthrombose“ darf nur mit allem Vorbehalt gebraucht werden. Sie sagt jedenfalls *nicht* aus, daß nicht etwa entzündliche oder toxische Einflüsse bei der Entstehung dieser Thrombosen mit im Spiel wären. Wir sprechen von einer blanden oder auch *autochthonen* Thrombose, so wie die Franzosen — vgl. A. COMTE — von einer „Thrombose à cause générale“

sprechen. In jedem Fall ist entscheidend, daß es sich nicht um eine Thrombose auf dem Boden einer Phlebitis, und zwar einer Phlebitis handelt, die ihrerseits durch akute oder chronische Eiterungen in der unmittelbaren Nachbarschaft eines Blutleiters verursacht worden ist oder durch das Fortschreiten einer Infektion in den zuführenden Venen entstanden ist. Die Verbindung allgemeiner Veränderungen des Blutes mit lokaler Thrombosebereitschaft nichtphlebitischer Natur gibt die Voraussetzung zum Entstehen blander Thrombosen. Dabei spielt nun bald der allgemeine, bald der lokale Faktor eine größere Rolle.

Es gibt meines Erachtens wenige Gebiete der Hirnpathologie, die noch so unbefriedigend geklärt sind wie gerade das der sog. blanden Thrombosen. Aber das liegt in erster Linie daran, daß wir auch heute nach jahrzehntelangen noch immer nicht recht Bescheid wissen um die Pathogenese der Thrombose überhaupt. (Ich verweise auf die diesbezüglichen Referate in den Verh. dtsch. Ges. Kreislaufforsch. VII. Tagg. 1934.)

Im Rahmen dieses Kapitels kann auf diese Fragen nicht gebührend eingegangen werden. Es handelt sich hier um thrombosebegünstigende Veränderungen des *Blutes:* elektrische Ladung der Thrombocyten, Veränderungen der Bluteiweißkörper (vor allem der Globuline und des Fibrinogens), acidotische Zustände durch Verschiebung des Säure-Basengleichgewichts, alles Faktoren, welche die Kolloidstabilität des Blutes beeinflussen; ferner krankhafte Störungen am *Gefäßendothel,* wie sie durch chronische Infektionen und Intoxikationen wie auch schwere Kreislaufstörungen hervorgerufen werden können, und schließlich um Behinderung der *Strömungsgeschwindigkeit,* die auch wieder in verschiedener Weise verursacht sein kann. Vielleicht spielt dieser letztere Faktor für das Zustandekommen gewisser blander Sinusthrombosen eine besondere Rolle. — Nach den Untersuchungen von THERMAN, HEUBNER und FINKELSTEIN werden auch bei diesen sog. primären Sinusthrombosen *Allgemeininfektionen* oft eine ausschlaggebende Rolle spielen.

Die blande Sinusthrombose befällt mit Vorliebe die unpaarigen Sinus, in erster Linie den *S. longitudinalis* und gelegentlich auch den *S. cavernosus.* Die symmetrischen Sinus erweisen sich bei blanden Thrombosen in der Regel beidseitig erkrankt; dies im Gegensatz zu dem meist einseitigen Befallensein symmetrischer Sinus bei Phlebitiden (MOREAU und CHRISTOPHE). — Nach VAITL ist der S. longitudinalis in 73% betroffen. Hier kann sich die Thrombose ohne weiteres in die einmündenden Venen fortsetzen. Dementgegen hat UHTHOFF zeigen können, daß eine blande Cavernosus-Sinusthrombose *fast niemals in eine typische Retinalvenenthrombose* übergeht. Diese entsteht vielmehr meist isoliert auf dem Boden einer *lokalen* Venenwanderkrankung. Offenbar spielen da auch die anatomischen Verhältnisse an der Lamina cribrosa, welche anscheinend eine Barriere gegen das Fortschreiten einer Sinusthrombose in die V. ophthalmica bildet, eine erhebliche Rolle. (Nach UHTHOFF setzen sich die Retinavenenthrombosen auch nicht in die Orbitalvenen fort.)

Das **pathologisch-anatomische Bild** einer nichtinfizierten Sinusthrombose entspricht der Ausfüllung eines Sinus mit einem je nach seinem Alter lockeren bzw. festeren grauroten, geschichteten wandadhärenten Thrombus, der bei längerem Bestehen organisiert und rekanalisiert werden kann. Die sichtbaren Folgen am Hirngewebe sind von Fall zu Fall verschieden. FERRARI hat z. B. auf autoptisch festgestellte, alte vernarbte Thrombosen des S. cavernosus hingewiesen, die — offenbar infolge kompensatorischen Eintretens anderer venöser Blutwege — symptomlos geblieben waren. THERMAN beobachtete in einem Fall völlige Obliteration der hinteren Hälfte des S. longitudinalis sup., des ganzen S. longitudinalis inf. und des S. rectus ohne schwere Folgeerscheinungen. Die experimentellen Sinusunterbindungen am Tier und die meist ungefährliche

Abbindung der V. jugularis beim Menschen sprechen im gleichen Sinn. Die nähere Betrachtung hat aber gelehrt, daß die Folgen einer Zirkulationsstörung im Sinus doch sehr von der Geschwindigkeit, mit der dieses Ereignis eintritt, und auch von der Lokalisation der Thrombose abhängen. A. W. ADSON hat die besonders für Hirnchirurgen wichtige Feststellung gemacht, daß die Resektion des Sinus longitudinalis ungefärlich ist, solange die Zirkulation in den postrolandischen Venen gewährleistet ist. Greift die Sinusthrombose auf die *oberflächlichen Hirnvenen* über, so entstehen Ernährungsstörungen in der Hirnrinde und dem darunter liegenden Mark. Man sieht da hämorrhagische Infarkte und größere, gelegentlich konfluierende diapedetische Blutungen, wie ich sie z. B. auch in einem Fall von Hirnvenenthrombose bei der Co-Vergiftung fand. LEADINGHAM und G. WILSON haben je einen Fall einer S. longitudinalis-Thrombose mit Beteiligung der großen Hemisphärenvenen beschrieben, in dem die Hirnrinde im Thrombosebereich eine Menge kleiner hämorrhagischer Erweichungen aufwies.

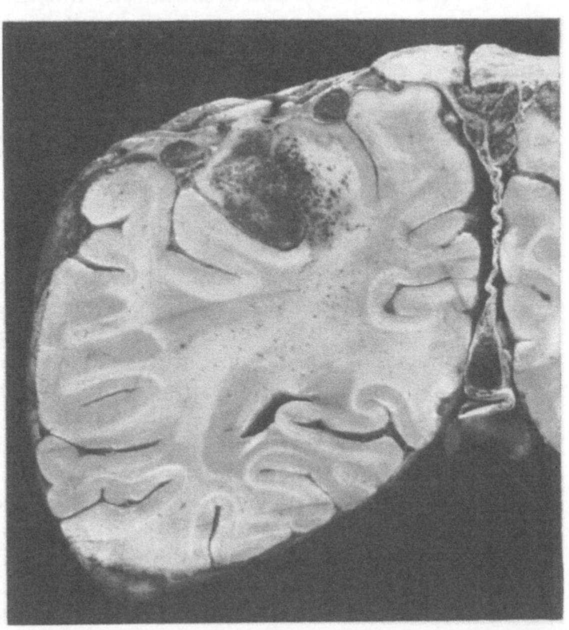

Abb. 101. Blande Sinus longitudinalis- und Hirnvenenthrombose mit hämorrhagischer Infarzierung des subcorticalen Marks und der Hirnrinde vorwiegend in den Windungstälern.

Schon bei den erwähnten hämorrhagischen Infarkten infolge Hirnvenenthrombose bei der CO-Vergiftung habe ich auf den auch in Abb. 101 gut erkennbaren Befund hingewiesen, daß die Infarzierung — wenigstens im Bereich der Windungskuppe — mit Vorliebe an der Rindenmarkgrenze bzw. dicht subcortical beginnt. Dieser Eigenart venöser Zirkulationsstörungen sollte meines Erachtens mehr Beachtung geschenkt werden.

Selbst die V. magna Galeni kann entgegen der Ansicht MINKOWSKIs verschlossen sein, ohne daß das Hirngewebe leidet, wenn die Thrombose nicht auf die kleineren Venen übergreift (LEWANDOWSKY). Ist dies aber der Fall, so sind meist hochgradige Zerstörungen der Hirnsubstanz die Folge. — Sind mehrere Sinus thrombosiert — wie z. B. in einem Fall J. B. DOYLEs der S. longitudinalis und beide Ss. laterales —, so steigt die Gefahr cerebraler Zirkulationsstörungen. Dieser Autor teilte auch den Fall einer *rasch* entstandenen Thrombose des ganzen S. longitudinalis bis zum Torkular mit, bei dem sich blutige Rindenerweichungen fanden.

Das *Hirn* ist bei ausgedehnten venösen Thrombosen meist im ganzen ödematös geschwollen. Die *Meningen* zeigen dabei eine erhebliche passive Hyperämie und nicht selten diffuse Hämorrhagien. Der *Liquor* pflegt vermehrt und oft sanguinolent zu sein.

Die Frage, inwieweit primäre intracerebrale Ernährungsstörungen sekundär zu Venenthrombosen führen können, wurde von VORPAHL erörtert. Dergleichen findet sich z. B. bei eklamptischen Hirnschädigungen. Hier sieht man gelegentlich ein Fortschreiten der Thrombose aus den kleinen Piavenen in die größeren Blutleiter hinein. Offenbar spielen dabei die Besonderheiten der Gefäßwandschädigungen und der Blutzusammensetzung bei der Eklampsie mit ihrer bekannten generellen Neigung zu Blutungen und Thrombosen die ausschlaggebende Rolle.

Die *Häufigkeit* der Sinusthrombosen belegt eine Statistik LUBARSCHS, der unter 584 Fällen von Venenthrombosen im ganzen Körper 31mal eine Sinusthrombose fand (zit. nach VORPAHL).

Die *Ätiologie* der blanden, primären Sinusthrombose ist recht mannigfach. (Die generellen Voraussetzungen wurden bereits besprochen.) An erster Stelle stehen hier die sog. *marantischen* Sinusthrombosen, wie sie sich *bei kleinen Kindern,* vor allem nach langdauernden Diarrhöen oder auch *Erwachsenen* im Anschluß an erschöpfende Krankheiten und bei Kachexie entwickeln können. HALFF fand in 90 Fällen dieser Art den S. longitudinalis 56mal allein bzw. in Kombination mit Thrombose anderer Sinus befallen. K. WÜST hat an Hand zweier Fälle, wo Infektionen ausgeschlossen werden konnten, die Pathogenese der marantischen Sinusthrombose eingehend erörtert. BYERS und HASS haben Studien an 50 Fällen von Sinusthrombosen bei Kindern angestellt. Sie fanden in einer ersten Gruppe von Säuglingen unter 30 Monaten als Hauptursache chronisches Erbrechen und Diarrhöe. Die Thromben bildeten sich da fast stets während der 1. und 2. Krankheitswoche in der mittleren Partie des S. longitudinalis sup. Von da ging die Thrombose auf die großen Hirnvenen über. Die Verf. sind der Ansicht, daß sich infolge des gestörten Blutabflusses außer anderen Läsionen auch ein *Hydrocephalus* entwickeln kann.

Die Sinusthrombosen im *Puerperium,* über welche u. a. BRODERSEN und ROMCKE berichtet haben, sind — oft in Verbindung mit den schon genannten intracerebralen Zirkulationsstörungen bei präeklamptischen und eklamptischen Zuständen — keine Seltenheit. G. LUNZ hat die Literatur über diese Sinusthrombosen im Puerperium und ihre Pathogenese besprochen.

Die an sich seltenen Sinusthrombosen bei *Chlorose,* welche BOLLINGER erstmalig beschrieben hat, sind mit dem Verschwinden dieses Krankheitsbildes aus der täglichen Praxis noch seltener geworden. LEICHTENSTERN hat noch 1898 32 Fälle dieser Art aus der Literatur zusammengestellt. OTTEN fand bei 700 Chlorosen 21mal Venenthrombosen und davon 3mal eine Sinusthrombose. Ob bei der Entstehung dieser Thrombosen infektiöse Komplikationen (v. NOORDEN) eine Rolle spielen oder nur die Blutbeschaffenheit maßgeblich ist, weiß man nicht.

Hirntraumen führen in Verbindung mit Meningealblutungen bzw. oberflächlichen Hirnläsionen bei schwerer Kontusion nach VORPAHL nicht selten zu Sinusthrombosen. Näheres findet der Leser S. 29f. dieses Bandes.

Druck von *Tumoren* wird bisweilen auch als Ursache einer Sinusthrombose in Frage kommen. VORPAHL meint allerdings, daß raumbeengende Prozesse im Schädel fast nie zu Thrombosen führen. Vielleicht werden aber diese Art von Thrombosen nur zu leicht übersehen, weil sie entweder infolge ihrer langsamen Entstehung meist symptomlos bleiben (J. B. DOYLE) oder erst im marantischen Endstadium auftreten (LEWANDOWSKY).

Bleibt schließlich noch die große Anzahl *infektiöser* und *toxischer Erkrankungen,* bei denen sich Sinusthrombosen entwickeln können. LEWANDOWSKY nennt an erster Stelle die Influenza, Pneumonie, den Typhus, die Endokarditis und schließlich auch die Tuberkulose (NONNE, WIMMER, LAACHE). ASKANAZY hat bei Untersuchung der Erweichungsherde bei der tuberkulösen Meningitis gefunden, daß von einer erkrankten Stelle der Venenwand Thrombosen ihren Ausgang nehmen können. Die nicht so seltenen Sinusthrombosen bei chronischer Myokarditis möchte LEWANDOWSKY nicht zu den infektiös bedingten rechnen. — Die Ursachen der Sinusthrombose sind damit nicht erschöpft; auch findet man in der Literatur (vgl. DOYLE) immer wieder Mitteilungen über Thrombosen *unklarer Ätiologie.*

b) Die klinischen Erscheinungen.

Das klinische Syndrom spiegelt das Vorhandensein *allgemeiner* Zirkulationsstörungen im Großhirn und die jeweiligen *lokalen* Hirnläsionen wieder. Unter den *Allgemeinsymptomen,* welche recht unbestimmt sein können (LILLIE), sind vor allem zu nennen der meist plötzlich einsetzende *Kopfschmerz,* der bisweilen in seinem Sitz auf den befallenen Sinus hinweist, oft aber ganz diffus ist und wahrscheinlich schon das erste Symptom eines Ödems bzw. einer Hirnschwellung ist. In solchen Fällen besteht dann auch in der Regel *Erbrechen, Delirien, motorische Unruhe* und *Bewußtseinstrübung.* Gelegentlich sieht man *meningitische Reizerscheinungen.* Einer *Papillenschwellung* begegnet man bei Anzeichen erhöhten Hirndrucks, und ihr Vorkommen in *stärkerer* Ausprägung und in initialen Fällen — womöglich mit Blutungen am Augenhintergrund — weist auf einen Prozeß im Bereich des S. cavernosus hin. Einen solchen Fall chlorotischer Ätiologie haben OPPENHEIMER und JANSEN sowie HAWTHORNE beschrieben (zit. nach PFEIFER). Nach LEWANDOWSKY ist die *Papillenschwellung* manchmal das einzige Symptom einer primären Sinus- oder Venenthrombose und sollte, wenn man sie bei Chlorose findet, immer die Möglichkeit einer Thrombose erwägen lassen. UHTHOFF hält die Stauungspapille vor allem bei der marantischen Thrombose für recht selten.

Der *Liquor* steht oft schon im Anfang unter erhöhtem Druck und zeigt dann bald eine sanguinolente Beschaffenheit. *Fieber,* das nach LEWANDOWSKY bei chlorotischen Sinusthrombosen bis zu 40° beobachtet wird, ist wohl nicht immer Folge der Thrombose an sich; doch erwähnt PFEIFER eine bisweilen beobachtete sprunghafte Steigerung und gelegentlich agonale exzessive Temperaturerhöhung. Der *Puls* pflegt erst gegen das Ende zu, wenn auch *Atemstörungen* auftreten, stark erhöht zu sein. — Eine größere Literaturzusammenstellung über die Symptomatik findet sich bei PFEIFER.

Die Symptome der *marantischen Sinus longitudinalis-Thrombose beim Säugling* hat PERITZ in den „Nervenkrankheiten des Kindesalters" (Fischer 1932) folgendermaßen beschrieben: „Hier entstehen plötzlich komatöse und soporöse Zustände, zu denen sich Krämpfe oder aber Kontrakturen, Strabismus, vielleicht auch leichte Nackensteifigkeit gesellen können. Die Lumbalpunktion ergibt dann einen blutig serösen Liquor. Die Fieberlosigkeit und das Ergebnis der Lumbalpunktion ermöglichen die Diagnose." Zu nennen wäre hier noch die Spannung und Vorwölbung der Fontanellen unter der Wirkung des gesteigerten Hirndrucks. BYERS und HASS nennen Krämpfe während einer Erkrankung, aber auch nach ihrem Überstehen eines der wichtigsten Symptome. Ohne die Blutbeimengung zum Liquor würde das Krankheitsbild ganz dem einer Encephalitis entsprechen können. Der *Ausgang* dieser Longitudinalisthrombose ist meist tödlich (E. BOUCHUT). PERITZ rechnet mit einer Lebenszeit von 2 bis 3 Wochen. Es kommen aber auch chronisch verlaufende Fälle mit dem *Syndrom einer cerebralen Kinderlähmung* vor. — Bei *Erwachsenen* kann eine Thrombose des S. longitudinalis sup. zu dem Bild einer *Paraplegie beider Beine mit Inkontinenz* führen.

G. WILSON beschrieb einen solchen typischen Fall bei einer 38jährigen Frau, bei welcher sich vor einem halben Jahr ohne erkennbare Ursache — allerdings bei positiver Wa.R. — plötzlich eine Paraplegie beider Beine mit zentralen Schmerzen und eine seitdem dauernde Inkontinenz eingestellt hatte. Vor dem Tod traten dann generalisierte Krämpfe, eine Hemiplegie und gleichzeitige Zuckungen in der gelähmten Seite auf. Die Sektion ergab eine Thrombose des S. longitudinalis und der Piavenen.

HOLMES und SARGENT haben bei solchen Paraplegien bisweilen die Mitbeteiligung eines Armes beobachtet. Nicht selten ermöglichen in diesen zunächst unklaren Fällen *epileptiforme Krämpfe,* die in etwas verzettelter Art, ähnlich wie paralytische verlaufen können, die Diagnose (LEWANDOWSKY). — Wird der hintere Abschnitt des Sinus ergriffen, so können sich auch *Sehstörungen,* gelegentlich auch einmal eine homonyme Hemianopsie einstellen. — Zu den genannten, an Hirntumorerscheinungen erinnernden Merkmalen wie Stauungspapille und verschiedene Hirndruckerscheinungen können sich noch *tumorverdächtige psychische Störungen,* auch Halluzinationen und katatone Erscheinungen gesellen (MOREAU und CHRISTOPHE). — Die Behinderung des venösen Abflusses zeigt sich auch gelegentlich an starker *Venenschwellung* der behaarten Kopfhaut und der Stirn („Medusenhaupt" nach LERMOYEZ), bisweilen auch in wiederholtem *Nasenbluten.*

Während diese Art mehr oder minder stürmisch verlaufender Longitudinalisthrombosen, wie wir sie im Puerperium, unter allgemein toxischen und infektiösen Prozessen und nach Traumen auftreten sehen, eine *meist ungünstige Prognose* haben und der Tod bald rasch unter den Zeichen eines Hirnödems oder infolge interkurrenter Erkrankungen eintritt, pflegen die *marantischen Sinusthrombosen bei alten Leuten und schweren Kachexien* oft einen mehr *schleichend progredienten* Verlauf zu nehmen. Nicht selten bleiben diese Thrombosen überhaupt klinisch unerkannt. S. KALISCHER fand als charakteristische Zeichen dieser marantischen Thrombosen *Schwindel, Benommenheit, Kopfschmerz* und *Schlafsucht.* Der langsame Verlauf dieser Thrombosen begünstigt ein Weiterschreiten der Thrombose auch in andere Hirnsinus (vgl. Abb. 102), gelegentlich auch den S. cavernosus, dessen Verlegung ein sehr charakteristisches Syndrom zur Folge hat.

Die *Beteiligung des S. cavernosus* verrät sich in erster Linie durch *Augensymptome.* Im einzelnen gehören zum Cavernosussyndrom: *Exophthalmus, Ödem der Orbita* und der *Augenlider* (besonders des Oberlids), zunehmende *Ophthalmoplegia ext., Nystagmus, Pupillenstörungen, Sehstörungen, Zirkulationsstörungen in der Retina* und *Veränderungen an der Papille durch Stase* (BENEDICT). Dieser Symptomenkomplex, auf den wir noch auf S. 457 zurückkommen, ist jedoch bei blanden, primären, sog. autochthonen Sinusthrombosen zweifellos ein seltenes Vorkommnis; verwiesen sei auf die Arbeit R. STEINS.

Autochthone Thrombosen in *einzelnen Konvexitätsvenen* dürften sehr selten sein. DOWMAN hat einen solchen operativ geklärten und gebesserten Fall einer V. rolandica-Thrombose mitgeteilt. Klinisch fand sich eine im Verlauf mehrerer *Schwindelattacken* allmählich einsetzende, sensible und motorische *Halbseitenlähmung.* — Ziemlich oft sieht man Thrombosen corticaler Venen im Bereich arteriovenöser Aneurysmen (vgl. S. 439). WAGGONER hat einen solchen Fall veröffentlicht.

Die *Diagnose* der einfachen Sinusthrombose ist meist recht schwierig. Die cerebralen Symptome allein ermöglichen oft nur schwer eine Unterscheidung gegenüber *tumorösen,* auch *encephalitischen* und *meningitischen* Prozessen, vor allem aber *intracerebralen arteriellen Zirkulationsstörungen.* Da hilft mitunter der Nachweis einer Erkrankung, die wie marantische Zustände, eine Chlorose, Puerperium usw. die Entstehung von Thrombosen begünstigen. Selbst dann werden aber oft noch genügend differentialdiagnostische Schwierigkeiten bestehen. LUNZ hat die Schwierigkeiten der Abgrenzung gegenüber der *Eklampsie* und anderen Hirnprozessen im Puerperium hervorgehoben. Bei alten Leuten wird die Ausschließung arterieller Ernährungsstörungen immer schwierig sein. Die blutige bzw. xanthochrome Beschaffenheit des *Liquors* wird dann und wann ein Krankheitsbild klären; doch versagt dieses Merkmal in *traumatischen* Fällen, bei Hirnblutungen wie auch bei Kindern, wo ein subdurales Hämatom ganz ähnliche klinische Erscheinungen verursachen kann (PERITZ). — So bleiben denn für die Differentialdiagnose jene Lokalsymptome venöser Stauung, die aber gerade bei den primären Sinusthrombosen oft fehlen.

Eine *Therapie* der primären blanden Sinusthrombosen existiert nicht. Man muß sich darauf beschränken, im gegebenen Fall die Allgemeinzirkulation zu fördern und gegen Thrombosen begünstigende, krankhafte Zustände vorzugehen. Das Ansetzen von Blutegeln ist eine harmlose und vielleicht doch recht nützliche Behandlung. Leider liegt unsere Thrombosetherapie überhaupt ja noch sehr im argen.

2. Die phlebitische Form der Sinusthrombose.

Die in Bd. X dieses Handbuches behandelten *rhinogenen* und *otogenen endokraniellen Erkrankungen* enthalten die Darstellung der gegenüber den primären, blanden Formen der Sinusthrombose viel wichtigeren *Thrombophlebitis der Hirnsinus*, wie sie sich mit Vorliebe an Erkrankungen des *Mittelohrs,* der *Nase* und ihrer *Nebenhöhlen* und des *Rachens* anschließen. Die intrakranielle Thrombophlebitis ist überhaupt in der Regel die Folge eines *infektiösen* Prozesses in der Nachbarschaft der Sinus, doch sind rhinogene und otogene Infektionen durchaus nicht der einzige Entstehungsmodus dieser Thrombophlebitiden. An dieser Stelle sei auf die Sinusphlebitis nur insoweit eingegangen, als das schon auf S. 454 genannte klinische Syndrom der *Cavernosusthrombose* in Frage kommt. Die häufigere S. lateralis-Thrombose wird in Bd. X beschrieben.

Unter den Erkrankungen in unmittelbarer Umgebung des Sinus cavernosus sind vor allem osteomyelitische Prozesse, wie sie z. B. im *Keilbein* vorkommen und dann über die Ss. petrosi den S. cavernosus infizieren, zu nennen. BENJAMINS sieht als „Infektionsweg" den Plexus pterygoideus, sowohl längs der V. ophthalmica inf. als durch direkte Verbindungen durch Öffnungen in der Gehirnbasis (unter anderem das Rete foraminis ovalis). SMITH und HORTON fanden, daß solche Thrombophlebitiden sich besonders gern nach einer *tonsillären* oder *dentalen Infektion* über eine Osteomyelitis des Keilbeins entwickeln. Eiteransammlungen in der Umgebung der Tonsillen können parapharyngeal bis zur Schädelbasis vordringen (WESSELY). Entweder dringt der Eiter dann durch das For. ovale unter Absceßbildung bis an den Sinus heran, oder es entwickelt sich zunächst eine Thrombophlebitis des Pl. pterygoideus, an die sich die Cavernosusinfektion anschließt, oder schließlich kann es zu einer primären Entzündung im Keilbein kommen. MOREAU und CHRISTOPHE halten es auch für möglich, daß die Infektion über die venösen Plexus in der Nachbarschaft der V. jugularis oder A. carotis an den Sinus gelangen kann. CALAMIDA hat einen solchen Fall beschrieben, und auch ein von MALAN veröffentlichter Fall dürfte so zu deuten sein. — Auch an *Tonsillektomien* können sich Cavernosusphlebitiden anschließen. In einem solchen Fall CAMPBELLs lag allerdings noch ein *peritonsillärer Absceß* vor. Nach MOREAU und CHRISTOPHE führen überhaupt *nur akute tonsilläre Prozesse* zu Sinusinfektionen. (Trismus, symptomatische Trigeminusneuralgien im 3. Ast und konstante tonsilläre Lokalsymptome verraten meist diese Komplikation.) — *Phlegmonen* des *Kiefers oder Gaumens* als Ausgangspunkt einer Cavernosusphlebitis wurden unter anderem von FOURNIÉ, MALAN und WEILL erwähnt bzw. beschrieben. Unter den *Zahninfektionen* spielt nach MOREAU vor allem jene der Weisheitszähne eine gewisse Rolle. Dabei soll die Infektion entweder parapharyngeal hinaufwandern oder durch die Kieferhöhle oder mittels einer Thrombose der benachbarten Venen zur Schädelbasis gelangen können. KEEGAN und ASH beschrieben einen Fall tödlicher Thrombophlebitis des S. cavernosus im Anschluß an eine *Zahnextraktion,* wobei offensichtlich eine Keilbeinosteomyelitis das Bindeglied gebildet hatte. Bekannt ist, daß auch eine *Meningitis* und vor allem *Abscesse* in der Umgebung des Sinus auf diesen übergreifen können. Bisweilen ist auch eine *tuberkulöse Knochenerkrankung* und in seltenen Fällen eine Aktinomykose Ausgangspunkt einer Cavernosusthrombose (MOREAU und CHRISTOPHE).

Eine der häufigsten Ursachen der Cavernosusthrombose sind *Infektionen im Gesicht* und der *Orbita*. Dies erklärt sich aus dem Verlauf der Venen dieser Gebiete, deren topographisch-anatomische Besonderheiten neuerdings BENJAMINS und FOURNIÉ genau beschrieben haben. Als Infektionswege kommen da die Vv. ophthalmicae sup. und inf. in Betracht, die in Verbindung stehen mit den Vv. facialis, angularis und frontalis, sowie den kleineren Venen der Orbita. FOURNIÉ hält den *Oberlippenfurunkel* und danach den *Nasenfurunkel* für

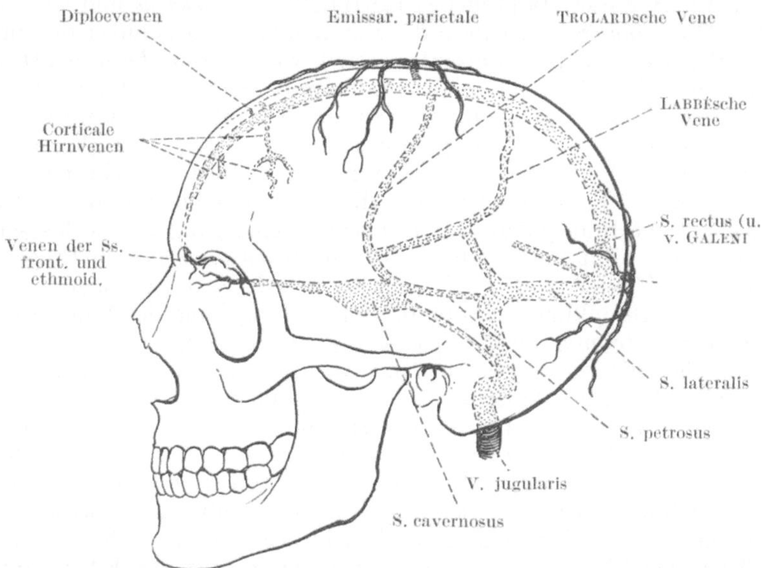

Abb. 102. Die für fortschreitende Thrombosen wichtigen Verbindungen der Hirnsinus untereinander und die Infektionswege für den Sinus longitudinalis. (Schematische Darstellung nach M. MOREAU und L. CHRISTOPHE.)

die häufigste Ursache der akuten Sinusphlebitis. HOFER berichtet über Sinusphlebitis nach Furunkel nahe der Augenbraue. In diesen Fällen geht der Infektionsweg durch die Vv. supraorbitalis, angularis, ophthalmica inf. in den S. cavernosus (Abb. 102). *Phlegmonen* der *Orbita* — vgl. u. a. G. WEILL — werden begreiflicherweise auch leicht zur Ursache von Cavernosusphlebitiden. Bisweilen ist in solchen Fällen eine Phlebitis des *S. longitudinalis* zwischengeschaltet, die über eine Thrombosierung der verbindenden TROLARDschen Vene (Abb. 102) den S. cavernosus infiziert.

Die Phlebitis des S. longitudinalis schließt sich fast immer an Infektionen im Bereich der Nebenhöhlen der Nase und der Stirnhöhlen an; vgl. Bd. X dieses Handbuches. Die nicht seltenen Phlebitiden des S. cavernosus, welche durch Fortleitung phlebitischer Prozesse in der Jugularis, dem S. lateralis, S. petrosus sup. oder durch ein direktes Fortschreiten einer otitischen Infektion durch die Felsenbeinspitze zustande kommen, werden an ebendiesem Ort beschrieben.

Viel seltener entwickeln sich Sinusphlebitiden bei *ferngelegenen Eiterherden* — WEILL berichtet z. B. einen tödlichen Fall einer Cavernosusphlebitis bei Mastitis im Wochenbett — oder allgemeinen pyämischen Zuständen.

Die **Symptome einer Cavernosusphlebitis** entsprechen jenen zuvor zusammengestellten Merkmalen einer Cavernosusthrombose, kombiniert mit ischämischen und allgemein cerebralen Symptomen. Der *Exophthalmus,* das markanteste Symptom der Cavernosusthrombose, kann ein entsetzliches Ausmaß annehmen (Abb. 103), von schwerster blutiger Chemosis sowie gelegentlich auch einem Orbitalabsceß oder einer Panophthalmie begleitet sein. Dabei dürfte die *Protrusio bulbi* die Folge der entzündlichen Infiltration um die thrombosierten Venen der Orbita sein (MOREAU und CHRISTOPHE). Die *Zirkulationsstörungen am Augenhintergrund* sind nach Ansicht dieser Forscher inkonstant. Am häufigsten findet sich noch eine Schwellung der Retinavenen, während Retinablutungen selten und symptomatisch für eine Thrombose der V. centralis retinae sind. Nach UHTHOFF begegnet man meist einer Hyperämie der Papille und gelegentlich einer Neuritis n. optici und sogar einer Papillenatrophie. *Das Fehlen der Augensymptome* ist — wie W. L. BENEDICT erst wieder betont hat — *nicht* beweisend gegen eine Cavernosusthrombose, obschon der Forscher in all seinen Fällen Schwellung der Retinavenen und der Papille — wenn auch erst in späteren Stadien — gefunden hat. MOREAU und CHRISTOPHE fanden Fehlen der Augenvenenstauung bei Fällen, wo — wie oft bei otogenen Phlebitiden — nur der hintere Teil des Sinus thrombosiert war; auch gingen die Stauungserscheinungen zurück, wo die V. ophthalmica von der Thrombose verschont geblieben war. *Die Beteiligung der V. ophthalmica* äußert sich in einer Verstärkung der Protrusio bulbi und schwererer Chemosis; die der *Vv. vorticosae und centralis retinae* in Erblindung (BENJAMINS). Meist wird die *andere Orbita* nach Stunden bis Tagen — BENEDICT spricht von 1—5 Tagen — mitergriffen. In dieser Doppelseitigkeit der Erkrankung, den motorischen Augennervenlähmungen und dem relativen Zurücktreten orbitaler Schmerzen sieht BENEDICT mit Recht ein Unterscheidungsmerkmal der Cavernosusphlebitis gegenüber Abscessen und Phlegmonen der Orbita. — Von den *Hirnnerven* wird der Abducens meist zuerst und am stärksten betroffen; manchmal erweist sich der Oculomotorius vor allen anderen befallen. Die Augenmuskellähmung kann dabei auch nur partiell auf die *äußeren Augenmuskeln* beschränkt bleiben. *Trigeminusreizsymptome* finden sich meist im Bereich des 1. Astes; man sieht aber auch *Sensibilitätsstörungen* in V_1 und V_2, die wohl durch ein entzündliches Ödem der Nerven verursacht sind.

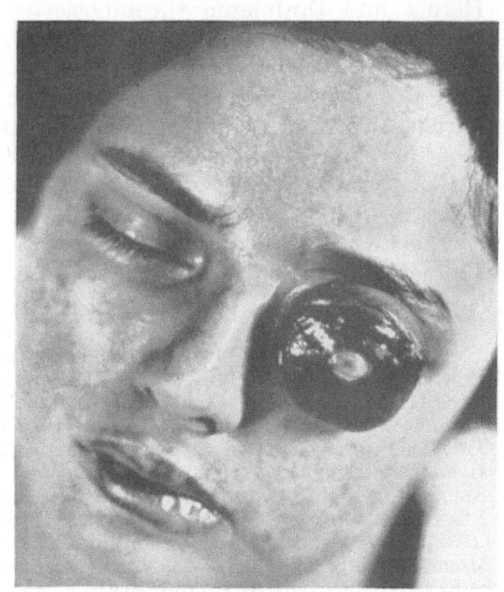

Abb. 103. Exophthalmus, Chemosis und schwere Veränderungen an der Cornea — noch einseitig! — bei Thrombophlebitis des Sinus cavernosus. (Nach BOGAERT, CHRISTOPHE u. MOREAU.)

Die *cerebralen Allgemeinerscheinungen* entsprechen im wesentlichen jenen auf S. 453 bei Besprechung der blanden Sinusthrombose genannten. Sie werden in der Regel nur heftig verstärkt durch das Auftreten echt *meningitischer* Symptome, Erscheinungen eines *Hirnabscesses* und *schwerer intracerebraler Komplikationen.*

Der *Verlauf* der Cavernosusphlebitis kann akut, foudroyant sein; dann sieht man meist das geschilderte Syndrom. Oder aber die Erkrankung entwickelt sich so langsam, daß Anastomosen die Stauungserscheinungen zu kompensieren vermögen; dann spricht man von einer sog. *Thrombophlebitis lenta* (vgl. Bd. X dieses Handbuches). — Auf die Darstellung der allgemeinkörperlichen, die ischämisch-lokalen und entzündlichen Erscheinungen und die Differentialdiagnose wird hier unter Hinweis auf die Schilderung der rhinogenen und otogenen Sinusphlebitiden verzichtet.

Die *Therapie* der Cavernosusphlebitis hat bisher — vgl. BENJAMINS — fast nur bei den langsam progredienten Fällen Erfolge verzeichnen können. Dieser Autor zählt an chirurgischen Maßnahmen auf: 1. Beseitigung des primären Herdes und Drainieren thrombosierter Gefäße, 2. Unterbindung der Carotis int. bei einseitiger Erkrankung (EAGLETON), 3. Eröffnung des Sinus durch die Augenhöhle, wie es unter anderem BIRCHER mit Erfolg getan hat. CHRISTOPHE hat statt dessen den Sinus erfolgreich mittels der KRÖNLEINschen Methode mittels Aufklappen der seitlichen Orbitalwand angegangen. 4. Öffnen metastatischer und retrograd entstandener Abscesse in Orbita, Pharynx und an anderen Stellen, wodurch gelegentlich eine Heilung erzielt worden ist. (COHEN, TERVAART). — CHRISTOPHE weist darauf hin, daß es keinen Sinn hat, Fälle, bei denen sich das Krankheitsbild plötzlich entwickelt, oder auch zu weit vorgeschrittene Fälle operativ anzugehen.

Literatur.

ABBIE, A. A.: Brain **56**, 233 (1933). — J. of Anat. **67**, 491 (1933); **68**, 433 (1934). — Proc. roy. Soc. Lond. B **115**, Nr 795, 504 (1934). — ABRAMI et WORMS: Bull. Soc. méd. Hôp. Paris III **46**, 718 (1930). — ACHARD, CH.: J. Méd. et Chir. prat. **1921**, 505. — ACKERMANN: Virchows Arch. **15** (1858). — AITKEN, H. F.: Boston med. J. **160** (1909). — ALAJOUANINE, TH.: Thérap. Med., Tome 8. Paris: Masson et Cie. 1935. — ALBRIGHT, F.: Bull. Hopkins Hosp., April **1929**. — ALEXANDER, LEO and T. T. WU: Arch. of Neur. **33**, 72 (1935). — ALLEN, M. C. VAN, L. S. HRDINA and J. CLARK: Arch. Surg. **19**, 567 (1929). — ALMEIDA, FERNANDO DE: Bull. Assoc. Anat. **28**, 8 (1933). — ALTMANN, FRANZ: Z. Anat. **97**, 509 (1932). — ALZHEIMER: Allg. Z. Psychiatr. **51**, 809 (1895); **53**, 863 (1897); **59**, 695 (1902). — Mschr. Psychiatr. **3** (1898). — ANDERSON: Brain **54**, 460 (1931). — ANDRÉ, THOMAS, HAMET et BARS: Revue Neur. **37 I**, 1236 (1930). — ANITSCHKOW: Beitr. path. Anat. **70**, 265 (1922). — ANTON: Jb. f. Psychiatr. **14**, 141 (1896). — AREND, R.: Z. Neur. **108** (1927). — ARMENTROUT, AUBREY WEBSTER: Arch. of Path. **11**, 519 (1931). — ARNASON, ARNI: Apoplexie und ihre Vererbung. Kopenhagen 1935. — ARONOWITSCH, G. D.: Z. Nervenheilk. **120**, 191 (1931). — ASCHOFF, L.: Über Atherosklerose. Jena: Gustav Fischer 1925. — Med. Klin. **1933 II**. — ASKANAZY, M.: Wien. med. Wschr. **1934 I**, 397. — ASK-UPMARK, E.: Acta psychiatr. (Københ.) **6**, Suppl. — ATZLER, E.: Handbuch der normalen und pathologischen Physiologie, Bd. 2, S. 983. 1927.

BADT, B.: Z. Neur. **110**, 297 (1927). — BAER, R.: Frankf. Z. Path. **30**, 128 (1924). — BAILEY, PERCIVAL: Arch. of Neur. **32**, 1105 (1934). — BAMBERGER, PH. u. H. E. NEVER: Arch. f. Physiol. **234**, 475 (1934). — BARRÉ, J. A.: Rev. d'Otol. etc. **5**, No 16 (1927). — Soc. Méd. Bos-Rhin, 23. Febr. 1929. — BARTHELMES, E.: Inaug.-Diss. Erlangen 1933. — BARTHOLOW: J. amer. med. Assoc. **64**, 373 (1872). — BAUER: Die konstitutionelle Disposition für innere Krankheiten, 2. Aufl. Berlin 1921. — BEADLES, C. F.: Brain **30**, 285 (1907). — BEAUVIEUX, F. PIECHAUD et RUDAU: Rev. d'Otol. etc. **7**, 619 (1929). — BECHTEREW, W. v.: Dtsch. Z. Nervenheilk. **15**, 5/6 (1899). — Z. Neur. **110**, 695 (1927). — BEDFORD, T. H. B.: Brain **57**, 255 (1934). — BEITZKE, H.: Virchows Arch. **267** (1928). — Beitr. path. Anat. **87**, 272 (1931). — BENEDICT, W. L.: Surg. etc. **52**, 464 (1931). — BENEKE, R.: Frankf. Z. Path. **28**, 407 (1922). — BENJAMINS, C. E.: Mschr. Ohrenheilk. **65**, 1489 (1931). — BERCZELLER: Biochem. Z. **90**, 288 (1918). — BERGER: Mschr. Psychiatr. **31**, 399 (1912). — Virchows Arch. **245**, 138 (1923). — BERGSTRAND H., H. OLIVECRONA u. W. TÖNNIS: Gefäßmißbildungen und Gefäßgeschwülste des Gehirns. Leipzig: Georg Thieme 1936. — BIEBEL u. WICHELS: Virchows Arch. **257**. — BIELING: Med. Klin. **1933 II**, 1410. — BIEMOND, A. u. J. W. G. TER BRAAK: Dtsch. Z. Nervenheilk. **132**, 4 (1933). — BIKELES u. GERSTMANN: Neur. Zbl. **34**, 770 (1915). — BINDER, J.: Amer. J. Obstetr. **15**, 849 (1928). — BINGEL: Zbl. Chir. **50**, 433 (1923). — BINSWANGER u. ALZHEIMER: Allg. Z. Psychiatr. **51** (1895). — BINSWANGER u. SCHAXEL: Arch. f. Psychiatr. **58**, 141 (1917). — BIRLEY, J. L. and W. TROTTER: Brain **41**, 11 (1928). — BLANC, LE: Virchows Arch. **246**, 255 (1923). — BLUM, KURT: Dtsch. Z. Nervenheilk. **121**, 291 (1931). — BODECHTEL, G.: Z. Neur. **117**, 366 (1928); **140**, 657 (1932). — Dtsch. Arch. klin. Med. **174**, 541; **175**, 188 (1933). —

Bodechtel, G. u. G. Müller: Z. Neur. **124**, 764 (1930). — Bodechtel, G. u. Wichmann: Z. Neur. **151**, 673 (1934). — Böhne, Carl: Z. Anat. **81**, 151 (1926); **84**, 760, 777 (1927). — Beitr. path. Anat. **78**, 260 (1927); **86**, 566 (1931). — Klin. Wschr. **1929 I**. — Z. klin. Med. **117**, 31 (1931). — Dtsch. med. Wschr. **1932 II**, 1201. — Boettiger, A.: Dtsch. Z. Nervenheilk. **68**, 165 (1921). — Bogaert, v.: J. de Neur. **28**, 207 (1928). — Bogaert, v. et Bertrand: Revue neur. **39 I**, 38 (1932). — Bogaert, v. et Helsmoortel (jun.): Ann. Mal. Oreille **1926**, 39. — Bogaert, v., Helsmoortel (jun.) et Bauwens: J. de Neur. **1928**, No 3. — Bogaert, v. Helsmoortel (jun.) et Nyssen: Rev. d'Otol. etc. **10**, 325 (1932). — Bohn, H.: Med. Welt **1932**, 514. — Bollinger: Internat. Beitr. wiss. Med. Berlin **1891**. — Bonhoeffer, K.: Mschr. Psychiatr. **32**, 391; **67**, H. 5/6 (1928). — Bordley, J. u. B. M. Baker: Bull. Hopkins Hosp. **39**, 229 (1926). — Bostroem: Arch. f. Psychiatr. **86**. — Neur. Zbl. **21**, 704 (1915). — Boot, G. W.: Ann. of Otol. **32**, 1241 (1923). — Bouckaert, J. J. and C. Heymans: J. of Physiol. **79**, 49 (1933). — Brain, W. R.: Brain **50**, Nr 2 (1927). — Bramwell, Edwin: Trans. ophthalm. Soc. U. Kingd. **54**, 205 (1934). — Bratz, E. u. W. Grossmann: Z. Neur. **81**, 45 (1923). — Brauer: Dtsch. Z. Nervenheilk. **45**, 276 (1912). — Erg. Path. **19 II** (1921). — Rev. d'Otol. etc. **6**, 298 (1928). — Braun: Allg. Z. Psychiatr. **102**, 155 (1934). — Braunmühl, A. v.: Z. Neur. **117**, 698 (1928). — Zbl. Gynäk. **1929**, Nr. 19, 1175. — Bremer, F.: Rev. d'Otol. etc. **6**, 298 (1928). — Bremer et Coppez: J. de Neur. **26**, 563 (1926). — Breuer u. Marburg: Arb. neur. Inst. Wien **9**, 181 (1902). — Brinkmann: Z. Neur. **100**, 182 (1926). — Brockbank: Amer. J. med. Sci. **78**, 209 (1929). — Brodersen, N. H. u. O. Romcke: Zbl. Neur. **48** (1928). — Brooks: Erg. Path. **1908**. — Brunschweiler, H.: Annales d'Anat. path. **10**, 1037 (1933). — Brunton, Lauder: Brit. med. J. **1909 II**, 1313. — Brzezicki: Arb. neur. Inst. Wien **30** (1927). — Bucy, Paul C.: Arch. of Neur. **33**, 30 (1935). — Bumke, O.: Lehrbuch der Geisteskrankheiten, 3. Aufl., S. 599. 1929. — Buscaino, M. v.: Zbl. Neur. **59**, 609 (1931). — Busse: Zbl. Path. **31**, 177 (1920/21). — Virchows Arch. **229**, 179 (1921). — Byers, R. K. and G. M. Hass: Amer. J. Dis. Childr. **45**, 1161 (1933).

Calamida, M.: Otol. internat. **14**, 469 (1930). — Campbell, E. H.: Ann. of Otol. **41**, 170 (1932). — Casper, J.: Zbl. Neur. **50**, 330. — Castex, M. R. u. A. F. Camauer: Zbl. Neur. **49**, 264 (1928). — Castex, M. R. u. N. Romano: Zbl. Neur. **46** (1927). — Castleden, L. I. M.: Lancet **1931 I**, 917. — Ceelen u. Wimmer: Z. orthop. Chir. **53** (1930). — Charcot et Bouchard: Arch. Physiol. norm. et Path. Paris **1** (1868). — Chavany et Hillemand: Revue neur. **1926 II**, 492. — Chevallier, P. E.: Thèse de Paris **1867**, 175. — Chiray, Foix, Nicolesco: Ann. Méd. **2**, 173 (1923). — Chorobski, J. and W. Penfield: Arch. of Neur. **28**, 1257 (1932). — Christiansen: Nouveau Traité de Méd., Tome 21, p. 597. Paris: Masson & Cie 1927. — Clark, S. L.: J. comp. Neur. **48**, 247 (1929). — Clark, E. R. and C. R.: Amer. J. Anat. **54**, 229 (1933); **55**, 407 (1934). — Claus u. Bingel: Dtsch. Z. Nervenheilk. **37**, 161 (1909). — Cobb, St.: Arch. Surg. **18**, 1200 (1929). — Amer. J. med. Sci. **178**, 528 (1929). — Arch. of Neur. **25**, 273; **26**, 731 (1931). — Ann. int. Med. **7**, 292 (1933). — Amer. J. Psychiatry **13**, 947 (1934). — Cobb, St. and J. E. Finesinger: Arch. of Neur. **28**, 1243 (1932). — Cohn: Arch. f. Psychiatr. **34**, 616 (1901). — Colella, R. u. G. Pizzillo: Z. Neur. **152**, 337 (1935). — Collier, J.: Brit. med. J. **1931**, Nr 3689, 519. — Comte, A.: Nouveau Traité de Méd., Tome 29. Paris: Masson & Cie. 1925. — Coppez, H. M. et Bremer: J. de Neur. **25**, 201 (1925); **26**, 563 (1926). — Crinis, Max de: Mschr. Psychiatr. **58**, 185 (1925). — Critschley, M.: Brain **52**, 23 (1929); **53**, 120 (1930). — Proc. roy. Soc. Med. **23**, 630 (1930). — Lancet **1931 I**, 1119, 1221. — Critschley, M. u. Schuster: Z. Neur. **144**, 681 (1932). — Crouzon: Thèse de Paris **1900**. — Curschmann, H.: Münch. med. Wschr. **1922 II**, 1747; **1924 I**, 111. — Handbuch der inneren Medizin, Bd. 5, S. 1374. 1926. — Cushing, H.: Brain **33**, 204 (1910/11). — Arch. of Neur. **10**, 605 (1923). — Guy's Hosp. Rep. **73**, 159 (1923). — Papers relating to the Pituitary Body... Baltimore: Charles C. Thomas Springfield 1932. — Cutler, Cran I.: Arch. of Path. **5**, 365 (1928).

Dakau: Dtsch. med. Wschr. **1921 II**, 1549. — Dandy, W. E.: Arch. Surg. **17**, 190 (1928). — J. amer. med. Assoc. **101**, 772 (1933). — Daniélopolu, D. A.: Presse méd. **41**, 170 (1933). — Daniélopolu, D. A., A. Carniol et A. Aslan: J. Physiol. et Path. gén. **24**, 541 (1926). — Davison, Charles, S. Ph. Goodhart and N. Savitsky: Arch. of Neur. **33**, 1143 (1935). — Decourt, G.: Ann. Méd. **31**, 371 (1932). — Decourt, G., Kaplan et Bonnard: C. r. Soc. Biol. Paris **115**, 1050 (1934). — Deicke, O.: Dtsch. med. Wschr. **1928 II**, 1375. — Devaux, A.: Histol. Arb. Großhirnrinde **1908**. — Dietrich: Z. Neur. **68**, 351 (1921). — Grundriß der allgemeinen Pathologie. Leipzig: S. Hirzel 1927. — Doerfler, J.: Arch. f. Psychiatr. **103**, 181 (1935). — Dorrance, G.: Ann. Surg. **99**, 721 (1934). — Dosuzkov, Th.: Encéphale **25**, 302 (1930). — J. nerv. Dis. **71**, 735 (1930). — Dowman, Ch. E.: Arch. of Neur. **15** (1926). — Doyle, J. B.: Arch. of Neur. 18 (1927). — Dragescu, Radu et M. Petrescu: Bull. Soc. méd. Hôp. Bucarest **11**, 243 (1929). — Driginkina, A.: Zbl. Neur. **50**, H. 3/4 (1928). — Dünner, Ostertag u. Thannhauser: Klin. Wschr. **1933 I**, 1054. — Dürck, H.: Z. Neur. **72**, 175 (1921). — Duret: Arch. de Physiol. **1874 II**, 1. — Durig, A.: Wien. klin. Wschr. **1932 I**.

EAGLETON: Thrombophlebitis des S. cavernosus, 1926. — EHRMANN u. JAKOBY: Dtsch. med. Wschr. **1924 I**, 130. — EISENLOHR: Arch. f. Psychiatr. **10**, 31. — ELLIS, A. G.: Proc. path. Soc. Philad. **1909**. — ELIAS u. GOLDSTEIN: Med. Klin. **1932 I**. — ELSCHNIG, A. u. NONNENBRUCH: Klin. Mbl. Augenheilk. **88**, 433 (1932). — ELZE, C. u. H. BRAUS: Anatomie des Menschen, Bd. 3, S. 214. Berlin: Julius Springer 1932. — EMRICH: Inaug.-Diss. Zürich 1923. — ENGEL, S.: Fortschr. Neur. **4**, 372 (1932); **6**, 166 (1934). — EPPINGER: Arch. klin. Chir. **25**, Erg.-H., 1 (1887). — Dtsch. Arch. klin. Med. **35** (1887). — Virchows Arch. **111**, 405 (1888). — ESSER, A.: Z. Neur. **114**, H. 1/2 (1928). — Frankf. Z. Path. **43**, 448 (1932). — ETIENNE: Revue neur. **39 I**, 1317 (1932). — EVANS, G.: Quart. J. Med. **14**, 216 (1920/21). — Zbl. Neur. **65**, 535 (1933). — EWIG, W.: Zbl. inn. Med. **54**, 690 (1933).

FAHR, TH.: Klin. Wschr. **48** (1922). — Virchows Arch. **239**, 41 (1922). — FAHRENKAMP: Klin. Wschr. **1923 II**, 1719. — FARRAR, CL. B.: NISSLs Histol. Arb. Großhirnrinde **1908**, 1. — FAY, T.: J. amer. med. Assoc. **84**, 1727 (1925). — FAY, T. and F. C. GRANT: Arch. of Neur. **9**, 739 (1923). — FEARNSIDES, E. G.: Brain **39**, 224 (1916). — FILIPPIS, V. DE: Zbl. Neur. **56**, 72 (1930). — FINESINGER, J. E.: Arch. of Neur. **28**, 1290 (1932). — J. of Pharmacol. **53**, 1 (1935). — FINESINGER, J. E. and ST. COBB: Arch. of Neur. **30**, 980 (1933). — FISCHER, B.: Dtsch. med. Wschr. **1915**. — FISCHER, L.: Z. physik. Ther. **45**, 266 (1933). — FISCHER, P.: Klin. Wschr. **1924 I**, 784. — FISCHER-WASELS, B.: Frankf. Z. Path. **45**, 1 (1933). — FISCHER-WASELS, B. u. R. JAFFÉ: Handbuch der normalen und pathologischen Physiologie, S. 1088. 1927. — FLECK, ULRICH u. RUDOLF HÜCKEL: Dtsch. Z. Nervenheilk. **117/119**, NONNE-Festschrift, 113—137 (1931). — FLEMING, H. S. u. H. C. NAFFZIGER: J. amer. med. Assoc. **89**, 1484 (1927). — FOERSTER, O.: Dtsch. Z. Nervenheilk. **36**, 176 (1908); **37**, 349 (1909). — Allg. Z. Psychiatr. **66**, 902 (1909). — Z. Neur. **73**, 1 (1921). — Verh. dtsch. Ges. inn. Med. 46. Kongr. **1934**, H. 117. — FOGGIE, W. E.: Zbl. Neur. **49**, 147 (1928). — FOIX, CH.: Nelson Med. **6** (1923). — Presse méd. **33**, 1457 (1925). — FOIX, CH., CHAVANNY et BASCOURRET: Revue neur. **2**, 77 (1925). — FOIX, CH. et HILLERMAND: C. r. Soc. Biol. Paris **92**, 31 (1925). — Rev. Méd. **43**, No 3 (1926). — Encéphale **20**, No 4, 209 (1925). — FOIX, CH. et M. LÉVY: Revue neur. **2**, 1 (1927). — FOIX, CH. et J. LEY: J. de Neur. **27**, 658 (1927). — FOIX, CH. et MASSON: Presse méd. **1923**, No 32, 361. — FORBES, H. S.: Arch. of Neur. **19**, 751 (1928). — FORBES, H. S., K. H. FINLEY and G. I. NASON: Arch. of Neur. **30**, 957 (1933). — FORBES and WOLFF: Arch. of Neur. **19**, 1057 (1928). — FORBES, WOLFF and COBB: Amer. J. Physiol. **89**, 266 (1929). — FORBUS, W. D.: Zbl. Path. **44**, 243 (1928). — Bull. Hopkins Hosp. **47**, 239 (1930). — FOREL, A.: J. Psychol. u. Neur. **21**, Erg.-H. 2, 147 (1915); **30**, 162 (1924). — FORESTIER, J.: Revue neur. **63**, 442 (1935). — FORSCHBACH: Dtsch. med. Wschr. **1909 II**, 2053. — FOUCHÉ, C. H.: Proc. roy. Soc. Med. **24**, 1471 (1931). — FOURNIÉ, F.: Ann. d'Otol. etc. **1934**, No 12, 1197. — FREEMAN, W.: Arch. of Neur. **29**, 742 (1933). — FREISTADT: Virchows Arch. **237** (1922). — FREMONT-SMITH, FRANK and H. H. MERRITT: Arch. of Neur. **30**, 1309 (1933). — FREUND, C. S. u. ROTTER: Arch. f. Psychiatr. **81**, 751 (1927). — Z. Neur. **115**, 198 (1928). — FREY, L.: Zbl. Neur. **46** (1927). — FREY, J. u. MAX SCHNEIDER: Klin. Wschr. **1934 II**, 1419. — FRIEDEMANN, U. u. A. ELKELES: Klin. Wschr. **1931 II**, 2249. — FRIEDRICH, G.: Zbl. Chir. **1934**, 1586. — FRÜHWALD, H. E.: Acta oto-laryng. (Stockh.) **21**, 394 (1935). — FRUND, H.: Bruns' Beitr. **142**, H. 1 (1928). — FUCHS: Zbl. Neur. **29**, 336 (1922). — FÜRSTNER: Arch. f. Psychiatr. **30** (1898).

GANS: Psychiatr. Bl. (holl.) **1926**. — GANTER, G.: Münch. med. Wschr. **1928 I**, 211. — GAUSS, H.: Arch. internat. Méd. expér. **18**, 76 (1916). — GERHARDT: Berl. klin. Wschr. **1887 I**, 317. — GEHUCHTEN, P. v.: J. de Neur. **30**, 201 (1930). — GENNES, L. de: Bull. Soc. méd. Hôp. Paris, III. s. **50**, 1560 (1934). — GIBBS, F. A.: Arch. of Neur. **30**, 1003 (1933). — GLOBUS, J. H.: Arch. of Neur. **20**, 1 (1928). — GLOBUS, J. H. and J. STRAUSS: Arch. of Neur. **15** (1926); **18**, 2 (1927). — GODINOV, V. M.: Amer. J. physic. Antrop. **13**, 359 (1929). — GOLDRINGER, E.: Z. Neur. **124**, 820 (1930). — GOLDSTEIN: Handbuch der inneren Medizin von MOHR und STAEHELIN, Bd. 5, 1. 1925. — GOLDSTEIN, K. u. H. BAUM: Arch. f. Psychiatr. **53**, 335 (1913). — GOLDSTEIN u. SCHWARZ: Zbl. Neur. **43**, 26; **45**, 27. — GOLLWITZER-MEIER u. P. ECKARDT: Naunyn-Schmiedebergs Arch. **177**, 501 (1935). — GOLLWITZER-MEIER u. H. SCHULTE: Naunyn-Schmiedebergs Arch. **165**, 685 (1932). — GORDING, R.: Ann. of Otol. **29**, 293 (1920). — GOWERS: Diseases of the nervensystem. Philadelphie 1893. — GRAFF, E.: Guy's Hosp. Rep. **78**, 493 (1928). — GRASSET: Revue neur. **14** (1906). — GREELEY, P. O. and CH. E. GREELEY: Amer. J. Physiol. **95**, 371, 382 (1930). — GREEN, F. H. K.: Quart. J. Med. **21**, 419 (1928). — J. of Path. **33**, 71 (1930). — GRIGORJEWA: Z. mikrosk.anat. Forsch. **28**, 418 (1932). — GRINKER, R. R. u. CH. C. GUY: J. amer. med. Assoc. **88**, 1140 (1927). — GRÖDEL u. HUBERT: Dtsch. med. Wschr. **1924 II**, 1023. — GRÖNDAHL: Zbl. Chir. **111** (1911). — GRUBER, G. B.: Verh. dtsch. Ges. Kreislaufforsch., 2. Tagg **1929**. — GRUBER, G. B. u. LANZ: Arch. f. Psychiatr. **61**, 98 (1928). — GRUBER, G. B. and S. J. ROBERTS: J. of Pharmacol. **27**, 335 (1926). — GUERNSEY, C. M. S. A.: Arch. int. Med. **52**, 306 (1933). — GUILLAIN, ALAJOUANINE, BERTRAND, GARCIN: Revue neur. **36 I**, 6 (1929). — GUILLAIN, BERTRAND et PERON: Revue neur. **1928 II**, 835. — GUILLAIN, et P. MOLLARET: Revue neur. **1931 II**, 546; **1932 II**, 249. — Paris méd. **1933 II**, 256. —

Presse méd. **1935**. — GUILLAIN et S. DE SÈZE: Ann. d'Anat. path. **10**, 1054 (1933). — GUIST, G.: Z. Augenheilk. **73**, 232 (1930). — GULL and SUTTON: Med. Surg. Transact. **55** (1872). — GUMPRECHT: Dtsch. med. Wschr. **1899 I**, 743. — GUNN: Trans. ophthalm. Soc. Lond. **43**, 356 (1898). — GUTMANN, M. J.: Arch. Rassenbiol. **20**, H. 1 (1927). — Klin. Wschr. **1927 II**, 1808. — Zbl. Neur. **49**, 546 (1928).

HACKEL, W. M.: Virchows Arch. **266**, 630 (1928). — HAEBLER: Physikalisch-chemische Probleme der Chirurgie. Berlin 1930. — HAENEL u. BIELSCHOWSKY: J. Psychol. u. Neur. **21** (1915). — HAHN, E. V.: Arch. Surg. **16**, 31 (1928). — HAHN, L.: Med. Klin. **1932 II**. — HALFF, Z.: Inaug.-Diss. Basel 1904. — HALIPRÉ: Thèse de Paris **1894**. — HALLOPEAU, M.: C. r. Soc. Biol. Paris **31**, 256 (1879). — HAMILTON, CHL. E. and E. ROTHSTEIN: J. amer. med. Assoc. **104**, 2226 (1935). — HANSE: Dtsch. med. Wschr. **1925 I**, 978. — HANSER, LUBARSCH u. OSTERTAG: Erg. Path. **19 II** (1921). — HARBITZ, F.: Dtsch. Z. gerichtl. Med. **19**, 463 (1932). — O'HARE and WALKER: Arch. int. Med. **33**, 343 (1924). — HARKNESS, D. F.: Internat. J. of Med. **43**, 243 (1930). — HAROUS, S. T.: Brit. J. Ophthalm. **12**, 1 (1928). — HARTMANN: Z. Heilk. **32** (1902). — HASELHORST, G. u. K. MYLIUS: Zbl. Gynäk. **52**, 19 (1928). — HASHIGUCHI, MASAKI: Arb. neur. Inst. Wien **29**, 323 (1927). — HAVLIZEK: Verh. dtsch. Ges. Kreislaufforsch., 7. Tagg **1934**, 194. — HEARD, JOE E. and P. D. ABRAMSON: Amer. J. Surg., N. s. **22**, 324, 325 (1933). — HENSCHEN: Neur. Zbl. **30**, 999 (1911). — HERMAN, E.: Z. Neur. **105** (1926). — HERMANN, T.: Wien. klin. Wschr. **1926 II**, 1209. — HERMANN, H. et F. JOURDAN: C. r. Soc. Biol. Paris **107**, 1537 (1931). — HERSCHMANN, H.: Wien. klin. Wschr. **1933 II**, 1273. — HERXHEIMER, G. u. K. SCHULZ: Klin. Wschr. **1931 I**, 433. — HESS, W. R.: Die Regulation des Blutkreislaufs. Leipzig: Georg Thieme 1930. — HESSE, M.: Frankf. Z. Path. **35**, 487 (1927). — HEUBNER: Zbl. med. Wiss. **10** (1872). — HEUPKE, W.: Z. exper. Med. **44**, 198 (1924). — HEYMANS, C. et J. J. BOUCKAERT: C. r. Soc. Biol. Paris **99**, 184, 1236, 1239 (1928); **110**, 996 (1932). — HEY: Zit. nach STREULI. — HILLER, F.: Z. Neur. **93**, 594 (1924). — Verh. dtsch. Ges. inn. Med. **1926**, 150. — Habil.schr. München 1927. Berlin: Julius Springer. Arch. of Neur. **20**, 145 (1928); **22**, 75 (1929); **23**, 634 (1930). — Entstehung, Erkennung und Behandlung plötzlich eintretender Kreislaufstörungen. 2. Ärztl. Fortbildungskurs in Bad Salzuflen, 1932. — Münch. med. Wschr. **1932 II**, 1465; **1933 II**, 1515. — Verh. dtsch. Ges. Kreislaufforsch., 6. Tagg **1933**. — Arch. f. Psychiatr. **103**, 1 (1935). — HITZENBERGER, W.: Klin. Wschr. **1933 II**, 865. — HOCHREIN u. W. LAUTERBACH: Dtsch. Arch. klin. Med. **166**, 192 (1930). — HOFER: Mschr. Ohrenheilk. **66**, 722 (1932). — HOFMANN: Wien. klin. Wschr. **1894 I**, 823. — HOFMANN, R.: Klin. Mbl. Augenheilk. **86**, 303 (1931). — HORIUCHI, KIYOSHI: Arb.physiol. **1**, 75 (1928). — HUECK: Münch. med. Wschr. **1920 I**, 19, 20, 21. — HÜRTHLE: Handbuch der normalen und pathologischen Physiologie, Bd. 10, 1. — HUSLER, J. u. H. SPATZ: Z. Kinderheilk. **38** (1924). — HYLAND, H. H. : Arch. of Neur. **30**, 342 (1933).

IWATA, TARO: Fukuoka-Ikwadaigaku-Zasshi (jap.) **24**, deutsche Zusammenfassung 1931, S. 120—123; **25**, Nr 6, deutsche Zusammenfassung, 1932. S. 39—44.

JACOB, A.: J. Psychol. u. Neur. **14**, H. 5/6 (1912). — Die extrapyramidal-motorischen Erkrankungen. Berlin: Julius Springer 1923. — Handbuch der Psychiatrie, Bd. 1, S. 337. 1927. — JACOBI, J.: Med. Klin. **1930 I**. — JACOBI, J. u. MAGNUS: Dtsch. med. Wschr. **1925 II**, 1361. — JAFFÉ, R.: Z. ärztl. Fortbildg **24**, 477 (1927); **29**, 202 (1932). — Zbl. Gynäk. **51**, 1387 (1927). — JAHNEL, FRANZ: Handbuch der ärztlichen Begutachtung, Bd. 2, S. 352. 1931. — JAKSCH, v.: Festschr. Kongr. inn. Med. **1899**. — JENSEN, P.: Arch. f. Physiol. **103**, 271 (1904). — JONES, A. E.: Brain **28**, 527 (1905). — JORDAN, W. R. and P. WATTERS: Amer. J. med. Sci. **186**, 488 (1933).

KAHLER, H.: Wien. klin. Wschr. **1922 I**, 217. — KALISCHER, S.: Med. Klin. **1927 I**, 208. — KASHIDA: Z. Neur. **94**, H. 5 (1925). — KAUFFMANN, F.: Handbuch der normalen und pathologischen Physiologie, Bd. 7, S. 1403. 1927. — Verh. dtsch. Ges. Kreislaufforsch. **1933**. — KAUFMANN: Lehrbuch der speziellen pathologischen Anatomie, 1922. — KECHT, BRUNO: Z. klin. Med. **122**, 477 (1932). — KEEGAN, J. and W. E. ASH: Arch. of Ophthalm. **12**, 72 (1934). — KEEGAN, J. and A. E. BENNETT: Arch. of Neur. **26**, 36 (1931). — KELLER, CH. J.: Naunyn-Schmiedebergs Arch. **154**, 357 (1930). — KENNARD, MARGARET A.: Arch. of Neur. **33**, 537 (1935). — KENNEDY, F.: Arch. of Neur. **15** (1926). — KERPPOLA: Arb. path. Inst. Helsingfors (Jena) **2**, 115 (1921). — KESCHNER and DAVISON: Arch. of Neur. **29**, 702 (1933). — KESCHNER u. SLOANE: Zbl. Neur. **60**, 784 (1931). — KILLIAN, H.: Dtsch. Z. Chir. **231** (1931). — KING, ARTHUR: J. amer. med. Assoc. **100**, 15 (1933). — KIRSCHBAUM, M.: Frankf. Z. Path. **23**, 444 (1920). — KISCH: Med. Klin. **1916 I**, 10. — KISSINGER, PHILIPP: Ärztl. Sachverst.ztg **36**, 150 (1930). — KLAFTEN, E.: Arch. Gynäk. **148**, 43 (1932). — KLARFELD: Die Anatomie der Psychosen. München: J. F. Bergmann 1924. — KLEIST, K.: Neur. Zbl. **1909**, 54. — Mschr. Psychiatr. **52**, 253 (1922). — KLEMPERER, G. u. E. HAASE: Neue deutsche Klinik, Bd. 1, S. 507. 1928. — KLISSUROW, A.: Arch. f. Psychiatr. **90**, 201 (1930). — KOBRACK, F.: Handbuch der Neurologie des Ohres, Bd. 2, Teil 1. Berlin u. Wien: Urban & Schwarzenberg 1928. — KOCH, E.: Erg. Med. **13**, 297 (1929). — Die reflektorische Selbststeuerung des Kreislaufs, 1931. — KOCH, E. u. H. MIES: Krkh.forsch. **7**, 241. —

KODAME: Z. Neur. **102** (1926). — KÖRNYEY, ST.: Arch. f. Psychiatr. **102**, 233 (1934). — KOHN, L.: Inaug.-Diss. Leipzig 1932. — KRABBE u. BACKER: Arch. med. scand. **56**, 95 (1912). — KRAPF, E.: Arch. f. Psychiatr. **97**, 323 (1932). — KREHL, v.: Entstehung, Erkennung und Behandlung innerer Krankheiten, Bd. 3. Berlin: F. C. W. Vogel 1933. — KREITMAIR, HANS: Verh. dtsch. Ges. Kreislaufforsch. **204** (1933). — KRETSCHMER, ERNST: Dtsch. med. Wschr. **1932 II**, 1789. — KREY: Zit. nach STREULI. — KRISCH, H.: Z. Neur. **98**, 80 (1925). — KROLL, M.: Die neuropathologischen Syndrome. Berlin: Julius Springer 1929. — KÜLBS, F.: Klin. Wschr. **1931 II**, 2159. — KÜPPERS, E.: Handbuch der Geisteskrankheiten, Bd. 3, S. 130. Berlin: Julius Springer 1928. — KÜTTNER u. BARUCH: Bruns' Beitr. **120**, 1 (1920). — KUPPER: Arch. Ohrenheilk. **1**, 296 (1873). — KUSSMAUL u. TENNER: Untersuchungen zur Naturlehre der Menschen und Tiere, Bd. 3, S. 1. 1857. — KYLIN, E.: Die Hypertoniekrankheiten. Berlin: Julius Springer 1926.

LAFORA: Mschr. Psychiatr. **29** (1911). — LAMI, G.: Zbl. Neur. **49**, 666 (1928). — LAMPERT, A. u. W. MÜLLER: Frankf. Z. Path. **33**, 471 (1926). — LANGE, FRITZ: Monographien Neur. **1922**. — Virchows Arch. **248**, 463 (1924). — Dtsch. Arch. klin. Med. **13**, 157 (1927); **158**, 214 (1928). — LANGE, J. u. F.: Klin. Wschr. **1928**, 2286. — LANGERON, L.: Progrès méd. **56**, No 3 (1928). — LASZLO u. WEISEL: Klin. Wschr. **1930 II**, 1576. — LEADINGHAM, R. S.: Ann. int. Med. **4**, 1584 (1931). — LEAKE, C. D., A. S. LOEVENHART and C. W. MUCHLBERGER: J. amer. med. Assoc. **88**, 1076 (1927). — LECÈNE, PAUL et JEAN LHERMITTE: Presse méd. **1933 II**, 1862. — LEHMANN and MOORE: Arch. Surg. **14**, 621 (1927). — LEICHTENSTERN: Münch. med. Wschr. **1899 II**. — LEMKE: Virchows Arch. **240**, 30 (1922); **243**, 52 (1923). — LEMMEL, GERHARD: Münch. med. Wschr. **1931 II**, 2193. — LENNOX, W. G.: Arch. of Neur. **26**, 719, 725 (1931). — LENNOX and E. L. GIBBS: J. clin. Invest. **11**, 1155 (1932). — LEPPMANN, FRIEDR.: Ärztl. Sachverst.ztg **39**, 227 (1933). — LEVINE, M. and H. G. WOLFF: Arch. of Neur. **28**, 140 (1932). — LÉVY, MAURICE: Paris: Gaston Doin & Cie. 1927. — LEWANDOWSKY: Handbuch der Neurologie, Bd. 3, Spez. Neur. II. Berlin: Julius Springer 1912. — LEWANDOWSKY u. STADELMANN: Z. Neur. **13**, 319 (1912). — LEWY, F. H.: Dtsch. med. Wschr. **1927 II**. — LHERMITTE, JEAN: Etude sur les paraplégies des veillards. Paris 1907. — Encéphale **23**, 27 (1928); **28**, 709 (1933). — Gaz. Hôp. **1933**, No 81, 1449. — Ann. d'Anat. path. **10**, No 8, 1010 (1933). — LHERMITTE, JEAN et BARRELET: Revue neur. **41 II**, 851 (1934). — LHERMITTE, JEAN et CASAIGNE: Gaz. Hôp. **1934**, No 24, 425. — LHERMITTE, JEAN et CUEL: Revue Neur. **1921**, 364. — LHERMITTE, JEAN et KYRIACO: Gaz. Hôp. **1927**, 69 (No du Centenaire). — LHERMITTE, JEAN et LECÈNE: Presse méd. **1933**, No 92. — LHERMITTE, JEAN and MCALPINE: Brain **49**, H. 2. — LHERMITTE, JEAN et TRELLES: Encéphale **28**, 588 (1933). — Jb. Psychiatr. **51**, 91 (1934). — LICHTWITZ, L.: Ther. Gegenw. **1932**, 1, 165. — Klin. Wschr. **1933 I**, 169. — LIE: Virchows Arch. **178**. — LIEBERS, M.: Z. Neur. **140**, 765 (1932). — LIEBIG, H.: Naunyn-Schmiedebergs Arch. **159**, 265 (1931). — LIEPMANN u. MAAS: J. Psychol. u. Neur. **10**, 214 (1908). — LILLIE, H. J.: Ann. of Otol. **36** (1927). — LINDAU: Frankf. Z. Path. **30** (1924). — LINDEMANN, H.: Virchows Arch. **253**, 27 (1924). — LIPPMANN, A.: Dtsch. med. Wschr. **1918 II**, 907. — LOCKE, C. E.: Ann. Surg. **80**, 1 (1924). — LODGE, S. D.: and G. F. WALKER: Brit. med. J. **1927**. — LOEWENFELD: Wiesbaden 1886. — LOEWY: Zbl. inn. Med. **43**, Nr 31 (1922). — Z. klin. Med. **98**, 100 (1924). — Wien. med. Wschr. **1931 I**, 352. — LOMAN, J. and A. MYERSON: Arch. of Neur. **27**, 1226 (1932). — LOMBARD, J. S.: Exper. researches on the regional temperatur of the head. London: H. K. Lewis 1879. — LOTMAR, F.: Fortschr. Neur. **1931**, H. 7, 271; **3**, 245 (1931). — LUBARSCH, O.: Ärztl. Fortbildungskurs Bad Salzuflen 1932. — LUCE: Dtsch. Z. Nervenheilk. **15**, 326 (1899). — LUM: Trans. ophthalm. Soc. U. Kingd. **43**, 356 (1898). — LUNZ, G.: Zbl. Gynäk. **50**, Nr 42 (1926).

MACHIDA, M.: Mitt. med. Akad. Kioto **5**, 273, 319, 359 (1931). — MAGLIULO, A.: Riv. Pat. nerv. **33**, H. 1 (1928). — MAGNUS: J. amer. med. Assoc. **87**, 1712 (1927). — MALAISÉ, E. v.: Arch. f. Psychiatr. **46**, 902 (1910). — MALAN, A.: Zbl. Neur. **56**, 667 (1930). — MANKOVSKIJ, STOLJARSKAJA: Zbl. Neur. **51**, 287 (1929). — MARCHAND: Ref. Verh. 21. Kongr. inn. Med. **1904**, 23. — MARCHESANI, O.: 50. Zusammenkunft dtsch. ophthalm. Ges. Heidelberg 1934. — MARBURG: Der Kopfschmerz und seine Behandlung. Wien u. Leipzig 1926. — MARGARETTEN: J. nerv. Dis. **58**, 127 (1923). — MARIE, PIERRE: Travaux et Mémoires, Tome 2. Paris: Masson & Cie. 1928. — MARINESKO, G. et J. NICOLESCO: Bull. sect. sci. Acad. roum. **11**, 1 (1927). — MARTUCCI, A. A. and S. B. HADDEN and B. MCGLONE: Arch. physic. Ther. **15**, 734 (1934). — MASAKI, HASHIGUCHI: Arb. neur. Inst. Wien **29**, H. 3/4. — MATAS, R.: Ann. Surg. **53**, 1 (1911). — MATTHÉ, C. P.: Surg. etc. **48**, 429 (1929). — MEAGHER, R. H. and F. D. INGRAHAM: Arch. of Neur. **22**, 570 (1929). — MEGGENDORFER, F.: Psychiatr.-neur. Wschr. **1928 II**, 424. — Zbl. Neur. **32**, 203. — MERIWETHER, L. S., D. C. WILSON and L. B. TAYLOR: Arch. of Neur. **31**, 338 (1934). — MERKEL, HERMANN: Dtsch. Z. gerichtl. Med. **23**, 338 (1934). — MERRITT, H. and MAXWELL FINLAND: Brain **53**, 290 (1930). — MEURERS, KARL: Z. exper. Med. **46**, 135 (1925). — MEYER, A.: Z. Neur. **100**, 201 (1926). — MICHAEL, F. C.: Amer. J. med. Sci. **183**, 687 (1932). — MICHELSEN, INGEBORG: Inaug.-Diss. Leipzig 1932. — MILIAN: Neur. Zbl. **1909**, 523. — MILLER, LINDSAY, TRESCHER: Amer.

J. med. Sci. **174** (1927). — MILLS, C. K.: J. nerv. Dis. **39**, 73 (1922). — MINGAZZINI: Dtsch. Z. Nervenheilk. **81** (1924). — MINKOWSKI: Münch. med. Wschr. **1904 II**, 1028. — Z. Neur. **102** (1926). — MISCH, WALTER: Zbl. Neur. **53**, 673 (1929). — MIWA, M. M., OZAKI u. R. SHIROSHITA: Arch. f. exper. Path. **128** (1928). — MÖNCKEBERG, V.: Virchows Arch. **216**, 408 (1914). — MONAKOW, C. v.: Gehirnpathologie. NOTHNAGELs spezielle Pathologie und Therapie, 1897. — Die Lokalisation im Großhirn. Wiesbaden: J. F. Bergmann 1914. — MOLITORIS, HANS ALBRECHT: Dtsch. Z. Nervenheilk. **133**, 146 (1934). — MONIZ, EGAS: Revue neur. **37 II**, 48 (1930). Fortschr. Röntgenstr. **48**, 398 (1933). — MONNIER, M. u. K. M. WALTHARD: Mschr. Psychiatr. **90**, 60 (1934). — MOORE, R. F.: Quart. J. Med. **10**, 29 (1916/17). — Zbl. Neur. **46** (1927). — MOREAU, M. et L. CHRISTOPHE: J. belge Neur. **34**, 7 (1934). — MOREIRA DE FONSECA, J.: Zbl. Neur. **51**, H. 5/6 (1928). — MOUCHET, A.: Ann. d'Anat. path. **10**, 669 (1933). — MÜHLMANN, M.: Virchows Arch. **266** (1928). — MÜHSAM, R.: Arch. klin. Chir. **130**, 522 (1924). — MÜLLER, E.: Z. angew. Anat. **3**, 93 (1918). — MÜLLER, G.: Z. Neur. **124**, 1 (1930). — MÜLLER u. HÜBNER: Dtsch. Arch. klin. Med. **149** (1925). — MÜLLER, O. u. PARRSIUS: „Die Blutdruckkrankheiten". Stuttgart: Ferdinand Enke 1932. — MÜLLER u. SIEBECK: Z. exper. Path. u. Ther. **4**, 67 (1907). — MYERSON, A. and J. LOMAN: Arch. of Neur. **27**, 836 (1932). — MYLIUS: Heidelberg. Ber. 1928.

NEUBÜRGER, K.: Z. Neur. **95**, 278 (1925). — Klin. Wschr. **1925 I**, 113; **1926 II**, 1689. — Jkurse ärztl. Fortbildg **1926**, H. 1, 13. — Z. Neur. **101**, 452; **105**, H. 1/2 (1926); **111**, 325 (1927). — BUMKEs Handbuch der Geisteskrankheiten, 1928. — Veröff. Kriegs- u. Konstit.-path. **6**, H. 3 u. 26 (1930). — Dtsch. med. Wschr. **1932 I**, 690. — Jkurse ärztl. Fortbildg **1933**, Jan.-H. — NONNE: Neur. Zbl. **9**, 425, 491 (1906). — Syphilis und Nervensystem. Berlin: S. Karger 1924. — NORDMANN, M.: Virchows Arch. **268**, 484 (1928). — NOTHNAGEL, H.: Virchows Arch. **68**, 26 (1876). — Berl. klin. Wschr. **1878 I**, 205.

O'CONNELL, J. E. A.: Brain **57**, 484 (1934). — ODQUIST, A.: Acta med. scand. (Stockh.) **63**, 286 (1925). — OLLOZ, M.: Schweiz. Arch. Neur. **35**, 123 (1935). — OPPENHEIM et SIEMERLING: Charité-Ann. **12** (1887). — OPPOLZER, ROBERT: Arch. klin. Chir. **179**, 176 (1934). — ORNSTEEN, A. M.: Amer. J. med. Sci. **181**, 654 (1931). — ORTMANN, K. K.: Dtsch. Z. gerichtl. Med. **18**, 604 (1932).

PAL, J.: Gefäßkrisen. Leipzig: S. Hirzel 1905. — Med. Klin. **1919**, 662. — Wien. Arch. inn. Med. **1920**. — Z. ärztl. Fortbildg **19**, H. 2 (1928). — Wien. klin. Wschr. **1931 II**, 1297. — Die Tonuskrankheiten des Herzens und der Gefäße. Wien: Julius Springer 1934. — PALLASSE, E. et PH. SCOURAS: Progrès méd. **1930 I**, 857. — PANNING, G.: Krkh.forsch. **6**, 154 (1928). — PARKER, H. L.: Arch. of Neur. **16**, 728 (1926). — PAWLOWSKI: Ärztl. Sachverst.ztg **1**, 65 (1929). — PAYR: Münch. med. Wschr. **1898 II**, 885. — PEMBERTON PEAKE: Semana méd. **8 II** (1890). — PENFIELD, W.: Arch. of Neur. **27** (1932). — Ann. int. Med. **7**, 303 (1933). — Univ. méd. Canada **63**, 1275 (1934). — PENTSCHEW, A.: Arch. f. Psychiatr. **101**, 80 (1933). — PÉRISSON, J.: Ann. Méd. **20** (1926). — PERTHES: Verh. dtsch. Ges. Chir. **44 II**, 54 (1920). — PETERMANN, J.: Zbl. Chir. **59**, 3073. — PETRÉN: Arch. f. Psychiatr. **33**, 34. — PFEIFER, R. A.: OPPENHEIMERs Lehrbuch der Nervenheilkunde, 7. Aufl., S. 1233. Berlin: S. Karger 1923. — Grundlegende Untersuchungen für die Angioarchitektur des menschlichen Gehirns. Berlin: Julius Springer 1930. — J. Psychol. u. Neur. **42**, H. 1/2 (1931). — PFINGST, A. O. u. G. R. SPURLING: Arch. of Ophthalm. **2**, 391 (1929). — PHOTAKIS: Vjschr. gerichtl. Med. **50**. — PICK: Zwanglose Abhandlung, 8. Halle: Carl Machold 1909. — PICK, L.: Berl. klin. Wschr. **1910 I**, 325, 382. — Abh. Nervenkrkh. **13** (1912). — PILCHER, COBB and CH. THUSS: Arch. Surg. **29**, 1024 (1934). — PILCZ: Wien. med. Wschr. **1910 I**. — PINÉAS: Zbl. Neur. **46**, 382 (1921). — PINES, L. u. E. GILINSKY: Arch. f. Psychiatr. **97**, 380 (1932). — PISTOCCHI, G.: Bull. Sci. méd. Bologna **104**, 256 (1932). — PI-SUNER, A. et J. RAVENTOS: C. r. Soc. Biol. Paris **115**, 1015 (1934). — PÖTZL, O.: Med. Klin. **1927 II**, 1718. — POLLAK, PH. u. REZEK: Virchows Arch. **265**, H. 3 (1927). — POOL, J. L. and G. I. NASON: Arch. of Neur. **33**, 276 (1935). — POPOFF, N. W.: Bull. Histol. appl. **12**, 156 (1935). — POPPER, L.: Med. Klin. **1931 II**, 1275. — POPPI, U.: Zbl. Neur. **56**, 43 (1920). — Riv. Pat. nerv. **33**, 505 (1928). — Riv. Neur. **1**, H. 6 (1928). — PRUSIK, B. und G. HERLES: Verh. dtsch. Ges. Kreislaufforsch. **1933**, 83. — PUTNAM, T. J. and E. ASK-UPMARK: Arch. of Neur. **32**, 72 (1934).

QUEDNAU, F.: Beitr. path. Anat. **83**, 471 (1929). — QUENSEL: Dtsch. Z. Nervenheilk. **52**, 80 (1914).

RAAB, W.: Z. klin. Med. **118**, 181 (1931). — Med. Klin. **1931 I**, 248. — Verh. dtsch. Ges. Kreislaufforsch. **1932**, 141, 158. — RAD, v.: Z. Neur. **20**, 333 (1913). — RAECKE: Arch. f. Psychiatr. **60**, H. 2. — RANKE: Beitr. path. Anat. **71**, 78 (1923); **75** (1926). — RAVID, J. M.: Amer. J. med. Sci. **175** (1928). — REGNIER, P.: Rev. belge Sci. med. **2**, 7, 601 (1930). — REICH, Z.: Zbl. Neur. **50**, H. 3/4 (1928). — REICHER: Z. klin. Med. **65**, 235 (1908). — REID, H. and H. H. GLEAVE: Brit. med. J. **1931**, Nr 3662, 445. — REIN: Z. Biol. **89**, 237, 307, 319 (1929). — Erg. Physiol. **32**, 28 (1931). — REIN, K. LIEBERMEISTER u. SCHNEIDER: Klin. Wschr. **1932 II**, 1636. — REINHARD: Mitt. Grenzgeb. Med. u. Chir. **26**. — REITTER: Arch.

klin. Med. **119** (1914). — REZNICEK: Dtsch. Z. Nervenheilk. **51**, 327 (1914). — RHEIN, J. H. W.: J. nerv. Dis. **41**, 360 (1914). — RHEIN, J. H. W., N. W. WINKELMAN u. C. A. PATTEN: Arch. of Neur. **20**, 329 (1928). — RICHARDSON, M. K.: Jb. Psychiatr. **45**, 3 (1927). — Z. Neur. **115**, 626 (1928). — RICHTER, H.: Z. Neur. **97**, 387 (1925). — RICKER: Slg klin.Vortr. **1919**, 763. — Virchows Arch. **226** (1919). — Sklerose und Hypertonie der innervierten Arterien. Berlin: Julius Springer 1927. — RICKER u. REGENDANZ: Virchows Arch. **231**, 1 (1921). — RIESE, W.: Klin. Wschr. **1927 I**, Nr 8. — RILEY, H. A.: Bull. neur. Inst. N. Y. **2**, 429 (1932). — RILEY, H. A. u. CH. A. ELSBERG: Arch. of Neur. **15** (1926). — RISER, P. et PLANQUES: Encéphale **26**, 501 (1931). — RISER, P. et RAYMOND SOREL: C. r. Soc. Biol. Paris **104**, 295 (1930). — ROGER, H. et MAURICE RECORDIER: Encéphale **27**, 561 (1932). — ROGER, H. et PAUL SARRADON: Presse méd. **1934 I**, 130, 225—228. — ROMBERG, v.: Lehrbuch der Krankheiten des Herzens und der Blutgefäße, 4. u. 5. Aufl., 1925. — Wien. med. Wschr. **1930 I**, 361. — ROSENBLATH: Dtsch. Z. Nervenheilk. **61**, 10 (1918). — Virchows Arch. **259**, 261 (1926). — Z. klin. Med. **106**, 482 (1927). — ROSENFELD: Dtsch. med. Wschr. **1924 II**, 1271. — ROSENKRANZ: Frankf. Z. Path. **35**, 2 (1927). — ROTH: Mannheim. südwestdtsch. Path.-Tagg 1924. — ROTTER, R.: Mschr. Psychiatr. **80**, 33 (1931). — ROZENBOJM: Zbl. Neur. **56**, 71 (1930). — RÜDIN: Zbl. Neur. **29**, 171 (1922). — RÜHL, ARTHUR: Beitr. path. Anat. **78**, 160 (1927). — Med. Klin. **1929 I**. — Veröff. Kriegs- u. Konstit.path. **1929**, H. 21, 1. — Die Gangarten der Arteriosklerose. Jena: Gustav Fischer 1929. — RUPPANNER, E.: Festschr. ZANGGER, Teil 2, S. 639. 1935. — RUSSELL, W.: Brit. med. J. **1909 II**, 1109.

SAATHOFF: Dtsch. Arch. klin. Med. **84**, 384 (1905). — SAITO, S.: Z. Neur. **96** (1925). — SALUS, FRITZ: Klin. Wschr. **1932 II**, 1542. — SARBO, ARTHUR v.: Wien. med. Wschr. **1935 I**, 320. — SAVELIEW: Gehirnarterienembolie. Virchows Arch. **135** (1894). — SCHAFFER: Zbl. Neur. **49** (1928). — SCHEERER: Vgl. ELSCHNIG u. NONNENBRUCH. — SCHIFF-WERTHEIMER, S.: Les syndromes hémianopsiques dans le ramollisement cérébral. Paris 1926. — SCHMIDT, CARL F. and J. C. PIERSON: Amer. J. Physiol. **108**, 241 (1934). — SCHMIDT, CARL F. and S. THOMPSON: Amer. J. Physiol. **110**, 137 (1934). — SCHMIDT, M.: Brain **53**, 489 (1931). — Zbl. Neur. **58**, 594 (1931). — SCHMIDT, W.: Münch. med. Wschr. **1922 I**, 100. — SCHMIDTMANN, M.: Virchows Arch. **237**, H. 1/2 (1922). — SCHMIDTMANN, M. u. M. HÜTTICH: Virchows Arch. **267**, H. 3 (1928). — SCHMORL: Verh. dtsch. Ges. Gynäk. **9**, 303, 309 (1901). — SCHNABEL u. SACHS: Arch. f. Augenheilk. **15**, 311 (1885). — SCHNEIDER, DIETRICH: Arch. klin. Chir. **180**, 461 (1934). — SCHOB: Z. Neur. **35** (1917). — SCHOLZ, W.: Klin. Wschr. **1929 I**. — Z. Neur. **145** (1933). — SCHOTT: Med. Klin. **1915 I**. — SCHOTTMÜLLER: Verh. dtsch. Kongr. inn. Med. Wiesbaden **1913**, 363. — SCHRETZENMAYR, A.: Naunyn-Schmiedebergs Arch. **174**, 151 (1933). — SCHRÖDER: Z. Neur. **68** (1921). — SCHUBERTH, K.: Wien. med. Wschr. **1929 II**, 1428. — SCHULTZ, A.: Pathologie der Blutgefäße. Erg. Path. I **22** (1930). — SCHULZ, B.: Z. Neur. **120** (1929). — SCHUSTER, P.: Z. Neur. **144**, 699 (1932). — SCHWARTZ, PH.: Nervenarzt **3**, 450 (1930). — Die Arten der Schlaganfälle des Gehirns und ihre Entstehung. Berlin: Julius Springer 1930. — Monographien Neurol. **1930**, H. 58. — SCHWARTZ. PH. u. K. GOLDSTEIN: J. Psychol. u. Neur. **32**, 312 (1926). — SCICLOUNOFF, FRANC.: Rev, méd. Suisse rom. **54**, 1149 (1934). — SEELERT, H.: Fortschr. Neur. **5**, 130 (1933). — SEYFARTH, C.: Münch. med. Wschr. **1920 II**, 1092. — SEZE, ST: Pression artérielle et ramollisement cérébrale. Paris: Gaston Doin & Cie. 1931. — SHIAMURA: Zit. nach NONNEs Syphilis und Nervensystem. — SHORE, R. B.: Arch. of Path. **6**, 181 (1928). — Arch. of Neur. **21**, 607 (1929). — SIEMERLING u. OPPENHEIM: Berl. klin. Wschr. **1886**. — SILBERMANN, M.: Psychiatr.-neur. Wschr. **1932 I**, 130. — SIOLI: Zbl. f. Gynäk. **35** (1920). — SLOANE, L. H.: Arch. of Neur. **30**, 154 (1933). — SOSSMANN, M. C.: Amer. J. Radiol. **15**, 122 (1926). — SPALTEHOLZ: Vgl. TENDELOO. — SPATZ, H.: Handbuch der normalen und Pathologischen Physiologie, Bd. 10. Berlin: Julius Springer 1927. — BUMKEs Lehrbuch der Geisteskrankheiten, 3. Aufl., S. 617. 1929. — Dtsch. Z. Nervenheilk. **136**, 86 (1935). — SPIELMEYER, W.: Verh. dtsch. Kongr. inn. Med. **30** (1913). — Histologie des Nervensystems. Berlin: Julius Springer 1922. — Z. Neur. **69**, 361 (1924); **99**, 756 (1925); **109**, 501 (1927); **123**, 536 (1930). — Zbl. Neur. **42**, 5 (1925). — Mschr. Psychiatr. **68**, 607 (1928). — SPILLER, W. G.: J. amer. med. Assoc. **51**, 2101 (1906). — STAEHELIN, R.: Klinik der Arteriosklerose. Vortrag gehalten in Basel 1935. — STAEMMLER, M.: Beitr. path. Anat. **78**, 408 (1927). — STARKES, W. A.: Z. Neur. **144**, 418 (1933). — STARLING, E. H.: Brit. med. J. **1925 II**, 1163. — STEIN, C.: Mschr. Ohrenheilk. **40**, H. 1. — STEIN, R.: Klin. Mbl. Augenheilk. **80** (1928). — STEINER, P.: Festschrift ZANGGER, Teil 1, S. 354. 1935. — STEININGER, H.: Wien. klin. Wschr. **1930 II**, 1062. — STENGEL, FRITZ: Münch. med. Wschr. **1932 II**, 1716. — STERLING: Revue neur. **36**, 937 (1929). — STERN, F.: Handbuch der Geisteskrankheiten, Bd. 8. 1930. — Zbl. Neur. **58**, 385 (1931). — STERN, K.: Z. Neur. **148**, 55 (1933); **152**, 497 (1935). — STERTZ: Arch. f. Psychiatr. **48**, — STIEF, A. v.: Z. Neur. **91**, 579 (1924). — Z. Augenheilk. **70**, 41 (1929). STIEFLER, G.: Handbuch der Neurologie des Ohres, S. 565, 594. Wien u. Berlin: Urban & Schwarzenberg 1928. — STOCKART, F. G. v.: Arb. neur. Inst. Wien **34**, 23 (1932). — STÖHR, PH.: Z. Anat. **63**, 562 (1922); **64**, 555 (1922); **78**, 555 (1926). — STOERK: Frankf. Z. Path. **23**, H. 2. — STOPFORD, J. S. B.: J. of Anat. **64**, 257 (1930). — STRÄUSSLER, E. u.

G. KOSKINAS: Z. Neur. **100** (1926). — STRAUSS, HANS: Mschr. Psychiatr. **85**, 1 (1933). — Zbl. Neur. **66**, 385 (1933). — STRUTER, G. L.: Carnegies Publ. **1918**, Nr 271. — STREULI, GOTTFRIED: Inaug.-Diss. Basel 1933. — SUDHOFF, W.: Dtsch. Z. Chir. **186**, 98 (1924). — SUNDER-PLASSMANN, PAUL: Z. Anat. **93**, 567 (1930). — Z. Neur. **147**, 414 (1933). — Verh. dtsch. Ges. Kreislaufforsch. **1933**, 69—81. — SYMONDS, C. P.: Guy's Hosp. Rep. **1923**. — Quart. J. Med. **18**, 102 (1924/25). — SZÉKELY, K.: Beitr. gerichtl. Med. **8**, 162 (1928).

TANNENBERG, J.: Handbuch der normalen und pathologischen Physiologie, S. 1625. 1927. — TENDELOO, N. PH.: Allgemeine Pathologie, 2. Aufl. Berlin: Julius Springer 1925. — THIEGEL, F. E.: Revue neur. **34 I**, 618 (1927). — THIELE, R.: Z. Psychiatr. **92**, 208 (1930). — THILL, O.: Virchows Arch. **253**, 108 (1924). — THOMA, R.: Virchows Arch. **245**, 78 (1923). — THOMAS, A.: Nouv. Traité de Méd., Tome 19, p. 755. Paris: Masson & Cie. 1927. — THOMPSON, R. H.: Arch. of Neur. **22**, 530 (1929). — TIMMER, A. R.: Z. Neur. **108**, 44 (1927). — TOBLER: Schweiz. med. Wschr. **1922 I**. — TODD: Arch. of Otolaryng. **8**, 1138 (1928). — TÖNNIS, W.: Zbl. Chir. **1934**, 844. — TOENISSEN: Münch. med. Wschr. **1921 II**, 1280. — TOURNADE, A. et L. ROCCHISANI: C. r. Soc. Biol. Paris **116**, 205 (1934). — TRELLES, J. O.: Arch. of Neur. **25**, 227 (1931). — TRÖMNER, E.: Neur. Zbl. **9**, 426 (1906). — Ges. Neur. u. Psychiatr. Groß-Hamburg 1928. — TSCHERNYSCHEFF u. GRIGOROWSKY: Arch. f. Psychiatr. **92**, 51 (1930). — TUTHILL, C. R.: Arch. of Neur. **26**, 268 (1931). — Arch. of Path. **16**, 630 (1933).

UHTHOFF, W.: Zbl. Neur. **42**, 151 (1925). — Klin. Mbl. Augenheilk. **78**, Beil.-H., 1—11 (1927). — UMBER: Ernährungs- und Stoffwechselkrankheiten, 3. Aufl., 1925. — URECHIA, C. J.: Revue neur. **63**, 422 (1935).

VALLERY-RADOT: Revue neur. **1925**, 887. — VEDSMAND, H.: Acta psychiatr. (Københ.) **2**, H. 3/4 (1927). — VERSÉ: Dtsch. med. Wschr. **1925 I**, 49. — VILLARET, M.: Revue neur. **33**, 1 (1926). — VILLARET, L., J. BESANCON et ST DE SÈZE: Presse méd. **1931 I**, 369. — Presse méd. **1931 II**, 1429. — C. r. Soc. Biol. Paris **106**, 883, 1210; **107**, 137, 601, 1106 (1931). — VILLARET, L., J. BESANCON, SCHIFF-WERTHEIMER et H. DESOILLE: C. r. Soc. Biol. Paris **109**, 158 (1932). — VOGT, B. u. O. VOGT: Jb. Psychiatr. **25**, H. 3 (1920); **28** (1922). — VOLHARD: Handbuch der inneren Medizin von BERGMANN-STAEHELIN, 2. Aufl., Bd. 6 II, S. 1756. — Zbl. Ophthalm. **21**, 129 (1929). — VRIES, ERNST DE: Arch. of Neur. **25**, 227 (1931). — Psychiatr. Bl. (holl.) **38**, 712 (1934). — VRIES, W. M. DE: Nederl. Tijdschr. Hyg. **72**, Nr 6 (1928).

WAGGONER, R. W.: Arch. of Neur. **20**, 580 (1928). — WALCHER, K.: Mschr. Unfallheilk. **40**, 433 (1933). — WALLENBERG: Arch. f. Psychiatr. **27**, 504 (1895). — Neur. Zbl. **34**, 224 (1915). — WASSERMANN, S.: Wien. Arch. inn. Med. **18**, 449 (1929). — WATTS, JAMES W.: J. nerv. Dis. **79**, 153 (1934). — WEBER, A: Entstehung, Erkennung und Behandlung plötzlich eintretender Kreislaufstörungen; 2. Ärztl. Fortbildungskurs. Salzuflen 1932. — WEBER, E.: Der Einfluß psychischer Vorgänge auf den Körper. Berlin: Julius Springer 1910. — WEBER, L. W.: Beitrag zur Pathologie und pathologischen Anatomie der Epilepsie. Jena 1901. — WEGELIN: Z. Neur. **124**, 2 (1930). — WEIL, ARTHUR: Brain **51**, 2 (1928). — WEILL, G.: Rev. d'Otol. etc. **7**, 737 (1929). — WEIMANN, W.: Dtsch. Z. gerichtl. Med. **1**, 1, 543 (1922). — Z. Neur. **105**, 213, 704 (1926); **120** (1929). — WEISS, S.: Med. Clin. N. Amer. **13**, 111 (1929). — WEISS, S. and J. BAKER: J. of Med. **12**, 297 (1933). — WEISS, S. and LENNOX: Arch. of Neur. **26**, 737 (1931). — WEISS, S. LENNOX and COBB: Proc. Soc. exper. Biol. a. Med. **26**, 706 (1929). — WEISSMANN: Thèse de Paris **1924**. — WEITZ, W.: Z. klin. Med. **96** (1923). — Dtsch. Ges. inn. Med. **1929**, 201. — WESSELKIN, P. N.: Z. exper. Med. **75**, 615 (1931). — WESTENRIJK, N.: Verh. dtsch. Ges. Kreislaufforsch. **1933**, 97. — WESTPHAL, K.: Z. klin. Med. **101**, H. 5/6 (1925). — Dtsch. Arch. klin. Med. **151**, 1, 31 (1926). — Dtsch. med. Wschr. **1932 I**; **1932 I**, 685; **1932 II**, 1203. — Z. ärztl. Fortbildg **31**, 700 (1934). — WHEELER, J. M.: Atlantic med. J. **31**, 812 (1928). — WICHERN: Dtsch. Z. Nervenheilk. **44**, 220 (1912). — WILBRAND-SAENGER: Neurologie des Auges, Bd. 7 u. 9. — WILDER, J.: Z. Neur. **105**, 752 (1926).— Wien. klin. Wschr. **1927 II**. — Med. Klin. **1930 I**, 660. — WILHEIM, J.: Jb. Psychiatr. **45**, H. 2 (1927). — WILHELMI, CH.: Arch. f. Psychiatr. **80**, 198. — WILSON, G.: Arch. of Neur. **9**, 589; **10**, 669 (1923). — WILSON, K.: Lancet **1925 II**, 1, 53, 169, 215, 268. — WILSON and N. W. WINKELMANN: J. nerv. Dis. **65**, 125 (1927). — WINDSCHEID: Münch. med. Wschr. **1902**. — WINKELMANN, N. W. u. J. L. ECKEL: J. nerv. Dis. **45**, H. 2 (1927). — WINTHER, K.: Acta psychiatr. (Københ.) **2** (1927). — WOHLWILL: Virchows Arch. **246**, 377 (1923). — WOHLWILL, FR.: Handbuch der Ophthalm., Bd. 6. 1931. — WOLF, HARE u. RIGGS: Zbl. Neur. **70**, 147 (1934). — WOLFF, G. H.: Arch. of Neur. **20**, 73 (1928); **21**, 795; **22**, 686, 691 (1929). — WOLFF, G. H. and ST. COBB: Amer. J. Physiol. **89**, 266 (1929). — WOLFF, G. H. and H. S. FORBES: Arch. of Neur. **20**, 5 (1928). — WOLFF, G. H., LENNOX and ALLEN: Arch. of Neur. **23**, 1097 (1931). — WOLFF, KURT: Beitr. path. Anat. **89**, 249 (1931); **89**, 487 (1932). — WOLTMANN, H. W. and SHELDEN: Arch. of Neur. **17**, Nr 3 (1927). — WÜST, K.: Jb. Kinderheilk. **137**, 340 (1932). — WULFFTEN, VAN-PALTHE: Zbl. Neur. **60**, 819 (1931). — Psychiatr. Bl. (holl.) **36**, 233 (1932).

YATES, A. G. u. PAINE: Brain **52**, 38 (1929).

ZOTZ: Inaug.-Diss. Münster (1932). — ZÜLZER: Dtsch. med. Wschr. **1908 II**, 1380.

Die präsenilen und senilen Erkrankungen des Gehirnes und des Rückenmarkes.

Von Ernst Grünthal-Waldau-Bern.

Mit 25 Abbildungen.

I. Einleitung.

Der nachstehende Abschnitt[1] behandelt die dem mittleren und höheren Lebensalter eigentümlichen und besonderen organischen Erkrankungen des zentralen Nervensystems. Das schließt gefäßbedingte Prozesse, die erst mittelbar das nervöse Gewebe ergreifen, aus. Andererseits besagt diese Umgrenzung, daß nicht beabsichtigt ist, eine Neurologie des Greisenalters zu geben, wie sie zuletzt Clarke oder Critchley schrieben und wie sie sich in den mannigfachen Gesamtdarstellungen der Erkrankungen des Greisenalters findet. Mit einer solchen weiteren Begriffsfassung wird im allgemeinen die besondere Erscheinungsform auch sonst vorkommender Erkrankungen unter den Bedingungen des höheren Alters gemeint. Dies gehört aber von Rechts wegen zu der jeweiligen Darstellung der klinischen Bilder der betreffenden Krankheiten.

Das vorliegende Kapitel faßt vielmehr gewisse bisher als präsenil und senil bezeichnete, ihrem Wesen nach wahrscheinlich ganz und gar nicht zueinander gehörende Krankheiten lediglich zeitlich zusammen nach ihrem fast ausschließlich vom vierten bis fünften Lebensjahrzehnt ab beginnenden Auftreten. Auch darin ist das Verfahren nicht einmal folgerichtig. So ist der Paralysis agitans in diesem Handbuch ein besonderer Abschnitt eingeräumt. Auch die Huntingtonsche Krankheit, die nicht selten erst im vierten Lebensjahrzehnt in Erscheinung tritt, gehört nicht hierher, einfach aus dem Grunde, weil man ihre erbliche Bedingtheit und Sonderstellung schon früh erkannt hatte. Man brauchte sie deshalb nicht unter jenen für alle bisher wenig bekannten organischen Hirnkrankheiten des mittleren Lebensalters so bequemen Sammelbegriff des „Präsenilen“ einzureihen. Diese Bezeichnung ist zudem noch ungenau, da wir wissen, daß sogenannte präsenile Erkrankungen gelegentlich auch im Senium auftreten können. Andererseits liegt darin, wenn auch unausgesprochen, eine ursächliche Beziehungssetzung zum Altersvorgang. Auch dies ist aber in den meisten Fällen unwahrscheinlich oder nicht letzthin erweisbar. Man weiß bisher über die meisten neurologischen oder psychiatrischen Erkrankungen des Rückbildungsalters viel zu wenig, als daß man sie einzelnen Prozessen innerhalb der sehr vielfältigen Vorgänge, die man als „Rückbildung“ faßt, ursächlich zuordnen könnte. Alle derartigen Einteilungen können höchstens vorläufigen Wert haben und dürften sich auf die Dauer vor den Tatsachen kaum halten. Es wäre deshalb vorsichtiger und richtiger, den Begriff der präsenilen Erkrankungen mit der Zeit überhaupt fallen zu lassen.

Eindeutig mit dem Greisenalter gekoppelt, aber auch nicht mit ihm unabänderlich verbunden und gleichzusetzen, ist der reine *Greisenblödsinn*. Ihm

[1] Die Möglichkeit der Vollendung des Abschnittes verdanke ich Herrn Prof. Klaesi, Direktor der psychiatrischen Universitätsklinik Waldau-Bern, sowie der Hilfe der *Rockefeller*-Stiftung.

wenigstens pathologisch-anatomisch nahe verwandt erscheint die ALZHEIMER*sche Krankheit*. Doch muß man es bereits offenlassen, ob hier wirklich ein echter vorzeitiger Altersprozeß allein vorliegt. Noch weniger mit dem Senium zu tun hat wohl die PICK*sche Krankheit* des Gehirnes, die zumeist im mittleren Alter aufzutreten pflegt und deshalb in unseren Bereich gehört. Das gleiche gilt von einer Gruppe wenig geklärter seelischer Erkrankungen mit histologischen Hirnbefunden, die KRAEPELIN als *präseniles Irresein* vorläufig beschrieben hat. Schließlich gibt es noch *einige Erkrankungen des Hirnstammes und des Rückenmarkes,* die in nähere Beziehung mit dem Altersprozeß gebracht worden sind.

II. Greisentum und senile Demenz.

Unter dem Greisenalter wird im allgemeinen der Lebensabschnitt des Verfalles verstanden. Dieser beginnt aber in seinen ersten Spuren schon im dritten und vierten Lebensjahrzehnt. Selbst im Seelischen ist normalerweise in diesem Alter schon ein gewisses quantitatives Nachlassen der Leistungsfähigkeit zu bemerken (SCHORN). Man muß daher zwischen Altern und Greisentum wohl unterscheiden. Den Beginn des Greisenalters wird man in das 60.—65. Lebensjahr setzen können, wenn man sich überhaupt auf eine bestimmte Zeit festlegen will. Aus erblichen oder andern Ursachen schwankt der Zeitpunkt selbstverständlich in weiten Grenzen. NAUNYN hat richtig gesagt: „Der Mensch wird Greis genannt, wenn er in Erscheinung und Verhalten durch Altersveränderungen auffällig bestimmt wird.“ Diese Alterserscheinungen im einzelnen zu erörtern ist hier nicht die Aufgabe. Wichtig ist für uns zu wissen, daß es sich beim Greisenalter um einen an sich *normalen* neuen Lebensabschnitt mit bestimmten körperlichen und seelischen Verhaltungsweisen handelt. Dies drückt ja auch die Sprache aus, wenn sie „greisenhaft“ und „senil“ unterscheidet, womit sie das körperlich und seelisch rüstige von dem krankhaft leistungsunfähigen Alter trennt. Mit vielem Recht konnte JACOB GRIMM in seiner berühmten Rede „Über das Alter“ sagen, daß es nicht einen bloßen Niederfall der Virilität bedeute. Nach meinem Empfinden treffend und sehr schön hat den Zustand des Greises mit allem Licht und Dunkel BURDACH, ein Vertreter der deutschen romantischen Wissenschaft, in folgenden Worten geschildert:

„Der Charakter des Greisenalters besteht darin, daß das psychische Leben in sich gekehrt ist. Der Verkehr mit der Außenwelt ist vermindert; hat aber die Außenwelt für das Individuum früher allein Wert gehabt, hat es über dem äußeren Treiben die Ausbildung des Inneren versäumt, dann ist das Greisenalter allerdings das Caput mortuum des Lebens. Wie Sinne und Bewegung schwächer werden, so nimmt auch die Geschäftigkeit ab; das Getümmel der Gesellschaft betäubt, das Drängen der Geschäfte beklemmt, die Neigung zur Stille und Ruhe wächst. Wie bei geselligen Tieren bejahrte Männchen sich abzusondern und einsam zu leben pflegen, so wird auch der Greis mehr auf sich gewiesen. Dies beginnt schon mit dem Erlöschen der Zeugungskraft und der Ausstattung von Söhnen und Töchtern, denn wie diese, um selbständig zu existieren, aus dem Hause scheiden, so ist es auch naturgemäß, daß die Jugend von den Alten, als von Wesen eigener Art, sich einigermaßen entfernt und ihre Freuden für sich genießt; späterhin ist aber ein großer Teil der Zeitgenossen weggestorben und der Greis steht einsam unter einer Generation, die unter anderen Verhältnissen gebildet, in Ansichten und Sitten ihm fremd ist, und schon vermöge der Verschiedenheit des Lebensalters weniger Berührungspunkte mit ihm hat. So sympathisiert er weniger mit ihr; einerseits kann er nicht mehr so kräftig für andere wirken, sondern er muß, da das eigene Leben der Sicherung bedarf, mehr für sich sorgen; andererseits hat die Gewöhnung an den Anblick des Elends, die Erfahrung, daß es in der Regel verschuldet ist, und fremde Hilfe wenig ausrichtet, die Überzeugung endlich von der Unvermeidlichkeit des Übels ihn kälter gemacht. Überhaupt aber hat seine Empfänglichkeit dem Umfange wie dem Grade nach abgenommen: er ist gleichgültig gegen vieles, was in früheren Jahren ihn lebhaft affizierte und vom Unangenehmen wie vom Angenehmen wird er weniger ergriffen; seine Affekte sind seltener und ruhiger, seine Begehrungen beschränkter und nicht mehr so leidenschaftlich. Sein Vermögen, Neues aufzunehmen und Neues zu schaffen, wird schwächer; er faßt fremde Grundansichten weniger leicht, vergißt leicht, was er vor kurzem erfahren oder auch selbst gesprochen und getan hat, muß sich länger besinnen, und wie die geistige Assimilation gesunken ist, so hat auch die geistige Produktivität abgenommen; gehaltreiche neue Schöpfungen, die einen höheren Flug der Phantasie voraussetzen, kommen nicht mehr zustande, und wenn man Beispiele von Greisen kennt, die geistige Produktion von hoher Vollkommenheit geliefert haben, so waren dies teils mehr Werke reifer *Urteilkraft* und *Umsicht* als einer schöpferischen Phantasie, teils Bildungen, die früher in der Seele sich entwickelt hatten, teils Früchte einer momentanen Steigerung des geistigen Lebens. Aber alle diese Kräfte der Aufnahme und Reaktion treten nur verhältnismäßig zurück, ohne völlig zu schwinden und der gänzliche Mangel ihrer Übung ist so widernatürlich, daß das Alter dadurch verkümmert und verkrüppelt. Der zweite Zug, welcher sich aus der erhöhten Innerlichkeit des Lebens beim Greise ergibt, ist das Festhalten an den Resultaten des früheren Strebens und Wirkens; wo aber im früheren Leben nichts Bleibendes gewonnen worden ist, dann fehlt allerdings auch dem Alter sein Gehalt; der frühere geistige Erwerb erhält die Lebendigkeit des späteren Alters. Eine fernere Eigentümlichkeit des Greises ist, mehr die allgemeinen Resultate festzuhalten als die Einzelheiten. Da die Kraft zu erwerben, gesunken ist, so ist das Bestreben, zu erhalten und sich des Erworbenen zu erfreuen, somit aber das Prinzip der Stetigkeit vorherrschend. Das Fortschreiten des Greises geht weniger auf neuen Erwerb, als auf tiefere Begründung des Früheren; alles ist bei ihm mehr feststehend und indem er der Gewohnheit ihr volles Recht einräumt, sind alle seine Neigungen und Begehrungen bestimmter und beharrlicher; so ist er denn gegen Neuerungen mißtrauisch und wird leicht verleitet, die Gebrechen der neueren Zeit in einem zu grellen, sowie die Vorzüge der alten Zeit in einem zu glänzenden Lichte zu erblicken. Wie die Innerlichkeit zur Einheit, die Einheit im Mannigfaltigen zu Allgemeinheit führt, so ist der dritte Zug im Charakter des Greises Universalität; er ist fernsichtig und während er das Nahe, Kleine, Einzelne nicht mehr erkennt, schaut er das Große, Ferne, Ganze deutlicher. Ihm kommt Weisheit zu, der klare Überblick der Einzelheiten, das Auffassen unter allgemeinen Gesichtspunkten; die Urteilskraft ist klarer, weil sie nicht durch die Macht der Affekte und Leidenschaften beschränkt ist, die Handelsweise ist bedächtiger und vorsichtiger, und hat die Sprache den bilderreichen Glanz verloren, so verkündigt sich der weise Rat in tiefer eindringenden Sentenzen. Die Sittlichkeit tritt reiner hervor und eine gewisse Weichheit des Gemüts ist charakteristisch, und selbst bei einem rauhen Charakter schmilzt die Härte und gibt der Milde Raum, wo die Kraft nach außen zu wirken und das kecke sinnliche Selbstgefühl abnimmt. Eine heitere Stimmung krönt den letzten Zeitraum des Lebens; das Greisenalter bezeichnet sich durch Freudigkeit, wonach man mit Ernst strebt, ist gewährt, die Leidenschaftlichkeit ist gedämpft, die Spannung des Kampfes gelöst und der Friede des Siegers errungen."

Der *Zeitpunkt* des Auftretens der Greisenerscheinungen ist, wie schon angedeutet, sehr verschieden. Zweifellos liegen Familienunterschiede hier wie bei der Zeit des Eintrittes sonstiger Rückbildungszeichen vor. Eugen Fischer hat aber darauf hingewiesen, daß bei all diesen Dingen auch nichterbliche Einwirkungen eine große Rolle spielen. Man weiß hierüber noch nichts Genaues[1]. Ebensowenig sicher sind unsere Kenntnisse über das Verhältnis der Zeit des Eintrittes des Alterns zur Lebensdauer. Benjamin Rush, ein amerikanischer Arzt des 18. Jahrhunderts, hatte schon bemerkt, daß hohes Alter trotz frühem Zahnausfall und Ergrauen erreicht werden kann. Auch hat er bereits die Beobachtung gemacht, daß hohes Alter stets bei Abstammung von bejahrten Voreltern erreicht werde. In der Tat scheint es nach den Untersuchungen von Pearl und seinen Schülern Erbfaktoren für die Lebensdauer zu geben[2]. Neuerdings hat auch Greef bei Untersuchungen an Hundertjährigen gefunden, daß diese häufig sehr alt gewordene Geschwister haben. Die interessanten Feststellungen Greefs werden übrigens alle diejenigen enttäuschen, die glauben, auf Grund einer besonderen Lebensweise 100 Jahre alt werden zu können. Die Hundertjährigen haben die verschiedensten Kostarten gehabt. Es fanden

[1] In der Schweiz. med. Wschr. **1935**, 576 hat kürzlich erst A. Vogt an den Altersveränderungen des Auges gezeigt, daß sie bis in Einzelheiten sich bei eineiigen Zwillingen konkordant verhalten, also erblich bedingt sind. Es hat sich gleichzeitig freilich ergeben, daß die senilen Störungen sich durch äußere Schäden (Kontusion) rascher und kräftiger entwickeln können. Die Untersuchungen erweisen auch, daß der Zeitpunkt des Auftretens der Alterserscheinungen erblich festgelegt ist.

[2] Eine ausführliche Darstellung des Problems der Lebensdauer hat 1926 Ullmann gegeben.

sich unter ihnen fast keine Vegetarier und so gut wie kein völlig Abstinenter; dagegen viele, die ordentlich getrunken haben sollen. Worauf es beruht, daß Süddeutschland viel ärmer ist als Norddeutschland an solch Hochbetagten, wo man sie wiederum in Ostpreußen am häufigsten trifft, ist nicht klar. Wie sehr hier konstitutionelle Momente eine Rolle spielen, geht aber wiederum aus der Tatsache hervor, daß nach der Altersstatistik des Deutschen Reiches sich eine viel höhere Zahl von Frauen zwischen 85 und 100 Jahren, als von Männern findet.

Wir hatten aus der schönen Schilderung der Persönlichkeit im Greisenalter, die BURDACH gegeben hat, gesehen, daß es bei der greisenhaften Veränderung sich um einen durchaus als normal zu wertenden Zustand handelt. Der Greis ist in seiner Art natürlicherweise anders als der auf der Höhe des Lebens stehende Erwachsene, dieser wiederum anders als das Kind. Nun können freilich bei diesem Altersumbau der Persönlichkeit, wenn er stärkere Grade erreicht oder eigenartige, abnorme Menschen betrifft, sich Anpassungsstörungen zwischen Konstitution und dem gewohnten Lebensraum ergeben. KRETSCHMER hat kürzlich dargelegt, daß es sich in solchen Fällen bei nicht reversiblen Verschiebungen der endogenen Persönlichkeit um Formen von psychotherapeutisch schwer zu behandelnden oder unlöslichen Neurosen handelt. SCHEID zeigte an Beispielen, wie auf diese Weise im Alter Zustände sich entwickeln können, bei denen es zu schwachsinnig anmutenden Denkergebnissen und Handlungen kommt. Es handelt sich bei diesen Fällen aber stets um von jeher sehr auffallende Persönlichkeiten, bei denen im Alter abnorme Strebungen stärker in Erscheinung treten als früher. Oder es kommt zu dauerndem Einnehmen einer bestimmten Haltung, die im früheren Leben nur gelegentlich eine Rolle spielte, jetzt aus Schwerfälligkeit und Mangel an Umstellungsfähigkeit aber auch bei wechselnden Lebenslagen festgehalten wird.

Freilich wird man hier die Grenze gegen die senile Demenz, das Nachlassen der geistigen Leistungsfähigkeit auf Grund eines organischen Hirnprozesses, weder klinisch noch anatomisch scharf ziehen können. Einmal gleicht nämlich das eigentümlich greisenhafte Gesamtverhalten ursächlich unterscheidbare Zustandsbilder einander weitgehend an. Andererseits ist bei Fällen mit *leichten* oder *mittelschweren* senilen Hirnveränderungen selbst nach dem quantitativ erhobenen antomischen Befund nicht mit irgendeiner Sicherheit auf das Bestehen eines klinischen Demenzzustandes der Rückschluß erlaubt. Ich konnte eine 85jährige Greisin lange genau beobachten, die keine Spur von organischen Störungen zeigte. Sie befand sich in schlechter äußerer Lage und war deshalb mit Recht oft gereizt, auch hielt sie viel von der Vergangenheit und auch das war durch die Tatsachen durchaus begründbar. Die genaueste Untersuchung des Gehirnes ergab neben erheblicher, wahrscheinlich auf Flüssigkeitsverlust beruhender Schrumpfung histologische senile Veränderungen in Form von Plaques, Fibrillenveränderungen, Verkleinerung und Pigmentierung der Nervenzellen in einem Ausmaß, wie man sie in der Regel bei mittelschweren Fällen von Greisenschwachsinn zu finden pflegt [1].

Man kann für unser Beispiel nicht mehr den von ALZHEIMER und seinen Schülern geprägten Satz gelten lassen, wonach die senile Demenz lediglich eine

[1] Eingehende Beschreibung und Erörterung dieses Falles im Handbuch der Geisteskrankheiten, Bd. 11, S. 644 und Z. Neur. **111**, 812 (1927). GELLERSTEDT bringt neuerdings eine ausführliche Arbeit aus dem SPIELMEYERschen Laboratorium über die Hirnveränderungen bei 50 seelisch nicht weiter auffälligen, leider aber psychiatrisch nicht untersuchten Greisen. Er fand hier in sehr hohem Hundertsatz nach Art und Stärke alle für die senile Demenz charakteristischen Erscheinungen. Man muß allerdings annehmen, daß ein Teil dieser Greise unerkannt an seniler Geistesschwäche litt (siehe die unten erwähnten Beobachtungen von FREISEL), so daß GELLERSTEDTS Ergebnisse nicht restlos geeignet sind, die Frage des Zusammenhangs von anatomischen und klinischen Zeichen zu klären.

Steigerung des normalen Greisentums sei und jeder senil dement werden könne, der nur das entsprechende Alter erreiche. Es muß wohl noch ein besonderes, bisher morphologisch nicht erkennbares, vielleicht rein funktionelles Moment zu den normalen Alterserscheinungen hinzutreten. Eine solche Annahme würde mit den neuerdings durch die Erbforschung erhobenen Befunden übereinstimmen. MEGGENDORFER und WEINBERGER konnten in Familien senil Dementer ein gehäuftes Auftreten der Erkrankung gegenüber der Durchschnittsbevölkerung sowie einen wahrscheinlich dominanten Erbgang feststellen. Die Krankheitserwartung in Prozenten beträgt nach BRUGGER, der in der Bevölkerung bestimmter Bezirke Thüringens und des Allgäus Zählungen aller tatsächlich vorhandener Kranken vornahm, für die senile Demenz 0,36% (die entsprechenden Zahlen für Schizophrenie 0,41%, man. depr. 0,31%, Epilepsie 0,15%). SCHULZ untersuchte die Durchschnittsbevölkerung in Stichproben an Familien der Gatten von Hirnarteriosklerotikern. Er fand hier eine Krankheitserwartung für senile Demenz von 2%, also eine erheblich höhere Zahl als für die von ihm für Schizophrenie errechnete von 0,85%. Beschleunigend für die Entstehung des Greisenschwachsinns wirken freilich auch Umweltreize. MEGGENDORFER hat dies für den Alkoholismus erwiesen. Bemerkenswert ist der Hinweis KEHRERS auf die Tatsache, daß in Familien mit seniler Demenz bisher nie die Paralysis agitans sich fand.

SCHEELE untersuchte ein zweieiiges konkordantes Zwillingspaar mit dieser Erkrankung sowie dessen Familie sehr genau. Zustandsbilder und Verläufe ähnelten sich hier außerordentlich, der Vater der beiden litt an der gleichen Psychose. SCHEELE konnte an dieser Familie auch nachweisen, daß Beziehungen zum schizophrenen Erbkreis fehlen. Ebensowenig ließen sich erhebliche psychopathische Züge im Vorleben der Erkrankten finden, was gegen die Ansicht MEGGENDORFERS spricht, daß neben der Prozeßanlage eine derartige erbliche Abartigkeit zur Entstehung der senilen Demenz nötig sei.

Wie JOHANNES LANGE betont hat, sind Zahlenangaben über die Häufigkeit der senilen Demenz mit äußerster Vorsicht zu verwerten. In psychiatrischen Anstalten sieht man meist nur die besonders auffällig werdenden Fälle. FREISEL hat nach LANGES Angaben 100 Greise von über 70 Jahren, die in ein allgemeines Krankenhaus aufgenommen wurden, auf ihren Geisteszustand hin untersucht. Lediglich 33 davon konnten als geistig normal gelten. Von den übrigen geistig defekten brauchten nur 17 in die psychiatrische Abteilung aufgenommen zu werden. Darnach ist es sicher, daß der überwiegende Teil senil Dementer daheim in der gewohnten Umgebung verhältnismäßig unauffällig sich führt. Erwähnt mag werden, daß nach KRAEPELINS Ansicht Männer und Frauen etwa gleich häufig erkranken.

Die *klinisch-psychiatrische Schilderung* des Greisenschwachsinns darf an dieser Stelle kurz gegeben werden. Im Beginn macht sich oft eine allgemeine psychische Leistungsschwäche bemerkbar, bei der der Patient den gewohnten und eingeschliffenen Anforderungen des Berufes und des Lebens noch gewachsen sein kann und nicht weiter aufzufallen braucht. Bringt man solche Greise in eine neue Umgebung und stellt sie vor neue Aufgaben, so kann das Leiden scheinbar akut offenbar werden. Die Hauptzeichen der ausgebildeten Erkrankung ist Nachlassen des Merkens, des Gedächtnisses sowie die zum Teil wenigstens daraus entspringende Orientierungsstörung, die Abschwächung der Wahrnehmung, der Auffassungsfähigkeit und des Urteilens. Dazu können sich gesellen: Gemütsstumpfheit, Reizbarkeit, läppisches Benehmen, Bestimmbarkeit. Sehr häufig ist auch die Umkehrung des Schlaftypus mit nächtlicher Unruhe. RIEGER hat im Hinblick darauf treffend von der ,,Raubtiernatur" des senil Dementen gesprochen. Der Persönlichkeitszusammenhang bleibt dabei nach REICHARDT oft lange gewahrt. Solche Kranke sind nicht allgemein dement, sondern in vieler Beziehung noch „gescheit". Der Gesichtsausdruck ist bei ihnen darum auch selten eigentlich der eines Dementen, wie man es bei der Paralyse mit ihrem die Persönlichkeit zerstörenden Prozeß so bald zu sehen pflegt. Wahnideen, depressive Zustände, delirante Verwirrtheiten treten erst in zweiter Linie zu dem Krankheitsbild. Für sie wird man vielleicht die Intensität des Prozesses, andererseits aber auch besondere Veranlagungen und seelisch reaktive Erscheinungen verantwortlich machen dürfen. Genaues wissen wir hierüber noch nicht. Das äußere Verhalten des senil Erkrankten wird kindisch, sie vernachlässigen sich, die Unklarheit des Denkens führt zu bedenklichen, mitunter für sie und die Umgebung gefährlichen Handlungen. Der körperliche Zustand nimmt ab, die Bewegungen sind kraftlos und unsicher, der Gang wird steif, oft findet sich Zittern. Nur bei schlechter Pflege werden die Kranken bald unrein. Nimmt man sich ihrer genügend an, so läßt sich das weitgehend verhindern. Auch der rasche Verlust der Gehfähigkeit beruht meist darauf, daß man die Kranken einfach dauernd sitzen oder liegen läßt. Bei entsprechender Übung bleibt das Gehen lange möglich.

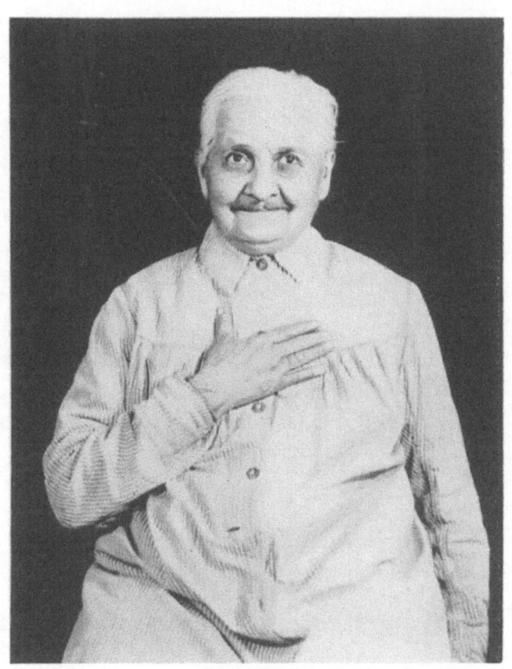

Abb. 1. Senile Demenz, *presbyophrene* Form bei erhaltener syntoner, aktiver Persönlichkeit.

In recht gutem körperlichem Zustand befinden sich dagegen meist die als *Presbyophrenien* bezeichneten Fälle, die bei weitgehenden seelischen Ausfällen äußerlich die Form zu wahren verstehen und ruhiges, verhältnismäßig geordnetes Verhalten zeigen. BOSTROEM hat gemeint, daß dieser Typ stets bei von jeher tätigen, warmherzigen Personen auftrete, und das attente lebendige Gepräge der *Hypomanischen* trage. Es seien pyknische Personen, die ihre Frische behalten. Meist sind Frauen betroffen. Möglicherweise gäbe die syntone Anlage einen Schutz vor stärkeren Auswirkungen der Hirnveränderungen. Nun findet man in der Tat unter den Presbyophrenen eine Reihe derartiger Persönlichkeiten. Es gibt aber zweifellos unter ihnen auch Fälle *ohne* hypomanischen Einschlag. Diese zeigen häufig erhebliche seelische Ausfälle auf dem Gebiete des Gedächtnisses und auch gewisse Herderscheinungen von seiten der Scheitelhinterhauptsrinde unter Bewahrung eines geordneten Verhaltens (siehe beispielsweise den Fall Sturtz meiner Arbeit in Z. Neur. 111). Gemeinsam ist allen diesen Fällen eine gewisse Frische und Aktivität, die bei dem gewöhnlichen Greisenschwachsinn soweit schwinden können, daß man überhaupt nur noch von körperlich vegetierendem Dasein sprechen darf. Die beiden Abb. 1 und 2 stellen derartige in ihrer Vitalität gegensätzliche Typen der Erkrankung anschaulich dar [1]. — Die Verlaufszeit der senilen Demenz kann von wenigen Wochen

[1] BLEULER faßt den Begriff der Presbyophrenie anders. Er bezeichnet damit Zustandsbilder der senilen Demenz, die sich durch Beschäftigungsunruhe und delirantes Verhalten

bis zu Jahren dauern. Die Kranken sterben am häufigsten an Lungenentzündung.

Soweit die klinische Darstellung. In neuerer Zeit hat man nun versucht, die Demenz nach *psychopathologischen* und *hirnpathologischen Gesichtspunkten* im einzelnen zu klären. R. KLEIN hat die Störung der Orientierung in Raum und Zeit, die Mängel des Gedächtnisses, des sprachlichen Ausdruckvermögens, der inneren Sprache, der optisch erkennenden und konstruktiven Fähigkeiten, sowie schließlich der Verstandesleistungen im engeren Sinne näher beschrieben.

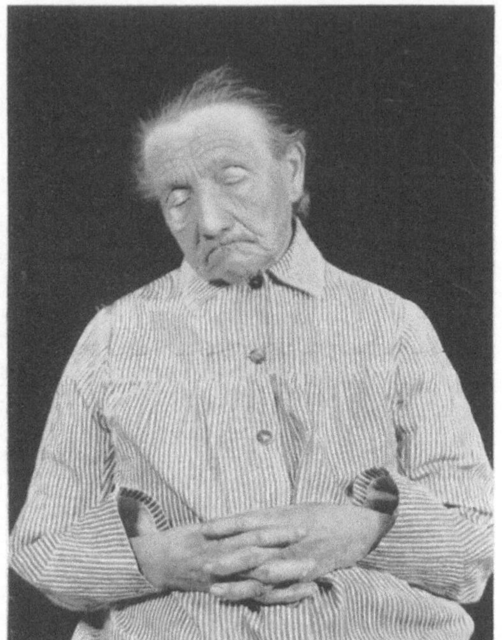

Abb. 2. Senile Demenz, reines Vegetieren ohne jede geistige Regung.

Im einzelnen findet er folgendes: Die Orientierung ist bereits im Beginn der Erkrankung selbst in bekannten Räumen unzulänglich. Der Richtungssinn auch am eigenen Körper sowie die Anwendung der Körperorientierung auf die Außenwelt ist gestört. Das hatte auch schon JAKOB gesehen, wenn sie sagt, die räumliche Orientierung bei senil Dementen sei eng an den eigenen Leib gebunden, das Heraustreten aus Körper und Greifraum sei schwierig. Zeitlich ist vor allem die Bestimmung der Gegenwart und die Schätzung verflossener Zeiten schlecht. Ganz kurze Zeiträume werden besser geschätzt. Es besteht sehr unsichere zeitliche Einordnung jüngerer Ereignisse. Dabei soll der Zeitsinn an sich nicht gestört, aber das geordnete Nacheinander der Geschehnisse verloren sein. Diese sehr interessanten Befunde über das Zeiterleben bedürfen wohl, wie mir scheint, noch weiterer Untersuchung. Nicht so sehr geschädigt ist das Gedächtnis. Bei scheinbaren Gedächtnisstörungen kann Unfähigkeit zeitlicher Einordnung vorliegen, so daß bei Hinlenkung auf die Zeit Geschehnisse verloren sein können, die in anderem Zusammenhang gewußt werden. Die Art der Fragestellung und die durch sie entstehenden Gedankenverbindungen fördern oder verhindern die Antwort. Jüngere Ereignisse werden öfter nicht gewußt, weil sie den Zeitfaktor nicht enthalten, der an früheren noch haftet. Ein Versagen des Merkens besteht nicht, wird vielmehr vorgetäuscht durch Aufmerksamkeits- und Auffassungsstörungen. Das Gemerkte wird allerdings oft unbestimmt und unscharf.

Sprachlich findet sich häufig eine Störung der Wortfindung sowie Vielgesprächigkeit. Gelegentlich wird das Denken durch Wortparaphasien abgelenkt (PICK, HEILBRONNER). Besonders auffallend ist, daß Sprachliches und

auszeichnen. Daß diese Zustandsbilder aber allein senile Plaques im Gehirn aufweisen, wie er meint, ist ein Irrtum. REICHARDT andererseits nennt vorzugsweise presbyophren diejenigen Fälle, die optisch räumliche Herderscheinungen von seiten der Parietooccipitalrinde aufweisen. Hierunter dürften dann manche Patienten mit ALZHEIMERscher Krankheit fallen.

Gedankliches sich nicht decken, voneinander loslösen. Das Sprechen wird automatischer, wickelt sich in gewohnten Verbindungen ab. Dadurch kommen die bekannten inhaltslosen Reden nach einer erstrebten Richtung hin zustande. Der gedankliche Aufbau geht verloren. Bei fehlendem Verständnis tritt Echolalie auf. Die innere Sprache scheint nicht wesentlich gestört, das Zerlegen von Worten ist meist möglich. Auch das Lesen geht verhältnismäßig gut, während die Schrift wohl unabhängig vom Sprachlichen gestört sein kann. Bei Prüfung des optischen Erkennens besteht große Unsicherheit, die Bildbeschreibung ergibt nur Bruchstücke, Zusammenhänge innerer Art werden nicht gefunden. In einer besonderen kleineren Arbeit hat KLEIN eine hierhergehörige eigenartige Spiegelreaktion beschrieben. Es bestand Unfähigkeit des Patienten, sich im Spiegel zu erkennen. Die Störung des Personenerkennens wird für eine besondere Art optischer Agnosie gehalten, die früh für sich bei seniler Demenz auftreten kann.

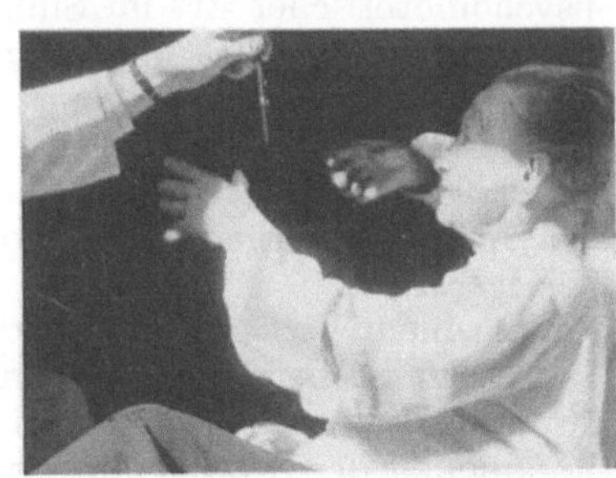

Abb. 3. Störung der Tiefenwahrnehmung bei in den hinteren Großhirnabschnitten lokalisierter seniler Demenz. Patientin soll nach dem Bleistift greifen, faßt aber stets zu weit. (Ausschnitt aus einem Filmstreifen.)

Von den Verstandesleistungen ist das Rechnen auch mit kleinen Zahlen schon gestört, die Schulkenntnisse scheinen diffus verloren. Dabei spielen aber Störungen der Einstellung, wie ja bei den scheinbaren Gedächtnisstörungen überhaupt, eine Rolle. Die Kenntnis der gegenwärtigen Verhältnisse ist schlechter, da Interesselosigkeit, räumliche Unsicherheit, verschwommene Auffassung die Verarbeitung verhindern. Ein sehr auffallendes Zeichen ist der Wechsel in der Beantwortung derselben Frage, je nachdem, was gerade beobachtet wird. Bei der Aufgabe wird nur mit einem Teil des tatsächlichen Wissens gearbeitet. Vorerzählte Geschichten werden ihrem Sinn nach im ganzen erfaßt, die Begriffsbildung ist verhältnismäßig gut, bei Definitionen wird das Wesentliche aber meist nicht getroffen. Das Finden von ordnenden Gesichtspunkten ist vielleicht durch Störung der optischen Wahrnehmung erschwert, ebenso das Zusammensetzen von Worten aus Buchstaben. Bei der Darstellung von gegebenen einfachen Themen fällt die große Gedankenarmut auf. — Das zuletzt angeführte Gebiet müßte meines Erachtens noch erheblich eingehender untersucht werden.

Für das Gesamtverhalten hält KLEIN als maßgebend die allgemeine Passivität, den Mangel an klaren optischen Vorstellungen, die fehlende Deckung von Wahrnehmung und Sprachlichem in den Vorstellungen. Dabei ergibt sich eine schematische Erstarrung des Wahrnehmungsprozesses mit Isolierungstendenz der Einzelwahrnehmung. Weiter ist wesentlich der Mangel an Denkinhalten, der das freie Denken außerordentlich erschwert. Schlechte Leistungen sind vor allem da vorhanden, wo Material beigebracht oder aktiv eingegriffen werden muß.

Von der hirnpathologischen Seite ist zu sagen, daß schon seit langem REICHARDT auf Herderscheinungen in Form von räumlichen und agnostischen Störungen hingewiesen hat. Es finden sich räumliche Schriftstörungen mit falscher Zeilenführung, Durcheinanderschreiben von Buchstaben und Worten, weiter eine eigentümliche Blickstörung ähnlich der BÁLINTschen Seelenlähmung des Schauens (Unmöglichkeit in bestimmter Richtung zu blicken, Haften an der eingestellten Blickrichtung). Weiter gibt es die schon von PICK beschriebene Störung der Tiefenwahrnehmung (s. Abb. 3) und besondere noch nicht näher beschriebene agnostische Erscheinungen. Das ganze Gebiet bedarf noch der

Aufklärung. Es läßt sich aber soviel jetzt schon sagen, daß in gewissen Fällen, ebenso wie bei der ALZHEIMERschen Krankheit, auch hier alles auf besonderes *Ergriffensein der hinteren Rindenteile* hinweist. Dem entsprechen wiederum die quantitativen, histopathologischen Befunde, die in einem großen Teil der Fälle auch bei der senilen Demenz dort die relativ stärksten Veränderungen zeigen. Die gewöhnlich angenommene *Gleichheit der Verteilung des senilen Prozesses mit der Paralyse trifft also nicht unbedingt zu.* Weiter ist zu bemerken, daß ich einzelne Fälle von seniler Demenz sah, bei denen die Schrumpfung des Großhirnes am deutlichsten dem gesamten Verlauf der Mantelkante entlang war. Das Orbitalhirn fand ich bei seniler Demenz nie deutlich geschrumpft. *Hyperkinetische Erscheinungen* im Rahmen des Greisenblödsinnes, die nach einer Beobachtung LANGES eigentümlich organischer, nach meinem Material auch psychomotorischer Art im Sinne KLEISTS sein können, werden auf Ausbreitung des senilen Prozesses im Putamen und Pallidum zu beziehen sein. Sicher ist ein Teil der als *Spätkatatonien* bezeichneten Fälle hier einzureihen. Doch sind noch umfangreichere Untersuchungen notwendig. Auch im Grau des *Hypothalamus* fand STIEF senile Veränderungen, ebenso HERZ und FÜNFGELD. Ich sah in dieser Gegend in 5 von 10 untersuchten Fällen Plaques in ziemlich geringer Zahl.

In einem Fall war diese letzte Stelle verhältnismäßig stark betroffen. Das konnte möglicherweise vor dem Tod auftretende Zeichen vegetativer Schwäche (Gewichtssturz, abnorm niedrige Temperaturen), bedingt durch Widerstandsunfähigkeit der Zwischenhirnzentren, verursachen. — STIEF fand unter 10 senil Dementen in 2 Fällen *randständige Degeneration des Sehnerven.* Ob hierdurch klinische Erscheinungen verursacht werden, ist nicht bekannt.

Schließlich bleiben noch *Ohnmachten und epileptische Anfälle* zu erwähnen, wie man sie gelegentlich beim Greisenschwachsinn antrifft. Derartige Ereignisse scheinen aber mit dem Hirnleiden unmittelbar nicht zusammenzuhängen. Die Untersuchungen von KRAPF haben gezeigt, daß diese Anfälle sehr wahrscheinlich auf einen daneben bestehenden arteriellen Hochdruck zurückgehen. Eine wesentliche Rolle für die Anfallsentstehung spielt dessen Labilität.

Die *Diagnose* der senilen Demenz ist bei einiger Erfahrung im allgemeinen mit genügender Sicherheit möglich. Differentialdiagnostisch kommen im wesentlichen die Hirnarteriosklerose, sowie gelegentlich die senile Paralyse und für die Formen mit affektiven Störungen und Erregungszuständen die Schizophrenie in Frage. Grobe Herderscheinungen in Form von Lähmungen sprechen selbstverständlich stets für gefäßbedingte Vorgänge. Schwierig sind Mischzustände von Arteriosklerose und seniler Demenz zu erkennen. Es hat sich herausgestellt, daß schon geringfügige anatomische senile Veränderungen klinisch starke Erscheinungen machen können bei gleichzeitigem Vorhandensein arteriosklerotischer Gewebszerstörungen. An einer größeren Zahl von bejahrten Geisteskranken habe ich anatomisch die klinischen Diagnosen nachgeprüft, und fand die Diagnose der senilen Demenz vor allem verfehlt in derartigen Mischfällen, weiter aber auch gelegentlich bei rein arteriosklerotischen Veränderungen, die lediglich die Hirnrinde in großer Ausdehnung betrafen, und schließlich bei depressiv ängstlichen katatoniformen Zustandsbildern. Aus solchen Befunden hat FÜNFGELD geschlossen, daß schizophrene Zeichen durch den senilen Prozeß auslösbar seien. Andererseits gibt es aber sicher auch echt schizophrene Prozesse in senilen Gehirnen. Ich fand bei anatomischer Untersuchung an 13 Gehirnen von Schizophrenen im Alter von 55—72 Jahren 5mal senile Plaques und ALZHEIMERsche Fibrillenveränderungen in mäßiger Zahl, ohne daß klinisch irgendwie ausgesprochen organische Zeichen dagewesen wären.

Zur *Behandlung* des Greisenschwachsinnes ist zu sagen, daß man die Kranken möglichst lange in der gewohnten Umgebung belassen soll. Wie schon oben angedeutet, können sie sich hier auch bei schweren seelischen Ausfällen in den mechanisierten Gang des täglichen Lebens noch lange einpassen. Jede Veränderung kann dann aber zur Katastrophe führen. Sind die Kranken zu Hause nicht mehr entsprechend zu pflegen und genügend zu überwachen, so wird die Anstaltspflege notwendig. Solange es der allgemeine Zustand irgendwie erlaubt, sollte man sie nicht dauernd zu Bett halten, da, abgesehen von der Gefahr der Pneumonie, sich dann bald völlige Gehunfähigkeit einzustellen pflegt. Dies ist

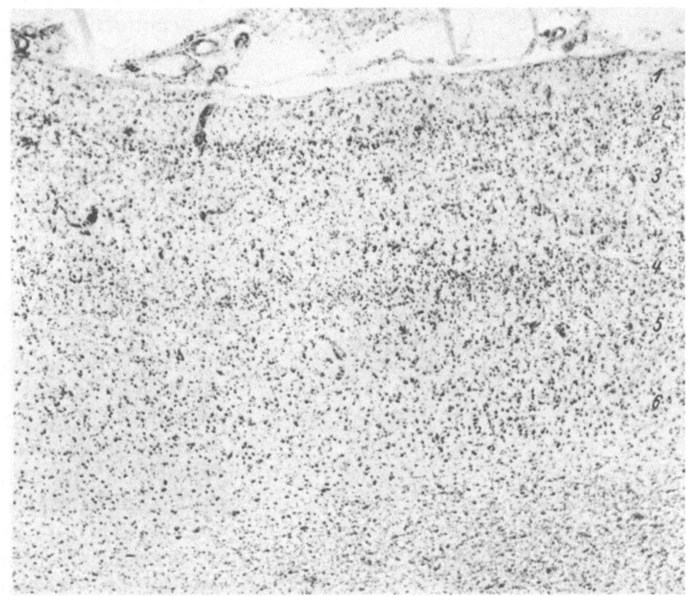

Abb. 4. Schläfenrinde. Erheblicher Nervenzellschwund der dritten, fünften und sechsten Schicht bei seniler Demenz. NISSL-Präparat. Vergr. 35fach.

durch mäßiges tägliches Üben ohne weiteres zu vermeiden. Auch das Unreinwerden bei chronisch Kranken ist fast stets Folge ungenügender und nicht sorgfältiger Überwachung und Pflege. Man trifft dieses Übel nicht selten in Altersheimen, wo es als unvermeidlich hingenommen zu werden pflegt. Es läßt sich aber bei Umstellung der Pflege in kurzer Frist fortbringen. Bei Erregungszuständen und nächtlicher Unruhe wird man nach den Grundsätzen der allgemeinen psychiatrischen Praxis verfahren. Zu bedenken ist dabei, daß Greise gegen Medikamente im ganzen empfindlicher sind als jüngere Personen.

Eine wirklich ursächliche Behandlung des Hirnleidens zu treiben ist uns bis heute nicht möglich. Sie wäre sinnvoll und denkbar bei ganz beginnenden Fällen, wenn sie imstande sein würde, den Prozeß für eine gewisse Zeit aufzuhalten. Einen Hinweis auf derartige künftige Behandlungsmethoden geben Untersuchungen von KOTSOVSKY. Dieser fand, daß Glycerinextrakte von Gehirnen junger Tiere erheblich weniger giftig wirken, als solche von alten Individuen. Extrakt von jungem Hirn hebt bei alten Hähnen die Lebenskraft. Auch bei gebrechlichen Greisen hat er anscheinend belebende Wirkung.

Um hier weiter zu kommen, müßte man vom *Wesen des Altersvorganges* vor allem im Gehirn klarere Vorstellungen zu erlangen suchen, als dies bisher der Fall ist. Die morphologischen Folgen des normalen und krankhaften Alterns sind bis zu einem gewissen Grade bekannt. Das bisherige Wissen darüber ist von mir im Handbuch der Geisteskrankheiten (herausgegeben von BUMKE, Bd. 11) dargestellt worden. Dabei sind die Beziehungen dieser Befunde zu den klinischen Erscheinungen ausführlich behandelt. Ich gehe deshalb hier nur kurz auf die Hauptsachen ein. Über Besonderheiten der Körpersektionsbefunde bei senil Dementen wissen wir kaum etwas. Aorten- und Nierensklerose sind häufig, mitunter findet sich auch eine rein senile Nierenatrophie. Systematische Vergleiche mit den Befunden bei geistig normalen und hirnarteriosklerotischen Greisen werden vielleicht einmal konstitutionelle körperliche Verschiedenheiten oder Beziehungen der Hirnveränderungen zu senilen Störungen anderer Organe aufdecken. — Von den bindegewebigen Elementen des Hirnes zeigt die weiche Hirnhaut meist Wucherungserscheinungen. An der Adventitia der Gehirncapillaren findet sich oft eine mäßige senile *Fibrose*, die ihrerseits wahrscheinlich Zirkulationsstörungen und sekundär gewisse Nervenzellausfälle verursacht. Es ist aber wohl so, daß der meist nicht sehr starke *Parenchymschwund der Rinde* in der Hauptsache unmittelbar auf senile Gewebsveränderungen zurückgeht. Am häufigsten sieht man leichte diffuse Zellichtungen in der dritten Rindenschicht, wie das in der oben erwähnten Darstellung auf S. 656 abgebildet ist. Den erheblichsten von mir beobachteten Grad der Rindenzerstörung bei seniler Demenz stellt Abb. 4 dar. Hier sieht man außerordentlichen Nervenzellverlust in der dritten und fünften Schicht, als gut gezeichnete Bänder heben sich nur noch die zweite und vierte Schicht heraus. Es handelt sich freilich um eine ausnahmsweise starke Hirnschrumpfung. Von Nervenzellausfällen in dem Hirnstamm erscheint am auffälligsten in gewissen Fällen ein leichter Abbau der Substantia nigra. In etwa 90% aller senil dementer Hirne finden sich in Nervenzellen die sog. ALZHEIMERschen *Fibrillenveränderungen*, die allerdings gelegentlich vereinzelt in normalen Greisenhirnen auftreten. Ihre nach Art der Zelle wechselnde Form zeigt an einigen Beispielen Abb. 5. Sie können das Grau im Hirn überall befallen, vorzugsweise sind sie aber in der Rinde und hier wieder vor allem in gewissen zellarchitektonischen Gebieten vorhanden. Mit der klinischen Schwere des Falles nehmen sie an Zahl und Ausdehnung zu. Das gleiche gilt für die *senilen Plaques*, deren Fehlen die Diagnose der senilen Demenz ausschließt. Auch diese sind gelegentlich in nicht geringer Zahl bei geistig gesunden Greisen, bei seelisch schweren Veränderungen aber stets in großer Häufigkeit auffindbar. Selten geht es soweit, daß diese silbergierigen Flecken, wie Spritzer aussehend, die ganze Großhirnrinde in solcher Menge durchsetzen, wie das die Abb. 6 bei elektiver Darstellung durch die JAHNELsche Methode zeigt. Man kann sich hier eine anschauliche

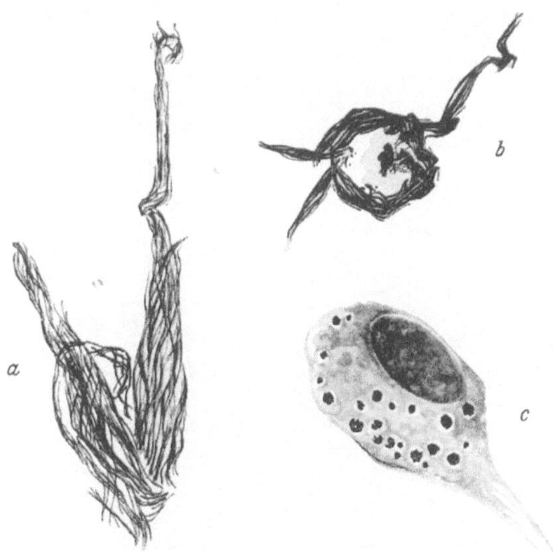

Abb. 5. ALZHEIMERsche Fibrillenveränderung. *a* Strähnig verschlungene Form in einer großen Nervenzelle der Area entorhinalis. *b* Ringform aus den mittleren Rindenschichten der Schläfenrinde. *c* Granulo-vacuoläre Zellveränderung aus dem breiten Ammonshornband. BIELSCHOWSKYs Fibrillenmethode. Zeichnung bei Immersion.

Vorstellung von den Veränderungen machen, denen die Hirnsubstanz bei der senilen Demenz unterworfen ist.

Neuerdings hat v. BRAUNMÜHL versucht, durch eine *von morphologischer Seite her betriebene kolloidchemische Hirnpathologie* hier weiter zu kommen. Er hat zum Teil durch Modellversuche wahrscheinlich gemacht, daß die senilen Plaques als kolloidale Fällungsvorgänge, die ALZHEIMERschen Fibrillenveränderungen als Quellungserscheinungen der Nervenfibrillen, die sogenannte granulovacuoläre Zellveränderung (Abb. 5) als tropfige Entmischung gelten können. Alles dies seien sekundäre Gewebsbilder, entstanden durch Synäresis, d. h. eine Aufteilung des Dispersionsmittels in zwei disperse Anteile von verschiedenem Gehalt. Als synäretisches Syndrom bezeichnet v. BRAUNMÜHL gewisse Arten von Gewebsschwund. Das Altern sei eine „fortschreitende Wasserverarmung und sekundäre Einlagerung von Schlackenstoffen". Ich glaube, daß dies doch wohl zu einfach gesehen ist. Das Altern ist im Grunde ein *biologisches* und nicht nur ein physikalisch-chemisches Problem. Nicht bloß der Altersvorgang, sondern sämtliche Lebenserscheinungen können in gewisser Weise als kolloidale Prozesse angesehen werden. Dies gibt v. BRAUNMÜHL ja selbst zu, wenn er erklärt, die degenerativen Veränderungen der Paralyse und der Encephalitis epidemica gehörten ebenfalls dem synäretischen Syndrom an. Ob es sich aber hierbei um der senilen Demenz *wesens*gleiche Prozesse handelt, ist damit keineswegs gesagt. Der Hinweis auf dessen gleiche Lokalisation bei der Paralyse als Ausdruck gleicher im Stirnhirn gelegener physikalisch-chemischer Faktoren vermag diese Behauptung von v. BRAUNMÜHL keineswegs wahrscheinlich zu machen. Tatsächlich ist nach meinen Untersuchungen bei senilen Vorgängen ebenso häufig die hintere Großhirnhälfte von der Schrumpfung betroffen. Es soll nicht geleugnet werden, daß die zur Zeit modernste Alterstheorie, die physikalisch-chemische, nicht für gewisse *Teil*fragen des Altersproblems fruchtbringend wirken kann. Eine vollkommene und endgültige Deutung vermag aber diese Theorie bisher ebensowenig wie ihre zahlreichen andersartigen Vorläufer (Zusammenstellung bei WETZEL) zu geben. Dieser Ansicht ist auch MARINESCO, der seinerseits auf den Verlust der elektrischen Ladung der Kolloide als besonderes Altersmerkmal hingewiesen hat. Er hält aber für ganz außerordentlich wichtig auch die Rolle der Fermente und Katalysatoren. Nach seinen Untersuchungen schwindet im Alter die Oxydase in gewissen Granulationen des zentralen Nervensystems, was gleichbedeutend ist mit geringerer Oxydation innerhalb des Gewebes. MARINESCO hält es durchaus für möglich, daß durch kombinierte Ferment-, Vitamin-, Hormon- und Strahlenwirkung *Verjüngungsversuche* erfolgversprechend sein könnten, wenn auch grundsätzlich nur für eine beschränkte Dauer.

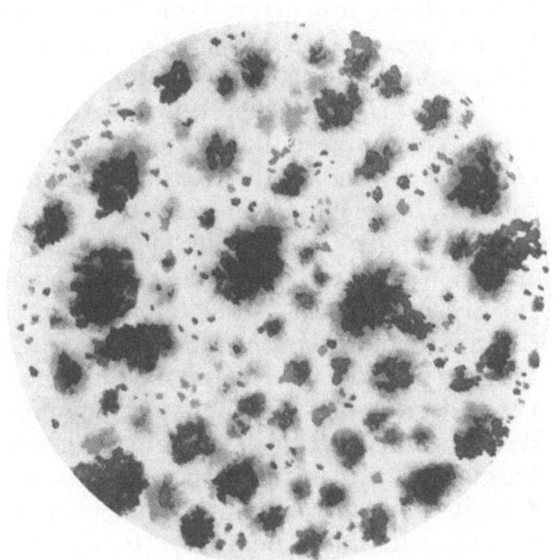

Abb. 6. Massenhaftes Auftreten von senilen Plaques in der Hirnrinde. JAHNELS Methode.

III. Die ALZHEIMERsche Krankheit.

Im Jahre 1906 hat ALZHEIMER den anatomischen Befund eines im mittleren Lebensalter auftretenden schweren, eigenartigen Verblödungszustandes geschildert, den KRAEPELIN später als ALZHEIMERsche Krankheit bezeichnete und klinisch genauer beschrieb. Bild und Verlauf der Erkrankung, wie sie sich aus der klinisch-anatomischen Untersuchung einer größeren Zahl von Fällen in allen Stadien ergaben, lassen sich folgendermaßen darstellen:

Das Leiden *beginnt* mit allmählich einsetzender Gedächtnis- und Merkstörung, wobei mitunter zunächst die Erinnerungslücken noch ausgleichbar sein können. Zur gleichen Zeit macht sich ein Nachlassen in der Arbeit und Vernachlässigung der eigenen Person bemerkbar. Auffallend ist mitunter, daß die Kranken sich schon bald in ganz bekannten Straßen etwa verirren. Ohnmachten und epileptische Anfälle sollen mitunter — wahrscheinlich im Zusammenhang mit arteriellem Hochdruck (KRAPF) — schon anfangs vorkommen. In wenigen Fällen ist zu Beginn von Menschenscheu, Stumpfheit, untätigem Herumsitzen, depressiver Stimmung, gelegentlich von dauerndem Kopfschmerz die Rede. Derartige besondere Ausgestaltungen des Zustandsbildes im Anfang der Erkrankung hängen vielfach mit der Eigenart der präpsychotischen Persönlichkeit zusammen, wie das SCHOTTKY wahrscheinlich gemacht hat. Schließlich kommen Vergessen von Worten sowie undeutliche Sprache zu Beginn der Erscheinungen vor. Zugleich werden auch Handlungen schon verkehrt gemacht, wie etwa das Anziehen. Manchmal besteht eine gewisse Einsicht in die Störungen mit Verlegenheitsaffekt.

In einem *fortgeschrittenen Zustand* findet sich im allgemeinen völlige Desorientiertheit. Die Kranken kennen sich in der eigenen Wohnung nicht mehr aus und erkennen die nächsten Angehörigen nicht. Zugleich werden Auffassung, Wortfindung und das Handeln schlechter, wobei aber in vielen Fällen bei gutem Aufmerken mitunter noch überraschende Leistungen möglich sind. Lesen, Schreiben und Rechnen sind schwer beeinträchtigt. Nachts stellt sich Unruhe ein und schließlich beginnen die Kranken auch am Tage *sinnlos herumzuräumen und zu zupfen*. Beim Sprechen ist *Haften* sehr deutlich. Zu Beginn dieses Stadiums stellen sich manchmal auch Beeinträchtigungsideen ein, wie Bestohlen- oder Vergiftetwerden. Dabei besteht Angst. Auch beginnende Logoklonie findet sich hie und da, sowie mitunter Reizbarkeit. Unter *Logoklonie* versteht man ein mehrfaches Ansetzen der Wortanfänge, bevor das Wort vollständig zustande kommt. Fast in jedem Falle erscheinen jetzt auch höchst charakteristische *Spannungen der Gliedmaßen*.

Bei den *schwersten Zuständen* der Erkrankung ist die Logoklonie in den allermeisten Fällen deutlich entwickelt. Die Patienten zeigen nun eine wiederum sehr charakteristische *außerordentliche Reizbarkeit* bei jeder Störung und reagieren überhaupt nur noch schimpfend mit paraphasischen, logoklonischen Wortbruchstücken. Sie fassen meist so gut wie nichts auf und werden unrein. Der Saugreflex ist oft vorhanden. Beeinträchtigungen sind sie nicht imstande irgendwie abzuwehren. Ihre selbständigen Äußerungen bestehen nur in Stereotypien wie Zupfen, Reiben und Schreien. Ein Zustand *tiefster Verblödung bei erhaltener affektiver Ansprechbarkeit* ist eingetreten.

Der Krankheitsbeginn liegt in der Regel etwa zwischen dem 50. und 60. Lebensjahr, kann aber früher und auch später bis tief ins Senium eintreten. Der Verlauf kann stürmisch in 1—2 Jahren zu schwersten, aber auch sehr schleichend in 20 Jahren erst zu mittleren Veränderungen führen. Die weitere Auflösung dieses klinischen Gesamtbildes hat STERTZ versucht. Er fand, daß in der Hauptsache der mnestisch-assoziative Apparat befallen und die Ein- und Ausgangswege des Seelenlebens blockiert seien. Aus diesen Störungen erklärte er auch die vielfach beschriebenen sogenannten *verwaschenen Herderscheinungen* scheinbar apraktisch agnostischer Art. Echte Herderscheinungen hielt er gelegentlich für möglich. Ich selbst konnte an einem von STERTZ klinisch untersuchten

Fall, bei dem *Rindenblindheit* festgestellt war, in der Calcarinagegend dann auch wirklich eine außerordentlich hochgradige Rindenschrumpfung feststellen, die das Herdzeichen erklärte. Abb. 7 und 8 zeigen die schweren Ausfälle in Rinde und Mark des Occipitalpoles. Man sieht, daß die ersten drei Rindenschichten nur noch in einem schmalen, undifferenzierbaren Streifen dicht gelagerter Gliazellen bestehen, während die untern Rindenteile besser erhalten sind. Auch das Mark zeigt Gliazellvermehrung und einen diffusen Markscheidenschwund. Die Störung ist hier viel hochgradiger und weiter fortgeschritten als bei dem

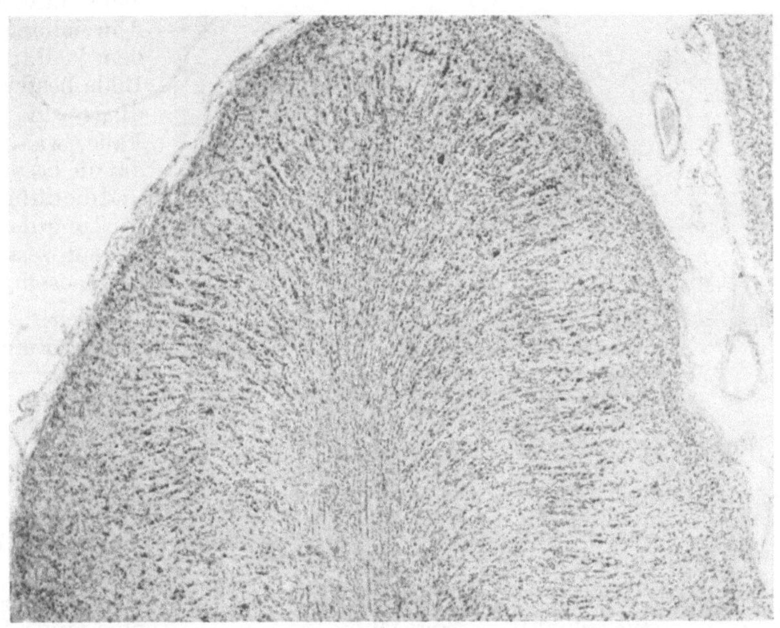

Abb. 7. Hinterhauptsrinde bei ALZHEIMERscher Krankheit mit *Rindenblindheit*. Erste bis dritte Schicht stark geschrumpft. Gliazellvermehrung auch im Mark. NISSL-Präparat. (Aus GRÜNTHAL: Z. Neur **101**.)

auf Abb. 4 gezeigten Beispiel von seniler Demenz. Ähnliche Fälle beschrieben HORN und STENGEL sowie LIEBERS, und CREUTZFELD fand in einem Falle mit sensorischer Aphasie die Erkrankung vorwiegend im linken Schläfenlappen lokalisiert. HERZ und FÜNFGELD haben versucht, die häufige iterative Unruhe durch Erkrankung des Schwanzkernes zu erklären, wobei allerdings erst noch nachzuweisen wäre, daß dieses Gebiet auch in allen Fällen, die die entsprechenden klinischen Zeichen aufweisen, betroffen ist. Andererseits beziehen FRETS und DONKERSLOOT Veränderungen im Striatum auf eine gewisse Steifheit der Gliedmaßen, die sie in einem Falle fanden. Jene oben erwähnten, in fast jedem Falle wiederkehrenden Spannungen der Gliedmaßen dürften damit wohl nicht gemeint sein. Sie hat STERTZ mit Recht als psychisch reaktiv bedingt erklärt.

PÖTZL hatte nun in Einzelfällen ganz außergewöhnliche und interessante optisch räumliche Störungen beschrieben und sie auf Veränderungen der Scheitelrinde bezogen. Ich habe weiter versucht zu zeigen, daß vieles, was an Durchschnittsfällen sich als sogenannte verwaschene Herderscheinung oder Schwächung der Ausdrucksmittel des Seelischen (STERTZ) fand, bei genauer Analyse, die allerdings nicht immer leicht möglich ist, sich in eine Reihe von Einzelstörungen zerlegen ließen. So fand ich in einem besonders gut untersuchbaren Falle folgendes nebeneinander: Es bestand eine eigenartige Störung des Blickens, bei der die Blickeinstellung erschwert war, mit überwertiger Wirksamkeit des einmal in den Mittelpunkt des Blick- und Aufmerksamkeitsfeldes Gerückten und Haften an der eingestellten Blickrichtung. Wahrscheinlich durch Aufmerksamkeitsfesselung kam es dabei zu pseudoapraktischen Erscheinungen. All das erinnert außerordentlich an das, was BÁLINT 1909 mit Seelenlähmung des Schauens bezeichnet hat (Unmöglichkeit, nach bestimmten Richtungen zu blicken, räumliche Aufmerksamkeitsstörungen), die durch doppelseitige Herde in der Parieto-Occipitalrinde bedingt zu sein scheint. Gewisse nicht unwesentliche Abweichungen von dem BÁLINTschen Bilde bestehen allerdings in unserem Falle, was vielleicht auf die besondere Art und die diffusere Ausbreitung des Krankheitsprozesses zu beziehen sein wird.

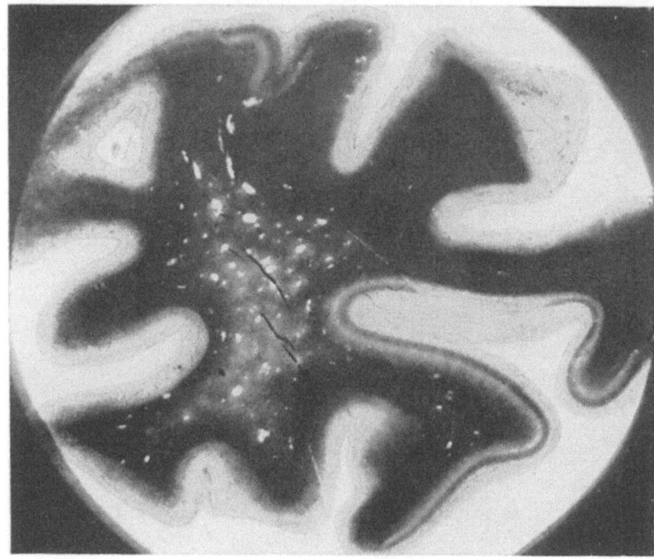

Abb. 8. Frontalschnitt durch den Occipitalpol des Falles von Abb. 7. Markscheidenschwund im Mark. SPIELMEYERS Markscheidenfärbung. (Aus GRÜNTHAL: Z. Neur. 101.)

Weiter zeigte sich eine Störung in der Übersicht und im Zusammenfassen räumlich ausgedehnter Figuren und Schriftzeichen, ähnlich der Komprehensionsstörung, die A. PICK bei Senilen mit Hinterhauptslappenatrophie fand. Doch bestehen auch hier wesentliche Unterschiede zu unserem Fall. Einer der PICKschen Kranken konnte an großen Objekten Einzelheiten nicht herauslösen. Hier gerade wird das Ganze nicht übersehen und Einzelheiten werden aus der Gesamtgestalt herausgerissen. Die Störung scheint eng mit der des Blickens zusammenzuhängen, wenn sie auch nicht völlig mit ihr gleichzusetzen ist, wie ich aus anderen Erfahrungen zunächst zu schließen geneigt bin.

Eine andere Störung war die optische Ataxie, d. h. Unmöglichkeit, unter Kontrolle der Augen etwa beim Zeichnen oder Nachfahren mit der Hand die Richtung innezuhalten. Auch dies fand BÁLINT in seinem erwähnten Falle.

Schließlich ergaben sich Störungen der Rechts-Linksorientierung, die nach BONHÖFFER ebenfalls sehr wahrscheinlich an Erkrankungen des Scheitellappens gebunden sind, sowie eine allgemeine Störung der räumlichen Orientierung am eigenen Körper, PICKS Autotopagnosie. Auch diese weist nach PÖTZL auf beiderseitige Herderkrankungen des Scheitellappens, die bis an die Interparietalfurche reichen, hin.

Der histopathologische Befund dieses Falles zeigte die bei weitem höchsten Zahlen für die senilen Plaques und vor allem die ALZHEIMERsche Fibrillenveränderung, aber auch die stärksten Nervenzell- und Gliaverfettung in Rinde und Markleisten als Zeichen erhöhten Abbaues in der Konvexität der Scheitel-Hinterhauptsgegend. Weder das Frontal- noch das Occipitalhirn, ebensowenig der Schläfenlappen und die vordere Scheitelzone waren annähernd so stark von den Veränderungen betroffen.

Die quantitative Auswertung der histopathologischen Befunde, die nach unserer heutigen Kenntnis der Sachlage qualitativ denen bei seniler Demenz gleichen, hat im übrigen eine zweifellose Übereinstimmung vor allen Dingen zwischen Anzahl der Plaques und Schwere des klinischen Bildes ergeben. Bei einer Plaqueszahl von mehr als 60—70 im Gesichtsfeld bei 80facher Vergrößerung und etwa 20 μ Schnittdicke an irgendeiner Stelle der Rinde hat man es fast mit Sicherheit mit einem klinisch schweren Fall zu tun. Bei leichten Fällen sind nur ganz geringe Befunde zu erheben, auch kann hier die Hirnschrumpfung fehlen, die bei schwereren Graden nach meiner Beobachtung bis zu einer Differenz von 30% zwischen Schädelinhalt und Hirnvolum führt (normale Differenz 8—12%). Im allgemeinen stehen die verschiedenen histologischen Befunde innerhalb eines Falles in ihrer relativen Stärke in einem bestimmten Verhältnis zueinander, d. h. es treffen z. B. hohe Plaqueszahlen, viele ALZHEIMERsche Fibrillenveränderungen und starke Gliafaserwucherungen meist zusammen. Doch gibt es Ausnahmen, in denen diese Proportion gestört ist. Hier handelt es sich dann meist auch um klinisch abweichende Fälle.

Im allgemeinen ist aber festzuhalten, daß die ALZHEIMERsche *Krankheit im klinischen Verlauf und Gesamtbild außerordentlich einheitlich, wohlumrissen, und wenn man darauf achtet, nicht schwierig zu diagnostizieren ist.* Zu diesem klinischen Syndrom gehört in der Regel ein bestimmtes *histopathologisches Bild, das an sich allerdings von dem der senilen Demenz heute nicht zu unterscheiden ist.* Fälle mit dem charakteristischen klinischen ALZHEIMERschen Syndrom zeigen nach dem vorliegenden Beobachtungsmaterial fast stets Plaques und in der Mehrzahl daneben die ALZHEIMERschen Fibrillenveränderungen. Man wird deshalb durch die histopathologische Untersuchung zur Bestätigung oder Ablehnung der klinischen Diagnose kommen können. Entsprechend dem oft zu allerschwersten Endzuständen führenden Verlauf der ALZHEIMERschen Krankheit werden die anatomischen Befunde hier häufig erheblicher sein, als an senil dementen Hirnen. Bei beginnenden und mittleren Fällen trifft das aber nicht zu. Erwähnt sei, daß arteriosklerotische Veränderungen des Hirnes selten einmal das ALZHEIMERsche Syndrom nachahmen können. Einzelheiten sind dann aber doch wohl abweichend. KRAPF hat derartige Bilder vor allem bei *reiner* Arteriosklerose ohne arteriellen Hochdruck gefunden. Dabei besteht stets langsamer Verlauf, es kommt zu Demenzzuständen mit verwaschenen Herderscheinungen agnostisch-apraktischer Art und zu Verstimmungen. Alles dies ist einförmig und schwunglos. Es braucht sich in solchen Fällen aber nicht nur um Prozesse in der Großhirn*rinde* zu handeln. Man kann ähnliche Verblödungszustände auch bei dem arteriosklerotischen Großhirn*mark*schwund finden, wenn ein chronischer und wenig intensiver Verlauf vorliegt. Die Ähnlichkeit derartiger Zustandsbilder mit der ALZHEIMERschen, gelegentlich auch mit der PICKschen Krankheit läßt sich wohl damit erklären, daß mitunter bei all diesen Erkrankungen nur ein *allgemeines hirnatrophisches Syndrom* zutage zu treten braucht. Dieses wäre charakteristisch für das Vorhandensein eines histologisch feststellbaren, wenig intensiv verlaufenden, chronischen diffusen Abbauprozesses im Großhirn. Die Besonderheiten des jeweiligen der Atrophie zugrunde liegenden Krankheitsvorganges und damit die besondere Diagnose lassen sich von solchen klinischen Bildern aber nicht ablesen.

Es gibt einige *Einzelbeobachtungen im mittleren Alter auftretender organischer Hirnprozesse,* deren Abgrenzung noch unsicher und über die im besonderen wenig bekannt ist. Sie stehen vielleicht in irgendeiner Beziehung zur ALZHEIMERschen Krankheit. Bei vom Gewöhnlichen abweichenden klinischen Bildern wird man oft mit Vorteil gerade an diese Prozesse zu denken haben. Man läuft dann nicht Gefahr, Unbekanntes mit irgendeiner landläufigen Diagnose abzustempeln, wodurch die Fälle diagnostisch und wissenschaftlich so häufig verloren gehen.

In diese Gruppe gehört der bekannte Fall von SCHNITZLER: Erkrankung mit 32 Jahren unter den Erscheinungen des *Myxödems* mit allgemeiner Verlangsamung, Demenz, nervösen Herderscheinungen ohne Sprach- und Handlungsstörungen. Tod nach 3 Jahren. Anatomisch waren starke Hirnschrumpfung, Fibrillenveränderungen frontal und im Ammonshorn vorhanden. Hier ist darauf hinzuweisen, daß außerdem noch 2 Fälle von *ALZHEIMERscher Krankheit mit Unterfunktion endokriner Drüsen* bekannt sind. ALZHEIMER und PERUSINI beobachteten ebenfalls einen Patienten mit Myxödem, SCHOB und GÜNTZ einen Kranken mit gleichzeitiger SIMMONDScher hypophysärer Kachexie. Diese beiden Verfasser möchten einen inneren Zusammenhang beider Erkrankungen ablehnen. Es erscheint aber angebracht, weiter auf derartige Dinge zu achten, um so mehr, als wir über das Wesen der ALZHEIMERschen Krankheit heute noch völlig im unklaren sind.

Eine andere Erkrankung scheint einem Fall BARRETT zugrunde zu liegen, der mit 35 Jahren erkrankte. Er verlief unter Unruhe, Verwirrtheit, Zeichen von Demenz und Anfällen. Von neurologischen Erscheinungen waren unsicherer Gang, Ataxie, spastische Stellung der Arme, bulbäre Störungen, zuletzt Atrophien der Beine vorhanden, es fanden sich starker Schwund des Hirns, überall, auch im Kleinhirn, Plaques und Fibrillenveränderungen, Degenerationen der vorderen und seitlichen Pyramidenbahnen, Blässe des GOLLschen Stranges. Das Bild des Rückenmarks bot Ähnlichkeit mit amyotrophischer Lateralsklerose. Neuerdings haben BOGAERT und BERTRAND möglicherweise in die gleiche Gruppe hineingehörende Fälle veröffentlicht.

Einen bemerkenswerten Fall berichten MALAMUD und LOWENBERG: Ein bisher normaler Knabe erkrankt mit 7 Jahren an Scharlach. Leider ist nicht angegeben, ob akute Hirnsymptome dabei auftraten. Von da ab jedenfalls blieb er in der Schule zurück und war noch mit 14 Jahren in der 3. Klasse. Er blieb kindisch, spielte nicht mit anderen und wurde stumpfer. Mit 15 Jahren kam er in die Hilfsschule, wurde unruhig und litt an Schlafstörungen. Mit 16 Jahren verschlimmerte sich dies so, daß er ins Krankenhaus gebracht werden mußte. Hier fand sich neurologisch nichts, die körperliche Entwicklung war entsprechend, serologisch o. B. Er wußte Namen und Alter, schlief schlecht, wurde stumpf und einsilbig. Auffassung und Gedächtnis erschienen schlecht. Im 17. und 18. Lebensjahr trat weitere Verschlimmerung ein, er wurde verwirrt, ängstlich und zeigte eine Sprachstörung. Mit 19 Jahren war er unsauber und hatte negativistische Muskelspannungen. Vom 20.—24. Lebensjahr trat eine erhebliche Besserung des Zustandes ein, er konnte daheim sein, half bei einfachen Arbeiten und kannte auch seinen Arzt wieder. Dann aber wurde er wieder verwirrt, ablehnend und stumm. Er starb mit 24 Jahren an Lungentuberkulose. Anatomisch fand sich in der Hirnrinde ein allgemeiner, in der dritten Rindenschicht betonter Nervenzellausfall. Gliafaserwucherung und Abbaustoffe waren nicht sehr erheblich vorhanden. Überall in der Rinde zeigten sich Fibrillenveränderungen und Plaques, sowie verdickte und fragmentierte Nervenfasern, wie man sie gelegentlich bei Senilen findet. In der Hinterhauptrinde war das alles am geringsten ausgeprägt. Im Putamen fanden sich Anzeichen von arteriosklerotischen Gefäßveränderungen. Stark verändert war der Plexus. Hier waren die Gefäßwände verdickt und hyalinisiert, vor allem in der Media, die Intima war gewuchert, die Gefäße erwiesen sich verengert. Auch das Plexusepithel war verändert. Es mag sich hier in der Tat um einen Fall von ALZHEIMERscher Krankheit handeln mit allerdings ganz abnorm frühem, kindlichem Beginn. Daß das klinische Bild nicht sehr ausgeprägt ist, könnte wohl an dem jugendlichen Alter liegen, in dem ja die psychopathologische Symptomatik überhaupt ziemlich nivelliert zu sein pflegt. Auffallend scheint die Besserung während 4 Jahren, doch ist ähnliches auch sonst bei reinen Fällen gelegentlich zu beobachten. Die Verfasser schildern in der gleichen Arbeit eine sonst nicht bemerkenswerte Erkrankung, wo sich eine solche findet. Auch FLÜGEL hat das beschrieben. Echte Besserungen werden aber hier wohl nicht vorliegen, wahrscheinlich handelt es sich um einen gewissen Stillstand des Prozesses und Gewöhnung des Patienten an die geordneten äußeren Verhältnisse des Krankenhauses. Ob für unseren obigen Fall die Plexuserkrankung zur Hirnveränderung irgendwie ursächlich zu deuten ist, wozu MALAMUD und LOWENBERG neigen, ist sehr ungewiß. Es könnte sich hier, wie bei den Gefäßveränderungen im Putamen, um frühzeitige Arteriosklerose handeln, wie man sie selten in den 20er Jahren auch sonst sieht. Das würde eher auf eine Anlage zum frühzeitigen Auftreten gewisser Teilerscheinungen des Alters- und Abnützungsprozesses schließen lassen, womit dann auch die Hirnveränderungen vielleicht erklärt werden dürfen. Mit irgendeiner Sicherheit läßt sich aber auch dies nicht behaupten.

In einer weiteren Arbeit bringt LOWENBERG zusammen mit ROTHSCHILD zwei neue Fälle, die zur ALZHEIMERschen Krankheit gerechnet werden. Bei dem ersten handelt es sich um einen anscheinend schon immer schwachsinnigen Mann, der mit 52 Jahren ins Krankenhaus kommt. Er leidet an Neurolues (seit wann wird nicht gesagt) und bekommt mit 56 Jahren Ohnmachtsanfälle. Später tritt Gedächtnisschwäche und Verwirrtheit, ziellose Unruhe, unzusammenhängendes Reden, Desorientiertheit auf. Es besteht Pupillenstarre. Vor dem Tod ist der Patient bewußtlos, beiderseits findet sich BABINSKIs Zeichen, der linke Arm ist spastisch. Der Tod tritt mit 63 Jahren ein. Anatomisch zeigt sich die rechte Hemisphäre atrophisch, auf der gleichen Seite eine Blutung unter der harten Hirnhaut. Die Pia ist mit Lymphocyten infiltriert, die Rinde zeigt keine Nervenzellausfälle, dagegen überall, besonders im Hinterhauptshirn, Plaques und Fibrillenveränderungen. In den Blutgefäßwänden befindet sich Eisen! Die Schilderung des Falles ist zu kurz und unvollständig, um sich ein eingehendes Urteil bilden zu können. Mir aber scheint doch der Verdacht naheliegend, daß das klinische Bild in der Hauptsache auf die Lues zu beziehen ist. Ob der Eisenbefund in den Gefäßwänden der Rinde erhoben wurde, geht aus der Darstellung nicht sicher hervor. Ist das aber der Fall, so könnte man auch an eine stationär gewordene Paralyse denken. Die Plaques und Fibrillenveränderungen sind vielleicht ein wenig bedeutungsvoller Nebenbefund. Man findet sie in diesem Alter auch gelegentlich bei seelisch Normalen. Selbst wenn sie Ausdruck einer ALZHEIMERschen Krankheit sein sollten, müßte man mit zwei nebeneinander laufenden Prozessen rechnen und das klinische Bild auf beide beziehen. Mit einem eindeutigen Fall haben wir es hier keineswegs zu tun, wie die Verfasser meinen.

Die zweite von ihnen beschriebene Erkrankung verlief folgendermaßen: Eine Frau, deren Vater senil dement war, erkrankte mit 37 Jahren in der ersten Schwangerschaft. Sie sang, betete laut, aß unregelmäßig, war verwirrt und unruhig, zeigte Gedächtnislücken. Dies dauerte mehrere Monate und verlor sich dann. Sie blieb aber stets reizbar, mißtrauisch und machte ihren Haushalt zur Not. Nach 5 Jahren trat wiederum Erregung auf, sie glaubte sich verlacht, verfolgt, hatte Gehörstörungen, führte unzusammenhängende Reden und ließ unter sich. Neurologisch fand sich nichts Abweichendes. Sie starb mit 47 Jahren. Anatomisch war eine leichte Rindenschrumpfung vorhanden, die Basalgefäße erschienen gering arteriosklerotisch verändert, links in der Gegend der Sehrinde bestand eine kleine subcorticale Blutung. Überall, besonders in der Stirnhirnrinde, fanden sich Plaques. — Ob hier eine ALZHEIMERsche Krankheit allein vorliegt, ist mir ebenfalls zweifelhaft. Das klinische Bild ist jedenfalls schizophrenie-verdächtig, anatomisch bestanden auch arteriosklerotische Veränderungen. Im ganzen würde ich den Fall vorläufig einem ähnlichen, ebenfalls unklaren und für sich dastehenden beigesellen, den LAFORA 1913 beschrieben hat.

Aus diesen beiden Fällen und jenen von MALAMUD und LOWENBERG wollen nun die Autoren schließen, daß die ALZHEIMERsche Krankheit verschiedene Ursachen haben könne. Die Mehrzahl der Fälle gehöre zu den atypischen senilen Prozessen. Die gleiche Krankheit könne aber auch durch toxische, infektiöse oder sonstige Ursachen entstehen. Eine solche Folgerung geht zweifellos zu weit. Man wäre höchstens berechtigt zu sagen, Plaques und Fibrillenveränderungen können als Gewebsreaktionen nicht nur durch den Altersvorgang, sondern auch durch andere Prozesse hervorgerufen werden, wie ja neuerdings beispielsweise von FÉNYES und HALLERVORDEN das regelmäßige Vorkommen von Fibrillenveränderungen bei der Encephalitis epidemica sichergestellt ist. Deshalb darf man aber noch nicht jeden Prozeß, bei dem sie sich einstellen, wenn der Patient sich noch nicht im Greisenalter befindet, als ALZHEIMERsche Krankheit bezeichnen. Mit diesem Namen belegen wir zur Zeit zweckmäßiger eine in ihrem klinisch-anatomischen Gesamtbild ziemlich bestimmt umschriebene Erkrankung, deren *Ursache und Wesen wahrscheinlich einheitlich, aber unbekannt* sind. Irgendwelche eingehende Erbforschungen gibt es noch nicht. SCHOTTKY hat die Familien einiger Kranker untersucht, aber nichts Eindeutiges finden können. In gewissen Familien soll sich Krebs gehäuft finden. Daß dies mit der Gehirnkrankheit im Zusammenhang steht, ist unwahrscheinlich. Als einzige haben SCHOTTKY und JAMES über familiäres Vorkommen der ALZHEIMERschen Krankheit in je einem Falle kurz berichtet. Anatomische Bestätigungen lagen aber nicht vor. *Für die Behandlung* gelten die zur senilen Demenz gemachten Bemerkungen.

IV. Die PICKsche Krankheit.

ARNOLD PICK hat sich schon seit den 90er Jahren des vorigen Jahrhunderts um die von ihm gefundenen umschriebenen Schrumpfungen des Stirn-, Schläfen- und Hinterhauptshirnes bemüht. Ihn interessierten diese Erscheinungen wegen der klinischen Herdsymptome, die sie hervorrufen. Er beschrieb die anatomischen Bilder lediglich makroskopisch und hielt die Schrumpfungen für den Ausdruck örtlich besonders betonter Alterserscheinungen. Nach ihm sind dann mehrfach derartige klinisch-anatomische Einzelbeobachtungen von anderen Forschern gemacht worden. Ich gehe auf diese älteren Fälle hier nicht mehr ein. Man findet über sie näheres in den Darstellungen der PICKschen Krankheit, die RUNGE und v. BRAUNMÜHL in BUMKES Handbuch der Geisteskrankheiten klinisch und anatomisch gegeben haben.

Der Holländer GANS hat das große Verdienst, aus diesen Einzelbeobachtungen eine Gruppe von Fällen herausgehoben zu haben. Diese faßte er als einer besonderen Krankheit zugehörig auf, die mit der senilen Demenz im engeren Sinne nichts zu tun habe und histologisch von ihr, der Arteriosklerose und der Paralyse unterscheidbar sei. GANS war der Meinung, daß es sich um eine durch das Alter mitbedingte heredodegenerative Erkrankung handle mit Befallensein bestimmter Organe. Bei seinem Fall schien das geschrumpfte Gebiet mit der Frontalregion BRODMANNS übereinzustimmen. Er stellte weiterhin auch schon fest, daß die Erkrankung häufig bei unbestimmt erblich belasteten, nicht ganz vollwertigen Menschen vorkomme. Über das klinische Bild und vor allem die Möglichkeit der klinischen Diagnose vermochte er noch nichts Genaues zu sagen.

Den ersten im Leben diagnostizierten, später durch SPATZ anatomisch bestätigten Fall von Stirnhirnatrophie stellte KAHN 1924 vor. Seiner beispielhaften Bedeutung wegen gehe ich etwas näher auf ihn ein: Es handelte sich um einen anfangs der 50er Jahre stehenden Mann, der zunächst durch sein hemmungsloses, ungeniertes, läppisches Benehmen auffiel. Später traten unsinnige, sich immer wiederholende triebhafte Handlungen, sowie triebhaftes Lachen und Weinen auf. Es bestand bis zuletzt große Eßgier. Im Gegensatz zu dem unsinnigen Spontanverhalten erwiesen sich bei entsprechender Untersuchung die elementaren geistigen Funktionen noch verhältnismäßig gut im Stande. Auffassung, Merken, Gedächtnis, Rechenfähigkeit waren fast völlig in Ordnung. Im Verlaufe von 2 Jahren verschlechterte sich der Zustand, es trat das Fehlen jeglicher Hemmung auf, so daß der Kranke dauernd irgendwie triebhaft unruhig war. Später wurde er apathisch, indifferent und ruhig, sprach spontan nichts mehr, so daß er kaum zu untersuchen war. STERTZ hat dann an Hand von drei sichergestellten Fällen versucht, das klinische Bild nach Entwicklung, Verlauf und Ausgang für die Form der Stirn- und Schläfenlappenatrophie im Sinne der KRAEPELINschen Krankheitseinheit darzustellen. Bei den Schläfenlappenfällen steht im Vordergrund eine eigenartige sensorische Aphasie, die weder dem corticalen noch dem transcorticalen Typus, noch auch der reinen Worttaubheit entspricht. Komplizierte Funktionen, wie etwa die Fähigkeit des Sprechens als Ausdruck aktuellen Denkens, werden zuerst abgebaut, während Nachsprechen ohne Paraphasien noch möglich ist. Bei den Stirnhirnfällen ist im vorgeschrittenen Stadium Mangel an sprachlichen Reaktionen auffallend, der in der Hauptsache auf Initiativstörung beruht. Gelegentlich ist unter günstigen Bedingungen noch gutes Funktionieren des Sprachapparates möglich. Der Mangel an Antrieb überhaupt ist wohl als Herdsymptom der Stirnhirn*konvexität* aufzufassen. Er führt bei stärksten Graden zu völligem Erlöschen jeder Willensbildung und zur Enthemmung elementarer Mechanismen. Die eigentliche Demenz läßt sich darüber hinaus im Verlust der über das einfachste hinausgehenden produktiven seelischen Leistungen beschreiben, wie der Kombination, der Urteilsbildung, des Anpassungsvermögens und Situationsverständnisses. Gedächtnisstörung gröberer Art fehlen meistens, ebenso ist die Aufmerksamkeit, wenn auch oft schwer, noch erregbar. Die Affekte verfliegen und wechseln rasch. *Für die Diagnose wichtig* und besonders charakteristisch ist vielfach im Frühstadium des Leidens die Ungestörtheit der elementaren Verstandesleistungen und des Gedächtnisapparates bei *anfänglichem fast ausschließlichem Ergriffensein des Gefühls- und Trieblebens.* Man kann von *Wegfall der affektiven Steuerung der Persönlichkeit* sprechen, die sich in einer läppisch euphorischen Ruhelosigkeit kundtut und den zielbewußten Gebrauch an sich erhaltener Verstandesleistungen stört. Ermüdbarkeit, Neigung zum Haften, Zeichen von seiten der Projektionssysteme fehlen meist. Anfallsartige Erscheinungen dürften selten vorkommen. Sie sind beschrieben worden in Form von eigenartigen Erschlaffungszuständen und epileptischen Anfällen. Daß hierfür der Hirnprozeß als Ursache verantwortlich sein kann und nicht allein das Vorliegen von arteriellem Hochdruck (KRAPF), tut ein Fall von v. BRAUNMÜHL und LEONHARD dar.

1927 vertiefte CARL SCHNEIDER in seiner etwa 20 bis dahin beschriebene Fälle der Erkrankung zusammenfassenden Arbeit dieses von STERTZ gezeichnete Bild. Er versuchte den Verlauf in drei Stadien zu teilen. Für die erste Stufe sei kennzeichnend die triebhafte Hemmungslosigkeit, für die zweite seien es die *Störung der höheren geistigen Leistungen bei Erhaltensein der einfachen Fähigkeiten* sowie die von SCHNEIDER als „stehende Symptome" bezeichneten Erscheinungen. Hiermit sind *einförmig wiederkehrende motorische und sprachliche Äußerungen* gemeint. Die dritte Stufe läßt vor allem bei den Stirnhirnfällen die Antriebstörung so hochgradig werden, daß seelische Äußerungen bald kaum mehr möglich sind. Die Krankheit beginnt in der Mehrzahl der Fälle nach dem 40. Lebensjahr. Sie kann ihren Anfang jedoch schon um das 30., aber auch erst nach dem 70. Jahr nehmen. Die Dauer schwankt von 2 Jahren bis über 10 Jahre. Es gibt rasch und intensiv, sowie langsam und schleppend verlaufende Fälle.

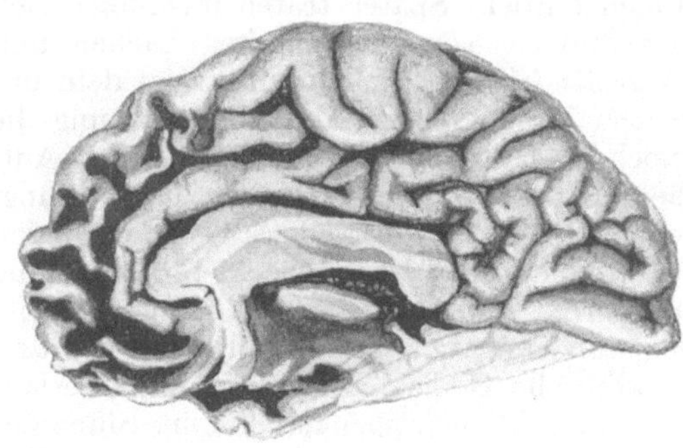

Abb. 9. Mediansicht eines Gehirnes mit PICKscher Krankheit. Orbitalrinde und Schläfenpol stark geschrumpft. (Nach einem Präparat von Dr. HALLERVORDEN.)

Histopathologisch handelt es sich um einen eigenartigen ziemlich gut umschriebenen Prozeß. ONARI und SPATZ haben nach GANS als erste wesentlich die Kenntnis der Veränderungen bereichert. Für Einzelheiten des histopathologischenProzesses muß ich auf die ausgezeichnete Darstellung v. BRAUNMÜHLS in BUMKES Handbuch der Geisteskrankheiten, Bd. 11, verweisen. Hier sei nur so viel gesagt, daß es sich bei einigermaßen fortgeschrittenen Fällen um makroskopisch deutliche Schrumpfungen des Frontallappens, oft besonders des Orbitalhirns und fast stets zugleich bestimmter mittlerer Teile des Schläfenlappens handelt, wobei das Ammonshorn, der Gyrus dentatus, die Querwindungen und die erste Schläfenwindung verhältnismäßig verschont bleiben. Die Medianansicht eines solchen vor allem in den orbitalen Teilen geschrumpften Gehirnes bringt Abb. 9. Sehr stark betroffen ist meist der Schläfenpol, was auf Abb. 9 deutlich wird, und die Insel. Das teilweise Erhaltenbleiben der ersten Schläfenwindung mag wohl die Eigenart der sensorischen Aphasie bedingen. Eine Schrumpfung des Occipitallappens ist bei PICKscher Krankheit bisher mit Sicherheit noch nicht beobachtet worden. Derartige Fälle, wie auch die von HORN und STENGEL und LIEBERS beschriebenen, gehören der ALZHEIMERschen Krankheit oder senilen Demenz an. Gelegentlich kommen auch Fälle zur Beobachtung, bei denen es wegen allgemeiner und ausgebreiteter Schrumpfungsvorgänge am Großhirn schwierig ist, aus dem makroskopischen Befund die Differentialdiagnose zwischen PICKscher Krankheit und andern zu diffuser Hirnschrumpfung führenden Prozessen zu stellen. Von der Konvexität her gesehen bieten beispielsweise die Gehirne der Abb. 10 und Abb. 11 (die Photos verdanke ich der großen Freundlichkeit von Herrn

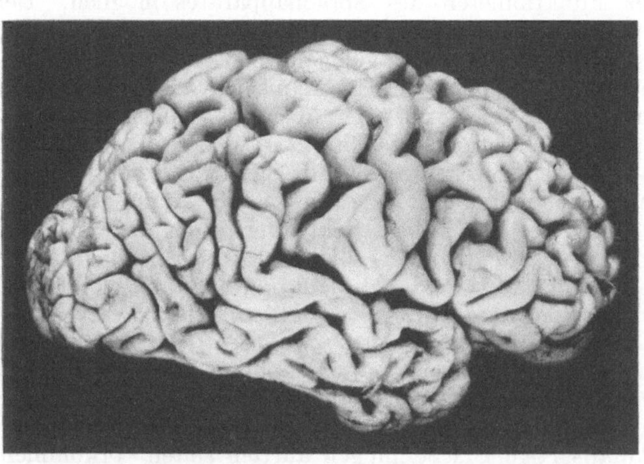

Abb. 10. Diffuse Rindenschrumpfung bei ALZHEIMERscher Krankheit. (Präparat von Dr. HALLERVORDEN.)

Dr. HALLERVORDEN) fast den gleichen Anblick des allgemeinen Rindenschwundes dar. Wie die histopathologische Untersuchung einwandfrei ergab, war aber das erste Gehirn von einer ALZHEIMERschen Krankheit, das andere von PICKscher

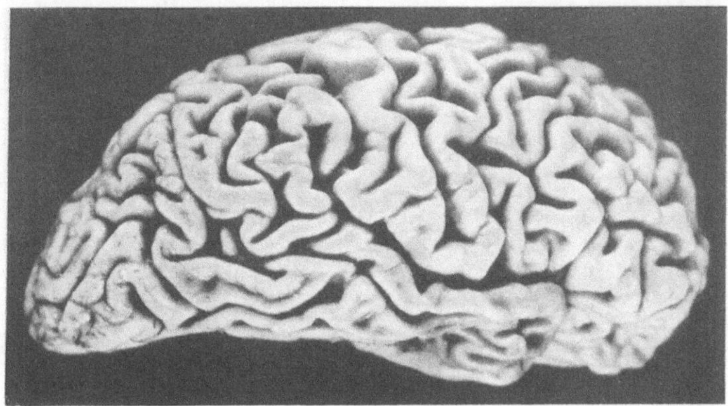

Abb. 11. Ausnahmsweise *diffuser* Großhirnschwund bei PICKscher Krankheit. (Präparat von Dr. HALLERVORDEN.)

Krankheit befallen. Betrachtet man nun die gleichen Gehirne von der Basis her, (Abb. 12 und Abb. 13), so werden doch charakteristische Unterschiede deutlich.

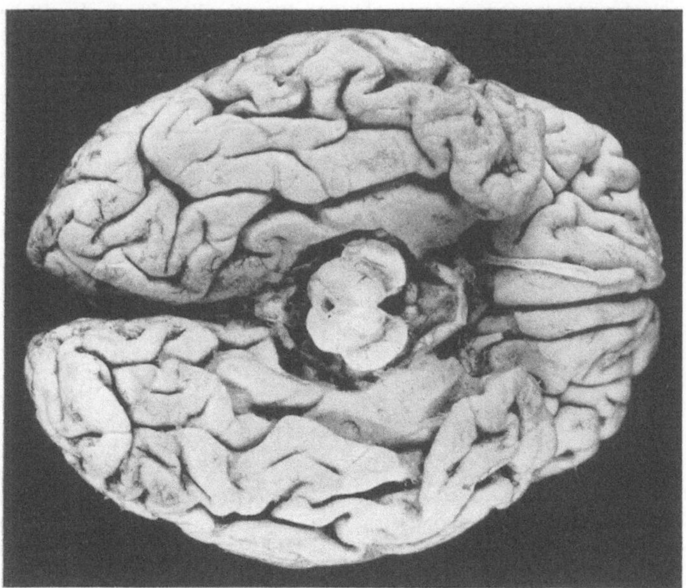

Abb. 12. Basale Ansicht des Gehirnes von Abb. 10. ALZHEIMERsche Krankheit. Hier keine erhebliche Schrumpfung sichtbar.

Bei der ALZHEIMERschen Krankheit finden sich hier nur in den hinteren Schläfenteilen — beiderseits gleich — ganz geringfügig klaffende Furchen, die Orbitalrinde ist völlig verschont. Bei der PICKschen Krankheit dagegen ist ganz erhebliche beiderseitige Schrumpfung des *Orbital*hirns festzustellen, wie man sie bei ALZHEIMERscher Krankheit oder Seniler Demenz nie sieht. Gleichzeitig besteht hochgradiger Schwund des rechten bei Erhaltensein des linken Schläfenpoles. Auch diese *asymmetrische Verteilung* der Veränderungen spricht

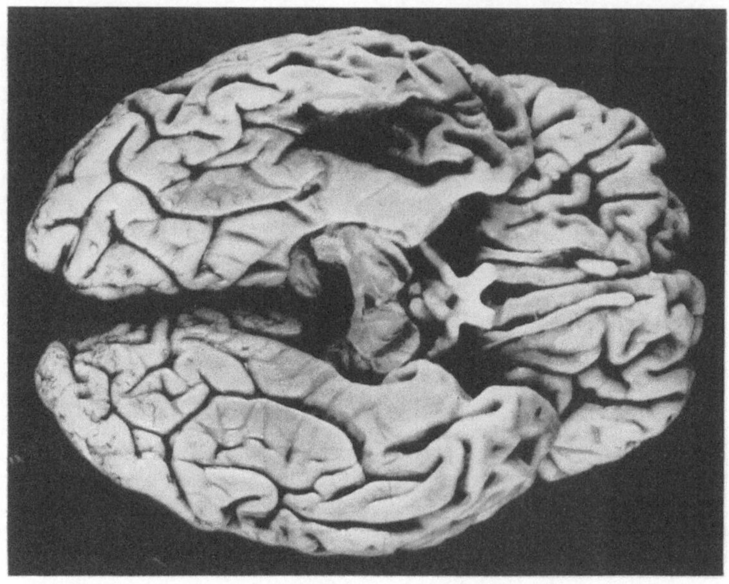

Abb. 13. Basale Ansicht des Gehirnes von Abb. 11. Picksche Krankheit. Deutlicher Schwund des Orbitalhirns und des rechten Schläfenlappens.

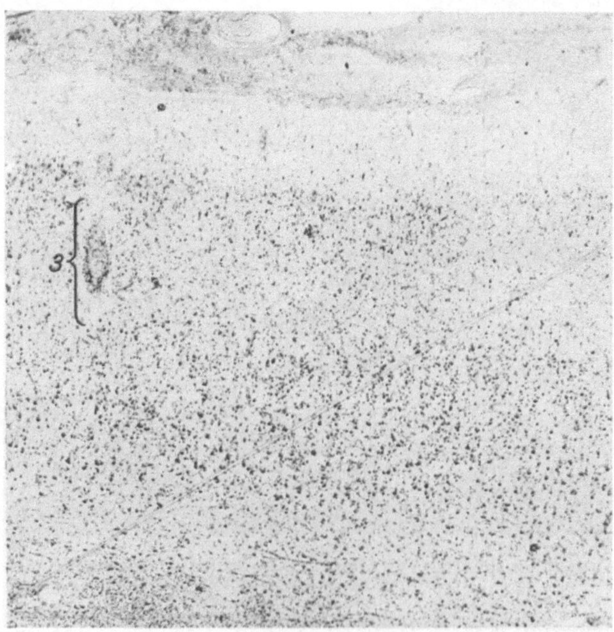

Abb. 14. Leicht geschrumpfte Rinde vom Schläfenpol bei beginnender Pickscher Krankheit. Nervenzellausfall in der dritten Schicht. Nissl-Präparat. Vergr. 38fach. (Aus Grünthal: Z. Neur. **129**.)

eindeutig für Picksche Krankheit. In der Rinde der geschrumpften Teile sind bestimmte Schichten durch Nervenzellausfälle betroffen, diese Schichten je nach der Schwere der Erkrankung vielleicht in bestimmter eunomischer Reihenfolge wie M. VOGT näher ausgeführt hat. Danach sollen zunächst die untere dritte und die erste Schicht betroffen sein, dann die zweite und schließlich erst die fünfte und sechste bei Erhaltenbleiben der vierten und siebenten Schicht. Das Beispiel einer *beginnenden* Rindenschrumpfung gibt Abb. 14, auf der fast nur Nervenzellichtungen der dritten Schicht zu sehen sind. Die Abb. 15 zeigt dagegen einen *fortgeschritteneren Zustand* des Nervenzellausfalles. Hier besteht als letzter Rest einer Schichtung eigentlich nur noch das deutlich sichtbare

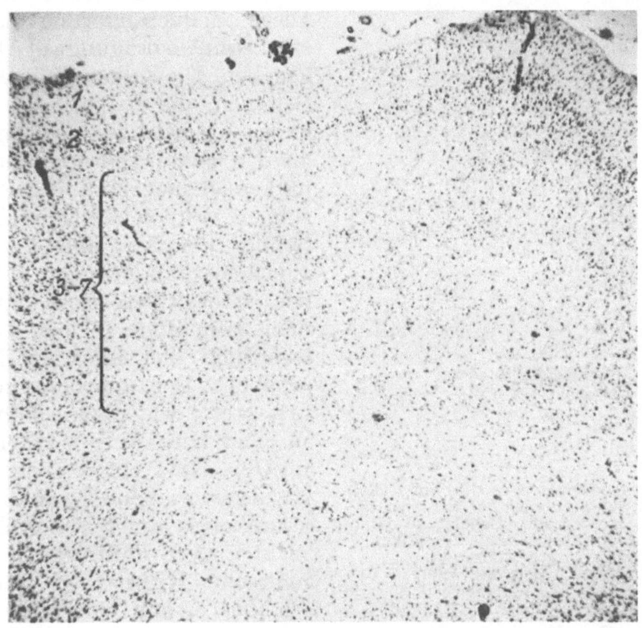

Abb. 15. Erheblich geschrumpfte Rinde aus dem Orbitalhirn bei fortgeschrittener PICKscher Krankheit. Dritte bis siebente Schicht völlig verschwunden. NISSL-Präparat. Vergr. 28fach. (Aus GRÜNTHAL: Z. Neur. **129**.)

Band der zweiten Schicht. Die Schichten drei bis sieben sind völlig verschwunden. In den geschrumpften Schichten findet sich Wucherung der Faserglia und Ausfall der Markfasern. Das Großhirn*mark* selbst ist weitgehend von Gliafasern durchwuchert und bei schweren Fällen gelichtet. Die Abb. 16 bringt das Gliafaserpräparat eines vollständigen Frontalschnittes durch Stirnhirn und Schläfenpol eines Falles mit fortgeschrittener PICKscher Krankheit. Die dunkle Tönung der Marksubstanz zeigt an, wie erheblich die Gliafaserwucherung hier im allgemeinen und besonders in den orbitalen Gebieten und im Schläfenpol ist. Das Markscheidenbild des Orbitalhirnes des gleichen Falles erweist sich dementsprechend als erheblich gelichtet, wie die Abb. 17 zeigt. In einer ganzen Anzahl neuerer Beobachtungen sind Schrumpfungen des Streifenhügels — gelegentlich ausschließlich des Schwanzkernes — des Pallidum und der Substantia nigra beobachtet worden. Die Abb. 18 stellt die zerstörte Struktur eines solchen geschrumpften Schwanzkernes dar, deren Bild normalerweise der des erhaltenen Putamen desselben Falles gleicht (Abb. 19). Die Nervenzellen des Caudatum sind größtenteils verschwunden, an ihre Stelle tritt Gliavermehrung. Die Substantia nigra bietet in einzelnen Fällen einen so erheblichen Nervenzellschwund, daß das Bild dem einer postencephalitischen Narbe fast gleich kommt.

Auch gewisse Thalamuskerne werden gelegentlich betroffen. Dies beides ist auf Abb. 20 zu sehen, wo in den medialen Thalamusteilen und der Substantia nigra gewissermaßen als Positiv zu dem Nervenzellausfall an diesen Stellen dichte Gliafaserwucherungen erscheinen. Charakteristisch sind in manchen Fällen die von ALZHEIMER gefundenen argentophilen Kugeln in den sogenannten *geblähten Nervenzellen*, die man in den verschiedensten Hirnteilen finden kann. Diese Zellveränderung ist in ihrer stärksten Ausprägung auf Abb. 21 wiedergegeben. Die Zellen verlieren ihre NISSL-Schollen, die bei weniger starker Veränderung mitunter noch mit dem Kern an den Rand gedrängt zu sehen sind, und erscheinen blaß, gequollen mit einzelnen vakuolenartigen Aufhellungen. Senile Plaques und ALZHEIMERsche Fibrillenveränderungen gehören ebenso wie arteriosklerotische Erscheinungen nicht zum Bilde. Doch kann man gelegentlich dies alles als Nebenbefund erheben. Der anatomische Prozeß ist fast stets, wie oben schon angedeutet, in einer Hirnhälfte stärker ausgeprägt, im Gegensatz zur senilen Demenz und ALZHEIMERschen Krankheit, die erstaunlich symmetrisch auftreten, wenn nicht äußere Faktoren, wie etwa traumatische Hirnnarben, die Zahl der Plaques örtlich verstärken.

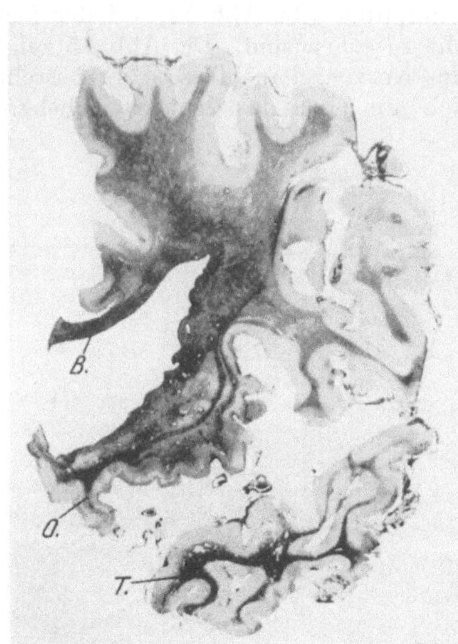

Abb. 16. Gliafaserpräparat (HOLZER) des linken Stirnhirnes und Schläfenpoles bei fortgeschrittener PICKscher Krankheit. Erhebliche Gliawucherung im Großhirn*mark*. *B* Balken, *O* Orbitalhirn, *T* Schläfenpol. (Aus GRÜNTHAL: Z. Neur. **129**.)

Seit man durch eine zusammenfassende klinische und anatomische Betrachtungsweise zu den eben dargestellten Ergebnissen gekommen ist, besteht die Möglichkeit, rechtzeitig und richtig in systematischer Weise die Diagnose zu stellen. Typische Fälle sind heute grundsätzlich meist ohne besondere Schwierigkeit auch im Beginn bereits diagnostizierbar. Die Kenntnis der PICKschen Krankheit hat sich demzufolge auch in den letzten Jahren allgemein erheblich verbreitet, wie die vermehrte Veröffentlichung von Einzelfällen ergibt. In den letzten 5 Jahren sind über 40 Fälle beschrieben worden. Bei 19 anatomisch untersuchten war die klinische Diagnose 11mal richtig gestellt. Differentialdiagnostische Schwierigkeiten machen wiederum vor allem gewisse arteriosklerotische Prozesse. Hier wären die gleichen Betrachtungen über das allgemeine hirnatrophische Syndrom anzustellen, wie dies schon bei Erörterung der Differentialdiagnose der ALZHEIMERschen Krankheit geschehen ist, auf die ich verweise.

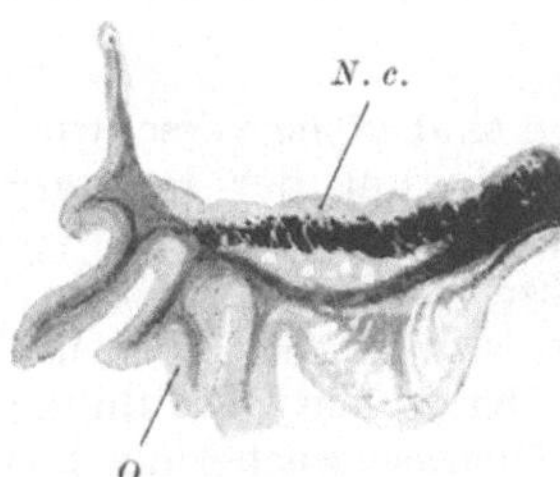

Abb. 17. Orbitalhirn und Striatum des Gehirnes von Abb. 16. SPIELMEYERsche Markscheidenfärbung. Erhebliche Aufhellung des orbitalen Markes, Abflachung des Kopfes des Schwanzkernes. *O* Orbitalrinde, *N. c.* Nucleus caudatus.

Es erweist sich nun auch, daß unsere *Kenntnis des Krankheitsbildes noch keineswegs erschöpft* ist und fast jeder neue eingehend untersuchte Fall unbekannte Tatsachen zutage fördert. Es ist deshalb nötig, *auf die Einzelforschung* der letzten Jahre einzugehen. Klinisch und anatomisch typisch sind die Fälle von URECHIA und MIHALESCU, LUA und MARCUS. Es handelte sich hier stets um

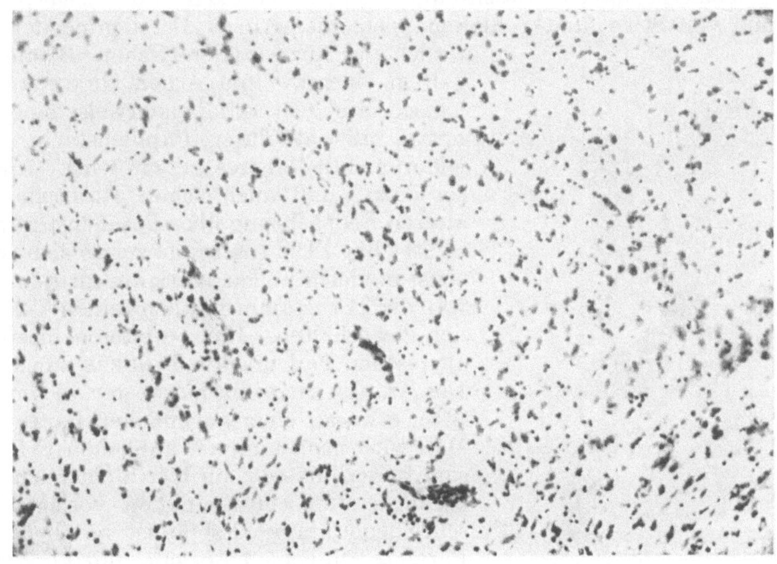

Abb. 18. Zerstörte Struktur des Schwanzkernes bei PICKscher Krankheit. NISSL-Präparat. Vergr. 130fach. (Aus GRÜNTHAL: Z. Neur. 129.)

Stirnhirnschwund, bei LUAS Fall mit der so häufigen Beteiligung der Schläfenlappen, bei MARCUS mit senilen Plaques als Nebenbefund. Einen ähnlichen

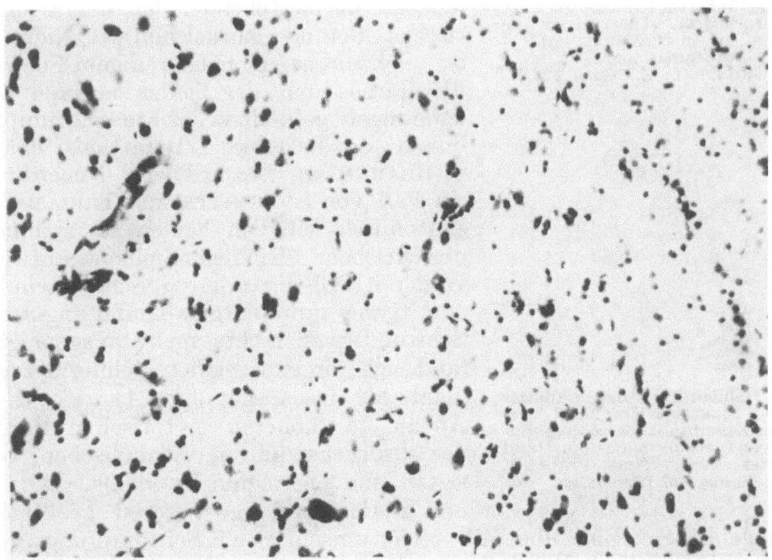

Abb. 19. Erhaltene Struktur des Putamen, die normalerweise der des Schwanzkernes gleicht, im Gehirn von Abb. 18. NISSL-Präparat. Vergr. 130fach. (Aus GRÜNTHAL: Z. Neur. 129.)

Fall, der erst im 70. Lebensjahr begann, hat auch STIEF veröffentlicht. Schließlich hat HALLERVORDEN einen typischen Fall beschrieben, bei dem er eisenhaltige Pigmentspeicherung in den geschrumpften Teilen der Rinde fand, wie das auch v. BRAUNMÜHL schon gesehen hat.

Die bemerkenswerte Beschreibung eines Kranken mit ausgesprochenem Schwund von Stirn- und Schläfenlappen mit geringer Beteiligung der Orbitalrinde und arteriosklerotischen Beimengungen gab in einer zweiten Arbeit URECHIA. Neurologisch fand sich auffallenderweise eine Neuritis optica mit absoluter Pupillenstarre, worüber leider nichts Näheres gesagt wird. Angemerkt sei dazu, daß auch schon RICHTER in einer älteren Beobachtung über Pupillenstörungen berichtet hat. Die Inselrinde zeigte sich, wie auch sonst in vielen Fällen, stark angegriffen, dagegen war der Hirnstamm in allen seinen Teilen ziemlich gut erhalten. Einen weiteren interessanten atypischen Fall brachte LIEBERS zur Kenntnis. Der Kranke hatte eine Schwester, die im gleichen Alter etwa an einer angeblichen Paralyse starb. Man wird nach anderen ähnlichen Erfahrungen sich fragen müssen, ob hier nicht auch eine unerkannte PICKsche Krankheit vorlag. Das beschriebene Krankheitsbild ist nämlich sehr der Paralyse ähnlich. Es begann mit Vergeßlichkeit und Antriebslosigkeit, auch Wortfindungsstörung stellte sich ein, ebenso Rechenstörung. Die Zunge wich nach links ab. Derartige Funktionsausfälle und neurologische Zeichen sind zu Beginn der Erkrankung selten. Vielleicht darf man sie hier auf die bestehenden leichten arteriosklerotischen Befunde zurückführen. Nicht typisch ist auch die neben hochgradigem Schwund des Stirnhirnes und der beiden unteren Schläfenwindungen gefundene leichte Schrumpfung im linken *Scheitel*gebiet. Derartiges hat bereits v. BRAUNMÜHL beschrieben. Neuerdings liegt ein Fall von LHERMITTE und TRELLES vor, der anatomisch lediglich beiderseits symmetrische, umschriebene Rindenatrophien aufwies vom vorderen Teil der unteren Scheitelwindung bis zum Gyrus supramarginalis und angularis. Der Schwund war rechts mehr ausgeprägt, sonst fand sich nirgends etwas. Klinisch zeigte sich nichts als eine ausgeprägte *Apraxie*, d. h. einen Abbau der höheren motorischen Funktionen, des ausdrucksmäßigen, symbolischen, beabsichtigten und überlegten Handelns. Die Instinkt- und Reflexhandlungen waren größtenteils erhalten geblieben. Eine ebenfalls recht umschriebene Schrumpfung, vor allem auf die vorderen Teile des linken Schläfenlappens beschränkt, fand FRETS bei einem Kranken mit Demenzerscheinungen und Wortfindungsstörungen.

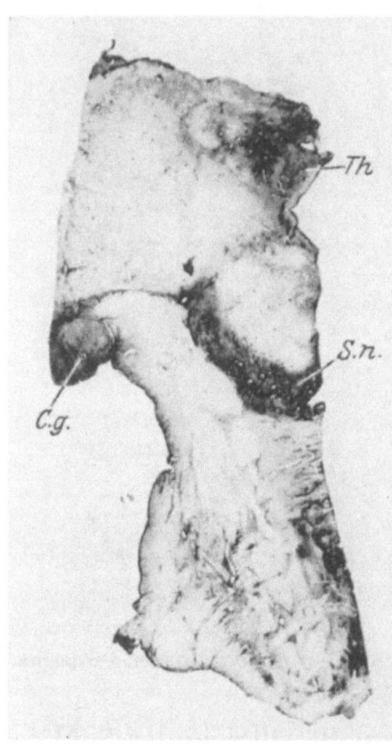

Abb. 20. PICKsche Krankheit. Schnitt durch Thalamus *Th*, Substantia nigra *S. n.* und äußeren Kniehöcker *C. g.* Gliafaserpräparat. Faserwucherung vor allem in Thalamus und Substantia nigra. (Aus GRÜNTHAL: Z. Neur. **129**.)

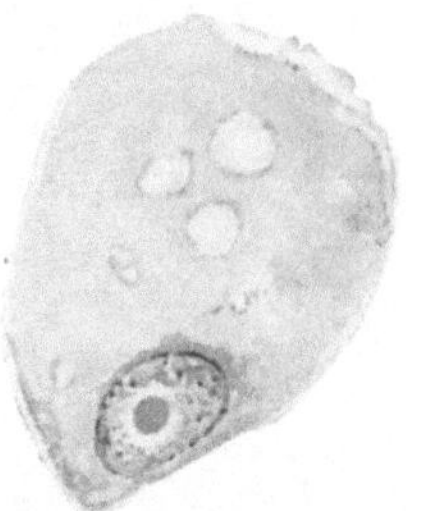

Abb. 21. Geblähte Nervenzelle aus der Rinde bei PICKscher Krankheit. Gequollener Zelleib mit blassem vakuolenhaltigen Protoplasma, an den Rand gedrängter Kern. NISSL-Präparat. Zeichnung bei Immersion.

Vier in verschiedener Hinsicht interessierende Krankengeschichten hat VERHAART veröffentlicht. Einmal begann die Erkrankung erst mit 75 Jahren, jedoch liegt keine anatomische Untersuchung vor, so daß die Sachlage nicht völlig geklärt ist. Ein weiterer Fall ist bemerkenswert durch die lange Dauer von 8 Jahren. Der Kranke lag am Schluß unbeweglich völlig kontrakt da, trotzdem waren gelegentlich aktive Bewegungen möglich. Links bestand OPPENHEIMS Zeichen, Halsdrehungen bedingten Lageveränderung. Anatomisch zeigte sich eine scharf abgegrenzte starke Schrumpfung beider Stirnlappen, einschließlich der unteren Teile der vorderen *Zentral*windungen, die auch im Falle von VAN HUSEN betroffen war. Die Orbitalwindungen waren kaum geschrumpft, *rechts* bestand Schwund des Schläfenpols, der unteren Schläfenwindung, des Gyrus supramarginalis, *beiderseits* der vorderen Inselanteile, der vorderen medialen Thalamusteile und der Substantia nigra. Bisher einzigartig war aber der rechtsseitig betonte Schwund des Gyrus ansiformis im *Kleinhirn* mit Ausfällen der Körnerschicht und der PURKINJE-Zellen. Doch kann es sich hier möglicherweise um eine sekundäre Atrophie handeln. Die Mutter des Patienten scheint an einem ähnlichen Leiden gestorben zu sein. VERHAARTS Kranke 1 und 2 betreffen zwei Schwestern, von denen die jüngere mit 49 Jahren, die ältere mit 54 Jahren erkrankt ist. Eine jüngere Schwester, wie auch die Mutter sollen geisteskrank gewesen sein. Beide Fälle sind nur klinisch beschrieben, bieten aber wohl einwandfreie Bilder, die sich in vielem ähneln und interessante Züge aufweisen. Ich schildere die Verläufe kurz: 1. Beginn mit Vernachlässigung des Haushaltes und Verirren. Nach zweijähriger Krankheit ins Krankenhaus, hier desorientiert, wippt auf dem Stuhl, klopft rhythmisch. Stehende Redensarten, geringer Wortschatz, Gedächtnisschwäche. Dabei zufriedene Stimmung und gute Spontansprache, aber Benennungsschwierigkeiten. Spontan nicht gebrauchte Worte schlecht nachgesprochen. Macht *auffällig kleine Schritte*. 2. Stets eigenartig, wohl etwas debil. Fing an, ziellos herumzulaufen, später rhythmisches Klopfen, nächtliches Schreien. Geringer Wortschatz, antwortet wenig, redet spontan immer weniger, wird unbeholfen, kann nach dreijähriger Krankheit nicht mehr hantieren. Ein Jahr später Laufen unmöglich, *fällt sofort nach rückwärts*, aufsetzen erschwert, liegt mit angezogenen Beinen, hochgradig blödsinnig.

Zu beachten ist an diesen Fällen das *familiär gehäufte Auftreten* der Erkrankung. Man wird auch hier die nicht beobachteten Familienmitglieder mit Wahrscheinlichkeit als PICKsche Krankheit buchen dürfen, ihre Krankheit zum mindesten aber in erblichem Zusammenhang mit denen der beschriebenen Schwestern bringen müssen. Deren *Gangstörungen*, die verhältnismäßig früh auftraten, dürften *extrapyramidal-motorischer Art* sein und mit dem von SPATZ und mir bei PICKscher Krankheit erstmals beschriebenen Ausfall der Substantia nigra zusammenhängen. Für die Richtigkeit dieser Vermutung spricht eine kürzlich von GRASSE veröffentlichte Beobachtung, bei der anatomisch neben einer mäßigen frontalen Rindenatrophie vor allen Dingen die schwarze Zone der Substantia nigra deutlich betroffen war. Hier fand sich nach zweijähriger Krankheit außer den typischen psychischen Zeichen trippelnder Gang, später traten Mikrographie, Palilalie, Echolalie auf, noch später dann mimische Starre und Rigidität der Muskulatur. Gegenhalten (KLEIST) und Haltungsanomalien fanden in einem Falle v. BRAUNMÜHL und LEONHARD.

V. BRAUNMÜHL hat 1930 die Vermutung geäußert, daß der Hirnstamm vielleicht unabhängig und vor der Rinde erkranken könnte. Ich selbst konnte dafür den Beweis erbringen an einem *Brüderpaar*, von dem der jüngere Bruder beim Tod noch im Beginn der Erkrankung stand. Die Rinde war nur in geringer Ausdehnung in der Orbitalgegend, der anstoßenden vorderen Insel und am Schläfenpol betroffen, trotzdem fanden sich außer dem basalen Stirnhirnmark und medialen Thalamusstellen auch der Schwanzkern und die Substantia nigra schon ganz erheblich verändert. Von ausgesprochen klinischen extrapyramidal motorischen Störungen war aber hier, wie bei dem im Endzustand verstorbenen Bruder, der ganz gleich lokalisierte, nur stärkere Veränderungen bot, nicht die Rede. Auch sonst fand sich bisher in der Literatur bis auf die oben angeführten Fälle kaum etwas davon, obwohl der Stamm nach den bisher vorliegenden Erfahrungen wohl fast nie ganz unversehrt bleibt.

Durch den Vergleich der Veränderungen bei den beiden Brüdern ist es möglich gewesen, einen Einblick in die *anatomische Entwicklung des Prozesses* zu gewinnen. Beide wiesen klinisch und morphologisch außerordentlich ähnliche Bilder auf und stellten je einen Anfangs- und Endzustand dar, so daß man die Annahme machen konnte, es handle sich um zwei Querschnitte im Verlaufe *eines* Prozesses. Dabei zeigt sich, daß es gewisse *primäre Schrumpfungsherde* gibt, d. h. Stellen, die bereits zu Beginn der Erkrankung stark und in ziemlich umschriebener Weise betroffen sind, während andere Orte erst später angegriffen werden. Ferner legt der frühe Fall, bei dem hauptsächlich die *Orbitalrinde* geschädigt war, die Annahme nahe, daß auf diese Lokalisierung das clownhaft läppische, hemmungslos triebhafte Verhalten zu Beginn der Erkrankung so vieler Fälle zurückgeht (Abb. 22). Es handelt sich dabei, wie ich oben schon angedeutet habe, neben dem Nachlassen feinerer Urteilsleistungen um den *Verlust der affektiven Selbstkontrolle oder Selbststeuerung.* Die im weiteren Verlauf der Krankheit auftretende Antriebslosigkeit, die bis zum Erlöschen jeder Regung ging, ist auf die im Spätstadium entstandene Schrumpfung der Konvexität des Stirnhirnes in der Hauptsache zu beziehen.

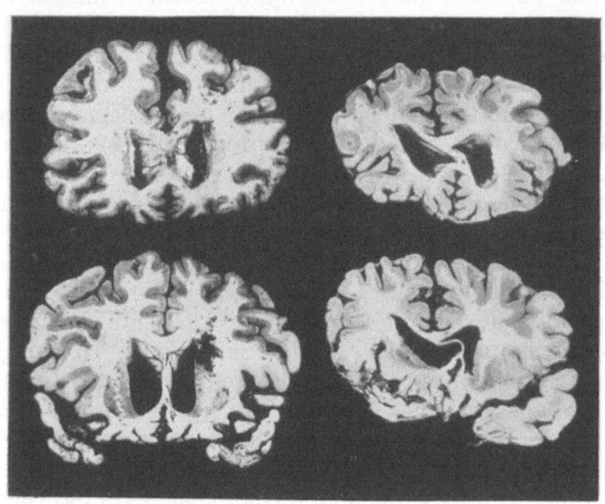

Abb. 22. Frontalschnitte durch Stirnhirn und Schläfenpole zweier Brüder mit PICKscher Krankheit: Links *Heinrich W.*, beginnende Erkrankung, Schrumpfung nur orbital; rechts *Josef W.*, klinischer Endzustand, Schrumpfung des gesamten Stirnhirns, am stärksten orbital links. (Aus GRÜNTHAL: Z. Neur. **129**.)

Schließlich führt die Tatsache einer klinisch wie anatomisch so äußerst ähnlichen Erkrankung zweier Brüder wohl notwendig zur Folgerung, ihre *wesentliche Ursache in einer gleichartigen von den Eltern her übertragenen Krankheitsanlage* zu vermuten. GANS hatte seinerzeit schon gemeint, daß die Krankheit bei erblich Belasteten oft von Geburt nicht ganz vollwertigen Menschen auftrete. Andere Forscher allerdings neigten eher dazu, auf gewisse Ähnlichkeiten der histologischen Veränderungen mit denen der Altersrückbildung hinzuweisen, und örtlich betontes, vorzeitiges Altern des Hirnes als Wesen der Krankheit anzunehmen. Allerdings ist v. BRAUNMÜHL dazu gelangt, vor allem für schnell verlaufende Fälle am Ende des vierten Lebensjahrzehntes, diese Ähnlichkeit, die an sich überhaupt noch nicht viel besagen will, abzulehnen. Auch sonst scheint mir die Altershypothese wenig gestützt zu sein. Dagegen wird man immer wieder zur Annahme der Erblichkeit bei Durchsicht der Literatur geradezu gedrängt. Die älteren Untersuchungen in dieser Richtung genügen allerdings auch bescheidenen Ansprüchen nicht. Es ist aber doch so, daß von 9 Fällen, bei denen überhaupt verwertbare, wenn auch sehr spärliche Familienangaben vorliegen, 7 familiäres Auftreten von organischen Verblödungen in mittlerem Alter aufweisen, zum Teil bei Geschwistern, zum Teil bei den Eltern. Dazu kommen noch neuerdings die beiden Fälle von VERHAART, der Fall von LIEBERS und die von mir beobachteten Brüder sowie letzthin ein ebenfalls klinisch-anatomisch sehr eingehend beschriebenes Schwesternpaar (v. BRAUNMÜHL und LEONHARD), dessen Mutter wohl auch krank war, weiter ein Fall von VAN HUSEN, bei dem ein Bruder epileptisch, ein anderer nicht normal war.

Darüber hinaus konnte ich bei genauester *klinisch-genealogischer Durchforschung einer Familie* (Abb. 23) das Bestehen der *Krankheit in zwei Generationen*, nämlich bei zwei Schwestern und dem Sohn der einen sicher nachweisen. Außerdem fanden sich ähnliche Erkrankungen in zwei vorhergehenden Generationen mit größter Wahrscheinlichkeit. Auffallend war weiter, daß in 3 Fällen unter den Kindern von Kranken gehäuftes Auftreten von schwachsinnigen und abnormen, arbeitsscheuen, unsteten Persönlichkeiten zu verzeichnen war. Man wird darnach kaum mehr zweifeln dürfen, daß wahrscheinlich mit dominantem Einschlag verlaufende Erblichkeit vorliegt und eingehende Erbstudien bei einem großen Teil der Fälle von PICKscher Krankheit ähnliche Ergebnisse zeitigen werden. Es ist dabei freilich notwendig, auch auf *abortive Fälle*, die nie zum Arzt kommen und die sich auch in der besprochenen Familie fanden, zu achten. Ganz leichte Fälle von PICKscher Krankheit können, worauf auch L. BOUMAN hingewiesen hat, übersehen oder als endogene Rückbildungspsychosen falsch gedeutet werden. Eingehendere Angaben über die Erblichkeitsverhältnisse eines typischen Falles konnten schließlich noch SCHMITZ und MEYER machen. Drei Geschwister litten in dieser Familie an der PICKschen Krankheit, sowie sehr wahrscheinlich deren Vater, dessen Bruder und vielleicht auch noch dessen Sohn. Ein Enkel dieses Bruders war psychopathisch, mit Neigung zum Davonlaufen, zum Trinken und zur Hochstapelei, also ein Typ, wie er sich in der von mir untersuchten Familie auch fand. Neuerdings versuchte MOYANO die Erblichkeit der PICKschen Krankheit zu leugnen, allerdings wohl ohne hinreichende Begründung. Zuzugeben ist freilich, daß es Fälle gibt, bei denen eine gleichartige Erblichkeit nicht nachzuweisen ist. Dabei muß dann die Frage offenbleiben, ob nicht ein gänzlich anderer Krankheitsprozeß vorliegt.

Unter dem Gesichtspunkt der Beziehung zu den sogenannten Heredodegenerationen des Nervensystems hat v. BRAUNMÜHL einen Fall mit gleichzeitigem Ergriffensein der Pyramidenbahn betrachtet. Er glaubte eine Verbindung mit amyotrophischer Lateralsklerose vor sich zu haben und schloß daraus auf die Neigung dieser Krankheiten, sich zu vereinigen. Dazu ist allerdings zu sagen, daß Erblichkeit nur für eine kleine Kerngruppe der Lateralsklerose einigermaßen wahrscheinlich ist. In anderen Fällen kann dieses anatomische Syndrom vielleicht durch gewisse äußere, möglicherweise auch verschiedene Erbeinwirkungen hervorgerufen werden. Es handelt sich dabei doch wohl um eine besonders leicht hervorzurufende Reaktionsweise des Rückenmarkes, die nicht charakteristisch für einen einzigen besonderen Krankheitsprozeß zu sein braucht. Ich verweise nur auf ihr Auftreten in dem oben erwähnten, der ALZHEIMERschen Krankheit nahestehenden Fall von BARRETT und bei gewissen Fällen der JAKOB-CREUTZFELDschen spastischen Pseudosklerose.

Einen Fall von PICKscher Krankheit, dessen Schwester an einer choreatischen Störung litt, hat KORBSCH beschrieben. Aus Anlaß dieser Beobachtung griff er einen von ONARI und SPATZ geäußerten Gedanken auf, die PICKsche und HUNTINGTONsche Krankheit zusammenzufassen, da es sich bei beiden um ähnliche atrophische Prozesse handle. Nun ist bei der Schwester der Kranken meiner Meinung nach die Diagnose auf HUNTINGTONsche Krankheit keinesfalls zureichend begründet. Die Störung kann hier durch äußere Schäden bedingt sein, es fehlt der Nachweis der charakteristischen Erblichkeit. Schließlich erwähne ich noch eine Beobachtung von NIEDENTHAL, der die klinische Symptomatik unserer Krankheit insofern erweitert, als hier zum erstenmal *Wahnideen* beschrieben werden. Der Kranke meinte, er sei auf einem Dampfer, es

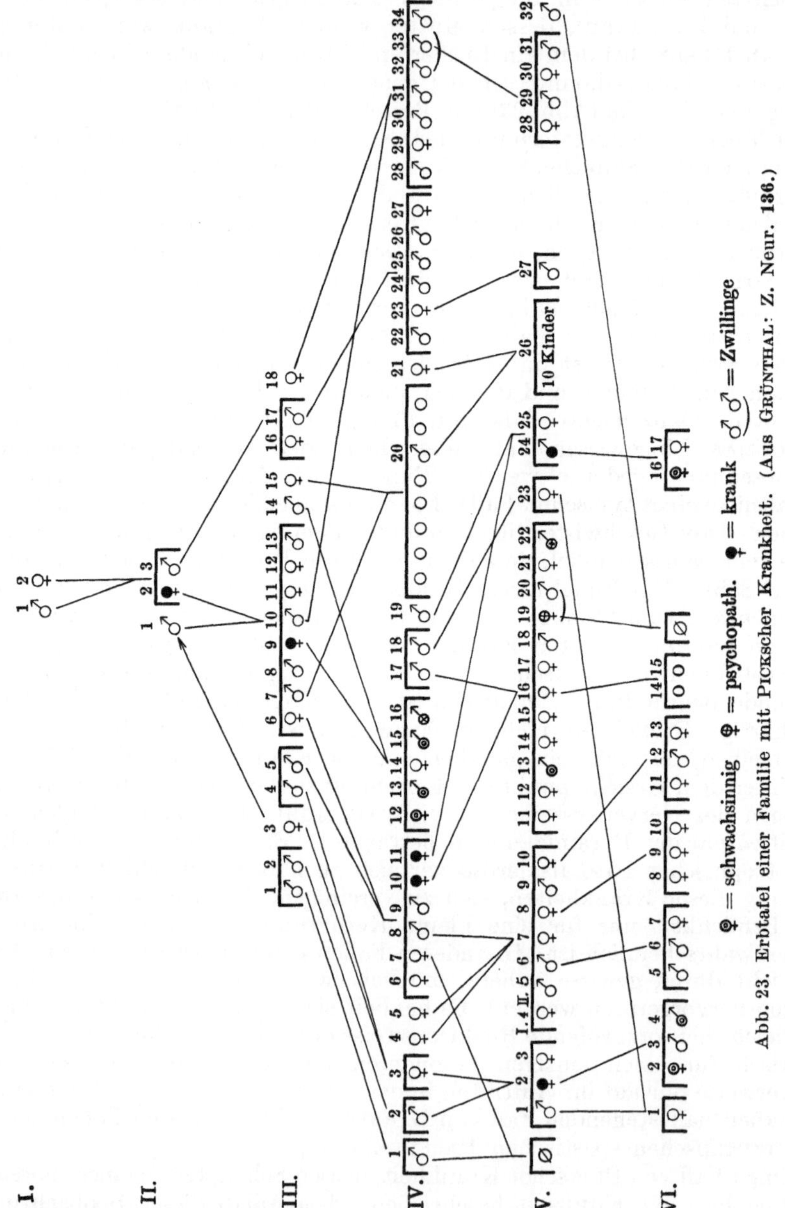

⚲ = schwachsinnig ⊕ = psychopath. ● = krank ♂♂ = Zwillinge

Abb. 23. Erbtafel einer Familie mit PICKscher Krankheit. (Aus GRÜNTHAL: Z. Neur. 136.)

werde nachts an seinen Füßen etwas gemacht. Der Gang erfolgte mit kleinen unsicheren Schritten. Vorübergehend äußerte er auch Vergiftungsideen. Später trat Zittern der Hände auf.

Die *Behandlung* kann hier, wie bei den übrigen Verblödungszuständen, nur in der Pflege bestehen. Bei dem für sehr viele Fälle wahrscheinlich gemachten erblichen Charakter der Krankheit ist eine *Erörterung der vorbeugenden Sterilisierung* notwendig. Sie wird sich meist erübrigen, da die Kranken, wenn sie dem Arzt unter die Augen kommen, so gut wie immer dauernd anstaltsbedürftig sind. In Frage stehen nur die abortiven Fälle, die man gelegentlich in der Familie von diagnostizierten Kranken findet. In ihrer wie in der Kranken Nachkommenschaft scheinen sich gehäuft, wie aus oben erwähnten Fällen hervorgeht, asoziale Psychopathen und Schwachsinnige zu finden. Wie es mit deren Nachkommen steht, darüber fehlen noch Erfahrungen.

V. Wenig bekannte präsenile Psychosen.

Unter der Bezeichnung „präseniles Irresein" hat KRAEPELIN eine kleine Gruppe von Psychosen geschildert, die sich durch Zustandsbild, Verläufe sowie greifbare histologische Befunde von katatonen Erkrankungen, denen sie bisher allgemein zugerechnet wurden, mehr oder weniger deutlich unterschieden. Dies ist als erster Versuch zu werten und das ganze Gebiet ist auch heute noch nach einem viel zitierten Wort KRAEPELINs vielleicht als das dunkelste der ganzen Psychiatrie zu bezeichnen. Die Forschung hat die gebotenen Gesichtspunkte kaum aufgegriffen, obwohl die klinisch-anatomische Betrachtungsweise grade hier sich fruchtbar erweisen kann, und dies der einzige heute mit einiger Sicherheit gangbare Weg ist, das Grenzgebiet der katatonisch-schizophrenen Psychosen nach der organischen Seite hin abzustecken.

KRAEPELIN unterschied hier vier Gruppen: 1. Es handelt sich um *äußerst heftige, vielfach rasch zum Tode führende ängstliche Erregungszustände.* Die Auffassung ist dabei nur gering gestört, die Kranken bleiben recht zugänglich und zeigen gelegentlich Größenideen. Die histologischen Veränderungen, die NISSL erhob, bestehen in allgemein schweren ausgebreiteten Veränderungen des Rindengewebes mit Untergang zahlreicher Nervenzellen. Näheres hierüber wird von OKSALA berichtet, der zwei solcher Fälle aus KRAEPELINs Beobachtungen beschrieb. Der Beginn der Erkrankungen lag im 47. und 60. Lebensjahr und erfolgte mit Ängstlichkeit, Unruhe und Selbstvorwürfen. Dann stellten sich heftige Erregungen, die einen verwirrten Eindruck machten, ein, die Kranken schrien monoton und jammerten. Es bestand ziellose einförmige motorische Unruhe mit rhythmischen Bewegungen und sinnlosem Widerstreben. Allmählich wurde dieser Zustand affektlos, mechanisiert, einförmig und unproduktiv. Dabei sind Orientierung, Besonnenheit und Ansprechbarkeit verhältnismäßig erhalten. Die Kranken gingen körperlich rasch zurück. Histologisch fand OKSALA untergehende oder untergegangene Nervenzellen in großer Ausdehnung, degenerierte Achsenzylinder, Fett in Nervenzellen, Glia und Gefäßen, Zerfall der NISSL-Substanz, Andeutung von akuter Schwellung. Stellenweise fanden sich auch gefäßbedingte Störungen. Die vorderen Teile der Großhirnrinde waren am schwersten betroffen. Innerhalb der Rinde wiederum besonders die dritte und fünfte Schicht. Zwei ähnliche Fälle hat auch ZIVERI behandelt. Zu dem geschilderten histopathologischen Bild ist zu sagen, daß es sich in gewissen Fällen genau so bei sicheren Schizophrenien finden läßt. Überhaupt muß für die hier in Frage kommenden Erkrankungen offenbleiben, ob es sich hier nicht um *besondere Verlaufsformen verschiedener Psychosen* handelt, nach Art des Delirium acutum. Bemerkenswert ist immerhin, daß sich nach KRAEPELIN derartige Bilder besonders häufig im sechsten Lebensjahrzehnt finden. Ihre sichere Abgrenzung und Deutung ist bis heute nicht möglich. Zu betonen bleibt aber, daß ein großer Teil der sogenannten Spätkatatonien wohl sicher nicht Ausdruck eines schizophrenen Prozesses, sondern ganz andersartiger organischer Krankheitsvorgänge zu sein scheint. Auf derartige Bilder habe ich bereits oben bei der Darstellung der senilen Demenz im Zusammenhang mit Schrumpfungsvorgängen im Striatum und Pallidum hingewiesen.

2. Eine weitere Gruppe zeigt *depressive Wahnvorstellungen* und *Angstzustände mit allmählichem Übergang in psychische Schwächezustände*. Das Bewußtsein und die Orientierung sind im akuten Stadium nicht wesentlich gestört. Später tritt langsam fortschreitende Verblödung ein. Die Kranken, die meist in den 40er Jahren stehen, bleiben über lange Zeit gedankenarm, einförmig und teilnahmslos. Katatone Züge treten in Andeutungen erst spät hervor. Anatomische Befunde gibt es hier bisher noch nicht.

3. Dies ist eine kleine Gruppe mit *ungünstigem Verlauf und auffallend schweren anatomischen Veränderungen*. Die Krankheit kann vom 30.—50. Lebensjahr ab beginnen und geht zunächst mit Angst und depressiven Ideen einher. Die Kranken können Gedanken nicht mehr recht fassen, zeigen mangelndes Verständnis, haben wahnhafte Ideen, aber wohl keine Sinnestäuschungen. Später werden sie gleichgültig, ablehnend, widerstrebend, zupfen und kramen. Vielfach beachten sie dabei die Umgebung gut, zeitweise sind sie erregt. Der Gesichtsausdruck ist starr, maskenhaft. Die Bilder unterscheiden sich deutlich von den katatonen. Die Patienten sind unzugänglich, aber nicht stuporös, und nicht so eintönig wie die Schizophrenen. Allmählich werden sie stumpf, gedankenärmer und leben pflegebedürftig in ihrer Familie. In drei anatomisch untersuchten Fällen erhob ALZHEIMER übereinstimmende Befunde. Es zeigten sich in allen Schichten sämtlicher Rindenteile NISSLs schwere Zellveränderung und andere Verflüssigungsvorgänge der Nervenzellen. Daneben fand sich protoplasmatische Gliawucherung und starker lipoider Abbau.

Einen wohl hierher gehörigen Fall hat aus der Beobachtung der KRAEPELINschen Klinik wiederum OKSALA eingehend beschrieben: Beginn mit 47 Jahren. Zunächst Versündigungs- und Kleinheitsideen, Selbstmordversuch. Später Unruhe, Ängstlichkeit, Selbstvorwürfe, lebhafte Angstzustände. Der Kranke wurde dann desorientiert, aß nicht und war nach einer Woche völlig verworren in zielloser Unruhe, sprach einförmig abgerissene Sätze mit zwischendurch treffenden Bemerkungen. Nach kurzer Besserung wiederum Unruhe, schwere Fixierbarkeit, Heißhunger, fehlendes Krankheitsgefühl. Histologisch fanden sich Verflüssigungsvorgänge und Untergang von Nervenzellen, Verlust der Darstellbarkeit der Gliafasern, Abbau unter Bildung eiweißartiger Stoffe, amöboide Glia.

4. Eine letzte Krankheitsgruppe findet sich nach KRAEPELIN vor allem bei Männern im sechsten und siebenten Lebensjahrzehnt. Es sind dies *eigentümliche Erregungszustände, die nach längerer Dauer zu schwerer Verblödung* führen. Die Kranken sind unruhig, können zusammengesetzte Eindrücke nicht auffassen und machen bei guter Aufmerksamkeitszuwendung sinnlose Angaben. Es bestehen Größenideen, die Kenntnisse und Fähigkeiten sind gut, vielleicht sind Gedächtnisstörungen vorhanden. Die Kranken sind zuerst ängstlich, dann belustigt oder gereizt, mitunter stuporös. Sie machen sinnlose taktmäßige Bewegungen, schwatzen unverständliche abgerissene Sätze, bleiben dabei an den Wortvorstellungen oft haften. Es finden sich *Anfälle* sowie auch organische Schriftstörungen. Nach langer Dauer der Erregungen kann zuletzt stumpfer Blödsinn mit Gewichtszunahme auftreten. Das klinische Bild bietet nach KRAEPELIN eine merkwürdige Mischung von manischen, katatonen und paralytischen Zügen. NISSL fand Veränderungen der Nervenzellen, ausgebreiteten Markfaserschwund, protoplasmatische Gliawucherung, sowie Gefäßveränderungen. ALZHEIMER dagegen sah hier ähnliche Veränderungen wie bei der dritten Gruppe.

Ich selbst konnte eingehend einen Kranken beobachten, der dem klinischen Verlauf nach hier einzureihen ist: Die Krankheit begann im 32. Lebensjahr mit

Kopfweh, Müdigkeit und Unlustgefühlen. Dann traten Angst und Unruhe mit vielfachen kurzen, sehr eigentümlichen organischen Starreanfällen mit Bewußtseinsstörungen auf. Der Kranke hatte Mühe, die Gedanken zusammenzubringen und glaubte, er solle verbrannt werden. Im Denken und Auffassen war er langsam und schwerfällig, der Gesichtsausdruck starr, ratlos, erstaunt, zugleich drängte er angstvoll fort und hatte Krankheitsgefühl. Er war nicht negativistisch, aß schlecht. Später kamen depressive Wahnideen, er habe keine Heimat, sei ein Verbrecher. Dabei hielt er den Arzt für den Heiland und glaubte, im Himmel zu sein. Zwischendurch war er vorübergehend apathisch, langsam, stand herum und sprach nicht. Er machte sich Selbstvorwürfe, daß er Lebendiges zerstört habe, die Mimik war starr mit gezwungenem Lächeln. Nach $1^1/_2$jähriger Krankheitsdauer begann er mit Mühe wieder etwas mehr zu sprechen. Er nannte alle Menschen Vater, geboren habe ihn auch der Vater, es sei der Tag des Vaters. Dabei war er im Grunde orientiert und zeigte ein ratlos gespanntes Wesen, sträubte sich gegen jede Untersuchung. Organische Intelligenzstörungen fehlten, körperlich fand sich eine deutliche vasomotorische Labilität. Allmählich wurde er wieder etwas lebhafter, nahm Anteil an der Umgebung, blieb aber bei seinem Vaterwahn. Nach zweijähriger Krankheitsdauer begann er erregt zu werden, schlief wenig, alle seien verwandt mit ihm, alles sein Eigentum, die Ärzte seien seine Schwestern. Er redete viel, brachte gelegentlich Versündigungsideen, zeigte abschweifenden, sprunghaften, ideenflüchtigen Gedankengang. Mitunter war er scherzhaft, hemmungslos aufdringlich, zeigte Größenideen, erregtes Lachen und Singen, wollte die Ärzte küssen, war unrein und unappetitlich. Das Bild war das einer manieähnlichen Tobsucht. Er redete ununterbrochen, knüpfte dabei an die Umgebung an, die er beachtet, reimte, sprach viel in Verneinungen. Dabei bestand läppischer Affekt mit bizzarren Bewegungen und Personenverkennung. Zuletzt wurde er immer unkoordinierter und zielloser, redete nur noch in Satz- oder Wortbruchstücken, gab aber zwischendurch gelegentlich Zeichen von Anteilnahme an der Umgebung. Am Schluß war er körperlich völlig heruntergekommen, am ganzen Körper wund. Er starb im Erregungszustand bei geringem Fieber.

Histologisch fanden sich in der gesamten Großhirnrinde schwere Veränderungen (Abb. 24). Die drei oberen Schichten zeigten meist Nervenzellschrumpfungen, Verflüssigungsvorgänge und Nissls schwere Zellveränderung, die sich auch im Streifenhügel, im Nucleus amygdalae und im Zahnkern des Kleinhirns fand. In den unteren Rindenschichten erschienen die Nervenzellen blaß, gequollen und entformt. Die Abb. 25 zeigt ungewöhnliche Formen von Nervenzellveränderungen, wie sich in unserem Falle finden[1]. (Auch Spielmeyer hat in seiner allgemeinen Histopathologie des Nervensystems auf S. 45, Abb. 22, einige seltene Nervenzellerkrankungen von einer ähnlichen Psychose stammend dargestellt.) Im Großhirnmark waren Anzeichen starken lipoiden Abbaus zu sehen. An den Capillaren zeigten sich die Intimakerne gewuchert und vergrößert an den Stellen, wo die Nervenzellen stark verändert waren. Dort waren auch die Kerne der Makroglia teilweise aktiviert. Ausgesprochen gefäßbedingte ischämische Störungen fanden sich nicht. Es sind dies alles mithin jene Erscheinungen, die auch Alzheimer und Nissl bei den Fällen der dritten und vierten Gruppe Kraepelins gefunden haben. Das klinische Bild unseres Kranken stellt bei näherer Betrachtung ebenfalls eine Mischung von Symptomen jener beiden Gruppen dar, von denen jetzt schon mindestens 6 klinisch-anatomische Beobachtungen vorliegen. Man sollte sie zweckmäßigerweise als eine besondere Kraepelinsche *Krankheit* zusammenfassen, da sie viele Gemeinsamkeiten

[1] Die unter *c*, *d*, *e* gezeigten Gaz. Veränderungen ähneln der von Nissl in seiner großen Thalamusarbeit [Arch. f. Psychiatr. **52**, 917 (1913)] beschriebenen „*Zellauflösung*".

haben und alles das, was ihren Entdecker zur Trennung veranlaßte, vielleicht nur durch die Kleinheit seines Beobachtungsmaterials bedingt besonders ins Auge fiel. Die auffallenden anatomischen Befunde sind zwar an sich zunächst

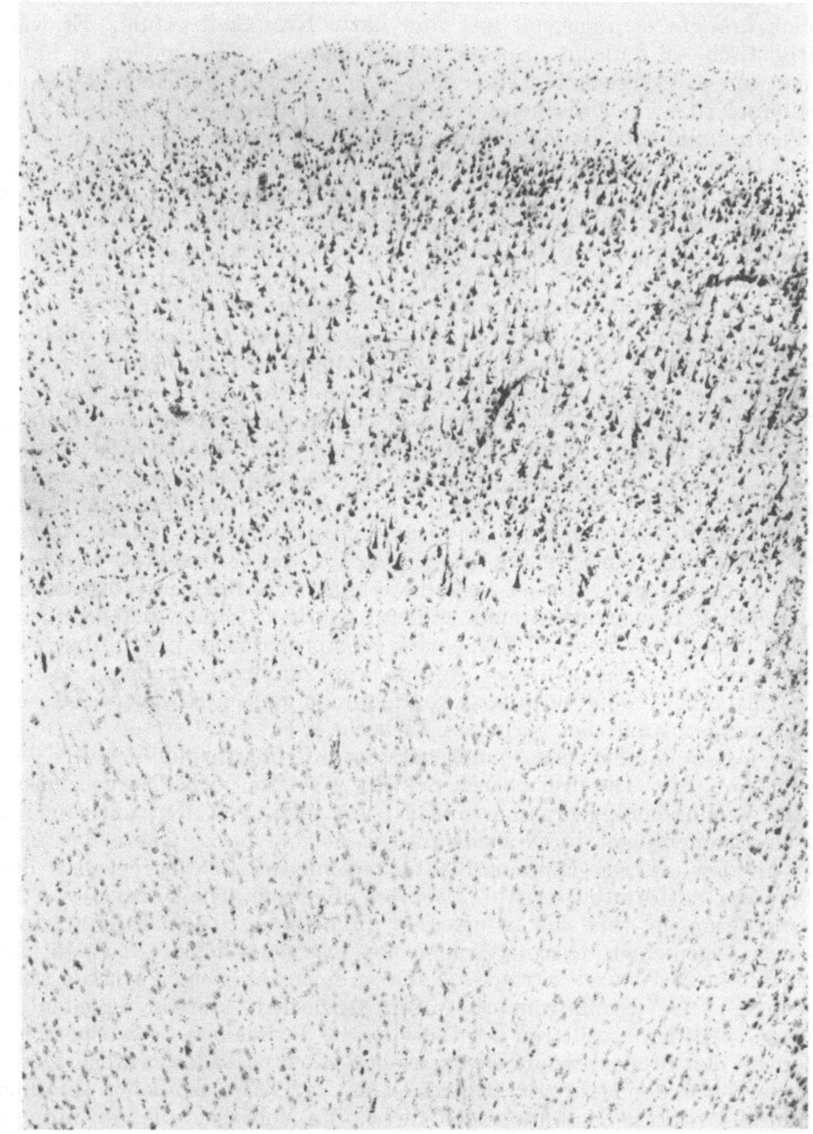

Abb. 24. Frontalrinde bei präseniler Psychose. Übersicht im NISSL-Präparat, Die oberen Rindenschichten mit dunklen verflüssigten und geschrumpften, die unteren Schichten mit blassen entformten, ebenfalls stark veränderten Nervenzellen.

wenig charakteristisch und zum Teil wohl akut vor dem Tode entstanden. Es bleibt aber zu betonen, daß Derartiges bei klinisch eindeutigen Katatonien sich bisher nicht hat finden lassen und daß auch die akuten Formveränderungen, selbst wenn Kreislaufstörungen dabei eine ursächliche Rolle spielen sollten, als besondere Gewebsreaktionen auf einen von der Schizophrenie verschiedenen Krankheitsvorgang im Gehirn angesehen werden können.

In neuester Zeit hat FÜNFGELD versucht, aus den depressiven Zustandsbildern des Rückbildungsalters durch klinisch-anatomische Untersuchungen besondere Krankheitsformen herauszusondern. Er schildert zwei Gruppen:

1. Fälle von seiner Ansicht nach *echten Involutionspsychosen* im Alter von 53—63 Jahren beginnend. Die Kranken waren von jeher psychopathische Persönlichlichkeiten mit asthenischem Körperbau. Die Krankheit begann mit Abnahme der Leistungsfähigkeit, dann trat hypochondrische, ängstliche Stimmung und Unruhe auf. Die Bilder wurden am Schlusse unproduktiv und einförmig erstarrend. Alle Fälle zeigten bei der Sektion schlechten Ernährungszustand und senilen Schwund der Organe. An der Hirnrinde fanden sich uncharakteristische Abbauerscheinungen, sowie faserige Gliawucherungen, wie man sie bei gleichalterigen Leuten sonst weniger ausgeprägt zu sehen bekommt. FÜNFGELD ist der Ansicht, daß mit dieser Aufstellung das Problem der Involutionspsychosen auf eine bestimmte Gruppe eingeengt und klarer umrissen werde.

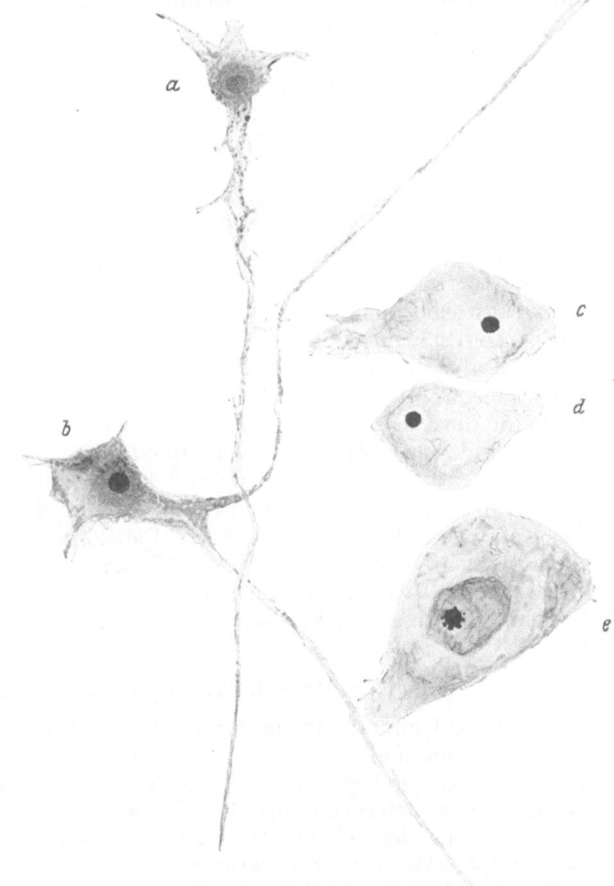

Abb. 25. Eigenartige Nervenzellveränderungen in der Rinde eines Falles von KRAEPELINscher präseniler Psychose; *a*, *b* körnig geschrumpfte Zellen aus den oberen Schichten mit weithin sichtbar gewordenen Fortsätzen, geschrumpftem, schattenhaftem Kern und vergrößertem Kernkörperchen; *c*, *d* gequollene blasse Zellen aus den unteren Schichten mit fädiger Struktur, verschwundenem Kern und deutlichem Kernkörperchen; *e* ähnliche Zellveränderung mit erhaltenem Kern und Wandsprossung des Kernkörperchens. NISSL-Präparat. Zeichnung bei Immersion.

2. Dies ist eine Gruppe sogenannter *frühseniler Erkrankungen*. FÜNFGELD beschreibt drei sehr kurz dauernde Psychosen, im Alter von 48—50 Jahren auftretend, die in der Hauptsache mit ängstlichen Erregungen einhergehen, als *frühsenile Angstpsychosen*. Bei ihnen fand er in der Hirnrinde herdförmig verteilt zahlreiche Primitivplaques, in einem Fall daneben auch arteriosklerotische Veränderungen. Weitere Fälle im gleichen Alter mit überwiegend psychomotorischen Störungen, bei denen sich ebenfalls senile Plaques fanden, bezeichnet er als *frühsenile Verwirrtheit*. Sie sind zu den als Spätkatatonien beschriebenen Bildern zu stellen.

So verdienstvoll derartige Abtrennungen von Krankheitsformen sein können, so ist doch für die FÜNFGELDschen Aufstellungen zu sagen, daß sowohl die klinischen wie die anatomischen Bilder zur Begründung eines derartigen Vorgehens nicht charakteristisch und eindeutig genug erscheinen. Man könnte wohl der Meinung sein, daß es sich hier lediglich um etwas abartige, durch besonders frühzeitige Rückbildungs- und Altersvorgänge im klinischen Bild beeinflußte schizophren-katatone Psychosen handelt.

Einen hierher gehörenden vieldeutigen und nicht ganz geklärten Fall haben Claude, Lhermitte und Baruk beschrieben. Es handelte sich klinisch um ein katotones Syndrom mit halbseitig vorhandenem Negativismus, Katalepsie, stereotypen automatischen Bewegungen und vasomotorischen Störungen. Dabei bestanden auch aphasische Erscheinungen, eine gewisse Demenz und organisches Zwangsweinen. Der Patient war Alkoholiker. Am Hirn fand sich keine Schrumpfung. Im Thalamus zeigten sich an umschriebenen Stellen rundliche hyaline, im Nissl-Präparat rötlich gefärbte Körper, Verminderung der Nervenzellen mit Wucherung der Mikroglia. Die Gefäßwände waren hyalin verändert. Im Schwanzkern, Putamen, Globus pallidus bestand deutliche Mikrogliawucherung, im Putamen allein Verminderung der kleinen Nervenzellen. In der Rinde zeigten sich in der präfrontalen und Schläfen-Hinterhauptsgegend Zellveränderungen (Zellschatten, Sklerose) vor allem der fünften Schicht. Auch hier waren die Gefäßwände leicht arteriosklerotisch verändert. Leider erscheint die histologische Analyse des Falles nicht ganz hinreichend, da Gliafaserbefunde sowie Angaben über Lipoidabbau und etwaige senile Erscheinungen fehlen. Auch von einer Untersuchung der vegetativen Zentren ist nichts erwähnt. Die Befunde werden von den Autoren als rein degenerativ und unabhängig von den Gefäßveränderungen aufgefaßt. Sie können aber auch toxischer, vielleicht alkoholischer Ursache sein. Etwas Sicheres über das Wesen des vorliegenden Falles dürfte sich kaum ausmachen lassen, ebensowenig über die etwaigen Beziehungen zwischen klinischen und anatomischen Erscheinungen.

VI. Senile neurologische Erkrankungen.

a) Die extrapyramidal-motorischen Störungen. Extrapyramidal-motorische Erscheinungen sind im Alter nicht selten. Eine leichte Parkinson-Starre gibt dem Greis zum guten Teil die besondere Körperhaltung. Meist sind diese Störungen durch arteriosklerotische Vorgänge im Hirnstamm bedingt. Wir beschränken uns hier, wie in der ganzen Abhandlung, auf ihr Vorkommen bei *rein senil-atrophischen* Gewebsprozessen, die allerdings von anderen im Alter auch vorkommenden degenerativen Vorgängen gelegentlich kaum zu trennen sein werden.

Die *senile Muskelstarre* (Jakob), die man als Gegenstück zur Foersterschen arteriosklerotischen Muskelstarre aufgestellt hat, ist ein klinisch wie anatomisch sehr umstrittenes Gebiet und nach der Meinung vieler Autoren von der Paralysis agitans kaum abzutrennen. Ob das besondere Hervortreten der senilen Demenz im Krankheitsbild ein entscheidendes Merkmal sein kann, muß doch wohl fraglich bleiben. Anatomisch hat man bei den wenigen in Betracht kommenden Fällen folgendes gefunden: Der ursprüngliche Fall, den Jakob 1923 beschrieb, zeigte in der Rinde die deutlichen Veränderungen der senilen Demenz. Im Striatum und Pallidum fanden sich chronische Nervenzellveränderungen, wovon die großen Zellen am stärksten betroffen waren, protoplasmatische Gliawucherung, einzelne senile Plaques. Das Markscheidenbild war in Ordnung. Im Jahre 1924 hat dann Stief 5 Fälle, anscheinend alle mit seniler Demenz, beschrieben, die neurologisch Versteifungen, Paralysis agitans-ähnliche Bilder oder Kontrakturen mit Rigidität zeigten. Alle Fälle hatten im Striatum nach den Angaben des Autors wohl nur geringe Ausfälle der großen Nervenzellen, sowie Verfettung. In 2 Fällen sollen auch im Globus pallidus Nervenzellen ausgefallen sein, einmal fand sich hier eine Markfaserlichtung, ein anderes Mal war die Linsenkernschlinge degeneriert. Als senile Muskelstarre wird von FREUND und ROTTER weiterhin ein Fall von C. und O. VOGT bezeichnet. Dieser bot gefäßbedingte Lücken und Aufhellungen nebst einer Allgemeinschrumpfung im Schwanzkern, sowie ähnliche Lücken im Putamen. An den Striatumgefäßen bestand Fibrose und Endothelwucherung. In der Rinde fanden sich senile Veränderungen. Unter den Fällen von FREUND und ROTTER selbst findet sich einer ohne gefäßbedingte Störungen. Er bot klinisch das Bild einer Paralysis agitans mit guter passiver Beweglichkeit und Hypotonie der Muskulatur. Histologisch zeigte sich in der Rinde nichts ausgesprochen Seniles. Die Basalganglien hatten eine deutliche Gesamtatrophie, das Pallidum erheblichen Nervenzellschwund und Gliafaserwucherung. Desgleichen bestand gliös narbiger Schwund der Substantia nigra und des Corpus luysi, sowie Nervenzellausfall des Zahnkernes und der Oliven.

Dies sind die bisherigen tatsächlichen Unterlagen zur Frage der senilen Starre. Sowohl die klinischen Bilder wie auch die histologischen Befunde sind darnach verschiedenartig und keineswegs irgendwie einheitlich zu werten. Ob die Befunde von JAKOB und STIEF überhaupt etwas mit den neurologischen klinischen Bildern zu tun haben, erscheint mir sehr unsicher. Die Veränderungen sind anscheinend gering und man kann sie ähnlich bei Greisen ohne alle neurologischen Zeichen sehen. Andererseits kenne ich Fälle von ausgesprochenem PARKINSON-Syndrom mit noch viel geringeren, sogar negativen Befunden im Hirnstamm. Schließlich habe ich einen Fall von seniler Demenz beschrieben, der eine ausgesprochene gliöse Schrumpfung des Pallidums hatte und im letzten akuten Stadium seiner Psychose eine erhebliche psychomotorische Bewegungsunruhe zeigte. HERZ und FÜNFGELD haben den Befund von Fibrillenveränderungen im Striatum für die Grundlage der Beschäftigungsunruhe bei ALZHEIMERscher Krankheit gehalten. Ich kenne dagegen Fälle mit senilen Plaques im Striatum ohne jegliche motorische Auffälligkeit. Den oben erwähnten Fall von VOGT würde ich für arteriosklerotisch bedingt halten. Dagegen wollen FREUND und ROTTER auch gewisse senile Gewebsveränderungen auf Änderungen der Blutumlaufsverhältnisse durch senile Umwandlungen der Gefäßwände, wozu eine allerdings geringgradige Fibrose gehört, zurückführen. Dies mag zum Teil stimmen, kompliziert aber das Problem noch mehr. Den oben wiedergegebenen eigenen Fall halten diese beiden Autoren ihrerseits für eine Paralysis agitans und nicht für eine senile Muskelstarre, da er in der Rinde keine senilen Veränderungen aufweise, andererseits aber die Substantia nigra betroffen sei. Tatsache bleibt mithin nur, daß diese beiden Bilder keine irgendwie einheitlichen anatomischen Befunde bieten und daß man mit der klinisch lokalisatorischen Deutung von senilen Veränderungen im Hirnstamm sehr vorsichtig sein sollte. Bemerkt sei, daß LHERMITTE die senile Muskelstarre für nichts anderes hält als die FOERSTERsche arteriosklerotische Starre im Verein mit seelischen Erscheinungen. Die Frage bedarf zur Klärung eines erheblich besser durchuntersuchten größeren Materials. Fast ebenso geringfügig sind unsere Kenntnisse über *die echte senile Chorea*, die, wenn sie überhaupt existiert, sehr selten zu sein scheint. Auszuscheiden sind von vornherein die spät auftretenden Fälle der erblichen HUNTINGTONschen Krankheit, bei denen der Nachweis der charakteristischen Erblichkeit die Diagnose sichert, sowie die arteriosklerotisch bedingte meist halbseitige Form.

Einen Fall seniler Chorea hat JAKOB 1923 beschrieben: Es handelte sich um eine Frau von 75 Jahren mit einem senilen Verwirrtheitszustand. Zunächst fand sich Zittern der Arme und unsicherer kleinschrittiger Gang. Nach einer halbjährigen Besserung trat stärkere Verwirrtheit und Bewegungsunruhe ein an Gesicht, Armen und Beinen. Die Unruhe erinnerte an Chorea. Gehen war unmöglich, im Schlaf bestand Muskelruhe. Später bildeten sich Beugekontrakturen der Beine aus. Histologisch bot der Fall in der Rinde ausgeprägte Zeichen der senilen Demenz, im Stirnhirnmark bestand eine kleine Erweichung. Im Streifenhügel waren die kleinen Nervenzellen in Verödungsherden ausgefallen, die großen Zellen fettig degeneriert, die Glia protoplasmatisch gewuchert. Auch fand sich hier eine diffuse Marklichtung. Im übrigen Hirnstamm waren ähnliche Veränderungen in geringer Stärke nachweisbar. Die Bewegungsstörungen bezog Jakob auf die Degeneration des Streifenhügels, die er für einen atypischen senilen Prozeß hielt. Ein weiterer Fall stammt von Peter aus dem Jahre 1924: Der 69jährige Kranke litt seit Jahren an anfallsweisem Steifwerden meist nach Aufregung. Später traten schwere Anfälle mit Zusammenstürzen und Erbrechen auf. Nach 7 Jahren stellte sich choreatische Unruhe ein, wobei der Kranke mißtrauisch, gereizt, unvollkommen orientiert war und Merk- und Rechenstörungen aufwies. Anatomisch zeigte sich makroskopisch eine Schrumpfung des Streifenhügels und des Pallidums. Histologisch wies die Rinde akute protoplasmatische Gliawucherung, aber nichts Seniles auf. Im Streifenhügel waren die kleinen Nervenzellen anscheinend nur geringgradig verändert. Dagegen fand sich massenhaft progressive Glia und Fett. Im Putamen zeigte sich eine kleine, frische, arteriosklerotische Erweichung. Einen Fall von seniler Chorea hatte 1922 schon Leyser gebracht, bei dem sich allgemeine Hirnatrophie besonders betont im Schwanzkern fand, wo Nervenzelluntergang und mäßige Gliawucherung bestanden. Ob die Gewebsveränderungen bei allen diesen Fällen wirklich rein seniler Art gewesen sind, muß wiederum offen bleiben, sie unterscheiden sich nicht von denen der Huntingtonschen Krankheit. Zum Teil bestanden sicherlich arteriosklerotische Störungen. Die Zuordnung der histopathologischen Befunde zur neurologischen Störung ist hier vielleicht etwas eindeutiger möglich als bei der senilen Starre. Es liegt aber gar nicht so fern, für das eine wie für das andere Zustandsbild gewissen *Rinden*veränderungen irgendeinen die extrapyramidal-motorischen Erscheinungen mitbedingenden Einfluß beizulegen. Wilson hat jedenfalls 1929 einen Fall mit Chorea und Schrumpfung der hinteren Zentralwindung beschrieben. Rechts bestand Chorea, links fand sich die hintere Zentralwindung atrophisch mit Nervenzellausfall und Gliawucherung. Im Hirnstamm, vor allem im Streifenhügel, war nichts Krankhaftes vorhanden. Möglicherweise waren die hinteren fronto-pontinen Bahnen des Hirnschenkels aufgehellt. Ob senile Veränderungen vorlagen, wird nicht gesagt. Bemerkenswert erscheint noch, daß sich *im linken Thalamus* an einer nicht genannten Stelle eine kleine, aber deutliche Erweichung fand. Ganz klar und eindeutig scheint mir der Fall nicht zu liegen, jedenfalls nicht so, daß man weitergehende Hypothesen darauf gründen könnte. Man muß immerhin mit der Möglichkeit rechnen, daß die choreatische Unruhe mit dem Herd im Thalamus zusammenhängt.

Über eine echte *senile Athetose* ist bisher nichts bekannt geworden. Daß aber athetotische Störungen im Greisenalter überhaupt in Erscheinung treten können, beweist ein von Critchley mitgeteilter, wahrscheinlich arteriosklerotisch bedingter Fall. Das *Zittern der Greise* ist wohl fast stets Zeichen zentraler arteriosklerotischer Prozesse oder einer Paralysis agitans, in seltenen Fällen Ausdruck der essentiellen familiären Form. Auch die nach unserem heutigen Wissen zumeist extrapyramidal-motorischen *Gangstörungen der Greise* (kleinschrittiger Gang, Petréns Gang mit Stehenbleiben nach einigen kurzen Schritten) dürften auf arteriosklerotische Gewebsveränderungen im Hirnstamm zurückzuführen sein.

b) Von Wichtigkeit sind die **senilen Veränderungen des Kleinhirnes.** Nach REICHARDTS Untersuchungen trifft man im Greisenalter unverhältnismäßig niedrige Kleinhirngewichte auch ohne allgemeine Hirnschrumpfung. Möglicherweise vermindert sich gelegentlich das Kleinhirngewicht mehr als das des Großhirnes. Mikroskopisch findet man im Alter normalerweise häufig eine gewisse Verminderung der Zahl der PURKINJE-Zellen der Kleinhirnrinde. Die sehr langsam entstehende senile Kleinhirnschrumpfung dürfte, wie SCHUSTER näher ausgeführt hat, vielfach Grund zu den ataktisch-asynergischen Störungen der Arme und Beine, sowie besonders des Stehens und Gehens der Greise sein, die v. MALAISÉ beschrieben hat. Damit in Zusammenhang zu bringen wären auch gewisse Sprachstörungen und Zittern und Wackeln des Kopfes und der Glieder mit intentionalem Charakter, weiterhin Adiadochokinese und Hypotonie. Gelegentlich findet man aber bei alten Leuten Kleinhirnschrumpfungen ohne jedes deutliche klinische Anzeichen. Wichtig zu wissen ist, daß auch systematische und erbliche Kleinhirndegenerationen im späteren Alter auftreten können. Dies gilt besonders für die Olivo-rubro- und die Olivo-ponto-Cerebellar-atrophien. Mit rein senilen Erscheinungen haben wir es hier aber sicher nicht zu tun.

c) Die Hyperostosis frontalis interna. MOREL beschrieb 1930 ein cerebrales Syndrom, das stets im Alter und fast nur bei Frauen sich findet und von einer eigentümlichen Hyperostose der Innenseite des Stirnbeines begleitet wird. Die Tatsache der Verdickung des Stirnbeines im Alter ist seit langem bekannt und vielfach unter den verschiedensten Bezeichnungen geschildert worden. Die klinischen Zeichen dieses MORELschen Syndromes bestehen in Fettsucht der Ansatzstellen der Glieder und der Eingeweide, ferner in Schlafstörungen (Schlaflosigkeit, nächtliche Unruhe). Mitunter finden sich Polyphagie, Polydipsie, Störungen der Urinausscheidung, der Statik, sowie Muskelasthenie und Sehstörungen. Als sekundäre Störungen sollen auftreten: Kopfweh und epileptiforme Anfälle. Die Hyperostose ist nach MOREL bedingt durch das Anhaften der Dura an den Knochen und den dadurch verursachten Zug. Sie ist Zeichen einer Störung des Kalkstoffwechsels. Die genannten vegetativen Erscheinungen werden im Zusammenhang mit Nervenzellausfällen gebracht, die MOREL in einigen Fällen im Hypothalamus fand. Ob es sich dabei um etwas Einheitliches und Besonderes handelt, müßten erst noch weitere Beobachtungen ergeben. Jedenfalls könnten für manche der genannten Zeichen auch arteriosklerotische oder senile Veränderungen verantwortlich gemacht werden. Auch verfüge ich über Beobachtungen, wo die frontale Hyperostose bei alten Leuten ohne jedes andere klinische Zeichen bestand.

d) Die senilen Paraplegien. Das Nachlassen der Kraft der unteren Gliedmaßen bei den Greisen ist eine uralte Beobachtung, wahrscheinlich so alt wie die Medizin selbst. In neuerer Zeit hat vor allem LHERMITTE sich mit dieser Erscheinung mehrfach abgegeben. Er, wie später SPIELMEYER und CRITCHLEY betonten, daß es sich dabei um ein Zustandsbild handle, dessen Ursache arteriosklerotische, senile oder andere eigenartige, weniger bekannte Prozesse mit verschiedenem Sitz darstellen können. Erkrankungen des Gehirnes, des Rückenmarkes und auch der Muskeln spielen hier eine Rolle. Die allgemeine *muskuläre Altersschwäche* wird sich am ehesten beim Gehen in rascher Ermüdung und Unbeholfenheit ausdrücken. Längere Entwöhnung vom Gehen erhöht bald die Unfähigkeit und führt leicht zu sekundären Kontrakturen der Beine. Dabei handelt es sich aber, wie ich bei der Darstellung der senilen Demenz schon hervorhob, nur um einen Pflegefehler, der leicht zu beheben ist, wenn die sekundäre Atrophie nicht bereits zu stark ist oder Gelenk- und Muskelveränderungen sich eingestellt haben. Ob die *senile Myosklerose*, die LHERMITTE als Myopathie beschrieben hat, hiermit etwas zu tun hat, ist nicht ganz klar. Nach LHERMITTE führt diese Erkrankung zu Kontrakturen der Beine, die Arme bleiben völlig verschont. Die Krankheit entwickelt sich sehr langsam, Zeichen von Parkinsonismus, Zittern oder seelische Erscheinungen fehlen. Die Muskeln werden sehr hart. Im Gegensatz dazu sind die Beine bei der FOERSTERschen arteriosklerotischen Starre gestreckt. Bei langem Bettliegen können sich allerdings auch hier sekundär Beugekontrakturen einstellen, so daß das Bild der Myosklerose ähnlich wird. Häufige *Mischformen* sind nach LHERMITTE: Myosklerose mit FOERSTERscher Starre, Myosklerose mit cerebraler Lähmung, sowie Parkinsonismus mit Myosklerose.

Der *spinale Typ der Paraplegien* ist meist spastischer Art auf arteriosklerotischer Grundlage. Es finden sich im Alter aber auch rein senile Rückenmarksveränderungen. LHERMITTE fand die Vorderhornzellen nicht selten regressiv verändert und an Zahl vermindert. SIMCHOWICZ sah bei senil Dementen die medialen Anteile der Hinterstränge mitunter geschwunden. Bei gewissen Fällen, die zur ALZHEIMERschen Krankheit zu gehören scheinen, findet man Degenerationen der Pyramidenbahnen. Die erstgenannten Veränderungen könnten mitunter Anlaß geben zu dem bei Greisen gelegentlich gesehenen Schwächerwerden oder Verschwinden der Muskelreflexe.

Für die *cerebralen Beinlähmungen* ist wiederum die Arteriosklerose die häufigste Ursache. In seltenen Fällen kann die vordere Zentralwindung auch einmal bei der PICKschen Hirnatrophie betroffen sein. SPIELMEYER hat vor langer Zeit eine eigenartige, seither meines Wissens nicht mehr gesehene Erkrankung beschrieben, die mit spastischen Störungen der Beine einhergehen kann: Die Krankheit begann mit bulbären Sprachstörungen bei den zwei beobachteten Fällen im 7. Lebensjahrzehnt. Der Sprachschatz verarmte, auffallend war die Neigung zum Haften und zu einförmigen Redensarten. In einem Fall trat Abschwächung, im anderen spastische Steigerung der Reflexe auf. Nach 3 bis 4 Jahren bestand stärkste Verblödung. Histologisch zeigte sich nichts eigentlich Seniles, dagegen Sklerose der Rindenzellen und diffuse Markfaserverarmung der Rinde. Gewisse Kernabschnitte des verlängerten Marks und des Rückenmarks waren deutlich erkrankt mit Schrumpfung der Nervenzellen. Die spastischen Erscheinungen des einen Falles wurden verursacht durch Schädigung der Zentralrinde.

e) Die senilen Amyotrophien der Hand. LHERMITTE und NICOLAS haben 1925 zwei interessante Beobachtungen von Schwund der Muskulatur des Daumenballens bei Greisen beschrieben. Die Erkrankung trat einmal einseitig, im anderen Falle doppelseitig auf und war unabhängig von Gelenkveränderungen. Bei dem doppelseitigen Fall fand sich anatomisch die Zellzahl der dorsolateralen Zellgruppe des Vorderhornes in C 5—C 6 etwas vermindert. Bei dem einseitigen Falle, wo mit der gesunden Seite verglichen werden konnte, war nur C 6 verändert. Es bestanden Nervenzellausfälle und Zellschrumpfungen. Die Glia war nicht deutlich verändert. Daß an den Nervenzellen des Rückenmarks tatsächlich Altersveränderungen vorkommen, wird auch durch eine Beobachtung FLÜGELs erwiesen, der die ALZHEIMERsche Fibrillenveränderung an Vorderhornzellen feststellte. Nicht gleichzusetzen mit der eben geschilderten Alterserkrankung ist eine besondere Form nicht progressiven Schwundes der kleinen Handmuskeln, die MARIE und FOIX gesehen haben, dessen Grundlage nicht seniler Gewebsschwund, sondern Narben im Rückenmark oder Nervenatrophie zu sein scheinen. Auch die Amyotrophien vom Typ DUCHENNE-ARAN kommen im Alter nicht vor.

Literatur.

Einleitung, Greisentum und senile Demenz.

Die ältere Literatur findet sich bei: GRÜNTHAL: Pathologische Anatomie der senilen Demenz usw. BUMKEs Handbuch der Geisteskrankheiten, Bd. 11. 1930. — KEHRER: Übersichtsreferat. Zbl. Neur. **25** (1921). — RUNGE: Die Geistesstörungen des Umbildungsalters, der Involutionszeit und des Greisenalters. BUMKEs Handbuch der Geisteskrankheiten, Bd. 8. 1930. — SPIELMEYER: Psychosen des Rückbildungs- und Greisenalters. ASCHAFFENBURGs Handbuch der Psychiatrie, spezieller Teil, 5. Abt. 1912. — Fortlaufende Berichte über das Gesamtgebiet: GRÜNTHAL: Die erworbenen Verblödungen, Klinik und Anatomie. Fortschr. Neur. **1** (1929); **4** (1932); **7** (1935).

BOSTROEM: Über Presbyophrenie. Arch. f. Psychiatr. **99**, 609 (1933). — BRAUNMÜHL, v.: Neue Gesichtspunkte zum Problem des senilen Plaques. Z. Neur. **133**, 391 (1931). — Kolloidchemische Betrachtungsweise seniler und präseniler Gewebsveränderungen. Z. Neur. **142**, 1 (1932). — Versuche um eine kolloidchemische Pathologie des Zentralnervensystems. Klin. Wschr. **1934 I**, 897. — BRUGGER: Psychiatrische Ergebnisse einer medizinischen, anthropologischen und soziologischen Bevölkerungsuntersuchung. Z. Neur. **146**, 489 (1933). — BURDACH: Die Physiologie als Erfahrungswissenschaft, Bd. 3.

CLARKE: Nervous affections of the sixth and seventh decades of life. Lancet **1915 II**, 1016, 1069. — CRITCHLEY: The neurology of old age. Lancet **1931 I**. *(Mit ausführlicher Literaturangabe.)*

FISCHER, E.: Versuch einer Genanalyse des Menschen. Z. Abstammgslehre **54**, 127 (1930). — FÜNFGELD: Über atypische Symptomenkomplexe bei senilen Hirnkrankheiten und ihre Bedeutung für das Schizophrenieproblem. Mschr. Psychiatr. **85**, 210 (1933).

GELLERSTEDT: Zur Kenntnis der Hirnveränderungen bei der normalen Altersinvolution. Uppsala Läk.för. Förh., N. F. **38**, 193 (1933). — GREEF: Hundertjährige. Arch. Rassenbiol. **27**, 241 (1933). — GRÜNTHAL: Klinisch-anatomisch vergleichende Untersuchungen über den Greisenblödsinn. Z. Neur. **111**, 763 (1927). — Über die senile Demenz (Vortragsber.). Arch. f. Psychiatr. **83**, 121 (1928).

JAKOB: Analyse eines Falles von seniler Demenz. Z. Neur. **116**, 25 (1928).

KEHRER: Der Ursachenkreis des Parkinsonismus. Arch. f. Psychiatr. **91**, 187 (1930). — KLEIN: Über eine eigenartige Spiegelreaktion im Rahmen der senilen Demenz usw. Z. Neur. **118**, 789 (1929). — Über die Demenz bei progressiver Paralyse und beim Altersblödsinn. Z. Neur. **124**, 257 (1930). — KOTSOVSKY: Gehirn und Alter. Z. Neur. **133**, 710 (1931). — KRETSCHMER: Der Aufbau der Persönlichkeit in der Psychotherapie. Z. Neur. **150**, 729 (1934).

LADAME et MOREL: Contribution à la Topographie des Lésions histolog. du Cerveau sénile. Schweiz. Arch. Neur. **27**, 301 (1931). — LANGE: Klinisch-genealogisch-anatomischer Beitrag zur Katatonie. Mschr. Psychiatr. **59**, 1 (1925). — Seelische Störungen im Greisenalter. Münch. med. Wschr. **1934 II**, 1959.

MEGGENDORFER: Über die hereditäre Disposition zur Dementia senilis. Z. Neur. **101**, 387 (1926).

NAUNYN: Allgemeine Pathologie und Therapie. SCHWALBEs Lehrbuch der Greisenkrankheiten, 1909.

REICHARDT: Lehrbuch der Psychiatrie, 3. Aufl. 1923. — RUSH: Neue medizinische Untersuchungen und Beobachtungen, 1797.

SCHEELE: Über ein konkordantes zweieiiges Zwillingspaar mit seniler Demenz. Z. Neur. **144**, 606 (1933). — SCHEID: Über senile Charakterentwicklung. Z. Neur. **148**, 437 (1933). — SCHORN: Lebensalter und Leistung. Arch. f. Psychol. **75**, 168 (1930). — SCHULZ: Geschwisterschaften und Elternschaften von Hirnarteriosklerotikerehegatten. Z. Neur. **109**, 46 (1927). — STIEF: Über die anatomischen Grundlagen der vegetativen Störungen bei Geisteskrankheiten. Dtsch. Z. Nervenheilk. **97**, 112 (1927). — Zur Histopathologie des Sehnerven bei der Arteriosklerose und bei der senilen Demenz. Z. Augenheilk. **70**, 41 (1930).

ULLMANN: Die Lebensdauer des Menschen. LEWY-BRUGSCH' Biologie der Person, Bd. 1, S. 859. 1926.

WEINBERGER: Über die hereditären Beziehungen der senilen Demenz. Z. Neur. **106**, 666 (1926). — WETZEL: Altersanatomie. Anat. Anz. **75**, Erg.-H., 15, 57 (1932).

ALZHEIMER*sche Krankheit.*

Die ältere Literatur findet sich an den für das erste Kapitel angeführten Stellen.

BARRETT: A case of Alzheimer's Disease with unusual neurological disturbances. J. nerv. Dis. **40**, 362 (1913). — BOGAERT and BERTRAND: Pathologic changes of senile type in Charcot's Disease. Arch. of Neur. **16**, 263 (1926).

CREUTZFELD: Beitrag zur ALZHEIMERschen Krankheit. Zbl. Neur. **29**, 249 (1922). — CRITCHLEY, GILLESPIE, ARMSTRONG-JONES, JAMES etc.: Discussion on the mental and physical symptoms of the presenile dementias. Proc. roy. Soc. Med. **26**, 1077 (1933).

FÉNYES: ALZHEIMERsche Fibrillenveränderungen im Hirnstamm einer 28jährigen Postencephalitikerin. Arch. f. Psychiatr. **96**, 700 (1932). — FLÜGEL: Zur Diagnostik der ALZHEIMERschen Krankheit. Z. Neur. **120**, 783 (1929). — FRETS u. DONKERSLOOT: Dementia senilis en de ziekte van ALZHEIMER. Nederl. Tijdschr. Geneesk. **77 I** u. **II**, 21 (1923).

GRÜNTHAL: Über die ALZHEIMERsche Krankheit. Z. Neur. **101**, 128 (1926). — Zur hirnpathologischen Analyse der ALZHEIMERschen Krankheit. Psychiatr.-neur. Wschr. **1928**, 401. — Zur Klinik und Anatomie des arteriosklerotischen Großhirnmarkschwundes. Vortragsber. Arch. f. Psychiatr. **88**, 849 (1929).

HALLERVORDEN: Zur Pathogenese des postencephalitischen Parkinsonismus. Klin. Wschr. **1933 I**, 692. — HERZ u. FÜNFGELD: Zur Klinik und Pathologie der ALZHEIMERschen Krankheit. Arch. f. Psychiatr. **84**, 633 (1928). — HORN u. STENGEL: Zur Klinik und Pathologie der PICKschen Atrophie usw. Z. Neur. **128**, 673 (1930).

KRAPF: Über die epileptiformen Anfälle bei ALZHEIMERscher und die Anfälle bei PICKscher Krankheit. Arch. f. Psychiatr. **93**, 409 (1931). — Zur Kenntnis des psychischen Krankheitsbildes bei der „reinen" Hirnarteriosklerose. Vortragsber. Zbl. Neur. **71**, 270 (1934).

LAFORA: Zur Frage des normalen und pathologischen Senium und der Senilität. Zbl. Neur. **13**, 469 (1913). — LIEBERS: ALZHEIMERsche Krankheit mit PICKscher Atrophie der Parietooccipitallappen. Arch. f. Psychiatr. **100**, 100 (1933). — LOWENBERG and ROTHSCHILD: Alzheimer's Disease. Amer. J. Psychiatr. **11**, 269 (1931).

MALAMUD and LOWENBERG: Alzheimer's Disease. Arch. of Neur. **21**, 805 (1929).

PÖTZL: Die optisch agnostischen Störungen, S. 61 f. 1928.

SCHNITZLER: Zur Abgrenzung der sog. ALZHEIMERschen Krankheit. Z. Neur. **7**, 34 (1911). — SCHOTTKY: Über präsenile Verblödungen. Z. Neur. **140**, 333 (1932). — STERTZ: Zur Frage der ALZHEIMERschen Krankheit. Allg. Z. Psychiatr. **77**, 336 (1921/22).

PICK*sche Krankheit.*

Die ältere Literatur findet sich bei RUNGE: a. a. O. und bei v. BRAUNMÜHL: Die PICKsche Krankheit. BUMKEs Handbuch der Geisteskrankheiten, Bd. 11. 1930.

BOUMAN: Involutions- und präsenile Psychosen. Psychiatr. Bl. **33**, 309 (1929). — BRAUNMÜHL, v.: Über Stammganglienveränderungen bei PICKscher Krankheit. Z. Neur. **124**, 214 (1930). — PICKsche Krankheit und amyotrophische Lateralsklerose. Allg. Z. Psychiatr. **96**, 364 (1932). — V. BRAUNMÜHL u. LEONHARD: Über ein Schwesternpaar mit PICKscher Krankheit. Z. Neur. **150**, 209 (1934).

FRETS: Die linksseitige Atrophie des Schläfenlappens von PICK. Nederl. Tijdschr. Geneesk. **1933**, 4261.

GANS: Betrachtungen über Art und Ausbreitung des krankhaften Prozesses in einem Fall von PICKscher Atrophie des Stirnhirnes. Z. Neur. **80**, 10 (1922). — GRASSE: Über einen atypischen Fall von PICKscher Krankheit mit Echolalie und Palilalie. Arch. f. Psychiatr. **102**, 689 (1934). — GRÜNTHAL: Über ein Brüderpaar mit PICKscher Krankheit. Z. Neur. **129**, 350 (1930). — Klinisch-genealogischer Nachweis von Erblichkeit bei PICKscher Krankheit. Z. Neur. **136**, 464 (1931).

HALLERVORDEN: PICKsche Atrophie. Zbl. Neur. **57**, 845 (1930). — HUSEN, VAN: Über einen Fall von PICKscher Krankheit. Allg. Z. Psychiatr. **100**, 389 (1934).

KAHN: Demonstration präseniler Verblödungsprozesse. Zbl. Neur. **40**, 733 (1925). — KORBSCH: PICKsche und HUNTINGTONsche Krankheit bei Geschwistern. Arch. f. Psychiatr. **100**, 326 (1933).

LHERMITTE et TRELLES: Sur l'Apraxie pure constructive, etc. Encéphale **28**, 413 (1933). — LIEBERS: Zur Klinik und Histopathologie der PICKschen Hirnatrophie. Z. Neur. **135**, 131 (1931). — LUA: Zur Pathologie der PICKschen Krankheit. Z. Neur. **128**, 281 (1930).

MARCUS: Stirnhirnatrophie. Hygiea (Stockh.) **92**, 893 (1930). — MOYANO: Präsenile Demenzformen. Arch. argent. Neur. **7**, 231 (1932). — Zbl. Neur. **67**, 767 (1933).

NIEDENTHAL: Ein Fall von PICKscher Krankheit mit Wahnideen. Allg. Z. Psychiatr. **100**, 111 (1933).

SCHMITZ u. MEYER: Über die PICKsche Krankheit mit besonderer Berücksichtigung der Erblichkeit. Arch. f. Psychiatr. **99**, 797 (1933). — SCHNEIDER, C.: Über PICKsche Krankheit. Mschr. Psychiatr. **65**, 230 (1927). — SPATZ: Vortragsbericht. Zbl. Neur. **40**, 735 (1925). — STERTZ: Über die PICKsche Atrophie. Z. Neur. **101**, 729 (1926). — STIEF: Zur Kasuistik der PICKschen Krankheit. Z. Neur. **128**, 544 (1930).

URECHIA et MIHALESCU: La maladie de PICK. Encéphale **23**, 803 (1928). — Contribution à l'étude de la maladie de PICK. Encéphale **25**, 728 (1930).

VERHAART: Over de Ziekte van PICK. Nederl. Tijdschr. Geneesk. **1930**, 5586. — VOGT, M.: Die PICKsche Atrophie als Beispiel für die eunomische Form der Schichtenpathoklise. J. Psychol. u. Neur. **36**, 124 (1928).

Wenig bekannte präsenile Psychosen.

CLAUDE, LHERMITTE et BARUK: Pathologie de la pré-sénilité, etc. Encéphale **27**, 177 (1932).

FÜNFGELD: Klinisch-anatomische Untersuchungen über die depressiven Psychosen des Rückbildungsalters. J. Psychol. u. Neur. **45**, 1 (1933).

KRAEPELIN: Klinische Psychiatrie, 8. Aufl, Bd. 2.

OKSALA: Ein Beitrag zur Kenntnis der präsenilen Psychosen. Z. Neur. **81**, 1 (1923).

ZIVERI: Beitrag zur Kenntnis des präsenilen Irreseins. Z. Neur. **8**, 255 (1912).

Senile neurologische Erkrankungen.

FLÜGEL: Quelques récherches anatom. sur la dégénerescence sénile de la moelle épinière. Revue neur. **34 I**, 618 (1927). — FREUND u. ROTTER: Über extrapyramidale Erkrankungen des höheren Alters usw. Z. Neur. **115**, 198 (1928).

JAKOB: Die extrapyramidalen Erkrankungen, 1923.

LEYSER: Zur Frage der senilen Chorea. Dtsch. Z. Nervenheilk. **75**, 64 (1922). — Zur pathologischen Anatomie der senilen Chorea. Beitr. path. Anat. **71**, 528 (1923). — LHERMITTE et NICOLAS: Les amyotrophies de la main chez le vieillard. Encéphale **20**, 701 (1925). — La myosclérose des vieillards, etc. Encéphale **23**, 89 (1928).

MALAISÉ, v.: Studien über Wesen und Grundlagen seniler Gehstörungen. Arch. f. Psychiatr. **46**, 902 (1910). — MARIE et FOIX: De l'atrophie isolée non progressive des petits muscles de la main. Nouv. iconogr. Salpêtrière **1912**, No 5/6. — MOREL: L'hyperostose frontale interne. Paris 1930.

PETER: Beitrag zur Klinik und Pathologie der Chorea im Greisenalter. Mschr. Psychiatr. **56**, 283 (1924). — PETRÉN: Über den Zusammenhang zwischen anatomisch bedingter und funktioneller Gangstörung im Greisenalter. Arch. f. Psychiatr. **33**, 818 (1900); **34**, 444 (1901).

REICHARDT: Über das Gewicht des menschlichen Kleinhirns. Allg. Z. Psychiatr. **63**, 183 (1906).

SCHUSTER: Die im höheren Lebensalter vorkommenden Kleinhirnerkrankungen usw. Z. Neur. **91**, 531 (1924). — STIEF: Beiträge zur Histopathologie der senilen Demenz mit besonderer Berücksichtigung der extrapyramidalen Bewegungsstörungen. Z. Neur. **91**, 579 (1924).

VOGT, C. u. O.: Zur Lehre der Erkrankungen des striären Systems, 1920.

WILSON: Die Pathogenese der unwillkürlichen Bewegungen mit besonderer Berücksichtigung der Pathologie und Pathogenese der Chorea. Dtsch. Z. Nervenheilk. **108**, 4 (1929).

Namenverzeichnis.

Die *kursiv* gedruckten Ziffern beziehen sich auf die Literatur.

Sachverzeichnis.

Handbuch der Neurologie.

Bd. XVI. Erkrankungen des Rückenmarks und Gehirns VI. Angeborene, früh erworbene heredo-familiäre Erkrankungen.

Angeborene oder früh erworbene Krankheiten des Zentralnervensystems: Störungen der Anlage (Mißbildungen) des Gehirns (H. JOSEPHY - Hamburg). — Status marmoratus (VOGTsche Krankheit), Plaques fibromyeliniques (H. JOSEPHY-Hamburg). — Lobäre Sklerose. Hemiatrophia cerebri (H. JOSEPHY-Hamburg). — Mongoloide Idiotie (KREYENBERG-Hamburg). — Cerebrale Kinderlähmung (F. WOHLWILL-Lissabon). — Angeborene Muskel- und Kerndefekte (O. ULLRICH-Essen). — Mißbildungen des Rückenmarks (O. GAGEL-Breslau). — Heredo-familiäre organische Nervenkrankheiten: Allgemeine Einleitung (F. KEHRER-Münster). — *Erkrankungen mit blastomatösem Einschlag:* Tuberöse Sklerose (H. JOSEPHY-Hamburg). — Neurofibromatose (RECKLINGHAUSENsche Krankheit) (O. GAGEL-Breslau). — Syringomyelie (O. GAGEL - Breslau). — Familiäre amaurotische Idiotie (H. JOSEPHY-Hamburg). — Pathologische Anatomie der Myopathien (A. SLAUCK-Siegen). — Klinik der Myopathien (H. CURSCHMANN-Rostock). — Neurotische Muskelatrophie (H. PETTE-Hamburg). — Die chronisch progressiven nuclearen Amyotrophien. — Die amyotrophische Lateralsklerose (O. MARBURG-Wien). — Amyotrophische Lateralsklerose (K. SCHAFFER-Budapest). — Spastische Spinalparalyse (K. SCHAFFER-Budapest). — FRIEDREICHsche Krankheit und verwandte Zustände. — Cerebellare und Olivo-ponto-cerebellare Atrophien (J. HALLERVORDEN-Landsberg). — *Extrapyramidal-motorische Erkrankungen:* 1. Chorea HUNTINGTON (H. JOSEPHY-Hamburg). — 2. Paralysis agitans (ED. GAMPER-Prag). — 3. Degeneratio hepato - lenticularis (WESTPHAL - STRÜMPELLsche Pseudosklerose, WILSONsche Krankheit) (H. JOSEPHY-Hamburg). — 4. Torsionsdystonie (K. MENDEL-Berlin). — HALLERVORDENsche Krankheit (L. KALINOWSKY-Berlin). — JAKOB-CREUTZFELDTsche Krankheit (Spastische Pseudosklerose JAKOB) (H. JOSEPHY-Hamburg). — Familiäre diffuse Sklerose (PELIZAEUS-MERZBACHERsche Krankheit) (H. JOSEPHY-Hamburg). — Myoclonien (G. STERTZ-Kiel). — Hereditäre Augenerkrankungen (A. PASSOW-München). — Hereditäre Erkrankungen des Cochlearis und seines Endapparates (M. GOERKE-Breslau). — (Heredo-familiäre) Nervenkrankheiten ohne anatomischen Befund: Das erbliche Zittern (L. MINOR-Moskau). — Paroxysmale Lähmungen (E. STRAUS-Berlin). — Myasthenie (H. CURSCHMANN-Rostock).

Tics (GG. STIEFLER-Linz a. D.).

Bisher erschienene Bände:

Band	Abb.	Seiten	Jahr	Preis	geb.	*Subskriptionspreis*	*geb.*
Band I:	Mit 585 Abb.	(1164 Seiten)	1935	RM 220.—;	geb. 225.—	*RM 116.—;*	*geb. 121.—*
„ IV:	„ 173 „	(709 „)	1936	RM 135.—;	„ 140.—	*RM 68.—;*	*„ 73.—*
„ V:	„ 345 „	(648 „)	1935	RM 123.—;	„ 128.—	*RM 62.—;*	*„ 67.—*
„ VII/1:	„ 67 „	(512 „)	1935	RM 82.—;	„ 87.—	*RM 48.—;*	*„ 53.—*
„ VIII:	„ 182 „	(760 „)	1935	RM 126.—;	„ 131.—	*RM 72.—;*	*„ 77.—*
„ IX:	„ 58 „	(265 „)	1935	RM 45.—;	„ 49.60	*RM 24.80;*	*„ 29.40*
„ X:	„ 105 „	(471 „)	1936	RM 92.—;	„ 97.—	*RM 45.—;*	*„ 50.—*
„ XI:	„ 148 „	(555 „)	1936	RM 104.—;	„ 109.—	*RM 55.—;*	*„ 60.—*
„ XII:	„ 133 „	(784 „)	1935	RM 132.—;	„ 137.—	*RM 72.80;*	*„ 77.80*
„ XIII:	„ 212 „	(1127 „)	1936	RM 192.—;	„ 197.—	*RM 104.—;*	*„ 109.—*
„ XIV:	„ 280 „	(424 „)	1936	RM 86.—;	„ 91.—	*RM 42.—;*	*„ 47.—*
„ XVII:	„ 24 „	(582 „)	1935	RM 93.—;	„ 98.—	*RM 54.—;*	*„ 59.—*

Jeder Band und Bandteil enthält ein Namen- und Sachverzeichnis und ist einzeln käuflich.

Zu beziehen durch jede Buchhandlung.

Verlag von Julius Springer · Berlin W 9